中文翻译版

阿伯内西外科秘要

Abernathy's Surgical Secrets

原书第 7 版

主　编　Alden H. Harken　　Ernest E. Moore

主　译　汤文浩　陈　明

U0302155

科学出版社

北京

图字：01-2018-8138 号

内 容 简 介

　　本书的目的是帮助年轻医生掌握临床外科的要点和重点，强化年轻医生对外科事业的信心。本书被西方外科学教育家推荐为医学生和外科住院医生必读书籍之一，其特色为采用项目符号罗列、表格、简答方式叙述要点和重点，并精选参考文献；只叙述外科学的核心内容，凝练出"要诀"，有助于记忆，还列出了"必读文献"为临床参考提供导向；覆盖当今常见的外科术式和技巧要诀；许多章节中列出了"争议"内容，重点叙述所选式和入路的优缺点；内容经过反复凝练、化繁为简，奉献外科学最新、最基本的精华内容，提升本书的便携性。

　　本书可供外科实习医生和初涉外科的住院医师使用。

图书在版编目（CIP）数据

阿伯内西外科秘要：原书第 7 版 /（美）奥尔登·哈肯（Alden H. Harken），（美）欧内斯特·穆尔（Ernest E. Moore）主编；汤文浩，陈明译. —北京：科学出版社，2019.9

书名原文：Abernathy's Surgical Secrets

ISBN 978-7-03-062222-8

Ⅰ. ①阿⋯　Ⅱ. ①奥⋯　②欧⋯　③汤⋯　④陈⋯　Ⅲ. ①外科学　Ⅳ. ①R6

中国版本图书馆 CIP 数据核字（2019）第 195253 号

责任编辑：陈若菲　戚东桂 / 责任校对：张小霞
责任印制：肖　兴 / 封面设计：龙　岩

科　学　出　版　社　出版
北京东黄城根北街 16 号
邮政编码：100717
http://www.sciencep.com

北京九天鸿程印刷有限责任公司　印刷
科学出版社发行　各地新华书店经销
*
2019 年 9 月第　一　版　开本：850×1168　1/32
2019 年 9 月第一次印刷　印张：27
字数：788 000
定价：148.00 元
（如有印装质量问题，我社负责调换）

ELSEVIER

Elsevier (Singapore) Pte Ltd.

3 Killiney Road, #08-01 Winsland House I, Singapore 239519

Tel: (65) 6349-0200; Fax: (65) 6733-1817

注　意

《阿伯内西外科秘要》（原书第 7 版）翻译人员

主 译　汤文浩　陈　明

译　者（按姓氏汉语拼音排序）

柏志斌　东南大学附属中大医院

曹欣华　东南大学附属中大医院

陈　明　东南大学附属中大医院

陈卫东　东南大学附属中大医院

陈文美　江苏省常州市武进人民医院

陈子逸　东南大学附属中大医院

范　新　东南大学附属中大医院

胡浩霖　东南大学附属中大医院

陆　军　东南大学附属中大医院

吕建鑫　东南大学附属中大医院

秦永林　东南大学附属中大医院

邱晓东　东南大学附属中大医院

施鸿舟　东南大学附属中大医院

石　欣　东南大学附属中大医院

汤文浩　东南大学附属中大医院

尤承忠　东南大学附属中大医院

张亚男　东南大学附属中大医院

周建明　东南大学附属中大医院

谨以此书缅怀

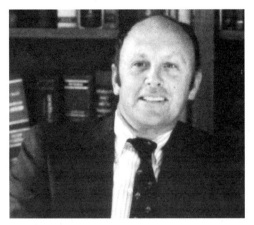

Charles M. Abernathy（查理·阿伯纳西），医学博士
1941—1994

作 者 名 录

Shannon N. Acker, MD
General Surgery Resident, Department of Surgery, University of Colorado, Aurora, Colorado

Megan Adams, MD
Transplant Surgery Fellow, Department of Surgery, Division of Transplant, University of Colorado, Aurora, Colorado

Maria B. Albuja-Cruz, MD, FACS
Assistant Professor of Surgery, Department of Surgery, Division of GI, Tumor, and Endocrine Surgery, University of Colorado School of Medicine, Denver, Colorado

Jason Q. Alexander, MD, FACS
Vascular and Endovascular Surgeon, Minneapolis Heart Institute; Associate Professor, University of Minnesota, Minneapolis, Minnesota

Benjamin O. Anderson, MD
Professor of Surgery and Global Health Medicine, Department of Surgery, University of Washington, Seattle, Washington

Sarah Tuttleton Arron, MD, PhD
Associate Professor, Dermatology, University of California, San Francisco, San Francisco, California

Thomas Bak, MD
Associate Professor, Division of Transplant Surgery, University of Colorado Hospital, Denver, Colorado

Carlton C. Barnett, Jr., MD, FACS
Chief, Surgical Oncology Denver VAMC, Professor of Surgery, Department of Surgery–GI Tumor Endocrine–VAMC, University of Colorado, Denver, Colorado

Bernard Timothy Baxter, MD
Professor and Vice-Chairman, Department of General Surgery, University of Nebraska Medical Center, Omaha, Nebraska

Kathryn Beauchamp, MD
Department of Surgery, Division of Neurosurgery, University of Denver Health Medical Center, Denver, Colorado

Taft Bhuket, MD
Chief of Gastroenterology and Hepatology, Director of Endoscopy/Alameda Health System, Highland Hospital, Oakland, California

Walter L. Biffl, MD, FACS
Medical Director, Acute Care Surgery, The Queen's Medical Center; Professor and Associate Chair for Research, John A. Burns School of Medicine, University of Hawaii-Manoa, Honolulu, Hawaii

Natasha D. Bir, MD, MHS
Chair, Department of Surgery, Woodland Memorial Hospital, Woodland, California

Andrea Bischoff, MD
Assistant Director, International Center for Colorectal and Urogenital Care, Children's Hospital Colorado; Associate Professor of Surgery, University of Colorado, Aurora, Colorado

Sarah D. Blaschko, MD
Department of Surgery, Division of Urology, Alameda Health System, Oakland, California

Scott C. Brakenridge, MD, MSCS, FACS
Assistant Professor of Surgery and Anesthesiology, Department of Surgery, University of Florida, Gainesville, Florida

Brooke C. Bredbeck, MD
House Officer, General Surgery, HO I, University of Michigan, Ann Arbor, Michigan

Elizabeth C. Brew, MD
Surgical Specialists of Colorado, Golden, Colorado

Laurence H. Brinckerhoff, MD
Chief, Thoracic Surgery, Department of Thoracic Surgery, Tufts University School of Medicine, Tufts Medical Center, Boston, Massachusetts

Magdalene A. Brooke, MD
General Surgery Resident, Department of Surgery, University of California, San Francisco–East Bay, Oakland, California

Elizabeth E. Brown, BA
Medical Student, Icahn School of Medicine at Mount Sinai, New York, New York

James M. Brown, MD
Associate Professor of Surgery, University of Maryland School of Medicine, Baltimore, Maryland

Jennifer L. Bruny, MD, FACS
Associate Professor of Surgery, Department of Surgery, Division of Pediatric Surgery, Children's Hospital Colorado, University of Colorado, Aurora, Colorado

Eric Bui, MD
Clinical Assistant Professor of Surgery, Department of Surgery, University of California, San Francisco–East Bay, Oakland, California

M. Kelley Bullard, MD
Associate Professor of Clinical Surgery, UCSF Department of Surgery, East Bay Surgery Division, University of California, San Francisco, Oakland, California

Clay Cothren Burlew, MD, FACS
Professor of Surgery, Director, Surgical Intensive Care Unit, Program Director, SCC and TACS Fellowships, Department of Surgery, Denver Health Medical Center, University of Colorado, Denver, Colorado

Kristine E. Calhoun, MD
Associate Professor, Department of Surgery, Division of Surgical Oncology, University of Washington School of Medicine, Seattle, Washington

Eric M. Campion, MD
Assistant Professor of Surgery, Department of Surgery, Denver Health Medical Center, University of Colorado Anschutz School of Medicine, Denver, Colorado

Karel D. Capek, MD
Research and Clinical Fellow, Burns, Reconstruction, and Surgical Critical Care, Department of Surgery, Shriners Hospitals for Children, Galveston, University of Texas Medical Branch, Galveston, Texas

John Chapman, MBA
Chief Administrative Officer, Alameda Health System, Highland Hospital, Oakland, California

Chun W. Choi, MD
Assistant Professor, Department of Cardiac Surgery, Vanderbilt University Medical Center, Nashville, Tennessee

Kathryn H. Chomsky-Higgins, MD, MS
Resident Physician, Department of General Surgery, University of California, San Francisco–East Bay, Oakland, California; Research Fellow, Department of Endocrine Surgery; University of California, San Francisco; San Francisco, California

David J. Ciesla, MD, MS
Professor of Surgery, Director Acute Care Surgery, University of South Florida, Morsani College of Medicine, Tampa, Florida

Joseph C. Cleveland, Jr., MD
Professor of Surgery, Vice-Chair, Faculty Affairs, Department of Surgery, Division of Cardiothoracic Surgery, University of Colorado Anschutz School of Medicine, Aurora, Colorado

Marie Crandall, MD, MPH, FACS
Professor of Surgery, Director of Research, Department of Surgery, Division of Acute Care Surgery, University of Florida College of Medicine Jacksonville, Jacksonville, Florida

Chasen A. Croft, MD, FACS
Assistant Professor of Surgery, Department of Surgery, Division of Acute Care Surgery, University of Florida College of Medicine, Gainesville, Florida

Timothy M. Crombleholme, MD
Surgeon-in-Chief, Children's Hospital Colorado, Department of Surgery, Division of Pediatric General, Thoracic and Fetal Surgery, University of Colorado School of Medicine, Aurora, Colorado

James Cushman, MD, MPH, FACS
Clinical Associate Professor of Surgery, Department of Surgery, University of California, San Francisco–East Bay, Oakland, California

Stephanie N. Davis, MD
General Surgery Resident, Department of Surgery, University of Colorado, Denver, Aurora, Colorado

Rodrigo Donalisio da Silva, MD
Assistant Professor, Department of Surgery, Division of Urology, Denver Health Medical Center, University of Colorado, Denver, Colorado

John C. Eun, MD
Assistant Professor, Department of Surgery, Division of Vascular Surgery and Endovascular Therapy, University of Colorado Anschutz Medical Campus, Aurora, Colorado

Chadrick R. Evans, MD
Assistant Professor, Department of Surgery, University of Illinois College of Medicine at Peoria, Peoria, Illinois

Christina A. Finlayson, MD
Professor, Department of Surgery, Associate Dean, Clinical Affairs, Associate Medical Director, University of Colorado School of Medicine, Aurora, Colorado

Lisa S. Foley, MD
Surgical Resident, Department of Surgery, Denver Health Medical Center, University of Colorado, Denver, Colorado

Charles J. Fox, MD, FACS
Chief of Vascular Surgery, Denver Health Medical Center; Associate Professor of Surgery, University of Colorado School of Medicine, Denver, Colorado

Krister Freese, MD
Pediatric Hand Surgeon, Shriner's Hospital for Children–Portland, Portland, Oregon

David A. Fullerton, MD
Head, Division of Cardiothoracic Surgery, Department of Surgery, Division of Cardiothoracic Surgery, University of Colorado School of Medicine, Aurora, Colorado

Glenn W. Geelhoed, AB, BS, MD, DTMH, MA, MPH, MA, MPhil, ScD (honoris causa), EdD, FACS
Professor of Surgery, Professor of International Medical Education, Professor of Microbiology, Department of Immunology and Tropical Medicine, George Washington University Medical Center, Washington, D.C.

Jahanara Graf, MD
Surgery Resident, Department of General Surgery, University of California, San Francisco–East Bay, Oakland, California

Amanda J. Green, MD
Surgery Resident, Department of Surgery, University of California, San Francisco–East Bay, Oakland, California

Richard-Tien V. Ha, MD
Clinical Assistant Professor, Surgical Director,
Mechanical Circulatory Support, Department
of Cardiothoracic Surgery, Stanford University
School of Medicine, Stanford, California

James B. Haenel, RRT
Surgical Critical Care Specialist, Department of
Surgery, Denver Health Medical Center, Denver,
Colorado

David J. Hak, MD, MBA, FACS
Professor, Department of Orthopedic Surgery,
Denver Health Medical Center, University of
Colorado School of Medicine, Denver, Colorado

Aidan D. Hamm, MD
Surgical Resident, Department of Surgery, Denver
Health Medical Center, University of Colorado,
Denver, Colorado

Alden H. Harken, MD, FACS
Professor and Chair
    Department of Surgery
    University of California, San Francisco–East Bay,
    Chief of Surgery
    Department of Surgery
    Alameda County Medical Center
    Oakland, California

Tabetha R. Harken, MD, MPH
Division Director of Family Planning, Associate
Professor of Obstetrics & Gynecology, University
of California, Irvine, California

David N. Herndon, MD, FACS
Professor, Jesse H. Jones Distinguished Chair
in Burn Surgery, University of Texas Medical
Branch; Chief of Staff and Director of Research,
Shriners Hospitals for Children–Galveston,
Galveston, Texas

Brian Hurt, MD, MS
Resident Physician, Department of Surgery,
University of Colorado, Aurora, Colorado

Laurel R. Imhoff, MD, MPH
General Surgeon, Department of General Surgery,
Kaiser Permanente, Santa Rosa Medical Center,
Santa Rosa, California

A. Thomas Indresano, DMD, FACS
T Galt and Lee Dehaven Atwood Professor of
Oral and Maxillofacial Surgery, University of
the Pacific, San Francisco, California; Director,
Division of Oral and Maxillofacial Surgery,
Highland Hospital, Oakland, California

Kyros Ipaktchi, MD, FACS
Chief of Hand Surgery, Department of Orthopedics,
Denver Health Medical Center, Denver, Colorado;
Associate Professor, Department of Orthopedics,
University of Colorado, Aurora, Colorado

Timothy K. Ito, MD
Department of Surgery, Division of Urology,
Alameda Health System, Oakland, California

Ghassan Jamaleddine, MD
Chief Medical Officer, Alameda Health System,
Oakland, California

Jeffrey L. Johnson, MD, FACS
Trauma Medical Director, Henry Ford Hospital,
Detroit, Michigan

Edward L. Jones, MD, MS
Assistant Professor of Surgery, Denver VA Medical
Center & The University of Colorado, Denver,
Colorado

Fernando J. Kim, MD, MBA, FACS
Professor of Surgery/Urology, University of Colorado
Denver; Chief of Urology, Denver Health Medical
Center, Denver, Colorado

Ann M. Kulungowski, MD
Assistant Professor of Surgery, Department of
Surgery, Division of Pediatric Surgery, University
Children's Hospital Colorado, University of
Colorado, Aurora, Colorado

Ramesh M. Kumar, MD
Department of Neurosurgery, University of
Colorado, Aurora, Colorado

Angela R. LaFace, MD
Critical Care Fellow, Research Resident, University
of South Florida, Tampa, Florida

Ryan A. Lawless, MD
Trauma/Acute Care Surgeon, Denver Health Medical
Center; Assistant Professor of Surgery, University
of Colorado, Denver, Colorado

Michael L. Lepore, MD, FACS
Professor Emeritus, Otolaryngology–Head & Neck
Surgery, University of Colorado, Denver, Aurora,
Colorado

Kathleen R. Liscum, MD
Houston, Texas

Benny Liu, MD
Associate Division Chief, Department of Internal
Medicine, Division of Gastroenterology and
Hepatology, Highland Hospital, Oakland,
California

Jeffrey C. Liu, MD, FACS
Associate Professor of Otolaryngology–Head and
Neck Surgery, Department of Otolaryngology,
Lewis Katz School of Medicine at Temple
University, Philadelphia, Pennsylvania

Karen K. Lo, MD
University of Colorado, Department of Plastic and
Reconstructive Surgery, Boulder, Colorado

Ning Lu, MD
Resident, Department of Surgery, University of
Hawaii, Honolulu, Hawaii

Stephanie D. Malliaris, MD
Attending Surgeon, Departments of Surgery and
Orthopedics, Denver Health Medical Center,
Denver, Colorado; Assistant Professor of Plastic &
Reconstructive Surgery, University of Colorado,
Anschutz Medical Campus, Aurora, Colorado

David W. Mathes, MD, FACS
Professor and Chief of Plastic and Reconstructive
Surgery, University of Colorado, Aurora, Colorado

Martin D. McCarter, MD, FACS
Professor of Surgery, Department of Surgery, Division of Surgical Oncology, University of Colorado School of Medicine, Aurora, CO

Robert C. McIntyre, Jr., MD
Professor of Surgery, Department of Surgery, Division of GI Tumor and Endocrine Surgery, University of Colorado, Aurora, Colorado

Logan R. McKenna, MD
Resident, Department of Surgery, University of Colorado, Aurora, Colorado

Daniel R. Meldrum, MD, FACS, FAHA
Professor of Surgery, Michigan State University College of Human Medicine, East Lansing, Michigan

Emily Miraflor, MD
Assistant Clinical Professor, Department of Surgery University of California, San Francisco–East Bay, Oakland, California

Ernest E. Moore, MD, FACS
Distinguished Professor of Surgery University of Colorado Denver; Editor, Journal of Trauma; Department of Surgery Denver Health Medical Center Denver, Colorado

Hunter B. Moore, MD
Trauma Research Fellow, Department of Surgery, University of Colorado, Denver, Colorado

Peter K. Moore, MD
Assistant Clinical Professor, Department of Medicine, Division of Hospital Medicine, University of California San Francisco and San Francisco VA Medical Center, San Francisco, California

Scott M. Moore, MD
Trauma & Acute Care Surgery Fellow, Department of Surgery, Denver Health Medical Center, University of Colorado School of Medicine, Denver, Colorado

Ashley Eleen Morgan, MD
Resident, Department of Surgery, University of California, San Francisco–East Bay, Oakland, California

Tony Nguyen, DO
Vascular and Endovascular Surgery, Kaiser Permanente Central Valley, California

Trevor L. Nydam, MD
Assistant Professor of Transplant Surgery, University of Colorado Anschutz Medical Campus, Aurora, Colorado

Siam Oottamasathien, MD, FAAP, FACS
Associate Professor of Surgery and Pediatric urology, Research Associate Professor of Medicinal Chemistry, Department of Surgery, Division of Urology, Section of Pediatric Urology, University of Utah, Primary Children's Hospital, Salt Lake City, Utah

Douglas M. Overbey, MD
Surgery Resident, Department of Surgery, University of Colorado, Aurora, Colorado

Barnard J. A. Palmer, MD, MEd, FACS
Assistant Clinical Professor of Surgery, Departments of General and Endocrine Surgery, University of California, San Francisco-East Bay, Oakland, California

Chan M. Park, MD, DDS, FACS
Program Director, Oral & Maxillofacial Surgery Residency, Alameda Health System–Highland Hospital, Oakland, California; Associate Professor, Department of Oral and Maxillofacial Surgery, UOP, Arthur A. Dugoni School of Dentistry, San Francisco, California

David A. Partrick, MD, FACS, FAAP
Professor of Surgery, Director of Surgical Endoscopy, Department of Pediatric Surgery, Children's Hospital Colorado, University of Colorado School of Medicine, Aurora, Colorado

Nathan W. Pearlman, MD
Department of Surgery, University of Colorado Health Sciences Center, Aurora, Colorado

Eric D. Peltz, DO, FACS
Assistant Director of Trauma and Acute Care Surgery, Department of Surgery/GI, Tumor and Endocrine Surgery, University of Colorado, Anschutz Medical Campus, Aurora, Colorado

Alberto Peña, MD, FAAP, FACS, FRCS
Director, International Center for Colorectal and Urogenital Care, Children's Hospital Colorado; Professor of Surgery, University of Colorado, Aurora, Colorado

Rodrigo Pessoa, MD
General Surgical Resident, PGY1, University of Colorado Anschutz Medical Campus, Aurora, Colorado

Thomas Pshak, MD
Department of Surgery, Division of Transplant Surgery, University of Colorado, Denver, Colorado

Christopher D. Raeburn, MD, FACS
Associate Professor of Surgery, Department of GI, Tumor, and Endocrine Surgery, University of Colorado School of Medicine, Aurora, Colorado

T. Brett Reece, MD
Department of Surgery, Division of Cardiothoracic Surgery, University of Colorado, Aurora, Colorado

Thomas F. Rehring, MD, FACS
Vice President, Chief Experience Officer, Kaiser Permanente Colorado Region, Vascular and Endovascular Surgery, Colorado Permanente Medical Group, Clinical Associate Professor of Surgery, University of Colorado Health Sciences Center, Denver, Colorado

John A. Ridge, MD, PhD
Louis Della Penna Family Professor of Head and Neck Oncology, Chief, Head and Neck Surgery Section, Department of Surgical Oncology, Fox Chase Cancer Center; Professor of Otolaryngology, Head and Neck Surgery, Lewis Katz School of Medicine at Temple University, Philadelphia, Pennsylvania

Jonathan P. Roach, MD
Assistant Professor of Surgery and Pediatrics, Department of Surgery, Division of Pediatric Surgery, Children's Hospital Colorado, University of Colorado School of Medicine, Aurora, Colorado

Thomas N. Robinson, MD, MS
Chief of Surgery, Department of Surgery, Denver VA Medical Center, Denver, Colorado

Martin D. Rosenthal, MD
Resident, Department of Surgery, University of Florida, Gainesville, Florida

Craig Selzman, MD, FACS
Professor of Surgery, Chief, Division of Cardiothoracic Surgery, Surgical Director, Cardiac Mechanical Support and Heart Transplantation, University of Utah School of Medicine, Salt Lake City, Utah

Steven R. Shackford, MD, FACS
Professor Emeritus, Department of Surgery, University of Vermont, Burlington, Vermont

Erica Shook, DDS
Attending Surgeon, Alameda Health System, Highland Hospital, Oakland, California; Division of OMS and Assistant Professor, University of the Pacific, Dugoni School of Dentistry, San Francisco, California

David J. Skarupa, MD, FACS
Assistant Professor of Surgery, Department of Surgery, Division of Acute Care Surgery, University of Florida College of Medicine–Jacksonville, Jacksonville, Florida

Stig Sømme, MD, MPH
Department of Surgery, Division of Pediatric Surgery, University of Colorado School of Medicine, Aurora, Colorado

Philip F. Stahel, MD, FACS
Professor of Orthopedics and Neurosurgery, Department of Orthopedics, Denver Health Medical Center, University of Colorado School of Medicine, Denver, Colorado

Melissa K. Suh, MD
Department of Surgery, University of Nebraska Medical Center, Omaha, Nebraska

John M. Swanson, MD
General Surgical Resident, Department of Surgery, University of California, San Francisco–East Bay, Oakland, California

U. Mini B. Swift, MD, MPH, FACP
Associate Chief Medical Officer, Alameda Health System, Oakland, California

Tiffany L. Tello, MD
Department of Dermatology, University of California, San Francisco, San Francisco, California

Robert A. Tessler, MD
Resident, Department of Surgery, University of California San Francisco–East Bay, Oakland, California

Robert J. Torphy, MD
Resident, Department of General Surgery, University of Colorado, Denver, Colorado

Todd F. VanderHeiden, MD
Associate Director of Orthopaedics, Chief of Orthopaedic Spine Surgery, Denver Health Medical Center; Assistant Professor of Orthopaedics, University of Colorado School of Medicine, Denver, Colorado

Erin L. Vanzant, MD
Department of Surgery, General Surgery, University of Florida, Gainesville, Florida

Gregory P. Victorino, MD, FACS
Professor of Clinical Surgery, Chief, Division of Trauma, Department of Surgery, University of California, San Francisco–East Bay, Oakland, California

Priya N. Werahera, PhD
Research Assistant Professor, Department of Pathology, University of Colorado Anschutz Medical Campus, Aurora, Colorado

Jessica L. Williams, MD
Department of Surgery, University of California, San Francisco–East Bay, Oakland, California

Robert Wong, MD, MS
Assistant Clinical Professor of Medicine, Director of Research and Education, Division of Gastroenterology and Hepatology, Alameda Health System–Highland Hospital, Oakland, California

Yuka Yamaguchi, MD
Department of Surgery, Division of Urology, Alameda Health System, Oakland, California

Giorgio Zanotti, MD
Chief Resident, Cardiothoracic Surgery, Division of Cardiothoracic Surgery, University of Colorado, Denver, Colorado

译 者 序

"大道至简"源自中国道家思想家老子，其含义是最有价值的道理其实是最朴素的道理。"大道至简"是一种境界，读书或学习的初级阶段是从薄到厚（知识的积累），然后是由厚至薄（知识的凝练、归纳、升华），由此呈螺旋式循环上升。在专业大家的脑海中就仅剩几条粗纲，这就是"简"。即所谓"为学日增，为道日减"，也是数千年来国人在教学和学习理念中崇尚"提纲挈领、纲举目张、画龙点睛和举一反三"的缘故。

外科学是临床医学最重要的分支之一，内容涉及甚广，我国高等医学院校规划教材的《外科学》达150万字，国际上两本著名的外科学教科书 *Sabiston Textbook of Surgery*（第20版，2016年）和 *Bailey & Love's Short Practice of Surgery*（第27版，2018年）的字数都逾200万。医学生通过5～8年的医学院学习对书中的这些知识内容或多或少有"似曾相识"之感，但是又谈不上"滚瓜烂熟、倒背如流"，更达不到临床要求的"理论联系实际、活学活用"境界。正应验了近来流传的一句至理名言：看到，不等于看见；看见，不等于看清；看清，不等于看懂；看懂，不等于看透；看透，不等于看开。如何才能将外科学的核心内容融会贯通，人们寄希望于化繁为简的尝试，希望这些"浓缩后的精华"能起到"提纲挈领"之效。这也是本书两位主编的初衷。

Surgical Secrets 于1986年首次出版，首任主编 Charles M. Abernathy 是一位才华横溢的外科医生，在大学时曾

获美国优秀学生奖学金（National Merit Scholarship）。他独辟蹊径，用尖刻犀利、切中要害、入木三分的提问形式，以及直截了当、充满智慧的答题方式使外科学教科书的内容得到了恰到好处的浓缩——实现了人们梦寐以求的夙愿。例如，本书第 62 章仅用 27 个小问题就对甲状腺结节与甲状腺癌做了提纲挈领的概括；第 65 章仅用 16 个小问题就对乳房肿块做了画龙点睛的描述。令人痛心的是，Charles M. Abernathy 先生于 1994 年 3 月 4 日因突发心脏病而与世长辞。为了纪念这位曾为医学教育做出不可磨灭贡献的外科医生，本书从第3版开始更名为 *Abernathy's Surgical Secrets*。本书的现任主编是美国加利福尼亚大学旧金山医学院的外科主任 Alden H. Harken 教授和美国科罗拉多大学丹佛医学中心外科副主任 Ernest E. Moore 教授。前者是一位心胸外科医生，曾获得 2012 年度美国大学外科医生学会（Society of University Surgeons，SUS）颁发的终身成就奖，他有一句名言："外科医生必须自信，但是当自信变为狂妄就麻烦了"。后者是一位创伤外科医生，曾编著出版多部创伤外科专著。本书第7版汲取了当今外科的最新理念，继续秉承 Abernathy 先生之前一针见血、入木三分的提问风格，又凝练了外科学的100条顶级秘要，为读者提供了高度浓缩的外科学精髓和相关必读文献，便于记忆、复习和快速查阅。

这本书的成功，除了新颖（独特的视角）外，撰写者丰富的临床经验和知识的积淀不可或缺。我们一向认为：迄今为止，外科临床工作依旧是一门集科学、技术（手艺）和社交活动（医患关系）于一体的学科，三者缺一不可。然而，在日常临床工作中，科学的成分微乎其微,外科医生在很大程度上就是一位"手工艺人"加"社交活动家"——工匠与社交活动的结合体。每位从业者都需要在前人经验的基础上"从头开始"积累自己的体会,需要挺过一段"苦其心志,劳其筋骨"的艰难历程。英国诗人和小说家 Thomas Hardy(1840—1928)有一句名言:"Experience is as to intensity,not as to duration"。我们完全同意获得经验最重要的方式在于强度——身心投入的强度,不过,时间的长短并非不重要,尤其在外科。东南大学附属中大医院整形外科原主任冷永成教授(1930—)一直要求年轻外科医生要"甘于寂寞""宁静致远"。原南京铁道医学院附属医院院长彭长青教授(1930—2000)把临床住院医生培训比喻为"泡咸鸭蛋"过程,要求初毕业的医生到病房去"泡",直至"泡出油来",医术才够格,看病才会得心应手,就如我们两位主译一样。这个过程需要相当长的时间,戒急戒躁。也就是说,临床知识和经验的积淀不但需要全身心地投入,时间也不可或缺,就像耐心花时间浸泡的咸鸭蛋——越"油"越值钱,也如酿造的陈年老酒——越陈越香,又不会因为急不可待地放盐过多或掺入添加剂而惹人生厌。

Abernathy's Surgical Secrets 在 20 年前就进入我们的视线,全书行文流畅、精练、通俗易懂,还掺杂着西方人士异乎寻常的思维和观察视角。读后有种爱不释手之感。其第 3 版曾被翻译成中文丛书之一《美国最新临床医学问答——外科学》(海洋出版社 1999 年 8 月出版),受到国内广大医学读者的好评。3 年前我们曾组织东南大学附属中大医院外科各专科的专家将 Abernathy's Surgical Secrets 第 6 版翻译成中文。遗憾的是,由于近年来我国医学书籍出版市场不景气，多方联系出版未果。借2018年*Abernathy's Surgical Secrets*第7版新书出版（更新篇幅为30%～40%）的契机，以及科学出版社的相助，今天这本书的中文版才有幸与读者见面，谨此表示谢意。

我们由衷地希望本书的中文版能对国内的医学生和年轻医生有所帮助。然而，翻译中难免存在不妥或瑕疵，恳请同道们谅宥、不吝赐教。

汤文浩　陈　明

2018 年 5 月

原 书 前 言

　　无论是艺术、音乐，还是文学作品，每当谈到所谓"经典"时，我们观察到的现象之一就是这些作品触发了人们形形色色的举动和解读，其中最直观、最可信的方式就是模仿。当 Charles M. Abernathy 另辟蹊径用一连串的问题打破我们习以为常的外科临床书籍的撰写方式时，无论是他本人还是我们都万万不曾料到这本书的"抛砖引玉"之效，居然使 Charles M. Abernathy 的挑战思维得到了发扬光大，成就了"秘要系列丛书"的出版，这套书几乎涉及医学所有学科。

　　然而，Charles M. Abernathy 先生的最大特点是能够用他的指尖把握外科学进展的脉动。Casey Stengel 有句名言："棒球比赛总是输多赢少"。如果你不探索、不学习、不问为什么，必然会输。在医学领域，尤其是外科，你根本无法靠"混"度日。Alfred North Whitehead 是一位美国哲学家，他观察到："任何科学界人士都不可能无条件地把自己 10 年前的科学信念完全照搬……"。我们必须灵活善变（适应新的环境、随机应变、灵活机动）、与时俱进、不断问为什么。好在几乎所有外科医生都具有超凡的自我反省能力。绝对不可能像一群旅鼠①径直投身于"盲从跟风"之海。

　　《阿伯内西外科秘要》第 7 版再次秉承 Charles M. Abernathy 先生之前的一连串入木三分、颇具刺激性的提问风格。Charles M. Abernathy 先生从来不会满足于那些令人乏味的传统解答。积极向上充满智慧的外科医生绝不愿意坐享平庸。改变主意就证明你也是一位不愿意无所事事的人。喜欢挑战是好事，贪图安逸则是坏事。恐龙就是因为不能适应变化而绝迹的。外科医生决不能步恐龙的后尘。

Alden H. Harken，MD，FACS

Ernest E. Moore，MD，FACS

2016 年 9 月

---

①译者注：旅鼠（lemming）生活于北极。旅鼠的繁殖受气候和食物富足程度的限制，这是旅鼠的奇怪现象之一。当整个种群的数量急剧膨胀达到一定密度时，又出现了下列两种奇怪现象。其一，所有旅鼠一下子都变得焦躁不安、东跑西窜、吵吵嚷嚷，并停止进食。这时的旅鼠不再胆小怕事，见人就跑，而是恰恰相反，在任何天敌面前它们都显得勇敢异常，无所畏惧，具有明显的挑衅性。从而吸引像猫头鹰、贼鸥、灰黑色海鸥、粗腿秃鹰、北极狐狸，甚至北极熊等天敌的注意，以便将它们大量吞食。这与自杀没有什么区别。其二，所谓"旅鼠死亡大迁移"，显示出一种非常强烈的迁移意识，纷纷聚集在一起，渐渐地形成大群，开始时似乎没有什么明确的方向和目标，到处乱窜，就像出发之前的乱忙。到后来，不知是谁一声令下，也不知道是由谁带头，它们忽然朝着同一个方向，浩浩荡荡地出发了。而且通常是白天休整进食，晚上摸黑前进。沿途不断有老鼠加入，队伍越来越大，常达数百万只。它们逢山过山，遇水涉水，前赴后继，沿着一条笔直的路线奋勇前进，决不绕道，更不停止。一直奔到海边，毫无惧色地纷纷跳下去，被汹涌澎湃的波涛吞没，直至全军覆没。

目　　录

第三篇　腹部外科

第四篇　内分泌外科

第五篇　乳房外科

第六篇　其他癌症

第七篇　血管外科

第八篇　心胸外科

外科查病房时最可能被问到的 100 个问题

Emily Miraflor，*MD*，*Barnard J. A. Palmer*，*MD*，*MEd*，*FACS*

这 100 条顶级秘要概括了外科临床的理念、原则和一些最重要的细节。

1. 处理心律失常的主要目标：首先是将心室率控制在 60～100 次/分，其次才是保持窦性心律。
2. 在对低体温病人进行评估时，于复温后确认其死亡之前，请勿认为病人已死。
3. 脑死亡的临床判断指标是瞳孔、角膜、眼-前庭、眼-头、口咽和呼吸反射消失时间超过 6 小时。还应该给病人做呼吸暂停试验，即在不合并乏氧的情况下使 PCO_2 上升至 60 mmHg 以上。呼吸是一种基本脑干反射，没有自主呼吸就是脑死亡。
4. 在美国，据估计，通过输血传播乙型肝炎病毒（hepatitis B virus，HBV）、丙型肝炎病毒（hepatitis C virus，HCV）和人类免疫缺陷病毒（human immunodeficiency virus，HIV）的风险分别为 1/205 000、1/1 935 000 和 1/2 135 000。
5. 隐睾最常见的部位是腹股沟。
6. 婴幼儿最常见的实质性肾肿瘤是先天性中胚层肾肿瘤，儿童最常见的是 Wilms 瘤。
7. Ogilvie 综合征（结肠假性梗阻）是在没有机械性梗阻的情况下整个结肠的一种急性显著扩张。
8. 膀胱癌最常见的组织学类型是膀胱上皮细胞癌。
9. 男性不育症最常见的原因是精索静脉曲张。
10. 移植病人发生肺炎最常见的非细菌性病因是巨细胞病毒（CMV）感染。
11. 嵌合体是指移植物与受者共享的白细胞，此时的移植物就成为供者与受者共同的基因成分，而不需要对宿主进行免疫抑制治疗。

12. 黏膜相关淋巴瘤是胃淋巴瘤的一种变异，这种疾病几乎都可以通过治疗幽门螺杆菌而获得治愈。

13. 从美国及全世界范围来看，在需要做肝移植的疾病中，最常见的疾病分别是丙型肝炎和乙型肝炎。

14. 人们把呼气末的肺容量称为功能残气量。

15. 水囊肿（淋巴管畸形）是一种好发于颈部的先天性异常。这是一种良性疾病，一般表现为左侧颈后三角的柔软肿块。

16. 气管食管瘘的三大类型：①近侧食管闭锁伴远侧气管食管瘘；②气管完好的单纯食管闭锁；③气管食管瘘伴食管闭锁。还有一种"H"形瘘，是指气管和食管都完整，但两者之间存在一个瘘管。

17. 胃肠道任何部位都可以发生闭锁：十二指肠占 50%，空回肠占 45%，结肠占 5%。十二指肠闭锁形成的机制是胚胎第 8～10 周肠管的再通失败；空回肠狭窄和结肠狭窄的原因是胚胎期间肠系膜血管意外损害。

18. 主动脉夹层的两种类型分别是升主动脉夹层（Stanford A 型）和降主动脉夹层（Stanford B 型）。前者起始于升主动脉，可以继续向降主动脉延伸，这种主动脉夹层必须在体外循环下采用手术修补。后者一般从锁骨下动脉起始部的远侧开始，仅累及降主动脉，其处理方法是强势控制血压。

19. 孤立性肺结节为癌症的概率等同于病人的年龄，也就是说，一位 60 岁的老人，其孤立性肺结节为癌症的概率是 60%。

20. 下列情况是采用纵隔镜进行分期的适应证：①肺结节直径＞2 cm；②从 CT 扫描影像上见纵隔"宽"；③"亲吻"纵隔的肺结节。

    下列情况是肺切除的禁忌证：①"高位"同侧气管旁淋巴结阳性；②对侧淋巴结阳性；③组织学证实为未分化（小细胞）癌。

21. 如今，主动脉瓣狭窄最常见的病因是二叶主动脉瓣和钙化（退行性）病变。

22. 冠状动脉旁路移植术（coronary artery bypass graft，CABG）的适应证：①左冠状动脉主干狭窄；②三支血管冠状动脉疾病（70%狭窄）伴左心室功能不全；③累及左前降支的双支冠状动脉疾病；④积极内科治疗无效的心绞痛。

23. 大隐静脉冠状动脉旁路移植术患者的 5 年预期通畅率为 70%，胸廓内动脉是 85%。

24. 对内科治疗无效的溃疡性结肠炎，外科治疗术式首选全直肠结肠切除加回肠-肛管贮袋吻合术。

25. Dieulafoy 溃疡是一种胃血管畸形，表现为黏膜下动脉裸露，一般位于距胃-食管交界处 2～5 cm 的范围内。病人没有腹痛，通常表现为大量呕血。

26. 在下消化道大出血的治疗中，盲法结肠次全切除术仅适用于出血点无法确定的少数病人。该术式的相关死亡率为 16%。

27. 结直肠癌伴淋巴结受累（Ⅲ期）病人需要做术后化学治疗。

28. Goodsall 规律是根据肛管直肠瘘外口的位置描述其内口的位置。以肛门为中心，在会阴部画一条横线，如果瘘的外口位于这条线的后方，那么其内口一般位于后正中线上；如果瘘的外口位于这条线的前方，那么其内口一般呈放射状位于距离最近的肛隐窝处。

29. 嵌顿性腹股沟疝是指疝囊的内容物依旧有良好的血供，但是，由于存在粘连或疝囊颈狭窄，疝内容物固定在疝囊内。绞窄性腹股沟疝是指由于疝囊颈的解剖因素缩窄造成疝内容物的血供受损。

30. Chvostek 征是指叩击面神经干所致的面肌痉挛。Trousseau 征是指用血压计阻断肱动脉 3 分钟所致的腕部痉挛。这两种体征都提示低钙血症。

31. 对不怀疑甲状腺功能亢进的病人来讲，需要常规做的唯一一项生化检查就是血促甲状腺激素（thyroid-stimulating hormone，TSH）测定。

32. 可以通过外科手术治疗的高血压包括肾血管性高血压、嗜铬细胞瘤、库欣综合征、原发性醛固酮增多症、主动脉缩窄和单侧肾实质疾病。

33. 对可触及肿块的乳房病灶来讲，"三联试验"又称"三联诊断"，是指体格检查、乳房影像学检查和活组织检查。

34. 三阴性乳腺癌是一组成分混杂、侵袭性比较强的乳腺癌，这种乳腺癌不表达雌激素受体、孕激素受体和人表皮生长因子受体基因。

35. 前哨淋巴结是肿瘤细胞从原发瘤脱落，通过淋巴管发生转移的第一站淋巴结。

36. 对颈淋巴结细针穿刺细胞学检查（fine-needle aspiration，FNA）发现鳞状细胞癌的病人，应该在麻醉下进一步检查口腔、咽、喉、食管和气管支气管树（三镜联合检查）。如果未发现异常，应该同时行扁桃体、鼻咽部、舌根部和梨状窝盲法活检。

37. 跛行伴足趾坏疽病人的 10 年累计截肢率仅为 10%。由于血管病是全身性疾病，这类病人中许多都在截肢前死去。

38. 对无症状、颈动脉狭窄＞60%的病人来讲，颈动脉内膜切除术（carotid endarterectomy，CEA）联合阿司匹林与单独服用阿司匹林的病人相比，5 年脑卒中（外科手术组为 5.1%，内科治疗组为 11%）的绝对风险降低近 6%。该数据引自 ACAS(Asymptomatic Carotid Atherosclerosis Study) 研究资料（参见第 108 章）。

39. 肾下腹主动脉瘤（abdominal aortic aneurysm，AAA）的平均扩张速率是每年 0.4 cm。如果病人的其他方面都健康，直径 5.5 cm 的 AAA 就是开放手术或内支架置入的适应证。

40. 肝素与凝血酶Ⅲ结合后其抗凝活性显著增加。

41. 对疑诊为间歇性跛行的病人来讲，最初的评估是在静息状态下测定踝肱指数（ankle brachial index，ABI）或节段肢体血压。一般情况下，ABI=0.6 提示跛行的诊断，ABI＜0.4 提示肢体面临失活风险。

42. 磺达肝癸钠和利伐沙班都是抑制因子Ⅹa 的抗凝药物。达比加群是一种直接抑制凝血酶的抗凝药物。

43. 一氧化氮（nitric oxide）是一种由血管内皮细胞通过结构型一氧化氮合酶（nitric oxide synthase，NOS）和诱导型 NOS 的作用合成的血管扩张剂。

44. 人体的基础能耗是 25 kcal/（kg·d），蛋白需求量约为 1 g/（kg·d）。

45. 葡萄糖是 3.4 kcal/g；蛋白质是 4 kcal/g；脂肪是 9 kcal/g(20% 脂肪乳剂约为 2 kcal/ml)。

46. 再灌饲综合征是指中度或重度营养不良病人（如慢性酗酒或神经性厌食）在给予大量营养素后在临床上出现血磷、血钙和血镁水平显著下降。由于胰岛素分泌减少，病人通常有高糖血症。腺苷三磷酸（ATP）的产生减少，常有呼吸衰竭。

47. 发热是因为巨噬细胞对细菌和内毒素发生反应被激活，释放出 IL-1、肿瘤坏死因子（tumor necrosis factor，TNF）和干扰素的缘故。导致下丘脑体温调节中枢调定点重新设置。

48. 心排血量（cardiac output，CO）等于心率乘每搏量；CO 的正常值是 5～6 L/min，心脏指数正常值是 2.4～3.0 L/（min·m²）。全身血管阻力（systemic vascular resistance，SVR）等于平均动脉压（mean arterial pressure，MAP）减去中心静脉压（central venous pressure，CVP）除以 CO 再乘以 80，记作：SVR＝（MAP–CVP）/CO×80。SVR 正常值是 800～1200 dyne·s/cm⁵。

49. 低血容量性休克的迹象是低 CVP、低肺毛细血管楔压（pulmonary capillary wedge pressure，PCWP）、低 CO 和低混合静脉血氧饱和度（mixed venous oxygen saturation，S_VO_2），以及高 SVR。心源性休克的迹象是高 CVP、高 PCWP、低 CO 和低 S_VO_2，一般是高 SVR。感染性休克的迹象是 CVP 和 PCWP 正常或下降、CO 早期升高、S_VO_2 升高、SVR 下降。

50. Kehr 征是指同时存在左上腹和左肩部疼痛，提示膈肌受刺激，见于脾破裂和膈下脓肿。从解剖上看，膈肌与左肩背部受平行神经支配。

51. 术后发热的 5 Ws 是指伤口（感染）、水道（尿路感染）、气道（肺不张、肺炎）、下肢（血栓性静脉炎）和奇特之药（药物热）。

52. 在年龄＜12 岁的病人，以及怀疑喉部直接创伤或气管破裂的病人，不主张做环甲膜切开术。

53. 能扪及桡动脉搏动（腕部），提示收缩压＞80 mmHg；能扪及股动脉搏动（腹股沟部），提示收缩压＞70 mmHg；能扪及颈动脉搏动（颈部），提示收缩压＞60 mmHg。

54. 浣熊眼（眶周瘀斑）和 Battle 征（乳突区瘀斑）都提示颅底骨折。

55. 脑灌注压（cerebral perfusion pressure，CPP）等于 MAP 减去颅内压（intracranial pressure，ICP），记作：CPP＝MAP–ICP。至于可接受的最低 CPP，人们尚存在不同意见，但是，共识认为 CPP 必须维持在 50～70 mmHg。

56. 颈部穿入性损伤的定义是颈阔肌有穿破。

57. 张力性气胸是气体在胸膜腔内积聚造成胸腔内压升高，伴静脉回心血量减少和 CO 下降。因此，张力性气胸的本质是血流动力学问题，而非呼吸问题，它无法通过 X 线检查来明确诊断。

58. 在钝性创伤中，胸主动脉损伤最常见的部位是紧靠左锁骨下动脉分叉的远侧。

59. 钝性心肌损伤最常见的表现是心律失常。

60. 对一名病情稳定的血胸病人来讲，剖胸手术的适应证是即刻胸腔引流管引出量＞1500 ml 或每小时出血量 250 ml 持续 4 小时。

61. Beck 三联征是低血压、颈静脉怒张和心音遥远，见于心脏压塞。

62. 肝脏的血供约 30% 来源于肝动脉，剩余 70% 来源于门静脉。但是，肝脏的氧供约各占 50%。

63. Pringle 手法是指手动夹闭肝十二指肠韧带，从而阻断入肝血流，常用于减少肝脏出血。

64. 钝性创伤所致的腹腔内膀胱破裂的处理是手术修补，而腹膜外膀胱破裂的处理是 Foley 导尿管减压和密切观察。

65. 小腿骨筋膜隔室综合征的最早征象在腓深神经分布区，表现为第一趾蹼背侧区麻木和踝关节背屈无力。小腿有 4 个相互不相通的筋膜室，每一个筋膜室都可以单独出现骨筋膜隔室综合征。

66. 膝关节后脱位可以导致腘动脉损伤，这是动脉造影检查的适应证。

67. 用于烧伤液体复苏的 Parkland 公式是用乳酸林格液 4 ml/kg×烧伤面积百分比（仅含Ⅱ度和Ⅲ度烧伤）。伤后第 1 个 8 小时静脉输入补液总量的 50%，剩余 50% 的液体在其后的 16 小时静脉输入。

68. 在烧伤面积＞50% 体表面积的严重烧伤，代谢率的峰值可达基础代谢率的 2.5 倍。

69. 胆囊结石和酗酒是急性胰腺炎的两大主要病因。75% 的慢性胰腺炎病人有酗酒史。

70. 单独胃静脉曲张伴脾功能亢进提示脾静脉血栓形成，是脾切除的适应证。

71. 胆石性胰腺炎的治疗是在胰腺炎的同一次住院期间，在胰腺炎缓解后做胆囊切除术加术中胆管造影。

72. 质子泵抑制剂（proton pump inhibitors，PPIs）能对壁细胞 H^+/K^+ ATP 泵形成不可逆的抑制。

73. 库欣溃疡（Cushing ulcer）是一种见于中枢神经系统创伤的重症病人的应激性溃疡。通常是单一的深溃疡，容易穿孔。

柯林溃疡（Curling 溃疡）是一种见于烧伤重症病人的应激性溃疡。边缘溃疡是一种靠近胃肠吻合口边缘的溃疡，大多位于吻合口的小肠侧马乔林溃疡（Marjolin 溃疡）是一种发生于慢性创面的鳞状细胞癌。

74. 小肠梗阻最常见的病因是继发于既往手术的粘连，第二位常见病因是疝。

75. 查科三联征（Charcot 三联征）是指右上腹疼痛、发热和黄疸，提示病人存在胆管炎。Reynolds 五联征是指 Charcot 三联征加低血压和意识状态改变。

76. 血胆红素水平必须超过 34.2 μmol/L（2 mg/dl）才会有肉眼黄疸。

77. 早期黄疸在舌下和手掌部最明显。

78. 新鲜冷冻血浆（FFP）的国际标准化率（international normalized ratio，INR）约为 1.4。

79. 1 U 血能提升血红蛋白水平约 1 g/dl，提升血细胞比容约 0.03。

80. 巨噬细胞对伤口愈合来说不可或缺[①]。

81. 长期胆道梗阻由于脂溶性维生素 K 吸收不良会导致凝血功能障碍。

82. 腹部手术后，一般最先恢复运动的是小肠，然后是胃，大肠最晚。

83. 胃泌素三角的边界分别是胆总管与胆囊管交汇点、胰颈与胰体交汇点和十二指肠降部与横部交汇点。

84. 脾切除后的病人应该接种肺炎链球菌疫苗、脑膜炎奈瑟菌疫苗和流感嗜血杆菌疫苗。

85. Child-Pugh 评分预测肝硬化病人外科手术后的死亡率。该评分系统由脑病、腹水、INR、白蛋白和血胆红素等指标构成。终末期肝病评分模型是一种用于肝病病人评估肝移植需求的预测系统，是根据 INR、血肌酐和胆红素水平计算的。

86. 呼吸商（respiratory quotient，RQ）是 CO_2 产生量与 O_2 消耗量之比。RQ＞1 提示喂饲过多，RQ＜7 提示饥饿（喂饲不足）。

[①]译者注：我们依旧认为黄疸最明显的部位应该在巩膜。

87. 腰大肌征（伸小腿时疼痛）提示盲肠后阑尾炎。

88. 来普汀由脂肪细胞产生，是一种食欲抑制药。

89. 局灶性结节性增生是一种无症状的血供丰富的肝脏肿块，中心部位为瘢痕，不需要处理。

90. 基因突变对结肠癌预测的价值的顺序依次为 *APC*、*KRAS*、*DCC* 基因，最后是 *p53* 基因。

91. 存在 *KRAS* 突变，预示靶向表皮生长因子受体的化疗效果差。

92. 磺胺嘧啶银会引起中性粒细胞减少症；磺胺米隆会引起代谢性酸中毒；硝酸银会引起电解质紊乱。

93. 导管内乳头状黏蛋白瘤（intraductal papillary mucinous neoplasm，IPMN）可以见于主胰管内，也可以见于胰管侧支内。在内镜逆行胰胆管造影（ERCP）下见到壶腹部黏液分泌物是主胰管 IPMN 的特点。与胰管侧支内的 IPMN 相比，主胰管 IPMN 恶性的可能性更大。

94. 博来霉素（用于淋巴瘤和生殖系统癌）会导致肺纤维化。

95. 多柔比星（该药在乳腺癌很常用）会导致心功能障碍。

96. 急性呼吸窘迫综合征的诊断标准是胸部 X 线片示双肺浸润加 PaO_2/FiO_2 值 <300 mmHg，而用心力衰竭或体液超负荷无法解释的疾病。

97. 血管损伤的主征是出血、无脉搏、膨胀性或搏动性血肿、肢体远端缺血和血管杂音，这提示一定要做手术探查。

98. 胃动素（motilin）是调节肠道肌移动复合波的激素。

99. 小肠梗阻同时胆管内见到气体，应该立即评估是否为胆石性肠梗阻。

100. 乳头血性溢液最常见的病因是乳管内乳头状瘤。

（汤文浩　译）

第一篇

总　论

第 1 章 外科轮转，你准备好了吗

Tabetha R. Harken，MD，MPH，U. Mini B. Swift，MD，MPH，FACP，Alden H. Harken，MD，FACS

外科工作是一项参与性、团队性和身体接触性的体能活动。在病人、住院医师和主治医师面前要力求做到热情（这能弥补许多不足）、守时（A 型性格[①]的病人就不乐意等候）和整洁（你的仪表、谈吐举止和散发的气息都必须与一名医生相符）。

1. 为何要先向每位病人作自我介绍，然后再询问其主诉？

症状是感觉，感觉比现实更重要。对病人来讲，主诉不是简单的生死之事，它比生死问题更重要。医生通常把病人的难受、痛苦、尴尬及失去尊严看作是正常现象。然而，病人首先是人，他们有喜好、关切、忧虑，需要倾诉。作为一名医学生，你一定要把病人的主诉与该病人生活的其他部分联系起来考虑问题。这种关联技巧很重要，病人会受益不尽。你的真正目是充当病人及其家属的倾听者和翻译员。

病人对你的信任和好感很重要。在外科治疗中，这种信任是一种无价之宝。病人对自己的疾病了解越多，对治疗的配合

[①]译者注：Friedman 和 Rosenman 都是心内科医生。他们通过观察病人在候诊室的心情创建了一套学说。大多数病人都能够耐心等候，但有些病人似乎不愿意在候诊室的凳子上久坐。这些人通常坐在凳子的前缘、不时起身。结果，座椅的前缘和扶手居然出现了磨损，座椅的后部却没有磨损。这些病人的情绪就像栅栏口的赛马一样紧张。这两位医生将这些病人称为"A 型人格"。之后，他们的进一步研究发现，与 B 型人格者相比，A 型人格者有比较高的心脏病和高血压风险。如今，起初由 Friedman 和 Rosenman 命名的 A 型人格概念已经统称为"A 型行为模式"。

就会越好。有了病人的配合，康复就越快。

同理，病人对自己的治疗（包括不良反应和潜在并发症）了解越多，疗效就越好（这是教科书中见不到的原则）。你可以成为病人的解说员。这正是外科学的诱人之处。

2. 圆满完成外科轮转，是否有一把万能钥匙？它是什么？

"谢谢!"。在病房里，表达谢意永远是你的一件法宝。

3. 圆满完成外科轮转，是否有行之有效的简单规律可循？

（1）**与护士友好相处**：在急救①预案、常规和保证病房平稳运转等规章制度方面，护士比我们中的任何人都熟悉得多。他们或许对嗜铬细胞瘤和细胞骨架的中丝了解不多，但是，他们对一些要紧事知之甚多。一定要承认这一点，他们会为你保驾护航，教你许多东西!

（2）**办事勤快、乐于助人**：如果你的上级医生看上去神色匆忙，那么，他们可能真的有事需要你出手相助。此时，如果你问道"你是否需要我做什么"，他们或许因为太忙无暇回答你的问题，再次询问或许又会遭遇闭门羹。在这种情况下，请你一定要主动起身到放射科去跑一趟，追查一下实验室结果，或到血库去取一袋血。你的热心就会得到这个团队的认可，你的付出就会有所回报。

（3）**甘当下手**：每个人都希望有一位秘书，遗憾的是，在你的轮转期间无法为你配备秘书。你的上级医生手上会有许多杂事要做，你甚至可能全然未意识到。如果你认为这些杂活不值得去做（有失你的身份），或许你应该另谋高就考虑选择其他职业，而非外科。

（4）**勤奋工作**：外科轮转是一种师傅带徒弟式的学习。如果你能努力工作，你就会对该专业住院医师的职业状况得

---

①译者注：急救（code）。我们没有找到"code"的官方定义，不过，这是美国临床医生常用的俚语，是指发现了心跳呼吸骤停病人，需要一个急紧救授团队（code team）火速赶往特定地点并实施紧急救护。

出理性认识。最大的好处是对你选择实习科室有利[①]。

（5）**在这个圈子里坚守**：起初，你会感觉到你不属于这个团队中真正的成员。但是，如果你能坚持，获取信任，你很快就会赢得你的上级医生的信任，赋予你更重要的工作。

（6）**先教会自己，再教你的病人**：外科是一个有回报的科室（如问题1所述），你可以成为该团队的活跃分子。你可以与病人谈论任何事情（包括他们的疾病和疗法），他们会对你产生好感的。

（7）**保持积极向上的心态**：作为一名医学生，你可能会感到你不是该团队中举足轻重的一员。即使你绝顶聪明，也不可能由你来制订关键处置决策。留给你的就是心态。如果你热情、好学，你的上级医生就愿意把你带在身边，什么工作都让你参与，你也会心满意足。切记，你的上级住院医生管着15例病人，每小时的收入不足2美元，最近3天的睡眠不足5小时。微笑和道谢这些小事（如果有人教过你）似乎有点拐弯抹角，但是在临床轮转结束后你得到的回报是经验的积累和高分值评价。

（8）**祝你愉快!** 外科是最具刺激性、心情最愉悦、最有成

---

①译者注：美国的医学教育体系与中国大陆有所不同。学生在大学二年级结束时参加全美医师资格考试的第一次测验（USMLE Step 1），通过测试后才可进入高年级的学习。完成各科室轮转后、大学毕业前进行第二次测验，才能获得医学学位，还没有获得行医执照。医学院毕业后的第一年住院医师称为实习医师（intern），第二年的住院医师称为低年资住院医师（junior resident），第三、四年的住院医师称为高年资住院医师（senior resident），第五年为住院总医师（chief resident）。最后一次测验需在住院医师训练结束时进行。只有通过三次全美医师资格考试，才能有资格成为正式医师，独立从事临床工作。医学实习一般为期一年，大多从7月1日开始。美国医学实习分为过渡型和专科型两种。完成实习和USMLE Step 3或COMLEX-USA Level 3的医生才能作为一名全科医生进行执业。不过，大多数医生会花2~7年时间（取决于专业的种类）完成专科型住院医生培训。1975年，毕业后医学教育认证委员会（Accreditation Council for Graduate Medical Education，ACGME）以官方的名义放弃了"实习医生"这一术语，而把处于毕业后医学教育第一年的人都称为"住院医师"。不过，某些学会依然要求先完成实习，然后才能进入住院医师阶段。

就感、最有趣的行当,它应该成为你的不二之选(这不仅是我们的看法)。

4. 如何做最佳外科记录?

外科记录应该言简意赅。大多数外科医生依旧采用口授,参见表 1-1。

表 1-1　最佳外科记录的方式

入院医嘱	
入住西 5 病区(主治医师的名字)	
病情:	稳定
诊断:	腹痛,除外阑尾炎
测生命体征:	每 4 小时 1 次
指标:	出现下列情况请通知住院医生:
	T>38℃
	HR>140
饮食:	禁食
液体:	1000 ml 乳酸林格液加 20 mmol KCl @ 100 ml/h
用药:	如果 T>38.5℃,用 ASA 650 mg PR PRN
谢谢!	
签上你的名字/留一些空间给你的上级(住院)医生签名(你的手机号)	

病史

张三,55 岁,白种人,女性。入院主诉:“上腹痛”。病人既往健康。入院前 2 天出现中上腹部绞痛,逐渐加重。目前疼痛剧烈(7/10,即在 10 分制的疼痛尺上为 7),每 5 分钟发作 1 次。有呕吐(有胆汁,无血)。

过去史

既往住院史:	肺炎(2001)
	分娩(1982,1984)
手术史:	外伤脾切除(1987)
过敏史:	可待因、有壳水生动物
社交:	饮酒
烟草:	每日 1 包×25 年

系统回顾

呼吸:	有痰
心脏:	无胸痛
	无心肌梗死
泌尿系:	无尿痛,无尿频
神经系统:	无异常

续表

体格检查

血压：	140/90 mmHg
心率：	100 次/分（规则）
呼吸：	16 次/分
体温：	38.2℃

发育好，营养好，稍胖，55 岁，女性，中等程度腹痛

五官：未见异常

呼吸：	两肺呼吸音清
	无啰音
心脏：	无杂音
	心音规律呈窦性
腹部：	轻度腹胀
	高调肠鸣音伴肠绞痛
	腹部触痛（你不必因为需要检查病人有无触痛而
	增加病人痛苦）
	无反跳痛
直肠指检：	（一定要做，绝不要在外科轮转中躲避直肠指检）
	隐血试验阴性
	未扪及肿块，无触痛
盆腔检查：	无肿块
	附件无触痛
	无宫颈举痛（又称 Chandelier 征）；快速移动宫颈时病
	人出现疼痛为非特异性腹膜炎体征，可能是盆腔炎
四肢：	活动自如
	无肿胀
	弹跳脉（3+）
诊断：	腹痛待查
	除外粘连性小肠梗阻
治疗：	鼻-胃管
	静脉输液
	手术知情同意书
	血型和备血（血库）

签字

外科的病史与体格检查记录

● 外科的病史与体格检查应该简洁，凸显病人的问题。

● 从主诉开始（用病人自己的语言）。

● 该问题是新出现的还是以前就存在？

● 过去医疗史：一定要包括过去的住院史和用药史。

续表

- 可能对本次入院有影响的、必要的器官系统回顾（肺、心脏、肾脏和神经系统）
- 体格检查：一定是先检查生命体征（包括呼吸频率和体温），否则这些体征为何称为生命体征。
- 反跳痛意味着腹膜受炎症刺激，即腹膜炎。

术前记录

术前记录是一份清单，表明你和你的病人已经为拟定的外科手术做好了准备。请将这份记录放在病程记录中：

术前诊断：	粘连性小肠梗阻
胸部 X 线：	清晰
心电图：	正常窦性节律，无 ST-T 改变
血液：	血型加交叉配血×2 U
知情同意书	表格式

手术记录

要求操作记录能为该病人术后的所有经治医生提供一切所需信息：

术前诊断：	小肠梗阻
术后诊断：	同上，所有肠袢都有活力
术式：	剖腹探查加粘连松解术
手术者：	全名
助手：	依次列出
麻醉方式：	气管插管下全身麻醉
出入量：	入量：乳酸林格液 1200 ml
	出量：尿 400 ml
估计失血量：	50 ml
标本：	无
引流管：	无
[签名]	

ASA，Aspirin（阿司匹林）；BP，systolic blood pressure（收缩压）；HR，heart rate（心率）；PR，perrectum（直肠内）；PRN，as needed（必要时）。

注意：对病人或护士怎么礼貌或感谢都不为过。

出院

5. 何谓医疗变更[①]？

在临床医疗环境下，"医疗变更"是一个颇具魅力的字眼，其变更方式包括：从医院到家庭，从家庭到急诊室，以及从护

[①]译者注：医疗变更（care transition），也可以翻译为医疗转移-衔接或医疗过渡。

理院到家庭。

6. 你可能会做出的、对病人最危险的事情是什么？

让病人出院。

7. 为什么说出院是充满危险的一步？

医院的设置能提供最佳支持。处置步骤都是按部就班进行的，饮食得以控制，即使不可避免地需要合用多种药物，每种药物也都是按照精确的时间先后服用的，宛如交响乐的节奏。出院时的病人就像一只雏鹰被毫不留情地从这个受联邦法规保护的鸟巢中"推了出来"。我们且希望这位病人回家后能展翅飞翔。

8. 提升出院手续安全性的方法有哪些？

按照"最后签字出院"的要求办事，分别给病人、其家属和下一位接手该病人的"护理之家"的医生出具书面告知。

9. 在最后签字出院（出院小结）中最重要的内容有哪些？

出院小结应该包括：
- 主要诊断和次要诊断
- 相关医疗史和体格检查所见
- 入院日期和简要住院经过（假定院外的那位大夫知道如何处理高钾血症）
- 手术结果
- 异常实验室结果
- 会诊专家的意见
- 给病人及其家属的信息
- 出院带药
- 随访时间安排细节
- 列出预约、出院后的检查或复查项目、操作项目其时间安排
- 病房医生的姓名和联系方式

出院是充满风险的一步，但是，尽心尽责的临床医生或医学生能将这种风险降低。这一理念来自 Kripalani。

（汤文浩　译）

参 考 文 献

Kripalani S, LeFevre F, Phillips CO, et al. Deficits in communication and information transfer between hospital-based and primary care physicians: implications for patient safety and continuity of care. *JAMA*. 2007; 297: 831-841.

第 2 章 心 肺 复 苏

Peter K. Moore，MD

1. 何谓心脏停搏和心源性猝死?

心脏停搏是指有效心泵功能的突然停止。心源性猝死是指在症状出现后 1 小时内由心脏原因导致的意外自然死亡；病人之前可以无类似症状发作，直接表现为猝死。

2. 心源性猝死最常见的心律失常是什么? 如何处理?

心室颤动（ventricular fibrillation，VF）是心脏停搏后最初 3～5 分钟最常见的心律失常。心室颤动唯一有效的治疗方法是立即除颤，在病人倒下后 5 分钟内除颤效果最好。在等待除颤仪的间隙，先用胸外按压做心肺复苏（cardiopulmonary resuscitation，CPR）可以为心脏和大脑提供少量但极其宝贵的血液。

3. 在无脉病人基本生命支持中，何谓 C-A-B 法? 为何要将 A-B-C 改为 C-A-B?

2010 AHA 的 CPR 指南把基本生命支持的顺序由原来的 A-B-C（气道-呼吸-循环）改为 C-A-B（循环-气道-呼吸）。之所以要做这种改变，是因为人们发现存活率最高的是无脉性室性心动过速（ventricular tachycardia，VT）或心室颤动的心脏停搏病人。对这些病人做心肺复苏时，初始的关键操作是胸外按压和早期除颤。气道评估和口对口呼吸会拖延除颤的宝贵时间。

4. 儿童和成人胸外按压的正确方法分别是什么?

施救者应**用力按压**和**快速按压**（频率达 100～120 次/分）。在 1 岁及以上的儿童和成人，胸外按压的正确位置是胸部两乳头连线的中点。用两手的掌根部（重叠后）按压胸部。在成人按压要求胸壁下陷 2～2.5 in（5.08～6.35 cm）。儿童的按压方法相同，只不过大多用一只手就足以使胸壁下陷，要求胸壁下陷达胸壁厚度的 1/3～1/2。在两次按压间期让胸壁通过自身弹性完全回位，尽可能减少按压的中断。在未建立高级气道的情况下，要求按压与通气之比 30：2；在已经建立高级气道的情况下，要求做连续胸部按压。

5. 在心肺复苏时，气管插管是必须的吗？

不。气道位置恰当（口咽导气管或鼻咽导气管）加连接氧源的气囊-活瓣-面罩就能提供满意的通气。可以将气管插管推迟至初始 CPR 和除颤失败后进行。高级气道（气管插管或声门上气道）最好由一位经验丰富的人员来放置，同时不要中断胸外按压。

6. 在实施复苏时，应该如何调整气道的位置？

神志不清病人气道阻塞最常见的原因是在喉肌和舌肌松弛的情况下舌根后坠阻塞喉部。采用抬头-举颏（head tilt-chin lift）手法有助于解除舌根后坠造成的气道阻塞，开放气道；在怀疑颈椎损伤的病人，请采用双手托下颌（jaw-thrust）手法开放气道。如果有条件，应该插入口咽或鼻咽导气管。如果怀疑病人有颅底骨折或严重凝血功能障碍，优先选择口咽导气管。

7. 在高级气道建立后，通气频率取多少？

在高级气道建立后，建议每 6 秒钟通气 1 次（即每分钟 10 次），同时胸外按压连续不断。很重要的一点是不要过度通气，因为过度通气会使胸腔内压升高，导致心脏前负荷和心排血量减少，尤其在低血容量或梗阻性肺病病人。过度通气还会导致颅内血管收缩，脑血流量进一步减少。

8. 心脏停搏分哪两大类？

心脏停搏可以分为停搏/无脉电活动（pulseless electrical activity，PEA）和无脉 VT/VF。既往把 PEA 心搏骤停称为电机械分离，因为此时心脏的电系统有功能，但机械功能障碍（其原因有多种），结果心排血量无法维持脉搏。在纯粹由 VT/VF 所致的心脏停搏，心排血量低的主要原因是心脏节律紊乱：在 VT，心脏跳动过快使得心脏舒张期充盈不满意；而在 VF，心室混乱无序的快速去极化使心脏出现颤动而非有效搏动。

9. 可治疗性 PEA 心脏停搏的病因有哪些？

有可能治疗的 PEA 心脏停搏的病因分为 "5 Hs 和 5 Ts"（表 2-1）。

5 Hs：

Hypovolemia	低容量血症
Hypoxia	低氧血症
Hydrogen ion（acidosis）	氢离子（酸中毒）
Hyperkalemia（or hypokalemia or hypomagnesemia）	高钾血症（或低钾血症或低镁血症）
Hypothermia	低体温

5 Ts：

Toxins	毒素
Tamponade，cardiac	心脏压塞
Tension pneumothorax	张力性气胸
Thrombosis，coronary（massive myocardial infarction）	冠状动脉血栓形成（大面积心肌梗死）
Thrombosis，pulmonary（massive pulmonary embolism）	肺动脉大块血栓栓塞（大面积肺栓塞）

Trauma（创伤）有时也被纳入构成 6 "T"，创伤通过一个或多个 Hs 和 Ts（低容量血症、心脏压塞、张力性气胸）导致心脏停搏。

表 2-1　高级心脏生命支持的情况和处理[①]

状态	临床情况	处理
Hs		
低容量血症	创伤、大面积烧伤、胃肠道出血、腹泻、糖尿病	输液、输血制品、评估体液/血液丢失的部位并予以处理
低氧血症	所有心脏停搏停病人、肺部疾病病人或误吸风险病人都应该考虑低氧血症	辅助供氧、高级气道、确保正确实施 CPR
低钾血症	严重胃肠道钾丢失、使用利尿剂、糖尿病、酗酒、低镁血症	血钾浓度<2.5 mmol/L，经静脉给予 KCl 2 mmol/（L·min）至 10～15 mmol/L，然后重新评估，评估是否有低镁血症

续表

状态	临床情况	处理
高钾血症	肾衰竭、透析病人、代谢性酸中毒、大量组织损伤、横纹肌溶解、溶血	经静脉给予 CaCl 1 g、NaHCO₃ 1~2 amps、胰岛素 10 U-D50 1 amp，沙丁胺醇连续喷雾
氢离子（酸中毒）	复苏时间长、肾衰竭、脓毒症、糖尿病	确保 CPR 和通气正确，NaHCO₃ 1~2 amps IV
低体温	烧伤、中枢神经系统疾病、流浪汉、老人、溺水、内分泌疾病（甲状腺/肾上腺）、暴露	积极采用体内和体外复温。如果体温<30℃，限做 3 次除颤尝试，在体温>30℃后重新开始通常的高级心脏生命支持 长时间的复苏或许是合适之举
Ts		
肺动脉大块血栓栓塞	住院病人、近期手术的病人、妊娠病人、DVT 病史	考虑溶栓治疗或急诊 ECMO
大面积心肌梗死	所有心脏停搏病人都要考虑，尤其是那些已知 CAD 的病人	考虑溶栓治疗或急诊心脏导管
毒素	酗酒、中毒、经典中毒综合征	针对可疑的摄入物处理(阿片类用纳洛酮，TCA 用 NaHCO₃，局部麻醉药过量考虑静脉用脂肪乳剂) 延长复苏时间或许是正确的
心脏压塞	心脏外科手术后、胸部创伤、心肌梗死后、心包炎	给予静脉输液，急诊心包穿刺，剖胸术和心包开窗
张力性气胸	创伤、机械通气、中心静脉通路、肺部疾病	胸膜腔穿刺，胸管插入

①译者注：表 2-1 中缩写释义包括 amp. 安瓿（支）（ampule）；D50. 50% 葡萄糖注射液（dextrose 50% injection）；DVT. 深静脉血栓形成（deep vein thrombosis）；ECMO. 体外膜肺氧合（extracorporeal membrane oxygenation）；CAD. 冠心病（coronary artery disease）；TCA. 三环类抗抑郁药（tricyclic antidepressant）。

在美国，静脉用碳酸氢钠制剂的浓度大多为 8.4%（也有 7.5%），每安瓿为 50 ml（即碳酸氢钠 50 mmol）。

10. 无脉性 VT/VF 的病因有哪些?

VT/VF 最常见于:

- 活动性心肌梗死/心肌缺血;
- 心脏结构异常(心肌病、既往心肌梗死遗留的瘢痕、浸润性疾病);
- 电解质/代谢紊乱(低镁血症、严重低钾血症、延长 QT 间期的药物、严重低体温);
- 罕见的影响心肌传导的遗传性疾病(Brugada 综合征、梗阻性肥厚型心肌病、心律失常性右心室发育不良、长 QT 综合征)。

11. 无脉病人高级心脏生命支持的一般原则是什么?

为了有助于恪守高级心脏生命支持(advanced cardiac life support,ACLS)的关键原则,以达到自主循环恢复(return of spontaneous circulation,ROSC)和提升生存率的目的,人们已经对 ACLS 的流程图做了简化。当一例病人没有脉搏时,就应该立即着手 CPR,并给氧。要求除颤仪/心脏监测仪尽快到位,以评价该病人是可电击心律(如 VT/VF)还是不可电击心律(如 PEA/无心搏)。若是可电击心律,应该立即除颤,双相除颤器使用 120~200 J 的电流(单相除颤器使用 360 J 的电流),立即继续胸外按压。无论是可电击心律(shockable rhythms)流程还是不可电击心律(nonshockable rhythms)流程,在每次检查脉搏和心脏节律后都要做 2 分钟高质量的胸外按压;每 3~5 分钟给予肾上腺素 1 mg;并处理可逆性病因(表 2-1)。对电击复律无效的可电击心律,可以给予抗心律失常药物。循环做这一系列操作[除颤(如果是可电击心律)→2 分钟 CPR →快速查脉搏/心脏节律]直至病人 ROSC 或者需要终止复苏措施。

12. 在 PEA/无心搏性心脏停搏,有哪些药物和干预手段?

肾上腺素 1 mg 经静脉或骨髓腔给药(如果没有其他通路,可以气管内给药),每 3~5 分钟重复一次。肾上腺素要尽早给予。对医院内和医院外发生的不可电击心律心脏停搏做观察性研究发现,早期使用肾上腺素者 ROSC 率、出院生存率（survival to hospital discharge）和神经功能完整存活率（neurologically intact survival）增加。先按 PEA 性心脏停搏的可治性病因进行治疗（表 2-1）。不再推荐用血管升压素和阿托品处理 PEA 性心脏停搏。至于心脏停搏时皮质类固醇的讨论参见问题 18。

13. 无脉性电活动性心脏停搏病人常规使用纤维蛋白溶解药有用吗？

不会有用。一篇大宗临床研究结果表明，对病因诊断不明的院外心脏停搏病人，在最初干预处理无效的情况下，使用纤维蛋白溶解药（fibrinolytic agent，tPA）未能显示任何显著疗效。高度怀疑 PEA 性心脏停搏病人（如卧床病人、围生期病人、病史或体格检查提示深静脉血栓形成的病人）或许可以将纤溶药作为最后一根救命稻草，但愿病人能从中获益。

14. 在 VT/VF 性心脏停搏，有哪些药物和干预手段？

治疗无脉性 VT/VF 的主要手段是除颤。无论是哪种无脉性心脏停搏（包括 VT/VF）首选的升压药物都是肾上腺素 1 mg，经静脉或骨髓腔给药，每 3～5 分钟重复 1 次。除颤无效的 VT/VF 可以用胺碘酮。胺碘酮的初始剂量是 300 mg，经静脉或骨髓腔给药，如果在第一个剂量后 VT/VF 依旧，可以给予第二个剂量 150 mg，也可以用利多卡因替代胺碘酮。利多卡因的初始剂量是 1～1.5 mg/kg，经静脉或骨髓腔给药，此后的剂量是 0.5～0.75 mg/kg，总量可以达 3 mg/kg。如果心电监视屏显示或怀疑是多形性室性心动过速（尖端扭转型室性心动过速），就应该用镁剂。如果该 VT/VF 不是由尖端扭转型室性心动过速介导的，病人就不会从常规使用镁剂中获益。人们不再推荐用血管升压素来治疗无脉性 VT/VF。

15. 心脏复苏期间的给药途径有哪些项？

在心脏停搏期间，可以建立大口径外周静脉导管（IV）、中心静脉导管或骨髓腔内导管（IO）通路。如果未能轻而易举地建立 IV，则比较常用的就是 IO 通路。在 IV 或 IO 通路都未能建立的情况下，可以通过气管导管内给予肾上腺素。

16. 评估 CPR 是否正确，可以监测哪些生理参数？

　　动物研究表明，在 CPR 期间，呼气末 CO_2（end-tidal CO_2，$ETCO_2$）、动脉舒张压和中心静脉血氧饱和度（central venous oxygen saturation，$ScvO_2$）与心排血量有相关关系。虽然迄今尚无针对特定目标进行 CPR 的临床研究，但是，当下的 AHA 指南认为动态监测与心排血量相关的一些生理指标是明智的，目的是对 CPR 做监测或优化，并察觉 ROSC。这些生理指标包括持续定量呼气末二氧化碳波形监测（如果有气管插管）、有创动脉压监测（如果留置了动脉导管）、$ScvO_2$（如果在心脏停搏前就留置了能监测 $ScvO_2$ 的中心静脉导管）。以往的指南把目标定在：$P_{ET}CO_2 > 10$ mmHg、舒张压 > 20 mmHg 和 $ScvO_2 > 30\%$。然而，新版 AHA 指南中没有对复苏给出特定的参数要求，也就是说没有精确的数字靶目标。$P_{ET}CO_2$ 分压突然持续增高 > 40 mmHg 或有创动脉监测出现自主血压波形表明 ROSC。

17. 床边超声对 CPR 的帮助如何？

　　在 PEA 性心脏停搏，请超声诊断资深者做床边超声评估有助于心包积液、张力性气胸、大面积的肺栓塞（PE）及心肌梗死的评估。在 PEA 性心脏停搏，采用床边心脏和非心脏超声检查是合理的，前提是不影响胸外按压的正确实施。不过，一篇有限小样本的临床研究并未发现 PEA 性心脏停搏超声检查对 ROSC 有显著效应，床边超声的确切获益依旧有待进一步明确。

18. 皮质类固醇在心脏停搏中的地位如何？

　　皮质类固醇在心脏停搏中的确切地位尚不完全清楚。一篇中等样本量的单中心随机对照试验（RCT）研究及随后的一篇三中心关于住院病人心脏停搏的 RCT 研究发现，与肾上腺素和安慰剂相比，在心脏停搏期间联合使用甲泼尼龙、血管升压素和肾上腺素，在 ROSC 后使用皮质类固醇，可改善神经系统预后和生存。然而，另一篇有关院外心脏停搏的研究发现，使用地塞米松对 ROSC 或生存率并无改善作用。当下的美国心脏协会（AHA）不推荐也不反对在心脏停搏时使用皮质类固醇。

19. ROSC 复苏后支持的初始目标是什么？

　　关于心脏停搏后的医疗有三大原则：①发现并处理引起心

脏停搏的潜在病因；②在缺血再灌注损伤缓解的同时提供合适的循环支持；③在选择医疗目标时，作预后评估以指导临床团队并告知病人家属。如果病人的血压低，就应该启用升压药物，目标是 MAP>65 mmHg。供氧目标是动脉血氧饱和度≥94%。在 ROSC 后，尽早做一次 12 导联心电图。如果有 ST 段抬高，或者怀疑心脏停搏的原因是心源性，就应该立即做冠状动脉造影和经皮冠状动脉介入手术。在心脏停搏后丧失意识的病人，应该考虑做治疗性低体温。在心脏停搏后 72 小时（采用治疗性低体温的病人是在体温恢复正常后 72 小时）应该用临床神经学检查作一次预后评估。如果考虑神经学检查会受镇静剂或肌松剂的残留效应影响，允许晚一些做这种预后评估神经学检查。

20. 复苏后的靶向体温处理（治疗性低体温）是什么？

有研究表明，对自主循环已经恢复的昏迷病人启用复苏后低体温能改善心脏停搏病人的神经系统预后。最初的研究是把病人的体温降至 32～34℃，但近年来精心设计的研究发现，把目标体温分别定在 33℃ 和 36℃，两组之间没有差异。因此，如今的指南推荐在昏迷病人采用靶向低体温处置，把体温维持在 32～36℃持续至少 24 小时。降体温的方法可以是体外冷却（如降温毯和频繁使用冰袋），也可以是体内冷却（如冷生理盐水、血管内冷却导管）。降温会造成凝血功能障碍、心动过缓、其他类型的心律失常、低血压和高糖血症。降体温基本没有真正的禁忌证，但是，在证据确凿的颅内出血、严重出血、升压药治疗无效的低血压病人或处在妊娠期，降体温有比较高的风险。所有心脏停搏病人都应该避免体温过高。

21. 过敏反应所致心脏停搏的常见原因有哪些？

危及病人生命的过敏反应见于抗生素过敏（尤其在注射青霉素或其他 β 内酰胺类抗生素时）、阿司匹林过敏和非甾体抗炎药过敏，还有静脉用造影剂过敏。有些食物（包括坚果、海鲜和小麦）可引起支气管痉挛和窒息等危及病人生命的过敏反应。

22. 抢救过敏反应所致的心脏停搏病人时，要对 ACLS 中的哪些内容做修改？

过敏反应所致心脏停搏是因为急性呼吸道梗阻加极度静

脉扩张导致的心血管系统衰竭。早期气管内插管、长时间的持续 CPR、积极的容量治疗（一般需要用等张晶体液 4～8 L）和使用肾上腺素能药物是本病治疗的基石。对完全心脏停搏的病人可以使用大剂量肾上腺素（即间隔时间 5 分钟以上按 1 mg →3 mg→5 mg 的剂量逐步增加）。如果因气道水肿无法行气管插管，就应该行环甲膜切开术（手术或穿刺）。

23. 抢救创伤所致的心脏停搏病人时，要对 ACLS 中的哪些内容做修改？

从根本上来讲，创伤病人的基本生命支持和高级生命支持与原发性心脏停搏病人没有两样。但是，在复苏过程中，必须迅速评估病人是否存在低血容量、张力性气胸和心脏压塞，并落实处理。这些情况的外科处理包括床旁开胸术和主动脉内复苏性球囊闭塞（resuscitative endovascular balloon occlusion of the aorta，REBOA），有关 REBOA，将会在创伤篇讨论（参见第 23 章问题 3）。

24. 所有心脏停搏病人都必须做 CPR 吗？

不。不做 CPR 的合理理由包括：

a. 病人留下了有效的放弃抢救（do not resuscitate，DNR）遗嘱。

b. 病人有不可逆的死亡迹象（如尸僵、断头、腐烂或下垂部位有尸斑）。

c. 已经做了最大努力，但是生命器官的功能依旧在恶化（如进行性加重的感染性休克或心源性休克），预计继续努力治疗病人也不可能有任何生理学上的获益。

25. 在什么情况下应该停止复苏？

在医院里，决定停止复苏是经治医生的权力，需要统筹考虑多种因素，包括心脏停搏至 CPR 的时间、心脏停搏至除颤的时间、伴随疾病、心脏停搏前状态和心脏停搏最初的节律。在 CPR 20 分钟后 $P_{ET}CO_2$＜10 mmHg，通常提示结局不佳，可以帮助决策停止复苏。这些因素没有哪一种单项或哪几项联合使用能明确预测病人的结局。研究报道表明，在低钾血症、药物过量和过敏反应所致的心脏停搏病人做长时间的 CPR 可能有效。

26. 在医护人员为其心爱的人实施复苏时，家庭成员能亲临现场吗？

可以。在复苏前受调查的大多数家庭成员表示他们希望亲临复苏现场，许多家属还说此时在心爱的人身边是一种安慰，对失去亲人（无论是突如其来的失去或意料中的失去）的伤感也会有所减轻。

（邱晓东　译）

参 考 文 献

1. Link MS，Berkow LC，Kudenchuk PJ，et al. Part 7：adult advanced cardiovascular life support. *Circulation*. 2015；132（18）：S444-S466.（suppl 2）.

2. Mentzelopoulos SD，Malachias S，Chamos C，et al. Vasopressin，steroids，and epinephrine and neurologically favorable survival after in-hospital cardiac arrest. *JAMA*. 2013；310（3）：270-279.

3. Neumar RW，Shuster M，Callaway CW，et al. Part 1：executive summary. *Circulation*. 2015；132（18）：S315-S368.（suppl 2）.

4. Nielsen N，Wetterslev J，Cronberg T，et al. Targeted temperature management at 33℃versus 36℃after cardiac arrest. *N Engl J Med*. 2013；369（23）：2197-2206.

5. Scirica BM. Therapeutic hypothermia after cardiac arrest. *Circulation*. 2013；127（2）：244-250.

第 3 章　如何处理各种心律失常

Ashley Eleen Morgan，MD，Alden H. Harken，MD，FACS

1. 所有心律失常在临床上都很重要吗?

大多数心律失常并不重要。我们中的许多人随时都会有偶发室性期前收缩（premature ventricular contraction，PVC）或室性提前去极化（premature ventricular depolarization，PVD）。条件反射非常好的运动员通常在 30 秒钟内即能恢复静息心率。有临床意义的心律失常是指引起病人不适感的节律。一般来讲，只要病人的心室率在 60～100 次/分（不管其机制是什么），这种心脏节律就不是问题。

2. 心律失常的治疗目标是什么?

心律失常治疗的首要目标是控制心室率 60～100 次/分，次要目标是维持窦性心律。

3. 窦性心律的重要性是什么?

这取决于病人的心室功能。如果给一位医学生志愿者诱发心房颤动，可能看不出其血流动力学有任何变化。他的心室顺应性够好而不需要心房的"驱血动作"就能使心室充满。

反之，病人的年龄越大，心脏就越差（越僵硬），就越应该设法维持窦性心律。我们观察过一位左心室射血分数为 7% 的病人，在术后发生自发性心房颤动时，其心排血量减少了 40%。

4. 在 ICU 内处理心律失常，你需要把心电图纸拉得淹没脚踝，并与 Mobitz、Lown 及 Ganong 等医生[①]私下咨询吗?

不需要。

---

①译者注：这是一句幽默话，Mobitz、Lown 和 Ganong 都是心电生理大家，发现了许多以他们名字命名的心律失常。

5. 当 ICU 护士要你去看一位心律失常病人时，你会问自己几个什么问题？

a. **该病人果真是心律失常吗？**病人当时在做什么？那些看上去像心室颤动的东西其实是病人刷牙时的抖动？或者说，那条看上去像心脏停搏的心电图纸条其实是导联线松脱？

如果该病人确实是心律失常，请问自己下面几个问题：

b. **这种心律失常需要干预吗？**单发的室性期前收缩通常可以忽略，这是安全的。同样，一名铁人三项运动员静息时的心动过缓也是正常的。不过，这是你做"2 秒钟体检"的机会，该病人是大汗淋漓、神志模糊还是神志清醒、面带笑容？

c. **何谓"2 秒钟体检"？**你可以看一眼病人的双眼，希望借此判断该病人是否存在脑灌注。如果病人回头看你，你就有充裕的时间。

如果该病人需要治疗，请问自己下面几个问题：

d. **治疗需要多快捷？**在这个问题上，病人反倒变得不相干了。决定干预速度最重要的指标不是病人的病情轻重，而是你因此惊恐的程度。你必须迅速判断出延误治疗是否会将病人置于危险境地。如果这个心律失常不仅会影响病人的身心（低氧性）结局，甚至还会扩展，影响到病人宽泛意义上的（社会性）家属的身心结局，你就应该为此担惊受怕。

如果你受到了惊吓，你就必须问自己：

e. **最快、最有效的治疗是什么？**

6. 如果病人需要抗心律失常治疗，最安全和最有效的策略是什么？

心律失常的治疗并不复杂，包含下列 3 条易于领会的理念：

a. 如果病人的血流动力学不稳定（最重要的不稳定因素是你是否被吓得六神无主），用最大焦耳行电复律（关于低能量电复律请参见第 2 章）

b. 如果病人是宽 QRS 波的心动过速，用最大焦耳行电复律。

c. 如果病人是窄 QRS 波的心动过速，静脉给予房室结阻滞剂。在任何时候，只要病人情况不稳定，即行电复律。

7. 在心脏兴奋波的评估中，如何对室上性与室性做出鉴别？

室上性： 当兴奋冲动起源于房室结以上（室上性）时，冲动只能通过房室结抵达心室。房室结与心内膜的浦肯野传导系统相连，浦肯野系统能快速传导冲动（2～3 m/s）。因此，室上性冲动可快速激活心室肌[时间<0.08 秒（80 毫秒，相当于心电图纸上的 2 小格）]，产生一个窄 QRS 波的搏动。

室性： 当兴奋冲动直接起源于心室的异常位置，冲动抵达高速传导的浦肯野系统需要用比较长的时间。因此，室性冲动激活整块心肌会更缓慢[时间>0.08 秒（80 毫秒，相当于心电图纸上的 2 小格）]，产生一个宽 QRS 波的搏动（图 3-1）。

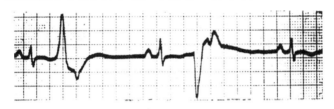

图 3-1　宽 QRS 波是室性节律，窄 QRS 波是室上性节律

8. 加分题：心电图与心肌细胞膜的离子流相关。

参见图 3-2。

9. 所有宽大的 QRS 波群都来源于心室吗？

不，但大多数来源于心室。如果室上性起源的冲动是经异常通路传导至心室，花费的时间就长，即会形成一个宽大的 QRS 波。有一篇文章研究了 100 例来急诊室就医表现有宽大 QRS 波性心动过速的病人，最后证实 89% 的病人为室性心动过速，其余 11% 的病人是经异常通路传导的室上性心动过速。

10. 如果你不知道心室 QRS 波是宽还是窄，怎么办？

静脉给予腺苷 6 mg 造成房室结急性短暂（维持 5 秒）阻滞：如果 QRS 波依旧，就是室性的；如果 QRS 波消失了，就是室上性的。

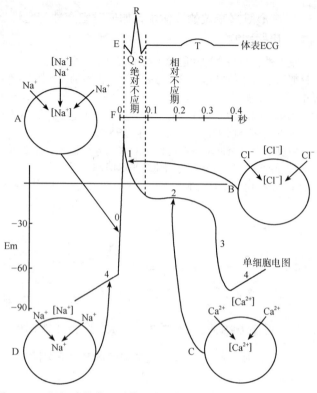

图 3-2 心肌细胞的典型动作电位，离子的移动决定动作电位的各时相，同时与体表心电图相对应。A. 0 期：快速去极化，是钠离子（Na⁺）通过电压门控式 Na^+ 通道快速内流所致。B. 1 期：短暂复极化，是氯离子（Cl⁻）短暂内流所致。C. 2 期：平台期，是钙离子（Ca^{2+}）的可透过性通过 L-型 Ca^{2+} 通道迅速增加所致。3 期：是钾离子（K⁺）出细胞所致的复极化。D. 4 期起搏细胞的缓慢去极化，由缓慢 Na⁺ 内流所致（引自：*Meldrum DR，Cleveland JC，Sheridan BC et al.：Cardiac surgical implications of calcium dyshomeostasis in the heart，Ann Thorac Surg 1996；61：1273-1280.* 承蒙惠允。）

11. 为了避免大量的室上性冲动传至心室，你会如何用药物方法阻滞房室结？

在几秒钟内搞定：给予腺苷 6 mg，静脉推注。

在几分钟内搞定：给予地尔硫䓬（钙通道阻滞剂）20 mg，

静脉推注（用 2 分钟以上时间推完）。如果有必要，在冲击剂量（弹丸式推注）后马上按 5～10 mg/h 开始持续静脉输注。（静脉输注速率不宜超过 15 mg/h，持续用药时间不宜超过 24 小时）。

在几个小时内搞定：给予地高辛 0.5 mg 加入乳酸钠林格液 100 ml 中，静脉滴注（经 30 分钟以上滴注完毕）。

在几天内搞定：每天口服胺碘酮 200 mg。

要诀：心律失常的特点

1. 室上性：来自房室结以上的冲动只能通过房室结抵达浦肯野系统，再通过浦肯野系统快速传导至心室并激活心室，从而产生一个窄 QRS 波的搏动（在 ECG 上＜2 小格）。
2. 室性：来自心室异位起搏点的冲动就需要花比较长的时间才能抵达浦肯野系统，最后激活整个心肌，慢慢产生一个宽大 QRS 波的搏动（在 ECG 上＞2 小格）。
3. 并非所有宽大的 QRS 波都是室性的。
4. 为了区分室性与室上性心动过速，可以静脉推注腺苷暂时阻滞房室结，如果 QRS 波依旧，就是室性心动过速；如果 QRS 波消失了，就是室上性心动过速。

---

12. 为什么用地高辛？

地高辛是一种有效的房室结阻滞剂，但同时增加心肌细胞的兴奋性。使用地高辛后，病人更可能出现室上性冲动，不过，由于阻滞了房室结，这些冲动的危险性更低。

13. 为什么静脉用地高辛要花 30～60 分钟时间缓慢输入？

研究表明，地高辛快速注入（静脉推注）后会在心肌内浓聚，使心肌细胞过度兴奋。缓慢推注地高辛可避免这种情况。

14. 心律失常的名称及其搏动次数是什么？

心动过缓：HR＜60 次/分
心动过速：HR 100～250 次/分
扑动：心房或心室率 250～400 次/分
颤动：心房或心室率＞400 次/分

（邱晓东　译）

参 考 文 献

Harken AH. Cardiovascular pharmacology. In：Cameron JL，Cameron AM，eds. *Current Surgical Therapy*. 12th ed. Philadelphia：Elsevier；2017.

第 4 章　如何认识休克

Kathryn H. Chomsky-Higgins，*MD*，*MS*，

Alden H. Harken，*MD*，*FACS*

1. 休克的定义是什么?

休克不仅是:

- 低血压。
- 外周灌注减少。
- 全身氧输送受限。

本质上，休克是组织呼吸的减少。休克是细胞水平的氧耗和二氧化碳（CO_2）排出欠理想。

2. 休克与心排血量有关吗?

有关。一位健康的医学生其机体能对血流进行重新分布，优先保证生命器官的血流。在出血 3～4 U 的情况下，一位年轻的枪伤伤员依旧能思维，并能告诉你:"是 4 名纨绔子弟袭击了我"。依据这一段病史虽然无法判断这位伤员的具体伤情，但是，你至少能明确这位伤员依旧存在脑灌注。

3. 器官的灌注是均等的吗?

不是。人体总能对有限的血流进行重新分布，优先供应颈动脉和冠状动脉。外周血管收缩最初是肠系膜血管，然后是骨骼肌血管，之后是肾血管和肝血管。

4. 这种血管自身调节能力在所有病人都是相同的吗?

不是。随着年龄的增长和动脉粥样硬化的加重，病人对有限的血流进行重新分布的能力就逐渐丧失。心排血量（cardiac output，CO）减少 20% 或血压跌至 90 mmHg，对一位最高法院的大法官（译者注: 高龄）来讲就可能面临生命威胁，而对一位铁人三项的运动员来讲可能根本察觉不出来。

5. 能从诊断和实用治疗目的出发对休克进行分类吗？

可以。参见表 4-1。

a. **低血容量性休克**必须进行容量复苏。

b. **心源性休克**必须强心（药物方法，最后一招是机械方法）。

c. **外周血管衰竭性休克**必须使用药物来恢复外周血管张力（同时关注血管扩张的原因———一般是脓毒症）。

表 4-1　休克的类型

休克的类型	CO	CVP/PCWP	SVR
低血容量性	↓	↓	↑
心源性	↓	↑	↑
外周血管衰竭性（感染性）	↑	↑	↓

注：CO. 心排血量（cardiac output）；CVP. 中心静脉压（central venous pressure）；PCWP. 肺毛细血管楔压（pulmonary capillary wedge pressure）；SVR. 全身血管阻力（systemic vascular resistance）。

6. 可以对所有休克都采用同一种程序处理吗？

本来就该如此。一位叼着雪茄的银行家前来就诊，无论是表现为胃肠道（gastrointestinal，GI）出血（低血容量性休克）还是胸骨后压榨性疼痛（心源性休克），外科医生都应该按下列步骤按序处置：

a. **将容量纠正至理想状态**：扩容直至右心前负荷[中心静脉压（CVP）]和左心前负荷[肺毛细血管楔压（pulmonary capillary wedge pressure，PCWP）]的继续增加不再能提升病人的 CO 或血压（blood pressure，BP）为止。该步骤依据的是 Starling 定律，就是将病人的心功能调至 Starling 曲线的顶部。

b. 如果前负荷已补足，但 CO、BP 和组织灌注依旧不满意，那么，该病人可能是泵功能出现了问题（心源性休克）。**输注心脏正性肌力药物**（β 受体激动剂）直至出现毒性反应（典型表现是出现心脏异位节律），也就是出现许多可怕的室性期前收缩。对药物无法纠正的心源性休克，可以放置主动脉内球囊泵（intraaortic balloon pump，IABP）。

c. 如果病人的 CO 非常高，而 BP 反而表现难以解释的低[这种不寻常的血管自我调控功能丧失一般都（但并非永远）与脓毒症有关]，**可以用外周血管收缩剂（α 受体激动剂）**。

7. 输液扩容优先采用哪种通路？

流量取决于输液导管的长度和半径。一根 5 cm 长的 14 G 外周静脉导管，其输液速率是一根 20 cm 长的 16 G 中心静脉导管的两倍。如果初期容量复苏效果不明显，就需要监测 CVP，甚至左心室充盈压。

8. 容量复苏到底应该选择晶体液、胶体液还是血液？

如果目标仅仅是提升前负荷以恢复 CO 和 BP，选择晶体液已足够。输入的胶体液能否保持在病人血管腔内尚存争议。如果目标是增加全身氧输送，就应该输红细胞，红细胞比血浆能结合更多的氧（参见第 7 章）。输注晶体液的目的是增加流量，输血的目的是提升氧输送。

9. 在心脏前负荷满意时，通常选用哪种正性肌力药物？

心脏药物中的多巴酚丁胺、肾上腺素和去甲肾上腺素就宛如 32 种香料中的巧克力、香草和草莓。这 3 种药物都是外科医生真正需要用到的药物。

10. 多巴胺与多巴酚丁胺一样吗？

不一样。多巴胺作用于肾脏的多巴胺受体，小剂量[2 μg/（kg·min）]时或许可以缓解休克情况下的肾脏小动脉收缩。多巴胺根本不是一种主要的心脏正性肌力药。

11. 怎样使用多巴酚丁胺、肾上腺素和去甲肾上腺素？

参见表 4-2。

要诀：肾上腺素能药物小结

1. 多巴酚丁胺：β_1 受体激动剂（心肌收缩），同时有轻中度的 β_2 受体效应（外周血管扩张）。
2. 肾上腺素：兼有 β 和 α 受体激动作用，小剂量时以 β 受体效应为主，随着剂量加大而逐渐出现血管收缩效应。
3. 去甲肾上腺素：兼有 β 和 α 受体激动作用，任何剂量均以 α 受体效应为主。

表 4-2　多巴酚丁胺、肾上腺素和去甲肾上腺素的用法

多巴酚丁胺是一种 β_1 受体激动剂（心肌收缩），此外，还有一定的 β_2 受体效应（外周血管扩张）	起始剂量：5 µg/（kg·min），逐渐加量直至出现毒性反应（出现心脏异位节律）	注意：一定要用至预期的效应出现（不要刻板坚持预设剂量）。由于多巴酚丁胺具有一定的血管扩张效应，因此，在低血压休克病人使用该药可能会出现让你担惊受怕的场面
肾上腺素同时可激动 α 和 β 受体，小剂量时以 β 受体效应为主，随着剂量的增加逐渐出现血管收缩效应	起始剂量：0.05 µg/（kg·min），逐渐加量直至出现毒性反应（出现心脏异位节律）	注意：像多巴酚丁胺一样，要求用至预期的效应出现
去甲肾上腺素同时可激动 α 和 β 受体，任何剂量均以 α 受体效应占优	起始剂量：0.05 µg/（kg·min）[①]，逐渐加量直至出现毒性反应（出现心脏异位节律）	注意：相对来讲，纯粹的外周血管收缩几乎不是使用去甲肾上腺素的适应证，仅在外周血管衰竭性休克（peripheral vascular collapse shock）病人用于提升外周血管张力

12. 何时放置主动脉内球囊泵？

如果病人的左右心室前负荷（CVP 或 PCWP）都达到了满意程度，心脏刺激药物的使用又因为令人胆战心惊的室性期前收缩而受到限制，就可以采用机械性循环支持。不要对机械性

---

①译者注：原文是 "0.05 mg/kg per minute"，翻译时做了更正。

循环支持有任何顾虑。

13. 主动脉内球囊泵是如何工作的?

主动脉内球囊泵的工作原理是舒张期球囊扩张和收缩期球囊缩小。

14. 舒张期球囊充胀起什么作用?

用经皮穿刺的方法经股总动脉将一个 40 ml 容积的软球囊插至胸段降主动脉。该球囊并不闭塞主动脉(不能接触主动脉壁)。球囊充胀时,其占据了 40 ml 血液的空间,相当于急速向主动脉内输入了 40 ml 血液,使左心室每搏量增加了 40 ml。球囊充胀由体表 ECG(任何导联)的 QRS 波群触发,一定是在舒张期充胀以提升舒张压(diastolic blood pressure,DBP)、增加冠脉血流量(coronary blood flow,CBF)。CBF 的 80%来自于舒张期。

要诀:主动脉内球囊泵

1. 主动脉内球囊泵的适应证是药物处理无效的心源性休克。
2. 球囊充胀由体表 ECG(任何导联)的 QRS 波群触发;球囊在舒张期(T 波)充胀,在收缩期[R 波或在主动脉压力曲线的重搏切迹(dicrotic notch)点]放气。
3. CBF 的 80%来自于舒张期。
4. 球囊泵所致的机械效应是舒张期充气,收缩期放气(后负荷下降)。

---

15. 收缩期球囊放气起什么作用?

球囊放气是一种主动(不是被动)过程。将氦气迅速从球囊中吸出,可为主动脉内留出 40 ml 的空间。左心室每搏量中最初的 40 ml 可在很低的工作负荷下注入该空间。主动脉内球囊在舒张期增加 CBF 的同时,可降低心脏收缩前期的心肌氧耗。

16. 主动脉内球囊泵的禁忌证有哪些?

主动脉瓣关闭不全和心房颤动是主动脉内球囊泵的两大禁忌证。存在主动脉瓣关闭不全时,球囊在舒张期膨胀会使左心室扩张受损。存在心房颤动时,球囊不能适时地充气和放气。

(邱晓东　译)

参 考 文 献

1. Rivers E, Nguyen B, Havstad S, et al. Early Goal-Directed Therapy Collaborative Group. Early goal-directed therapy in the treatment of severe sepsis and septic shock. *N Engl J Med.* 2001；345：1368-1377.
2. Investigators ProCESS, Yealy DM, Kellum JA, Huang DT, et al. A randomized trial of protocol-based care for early septic shock. *N Engl J Med.* 2014；370：1683-1693.

第 5 章　充血性心力衰竭与肺功能不全

Magdalene A. Brooke，*MD*，*Alden H. Harken*，*MD*，*FACS*

1. 在充血性心力衰竭中充血的是何物？

充血性心力衰竭（congestive heart failure，CHF）中充血的是肺脏。

2. 为什么是肺脏？

在心排血量下降时，肾脏释放肾素。在肝脏，肾素将血管紧张素原转变为血管紧张素 I。在肺脏，血管紧张素 I 被血管紧张素转换酶（angiotensin converting enzyme，ACE）转化成血管紧张素 II。血管紧张素 II 刺激肾上腺释放醛固酮，刺激垂体后叶释放抗利尿激素（antidiuretic hormone，ADH）。醛固酮和 ADH 协同作用使血容量增加。左心室功能的下降使得血液被堵在两肺。随着肺血管的充盈，血管内静水压驱使液体进入肺部的血管外间隙，两肺 "充血"。肺充血有碍通气的肺泡（ventilated alveoli，Va）与肺毛细血管血流（blood flow，Q）之间的匹配。

3. Va/Q 是怎么回事？

Va/Q 是肺泡通气与血流灌注比值。

4. Va/Q 应该处于什么水平？

Va 与 Q 相等，或者说 Va/Q 值等于 1。

5. 健康人两肺肺泡毛细血管的表面积是多少？

其表面积约相当于一个单打网球场地面积。

6. 当肺泡没有通气（$Va = 0$）但有灌注时，称什么？

分流。

7. 当肺泡有通气但没有灌注时，称什么？

无效腔。

8. 何谓功能储气量?

功能储气量(functional reserve capacity, FRC)[①]是指在一次正常(平静)呼吸中,呼气末存留在肺内的空气量。

9. 何谓闭合容量?

当肺内的气体呼出至低于 FRC 接近残气量[②]时,终末气道达到塌陷关闭的界点,结果肺泡不再有通气但有灌注,形成分流。闭合容量(closing volume, CV)是维持气道不塌陷所需的最小容量。

10. 为什么闭合容量在 CHF 中很重要?

病人发生 CHF 后,其 FRC 低于 CV,在正常潮式呼吸时肺泡塌陷及其相应分流就凸显出来。

11. 在住院病人中能见到这种分流吗?

可以。这在 ICU 是常见情况。

12. 医生能为这种分流做些什么吗?

可以。如果将呼吸机的呼气末正压(positive end-expiratory pressure, PEEP)调高,避免气体全部呼出,让 FRC 大于 CV,这就能避免终末气道发生塌陷,从而避免了 Va/Q 值失调,也避免了分流。

13. 呼吸功需要消耗多少能量?

一名健康医学生将全身氧耗(能量消耗)的约 3%用于呼吸功。在受伤后,尤其在大面积烧伤后,病人的呼吸能耗百分比可能增加至全身能耗的 20%。

14. 哪种外科切口对病人肺活量的影响最大?

直观地看,四肢的切口或损伤对肺活量(vital capacity, VC)的影响最小。下腹部切口、胸骨正中切口、开胸术和上腹部切口对肺活量的影响要大一些。上腹部切口比开胸切口对

---

①译者注:功能储气量又称功能残气量(functional residual capacity, FRC)。

②译者注:残气量(residual volume, RV)是深呼气后肺内剩余的气体量,反映了肺泡静态膨胀度。正常成人残气量为 1000~1500 ml。

肺活量的影响更大！

15. 胸部 X 线片有助于呼吸衰竭的评估吗？

是的。在许多病人胸部 X 线片有助于呼吸衰竭病因和严重程度的识别。如果呼吸衰竭病人胸部 X 线检查阴性还有助于除外一些显而易见的病因。

16. 对随时可能发生呼吸衰竭的病人来讲，你在阅读其胸部 X 线片时，要注意看什么？

a. 气管导管或其他管道的置入位置是否正确？

b. 两肺能否充分膨胀？

c. 有无局灶性的浸润、不张或实变？

d. 有无弥漫性浸润、不张或实变？

17. 何谓急性呼吸窘迫综合征？

急性呼吸窘迫综合征（acute respiratory distress syndrome，ARDS）是无法单纯用心力衰竭或体液超负荷解释的弥漫性肺衰竭，一般见于重症病人，会显著增加病人的死亡概率。

18. ARDS 是如何影响肺功能的？

ARDS 是一种弥漫性多肺叶毛细血管液体渗漏入肺间质，导致正常的 Va/Q 值失调。严格讲，ARDS 还要求肺动脉静水压（pulmonary artery hydrostatic pressure，PAP）必须低于 18 mmHg。这是纯左心室衰竭（高 PAP）与 ARDS 肺血管内皮"渗漏"特征的不同之处。这种肺泡液积聚会造成血液氧合障碍，肺的顺应性下降，并对肺泡构成继发性炎性伤害。ARDS 病人通常需要机械通气。

要诀：急性呼吸窘迫综合征的临床特征
1. 增加吸入氧浓度难以纠正的严重低氧血症。
2. 弥漫性肺部浸润。
3. 肺顺应性差 [为了给僵肺（stiff lung）病人做通气，需要有较高的吸气峰压]。
4. 通气血流比值（ventilation/perfusion，V/Q）严重失调。

19. ARDS 的病因是什么？

ARDS 是直接或间接因素导致肺泡损伤所致。直接导致肺泡损伤的因素包括感染（肺炎）、化学伤（误吸、烟雾吸入）或物理伤（肺挫伤）。间接损伤肺组织的情况见于弥漫性炎症状态，如脓毒症、严重创伤、严重烧伤或输血反应病人。

20. 决定肺水跨肺毛细血管进入肺间质的机制是什么？

Starling 最早阐述肺水通量是血管内静水压（intravascular hydrostatic pressure，Pc）与胶体渗透压（colloid oncotic pressure，COP）之间的平衡。Pc 的作用是将液体挤出毛细血管，COP 的作用是跨毛细血管内皮屏障（K）将液体吸回血管内。

21. COP 的正常值是多少？

COP 的正常值是 22 mmHg。

22. 产生 COP 的物质是什么？

人体血液中有数百种蛋白，但是，COP 的 75%是由血浆白蛋白和球蛋白共同产生的。

23. 何为肺毛细血管楔压？

肺毛细血管楔压（pulmonary capillary wedge pressure，PCWP）反映的是肺毛细血管静水压，在概念上，该压力的作用是将毛细血管内的液体推入肺间质。测定 PCWP 需要将一根肺动脉（Swan-Ganz）导管漂浮至肺毛细血管，然后充胀球囊"嵌"牢。现在已经不太使用这种导管了，不过，这种导管在评估左心室前负荷方面用处很大。

24. 如何界定低压性 ARDS？

低压性 ARDS 是一个多余的名词。PCWP 必须＜18 mmHg才能诊断 ARDS。

25. 如果 COP 大于 PCWP，怎么才会发生肺毛细血管渗漏？

目前认为由于脓毒症时中性粒细胞上 CD11 和 CD18 黏附分子受体的表达，这些中性粒细胞能与肺血管内皮的细胞间黏附分子结合（黏附）。黏附在内皮细胞上的中性粒细胞受脓毒性刺激物刺激后释放出血管内蛋白酶和氧自由基，血管内皮受损，甚至在低 PCWP 情况下，也会有渗漏。

26. 何谓"速尿三明治"？

当外科医生担心病人血管内液体不足（低血压伴少尿）而血管外液体又过多[胸部 X 线（chest x-ray，CXR）示"湿"肺或者已知存在严重 CHF 的情况下，"速尿三明治"是人们常用的一种方法[1]。通常的用法是先将白蛋白等胶体经 20 分钟缓慢静脉输入，然后静脉给予呋塞米（速尿）。他们的理念是白蛋白通过增加血管内的胶体渗透压会把水从"湿漉漉的肺"内拉入血管。然后，呋塞米的利尿作用又把这额外的液体排出去。这种治疗理念或许对那些病情并不很重的病人有效。事实上，病情越重，输入的白蛋白越容易渗漏至血管外，并在受损的血管内皮屏障两侧建立蛋白平衡。

27. ARDS 的治疗目标是什么？

a. 减轻肺水肿（一般是用利尿剂）。

b. 减轻氧中毒（吸入氧浓度<60%是安全的）。

c. 避免肺气压伤（避免吸气峰压>40 cmH$_2$O）。

d. 促进 V 与 Q 的匹配，常用呼气末正压通气（positive end-expiratory pressure，PEEP）。

e. 保持全身氧输送（动脉氧含量×心排血量）。

28. 决定肺灌注差异分布的因素是什么？

决定肺灌注差异分布的主要因素是重力。低位肺组织的灌注一定比高位肺组织多。

29. 请谈谈低氧性肺血管收缩。

大多数医学生坚信，在医学院的第二年花一整年时间所学的有关嗜铬细胞瘤和低氧性肺血管收缩（hypoxic pulmonary vasoconstriction，HPV）方面的知识记不住无关大局。这种观

---

①译者注：这句话或许存在问题。在译者看来，如果担心病人血管内液体不足（低血压伴少尿）而血管外液体又过多时，可以考虑给予高胶体渗透压的白蛋白，不必用利尿剂。

点并不正确，至少关于 HPV 方面的知识还是应该铭记的。一位刚做过颈动脉内膜切除术（carotid endarterectomy，CEA）的病人出现了 HPV 相关表现。当病人从麻醉中苏醒时，血压为 220/120 mmHg，在纯氧吸入的情况下动脉血氧分压（arterial partial pressure of oxygen，PO_2）为 400 mmHg。为了避免颈动脉吻合口被高压撑破，外科医生给病人紧急输注硝普钠。20 分钟后，血压降至 120/80 mmHg，但是，PO_2（依旧是纯氧吸入）却下跌至 125 mmHg。

难道是检验科人员血气分析测定有误？不是的，这是 HPV 临床意义的一个例子，HPV 效应导致肺小动脉把未氧合血更多地输送至通气良好的肺泡，同时减少通气不良区域的灌注。该病人就是通过 HPV 效应使 PO_2 达到 400 mmHg 水平的。所有抗高血压药（如硝普钠）及大多数全身麻醉药都会阻断 HPV 效应。PO_2 从 125 mmHg 升至 400 mmHg 就是 HPV 的结果。HPV 能把灌注引向肺部通气良好的区域。

30. 决定肺不同部位通气差异的因素是什么？

胸膜腔内存在巨大的压力梯度，肺尖部的负压比肺底部低 20 cmH_2O，这种压力梯度使得每一次呼气时所排出的气体主要来自低位肺。肺底部的顺应性比肺尖部好得多，而肺尖部在呼气末依旧处于充气膨胀状态。因此，改善氧合常用的办法是增加低位肺的通气和灌注，优化 Va/Q。

要诀：急性呼吸窘迫综合征的治疗目标

1. 减轻肺水肿。
2. 减少氧毒性（$FiO_2 < 60\%$）。
3. 尽量减少气压伤（保持吸气峰压 $< 40\ cmH_2O$）。
4. 采用 PEEP 提升 V/Q 匹配度。
5. 维持全身氧输送（动脉氧含量 $\times$ CO）。

---

31. 病人在何时可以安全地停用机械通气并拔管？

这是一个存在争议的问题。许多医院都有自己特定的"走一步看一步"判断病人能否成功拔管的规范。研究已经表明，很重要的一点是对行气管插管的病人每天做一次"自主呼吸试验"，就是用一个 T 形管（T-piece）或压力支持的自主呼吸，但不用呼吸机驱动呼吸。具体的拔管标准通常需要根据病人的具体病程来定。不过，病人应该符合某些通用的、得到广泛认可的标准。病人应该有意识和反应，能够听从指令并维持气道通畅。能够在无心动过速、低血压、呼吸快、严重激动不安或氧饱和下降的情况下完成自主呼吸试验。其他几个因素包括咳嗽力度、分泌物量、负力吸气和浅快呼吸指数，都可以用来预测拔管能否成功，但目前文献中对依据哪种"最佳"度量标准存在分歧意见。

32. 何谓浅快呼吸指数？

呼吸困难病人通常表现为快速的浅呼吸。为了对这种情况进行量化，计算方式如下：

浅快呼吸指数（rapid shallow breathing index，RSBI）＝ 呼吸频率（每分钟呼吸次数）÷潮气量（L）

RSBI≤105 是人们认可的气管拔管取舍点。RSBI＞105 的病人气管拔管容易失败。

（邱晓东　译）

参 考 文 献

1. Bartlett R. Pulmonary insufficiency. Surgery WebMD Corporation：*New York American College of Surgeons*；2006.

2. Chetta A，Tzani P，Marangio E，et al. Respiratory effects of surgery and pulmonary function testing in the preoperative evaluation. *Acta Biomed*. 2006；77（2）：69-74.

3. Davidson TA，Caldwell ES. Reduced quality of life in survivors of acute respiratory distress syndrome compared with critically ill control patients. *JAMA*. 1999；281（4）：354-360.

4. Gust R，McCarthy TJ. Response to inhaled nitric oxide in acute lung injury depends on distribution of pulmonary blood flow prior to its administration. *Am J Respir Crit Care Med*. 1999；159（2）：563-570.

5. Pesenti A，Fumagalli R. PEEP：blood gas cosmetics or a therapy for ARDS？ *Crit Care Med*. 1999；27（2）：253-254.

6. Wang T，Tagayun A，Bogardus A，et al. How accurately can we predict forced expiratory volume in one second after major pulmonary resection？ *Am Surg*. 2007；73（10）：1047-1051.

7. Westwood K，Griffin M. Incentive spirometry decreases respiratory complications following major abdominal surgery. *Surgeon*. 2007；5（6）：339-342.

8. Torchio R，Gulotta C，Greco-Lucchina P，et al. Closing capacity and gas exchange in chronic heart failure. *Chest*. 2006；129（5）：1330-1336.

9. Berg KM，Lang GR，Salciccioli JD，et al. The rapid shallow breathing index as a predictor of failure of noninvasive ventilation for patients with acute respiratory failure. *Respir Care*. 2012；57（10）：1548-1554.

10. ARDS Definition Task Force. Acute respiratory distress syndrome：the Berlin definition. *JAMA*. 2012；307（23）：2526-2533.

11. Fanelli V，Vlachoe A. Acute respiratory distress syndrome：new definition，current and future therapeutic options. *J Thorac Dis*. 2013；5（3）：326-334.

第 6 章 机械通气

Scott M. Moore，*MD*，*Jeffrey L. Johnson*，*MD*，*FACS*，

James B. Haenel，*RRT*

1. 病人为何需要机械通气？

需要行机械通气（mechanical ventilation，MV）的基本情况分三类：①呼吸驱动力不足；②不能维持足够的肺泡通气；③低氧血症。是否需要使用机械通气需要依据临床检查，必要时结合动脉血气分析（arterial blood gas，ABG）评估气体交换情况并做出决定。这项决策要依据各人的具体情况而定，因为对氧分压（partial pressure of oxygen，PO_2）、二氧化碳分压（partial pressure of carbon dioxide，PCO_2）或酸碱度（acid-base balance，pH）随意确定取舍值可能无法适用于所有病人。需要机械通气的常见疾病包括原发性肺实质疾病（如肺炎、肺水肿或肺挫伤）和间接损害肺功能的全身性疾病（如脓毒症或中枢神经系统功能障碍）。

2. 机械通气对肺有好处吗？

其实机械通气对肺没有好处。就呼吸衰竭来讲，机械通气的目的是提供气体交换支持，等待呼吸衰竭的原发病消除。虽然有些机械通气技术可以用来使肺复张从而获得更多的气体交换空间，不过总的来讲，呼吸机的使用是弊大于利，它更容易对肺造成伤害[即所谓呼吸机相关性肺损伤（ventilator induced lung injury，VILI）]，而不是治疗肺的病变。

3. 你能说出有哪些类型的通气模式吗？

常用通气模式包括控制性机械通气（controlled mechanical ventilation，CMV）、辅助控制通气（assist-control ventilation，ACV）、间歇性指令通气（intermittent mandatory ventilation，IMV）、同步IMV（synchronized IMV，SIMV）、压力控制通气（pressure-controlled ventilation，PCV）、压力支持通气（pressure-support ventilation，PSV）、反比通气（inverse ratio ventilation，IRV）、气道压力释放通气（airway pressure-release ventilation，APRV）、指令每分钟通气（mandatory minute ventilation，MMV）、高频通气（high-frequency ventilation，HFV）和双控制模式，如压力调节容量控制通气（pressure regulated volume control，PRVC）。这些通气模式最根本的区别在于发送的是**指令呼吸**（吸气由呼吸机触发——呼吸周期由机械切换）还是**自主呼吸**（吸气由病人触发——呼吸周期由病人切换）。

4. 哪三大要素可以概括前述各种机械通气模式的特性？

每一种通气模式都可以用 3 个参数来描述：**呼吸触发方式**（病人触发还是机器触发）、**呼吸切换方式**（吸气向呼气的切换）和**呼吸限制方式**（如时间、压力、流量）。

5. 正压通气最常用的模式是什么？

正压通气最常用的模式是 ACV、IMV、SIMV 和 PSV，这些模式的不同点主要在于呼吸的触发和切换方式。

6. ACV 模式是如何工作的？

ACV 模式设定了最低的呼吸机触发通气次数，同时也允许病人自己触发通气。每次通气（无论是指令通气还是病人自主触发的通气）都按预设的气流速率给予预设的通气量。由于 ACV 每次通气给予病人的都是全潮气量（full tidal volume），即使病人呼吸急促也是如此，因此，ACV 比较容易发生呼吸性碱中毒和自发性呼气末正压（auto-positive end-expiratory pressure，PEEP）。

7. IMV 与 ACV 模式有何区别？

两种模式的相同之处是都在预设潮气量和预设气流速率的基础上预设了呼吸机触发的最低通气数。与 ACV 模式的不同之处在于，IMV 模式的呼吸触发不是在预设潮气量条件下由病人触发的。IMV 模式是根据病人自己的吸力力度（一般是根据气流速率的下降来感知病人吸气动作的结束）切换自主呼吸。IMV 模式可以允许一种低平均气道压（airway pressure，P_{aw}），这或许能降低肺泡气压伤，毕竟不是每次呼吸都是全正压 通气。

8. 如何比较 IMV 与 SIMV 模式?

如果呼吸机触发的通气发生在一次自主呼吸的中期,SIMV 可以将此次通气推迟从而避免了呼吸"堆积"[1]。因此,在 SIMV 模式下更容易实现病人自主吸气与呼吸机的同步。在临床上,大多数 IMV 模式都是按 SIMV 模式运行的。这两种模式都会额外增加病人的呼吸功。在自主呼吸过程中可以添加压力支持以减少病人呼吸做功。在呼吸衰竭早期,尽可能地降低呼吸做功似乎大有裨益。

9. 压力限制型通气有哪些?

压力限制型通气有 PSV、PRVC、HFV 和 PCV。PSV 是一种适用于自主呼吸病人的通气模式,目的是降低由气管插管导致的附加呼吸功(imposed work of breathing)和克服呼吸回路的阻力。这种模式常用于脱机(停用 MV)前的准备。PSV 是一种纯粹的辅助通气模式,必须由病人来触发通气(不是由呼吸机来触发)。触发后呼吸机按临床医生预设的压力送气,从而提高潮气量(tidal volume,V_T)。还可以添加呼气末正压或连续气道正压(continuous positive airway pressure,CPAP)。PCV 是一种由呼吸机触发的通气模式(依据时间),以设定的压力作为限制条件。其通气切换取决于预设时间,与通气周期内的通气量无关。

10. 压力控制通气的优缺点是什么?

优点:①限制了峰压,理论上能预防肺泡过度膨胀;②与设定流速相比,压力控制通气更符合病人对流速的需求。可能的缺点:因气道阻力增加、肺顺应性下降和病人自主吸气力减弱造成的通气量改变。

11. 何谓时相变量?

四大基本时相变量(phase variables):压力、容量、流速和时间。通过呼吸机检测呼吸末吸气流动,并根据不同变量来

---

①译者注:呼吸"堆积"("stacking" of breaths),又称呼吸"堆栈"、"叠加"或呼吸不全。就是在呼气还没有结束时,呼吸机就开始送气,造成二氧化碳在体内积聚,参见本章问题 19。

实现呼吸切换（如压力切换、容积切换、流速切换和时间切换）。时相变量可以受病人控制，也可以由呼吸机控制。

12. 何谓触发变量?

触发变量是指呼吸机启动送气的变量。用作触发变量的可以是一种或多种时相变量：时间、压力、流速或容量。例如，在 CMV 模式中，时间是唯一可选的触发变量，无论病人怎么做，都不会触发呼吸。在 ACV 或 SIMV 模式中，呼吸机可以依据时间给病人一次通气；然而，病人吸气动作造成的基线压下降（压力触发）或病人吸气动作产生的气流（流速触发）也能触发一次呼吸。

13. 何谓限制变量?

限制变量（压力、容量、流速）是指呼吸机在吸气相不能逾越的参数。在吸气相，压力、流速和容量都会上升，如果这些参数没有超过预设值，我们就说通气受到了初始变量的限制。

14. 在急性呼吸衰竭病人，机械通气的目标是什么?

急性呼吸衰竭（acute respiratory failure，ARF）病人的机械通气目标是维护和改善动脉血氧合和通气，优化呼吸力学，提高病人舒适度，同时避免呼吸机相关性肺损伤。肺泡压升高或持续吸入高浓度氧（FiO_2）会引起并发症。

15. 急性呼吸衰竭病人的初始呼吸机设置条件是什么?

初始呼吸机设置有多种可能性和模式，不过，一般来讲，最好采用一种能提供全力支持（full support）的模式。ARDS-net[1]的临床研究证据是把重点放在 ACV 模式上，可以说 ACV 是唯一被人们最细致地研究过的一种通气模式，它能确保按预设容量送气。压力切换模式也是一种可接受的模式，问题是，或许它的优点只停留于理论上。无论哪种模式，FiO_2 都是从 1.0 开始，根据病人的耐受情况逐步下调。在急性肺损

---

①译者注：ARDS-net（ARDS Network）是"急性呼吸窘迫综合征网络"，网址是：www.ardsnet.org。

伤时,高 FiO_2 可能会因为吸收性肺不张[1]进一步加重肺内分流。潮气量的设定是依据理想体重(ideal body weight,IBW)和肺损伤的病理生理学改变进行的。如果平台压在安全范围内,8~10 ml/kg IBW 的潮气量或许是可接受的。但是,在急性呼吸窘迫综合征或急性肺损伤时,高压力或大容量会使已经存在的肺损伤"雪上加霜"。此时的通气最好采用更高的频率和更小的容量(潮气量≤6 ml/kg IBW)。

16. 哪项呼吸机参数决定吸/呼值?

吸/呼值(inspiratory/ expiratory,I/E)是呼吸机 4 种设置(呼吸频率、潮气量、峰流速和波形)的实际结果。峰流速就是在呼吸周期的吸气阶段呼吸机送气的最大流速。50~80 L/min 的初始流速一般就满意了。然而,在容量切换模式(如 ACV 模式),更高的流速意味着更短的吸气时间、更低的 I/E 值。在大多数情况下,1∶3~1∶2 的 I/E 值是合理的。慢性阻塞性肺疾病病人可能需要更长的呼气时间以便充分呼气。通过提高流速可实现这一目标,从而降低 I/E 值。高流速会使气道压力上升,恶化某些病人的气体分布;比较慢的流速可降低气道压力,并通过提高 I/E 值改善气体分布。呼吸机波形(如方波或减速波)也会影响 I/E 值。如果峰流速的设定不变,与减速波相比,方波可导致较高的气道峰值压和延长呼气时间。

17. 何谓呼气末正压?

呼气末正压(positive end-expiratory pressure,PEEP)是指呼气末的基线压高于大气压。

18. PEEP 起什么作用?

PEEP 可避免肺泡塌陷,使不张的肺泡复张,增加功能残气量,纠正低氧血症。在所有呼吸衰竭病人的病程早期,或许都需要采用 PEEP 来应对低氧阶段(在排除低氧血症的常见原

①译者注:吸收性肺不张(absorption atelectasis)是指小气道阻塞后远侧肺泡内气体被吸收、肺泡塌陷。不过,氮气的弥散缓慢(通常情况下肺泡内的氧气和二氧化碳被吸收后剩下的主要是氮气),如果氮气被其他气体取代(如100%氧气或可溶性的氧化亚氮),肺泡气的吸收和肺泡塌陷就会加速,尤其在 Va/Q 值低的下肺。

因后，如黏痰堵塞和气压伤），同时评估肺复张的可能性。

19. 何谓内源性呼气末正压（又称自发性呼气末正压）？

内源性呼气末正压（intrinsic PEEP，PEEPi）是指在没有用外源性呼气末正压（extrinsic PEEP，PEEPe）的情况下在呼气末肺泡内出现正压和持续气流。高每分通气需求的病人或接受高 I/E 值的病人容易发生 PEEPi。健康肺在机械通气期间，如果呼吸频率太快或呼气时间太短，就没有足够的时间让气体完全呼出，从而导致呼吸"堆积"并在呼气末产生气道正压。小口径的气管导管也不利于呼气产生 PEEPi。气道阻力增加和肺顺应性下降的病人是 PEEPi 的高危人群。由于小气道阻塞或塌陷，这类病人都有呼气困难，在自主通气和机械通气期间容易发生 PEEPi。PEEPi 具有与 PEEPe 相同的不良效应，不过，察觉 PEEPi 需要更高的警惕性。

未能察觉到内源性 PEEP（又称自发性 PEEP，auto-PEEP）的存在可能会导致不恰当的呼吸机设置变更。察觉和检测 PEEPi 的唯一方法是在呼气末封闭呼气口监测气道压力。降低呼吸频率或增加吸气流速（降低 I/E 值）可以为气体完全呼出争取时间。在支气管痉挛病人，应该考虑使用支气管扩张剂。

20. PEEP 的不良作用有哪些？

- 肺泡过度膨胀会导致肺气压伤。
- PEEP 使胸腔内压上升，造成心排血量下降，导致右心房跨壁压增加和静脉回心血量减少。PEEP 还使肺动脉压上升，可能会使右心室排血量减少。右心室的扩张会使室间隔凸向左心室，从而影响左心室充盈，降低心排血量，尤其当病人处于低容量血症时。
- 导致对心脏充盈压的错误解读：PEEP 的压力由肺泡传递至肺血管后可以使充盈压读数假性升高。一种经验矫正法是，如果所用的 PEEP>5 cmH_2O，其实际充盈压就等于肺动脉楔压减去 1/2 PEEP。
- 过高的 PEEP 会导致肺泡过度扩张，使这些部位的血流减少，无效腔量增加。
- PEEP 可能会增加呼吸功，因为这需要病人产生更大的负压才能触发呼吸机送气。这一问题在现代呼吸机已经基本不存在，这些呼吸功能根据 PEEP 的设定做 "PEEP 补偿"，并自动调整至压力（或流量）触发。

- 颅内压增高和体液潴留。
- 使肺水增多。

21. 何谓呼吸机集束干预策略？

呼吸机集束干预策略这个术语涉及多种预防措施，事实上，所有机械通气病人都应该采用这些措施。呼吸机集束干预策略能将呼吸机相关性肺炎（ventilator associated pneumonia, VAP）和其他并发症的发生率降至最低。有证据表明，一些简单的床边操作技术（如口腔护理和抬高床头）就可以减少 VAP 的发生概率。长期机械通气也会增加病人胃肠道出血和深静脉血栓形成（deep venous thrombosis, DVT）的风险，因此，一开始就应该把预防应激性溃疡和 DVT 作为呼吸机集束干预策略的一部分。

22. 何谓允许性高碳酸血症情况下的控制性低通气？

控制性低通气（又称允许性高碳酸血症）是一种压力限制或容量限制的肺保护策略，允许 PCO_2 上升，保护肺比维持血碳酸值正常范围更重要。将 V_T 的设定下调至 $4\sim6$ ml/kg IBW，目标是将肺泡压（静压力）维持在低于 30 cmH_2O 的水平。几篇有关 ARDS 和哮喘持续状态的研究已经表明，使用这种方法处理后的病人其气压伤、ICU 住院时间和死亡率均有下降。允许 PCO_2 缓慢上升至 $80\sim100$ mmHg。如果因为 pH 下降出现了心血管系统不稳，可能需要静脉用碳酸氢钠，也可以等待正常肾脏对高碳酸血症发生反应来保留碳酸氢盐。一般来讲，人体完全能够耐受允许性高碳酸血症。潜在的不良效应是脑血管扩张导致颅内压增高，使颅内高压恶化，颅内高压是允许性高碳酸血症唯一的绝对禁忌证。病人可能会发生交感活性增强、肺血管收缩和心律失常，但是一般都不严重。在隐性心室功能障碍病人，高碳酸血症对心肌收缩力的抑制可能会成为一个问题。在急性呼吸衰竭病人中，允许性高碳酸血症会使酸碱平衡恶化，这会妨碍或限制允许性高碳酸血症的激进使用。

23. 何谓肺复张术？

肺复张术（lung recruitment maneuver，LRM）的目的是使塌陷的肺泡重新膨胀开，塌陷肺泡的直径比张开肺泡的直径小，根据 Laplace 定律，塌陷肺泡就需更高的气压才能膨开。在肺泡塌陷中起作用的可能是表面活性物质耗竭。这也是为什么仅仅将 PEEP 提升数厘米水柱并不能使塌陷的肺泡满意复张的缘由。在临床上，人们是在短时间阶段内用相对高的 PEEP 做肺泡复张术的。

肺复张的一个例子是给病人用压力控制性通气，将 PEEP 提升至 25 cmH$_2$O，峰值压设定在 40 cmH$_2$O。每 5 次通气提升一次压力，每次提升压力 5 cmH$_2$O，直至最大 PEEP 为 45 cmH$_2$O 和吸气峰值压为 55～60 cmH$_2$O。此过程一般需要 2～3 分钟，在肺复张术后，将病人置于高水平 PEEP 状态下维持肺泡张开。由于高 PEEP 的动态效应，并非所有病人都能耐受这种激进的肺复张手法。

24. 何谓开放肺？

开放肺（open lung）这个名称是 20 世纪 90 年代早期被提出来的，一般是指 ARDS 时的通气策略，即先利用 LRM 使不张的肺泡再度膨开，然后用 PEEP 预防肺泡再塌陷。开放肺策略在理论上的优点是只需要比较低的 P_{aw} 来维持肺泡处于开放状态，由于气压伤和肺不张伤（atelectrauma，是指在肺泡反复塌陷-再开放过程中由剪切力造成的损伤）的发生概率比较低，从而减少呼吸机性肺损伤的发生。开放肺策略的支持者们已经从历史的角度把这种策略与所谓的通气替代模式（即 APRV、HFOV[①]）结合起来，而普通的通气模式在开放肺策略中也可以使用。

25. 何谓 APRV？如何使用？

APRV 是一种压力控制强制通气，其特点是长吸气相加短呼气相，还允许在整个通气周期中不限制自主呼吸。后一种特性增加了病人的舒适度，与普通模式下 I/E 反比通气相比，可能会减少病人对镇静和神经肌肉阻滞的需求。操作者设定高压

---

①译者注：HFOV 是 high frequency oscillatory ventilation（高频振荡通气）的缩略词。

（P_{high}——一般来讲，该数值的获取方法是病人采用普通容量控制模式时的平台压，但不能＞30 cmH$_2$O）、低压（P_{low}——几乎总是设定在 0 cmH$_2$O）、吸气相时间（T_{high}——大多在 4～6 秒）和呼气相时间（T_{low}——一般在 0.4～0.6 秒，要求呼气流速绝对不能低于呼气流速峰值的 25%）。呼吸频率不直接设定，用 T_{high} 加 T_{low} 的长度替代。注意：蓄意缩短呼气相的目的是防止完全呼气，因为完全呼气会产生 PEEPi。与一般情况下普通通气模式获得的效应相比，这种蓄意造成的 autor PEEP 和 I/E 反比通气，其净效应是 P_{aw} 更高，气道峰值压一般更低。有鉴于此，许多临床医生偏向于采用 APRV 来处理 ARDS，而非普通通气模式。在有些医疗中心，APRV 是唯一使用的机械通气模式。

虽然 APRV 在理论上的优点颇具吸引力，但是，迄今尚无临床研究令人信服地表明 ARDS 病人采用 APRV 或其他任何替代通气模式能降低死亡率。与此同时，肺保护通气在死亡率方面的获益已经非常令人信服。这提示特定的通气模式并不太重要，前提是把注意力放在降低平台压（＜30 cmH$_2$O）上，采用低潮气量（≤6 ml/kg IBW）通气，同时通过足够的 PEEP 保持肺泡复张。最后需要强调的是，有些病人（如哮喘持续状态、严重 COPD）需要长的呼气相才能满足通气需求，在这些病人使用 APRV 和其他任何通气模式下 I/E 反比通气通常都失败。

26. 何谓顺应性？如何判断？

顺应性是用以度量可膨胀性的指标，是指一定压力变化下的容量变化。顺应性的测定涉及压力、容量和气流阻力三者之间的相互关系。在机械通气期间必须监测的两个相关压力是峰值压和静态压（又称平台压）。

27. 如何测定峰值压？

在气流输送期间吸气末测得的压力为峰值压。峰值压受充气容量、气道阻力、肺和胸壁的弹性回缩力影响，反映的是整个呼吸系统的动态顺应性。

28. 如何测定静态压？

静态压又称平台压（plateau pressure，P_{plat}），是在呼气末停顿期间、在没有气流的情况下测得的压力，反映的是呼吸系统（包括肺实质、胸壁和腹部）的静态顺应性。

29. 如何计算顺应性？

计算动态顺应性和静态顺应性应该作为呼吸机监测的一项常规。动态顺应性的计算方法：动态顺应性$=V_T/(P_{aw}-$总PEEP$)$；静态顺应性的计算方法：静态顺应性$=V_T/(P_{plat}-$总PEEP$)$。动态顺应性和静态顺应性的正常值都是60～100 ml/cmH$_2$O。动态顺应性下降但静态顺应性不变提示气道阻力急性增加，可以进一步通过比较气道峰值压与平台压的差值进行评估。正常的压力梯度约为10 cmH$_2$O。如果压力梯度＞10 cmH$_2$O，其原因可能是气管导管堵塞、黏痰块或支气管痉挛。如果通气量不变，动态顺应性和静态顺应性都急性改变提示呼吸系统顺应性下降，其原因可以是进行性加重的肺炎、ARDS、肺不张或腹内压增高。

顺应性是一种总体评价指标，不能反映ARDS病肺区域的局部情况，因为在ARDS病变区域之间可以散在有相对健康的区域。在ARDS后期，顺应性值在20～40 cmH$_2$O是常见现象。肺顺应性下降反映的是参与气体交换的那部分肺的顺应性，并非塌陷的或充满液体的肺泡。一般来讲，当静态顺应性＜25 ml/cmH$_2$O时，呼吸机脱机可能会有难度，因为在做自主呼吸试验时病人会出现呼吸急促。

30. 对氧合困难的病人，俯卧位通气是一个选项吗？

绝对是。约2/3的ARDS病人在使用俯卧位通气后PaO$_2$会有显著改善。其机制包括：①由于肺水肿向腹侧区域重分布，塌陷的背侧肺能复张；②膈肌运动幅度增加带来了通气增加；③消除了心脏对低位下肺野的压迫效应，从而改善了该区域的通气；④在背侧肺通气改善的情况下，维持背侧肺的灌注，从而改善了通气/灌注（ventilation/perfusion，V/Q）匹配度；⑤从腹侧肺至背侧肺的平台压梯度改变。

31. 俯卧位通气的适应证是什么？

俯卧位通气的适应证尚未确立。我们的做法是：如果在实施机械通气后，或在采用肺复张/PEEP手法后，病人依旧处于低氧血症状态或需要高FiO$_2$浓度，就开始尝试俯卧位通气。在俯卧位通气期间，预计结局能改善的最佳指标是PaCO$_2$降低，并非氧合改善。

32. 俯卧位通气能改善ARDS病人的结局吗？

有关采用俯卧位治疗低氧性呼吸衰竭和ARDS的早期临

床研究并未显示俯卧位通气具有死亡率方面的显著获益，但其确能改善氧合。然而，这些临床研究的问题在于纳入了各种不同严重程度的病人，此外，不是采用俯卧位通气太迟（距气管插管＞48～72小时）就是俯卧位通气时间太短（7～8小时/天）。PROSEVA 临床研究显示，早期采用俯卧位通气（距气管插管后36小时内）、长时间的俯卧位通气（＞16小时/天），以及采用特殊选择标准（$PaO_2/FiO_2 < 150\ mmHg$）可降低死亡率，并且这种获益似乎与氧合效应无关。该项研究纳入的大多数是内科ICU病人，其结果能否延伸用于创伤ICU病人和外科ICU病人尚不清楚。还需要注意的是，已经有多篇临床研究表明，俯卧位通气增加压疮和气管插管并发症，因此，在采用这种具有潜在风险的通气前，一定要在ICU人员中做培训，熟悉这些问题。

33. Junior O'Flaherty 出现了"呼吸机拮抗[①]"，该如何处理？

起初可以将潜在的原因分为呼吸机（机器、环路和气道）问题和病人相关问题两类。病人相关原因包括低氧血症、分泌物或黏痰堵塞、气胸、支气管痉挛、感染（肺炎或脓毒症）、肺栓塞、心肌缺血、胃肠道出血、进行性加重的PEEPi和焦虑。呼吸机相关性原因包括系统漏气或呼吸机连接断开、呼吸机支持不当或送气的FiO_2不当、气道相关问题（如气管导管脱出、气管导管堵塞、套囊疝出或套囊破裂）、触发灵敏度不当或气流不当。在找到问题之前，应该用纯氧为病人进行手工通气，并要立即核查呼吸音和生命体征。动脉血气分析和便携式胸部X线片对明确原因有很大帮助，但是，如果怀疑是张力性气胸，在胸部X线片前就应该立即做胸腔减压。

34. 为了方便机械通气的实施，需要采用神经肌肉阻滞剂吗？

神经肌肉阻滞剂（neuromuscular blocking agent，NMBA）常用于ARDS病人的机械通气，问题是，虽然这是普遍的做法，但是，至于这些制剂的正确使用时机，几乎没有什么资料，也

---

①译者注：拮抗（fighting）是指呼吸机与病人的自发呼吸运动有矛盾，病人不能正常换气，因而很不舒服。

没有共识。Gainnier 等最早报道了使用 48 小时 NMBA 对早期 ARDS 病人气体交换的影响。所有病人都按照 ARDS-net 规约进行通气。研究发现，NMBA 组病人的氧合有显著改善，也能降低 PEEP，并且连续输注超过了 48 小时。尽管肌肉松弛改善氧合的机制还有待探讨，但人们已明确 NMBA 能降低氧耗、有利于病人-呼吸机的配合同时提升胸壁的顺应性。

在特定情况下［如颅内高压或非常规通气模式（如 IRV 或体外技术）］，肌肉松弛可能还有其他好处。NMBA 的缺点是无法做神经学检查、消除了咳嗽反射、可能会出现延迟性肌肉麻痹、膈肌萎缩及因呼吸机的连接意外断开造成死亡。NMBA 的使用必须谨慎。应该先尝试采用满意的镇静；如果认为 NMBA 使用绝对必要，那么 NMBA 的使用时间应该限制在 24～48 小时，避免发生潜在的并发症。

35. 病人何时可以做呼吸机撤机？

有些病人在那些必须采用机械通气的致病因素（如全身麻醉药、用药过量、肺水肿）去除或纠正后马上就可以撤机，而另一些病人需要机械通气的原因为多种因素，要求医生有更丰富的撤机经验和更仔细地观察。一般来讲，撤机病人需要满足下列气管拔管标准：

- 血流动力学稳定，没有脓毒症或神经肌肉疾病证据，并且颅内压正常。
- 没有气道不畅或误吸风险（病人能听到套囊漏气声、能咳痰）。
- 氧合和通气满意（在 $FiO_2 \leqslant 0.5$ 和 PEEP$\leqslant$10 cmH$_2$O 情况下，$P_aO_2/FiO_2 \geqslant 200$ mmHg；PCO$_2$ 正常或处于基线水平）。
- 意识状态满意（听从指令）。
- 肌力和呼吸驱动力足够［用力肺活量（forced vital capacity，FVC）＞10～15 ml/kg，用力吸气负压（negative inspiratory force，NIF）＞20 cmH$_2$O，浅快呼吸指数（rapid shallow breathing index，RSBI）= RR/V_T＜105，每分通气量（minute ventilation，V_e）5～13 L/min，能把头部抬起离开枕头］。

上述标准的简单记忆法是 S-O-A-P，分别代表分泌物（secretions）、氧合和通气（oxygenation/ventilation）、气道和意识机警程度（airway/alertness）及参数（parameters）。

36. 何谓自主呼吸试验?

自主呼吸试验（spontaneous breathing trial，SBT）是一种判断病人在不拔除气管导管的情况下能否耐受无辅助呼吸的方法，目的是很快识别出病人能否脱机。最常用的方法是继续用呼吸机维持，但是，去除了所有的强制通气，只提供 5 cmH_2O 的压力支持通气，意味着仅对呼吸机通路的阻力做补偿。另一种替代方法是让病人完全脱离呼吸机，将一个 T 形管（"T-piece"）与气管导管相连用于送入高流量 O_2 同时还可以防止 CO_2 的再吸入。后一种方法的主要缺点是潮气量更难测定，需要用到一种称为肺活量计的特殊设备。下列情况提示 SBT 失败：RR>35 次/分持续超过 5 分钟、1 分钟通气>20 L/min、SpO_2<90%、SBP>180 mmHg 或<90 mmHg，或者出现呼吸窘迫迹象（HR>基线的 120%持续超过 5 分钟、使用辅助肌呼吸明显、矛盾腹式呼吸、大汗、主观呼吸困难明显或无呼吸）。

要诀：机械通气

1. 肺泡通气不足、低氧和呼吸驱动力受损是病人需要做机械通气的三大原因。

2. 所有通气模式都可以按照呼吸的触发、切换和限制三点来描述。

3. 在急性呼吸衰竭病人，最初的呼吸机设置应该提供全方位支持。研究最多的是 ACV 模式。

4. 允许低通气并让 PCO_2 上升，这是有益的，前提是低通气可以达到限制肺泡压和肺泡牵张的目的（允许性高碳酸血症）。

5. 当病人出现呼吸机"拮抗"时，第一步是挪开呼吸机，用手控（挤压"气囊"）方法给病人通气。这有助于排除呼吸机"拮抗"的原因来自呼吸机参数的干扰，同时可以评估病人有哪些需要紧急处理的问题（如张力性气胸）。

6. 如果因为低氧性呼吸衰竭准备为病人采用俯卧位，请尽早采用并长时间使用，以求最大获益。

7. ARDS 病人呼吸机处理的最重要原则是采用低潮气量（≤6 ml/kg）、将平台压维持在低水平（<25～30 cmH_2O），采用适当的 PEEP 防止肺泡塌陷。

8. 所有拟撤除机械通气的病人都应该满足一定的标准，采用 S-O-A-P 记忆法可以很容易记住该标准。

（邱晓东　译）

参 考 文 献

1. Burger CD, Resar RK. "Ventilator bundle" approach to prevention of ventilator-associated pneumonia. *Mayo Clin Proc*. 2006；81（6）：849-850.

2. Bein T, Grasso S, Moerer O, et al. The standard of care of patients with ARDS：ventilatory settings and rescue therapies for refractory hypoxemia. *Intensive Care Med*. 2016；42（5）：699-711.

3. Campbell RS, Davis BR. Pressure-controlled versus volume-controlled ventilation：does it matter? *Respir Care*. 2002；47（4）：416-424.

4. Daoud EG, Farag HL, Chatburn RL. Airway pressure release ventilation：what do we know? *Respir Care*. 2012；57（2）：282-292.

5. Gainnier M, Roch A, Forel JM. Effect of neuromuscular blocking agents on gas exchange in patients presenting with acute respiratory distress syndrome. *Crit Care Med*. 2004；32（1）：113-119.

6. Guérin C, Reignier J, Richard J-C, et al. Prone positioning in severe acute respiratory distress syndrome. *N Engl J Med*. 2013；368（23）：2159-2168.

7. Lachmann B. Open up the lung and keep the lung open. *Intensive Care Med*. 1992；18（6）：319-321.

8. Levine S, Nguyen T, Taylor N, et al. Rapid disuse atrophy of diaphragm fibers in mechanically ventilated humans. *N Engl J Med*. 2008；358（13）：1327-1335.

9. Meade MO, Cook DJ, Guyatt GH, et al. Ventilation strategy using low tidal volumes, recruitment maneuvers, and high positive end-expiratory pressures for acute lung injury and acute respiratory distress syndrome：a randomized controlled trial. *JAMA*. 2008；299（6）：637-645.

10. Mercat A, Richard JM, Vielle B, et al. Positive end-expiratory pressure setting in adults with acute lung injury and acute respiratory distress syndrome. *JAMA*. 2008；299（6）：646-655.

11. Pierson DJ. Indications for mechanical ventilation in adults with acute respiratory failure. *Respir Care*. 2002；47（3）：249-262.

12. Thille AW, Cortés-Puch I, Esteban A. Weaning from the ventilator and extubation in ICU. *Curr Opin Crit Care*. 2013；19（1）：57-64.

第 7 章 为何做动脉血气分析

Kathryn H. Chomsky-Higgins,*MD*,*MS*,

Alden H. Harken,*MD*,*FACS*

1. 呼吸的作用真的被高估了?

也许吧。有位日本瑜伽大师可以连续 1 小时只需要每分钟做 1 次满意呼吸,就可以活得不错(参见参考文献 1)。不过,如果医学生和住院医师把热爱的活动放在首位进行锻炼的话,年复一年,"呼吸"水平就会持续上升,排列位置就会名列前茅。

2. O'Flaherty 先生刚刚在局部麻醉下做了一次腹股沟疝修补术。复苏室的护士汇报说这位病人有些意识错乱、难以自控、老是想起床,询问你是否需要给他用一些镇静剂。您认为给 O'Flaherty 先生用镇静剂安全吗?

不。我们必须认识到一位在麻醉复苏室或外科 ICU 表现为意识错乱、情绪激动的病人是急性低氧血症在作祟,除非你有证据排除低氧血症。这一点真的很重要!

3. O'Flaherty 先生被送入外科 ICU。凌晨 2:00 外科 ICU 的护士打电话告诉你病人在面罩吸氧情况下的血氧分压(partial pressure of oxygen,PO_2)是 148 mmHg。这意味着病人没事,你可以上床睡觉了?

不。还需要更多信息(参见问题 13)。

4. 你瞥见在那本破损的《外科秘要》上放着一杯喝剩的咖啡。这杯咖啡的 PO_2 是多少?

PO_2 是 148 mmHg。

5. 为什么 O'Flaherty 先生血氧分压与这杯咖啡的 PO_2 一样?

假定那杯喝剩的咖啡有足够的时间与大气达到完全平

衡。海平面的大气压为 760 mmHg。咖啡的 PO_2 等于大气压减去水蒸气压（47 mmHg）再乘以大气的氧浓度（20.8%），即 $PO_2 = (760 - 47) \times 20.8\% = 148$ mmHg

6. O'Flaherty 先生的 PO_2 与咖啡的 PO_2 有何区别？

两者没有区别，都是液体中的氧分压。还需要了解全套血气结果。

7. 全套血气结果有哪些项目构成？

- PO_2
- PCO_2
- pH
- 血红蛋白氧饱和度
- 血红蛋白浓度

8. 假定 O'Flaherty 先生的 PO_2 与咖啡的 PO_2 相同，用咖啡置换 O'Flaherty 先生的血液，会出现什么情况？

情况会极为糟糕。

9. 为什么会出现上述情况？

虽然两者氧张力相同，但是血液中所含的氧总量要多得多。

10. 如何为血液中的氧量进行定量？

动脉血氧含量（arterial oxygen content，CaO_2）是指每 100 ml 血液中含氧的毫升数（注意：在以往，几乎所有其他物质的浓度都是按每升或每毫升给出的，并非每 100 ml）。由于谈的是每 100 ml 血液中含氧的毫升数，这种单位通常缩写成 vol%。

11. 血液为什么比咖啡（或葡萄酒）稠？

其原因是血红蛋白结合有大量的氧。10 g 完全饱和的血红蛋白（血细胞比容为 30%）可以结合 13.4 ml 氧，而在 PO_2 100 mmHg 的情况下 100 ml 血浆仅含 0.3 ml 氧。

12. 氧离曲线的位置对血氧含量会有什么影响？

很小一点，没有大的影响。氧合血红蛋白解离曲线右移确实是允许氧在组织水平容易释出。不过，在生理范围内，或许 Mae West 的话最精辟："肉眼难以辨别"。

这种关系确实会按照固定的频率出现在多选题考试的卷面上。因此，下列每一项都"增加了"氧合血红蛋白解离曲线的右移：

- PCO_2 增加
- 氢离子浓度（不是 pH）增加
- 温度增加

要诀：影响氧合血红蛋白解离曲线的因素	
右移	左移
1. PCO_2 增加	1. $[H^+]$ 降低，高 pH
2. $[H^+]$ 增加，低 pH	2. 高海拔/高空
3. 温度增加	3. 2,3-DPG 降低（如贮存 4 周的库
4. 2,3-DPG 增加	血就不能保持 2,3-DPG 浓度）

13. 既然外科医生真心想了解的是 CaO_2，也就是全身的氧输送（心排血量×CaO_2），为什么护士在凌晨 2：00 报告的是 PO_2，而不是 CaO_2 呢？

没有人知道。

14. 提升 O'Flaherty 先生 CaO_2 最迅速、最实用的方法是什么？

其方法是输注红细胞。通过输血将血红蛋白浓度从 80 g/L 提升至 100 g/L，病人的 CaO_2 会提高 25%。如果将动脉氧分压从 100 mmHg 提升至 200 mmHg（两种情况的血红蛋白都完全饱和），病人的 CaO_2 变化可忽略不计。

15. 输血的指征是什么？

血细胞比容低至某一数值时就机械地为病人输血，这并不是一条有用的理念。美国国立卫生研究院（NIH）共识会议从耶和华见证人、肾衰竭病人和猴子的资料中得出的结论是，在病人的血细胞比容下降至 21% 之前都不需要输血。既往的外科教条要求血细胞比容＞30%。不过，加拿大重症医疗病人输血需求（Transfusion Requirements in Critical Care，TRICC）临床研究得出的可信结论是，除了有心脏缺血风险的重症病人外，完全可以安全地允许血红蛋白下降至 70 g/L 才开始输血。

16. TRICC 临床研究给予我们什么启示？

1999 年，838 例血容量正常但血红蛋白<90 g/L 的重症病人被收入 ICU。一组允许血红蛋白降至 70～90 g/L，另一组采用输血将血红蛋白的靶目标定在 100～120 g/L，结果前一组的结局更好（参见第 108 章"必读文献"）。

17. 输血有什么不对？

输血的错误可能不是血红蛋白多了。其实，环法大赛的优秀运动员都坚信血细胞比容在 50%时骑车的速度会更快。更可能出现的问题是红细胞膜和活化白细胞的沉积。如今，血库把所有血袋中的白细胞都去除，不过，依旧会留下一些白细胞。感染性疾病的传播一直令人烦心，但是，如今血库的运行规则是：只有当病人的血红蛋白低至 70 g/L 时，才会输血。

18. 控制呼吸驱动的因素是什么？

从 Henderson-Hasselbalch 方程可知 PCO_2 与 pH 之间的关系盘根错节，难解难分。将这个方程用于山羊脑脊液，显然是脑脊液的氢离子浓度（不是 PCO_2）控制着呼吸驱动。然而，去区别是氢离子还是 PCO_2 起作用在临床上并不重要。重要的是一旦一个人发生了酸中毒［可以是糖尿病酮症酸中毒（diabetic ketoacidosis，DKA），也可以是飞奔上楼］，每分通气量（minute ventilation，V_e）就会增加。这是呼吸代偿（驱使 PCO_2 下降）对代谢性酸中毒作出的反应。

19. 呼吸调节的精确程度如何？换句话，如果你屏住呼吸 1 分钟，需要呼吸多少气体？

很多（除非你是一位正在涅槃的瑜伽大师）。

20. 停止呼吸 60 秒，$PaCO_2$ 会有什么变化？

$PaCO_2$ 仅仅从 40 mmHg 增至 47 mmHg。PCO_2（和 pH）的细微变化会对呼吸中枢构成巨大刺激，让你呼吸大量空气。正常情况下，代谢性酸中毒的呼吸代偿程度相当高。

21. 碱剩余是什么意思？

碱剩余（base excess）是酸碱紊乱时反映人体代谢产物的

一项粗糙指标。将 PCO_2 校正至 40 mmHg 后，人们认为碱剩余或碱缺失可以间接反映血乳酸盐水平。虽然用于指导休克时容量复苏的许多指标都比碱缺失更实用、更直接（参见第 4 章），但是人们认为碱缺失同样很有帮助。碱剩余或碱缺失是依据血气分析实验室中的 Siggaard-Anderson 列线图算得。碱剩余或碱缺失的正常值为零，此时的酸碱状态是"恰到好处"。

（邱晓东　译）

参 考 文 献

1. Miyamura M，Nishimura K. Is man able to breathe once a minute for an hour?: the effect of yoga respiration on blood gases. *Jpn J Physiol*. 2002；52（3）：313-316.

2. Hébert PC，Wells G，Blajchman MA，et al. A multicenter，randomized，controlled clinical trial of transfusion requirements in critical care. Transfusion Requirements in Critical Care Investigators，Canadian Critical Care Trials Group. *N Engl J Med*. 1999；340（6）：409-417.

3. Tada T，Hashimoto F. Study of life satisfaction and quality of life of patients receiving home oxygen therapy. *J Med Invest*. 2003；50（1-2）：55-63.

4. Hsia CC，Mahon JL. Use of n-of-1（single patient）trials to assess the effect of age of transfused blood on health-related quality of life in transfusion-dependent patients. *Transfusion*. 2016；56（5）：1192-1200.

第 8 章　体液、电解质、运动饮料与出汗

Robert A. Tessler，*MD*，*Alden H. Harken*，*MD*，*FACS*

1. 何谓高张盐水?

生理盐水是指 0.9% 氯化钠溶液。高张盐水是指 7.5% 氯化钠溶液（浓度是生理盐水的 8 倍）

要诀：晶体液的离子浓度
1. 半张生理盐水，即 0.45%NaCl：Na^+ 77 mmol、Cl^- 77 mmol。
2. 生理盐水，即 0.9%NaCl：Na^+ 154 mmol、Cl^- 154 mmol。
3. 高张盐水，即 7.5%NaCl：Na^+ 1283 mmol、Cl^- 1283 mmol。
4. 乳酸钠林格液：Na^+ 130 mmol、Cl^- 110 mmol、乳酸根 28 mmol、K^+ 4 mmol、Ca^{2+} 6 mmol。

2. 高张盐水的优势在哪?

复苏。最初的假说是，少量的高张盐水能将血管外的水拉入血管内，迅速恢复血容量。如今，人们发现渗透压的变化（甚至短时间内从 140 mmol/L 升至 180 mmol/L）能避免循环中的中性粒细胞活化和与血管内壁黏附，从而避免了促发创伤后炎症。

3. 高张盐水还有哪些好处?

平息了处于"激活态"的中性粒细胞[①]，应该能降低创伤后多器官衰竭的风险。

---

①译者注：创伤病人发生 SIRS 和 MODS 的机制到底是什么？如今的观点认为，其主要机制是大量晶体液输入促使中性粒细胞处于"激活状态"（参见 Townsend CM，Jr，R. Beauchamp RD，Evers BM，Mattox KL. eds. Sabiston textbook of surgery：the biological basis of modern surgical practice. 20th edition. Elsevier Inc. © 2017. pp 65-81），因为生理盐水和平衡盐溶液并不符合生理，在失血情况下，机体需要的是新鲜全血（参见第 18 章问题 11）。

4. 怎样将 1 g 钠换算成毫摩尔（mmol）？

1000 mg 钠除以钠的原子量：1000 mg（1 g）钠÷23=43.5 mmol

5. 一汤匙盐含多少毫摩尔钠？

104 mmol（相当于 2400 mg）钠。

6. 一瓶 8 oz 佳得乐运动饮料含多少毫摩尔钠[①]？

5 mmol 钠。

7. 一块重 40 磅的盐值多少钱？

40 磅的盐在食品店是$3.40。

8. 几种常用静脉液体中的电解质浓度是多少？

几种常用静脉液体中的电解质浓度参见表 8-1。

表 8-1　几种常用静脉液体中的电解质浓度（mmol/L）

溶液	钠	钾	氯	碳酸氢盐/乳酸盐
生理盐水（0.9%NaCl）	154	—	154	—
乳酸林格液	130	4	109	28[*]
5%葡萄糖 1/2 生理盐水	77	—	77	—

*乳酸盐立即被转化成碳酸氢钠。

9. 上述静脉液体的电解质浓度与人体的几个体液间隙的电解质浓度是什么关系？

具体关系参见表 8-2。

表 8-2　体液中的电解质浓度（mmol/L）

体液间隙	钠	钾	氯	碳酸氢盐/乳酸盐
血浆	142	4	103	27
组织间液	144	4	114	30
细胞内液	10	150	—	10

---

①译者注：美制液体 1 oz = 29.571 ml，8 oz = 8×29.571 = 236.568 ml。佳得乐（Gatorade）是享誉美国 50 多年的一种流行品牌运动饮料。

10. 一位体重 70 kg 的医学生，其机体各种分泌液的日分泌量（ml/24 h）和电解质浓度（mmol/L）是多少？

参见表 8-3。

表 8-3 机体各种分泌液的日分泌量和电解质浓度

	日分泌量（ml/24 h）	钠（mmol/L）	钾（mmol/L）	氯（mmol/L）	碳酸氢盐
唾液	+1500	10	25	10	30
胃液	+1500	50	10	130	—
十二指肠液	+1000	140	5	80	—
回肠液	+3000	140	5	104	30
结肠液	-6000	60	30	40	—
胰液	+500	140	5	75	100
胆汁	+500	140	5	100	30
汗液*	+1000	50			
佳得乐运动饮料	—	21		21	

* 参见问题 11。

11. 汗腺受醛固酮调节吗？能通过训练改善吗？

汗腺受醛固醇调节，可以通过训练改善。Archie Bunker[1]的汗液含钠 100 mmol/L，奥林匹克马拉松运动员的汗腺具有保钠功能（汗液的钠可以低至 25 mmol/L）。

12. 佳得乐运动饮料真能适用于出汗运动员吗？

是的。

———————————

[1]译者注：Archie Bunker 是一部 20 世纪 70 年代美国非常受欢迎的电视剧 *All in the Family* 中的人物，职业是一位普通的蓝领工人。1999 年此角色被评为 50 大电视杰出人物第五名。2005 年在另一评选中被选为全美 100 名电视人物的第一名。

13. 一位体重 70 kg 的医学生,每日维持液需求量和电解质需求量是多少?

- 总液体量:　　　　　　　2500 ml。
- 钠:　　　　　　　　　　70 mmol(1 mmol/kg)。
- 钾:　　　　　　　　　　35 mmol(0.5 mmol/kg)。

14. 术后病人需要常规补钠或补钾吗? 需要常规检查血电解质吗?

不,都不需要。

15. 一位心功能和肾功能均良好的病人能应付一切挑战,却对付不了最糟糕无能医生的液体和电解质处理,是吗?

是的。

16. 静脉输入 5% 葡萄糖生理盐水 100 ml/(kg·h)会使一位健康的医学生发生充血性心力衰竭吗?

不会的。只不过是尿量湿透足踝而已。

17. 何谓失酸性碱中毒失碱性碱中毒是因为?

失酸性碱中毒(subtraction alkalosis)是因为大量胃酸的病人在积极鼻-胃管吸引后丢失了盐酸,使得病人处于碱性状态。

18. 治疗低钾性代谢性碱中毒采用哪种电解质最有用?

氯化物。

19. 反映病人容量状态的最重要指标是什么?

- 心率
- 血压
- 尿量
- 踇趾的温度

20. 踇趾温暖能代表病人的血流动力学稳定吗?

大多数情况如此。年轻健康病人的血管自我调节能力巨大。在死亡前,这些人的颈动脉和冠状动脉循环都能得以维持。也就是说,倘若病人的踇趾温暖,有血液灌注,病人的血流动力学就是稳定的。

21. 术后尿量至少应该达到什么量才算满意?

$0.5 \, ml/(kg \cdot h)$。

22. 术后尿钠一般是什么情况?

术后尿钠 $<20 \, mmol/L$。

23. 为什么术后尿钠会下降?

手术应激导致盐皮质激素(醛固酮)分泌增加,促使正常肾脏排钠减少。

24. 如何解释反常性酸性尿?

由于鼻-胃管减压(胃酸丢失)、输血(血液中的柠檬酸盐变成碳酸氢盐)和高通气(PCO_2 下降),术后病人容易发生碱中毒。由于这些病人还处于应激状态,肾脏出现保钠和保水作用。为了保钠,肾小管就必须用其他阳离子来交换,即选择钾离子和氢离子来交换。即使在全身碱中毒的情况下,术后的肾脏依旧吸收钠、排出氢,结果出现反常性酸性尿。

25. 何谓第三间隙?

低血压和感染驱使中性粒细胞处于"致敏"状态(CD11和 CD18 受体复合物),加速与血管内皮细胞黏附。黏附的中性粒细胞随后被激活,释出蛋白酶和毒性超氧自由基,使血管内膜上出现巨大窟窿。水和血浆白蛋白通过这些窟窿外漏。容量被从血管内拉出来进入第三间隙[组织间隙和空腔脏器(肠)],造成相对的低容量血症,需要补入额外的液体。

26. 何谓"速尿三明治"疗法?

就是在输完白蛋白 25 g 后给予呋塞米(速尿)20 mg 静脉推注。如果病人有水肿,静脉输入白蛋白后,理论上能通过增加胶体渗透压把组织间隙的水分吸入血管内。由于大量水分进入血管内,呋塞米的利尿作用对病人有益。然而,对大多数 ICU病人来讲,输入的白蛋白会很快通过受损的血管内皮进入血管外,使血管内外的胶体渗透压达到平衡,不会再有额外的水分被吸入血管内。因此，外科医生喜欢开的呋塞米"三明治"医嘱通常只对并不需要使用这种"三明治"的健康人起作用。

（邱晓东　译）

参 考 文 献

1. Brown MD. Evidence-based emergency medicine. Hypertonic versus isotonic crystalloid for fluid resuscitation in critically ill patients. *Ann Emerg Med*. 2002；40（1）：113-114.

2. Bunn F，Roberts I. Hypertonic versus near isotonic crystalloid for fluid resuscitation in critically ill patients. *Cochrane Database Syst Rev*. 2004；（3）：CD002045.

3. Dellinger RP，Levy MM，Rhodes A，et al. Surviving Sepsis Campaign Guidelines Committee including the Pediatric Subgroup. Surviving sepsis campaign：international guidelines for management of severe sepsis and septic shock：2012. *Crit Care Med*. 2013；41（2）：580-637.

4. Greaves I，Porter KM. Fluid resuscitation in pre-hospital trauma care：a consensus view. *J R Coll Surg Edinb*. 2002；47（2）：451-457.

5. Perel P，Roberts I. Colloids versus crystalloids for fluid resuscitation in critically ill patients. *Cochrane Database Syst Rev*. 2013；28（2）：CD000567.

第 9 章　营养评估、肠外营养和肠内营养

Martin D. Rosenthal，*MD*，*Erin L. Vanzant*，*MD*，
Scott C. Brakenridge，*MD*，*MSCS*，*FACS*

营养评估

1. 营养评估包括哪些内容?

　　内科病史和外科病史决定了既往已有病情、代谢应激和脏器功能改变对营养支持的影响。由于营养状态能预测并发症发生率和死亡率，因而其重要性最近又再度被提起。营养状态的评估是从**体格检查**开始，需要评估肌肉量、脂肪储备、皮肤完整性、颞肌萎缩及微营养素缺乏或恶液质的临床迹象。**实验室数据**应该包括钠（Na）、钾（K）、二氧化碳（CO_2）、氯（Cl）、血尿素氮（BUN）、肌酐、葡萄糖、离子钙（Ca）、血磷酸盐（PO_4）、镁（Mg）和全血细胞计数（CBC）及分类。动脉血气分析（arterial blood gase，ABG，目的是评估酸碱状态和 CO_2 潴留）、白蛋白、转铁蛋白、前白蛋白和尿氮测定都有助于营养评估。糖基化血红蛋白（glycosylated hemoglobin，HgbA1C）、血脂分析（lipid profile）、C 反应蛋白（C-reactive protein，CRP）、25-OH 维生素 D、微量元素和肝功能试验（liver function test，LFT）或许也有参考价值。**用药记录**（drug profile）能显示对营养物代谢有影响的药物（胰岛素、左甲状腺素、皮质类固醇）、改变能耗的药物（β 受体阻滞剂、丙泊酚）或影响胃肠功能的药物（促动力药、抗生素）。**人体测量数据**包括身高、体重、腰围和臀围。在水肿消退后，可以用卡尺测定皮皱厚度，但是，在精选检查项目的急诊医疗[①]场合很少采用。在病情稳定的外科病人，**生物电阻抗分析**（bioelectrical impedance analysis，BIA）有助于对脂肪储备、细胞内水、细胞外水及第三间隙水进行定量。

　　[①]译者注：急诊医疗（acute care）与慢性病医疗（chronic care）相对而言，是二级医疗的一个分支，主要为严重创伤、疾病发作、急性内科病或术后康复病人提供积极的短期治疗。

双能 X-线吸收仪（dual energy x-ray absorptiometry，DEXA）的作用是示踪骨矿物质密度，因为年龄、激素状态、药物治疗和慢性疾病会影响骨矿物质密度。在营养状态评估中围绕**营养史**展开的问题是最全面的问题之一。简单地问一句："您最近的进食情况如何？您最近的体重有变化吗？能详细谈一下您的日常饮食吗？"就可以很容易地获得这个人的营养实施信息。**社会史**能提供经济数据、社会支撑网络或药物滥用行为方面的信息，并预测一旦该病人出院获得合格家庭护理的可能性，以及治疗的依从性。

2. 有哪些营养评估方法可以用于 ICU 病人，并且是客观的？

可以用来更好地评估 ICU 重症病人营养缺乏的方法有：①重症病人营养风险（Nutrition Risk in Critically ill，NUTRIC）评分是第一个开发出且特别适用于 ICU 病人的营养风险评估工具。在 NUTRIC 评分面世后，人们认识到并非所有 ICU 病人对营养干预的反应都认同这一重要理念，因为多数其他风险评分和评估工具都认为所有重症病人都处于很高的营养风险之中。②另一种在 ICU 使用的营养不良评估工具是营养风险评分 2002（Nutrition Risk Score-2002，NRS）。NRS 依据的理念是：营养需求增加的重症病人、严重营养不足的病人及某种严重程度的疾病合并有某种程度的营养不足的病人都是营养支持的适应证。按照一批选定的随机对照临床研究（randomized controlled trial，RCT）中的数据集，可以将疾病和营养不足的严重程度界定为无、轻、中和重，然后再转换成数字分值。为了研究该筛查系统是否能将阳性结局的临床研究与对结局无作用的临床研究两者区分开来，应该用所有我们熟悉的、已经发表的 RCT（包括营养支持与自然进食两组的资料）来验证该筛查系统。

3. 何谓原发性营养不良，何谓继发性营养不良？

原发性营养不良是指个体的热卡、蛋白质、维生素或矿物质摄入不足。其原因可以是不良的挑食习惯、厌食症、贫困、酒精中毒、欠理想的营养支持方案或减肥手术后。**继发性营养不良**见于营养输注或营养素摄入满意的情况下。其原因可以是脏器功能障碍（肝硬化性低蛋白血症）、吸收不良（克罗恩病）、不运动（肌肉萎缩）、药物治疗（皮质激素性胰岛素抵抗）或炎症状态（持续性炎症免疫抑制及高分解代谢综合征）。

4. 血清内脏蛋白在营养评估中的意义是什么？

在营养评估中，最常引用的并且随时可以测得的血清蛋白是白蛋白、转铁蛋白和前白蛋白，这些蛋白均由肝脏产生（表9-1）。这三种结构蛋白都可以在损伤或外科手术后短时间内突然下跌，原因是肝脏需要调整，优先产生急性时相蛋白。随着应激反应的消退、人体从分解代谢转变成合成代谢，肝脏又恢复了结构蛋白的生产。符合人体需求的热卡和蛋白供给有利于这一过程的进行。由于前白蛋白和转铁蛋白的半衰期比较短，因此，这两种蛋白在 ICU 最常用，适用于肌酐清除率 ＞50 ml/min 的病人。前白蛋白在循环中与视黄醇结合蛋白质（retinol binding protein，RBP）和维生素 A 结合在一起运行。无论是否存在营养状态受损，肾衰竭病人都可以有血前白蛋白水平升高，原因是分解代谢下降和 RBP 排出减少。转铁蛋白增高的原因是缺铁，与营养效应无关。

表 9-1　血清蛋白

蛋白种类	合成部位	临床意义	半衰期	缺点	解读
白蛋白	肝脏	白蛋白与结局有关；与水肿有关	20～21 天	最佳病例的肝脏产量是 12～25 g/24 h；稀释效应；半衰期长；单独使用时敏感性差	正常值＜35 g/L 轻度不足 28～35 g/L 中度 22～28 g/L 重度＜22 g/L
前白蛋白	肝脏	前白蛋白在白蛋白之前提示营养缺乏	2～4 天	半衰期短	正常值＞180 mg/L 轻度不足 100～180 mg/L 中度 50～100 mg/L 重度＜50 mg/L
转铁蛋白	肝脏	转铁蛋白比白蛋白敏感；与白蛋白相比，转铁蛋白是肝脏疾病比较有用的指标；可以通过总铁结合力算得	8～10 天	转铁蛋白不是早期营养丢失的良好指标；但是体内铁变化的敏感指标	轻度营养不良 150～200 mg/dl 中度 100～150 mg/dl 重度＜100 mg/dl

续表

蛋白种类	合成部位	临床意义	半衰期	缺点	解读
C反应蛋白	肝脏	C反应蛋白在损伤后突然升高，是疾病或损伤严重程度的早期可靠指标	48～72小时	肥胖和其他慢性炎症状态C反应蛋白可以升高	正常基线值＜30 mg/L 细菌感染300～350 mg/L 病毒感染＜200 mg/L 创伤后48～72小时可达峰值350 mg/L

5. 如何判断蛋白需求量？

蛋白需求量的判断要依据病人的体重、当前的应激因子、皮肤额外丢失和器官功能。虽然健康个体蛋白的推荐每日摄入量（recommended daily intake，RDI）仅仅是 0.8 g/kg，外科病人可能需要遵循以下指南（表 9-2）。

表 9-2　外科病人蛋白需求指南

损伤程度	蛋白需求
轻度应激/损伤	1.2～1.4 g/kg
中度应激/损伤	1.5～1.7 g/kg
重度应激/损伤	1.8～2.5 g/kg

6. 在营养评估中，尿氮的意义是什么？

对外科 ICU 中的病人来讲，总尿氮（total urinary nitrogen，TUN）是反映氮利用和氮排出最可靠的指标。然而，对大多数医院的检验科来讲，尿尿素氮（urinary urea nitrogen，UUN）是一项常规检测项目。虽然在肾功能和肝功能正常的健康非卧床病人 TUN 与 UUN 基本相同，但是，在重症病人这两项指标的相关性很差。12 小时尿液收集与 24 小时尿液收集的结果基本相仿。理想的营养支持要求达到+3～+5 氮平衡。病人蛋白需求的评估：

[24h UUN（g）+ 2 g 非显性丢失氮 ＋3]×6.25＝蛋白需求量（g）

切记：6.25 g 蛋白产生 1 g 氮。烧伤、压疮、创面真空吸引和大创面的病人非显性丢失增加。在肝衰竭、肾功能障碍（肌酐清除率<50 ml/min）或近期脊髓损伤的病人，UUN 不能用来指导营养处方的开具。

7. 肝衰竭或肾衰竭的外科病人，应该严格限制蛋白摄入吗？

肝性脑病病人的蛋白应该控制在 0.6～0.8 g/kg；如果脑病造成了严重临床后果，可以考虑使用支链氨基酸（虽然没有发现支链氨基酸能降低死亡率）。但是，只有约 10% 的慢性肝病病人是蛋白敏感病人，因此，需要清楚其脑病是否由其他原因（如感染、便秘和电解质紊乱）所致。除此之外，一般在手术后都应该给予比较多的蛋白量（1.3～1.5 g/kg）。

在有**肾衰竭**的创伤病人和急性疾病病人中，限制蛋白如今已经过时。给予足够的蛋白量可能就需要增加透析频率。血液透析越频繁，氨基酸丢失和需求就越多（每次血液透析约丢失氨基酸 10～12 g，连续静脉-静脉血液透析约每天丢失氨基酸5～12 g）。

8. 如何判断热卡需求？

在外科病人，确定目标热卡的方法有多种：①推算公式；②按 kcal/kg 评估；③间接测热法。一种常用**推算公式**是 Harris-Benedict 公式（HBE），该公式开发于 1919 年，适用于不卧床的禁食状态的健康人，对住院病人的适用程度有限。

如今人们已经开发了多种推算公式，但大多数医生还是采用表 9-3 的**总热卡目标**。

表 9-3　外科病人的热卡目标

病人	喂饲水平（kcal/kg）	间接测热水平
正常体重	25～30	REE[a]×1.0
低体重	30～35	REE×1.2
肥胖	20～25[b]	REE×0.85

续表

病人	喂饲水平（kcal/kg）	间接测热水平
病态肥胖	10~20[b]	REE×0.75

a. 基础能耗（basal energy expenditure，BEE）是休息、禁食状态消耗的热卡量。静息能耗（resting energy expenditure，REE）是喂饲状态的能量消耗，比 BEE 高 5%~10%。

b. 校正体重 =［（实际体重 − 理想体重）×0.25］+理想体重。

9. 何谓间接测热法？适用于什么情况？

间接测热法是一种呼吸试验，测定病人 CO_2 产生量和氧耗量约 30 分钟，直至平稳。将结果代入改良 Weir 方程：

$$REE = [(3.796 \times VO_2) + (1.214 \times VCO_2)] \times 1440 \text{ min/d}$$

式中，REE 为静息能耗（kcal/d）；VO_2 为氧耗（L/min）；VCO_2 为呼出 CO_2（L/min）。

这份报告提供了该病人 24 小时消耗的热卡量和呼吸商（respiratory quotient，RQ）。$RQ = VCO_2/VO_2$，它提供了所消耗底物种类的信息。脂肪、蛋白质和碳水化合物代谢的 RQ 分别为 0.7、0.83 和 1.0。喂饲过度会导致 RQ>1.0，原因是脂肪生成导致 CO_2 产生增多。

间接测热法适用于病情相对平稳的机械通气病人，要求其吸入氧浓度（fractional concentration of oxygen in inspired gas，FiO_2）<60%，并且呼气末压力峰值（peak end-expiratory pressure，PEEP）<10 cmH_2O。下列情况做该项检查有帮助：

a. 当不希望出现喂饲过度情况时（糖尿病、慢性阻塞性肺疾病、肥胖）。

b. 当喂饲不足对病人有害时（肾衰竭、大伤口）。

c. 在身体因素或临床因素使能耗发生改变的病人（脊髓损伤）。

d. 当使用会显著改变能耗的药物时（肌肉松弛剂、β 受体阻滞剂）。

e. 按计算方案进行营养支持未见到效果的病人。

肠内营养

10. 何时应该考虑使用肠内营养？

肠内营养永远是第一考虑，尤其当病人口服营养不能达到需求量的 70%时。重大颅脑外伤（Glasgow Coma Scale＜8分）、重大躯干创伤、重大骨盆和长骨创伤或重大胸部创伤病人都能从肠内营养中获益。约 85%的病人（甚至那些实施了胃肠道手术的病人）在手术后 24 小时内就能耐受早期肠内营养。

11. 如何为营养喂饲创建胃肠道通路？

先采用盲法插入鼻-胃管或鼻-十二指肠管创建营养通路。鼻-空肠管可以通过盲法插入，也可以通过内镜或在 X 线透视下插入。内镜经皮胃造瘘/空肠造瘘（endoscopic percutaneous gastrostomy/jejunostomy，PEG/PEJ）既能做胃减压，又能做空肠营养。另一种方法就是在手术中留置一根胃造瘘管或营养性空肠造瘘管。

12. 现有的肠内营养配方分几类？

多聚肠内营养配方的基本原料是大豆，含有整蛋白、碳水化合物和脂肪，不含乳糖。大多数产品能提供 1 kcal/ml，每升能提供蛋白 37～62 g。标准配方基础上的特殊改良配方纳入了膳食纤维或"免疫增强"制剂，如鱼油、精氨酸、谷氨酰胺和核苷酸。"要素"配方所含的是氨基酸、二肽、三肽、四肽、葡萄糖和极少量的脂肪。市场上还有多款浓缩配方（2 kcal/ml），适用于充血性心力衰竭、肾衰竭和肝衰竭病人，问题是管饲相关性腹泻的发生率较高。一般来讲，"疾病特异性"产品或含基本营养素的产品比标准产品更贵。

13. 有糖尿病的重症病人需要用特殊配方吗？

不需要。据称降低碳水化合物增加脂肪含量的配方能更好地控制血糖，但是，对住院病人所做的随机对照临床研究并未显示这类产品在临床结局方面具有任何显著优势。在应激的 2 型糖尿病病人中，其高糖血症的最有效处理方法是使用等热卡或低热卡的标准高蛋白配方加正确的胰岛素治疗。如果希望血糖控制的水平能达到改善病人结局的程度，最好还是用胰岛素来控制血糖，而不是限制碳水化合物。此外，在伴胃瘫的糖尿病病人中，用高脂肪配方进行胃喂饲（gastric feedings）可能会出现胃排空延迟，提升误吸风险。

14. 凡使用呼吸机的病人都应该使用特殊"肺病"配方吗？

不。特殊的高 ω-6 脂肪酸配方已经上市，据称它能减少 COPD 病人的 CO_2 产生，因为 COPD 病人有 CO_2 潴留。理论上讲，这些配方能使 CO_2 产量减少，为脱机创造条件。但是，在减少 CO_2 产生方面，避免过度喂饲比提供高脂肪配方更重要。用这些配方做胃喂饲会增加误吸风险。

15. 与肠内营养有关的并发症有哪些？

肠道喂饲可以引起电解质异常、高糖血症、胃肠不耐受、肺部误吸及鼻咽部侵蚀。创建肠内通路的外科并发症包括漏、营养管脱出、肠扭转、软组织感染和肠坏死。

16. 需要等到闻及肠鸣音或肛门排气才能开始肠内营养吗？

不需要。

17. 对估计体内营养储备过盛的肥胖病人，应该进一步推迟营养支持的时间吗？

不。肥胖病人体内的脂肪比较多，但是，在应激阶段，所有病人都处于高代谢状态，分解内源性蛋白储备（动员氨基酸糖异生），蛋白生成受阻，腺苷三磷酸减少。与正常体重的病人一样，肥胖病人也需要补充高蛋白营养物，以满足机体对氮需求的增加。

18. 肠内营养剂在初次使用时都应该稀释吗？

不。稀释会使喂饲达标延迟，增加细菌污染的可能性。在造成腹泻的众多因素中，溶液的容积摩尔浓度是一位相对次要的"肇事者"。

19. 肠内营养相关性腹泻应该如何处理？

轻度腹泻通常不需要处理。中重度腹泻应该考虑减少喂饲、用止泻药、粪便检查有无难辨梭菌。复核病人的用药记录是否有含山梨醇的制剂、缓泻剂、粪便软化剂及胃肠动力药。监视与肠内营养制剂处置有关的卫生问题。有报道表明，可溶性纤维或乳酸杆菌（酸奶）能治疗抗生素相关性腹泻。

20. 在胃喂饲期间，胃残留量在什么水平时应该停止喂饲？

要视具体情况而定。研究表明，对内科 ICU 病人一般不需要检查胃残留量（gastric residual volume，GRV），但是，了解术后病人 GRV 可能有好处。一定要在临床评估中加入 GRV 测定。当 GRV 在 200～500 ml 时，就应该提高警惕，开始用胃肠动力药。当 GRV>500 ml 时，就应该停止喂饲。

21. 肠道喂饲所含的水分能满足机体对总液体量的需求吗？

大多数 1 kcal/ml 的配方（标准配方）含水量占容积的 85%，2 kcal/ml 的配方含水量占容积的 70%。对接受多种静脉输液和静脉用药的 ICU 病人来讲，水量通常不是问题。但是，对从 ICU 转出的病人，准备回家或准备去延伸医疗机构（extended care facilities）的病人，就必须开具管饲水量的医嘱。有关人体对水的总需求量的通用指南请参见表 9-4。

例如，一位 60 kg 的病人算得的液体总需求量是 2400 ml，由于 2400 ml 管饲肠内营养液含游离水约为 2000 ml，你就应该为该病人开具"200 ml 水，每日 2 次"的医嘱。

表 9-4　年龄相关性每日水需求量

病人	年龄	每日水需求量
一般成人	25～55 岁	35 ml/kg
青年人、好动的成人	16～35 岁	40 ml/kg
成人	>55～65 岁	30 ml/kg
老人	>65 岁	25 ml/kg

22. 如何输注肠内营养？

肠内营养可以连续输注、可以弹丸式输注，也可以循环定时输注（cyclic feeding）。对需要采用幽门后喂饲（postpyloric feeding）的重症病人来讲，最好是连续输注。对病情比较稳定的胃喂饲病人可以采用弹丸式输注。对口服向全量口服支持过渡的病人，以及那些因为理疗或日常生活活动需要暂停喂饲的病人来讲，可以采用循环定时喂饲或夜间喂饲。

23. 肠内营养比全肠外营养好吗？

当然。人体对经肠道输入的营养底物有比较好的耐受力，相关的代谢和肝脏并发症也比较少，还有助于维护正常黏膜的完整性。80%的人体免疫组织存在于肠道，需要局部营养和全身营养。一篇文章分析了 13 篇肠内营养与全肠外营养的对比研究，总共纳入了 856 例重症病例，其结论是，与肠外营养相比，肠内营养能降低感染性并发症的发生率，并且成本-效益比一般更好。

24. 所有拟行全身麻醉择期手术的病人都应该在午夜停止肠内喂饲吗？

不。美国麻醉学会推荐健康成人在择期手术前至少应该禁食固体食物 6 小时，禁饮 2 小时。对合并有影响胃排空疾病的病人来讲，该指南可能需要修改，如妊娠、肥胖、糖尿病膈疝、胃-食管反流性疾病、肠麻痹或肠梗阻、紧急医疗、肠内营养管喂饲等，不适于指南。近来的临床研究表明，缩短围手术期的禁食时间有利于胃肠道免疫和功能的恢复。

25. 外科手术后的饮食必须先从清淡流食开始吗？

不。与术后 1 天就开始服用正常食物相比，病人禁食直至排气或肠蠕动恢复才开始给予清淡流食，两组临床结果相仿。

26. 用免疫增强膳做术前营养能改善手术结局吗？

当然。只要正确选择病人，围手术期免疫增强膳能降低术后并发症和感染发生率，并能增加术后免疫功能。美国免疫增强肠内治疗峰会（2001）共识推荐对拟行下消化道手术的严重营养不良病人在术前 5~7 天给予免疫营养膳。新出现的数据提示，对临床上没有营养不良的病人来讲，免疫营养膳也是有益的。最近 Heyland 等的一篇荟萃分析结论是免疫营养能降低感染发生率，但不能减少相关总死亡率。

27. 在计算肥胖病人的营养需求时，到底应该采用实际体重、理想体重，还是校正体重？

研究表明，与采用实际体重相比，在热卡计算中采用肥胖校正体重（obesity-adjusted weight）[理想体重 + 0.25（实际体重–理想体重）]与测得的能耗有更好的相关性。

肠内营养的争议

28. 何谓益生菌？适用于哪些情况？

益生菌（probiotics）是对机体有益的活菌。临床研究表明，用形形色色的益生菌株可以治疗或预防抗生素相关性腹泻、轮状病毒相关性腹泻及结肠贮袋炎。结果表明，在肠易激综合征、溃疡性结肠炎及降低抗生素治疗幽门螺杆菌中的不良作用方面都有应用前景。

29. 氮平衡与热卡平衡，哪一项更重要？

说到底，维持正氮平衡可能比获取正热卡平衡更重要。

30. 幽门后喂饲优于胃喂饲吗？

在大手术后或严重创伤后，胃排空会发生障碍，持续数日。早期肠内营养的优点众所周知，但是在创伤的早期通过胃喂饲来实施肠内营养可能并不容易。与持续胃喂饲相比，幽门后喂饲可输入的热卡更多，恢复合成代谢更快、感染性并发症的发生率更低。

31. 何时应该使用免疫增强配方？

很少会用到。随机对照临床研究的结果表明，在躯干重大创伤和上消化道癌症大型切除手术后容易发生腹内脓毒症的病人，免疫增强膳能改善其结局和降低感染性并发症发生率。免疫增强膳的使用应该限于这些病人，还应该限制其使用时间，因为其价格高昂。在其他类型的病人中，免疫增强膳的作用还未得到合理验证，人们曾经在各种 ICU 病人中验证过免疫增强膳的作用，有证据表明，免疫增强膳可能反而有害。人们对精氨酸在脓毒症病人中的使用尚存在分歧意见，这类病人有诱导型一氧化氮合酶表达上调，一氧化氮的产生会过多，导致过度的血管扩张和氧化应激。这种担心正在逐渐褪去。Luiking 等的几篇文章表明，静脉用精氨酸也是安全的。人们还需要花一些时间了解精氨酸在重症病人中的安全性和有效性，不过，我们了解到在脓毒症中补充精氨酸会导致 NO 产生过多是一种误解。

32. 即将发生急性呼吸窘迫综合征的病人应该使用添加鱼油的配方吗？

两篇由商家赞助的随机对照临床研究表明，与高 ω-6 脂肪酸的"肺病"配方相比，急性呼吸窘迫综合征（acute respiratory distress syndrome，ARDS）病人接受高 ω-3 脂肪酸的肠内营养配方者其结局更好。遗憾的是，对照组膳食（高 ω-6 脂肪酸配方）不是治疗标准，或许会使 ARDS 恶化。高 ω-6 脂肪酸会加重炎症，产生脂类介质从而恶化肺部通气/血流比值（V/Q）的不匹配，ARDS 病人的氧合更差。人们需要做一项随机对照临床研究来对标准中等量脂肪的多聚膳食配方与高 ω-3 配方进行比较。不过，争论还在持续，2011 年 ARDSnet 的 ω 脂肪酸添加临床试验在启动不久因为没有意义被迫终止，该研究的主要终点是 28 天内的自主呼吸时间（ventilator free days，VFD），中期考核时 ω-3 脂肪酸组 VFD 已经降低超过了预制的无效临界值，因而宣布无效。

肠外营养

33. 何谓肠外营养？

肠外营养是通过静脉输液的方式提供蛋白（以氨基酸的形式提供，4 kcal/g）、葡萄糖（3.4 kcal/g）、脂肪（20%脂肪乳剂 = 2 kcal/ml）、维生素、矿物质、微量元素、液体，有时还要加胰岛素。

34. 肠外营养的适应证是什么？

如果胃肠道的功能完全丧失（如大段肠切除、"短肠"、腹膜炎、肠道出血、肠麻痹和高流量肠-皮瘘），就用肠外营养。

35. 肠外营养的输入途径有哪些？

中心静脉输液的容积摩尔浓度可达 3000 mmol/L。这要求将营养液从大口径静脉（如锁骨下静脉或股静脉——比较少用）输入。如果采用的是一根多端口导管，请专门留出一个"原始端口"，专门用来输注营养液。如果在急性期过后病人需要长时间的肠外营养输注，请考虑采用长期静脉通路装置，如 Hickman 导管或 Broviac 导管。不过，如果这根中心静脉导管是在无菌条件下放置的，并且病人及其护理人员能够对导管提供细致入微的护理，或许就没有更换的必要。

36. 胰腺炎病人只能采用肠外营养吗？

虽然胰腺炎病人的经典处理方法是"肠道休息"和 TPN，但是，研究表明，Treitz 韧带以下的肠内营养能改善结局。与肠外营养相比，空肠肠内营养者感染性并发症的发生率更低、住院时间更短、并发症更少、全身炎症反应综合征的消退更快、病程更短。如果病人对肠内营养不耐受，就应该在住院后 7 天内考虑肠外营养。

37. 胰腺炎是静脉输注脂肪的禁忌证吗？

对极为罕见的由先天性高脂血症引起的胰腺炎病人，请勿使用脂肪乳剂。然而，对肠内营养不耐受的大多数重症胰腺炎病人来讲，在炎症反应消退之前最好还是避免采用静脉输入脂肪乳剂。

38. 与肠外营养有关的并发症有哪些？

TPN 的相关并发症是水和电解质紊乱、葡萄糖代谢改变、肝功能指标升高、肝脂肪变、全身念珠菌病、置管部位感染和肠黏膜萎缩（gut atrophy）。在中心静脉置管时可以发生血胸或气胸。气栓或中心静脉导管留置在血管外的情况虽然罕见，但是，确实可以发生。

39. 为什么肠外营养病人常会发生高糖血症？

肠外营养病人会发生高糖血症，其原因是应激和炎症反应增加、活动受限、同时用皮质类固醇治疗及热卡摄入过多。

40. 应该如何处理高糖血症？

从病人的用药史中了解其居家胰岛素控制方案，对这些信息进行评估。在重症情况下，为了满意地控制血糖，通常需要连续输入胰岛素。当胰岛素的需求量可预测、病人的代谢情况比较稳定、病人移出 ICU 时，就可以将胰岛素加入 TPN 液中。应该根据病人的进食量按规律的时间间隔安排中性精蛋白锌胰岛素的用量，因此，在连续静脉营养时使用中性精蛋白锌胰岛素是不合适的。葡萄糖输入的速率不宜超过 5 mg/（kg·min）。

41. 为什么通过静脉输注脂肪乳剂？静脉输注脂肪乳剂的禁忌证是什么？

理论上讲，用脂肪乳剂的目的是预防必需脂肪酸缺乏。其实，必需脂肪酸缺乏十分罕见，需要数周才会发生，只要总热卡的3%～4%用亚油酸即可（也就是总热卡的10%用标准脂肪乳剂即可）。当葡萄糖的输入量超过5 mg/（kg·min）[①]时，也可用脂肪乳剂来提供额外热卡。当采用全营养混合液（3合1溶液）供给脂肪乳剂时，脂肪乳剂可以保持稳定24小时。当脂肪乳剂作为单一营养素输入时，为了防止细菌生长，输注时间应＜12小时。在高脂血症性胰腺炎和血甘油三酯显著升高［如＞500 mg/dl（5.65 mmol/L）］时，应该避免使用脂肪乳剂。由于脂肪乳剂与创伤早期的死亡率增高有关，也与重症病人的感染率增高有关，因此，在急性时相反应的早期，静脉用脂肪乳剂的弊大于利。

42. 何谓再灌饲综合征，如何处理或预防？

再灌饲综合征见于中重度营养不良的病人和底物储备有限的病人，通常是慢性酗酒、神经性厌食、减肥手术后或慢性饥饿的病人。这种病人在给予大量营养物后，在临床上会很快发生血钾、磷、钙、镁显著下降，原因是这些离子在细胞内外室之间迁移或利用增加。病人常有高糖血症，原因是基础胰岛素分泌减弱（见参考文献中Kraft的文章）。在溶液的溶解度范围内，在初始的肠外营养混合液中加大钾、磷、钙、镁的供给量。通过限制葡萄糖热卡的用量将目标热卡量缩减25%作为起始热卡量。在启用喂饲后，每天监测血糖4次，监测血钾、磷、钙、镁1次，连续5天，逐渐将热卡供给提升至目标水平。

43. 应该如何对肠外营养进行监测？

在重症情况下，应该在肠外营养启用的最初几天每天监测血清生化值（钠、钾、氯、碳酸氢盐、葡萄糖、镁、磷、钙）。

---

①译者注：这句话的原文是 "Fat emulsions are also used to provide additional kilocalories once glucose delivery exceeds 5 kilocalories per kilogram per minute"，翻译时做了更正，参见本章问题40。

每 6 小时复查 1 次血糖。在水电平衡满意后，将监测频率减至每周 1～2 次。营养方案是否合适的证据是伤口能否正常愈合、容量状态能否维持、体细胞的量能否维持、结构蛋白水平能否及时补充。喂饲过度的表现是胰岛素阻抗、高甘油三酯血症、肝功能指标升高和高碳酸血症。

44. TPN 应该采用何种输注时间表？

一般来讲，TPN 是连续输注。对可以下床走动的病人及居家治疗病人，可以采用循环定时或夜间输注程式（每个循环 12～18 小时），增加病人的自由度。

45. 应该如何停用 TPN？

停用 TPN 的方法是将输入速率减半持续 2 小时，输入速率再次减半持续 2 小时，然后停用。这种"下调"策略的目的是预防反应性低糖血症。

46. 肠外营养的费用如何？

肠外营养的价格差异甚大，主要取决于营养物的组成。TPN 营养液、准备、静脉通道和实验室监测的费用大概是标准肠内营养的 10 倍。与肠内营养费用相比，许多第三方付款人都不太愿意理赔住院期间的肠外营养费用。

47. 为了避免小肠切除术后的 TPN 依赖，至少需要保留多长的小肠？

正常成人小肠的长度为 300～800 cm。丢失长度超过 2/3 就是短肠综合征。残留小肠的情况很重要。

肠外营养的争议

48. TPN 溶液中脂肪热卡所占百分比应该与健康美国人膳食中推荐的百分比相同吗（即占总热卡的 30％）？

以健康人群心血管疾病的预防为目标，美国心脏学会（American Heart Association，AHA）推荐脂肪占总热卡的 30％，这本来就不是为重症病人的静脉营养制订的方案。此外，AHA 建议这些热卡应该由饱和、单不饱和和多不饱和脂肪（包括 ω-3

系脂肪酸）来提供。美国市场上现有的脂肪乳剂是从大豆油制得，或从大豆油与红花油的混合物制得，因此，这些配方的主要成分是多不饱和（ω-6）脂肪。葡萄糖热卡是成本-效益比最佳的热卡，其次是标准氨基酸热卡，然后是脂肪热卡。如果脂肪乳剂的输注超过 1 g/kg，重症病人就会出现免疫功能下降和氧合障碍。

49. 添加谷氨酰胺会改善外科病人的结局吗？

谷氨酰胺是一种在肌肉和血浆中浓度最高的氨基酸，在外科手术、创伤或应激后下降。因此，它是一种条件必需氨基酸。它的作用是作为快速复制细胞的一种代谢底物，维持肠道屏障的完整性和功能，保护肠上皮细胞免受自由基损伤。标准氨基酸溶液中不含谷氨酰胺，原因是其溶解性和稳定性有限。从肠道添加谷氨酰胺可能会降低外科病人感染性并发症的发生率，缩短住院时间。最近的 REDOX 临床研究表明，与对照组相比，静脉给予谷氨酰胺其实可能是有害的，可使死亡率增加。因此，静脉给予谷氨酰胺要慎重，或者说，不要用于重症病人。

50. 在肠切除术后，为了加速肠道的适应性，应该常规使用重组生长激素、谷氨酰胺和改良膳食吗？

过去 10 年中人们做了 5 篇临床研究。3 篇是负面结果，2 篇是正面结果。正面结果总是"昙花一现"。除非有新的研究依据，这种昂贵的疗法就不应该作为常规来使用，这类病人的主要治疗方法依旧应该是加强营养支持和药物处理。

（石　欣　译）

参 考 文 献

1. Brady M，Kinn S，Stuart P. Preoperative fasting for adults to prevent perioperative complications. *Cochrane Database Syst Rev*. 2003：CD004423.
2. Heyland DK，Dhaliwal R，Day A，et al. Canadian Critical Care Clinical Practice Guidelines Committee. Canadian clinical practice guidelines for nutrition support in mechanically ventilated，critically ill adult patients. *JPEN J Parenter Enteral Nutr*. 2003；27（5）：355-373.
3. Frankenfield D，Hise M，Malone A，et al. Prediction of resting metabolic rate in critically ill adult patients：results of a systematic review of the evidence. *J Am Diet Assoc*. 2007；107（9）：1552-1561.

4. Gadek JE, DeMichele SJ, Karlstad MD, et al. Effect of enteral feeding with eicosapentaenoic acid, gamma-linoleic acid, and antioxidants in patients with acute respiratory distress syndrome. *Crit Care Med.* 1999; 27 (8): 1409-1420.

5. Graves C, Saffle J, Morris S. Comparison of urine urea nitrogen collection times in critically ill patients. *Nutr Clin Pract.* 2005; 20 (2): 271-275.

6. Haugen HA, Chan LN, Li F. Indirect calorimetry: a practical guide for clinicians. *Nutr Clin Pract.* 2007; 22 (4): 377-388.

7. KDOQI clinical practice guidelines for nutrition in chronic renal failure. *Am J Kidney Dis.* 2000; 35 (6 suppl 2): S1-S140.

8. Konstantinides FN, Konstantinides NN. Urinary urea nitrogen: too sensitive for calculating nitrogen balance studies in surgical clinical nutrition. *JPEN J Parenter Enteral Nutr.* 1991; 15 (2): 189-193.

9. Kozar R, McQuiggan M, Moore F. Nutritional support of trauma patients. In: Shikora S, Martindale RG, Schwaitzburg S, eds. *Nutritional Considerations in the Intensive Care Unit.* Silver Springs, MD: ASPEN Publishers; 2002.

10. Kraft MD, Btaiche IF. Review of the refeeding syndrome. *Nutr Clin Pract.* 2005; 20 (6): 625-633.

11. Matarese LE, O'Keefe SJ. Short-bowel syndrome: clinical guidelines for nutrition management. *Nutr Clin Pract.* 2005; 20 (5): 493-502.

12. McClave SA. Nutrition support in acute pancreatitis. *Gastroenterol Clin North Am.* 2007; 36 (1): 65-74.

13. Novak F, Heyland DK. Glutamine supplementation in serious illness: a systematic review of the evidence. *Crit Care Med.* 2002; 30 (9): 2022-2029.

14. Pontes-Arruda A, Aragão AM. Effects of enteral feeding with eicosapentaenoic acid, gamma-linolenic acid, and antioxidants in mechanically ventilated patients with severe sepsis and septic shock. *Crit Care Med.* 2006; 34 (9): 2325-2333.

15. Van den Berghe G, Wouters P, Weekers F, et al. Intensive insulin therapy in critically ill patients. *N Engl J Med.* 2001; 345 (19): 1359-1367.

16. Luiking YC, Poeze M, Deutz NE. Arginine infusion in patients with septic shock increases nitric oxide production without haemodynamic instability. *Clin Sci (Lond)* . 2015; 128 (1): 57-67.

17. Luiking YC, Engelen MP, Deutz NE. Regulation of nitric oxide production in health and disease. *Curr Opin Clin Nutr Metab Care.* 2010; 13 (1): 97-104.

18. Luiking YC, Poeze M, Ramsay G, Deutz NE. Reduced citrulline production in sepsis is related to diminished de novo arginine and nitric oxide production. *Am J Clin Nutr.* 2009; 89 (1): 142-152.

第10章　术后发热意味着什么

Robert A. Tessler，MD，Alden H. Harken，MD，FACS

1. 何谓术后发热？

正常人的中心体温为36～38℃。由于人类在夜间有些"冬眠"，因此凌晨起床前的体温最低（36℃）；起床后人体机器就全天候运转，至夜晚达巅峰（38℃）。发热是机体对全身炎症发生反应的一种病理状态。中心体温＞38℃就是发热，但一般不会出现中心体温＞40℃。

2. 何谓恶性高热？

这是人体对吸入麻醉药或某些肌松药的一种罕见的、有生命威胁的反应。此时，中心体温＞40℃。其机制是骨骼肌内的异常钙代谢造成发热、酸中毒、低钾血症、肌肉强直、凝血功能障碍和循环衰竭。

3. 如何治疗恶性高热？

a. 停用麻醉剂。

b. 给予碳酸氢钠（2 mmol/kg，静脉推注）。

c. 给予丹曲林（dantrolene，钙通道阻滞药）（2.5 mg/kg，静脉推注）。

d. 继续用丹曲林（1 mg/kg，每6小时一次，连续用48小时）。

e. 用乙醇纱球和冰袋给病人降温。

要诀：恶性高热

1. 是人体对吸入麻醉药或肌松药的一种罕见的家族性（常染色体显性遗传伴可变外显率）灾难性反应。
2. 机制：骨骼肌内的异常钙代谢。
3. 临床表现：中心体温＞40℃、牙关紧闭、高碳酸血症、心动过速、呼吸急促、高血压、心律失常、代谢性酸中毒、低氧血症、肌红蛋白尿、凝血功能障碍。
4. 处理：停用麻醉药、使用丹曲林48小时、给予碳酸氢钠、主动降温。

---

4. 导致发热的物质是什么？

细菌和内毒素激活巨噬细胞。活化的巨噬细胞释放白细胞介素-1、肿瘤坏死因子和干扰素，使下丘脑的体温调节中枢重新设定。

5. 发热能治疗吗？

当然可以。阿司匹林、对乙酰氨基酚和布洛芬都是环氧化酶抑制剂，能阻断下丘脑前列腺素 E_2 的形成，有效控制发热。

6. 发热是否应该处理？

这个问题存在争议。没有依据表明抑制发热能改善病人的结局。但是，抑制发热能使病人舒适一些，外科医生也能少接几个护士的电话。

7. 需要对发热的原因深究吗？

是的。发热提示有某种情况（通常是可治性的）正在进行中。发热病人是否需要深究其原因完全取决于这是什么样的病人。移植病人术后体温达到 38℃就需要细究，而平素健康的医学生在阑尾切除术后 24 小时同样发热达到 38℃你就可以不予理会。

8. 如何简述发热病人的检查？

a. 医嘱血培养、尿革兰氏染色加细菌培养、痰液革兰氏染色加细菌培养。

b. 检查手术切口。

c. 检查陈旧的和当下的静脉穿刺部位是否存在无感染性血栓性静脉炎征象。

d. 如果病人的呼吸音引起你的担忧，请拍一张胸部 X 线片。

9. 术后早期（1～3 天）发热的常见原因有哪些？

传统的答案是肺不张。很奇怪，全气胸并不会引起发热。为什么小小的肺不张会引起发热，而大面积的肺不张（气胸）不会引起发热？最合理的解释是无菌性肺不张（术后早期的肺塌陷一般都没有感染）不会引起发热。

10. 手术切口会影响自主呼吸方式吗？

当然会。对大量不同手术后 24 小时的病人测定肺活量发现：上腹部切口对肺活量影响最大，其次是下腹部切口，再次才是开胸切口（与我们的直觉相反）、胸骨正中切口和四肢切口。

11. 肺不张可以用鼓励性肺量计来治疗吗?

当然可以，但是，鼓励性肺量计（incentive spirometry）对发热无效。

12. 伤口感染的定义是什么?

伤口感染是指每克组织含细菌量 $>10^5$ 个。感染切口的表现是红、肿和触痛。

13. 有些伤口容易发生感染，是真的吗?

每毫升人唾液含需氧菌和厌氧菌、革兰氏阳性菌和革兰氏阴性菌约 10^8 个。因此，凡人咬伤的伤口都必须看作污染伤口。一般来讲，动物咬伤伤口比人咬伤伤口的污染轻。

14. 切口在术后早期就会发生感染吗?

术后 12 小时内出现发热（39℃）的病人必须检查切口。在特别疼痛的切口（所有切口都会有些触痛）的病人，无论是否有捻发音，都要检查切口有无臭味和浆液性渗出。取浆液性渗液做革兰氏染色寻找革兰氏阳性杆菌，为梭状芽孢杆菌感染的诊断提供依据或排除证据。

15. 梭状芽孢杆菌性气性坏疽的治疗原则是什么?

a. 立即将伤口敞开，并对病人进行液体复苏。主要治疗措施是积极进行外科清创去除坏死组织（皮肤、肌肉和筋膜）。掏一个大窟窿，不要急于缝合伤口。

b. 青霉素 1200 万 U/日，静脉推注，持续 1 周。

c. 高压氧无效。

16. 非梭状芽孢杆菌性坏死性伤口感染是人们关切的问题吗?

溶血性链球菌性坏疽、特发性阴囊坏疽和革兰氏阴性菌协同性坏死性蜂窝织炎是几种不同的疾病，但是，都可以被归类为坏死性筋膜炎。这几种病的初始处理原则相同：

a. 液体和电解质复苏。

　　b. 广谱抗生素（"三联"）。

　　c. 积极的外科清创清除所有坏死组织。

17. 何谓"火枪"抗生素治疗？

　　如果病人的病情很重，经治疗后外科医生极为担心时，可以对具有潜在生命威胁的感染采用"机关枪扫射"法抗生素治疗：

　　a. 哌拉西林钠-他唑巴坦钠 3.375 g 静脉推注，每 6 小时 1 次。

　　b. 万古霉素 1.0 g 静脉推注，维持 10 分钟。

　　为了避免真菌和耐药菌过度生长，在细菌培养结果出来后，应该马上把注意力放在致病菌的处理上。

要诀: 梭状芽孢杆菌性与非梭状芽孢杆菌性坏死性伤口感染的区别

1. 梭状芽孢杆菌性感染累及深层的肌肉，导致肌肉坏死（又称气性坏疽）。

2. 非梭状芽孢杆菌性感染仅累及皮下浅筋膜（又称坏死性筋膜炎）。

3. 处理上的共同点：液体和电解质复苏、抗生素（梭状芽孢杆菌感染需要用大剂量青霉素，坏死性筋膜炎需要用三联广谱抗生素），以及强势的外科清创去除坏死组织。

---

18. 哪些外科手术容易发生伤口感染？

　　胃肠道手术，尤其是结肠切开的手术容易发生伤口感染。

19. 伤口感染通常发生在什么时候？

　　伤口感染通常发生在术后 12 小时至 7 天。

20. 如何治疗伤口感染？

　　应该将伤口敞开，彻底引流。

21. 需要对感染伤口进行冲洗吗？

　　自来水冲洗可以减少伤口内的细菌量，有利于伤口愈合。乙醇对组织有毒性作用。次氯酸钠（Dakin 溶液）和过氧化氢溶液会杀死成纤维细胞，延缓上皮形成。经验法则：凡你不愿意放到眼睛里的东西，也勿放入病人的伤口内。

22. 在阑尾切除手术中，常规送腹腔液做细菌培养合理吗?

没有道理。

23. 尿路感染通常何时发生?

导尿管（Foley）留置的时间越长，发生尿路感染的可能性就越大。手术中的任何尿路器械操作都可以明显加速尿路感染的发生。细菌沿导尿管的外壁向上爬行，在术后 5～7 天，大多数病人都会有感染性尿液。

24. 如何诊断尿路感染?

尿路感染是指尿培养细菌数 $> 10^5/ml$。尿常规中出现白细胞也高度提示尿路感染。

25. 术后后期发热最常见的原因有哪些?

感染性血栓性静脉炎（由静脉通路引起）和隐匿性（一般是腹内）脓肿一般在术后 2 周才表现出来。

（石　欣　译）

参 考 文 献

1. Bansal BC，Wiebe RA，Perkins SD，et al. Tap water for irrigation of lacerations. *Am J Emerg Med*. 2002；20（5）：469-472.

2. da Luz Moreira A，Vogel JD. Fever evaluations after colorectal surgery：identification of risk factors that increase yield and decrease cost. *Dis Colon Rectum*. 2008；51（5）：1202-1207.

3. Helmer KS，Robinson EK. Standardized patient care guidelines reduce infectious morbidity in appendectomy patients. *Am J Surg*. 2002；183（6）：608-613.

4. Lewis RT. Oral versus systemic antibiotic prophylaxis in elective colon surgery：a randomized study and meta-analysis send a message from the 1990s. *Can J Surg*. 2002；45（3）：173-180.

5. Singer AJ，Quinn JV. Determinants of poor outcome after laceration and surgical incision repair. *Plast Reconstr Surg*. 2002；110（2）：429-435.

第11章　外科伤口感染

M. Kelley Bullard，MD

1. 何谓手术部位感染?

外科伤口感染在如今更正确的术语应该是"手术部位感染"（surgical site infections，SSI）。SSI根据感染的位置深度、术后时间、临床标准和症状可以分为不同的类型。

美国疾病控制与预防中心将SSI分为三类:

a. 浅部切口

b. 深部切口

c. 器官/深部腔隙

浅部切口感染是指感染位于皮肤和皮下组织。必须是发生于术后30天内的切口皮肤和皮下组织的感染才能被看作SSI，除非伤口内留有异物（如心脏起搏器）。在留有异物的伤口，必须在1年后才能认为其感染原因与手术无关。

深部切口感染是指感染位于深部软组织，如筋膜层和肌层。必须是发生于术后90天内的切口筋膜或肌层的感染才能被看作SSI（前面提到的异物除外）。

器官/深部腔隙感染是指感染的位置比筋膜层和肌层更深在，位于手术过程中操作过的部位。必须是发生于术后90天内的切口器官/深部腔隙感染才能被看作SSI。

2. 手术部位感染很常见吗?

在美国，手术部位感染已经成为最常见的医疗相关性感染。美国疾病控制中心国家健康安全网的监控数据注意到SSI占全部医院内获得性感染（HAI）的31%。虽然重症医疗和感染控制实践都取得了进展，但是，这些感染依旧是病人"病魔缠身"、长时间住院和死亡的根本原因。与手术部位感染有关的每年医疗支出在35亿至100亿美元。

3. SSI的典型体征是什么?

浅部切口和深部切口SSI:

● 热

- 红
- 肿
- 痛
- 脓性液排出

出现下列全身症状和体征时应该考虑器官或深部腔隙 SSI：

- 发热
- 肠麻痹
- 休克

器官或深部腔隙 SSI 的确诊可能需要影像学检查。

4. 哪些因素会增加手术部位感染的风险？

伤口的深度和复杂性、病人因素、手术相关因素和微生物因素都可能增加手术部位感染的发生概率。

5. 伤口的复杂性是如何影响手术部位感染的？

人们发现手术部位感染中的许多微生物都来源于表皮。皮肤的完整性在抗御感染中最重要。如果皮肤完整，需要接种 8×10^6 个细菌才会导致感染；如果皮肤的完整性受到破坏，1×10^6 个细菌就会引起感染；如果存在异物，只需 100 个细菌就会导致感染（如疝修补的补片、心脏起搏器植入、全关节置换等）。手术部位感染的另一微生物来源是伤口深部组织受来自胃肠道或泌尿生殖道上皮的微生物污染。这些内脏的自发性穿孔或创伤病人的深部组织就会与这些微生物接触。手术野深部组织内的微生物还可以来源于全身，如脓毒栓子进入脾脏，纵隔炎的源头来自口腔感染（又称 Ludwig 咽峡炎），心内膜炎的源头来自菌血症。

伤口分类系统描述的就是伤口的复杂性，并对术后手术部位感染做了预测（表 11-1）。

表 11-1　伤口分类系统

类别	名称	说明
I	清洁	无感染的手术伤口，同时要求切口未遇到炎性组织，也未进入呼吸道、消化道、生殖道或感染的泌尿道。一期缝合的清洁伤口（如果有引流管，必须依旧是"清洁"类手术下的闭式引流）。非穿入性（即钝性）创伤的手术切口只要符合上述标准也应该归为此类。

续表

类别	名称	说明
Ⅱ	清洁-污染	在控制条件下进入呼吸道、消化道、生殖道或感染的泌尿道的手术伤口,同时没有异乎寻常的内容物外溢、污染。例如,涉及胆管、阑尾、阴道和口咽的手术都归为此类,前提是无感染,无菌操作也没有明显的漏洞(失误)。
Ⅲ	污染	开放的新鲜创伤伤口。此外,无菌操作有明显的疏漏(如开胸心脏按摩)或胃肠内容物有明显外溢,以及切口遇到急性非化脓性炎症[包括无脓性液证据的坏死组织(如干性坏死)],均归为此类。
Ⅳ	污秽或感染	是指有坏死组织存在的陈旧创伤伤口,以及业已存在临床感染或穿孔内脏的伤口。该定义表明导致术后感染的微生物在手术前就已经存在于手术野内。

6. 增加 SSI 风险的病人因素有哪些?

a. 年龄

b. 营养状态

c. 吸烟

d. 肥胖

e. 糖尿病

f. 位于身体远隔部位的并存感染

g. 细菌定殖

h. 免疫反应改变

- 中性粒细胞减少
- 接受皮质类固醇或其他免疫抑制剂

i. 围手术期住院时间的长度

j. 美国麻醉医师协会(ASA)分级的 3 级或 4 级

k. 急诊还是择期

无论分类是什么,高危病人或许都是预防用抗生素的适应证。

7. 外科医生可以采用哪些预防性的操作措施来降低 SSI?

- **洗手** 自从无菌术面世,洗手就一直是感染控制措施的基石。外科医生正确的洗手方法包括用聚维酮碘（碘伏）或葡萄糖酸氯己定（洗必泰）肥皂液刷手 3 分钟；或者先用非抗菌肥皂洗手 1 分钟，然后用含乙醇的水溶液做手部擦揉。研究发现，两种方法的结果相仿，但后一种方法更容易被外科医生接受。

- **术前皮肤准备** 人们对如何用最有效的术前皮肤准备来降低 SSI 一直存在争议。临床上最常用的和临床研究最常用来比较的是葡萄糖酸氯己定（乙醇溶液或水溶液）和聚维酮碘皮肤消毒液（乙醇溶液或水溶液）。

 乙醇用于术前皮肤消毒既有效，又有杀菌作用，问题在于其作用持续时间短。有鉴于此，人们将乙醇与葡萄糖酸氯己定或聚维酮碘结合以满足快速而持久的消毒作用。与这两种药品的水溶液相比，这两种药品的乙醇溶液的 SSI 发生率更低。很重要的一点需要牢记：乙醇具有火灾风险，不宜用于乙醇易积聚或者乙醇不容易挥发干燥的场合（取决于身体的部位，如毛发稠密区域）。乙醇对某些组织（如黏膜、角膜和内耳）具有伤害，在这些部位要避免使用。

- **围手术期保持正常体温** 在围手术期保持中心体温≥35.5℃能减少 SSI 发生率。低体温除了损害中性粒细胞功能外，还可引起皮下血管收缩，从而减少伤口的血液灌注。此外，低体温会引起凝血功能障碍，从而导致输血需求和伤口血肿发生率增加。有证据表明，这两种因素都增加 SSI 发生率。

- **避免剃毛** 不要剃毛，除非毛发会影响手术。如果必须剃毛，应该在手术室外用毛发剪或脱毛剂去毛。实践表明，用剃毛刀去毛会增加 SSI 风险，原因是剃毛刀对皮肤的表皮或真皮浅层有擦伤或损伤。这种去毛方法已经被大多数医院废除。有一个例外就是在创伤性颅脑损伤需要紧急开颅的场合，人们依旧采用快速剃毛法。

- **术中** 早年在评估 SSI 风险时，凡手术耗时＞2 小时者均被看作增加了 SSI 风险。随着结局跟踪的完善，以全国为基础的结局监督机构（如美国的疾病控制与预防中心和英国的感染中心）已经根据所实施的外科手术的术式类别派生出了"T"时间。"T"小时代表的是指定术式的最长耗时。"T"时间依据的是指定术式在全国范围内耗时分布的第 75 百分位数据。手术耗时超过 "T" 时间，SSI 就增高。

● **预防用抗生素**　要求在做切口前 60 分钟内给予。如果该抗生素要求静脉滴注，则应该在做切口前 120 分钟内给予。肥胖病人应该依据体重计算剂量。

如果该病例的手术耗时超过抗生素的 2 个半衰期，或者有大量血液丢失，就应该再给予 1 个剂量。

目标：确保在整个手术期间血浆和组织的抗生素浓度满意。

术者在预防 SSI 方面可以做的是限制手术耗时和恪守规范的外科原则：消灭无效腔、彻底止血、尽量减少异物残留（包括多余的缝线）和轻柔操作组织。外科医生要在整个手术过程中保持病人体温。有两篇前瞻性研究表明，保温这一简单举措能显著减少 SSI 发生率。

8. 抗生素在预防 SSI 方面起何作用？如何正确使用抗生素才能预防 SSI？

首先，要明确你的目标是哪种（些）细菌，然后选择恰当的抗生素、在恰当的时机、通过恰当的途径使用。由于一般无法在手术前取得细菌培养结果来指导治疗，因此，你需要根据你对细菌的预估来选择抗生素。葡萄球菌是皮肤最常见的细菌，也是 SSI 最常见的病原菌。因此，对清洁外科手术预防用抗生素人们通常推荐头孢唑林（第一代头孢菌素）。如果已经知道有污染，首选的抗生素就应该依据该脏器的常见致病菌群来决定。肠道切开后常见致病菌是肠杆菌科和厌氧菌；胆管和食管切开后也时有这些细菌加肠球菌感染。尿路和阴道可以含有 D 组链球菌、假单胞菌和变形杆菌。

SSI 在某种程度上是可预测的。已经显示对外科医生有一定预测价值的因子是病人的体质状态（采用美国麻醉学会分类）、术中细菌培养结果和术前住院时间长度。局部血供的满意程度也是一项重要预测因子，因为证据表明面部伤口的感染率低。根据伤口肉眼污染程度的经典描述也有预测价值，它依据肉眼污染程度将伤口分为四类（表 11-1）。

9. 如果用抗生素，应该怎样使用、何时使用？

预防用抗生素的最大好处是在切口污染时组织中的抗生

素已达到治疗浓度。如果预防用抗生素能在皮肤切开前 1 小时之内从静脉给予，其预防效果更好；如果在皮肤切开后才使用，就等同于不用。没有证据表明多次用药方案优于单次用药方案。不按照所推荐的医院规约用抗生素，而任意选用抗生素会增加 SSI 发生率。在特定情况下，也可考虑非静脉的用药途径。

> **要诀：伤口分类与感染率**
>
> 1. 清洁伤口是指非创伤性伤口，同时要求术中无菌操作无违规，手术未进入呼吸道、消化道或泌尿生殖道。伤口感染率为 2.1%。
> 2. 清洁-污染伤口与清洁伤口相同，但是，手术进入了呼吸道、消化道或泌尿生殖道。伤口感染率为 3.3%。
> 3. 污染伤口是指清洁物品所致的创伤伤口或感染物轻度外溢的伤口。伤口感染率为 6.4%。
> 4. 污秽-感染伤口是指污染物品所致的创伤伤口或感染物大量外溢的伤口。伤口感染率为 7.1%。

10. 能叙述采用预防用抗生素的其他途径吗？

在鼻腔携带金黄色葡萄球菌的病人，鼻内用莫匹罗星软膏在降低医院内感染和 SSI 方面或许能起到一定效果。在择期结肠手术，一篇对已经发表的研究所做的荟萃分析文章表明口服抗生素加静脉用抗生素在预防 SSI 方面优于单独静脉用抗生素。

11. 外科医生在手术室采用的那些脉冲式冲洗法真的有好处吗？

是的。高压脉冲式冲洗（pulsatile lavage）在软组织污染中已经得到广泛评估，结果显示，它在减少细菌量方面是冲洗球的 7 倍。软组织与生俱来的弹性回位特性有利于颗粒物在两次脉冲之间的间隙期洗脱。理想的压力和脉冲频率分别是 $50 \sim 70$ ib/in^2（$3.52 \sim 4.93$ kg/cm^2）和 800 次/分。虽然许多人喜欢在冲洗液中加入抗生素，但是，没有证据明确显示加抗生素冲洗能改善结局。

12. 病人在降低 SSI 方面能做些什么？

戒烟。虽然肥胖、营养状态差、高龄和糖尿病都是 SSI 的风险因素，但是，在病人相关性可预防性 SSI 风险因素中，吸烟或许位居前列，就像在美国吸烟是第一位可预防性死因和致残因素一样。半数吸烟者最终会死于吸烟相关性疾病。吸烟不仅会导致死亡，这些病人的切口裂开风险也是不吸烟人群的 3 倍多。有一篇研究表明，吸烟者清洁手术切口 SSI 的发生率是不吸烟者的 6 倍（0.6% vs 3.6%）。吸烟会使伤口的血流减少和氧输送降低。烟草的有毒副产物对伤口愈合的各期都有直接抑制作用。虽然如此，外科医生还是会选择性地为吸烟者做手术，而且大多数吸烟者直至手术当天还在吸烟。

13. 如果预防措施未能奏效，你会如何处理 SSI？

SSI 的一线治疗方法是引流。方法是将伤口再次敞开，如果病人是深部间隙感染，可以在 CT 或超声引导下留置引流管，或依据 CT 或超声结果拟定术前计划。使用抗生素控制相关蜂窝织炎和全身性脓毒症。

14. 浅部或深部切口 SSI 如果不处理，会出现什么情况？

切口局部会裂开，感染会顺组织间隙将组织分开并继续扩展。如果感染进展迅速，就形成坏死性筋膜炎。最后，伤口中承受张力最大的组织层就破裂。

15. 切口裂开的定义是什么？

手术切口的任何一层或所有各层部分或完全裂开。

16. 内脏脱出的定义是什么？

腹壁切口裂开后腹内脏器经腹壁破口向外脱出。

17. 哪些是切口裂开的易发因素？

年龄＞60 岁、肥胖、腹内压增高、营养不良、肾功能障碍、肝功能障碍、糖尿病、使用皮质类固醇激素或细胞毒药物及放疗都是伤口裂开的风险因素。感染也起重要作用，半数以上的切口裂开都能找到感染因素。不过，切口裂开中最重要的因素还是缝合方法是否妥当。要保证筋膜缘不缺血。缝合腹白线时边距不宜太宽，也不能太窄。边距太宽会将腹直肌的不恒定血管缝住，从而影响筋膜血供。白线与腹直肌前后鞘之间的移行区是承受张力最大的区域，边距太窄就会错过该区域。此外，正确打结也很重要，张力不能太大，要选择能承受相应张力的材质制成的缝线。

18. 切口裂开好发于什么时间？

术后任何时候都可能发生伤口裂开，但是，切口裂开最常见的时段是术后5～10天，此时伤口的抗断裂强度最小。

19. 切口裂开的症状和体征是什么？

正常情况下，在术后1周内，距切口两侧各0.5 cm的范围内可以扪到一条沿切口伸展的增厚的"嵴"，此称愈合嵴。这条嵴消失就强力提示切口裂开处于千钧一发之际。更常见的第一征象是切口内有浆液血性液外溢。有些病例腹壁切口裂开的第一表现是突然内脏脱出。病人也可能诉说在咳嗽或干呕时腹部有裂开感或爆裂感。

20. 切口裂开的正确处理方法是什么？

如果切口裂开不伴有感染，正确的处理方法可能是择期重新缝合。不过，如果病人的情况或伤口情况不允许做重新缝合，就只能让切口自行二期愈合，待后期找一个安全的时间处理不稳定瘢痕（即切口疝）。开腹术的切口裂开伴内脏脱出是一种外科急症，据报道死亡率在10%～20%。这种情况的初步处理是用湿毛巾保护脱出的内脏，同时做适当的液体复苏；下一步是迅速实施手术缝合。将外露的肠管和大网膜做彻底冲洗后还纳腹腔；缝合腹壁；将皮肤伤口敞开用纱布填塞。对一些经过选择的病人，可以采用真空辅助伤口闭合。

要诀：手术部位感染

1. 在美国，手术部位感染是最常见的医疗相关性感染。
2. 在外科手术时对伤口进行分类可以预测术后感染风险。
3. 围手术期预防使用抗生素的目标是在遇到污染时（如皮肤切开时）组织内的抗生素浓度能达到治疗浓度。
4. 病人戒烟能显著降低手术部位感染风险。
5. 切口裂开是指筋膜层离开导致腹壁张开。

（石　欣　译）

参 考 文 献

1. Anderson DJ, Podgorny K, Berrios-Torres S, et al. Strategies to prevent surgical site infections in acute care hospitals: 2014 update. *Infect Control Hosp Epidemiol.* 2014; 35（6）: 605-627.

2. Bratzler D, Dellinger EP, Olsen KM, et al. Clinical practice guidelines for antimicrobial prophylaxis in surgery. *Am J Health-Syst Pharm.* 013; 70（3）: 195-283.

3. Leong G, Wilson J, Charlett A. Duration of operation as a risk factor for surgical site infection: comparison of English and US data. *J Hosp Infect.* 2006; 63（3）: 255-262.

4. Yokoe DS, Anderson DJ, Berenholtz SM, et al. A compendium of strategies to prevent healthcare-associated infections in acute care hospitals: 2014 update. *Infect Control Hosp Epidemiol.* 2014; 35（8）: 967-977.

5. National Nosocomial Infections Surveillance（NNIS）System Report, data summary from January 1992 through June 2004, issued October 2004. A report from the NNIS System. *Am J Infect Control.* 2004; 32（8）: 470-485.

第12章 急腹症评估中需要优先注意的问题

Alden H. Harken，*MD*

1. 面对急腹症病人时外科医生的任务是什么？

a. 识别该病人病情的严重程度（救命第一、治病第二）。

b. 判断该病人：①是否需要立即送入手术室；②需要立即做复苏还是观察；③能否安全地把病人送回家。

2. 对急腹症病人来讲，最危险的一步是什么？

最危险的一步是把病人送回家。

3. 在急诊室明确诊断很重要吗？

不。人们通常会在急诊室把时间花在明确诊断上，从而导致院内复苏和手术室治疗时间的丧失。相对来说，需要明确诊断的仅是那些你准备送回家的病人。

4. 如果主要目标不是明确诊断，那么外科医生应该做什么？

a. 为病人复苏。大多数病人在发病后就未能进食和进水。大多数病人的体液缺失至少为数升。有腹泻或呕吐的病人体液缺失更严重。

b. 建立一条大口径静脉通道。

c. 补充丢失的电解质（参见第8章）。

d. 插入 Foley 导尿管。

e. 动态（勤）检查病人。

5. 各类急腹症病人的症状和体征都会有误导作用吗？

是的，请重点提防下列几类病人。

a. **年幼**：不会表述。

b. **糖尿病病人**：由于内脏神经病变。

c. **年迈**：这些病人（多数伴有糖尿病）腹部感觉迟钝。

d. **服用皮质类固醇激素的病人**：这类药物会抑制炎症反应，掩盖一切。

e. **免疫抑制病人**：心脏移植或肾移植病人甚至在肠管坏死或坏疽时仍可能面带微笑。

6. 急腹症病人的病史采集要点有哪些?

a. **病人的年龄**：新生儿好发肠套叠；年轻女性好发异位妊娠、盆腔炎性疾病和阑尾炎；老年病人容易发生结肠癌、结肠憩室病和阑尾炎。

b. **相关疾病**：既往住院史、既往腹部手术史、用药史、心脏和肺部疾病史？详细的妇科史不可或缺；然而，或许更保险的办法是把所有 12～40 岁的妇女都看成是妊娠女性。

c. **腹痛的部位**

　i. **右上腹**：胆囊或胆管疾病、十二指肠溃疡。

　ii. **右腰部**：肾盂肾炎、肝炎。

　iii. **中上腹**：十二指肠溃疡或胃溃疡、胰腺炎、胃炎。

　iv. **左上腹**：脾破裂、膈下脓肿。

　v. **右下腹**：阑尾炎（参见第 39 章）、异位妊娠、嵌顿疝、腹直肌血肿。

　vi. **左下腹**：结肠憩室炎、嵌顿疝、腹直肌血肿。

注意：癌症［除非造成了梗阻（结肠癌）］和出血（结肠憩室病）一般不会引起疼痛。

d. **疼痛持续时间**：十二指肠溃疡穿孔或乙状结肠憩室穿孔都是突然出现腹痛，而肾盂肾炎所致的疼痛是逐渐起病，呈持续性疼痛。肠梗阻所致的腹痛为间歇性绞痛。

请注意：尽管你目前正在胃肠外科轮转，但是病人可不知道这些，他可能是泌尿外科疾病或妇科疾病，也可能是血管科疾病。

体格检查

7. 生命体征很重要吗?

是的，至关重要。如果心率和血压都在 100 这一数值的不利的一侧（心率>100 次/分，收缩压<100 mmHg），请高度警惕！呼吸急促（呼吸频率>16 次/分）所反映的无非是疼痛或全身性酸中毒。发热可能在晚些时候才会出现，尤其是免疫抑制病人，即使免疫抑制病人在腹膜炎很显著的情况下可能也没有发热。

8. 何谓反跳痛？

腹膜有丰富的神经分布，对疼痛极为敏感。因此，不要为了检查病人有无腹膜炎体征而加重病人的痛苦。请轻轻按压腹部，然后松开。如果病人出现规避行为，就表明腹膜有炎症（**反跳痛**）。

9. 何谓经间痛？

经间痛是指在月经周期的中间出现腹痛。排卵通常会伴有腹腔内出血。血液会对敏感的腹膜构成刺激，引起疼痛。

10. 肠鸣音有何意义？

人体任何部位受伤后（以踝关节扭伤为例），病人就不愿意使用它。同样，肠袢有炎症后就不愿意蠕动。肠内容物被推挤通过不全梗阻的肠袢时就产生高调的金属音。不过，众所周知，肠鸣音的临床意义不大。

11. 腹胀的意义是什么？

腹胀的原因可能是肠内积气或积液，也可能是肠外积气或积液（最糟糕的是积血）。腹胀永远都有其临床意义，通常是不祥之兆。

12. 腹部触诊重要吗？

当然。请记住，病人是（或者说，应该成为）外科医生的朋友。虽然触诊有利于外科医生确定触痛最显著的解剖部位（通常就是病变位置所在），但是，没有必要因此加重病人的痛苦。最好先从不痛的部位开始触诊。直肠检查（检查粪便是否有血）和盆腔检查可以进一步确定病变的位置。

13. 何谓 Kehr 征？

左侧膈肌与左肩胛区为平行神经分布。左上腹疼痛与左肩胛区疼痛同时存在提示膈肌受刺激（原因是脾破裂或膈下脓肿）。

14. 何谓腰大肌征?

当盲肠后阑尾的炎症刺激腹膜后腰大肌时,右髋屈曲或右大腿过伸时会出现疼痛。

辅助检查

15. 全血细胞计数有哪些用处?

a. **血细胞比容**:如果血细胞比容增高(Hct>45%),最可能的情况是病人有缺水情况或病人有慢性阻塞性肺疾病。如果血细胞比容降低(Hct<30%),提示病人可能还有慢性疾病(如失血相关性疾病)一定要做直肠指检加粪便隐血检查。

b. **白细胞计数**:炎症导致细胞因子释放和白细胞升高一般需要数小时。因此,腹部情况很严重的病人其白细胞计数完全可以正常。

16. 有必要做尿液分析吗?

当然。尿液中见到白细胞提示外科医生应该转变注意力考虑肾盂肾炎或膀胱炎的诊断。血尿则指向肾结石或输尿管结石的诊断。由于炎症的阑尾可以直接伏在右输尿管的上面,因此,阑尾炎病人的尿液中常可以见到红细胞和白细胞。

17. 何谓哨兵袢?

除了儿童(儿童善于吞咽任何东西,包括气体),小肠内有气体永远提示有病。与炎性器官(如胰腺)毗邻的单个小肠袢积气有助于病变器官的确定。

18. 超声检查很有价值吗?

是的。当初步诊断是胆囊炎、胆囊结石、异位妊娠、卵巢囊肿、腹主动脉瘤、腹内积液或腹膜后积液时超声检查是很有价值的。

19. 腹部 CT 检查很有价值吗?

是的。当初步诊断是腹内脓肿(乙状结肠憩室炎)、胰腺炎、腹膜后出血(渗漏性腹主动脉瘤;这种病人应该直接推入手术室)、肝内疾病或脾脏疾病时腹部 CT 检查是很有价值的。

注意:胆管内有气体提示胆肠内瘘,同时伴肠道气-液平就可以诊断为胆石性肠梗阻。

要诀：急腹症的放射学评估

1. 放射学检查或许有助于诊断，但是，在急腹症的评估中不应该取代体格检查。
2. 直立位胸腹 X 线片：注意有无膈下游离气体、胸内病灶、气-液平面和扩张的肠管。
3. 超声：用于胆道、妇产科和血管的评估；或许能发现腹腔内或腹膜后积液。
4. CT：在临床上越来越常用，能很好地显示腹内结构。缺点是价格高昂和放射线暴露。
5. MRI 在妊娠病人比 CT 更具有优势。

---

20. 何谓双重增强 CT 检查？

用钡剂或泛影葡胺衬托肠道，用含碘的血管造影剂衬托血管。有了血管边界和肠袢边界作对比，双重增强 CT 扫描就能清晰显示腹腔内容。增强 CT 在胰腺炎诊断中颇具价值，可以用来评估灌注区或坏死区。

外科治疗

21. 如果病人依旧腹痛（没有好转迹象），该如何处理？

在液体复苏后对病人的腹腔进行探查。人们一直在强调：探查性剖腹术是全面体格检查的最后一步（只有在其他检查都无法确定诊断时，才能做探查性剖腹术）。

22. 阴性开腹术对病人是伤害吗？

当然是伤害。不过，病人能在阴性开腹后不舒服地活下来，而遗漏肠袢坏疽（或阑尾炎）则可能是死路一条。

23. 请问，整个医疗界最具有挑战性的问题是什么？

急腹症。

（石　欣　译）

参 考 文 献

1. D'Agostino J. Common abdominal emergencies in children. *Emerg Med Clin North Am*. 2002；20（1）：139-153.

2. Dhillon S，Halligan S. The therapeutic impact of abdominal ultrasound in patients with acute abdominal symptoms. *Clin Radiol*. 2002；57（4）：268-271.

3. Baron KT，Arleo EK. Comparing the diagnostic performance of MRI versus CT in the evaluation of acute nontraumatic pain during pregnancy. *Emerg Radiol*. 2012；9（6）：519-525.

4. Gajic O，Urrutia LE. Acute abdomen in the medical intensive care unit. *Crit Care Med*. 2002；30（6）：1187-1190.

5. Rozycki GS，Tremblay L，Feliciano DV，et al. Three hundred consecutive emergent celiotomies in general surgery patients：influence of advanced diagnostic imaging techniques and procedures on diagnosis. *Ann Surg*. 2002；235（5）：681-688：discussion 688-689.

第13章 外科感染性疾病

Glenn W. Geelhoed，AB，BS，MD，DTMH，MA，MPH，MA，
MPhil，ScD（honoris causa），EdD，FACS

1. 现代抗生素的发展使许多（尽管不是多数）外科感染问题得到了控制，是吗？

没有。拿 ICU 的重症外科病人来讲，脓毒症病例在增多，并且依旧是 ICU 病人的主要死因之一，尤其是多脏器衰竭（multiple organ failure，MOF，多器官功能障碍综合征）病人和机体防御机制受损的病人。抗生素治疗或许会改写与病人死亡相关的菌群的"传记"，但无法克服机体抗感染功能下降的错综复杂的病因[这类病人多有屏障受损（为细菌入侵敞开了门户）和针对常见"嫌疑菌"的炎症免疫反应]。

2. 哪些种类的屏障受损有利于细菌入侵，从而可能导致手术部位感染？

人体的皮肤和内衬的黏膜是一层介于外界（多种菌群）与无菌内环境（组织器官）之间的屏障（甚至外面的世界可以是定居着大量菌群的一条管道在通常无菌的体腔中央穿过，如胃肠道）。屏障受损的情况不少见，刀刺破皮肤就可以将外界的菌群带至皮下，甚至会穿破肠管造成污染的肠内容物溢入腹腔。有些屏障受损就不那么显而易见，如低灌注状态所致的屏障受损，以及营养不良或毒素对黏膜免疫球蛋白造成的损害，使得"细菌-机体屏障"通透性增加。此时尤其当体液和细胞的三线防御机制进一步衰竭时，多种细菌就可以通过屏障上的破绽侵入机体。

3. 污染与感染有何区别？

有细菌不一定会造成感染！

体表的常驻菌群几乎没有害处，肠道的常驻菌群只要位于肠腔内甚至还有好处。在正常完整的机体中，细菌甚至可以离开它们通常的共生居住点暂时出现于体内但不形成感染。例如，用力刷牙可以使得居住于口腔内的革兰氏阴性菌进入血流，但是，这些细菌可以很快被正常的人体防御机制清除，除非人体的防御功能下降或细菌得以在人工心脏瓣膜上种植。

4. 存在于下消化道内的大量细菌对人体到底有什么好处？

虫子可以很美。人类已经与这些细菌共生数千年了。这些细菌能合成维生素 K（毫不夸张地说，没有这些维生素我们就无法生存），还能通过数量上的巨大优势不让病原菌居住下来。这些细菌还有助于胆盐的代谢，对某些环境有害物进行解毒处理，宛如净化系统（septic systems）。

5. 只要有肠内容物外溢，就必须对这种腹腔内粪水外溢污染进行细菌培养、对分离出的细菌做药物敏感试验吗？

不。污染与感染不同①。对这种溢至腹腔的粪性污染做细菌培养并不能提供有用信息。这种污染物（本来居住于肠壁的细菌，仅因为其居住场所发生了变化）是不太可能无菌的。你希望细菌实验室什么时候关门？人体内有 800 多种细菌，即使最严格的实验室也不太可能将这些细菌一一区分出来，再加上空气暴露和时间滞后（一段时间后才在鉴别培养基上做处理），听到一份大肠埃希菌和拟杆菌两种细菌的检验报告你会感到满足吗？当标本中混有社区获得性污染物时，这种因采样误差产生的信息会对你的治疗方案产生何种影响呢？假如粪便标本中未检出厌氧菌，你会相信粪便中不存在厌氧菌、在治疗方案中不考虑用抗生素覆盖厌氧菌吗？

你得到的经验教训是：培养社区获得性**污染物**是昂贵、不全面、不清晰的；培养**感染灶**内的入侵细菌（尤其是在治疗后持续存在的医院内获得性细菌）或许能得到关键信息，是对微生物学资源的更好利用。

①译者注：污染是指组织中存在微生物，但还未"定居"，更未造成局部或全身炎症反应。感染是污染的继续，受累组织除了有微生物存在，还有细菌复制，产生毒素，导致局部或全身炎症反应（参见汤文浩，2018. 普外科入门. 南京：东南大学出版社：217.）。

6. 准备(包括肠道准备和皮肤准备)包含哪些内容?

准备是一些去污操作,目的是在择期有创手术前减少常驻菌群。准备可以是一种简单的操作(如用乙醇棉签在皮肤上擦一擦,然后做快速的皮下穿刺注射),也可以是手术切口部位大范围的皮肤消毒(参见问题 8)。

肠道准备的目的同样是减少肠道内常驻菌群的量,方法有:①机械性导泻(又称清肠);②用大量生理盐水、其他电解质溶液或甘露醇做渗透性或容量性稀释;③用肠道不吸收的抗生素口服。在这几种肠道准备方法中,最重要的无疑是机械性导泻,因为这种方法能清除大量菌群,肠道菌群可以占到结肠内容物干重的 2/3。在肠道准备中选用口服抗生素最有说服力的理由之一是这些药物的强烈润肠通便作用(参见问题 9)。

7. 有什么办法能对病人的皮肤或黏膜腔进行灭菌, 为手术切口准备一个无菌手术野?

有一个办法使病人"无菌",但不能推荐,就是像器械和布类的灭菌一样把病人放到高压锅内灭菌。除了这个荒谬的例子外,皮肤绝不可能无菌。去污处理也绝不可能达到十全十美的程度,尤其当细菌的居住地是存在皱褶的组织或者是皮肤附属结构这些复杂情况。"戴上手套的手只允许放在'无菌手术野'内",不包括皮肤或黏膜面。

我们最多只需要将菌群数量降至大多数机体防御系统完整的病人能够应付的那种低水平即可(就像你刷牙的那种情况),不过,活体组织表面是绝对不可能达到无菌状态的。将组织表面的一切细菌杀灭的方法也会使哺乳动物细胞失活,使这些组织对低水平细菌的易感性增加。

8. 用什么方法可以减少体表常驻菌, 又不会损伤 皮肤或黏膜?

- **大量冲洗**(为了便于记忆:污染的解决办法是稀释[①])。
- **去脂**,使皮脂溶解,皮脂内包裹有细菌。
- **杀灭细菌**,使用抑菌剂。

---

①译者注:这句话的原文是"dilution is the solution to pollution",读起来颇为押韵顺口,便于记忆。

乙醇就是这样一种简单液体，其优点显著，它既是一种稀释剂、脂质溶解剂，还有抗菌作用，而且价格低廉。乙醇是一种近乎理想的皮肤消毒剂，缺点甚少，除了脱水和易燃。由于乙醇在蒸发后会无影无踪，缝隙中、手术野之外的菌群可能会蔓延过来，甚至会通过雾化微尘的方式降落至手术野，这就需要在乙醇消毒的基础上延长抑菌时间。

碘也能杀死细菌，但是，它对敏感的哺乳动物细胞的伤害较大（使小型植物的细胞壁氧化）。与聚维酮碘合用就能达到起始碘浓度比较低、作用时间也比较长的目的，这是一种几近万能的手术野消毒剂。使用透湿透气的"切口保护膜"或使用避免手术野干燥的"切口保护套"或许能进一步延缓已经消毒（但并非无菌）手术野中菌群的增殖。

9. 何谓"管道清洁"抗生素？

管道清洁剂是指采用胃肠道不易吸收的口服抗生素方案来降低胃肠道的菌群量。管道清洁剂是一种几近理想的肠道准备方法，因为这些药物有很强的润肠通便作用，通过其机械性清肠作用能完成绝大部分"管道清洁"任务。最常用的管道清洁剂是新霉素或红霉素粉剂。

10. 何谓选择性肠道去污？有用吗？

没有用。由于多器官功能衰竭病人容易发生脓毒症，选择性肠道去污的初衷是对这些脓毒症高危病人使用管道清洁剂，理论目标是降低因胃肠道屏障受损带来的脓毒症风险、减少肠道菌群的接种。良好的实验证据表明，这种方法能使处于外科脓毒症高风险状态的重病动物的高死亡率下降。然而，长期的临床研究未能显示病人的生存获益。其可能的原因是实验研究都是在健康状况完好的动物模型上进行的，动物机体防御系统的功能正常，屏障受损外加防御机制衰竭或许能诠释为什么选择性肠道去污无法使重症病人获益。此外，随着时间的推移，医院内菌群重新在清洁过的肠道内入驻，而且这些细菌的毒力类型得到了筛选，对这些广谱抗生素耐药。不过，在拟行大剂量化疗或骨髓移植的病人中，以及有些被隔离在"生命之岛"①内的病人

---

①译者注：生命之岛（life islands）在这里就是"层流病房"的意思。

（如免疫缺陷病人或烧伤病人），这种方法依旧有其用武之地。

抗生素

11. 抗生素真的是"神药"吗？

仅仅当你想搞清楚下列问题时，你才会把抗生素当回事：抗生素能否起效，抗生素的作用是否会弊大于利，新一代抗生素是否买得起、是否有毒。

在医疗卫生领域，对任何操作或药物持怀疑态度才是健康心态，尤其对于抗生素。如今抗生素几乎成了预防和治疗感染的"神药"。人们忽视了在对抗感染这一重要过程中处于首要位置的应该是机体的防御机制，也未注意到当你将这些"灵丹妙药"用于感染控制时它们还有潜在的不良作用。我们必须用批判的眼光看到抗生素在医疗卫生方面所起的作用是有限的，阻止抗生素滥用。除了不必要的花费外，滥用抗生素造成的害处更大。

12. 抗生素的分代（如三代头孢菌素）有何意义？

最早的抗生素都是抑菌性抗生素，主要是通过干扰蛋白合成起作用，因此，这些抗生素的作用不是杀死细菌，而是阻碍细菌繁殖。**侵入**（infestation，有活菌存在于体内）与**感染**（infection，细菌在体内复制并扩散）之间的差异可能有助于人们理解为什么先前的药物在短暂治疗后或许能控制感染却无法根除细菌。

青霉素改变了这一切。名正言顺地被冠以"神药"，青霉素可能是第一个，因为它具有杀菌功能，能根除敏感细菌。青霉素是第一代β内酰胺类抗生素，青霉素的同系物第一代头孢菌素（如头孢唑啉）同属第一代β内酰胺类抗生素。他们的共同点是都有β内酰胺结构，能覆盖革兰氏阳性菌，但是对革兰氏阴性菌则不太有效。

第二代β内酰胺抗生素（如头孢西丁）除了革兰氏阳性菌外，还覆盖一些新种类的细菌，如许多拟杆菌属细菌，但对革兰氏阴性需氧菌几乎没有作用。第三代头孢菌素能覆盖一些革兰氏阴性需氧菌，因此，被吹捧为针对所有首要风险菌群的单药治疗抗生素。

如第一代"神药"青霉素一样，抗生素耐药很快被诱导出来，随着新型药物的失败，人们的好奇心逐渐烟消云散。把这几种不同代抗生素区分开的最简单方法是计算价格：第一代抗生素的批发价约为 2.00 美元/克，第二代为 5.00 美元/克，第三代为 30.00 美元/克。除了价格的攀升外，抗生素的代别越高，它们就会失去一部分最初对革兰氏阳性菌的潜在效能，而第一代抗生素才是治疗革兰氏阳性菌感染的真正的"灵丹妙药"。对革兰氏阳性菌来说，拉氧头孢 2 g 仅相当于头孢唑林 1 g 的一半功效。"多支付了 60 倍的额外费用，我得到的回报是什么？"难道这还需要咨询哪位药学经济学家吗？

13. 三代头孢菌素在外科感染预防中的地位如何？

没有丝毫地位（三代头孢菌素在这里一点都不灵）。如果首要风险菌群是革兰氏阳性菌，最好选择第一代；如果主要风险菌群是厌氧菌，就应该选择第二代。这两类抗生素都远比第三代便宜，也不像第三代头孢菌素那样容易产生耐药菌，预防用第三代头孢菌素太奢侈，对已经确诊的手术部位感染（surgical site infection，SSI）来讲也很少能起到其他药单一用药那样的效果。特定适应证（如外科手段不具优势的儿童脑膜炎、院内获得性肺炎或其他特殊感染）或许可以使用或不用第三代头孢菌素。

14. 酶抑制剂加抗生素是怎样扩大抗菌谱的？

细菌有其自身的防御机制，随着抗生素的广泛使用，具有抗生素降解酶的菌株就具备了非自然选择优势。这正是青霉素遭遇过的情况——青霉素酶的出现。但是，高明的药品生产商策略性地在青霉素分子上添加了一个甲基，使细菌巧妙的用于把降解青霉素的漏洞堵上，破坏了生成青霉素酶细菌的生存适应性。甲氧西林就是这种策略的产物，但是，这种细菌依旧存在，表明我们正处于一场耐甲氧西林金黄色葡萄球菌（methicillin-resistant Staphylococcus aureus，MRSA）的瘟疫之中。此外，细菌的数量远远超过药品生产商的数量，细菌的繁殖周期也短于美国食品药品监督管理局（Food and Drug Administration，FDA）的审批程序。除了数量上的优势外，细菌在巧妙性方面也是我们人类永远难望其项背的。

产生 β 内酰胺酶是细菌的一种新策略。药品生产商对这一策略的反应是发明一组 β 内酰胺酶抑制剂，如克拉维酸或舒巴坦。β 内酰胺酶抑制剂与改进型青霉素（如氨苄西林）联合使用本应该对产 β 内酰胺酶的细菌有更好的杀灭活性，前提是这些细菌原本就是氨苄西林敏感菌。由于新近发明的组合药物尚处于专利保护期，因此，更大剂量的原制剂、更短的治疗时间或许能达到同样的效果，成本通常更低。

15. 什么是"冤枉"抗生素疗法（the most expensive kinds of antibiotic therapy）[①]?

- 给不需要的病人使用的药物。
- 给迫切需要的病人使用了不起作用的药物。
- 虽然该抗生素具有抗菌效能，但是对人体有毒性，使用时弊大于利。

16. 在重症外科病人，可以用口服抗生素来取代静脉用抗生素吗?

当然可以，前提是这些病人能口服！重症外科病人几乎无一例外地处于禁食状态，大多意识不清，可能还使用了呼吸机。此外，由于鼻-胃管负压吸引、开腹手术和肠麻痹，肠道已经不能工作，腹内原发性疾病（如腹内脓毒症和胰腺炎）又通常需要使用抗生素。这些病人一般都需要采用完全肠道休息，可能还处于肠外营养支持状态。

是否尝试使用某种肠道给药剂型的抗生素，取决于喹诺酮类药物的药动学和抗菌谱是否适合，喹诺酮在开始时可以静脉用，在病人恢复口服进食后，就可以随即改成口服剂型。几乎所有这类病人在开始时都是采用某种静脉剂型的抗生素治疗计划，这种初始抗生素使用方案比停药前的逐步减量方案更重要。

预防用抗生素

17. 择期结肠切除术应该全身预防用抗生素吗?

是的，这里不存在任何统计学疑问。至少有 20 多项采用

---

①译者注：就外科感染来讲，在该"冤枉"抗生素疗法的三条基础上还应该加上一条，即妄想通过抗生素来替代或延缓外科引流。本章未能强调外科引流手段在外科感染处置中的地位是一大缺憾。外科引流方法包括经典的开放引流和微创手段（参见 Asian J Surg. 2017, 40(6): 498-499. https: //doi.org/10.1016/j.asjsur.2017.09.001 ）

安慰剂对照的临床研究对各种各样的抗生素做过研究，主要是那些至少对厌氧菌占优势的菌群有效的抗生素，几乎所有研究都表明抗生素组的感染性并发症发生率降低了。就这一点来讲，绝对不应该再做重复性研究了，因为全身预防用抗生素已经成为标准疗法，我们不应该把病人置于风险之中。从伦理角度来讲，我们不能对已知存在感染风险的病人再做新的安慰剂对照临床研究来核实抗生素在降低感染风险方面的作用。

除拟行结肠切除的病人外，大宗病例临床研究也已经使得其他风险组（如羊膜破后的剖宫产）预防用抗生素成为一项标准，这些研究表明，预防用抗生素同样能降低感染风险。预防用抗生素的好处已经得到显现。对那些因为稀奇古怪的污染因素或机体抵抗力受损，预防用抗生素未能成为标准的其他组病人，合理预防用抗生素应该参考类似原则。

18. 在预防感染方面两次预防剂量比单次好吗？三次剂量是否更好？

预防用抗生素只用一个剂量（在细菌接种时体循环中的药量）就有效，这已经得到了统计学和临床证实。在细菌接种后24小时内是否需要重复一个或多个剂量则取决于该药的血药浓度，药物的血药浓度在很大程度上是蛋白结合力与清除率的函数。我们还已经明确：假如某种抗生素在细菌接种前即刻使用有预防效果，那么，与不用抗生素相比，相同的术前预防用药10天其感染风险更高。

要诀：术前预防用抗生素

1. 最重要的因素是使用时机。
2. 在皮肤切开前 30 分钟给一次剂量，要求在细菌接种前抗生素已经进入血液循环。
3. 没有证据支持在 24 小时后继续预防用抗生素。

---

19. 在预防用抗生素的标准下，哪些因素决定了抗生素的使用时机？

决定抗生素使用时机的最重要因素是要求在细菌接种前已经有药物进入血液循环。何时应该停用抗生素？当没有证据支持需要降低感染风险时，以及继续使用有违预防用抗生素宗旨（如前文所述）时即应停用抗生素。简单的经验法则：在有创手术细菌接种后 24 小时，就没有理由预防用抗生素。

这条法则是什么意思？难道我们不可以在人工髋关节留置于体内的情况下连续预防用抗生素数周吗？假如该人工髋关节会留置在体内数年，我敢肯定你不会坚持只要该人工髋关节在体内存在一天就每天按计划继续用抗生素吧！"预防"不是针对人工髋关节，而是针对人工髋关节植入的手术。因此，有人工假体的病人不仅在人工髋关节植入手术时容易发生感染，数年后当该病人在痔切除术时因为体内有人工髋关节也一定要预防用抗生素。

人工假体和风湿性心脏瓣膜病都是感染的风险因素，其预防用抗生素的适应证是有创手术；牙齿根管治疗就是一个例子，此时难免有细菌接种。预防用抗生素覆盖的是手术操作，不是覆盖术中风险因素[1]。

20. 出于安全考虑，为什么不对所有手术都预防用抗生素？

一位病人即将实施清洁择期手术、没有人造假体植入（如疝修补术），你能告诉我这位病人有预防用抗生素的适应证吗？

有一位比较机灵的学生马上答道："当然，在机体防御反应上存在严重损害的病人，如慢性粒细胞性白血病急性发作[2]的病人"。

我问："你到底为啥要对这个疝做修补术？这是外科决策中的一桩显而易见的错误（但愿这个病人不会被"秒杀"），这个病人根本谈不上抗生素使用问题。机体损害已经达到这般程度的病人根本受不了一次择期外科手术"。

经验之谈：在一例择期无人造假体植入的清洁手术病人，如果你能说出该病人预防用抗生素的适应证，你就应该列出该

---

①译者注：预防用抗生素是根据手术种类给予应用（如结肠切除术），不是根据术中的风险因素给予应用（如肥胖、糖尿病及前述的异物或无菌性坏死组织学容易发生感染的条件）。

②译者注：这句话的原文是"acute granulocytic leukemia in blast crisis." 可能有误，翻译时更正为慢性粒细胞性白血病急性发作（chronic granulocytic leukemia in blast crisis）。

手术的禁忌证。

外科手术部位感染（surgical site infection，SSI）的处理

21. 治疗脓肿，你会选择哪种药？

选一把刀，通过外科方法引流脓肿。脓肿的内部没有血液循环，抗生素无法抵达。即使将抗生素直接注入脓肿内，也不会起任何作用，因为脓肿内所含的是大量死去的细菌和白细胞。即使这些细菌勉强活着，也不会繁殖，抗生素也就无法起作用。而且，抗生素在脓肿环境的酸碱度（pH）和 pKa 条件下基本起不了一丁点作用。

如果说有抗生素使用的适应证，那就是针对脓肿和蜂窝织炎周缘受压炎症组织的血液循环（血供良好的"橘皮"），以及引流必经之路上的未污染的组织层。对局灶感染做局部处理，对所有脓肿来讲都是必需的，且对许多脓肿来讲已经足够。偶尔需要辅助全身抗生素治疗，目的是为引流必经之路上的组织提供保护。为了把这一基本外科原则表达清楚，借此奉上一条处理脓肿的经验之谈：哪里有脓，就在哪里下刀。在所有医学领域，最取悦人的操作之一或许就是脓肿引流，它能立即缓解病人的局部和全身症状（如直肠周围脓肿）。

22. 哪种脓肿的处理对决定腹内脓毒症病人的结局至关重要？

至关重要的是最后那个脓肿的引流。引流了盆腔脓肿但是还有一个膈下脓肿未引流，这种情况一点都不值得为之喜悦。只有在最后的脓液得到引流后，病人才会有戏剧性变化[①]。

由于无创扫描使得多发性脓肿的发现成为可能，外科感染的处理有了长足进步。此外，CT 扫描等手段不仅能发现，而且能通过经皮穿刺的方法直接处理最后的脓肿。具备开腹探查适应证、就在 10 年前还需要再次回到手术室的病情（也就是说，如果在恰如其分的治疗后病人的病情依旧在走下坡路，就应该触发你的第一反应："哪里有脓？"），如今已经成了 CT 扫

---

①译者注：这一段与问题 26 内容存在重复。

描寻找和引流局灶感染的良好适应证。

23. 就腹内脓肿引流来讲，首选哪种方法，是穿刺还是开刀？哪一种方法最能速战速决？

腹内脓毒症病人的病情都很重，在第一时间做安全引流是首选之策。CT 扫描导向下的微创穿刺的优点是可以反复检查，即使结果阴性，病人也没有太多痛苦。反之，外科手术的优点是能对导致脓肿的相关病情进行处理（如肠襻坏死或吻合口漏可能需要行肠外置手术）。两种方法都能够发现多个脓液聚集处，并在每个脓液聚集区留置外引流管用于灌洗和持续引流。究竟是优选穿刺引流还是切开引流，取决于局灶感染局部治疗的紧迫性和适合性。

24. 镓闪烁成像在腹内脓肿早期诊断中的地位如何？

毫无用武之地。医嘱镓扫描是一种自欺欺人的权宜之计——我正在采取措施设法找出该病人的问题所在。其实，这项检查只会把重症病人的干预决策拖延数日，通常会拖至无力回天之的地步。镓扫描的缺点是需要做肠道准备，来自活跃骨髓的强烈的白细胞反应，以及插管部位和切口部位的假阳性结果。这项检查的耗时和结果不可靠与腹内脓肿的早期处理和了断性处理的原则相悖。千万不要医嘱镓扫描去取悦会诊医生——"这个病人的有些检查还在进行中"。

附加题

25. 所有择期开腹手术都需要预防用抗生素吗？

不。如果对所有择期开腹手术都预防用抗生素不但会导致抗生素的费用和并发症的发生率上升，还会使本来对常见菌群高效的抗生素失去效用。手术室护士总是会依据细菌的暴露情况将手术分为清洁、污染或感染。这些类别是指细菌暴露风险，如果在此基础上加上病人抵抗力分类（感染风险增加的因素包括高龄、肥胖、其他营养失调、同时的用药、损害免疫功能的病毒、分枝杆菌病、肿瘤性免疫功能障碍），同样可以将病人分为Ⅰ类、Ⅱ类和Ⅲ类。

26. 哪个脓肿最需要引流?

最后哪个脓肿最需要做引流,因为一般的情况是,只有当最后的脓液得到引流后,病人才会出现戏剧性反应。例如,引流了盆腔脓肿,但未对膈下脓肿进行处理,脓毒综合征的炎症介质之火就不会淬灭。

27. 术后发热是切口感染最早和最常见的迹象吗?

术后发热比伤口感染要常见得多,典型伤口感染表现的时间也比发热晚得多。术后发热的主要病源见于 4Ws。

- Wind(肺不张或肺炎)
- Water(尿路感染)
- Walk(让你的病人起床走动;血栓性静脉炎)
- Wound(伤口问题)

28. 从静脉通路抽取的标本中初次分离出念珠菌,就应该启用两性霉素吗?

不是。再强调一遍,请记住定殖与感染的区别,以及标本取自何处。输注高价营养液的静脉通路容易发生细菌定殖。在没有侵袭性真菌感染或真正念珠菌血症的病人,体内存在真菌(念珠菌属)是一种常见现象。真正念珠菌血症与导管细菌定植的区别方法是再次从其他部位抽血(如通过静脉穿刺)做血培养。如果病人同时有侵袭性真菌感染的证据(如炎症性黏膜炎的内镜活检证据),现在就应该选择抗真菌治疗。

局部用抗真菌溶液(如制霉菌素漱口液或灌洗液)可以用于局部真菌感染的控制,有时也可以作为高危病人(如在骨髓或实质性脏器移植病人的抗排斥治疗期间)的预防用药。

全身性抗真菌药物有氟康唑、卡泊芬净和两性霉素。

29. 抗生素联合使用一定比单一使用好吗?

抗生素单一用药优于联合用药方案,不过,这一点或许仅在高危病人能得到证明。以碳青霉烯类抗生素为例,一项大样本多中心临床研究表明,亚胺培南单一用药仅在急性生理和慢性健康评分(acute physiology and chronic health evaluation,APACHE)最高分值的病人中显示出在生存率方面优于氨基糖苷类与大环内酯类联合用药。一篇样本稍小的近期临床研究表明,厄他培南单一用药与头孢曲松加甲硝唑等效。

"多多益善"并非永远是真理。细菌培养报告上的"耐药和敏感"并不能直接用来解释并发症与死亡讨论会上报告的"并发症和死亡"。有效抗生素方案的重要性不仅在于能否杀灭细菌,同样重要的是这些抗生素是如何实施杀菌作用的,以及其效应是淬灭还是延长病人的全身炎症反应。

30. 用抗体处理循环中的内毒素是一种重要临床手段吗?

还不是。中和循环内毒素对脓毒症病人或许具有理论上的获益,动物研究似乎也有乐观的前景。但是,抗原-抗体复合物启动补体通路,活化的白细胞释出产物(如白三烯),使炎症过程进一步放大。这种复合物可以在肾脏得到过滤,从而进一步损害肾功能。迄今,尚无研究显示用这些单克隆抗体治疗具有临床治疗方面的获益。

31. 重组人类活化蛋白 C 在脓毒症病人治疗中的地位如何?

迄今,多篇有关介质中和(mediator neutralization)和受体阻断方面的临床研究似乎只有微弱的证据表明少数几种物质有效,主要治疗效果还是来自于对脓毒症病灶的早期和完全控制(不是对细胞因子调控的结果)。

网址
www.medscape.com
Search:preoperative antibiotics

（石　欣　译）

参 考 文 献

1. Bartlett JG. Intra-abdominal sepsis. *Med Clin North Am*. 1995;79(3):599-617.

2. Bernard GR,Vincent JL,Laterre PF,et al. Efficacy and safety of recombinant human activated protein C for severe sepsis. *N Engl J Med*. 2001;344(10):699-709.

3. Bilik R, Burnweit C. Is abdominal cavity culture of any value in appendicitis? *Am J Surg*. 1998; 175（4）: 267-270.

4. Castaldo ET, Yang EY. Severe sepsis attributable to community-associated methicillin-resistant Staphylococcus aureus: an emerging fatal problem. *Am Surg*. 2007; 73（7）: 684-687, discussion 687-688.

5. Christou NV, Turgeon P. Management of intra-abdominal infections. The case for intraoperative cultures and comprehensive broad-spectrum antibiotic coverage. The Canadian Intra-abdominal Infection Study Group. *Arch Surg*. 1996; 131(11): 1193-1201.

第14章　血液传播性疾病的风险

Natasha D. Bir，*MD*，*MHS*

1. 哪些感染性疾病是通过输血传播的?

在世界范围内，每年的献血者逾亿，其中约半数献血者在发达国家。人们已经在捐献的血液中发现了病毒、寄生虫和细菌，并发现了其传播的疾病。乙型肝炎病毒（hepatitis B virus，HBV）和丙型肝炎病毒（hepatitis C virus，HCV）人免疫缺陷病毒（human immunodeficiency virus，HIV）1 和 HIV2、人类嗜 T 细胞病毒（human T-cell lymphotropic virus，HTLV-1）和 HTLV-2、巨细胞病毒（cytomegalovirus，CMV）、小 DNA 病毒 B19、登革热病毒、西尼罗病毒、锥虫病、疟疾和变异型 Creutzfeldt-Jakob 病都可以通过输血传染。在发达国家，最常见的血液传播性疾病是 HBV 和 HCV 感染，而 HIV 和 CMV 感染则少见得多。疟疾（疟原虫）、Chagas 病（美洲锥虫）、弓形体病（鼠弓形体）和巴贝西虫病（Babseium）等寄生虫疾病仅在这些疾病的流行区域是问题。HTLV-1 会引起淋巴瘤和白血病，EB 病毒（Epstein-Barr virus，EBV）会引起传染性单核细胞增多症。西尼罗病毒等也是在做检测前就具备传播性了。眼下流行的寨卡病毒（Zika 病毒）尚处于研究阶段。细菌污染最常见的血制品是贮存于室温下的血小板。细菌污染可以导致脓毒症或中毒性休克样综合征①，或导致梅毒（梅毒螺旋体）传播。

献血者筛查已经使输血传的 HIV、HTLV 和肝炎基本绝迹。然而，在欠发达国家，感染依旧是输血的一项重要风险，在这些国家，有逾 1000 万 U 的血②没有做传染性病原体筛查。

---

①译者注：中毒性休克样综合征（toxic shocklike syndrome）是一种由高毒力耐抗生素 A 组链球菌引起的流行性感染，起初为轻微的皮肤感染或"链球菌咽喉炎"，迅速出现高热、低血压、局部血管扩张和严重软组织蜂窝织炎，甚至可能需要截肢，大多数病例不存在易感因素。

②译者注：应该是"每年有逾 1000 万 U 的血"，而原文中没有"每年"这个词。

时至今日，依旧有 25 个国家未能按照 WHO 的推荐意见对血液做 HIV、HBV、HCV 和梅毒筛查。

2. 在美国，通过输血引起 HBV、HCV 和 HIV 传播的风险大概有多高？

病毒性疾病传播的发生率比以往有了进一步下降，尤其从 1999 年开始做 HIV、HBV 和 HCV 核酸检测后。如今，人们是用数学模型来估计发达国家病毒传播的风险，原因是其发生率太低了（表 14-1）。

表 14-1　美国通过输血引起疾病传播的风险概率

疾病	每实际输血单位的疾病风险
HBV	1/270 000 至 1/70 000
HCV	1/230 000 至 1/103 000
HIV	1/2 000 000 至 1/1 000 000
浓缩红细胞的细菌传播	0.21/1 000 000
血小板的细菌传播	1/100 000

3. 哪些血源性病原体会对外科医生构成风险？

需要引起外科医生关切的疾病是 HIV、HBV 和 HCV 感染，因为这些疾病的并发症发生率和死亡率比较高。迄今人们尚未见到一例外科医生因为职业暴露发生并被确认的 HIV 感染。自 2003 年以来（最近的数据是 2008 年的），仅报道了 58 名医护人员被病人感染 HIV 的确诊病例，其中包括 6 名内科医生（所有病例都不是外科医生）。所有病例的诱发损伤都是被大口径空芯针切割或刺伤，都不是实心针扎伤。肝炎依旧存在威胁。随着 HBV 疫苗的广泛使用，外科医生感染 HBV 的频率已经下降。30%的病例是空芯针扎伤导致的 HBV 传播。在手术室场合，HCV 的风险依旧不可小觑，因为就美国来讲，慢性 HCV 感染病例数就在 270 万～390 万之巨。

4. 医疗工作者暴露 HBV 的风险是多少？

在全球 3500 万医疗工作者中，每年约有 300 万人次破皮暴露（exposed percutaneously）于血液传播性病原微生物。其中 200 万人次暴露于 HBV，900 000 人次暴露于 HCV，170 000 人次暴露于 HIV。90%以上证据确凿的传染发生在发展中国家。

每年有数百万医疗工作者暴露于血液或其他体液。82%是通过经皮损伤（如针扎）暴露的，14%是通过眼、口或鼻黏膜接触暴露的。

血液、脑脊液、滑液、胸膜腔液和羊水都具有传播 HBV 的风险。人们不认为痰、尿和呕吐物具有传播 HBV 风险，除非其中含有血液。HBV 具有很高的感染性，在环境表面依旧保存其感染性至少 7 天。

乙型肝炎 e 抗原（Hepatitis B e antigen，HBeAg）是该病毒核壳体的一种降解产物，代表的是该病毒在肝脏中复制的活跃程度。因此，HBeAg 是 HBV 复制和病毒载量的标志物。在医疗工作者遭受 HBV 污染的针头刺伤后，对这些人员的研究发现：37%～62%会出现 HBV 感染的血清学证据，22%～31%会发生临床肝炎；但是，如果医疗工作者暴露的是 HBsAg 阳性、HBeAg 阴性的血液，出现 HBV 感染的血清学证据的风险则为 23%～37%，1%～6%会发生临床肝炎。30%的急性 HBV 病例临床表现隐匿，5%终生为慢性携带病毒者。约 25%的慢性 HBV 病人最终死于肝脏疾病。

在美国，HBV 的发生率在过去 15 年中骤然下降，主要归功于有效的预防接种策略。2013 年美国疾病控制与预防中心（CDC）估计的新病例数不足 20 000 人。2014 年美国 CDC 估计在美国的慢性 HBV 人数为 850 000 人。

5. 医疗工作者暴露 HCV 的风险是多少？

HCV 通过血液传播。HCV 高危病人包括注射吸毒者、1999 年前接受过输血的病人、血友病病人、血液透析病人和医疗工作者。70%的急性 HCV 感染病例没有症状。约 1.8%的针扎或锐器刺伤暴露会导致 HCV 感染，但是，一篇研究表明，只有空芯针刺伤才会造成感染。60%的急性 HCV 感染会发展为慢性持续性感染。尽管人们对这些数据依旧存在争议，感染 HCV 的病人中有 50%会发展为慢性，其中半数会发生肝癌。约 10%的针扎伤会发生急性 HCV 感染。在暴露 HCV 后，HCV 的血清学转换率约为 10%。50%～80%的血清学转换者会发展成持续慢性 HCV 感染，其中 20%进展为慢性肝硬化。近年来，人们已经开发出了高治愈率的、新型有前景的丙型肝炎治疗方法，不过，其成功取决于病毒的基因型，且治疗费用昂贵。

6. 医疗工作者暴露 HIV 的风险是多少？

1983 年以来，在医疗工作者中，HIV 传播确认病例仅 58 例，HIV 传播"疑似"病例（由于证据不足未得到确认）不足 150 例。其中大多数确诊病例是护士（$n = 24$），6 例是内科医生，没有外科医生。84%的病例是经破皮途径感染的（即切割伤或刺伤）。在破皮暴露（percutaneous exposure）后，HIV 的血清转化风险是 0.3%；黏膜暴露后的血清转化风险是 0.09%。自 1999 年以来，上报至美国 CDC、得到确诊的职业获得性 HIV 感染只有 1 例，这名实验员是在 2008 年 HIV 活病毒培养时被针刺伤而感染。

7. 乙型肝炎疫苗对乙型肝炎的预防效果好到什么程度？

抗乙型肝炎表面抗体（anti-HBV surface antibody，anti-HBs）水平 ≥10 mIU/ml 时其保护效应几乎为 100%。完成了 3 个剂量的 HBV 系列免疫后，90%的个体会产生抗体滴度 ≥10 mIU/ml 的 anti-HBs。8%的个体在追加剂量后其抗体滴度会达到满意水平。约半数疫苗成功接种的成人会在 10 年内表现为抗体滴度下降或测不出，但是，这些人能保留针对这种病毒抗原的终生"免疫记忆"，不需要使用强化剂量。

2001 年美国 FDA 批准了针对甲型肝炎和乙型肝炎的双价疫苗免疫，用于年龄 ≥18 岁的个体，这种双价疫苗对乙型肝炎感染的预防效果与单价疫苗相同，此外，对甲型肝炎还有额外保护作用。市场上还有两种品牌的单价重组 DNA 疫苗。

8. 感染了 HBV 或 HCV 的外科医生具有把疾病传播给病人的风险吗？

有关外科医生-病人方式的 HBV 传播已经得到文献证实。传播性最强的是那些乙型肝炎 e 抗原阳性的外科医生。e 抗原阳性者体内通常都存在大量病毒。不过，也有文献报道，即使 e 抗原阴性的外科医生也会传播乙型肝炎。已知的有关外科医生-病人方式的 HBV 传播报道只有两篇。

9. 在与一位已知乙型肝炎病人破皮暴露后，医生该如何正确对待？

如果该医生已经做过免疫，并且**抗体滴度曾经阳性**，就不需要做额外处理。在暴露后不必对这些人测定机体的抗体滴度水平，即使其抗体滴度水平已经随时间下降，因为其免疫是终生的。对既往未做过免疫接种的医生，或疫苗接种后反应微弱或反应不全的医生，应该先用 1 个剂量的乙型肝炎免疫球蛋白（Hepatitis B immunoglobulin，HBIg），然后再重新开始做系列免疫接种。在暴露后的 1 周内多次注射 HBIg 同样可以提供 75% 的保护。

10. 对乙型肝炎免疫有哪些推荐意见？

强烈建议所有医疗工作者都接种乙型肝炎疫苗，尤其是与血液或有血液污染的体液、其他体液或锐器接触的工作人员。也要求外科规培人员做针对乙型肝炎的疫苗接种。美国公共卫生署的推荐是所有从事可能会涉及血液或体液暴露的医疗工作者都应该分别在 0、1 和 6 个月的时间间隔接受 3 个系列剂量的乙型肝炎疫苗接种。在疫苗接种后 1~2 个月测定乙型肝炎表面抗体（anti-HBs），明确免疫效果。如果 anti-HBs≥10 mIU/ml，就有了免疫力。如果 anti-HBs＜10 mIU/ml，这个人就依旧未获得免疫力，应该再做 3 个系列剂量的乙型肝炎疫苗接种，过 1~2 个月后再次测定 anti-HBs 滴度。如果 anti-HBs 依旧＜10 mIU/ml，这个人就属于无反应者。这类人就是乙型肝炎的易感者，应该永远遵循严格的隔离保护措施，一旦有已知暴露或可能暴露时就使用 HBIg。

11. 对丙型肝炎免疫有哪些推荐意见？

HCV 的唯一有效保护方法是严格遵循通用隔离保护措施（universal barrier precautions）来避免与感染性体液接触。目前尚无针对 HCV 的有效疫苗，免疫球蛋白的保护作用也未得到承认[①]。

12. 腹腔镜外科能把 HIV 污染风险降至最低吗？

腹腔镜技术减少了与血液和尖锐器械的接触。然而，气腹放气会将雾化的血液和腹腔液释放入手术室，除非采用封闭系统抽空。

[①]译者注：参见第 93 章问题 10。此外，Ferenci 等科学家联合使用蛋白酶抑制剂 ABT-450R、NS5A 抑制剂 Ombitasvir 和非核苷聚合酶抑制剂 Dasubavir，结果发现比以前治疗手段（其中涉及利巴韦林、干扰素）的治疗效果更显著。N Engl J Med，2014，370：1983-1992。

13. 双层手套是提供保护的一种有效方法吗？

是的，多戴一副手套可以使血液与皮肤的接触率降低70%。接触率最高的是非优势手的示指。

14. 对外科医生来讲，非破皮暴露（眼部喷溅）是主要威胁吗？

依据美国 CDC 的数据，皮肤黏膜（眼、鼻、口）暴露后的血清转化风险是 0.1%，也就是 1/1000。在证据确凿的 HIV 传播中，皮肤黏膜暴露占 13%。外科医生通常不把眼部喷溅伤看作疾病传播的主要风险。有一项外科操作研究检查了 160 位外科医生和助手的护眼罩：这些手术耗时都≥30分钟，而外科医生能意识到的喷溅仅占总手术例数的 8%，肉眼能见的血液喷溅占总手术例数的 16%，镜下阳性喷溅占总手术例数的 44%。眼睛保护是通用隔离保护措施的主要组成部分。

15. 外科医生暴露于血液和体液的频率是多少？

外科医生暴露于血液和体液的频率在很大程度上被少报了，据估计 1%～6%的外科手术中有破皮暴露；高达 50%的外科手术病例存在黏膜皮肤暴露。没有哪位医疗工作者的感染是在皮肤完整情况下暴露而发生的。

16. 再问一句，HIV、HBV 和 HCV 暴露后的血清转化率分别是多少？

空芯针刺伤后的血清转化率在 HIV 是 0.3%，在 HCV 是10%，在 HBV 是 6%～30%。

17. 在减少外科医生血源性传播性疾病的风险方面，有行之有效的办法吗？

当然有，降低疾病传播风险的最有效方法是减少感染性血液或体液暴露，以及接种 HBV 疫苗。就 HBV 来讲，暴露后使用免疫球蛋白能减少感染。就 HIV 破皮暴露来讲，抗反转录病毒药物能降低 HIV 的感染风险。

18. 对规培阶段的外科医生来讲，风险是什么？

最近的一篇针对规培阶段外科医生的多中心调查注意到

针扎伤屡屡发生，并且通常都未上报。针扎伤的总次数随毕业后规培的年限上升而增加：毕业后规培 2 年为 3.7 次，3 年为 4.1 次，4 年为 5.3 次，5 年为 7.7 次；规培的最后一年 99%的住院医师至少有 1 次针扎史。半数住院医师有高危病人（有 HIV、HBV、HCV 或注射吸毒史的病人）的血液暴露史。未上报的最常见理由是"没有时间"。然而，保护自己免于感染传染性疾病不但对外科规培人员自己，对他们的家庭及他们今后的病人都有好处。

（施鸿舟　译）

参 考 文 献

1. Anonymous. Hepatitis C virus transmission from health care worker to patient. *CDC Weekly*. 1995；5：121.

2. Esteban JI，Gomez J，Martell M，et al. Transmission of hepatitis C virus by a cardiac surgeon. *N Eng J Med*. 1996；334（9）：555-560.

3. CDC. Recommendations for identification and public health management of persons with chronic hepatitis B virus infection. *MMWR*. 2008；57. No. RR-8.

4. Update CDC. Human immunodeficiency virus infections in health-care workers exposed to blood of infected patients. *MMWR*. 1987；36：285-289.

5. CDC. Updated CDC recommendations for the management of hepatitis B virus-infected health-care providers and students. *MMWR*. 2012；61. No. RR-3.

6. Jaffray CE，Flint LM. Blood-borne viral diseases and the surgeon. *Curr Probl Surg*. 2003；40（4）：195-251.

7. Fry DE. Occupational blood-borne diseases in surgery. *Am J Surg*. 2005；190（2）：249-254.

8. Bell DM. Occupational risk of human immunodeficiency virus infection in healthcare workers：an overview. *Am J Med*. 1997；102（suppl 5B）：81S-85S.

9. Dodd RY，Notari EP，Stramer SL. Current prevalence and incidence of infectious disease markers and estimated window-period risk in the American Red Cross blood donor population. *Transfusion*. 2002；42（8）：975-979.

10. Mast EE，Weinbaum CM，Fiore AE，et al. A comprehensive immunization strategy to eliminate transmission of hepatitis B virus infection in the United States：recommendations of the Advisory Committee on Immunization Practices（ACIP）Part II：immunization of adults. *MMWR Recomm Rep*. 2006；55（RR-16）：1-33.

11. Weiss ES，Makary MA，Wang T，et al. Prevalence of blood-borne pathogens in an urban，university-based general surgical practice. *Ann Surg*. 2005；241（5）：803-807. discussion 807-809.

12. Klein HG，Spahn DR，Carson JL. Red blood cell transfusion in clinical practice.

Lancet. 2007; 370 (9585): 415-426.

13. Allain JP, Stramer SL, Carneiro-Proietti AB, et al. Transfusion-transmitted infectious diseases. *Biologicals*. 2009; 37 (2): 71-77.

14. Goodnough LT. Risks of blood transfusion. *Anesthesiol Clin North America*. 2005; 23 (2): 241-252.

15. Makary MA, Al-Attar A, Holzmueller CG, et al. Needlestick injuries among surgeons in training. *N Engl J Med*. 2007; 356 (26): 2693-2699.

16. Kuehnert MJ, Roth VR, Haley NR, et al. Transfusion-transmitted bacterial infection in the united States, 1998 through 2000. *Transfusion*. 2001; 41 (12): 1493-1499.

17. Recommendations for prevention and control of hepatitis c virus(HCV)infection and HCV-related chronic disease. *MMWR Recomm Rep*. 1998; 47 (RR-19): 1-39.

18. Barrie PS, Patchen Dellinger E, Dougherty SH, et al. Assessment of hepatitis B virus immunization status among North American surgeons. *Arch Surg*. 1994; 129 (1): 27-32.

19. Puro V, Petrosillo N. Italian Study Group on Occupational Risk of HIV and Other Bloodborne Infections. Risk of hepatitis C seroconversion after occupational exposure in health care workers. *Am J Infect Control*. 1995; 23 (5): 273-277.

20. Gershon RR, Sherman M, Mitchell C, et al. Prevalence and risk factors for bloodborne exposure and infection in correctional healthcare workers. *Infect Control Hosp Epidemiol*. 2007; 28 (1): 24-30.

21. Koff RS. Hepatitis A, hepatitis B, and combination hepatitis vaccines for immunoprophylaxis: an update. *Dig Dis Sci*. 2002; 47 (6): 1183-1194.

22. Dodd RY, Notari EP, Stramer SL. Current prevalence and incidence of infectious disease markers and estimated window-period risk in the American Red Cross blood donor population. *Transfusion*. 2002; 42 (8): 975-979.

23. Eubanks S, Newman L, Lucas G. Reduction of HIV transmission during laparoscopic procedures. *Surg Laparosc Endosc*. 1993; 3 (1): 2-5.

24. Marasco S, Woods S. The risk of eye splash injuries in surgery. *Aust N Z J Surg*. 1998; 68 (11): 785-787.

25. Stramer SL, Glynn SA, Kleinman SH, et al. Detection of HIV-1 and HCV infections among antibody-negative blood donors by nucleic acid-amplification testing. *N Eng J Med*. 2004; 351 (8): 760-768.

26. United States Public Health Service. Updated U.S. Public Health Service guidelines for the management of occupational exposures to HBV, HCV, and HIV and recommendations for postexposure prophylaxis. *MMWR Recomm Rep*. 2001; 50 (No. RR-11): 1-52.

27. Wasley AM, Kruszon-Moran D, Kuhnert WL, et al. The prevalence of hepatitis B virus infection in the United States in the era of vaccination. *J Infect Dis*. 2010; 202 (2): 192-201.

28. WHO Global database on blood safety 2012.

第15章 脓 毒 症

M. Kelley Bullard，*MD*

1. 什么是脓毒症？

脓毒症是机体针对感染的一种强烈免疫反应。这种全身反应可以伴有低血压，可以导致急性器官功能障碍。

2. 什么是脓毒症（感染性）休克？

脓毒症休克是指病人因脓毒症发生低血压，虽然做了恰当的液体复苏，但是，病人的低血压依旧持续。脓毒症休克病人会有低灌注迹象，如意识状态改变、低氧血症、酸中毒、血乳酸增高、心率快和少尿。

3. 脓毒症在什么时候会变为脓毒症休克？

当脓毒症病人出现低血压时（平均动脉压＜70 mmHg 或者收缩压＜90 mmHg）会变为脓毒症休克。

4. 脓毒症与全身性感染有何区别？

全身性感染是指细菌或真菌等病原体已经进入血流。脓毒症是指免疫反应失衡导致全身低灌注，继而出现脏器功能障碍。在对感染发生反应时，人体的促炎介质与抗炎介质通常处于平衡状态。当这种平衡被另一种伤害所打破，或者促炎反应上调，"炎症介质巨浪，或细胞因子风暴"就导致血管扩张性休克（vasodilatory shock）、全身乏氧、细胞损伤和脏器功能障碍。

5. 为什么有些脓毒症休克病人的四肢是温暖的？

脓毒症休克早期的低灌注是因为炎性介质（如一氧化氮、组胺及许多其他炎性介质）所致的血管扩张。因此，在脓毒症休克的早期阶段，病人的四肢可以是温暖的，原因是血液在外周的分布异常。如果在脓毒症休克状态的后期出现四肢温暖就很难解释，因为此时血管内容量因微血管渗漏丢失进入第三间隙。

6. 在脓毒症休克的处理中，优先处理措施是什么？

优先处理措施是让病人的情况稳定（A、B、C）①和诊断。在核实病人的气道和呼吸没问题后，下一步优先处理项目就是建立血管通路，开始积极容量复苏。在容量复苏的起始阶段，可以通过测定基础乳酸值指导容量复苏。立即使用广谱抗生素，要在使用广谱抗生素之前做血培养，并且要尽早做。在认识到脓毒症后 45 分钟内未能做血培养的病人，应该立即用广谱抗生素，不得再拖延。抗生素的输入每拖延 1 小时，病人的病死率增加 4%。

7. 什么是早期目标导向治疗？

早期目标导向治疗（early goal directed therapy，EGDT）是在病人就诊时诊断和治疗脓毒症的一种标准流程方法。该理念是 10 多年前提出的，起初的数据表明，与"常规治疗"相比，按 EGDT 规约处理组的病死率有显著下降。有充分的理由认为，在过去的 10 年中"常规治疗"已经受到了 EGDT 的影响。如今，这种病人的"常规治疗"是积极容量复苏，外加对 EGDT 规约稍作调整。由于常规治疗的变动，后来针对 EGDT 规约（及其内容细节）与常规治疗的对比临床研究发现病死率下降不明显，因而得出 EGDT 规约无获益的结论。如今，人们对为何必须严格遵循 EGDT 规约方面依旧存在某种程度的争议。虽然有争议，但是，人们都同意：早期容量复苏、抗生素、升压药支持和感染源头控制依旧是脓毒症病人治疗的基石。

8. 每位菌血症病人都有脓毒症吗？

不是。血培养阴性的病人可能存在全身炎症状态。重症脓毒症是在感染启动强烈炎症反应使终末器官②的灌注受损。单独的菌血症不会引起这种全身失代偿。在病人每况愈下局面中起作用的其实是机体的免疫反应，是它导致了灌注失常和后续的多系统脏器衰竭。

---

①译者注：A 是指气道，B 是指呼吸，C 是指循环。

②译者注：终末器官（end-organ）又称靶器官（target organ），通常是指循环灌注的重要器官（如心脏、肾脏、脑、眼）。高血压、低血压或低容量血症未能控制就造成这些器官的持续性损害。

9. 在给脓毒症病人做液体复苏时，需要输多少量才算"够"？

早期液体复苏的目标是中心静脉压 8～12 cmH$_2$O。中心静脉压达到了这一范围后，就可以给予升压药物，目标是平均动脉压（mean arterial pressure，MAP）≥65 mmHg。

10. 在感染性休克时，首选哪种升压药？

在感染性休克，去甲肾上腺素兼有 α 肾上腺素能（血管收缩剂）和 β 肾上腺素能（正性肌力剂）作用。前瞻性临床研究表明，与多巴胺相比，去甲肾上腺素不太容易引起心律失常，因此脓毒症指南把它作为一线血管活性药物推荐用于脓毒症相关性低血压的治疗。

11. 什么是全身炎症反应综合征？

全身炎症反应综合征（systemic inflammat- ory response syndrome，SIRS）的定义是达到下列标准中的 2 项：

- 发热＞38℃，或低体温＜36℃。
- 心动过速＞90 次/分。
- 呼吸急促＞20 次/分。
- 白细胞增多＞12×10^9/L，或白细胞减少＜4×10^9/L。

12. 脓毒症的严重程度与细菌量或细菌类型有关吗？

关系不大，脓毒症的严重程度与机体的免疫反应关系更大一些。单独的暴发性炎症反应就可以进展至多脏器功能障碍、脏器衰竭和死亡。

13. 脓毒症还分不同类型吗？

脓毒症的严重程度是一连串轻重不同连续数据。脓毒症的定义是伴有 SIRS 表现的感染。重症脓毒症的定义是感染 + SIRS + 相关脏器功能障碍。感染"星星之火"可以是任何局灶性的脏器感染灶。肺炎是脓毒症最常见的源头，不过，尿路脓毒病和外科疾病（如内脏穿孔、脓肿、憩室炎、胆管炎等）也会导致重症脓毒症。脓毒症的严重程度与机体免疫反应的强烈程度和失衡程度有关，与最初感染的特定种类或部位无关。

14. 有办法能预测脓毒症病人能否存活吗？

序贯器官衰竭评分（sequential organ failure assessment score，SOFA 评分）是通过评估 6 个器官系统[肺、脑、肝、肾、血液学（血小板）和血流动力学]功能障碍的程度来预测病死率。

15. 何谓源头控制？

源头控制这一术语描述的是找到感染的位置，并去除，如引流腹内脓肿、治疗肺炎。外科源头控制举例见表 15-1。

表 15-1　外科疾病源头控制举例

病源	源头控制举例
十二指肠溃疡穿孔	Graham 大网膜补片修补
憩室炎	经皮脓肿引流术，或部分结肠切除、结肠转流术
胆囊炎	胆囊造瘘术或胆囊切除术
胆管炎	内镜下括约肌切开加内支架置入术，或经皮肝穿刺胆管引流
阑尾炎	经皮引流或阑尾切除术

要诀：脓毒症

1. 脓毒症是在人体存在感染时由免疫系统导致的。
2. 在脓毒症的治疗中，重中之重是 A、B、C 和液体复苏。
3. 早期使用抗生素可以降低病死率。
4. 继发于感染的严重炎症反应称为脓毒症，而继发于非感染性损害的严重炎症反应称为全身炎症反应综合征（systemic inflammatory response syndrome，SIRS）。
5. 在脓毒症的治疗中，要尽早以 CVP 和 MAP 为靶目标优化终末器官的灌注。

（施鸿舟　译）

参 考 文 献

1. Dellinger RP，Levy MM，Rhodes A，et al. Surviving sepsis campaign：international guidelines for management of severe sepsis and septic shock：2012.

Crit Care Med. 2013；41（2）：580-637.

2. ARISE Investigators，ANZICS Clinical Trials. Group goal-directed resuscitation for patients with early septic shock. *N Eng J Med.* 2014；371（16）：1496-1506.

3. Angus DC，van der Poll T. Severe sepsis and septic shock. *N Eng J Med.* 2013；369（9）：840-851.

4. The ProCESS Investigators. A randomized trial of protocol-base care for early septic shock. *N Eng J Med.* 2014；370（18）：1683-1693.

5. Hotchkiss RS，Karl IE. The pathophysiology and treatment of sepsis. *N Eng J Med.* 2003；348（2）：138-150.

第16章 体质虚弱

Douglas M. Overbey，*MD*，*Thomas N. Robinson*，*MD*，*MS*

1. 何谓老年病人？

"老年病学"最好的诠释是提升老年人健康的学问。从何年龄开始按老年病处理，尚无特定的年龄划定。联合国的老年人数字标准是 60 岁以上，大多数发达国家采用的是 65 岁。如今，在美国 15% 的人口在 65 岁以上，这组人群消耗了约 40% 的医疗资源。

2. 老年病人在生理方面有何与众不同之处？

老年人的生理储备比较弱，在应激状态下维持内环境稳定的能力也比较差。有时，人们将这种内在的脆弱性称为**体质虚弱**。

3. 何谓年龄预期寿命？

随着年龄增加女性的预期寿命比男性长，一般长 0～3 年。以 65 岁时第 50 百分位数的预期寿命来讲，男性是 17 年，女性是 20 年；在 80 岁时，男性是 8 年，女性是 10 年。

4. 老年人群死亡的常见原因有哪些？

体质虚弱、癌症、器官衰竭和晚期痴呆症。

5. 何谓体质虚弱？

体质虚弱是一种与年龄相关的、多维的低生理储备状态，结果导致体力和精力的恢复能力减弱、适应能力丧失及在面对应激因子时脆弱性增加。按照定义，体质虚弱多伴有医疗结局不理想和残疾。

6. 体质虚弱和衰老的病理生理是什么？

在临床上，体质虚弱的生物特征包括基因组不稳、端粒损耗、表观遗传学改变、蛋白质稳态丧失、营养素感应失调、线粒体功能障碍、细胞衰老、干细胞耗竭和细胞间通讯改变。

7. 为什么要把体质虚弱当一回事？

体质虚弱是需要求医的最危重的问题之一，因为它与医疗结局不良的关系密切。体质虚弱的老人在手术后处于跌倒、能力丧失、谵妄、认知衰退、医源性并发症、孤独不合群和死亡的最高风险之中。

8. 何谓综合（全面）老年评估？

综合（全面）老年评估是一种多学科、多维评估方法，目标是界定老年人是否存在高危健康特征，据此为病人制订个体化的干预计划。综合（全面）老年评估经常评估的临床特征包括体能状态、出行情况、内科合并症、认知、心理状态、社会支持、营养状态和病人的医疗史回顾。依据综合（全面）老年评估推荐的干预意见一般均由多学科团队来实施。

9. 如何评估体质虚弱？

尚无单一的方法检测体质虚弱。文献中介绍的方法有多种，应该根据临床情况选择性地采用。体质虚弱的常用检测工具如下：

a. 缺陷累积体质虚弱评估（deficit accumulation frailty assessment）是指与综合（全面）老年评估（参见本章问题 8）一样对评估中发现的异常特征叠加，并把腹部特征增多看作等同于健康风险增加。

b. **体质虚弱**评估量表是通过评估疲劳、体力和精力恢复能力、走动、疾病和消瘦情况来实现的。

c. **体质虚弱**的生物学（又称"表型"）测量方法是评估步行速度、抓握力、疲劳、消瘦和活动等级。

d. 简短单项评估可以对体质虚弱做快速正确筛查，包括起立-行走计时测试评分［起身后步行 10 ft（3 m）再返回转身坐下的总耗时］和步态速度。

10. 在围手术期，体质虚弱有何意义？

体质虚弱在老年病人预示术后结局不良。与基线体质虚弱相关的不良结局包括 30 天死亡率、1 年死亡率、严重并发症发生率、住院时间延长及出院后入住专业护理机构（postdischarge institutionalization）的需求增加。

11. 如何对待体质虚弱的病人？

要告诫体质虚弱的病人及其家属该病人术后不良并发症的风险会增加，可能会出现体能降低，导致出院后需要入住专业护理机构。在择期手术前，可以让病人做一些术前训练，目的是降低外科手术风险。术前训练、术中改良和术后医疗都可以用来创建一种以病人为中心的现实主义的治疗计划。

12. 何谓术前训练？

术前训练是指利用诊断与手术之间的间隔时间进行干预，干预的目的是改变和提升外科手术结局。术前训练项目可以是单项，也可以是多项。常用单项术前训练规约是术前运动锻炼训练计划，以提升肌肉力量和肌肉的耐久力，目标是降低术后体能衰退发生率。多模式物理治疗计划包括运动锻炼和（或）理疗、营养干预、缓解焦虑、用药重整[①]和对合并症进行病情优化。

13. 老年病人的术后过程有何特点（与众不同）？

提高老年住院病人医疗质量的循证临床路径。提升老年住院病人医疗质量的三大医疗护理路径：用早期物理治疗增加病人的体能贮备，通过环境支持预案（environmental supportive protocols）预防谵妄，以及医疗变更策划（care transition planning）。

14. 何谓谵妄？

过去人们对谵妄的定义是病人意识水平有波动。DSM-5的定义是病人对环境的注意力和定向力紊乱。这种紊乱一定发生在生理应激之后，在短时间内形成，是在基线水平上的急性变化。

15. 谵妄需要与哪些情况作鉴别诊断？

谵妄需要与痴呆、代谢性脑病或感染性脑病、脑血管意外、酒精戒断或物质戒断、以及抑郁症作鉴别诊断。

---

①译者注：用药重整（medication reconciliation）是指将病人当下服用的所有药物与新医嘱中开具的药物进行比较并重新整合的过程，相当于"重整医嘱"。

16. 如何诊断谵妄?

意识模糊评定量表(confusion assessment method,CAM)是通过语言筛查判断病人是否存在意识状态急性改变或波动、注意力不集中(inattention)及思维紊乱(disorganized thinking)或意识水平改变。

17. 谵妄的发病率是多少?

谵妄的发病率在 15%~53%,是老年人最常见的术后并发症。在大手术后需要入 ICU 医疗的病人,谵妄的发病率最高(发病率高达 80%)。一般都在术后最初 2 天内出现谵妄。

18. 谵妄运动亚型有哪几种?

谵妄根据其表现可以分为 3 种运动亚型:高活动(多动)型、低活动(少动)型和混合型。Richmond 躁动镇静评分量表(richmond agitation and sedation scale,RASS)是对镇静水平的定量描述:阳性是躁动(高活动型),阴性是镇静(低活动型),波动是指具有躁动与镇静成分(混合型)。低活动型亚型谵妄最常见的情况是未能被医生识别。低活动型亚型谵妄容易出现远期结局不良,6 个月的病死率为 30%。

19. 谵妄发生的可能病理生理机制是什么?

在谵妄的发生中起重要和主要作用的是中枢神经系统的神经传导改变(原因是血清 5-羟色胺、褪黑素和乙酰胆碱的波动)。乙酰胆碱合成减少或抗乙酰胆碱活性增高与意识模糊直接相关。谵妄是一种全脑皮质和皮质下功能紊乱,脑电图改变包括后 α 节律优势减慢和异常慢波活动。

20. 谵妄的术前、术中和术后危险因素有哪些?

术前:年迈、认知障碍(cognitive impairment)、体能损害(functional impairment)、抑郁、使用精神药品、视力或听力障碍、酗酒、前驱谵妄(prior delirium)、低白蛋白血症。

术中:低血压、输血多、大手术、麻醉时间长。

术后:感染、乏氧、物质戒断(substance withdrawal)、成瘾性镇痛药的使用、药物不良作用、贫血、电解质紊乱、镇痛不足、恢复精力的睡眠缺乏。

21. 有哪些用药会引起谵妄？

所有抗胆碱能药、三环类抗抑郁药、苯二氮䓬类药、皮质类固醇、H_2 受体拮抗剂、哌替啶和镇静催眠药。

22. 预防和治疗谵妄的非药物性干预措施有哪些？

谵妄的非药物性预防措施包括早期活动、再定向（reorientation）、改善睡眠-觉醒周期、家人陪伴和提供助感器（包括助听器和眼镜）。感觉遮蔽（sensory masking，如眼部贴膜和耳塞）可以将谵妄风险减少，最多可降低 45%。

23. 疼痛会引起谵妄吗？

术前疼痛和术后阶段镇痛不当都与谵妄的形成有关。此外，大剂量的阿片类药物也与术后谵妄风险增加有关。这凸显了非成瘾性辅助镇痛和多模式镇痛的重要性。

24. 谵妄的药物干预措施有哪些？

谵妄的首选干预措施应该是非药物性措施，同时做疼痛评估。高活动型谵妄可以进展并出现躁动和攻击行为，常用的干预性药物是氟哌啶醇和第二代抗精神病药，以及以非苯二氮䓬类药物为主要成分的镇静剂（右美托咪定或丙泊酚）。

25. 谵妄的结局是什么？

发生术后谵妄的病人容易出现下列结局：并发症发生率增加、住院时间延长、健康状况全面下降、远期神经认知下降、入住专业护理机构（institutionalization）及死亡。

26. 谵妄与痴呆（重度神经认知障碍）有何不同？

痴呆是与既往情况相比一种心理功能的长期低迷。以往的定义把记忆障碍作为一项标志，不过，记忆障碍可能不是最早受影响的一方面。根据认知下降的程度（大幅度还是轻微）及认知障碍是否影响病人的独立，可以将神经认知障碍分为重度和轻度两类。

27. 如何筛查痴呆？

简易认知评估量表（Mini-Cog）测试包含 3 词听记、画钟和 3 词复述三步[①]。该试验常用于认知障碍的术前筛查。

28. 痴呆的病因有哪些?

在痴呆病人中,阿尔茨海默病>60%。其他进展性失智症包括血管性痴呆、路易体痴呆和额颞痴呆。可逆性病因(如药物中毒、代谢变化、甲状腺疾病、颅内出血或正常压力性脑积水)在失智症病因中所占的比例<5%。

29. 老年抑郁症有何特点?

老年抑郁症通常都未能得到诊断。体弱多病的老年人出现乏力和萎靡是常事,从而增加了重度抑郁症诊断的难度。对这些病人可以考虑做病人健康问卷 2(patient health questionnaire 2,PHQ-2)测试,该试验需要了解近 2 周内病人出现情绪低落(抑郁或无望)和乐趣缺乏的频度。

30. 何谓 Beers 不适当用药目录?

Beers 不适当用药目录列出了老年人使用药物时可能出现高概率不良事件的药物。在老年人使用药物时可能发生"不适当用药"事件的药品目录已经得到了广泛认同,因此,在对老年病人处方这些药物时应该慎重考虑。在 Beers 不适当用药目录中,在围手术期通常需要注意避免处方的药物是哌替啶(度冷丁)、丙氧芬(达尔丰)、吲哚美辛(消炎痛)、喷他佐辛(镇痛新)、酮咯酸(痛力克)、西咪替丁(甲氰咪胍,泰胃美)、雷尼替丁(善胃得)、东莨菪碱、异丙嗪(非那根)、胺苯环庚烯(环苯扎林)和苯二氮䓬类药物。

31. 老年病人有哪些跌倒风险?

跌倒的风险有多种,如病人自身体质的缺陷(自制力差、平衡能力差、虚弱无力、感觉障碍)、用药和环境(打滑的袜子、SCD 管道[②]或静脉输液管道的绊绕)。跌倒风险评估包括病

[①]译者注:3 个词(如地球、河流、树木)一个都记不住为 0 分,定为痴呆。3 个词全部记住为 3 分,没有痴呆。3 个词记住 1~2 个,为 1~2 分;画钟试验正确,认知功能正常;画钟试验不正确,认知功能缺损。

[②]译者注:SCD 在这里很可能是 seqential compression device(序贯加压装置)的英文首字母缩略词。

史、排尿异常、制动和认知障碍。

32. 虐待老年人的类型有哪些?

不幸的是,虐待老年人和怠慢老年人的情况屡见不鲜,每年上报至管理部门约 500 000 起,未上报的更多。虐待老年人的类型包括遗弃、肉体虐待、经济剥夺、怠慢和精神折磨。诊断取决于高度的警惕性及关注老年人与其护理人员之间的交互关系。

要诀: 体质虚弱

1. 老年人群在生理上不同于成年人,在术前需要另加体质虚弱评估。
2. 体质虚弱是一个描述老年人生理脆弱的术语。对体质虚弱做定量评估有助于优化病人的围手术期结局。
3. 谵妄是老年病人最常见的术后并发症。对处于术后阶段的老年病人,谵妄预防规约必不可少。

网址

- http://www.americangeriatrics.org/
- http://www.facs.org/~/media/files/quality%20programs/geriatric/acs%20nsqip%20geriatric%202016%20guidelines.ashx
- https://www.facs.org/quality-programs/acs-nsqip/geriatric-periop-guideline

(施鸿舟 译)

参 考 文 献

1. Robinson TN, Eiseman B, Wallace JI, et al. Redefining geriatric preoperative assessment using frailty, disability and co-morbidity. *Ann Surg*. 2009; 250 (3): 449-455.

2. American Geriatrics Society Expert Panel on Postoperative Delirium in Older Adults. American Geriatrics Society abstracted clinical practice guideline for postoperative delirium in older adults. *J Am Geriatr Soc*. 2015; 63 (1): 142-150.

3. Robinson TN, Walston JD, Brummel NE, et al. Frailty for Surgeons: review of a National Institute on Aging Conference on Frailty for Specialists. *J Am Coll Surg*. 2015; 221 (6): 1083-1092.

4. Chow WB, Rosenthal RA, Merkow RP, et al. Optimal preoperative assessment

of the geriatric surgical patient: a best practices guideline from the American College of Surgeons National Surgical Quality Improvement Program and the American Geriatrics Society. *J Am Coll Surg.* 2012; 215 (4): 453-466.

5. Leung JM, Dzankic S. Relative importance of preoperative health status versus intraoperative factors in predicting postoperative adverse outcomes in geriatric surgical patients. *J Am Geriatr Soc.* 2001; 49 (8): 1080-1085.

6. Mohanty S, Rosenthal RA, Russell MM, et al. Optimal perioperative management of the geriatric patient: a best practices guideline from the American College of Surgeons NSQIP and the American Geriatrics Society. *J Am Coll Surg.* 2016; 222 (5): 930-947.

7. AGS/NIA Delirium Conference Writing Group. Planning Committee and Faculty. The American Geriatrics Society/National Institute on Aging Bedside-to-Bench Conference: Research Agenda on Delirium in Older Adults. *J Am Geriatr Soc.* 2015; 63 (5): 843-852.

8. Fick DM, Semla TP. 2012 American Geriatrics Society Beers Criteria: new year, new criteria, new perspective. *J Am Geriatr Soc.* 2012; 60 (4): 614-615.

第二篇

创　伤

第17章 初 期 评 估

David J. Skarupa，MD，FACS，

Marie Crandall，MD，MPH，FACS

1. 创伤病人的初期评估的主要内容是什么？

创伤病人初期评估的主要内容是初次筛查加复苏、初次筛查辅助检查、二次筛查、依据需要做再评估和转送至确定性医疗中心（如果有必要）。

2. 初次筛查的目的是什么？

初次筛查的目的是通过一种标准的、重现性良好的方法（如高级创伤生命支持，ATLS）找出并处理有生命威胁的损伤。

3. 初次筛查包含哪些内容？

初次筛查的内容可以简单地记作 A、B、C、D、E。A—气道（airway）：将颈椎固定于一条直线位下的气道管理；B—呼吸（breathing）：对氧合和通气进行评估和处理；C—循环（circulation）：评估大动脉搏动（股动脉、颈动脉），用粗针（14 g或 16 g）在上肢建立外周静脉通路（2 条），止血；D—神经系统状态（disability）：扼要的神经学检查——Glasgow 昏迷评分（Glasgow coma scale，GCS）、瞳孔检查和单侧定位体征；E—暴露和环境控制（exposure and environmental control）：充分暴露、保持体温。

4. 评估气道最快的方法是什么？

评估气道最快的方法是询问病人的姓名或创伤发生的缘由。如果病人能用正常声音清晰准确地回答，提示气道通畅，至少当下是通畅的。

5. 创伤病人上呼吸道梗阻有哪些原因？

创伤病人上呼吸道梗阻的主要原因有舌（由于直接损伤或反应迟钝）、血块、松动的牙齿或义齿、呕吐物及软组织水肿所致梗阻。

6. 处理气道阻塞的最初手法是什么?

开放阻塞气道的最初手法是摆放头部位置(如举颏或托下颌,就是将下颌骨和舌前移,从而开放气道)、做负压吸引清除口咽部碎物(优化气道的通畅性)和用口咽导气管或鼻咽导气管开放气道。

7. 确定性气道的适应证有哪些?

确定性气道(definitive airway)的适应证包括无呼吸、丧失气道保护能力(创伤性脑损伤或醉酒)、组织缺氧、通气不足或通气过度、休克、需要做深度镇静(外科手术或脱臼复位)及为了便于对不安全病人或极度躁动病人做安全的检查和处置。

8. 何谓确定性气道?

确定性气道是在声带水平以下的气道内留一根带有膨胀套囊的管子。这根管子必须连接氧源,并固定在位。

9. 确定性气道的范例有哪些?

确定性气道包括气管内插管和外科气道。

10. 确定性气道的种类有哪些? 按优先顺序列出?

确定性气道有两类:经口气管插管和外科气道(环甲膜切开术)。

11. 外科气道的适应证有哪些?

凡无法成功实施经口气管插管者、颌面部广泛创伤者和颈前部高危创伤者都是外科气道的适应证。

12. 外科气道的禁忌证有哪些?

外科气道的禁忌证:喉部直接创伤、怀疑有气管破裂及年龄<12 岁的小儿(考虑环状软骨穿刺术或气管造瘘术)。

13. 会即刻威胁创伤病人生命的呼吸问题是什么?

张力性气胸是一种会立即威胁创伤病人生命的呼吸问题。张力性气胸是一种梗阻性休克。张力性气胸的体格检查所见是病侧胸部呼吸音消失、叩诊高鼓音、颈静脉怒张和气管向健侧偏移。院前处理最常用的手法是用一根 8 cm 长的针在腋中线第 5 肋间或锁骨中线第 2 肋间做针刺减压。如果病人已经入院，可以在第 5 肋间或乳房下皱褶水平做手指胸腔引流，紧跟着做胸膜腔置管引流。

开放性气胸（又称吸气性胸壁伤口）是另一种会立即威胁创伤病人生命的呼吸问题。当胸壁伤口与胸膜腔相通、伤口大小超过气管直径的 2/3 时，就形成了开放性气胸。空气总是沿阻力最低的通路流动，倘若伤口超过了气管直径的 2/3，在每次呼吸时，空气通过胸壁伤口进出就比通过气管进出更容易。开放性气胸的院前处理方法是用一块敷料盖住伤口，将该敷料的 3 个边封住。在创伤中心，这种病人的处理方法是向伤口内插入一根胸管，再加盖一块封闭敷料（如果有可能），然后将病人转送至手术室做确定性处理。

连枷胸是一种呼吸问题，其定义是 3 根或 3 根以上毗邻肋骨都存在 2 处或 2 处以上骨折。这种情况导致随呼吸动作的胸壁反常运动，并且通常伴有潜在的肺挫伤。最初的治疗包括胸膜腔置管引流、镇痛和肌肉松弛剂。这类病人有可能需要气管插管。

单纯性气胸在检查时可以有病侧呼吸音减弱和组织缺氧。治疗方法是胸膜腔置管引流。

大量血胸通常因为出血伴有生理改变（如低血压或休克），大量血胸的定义是胸膜腔积血 > 1500 ml。由于血液占据了胸膜腔的空间妨碍肺完全膨胀，导致氧合和通气降低。体格检查时，叩诊病人的胸部为浊音，听诊呼吸音减弱。在做胸膜腔置管引流后一般都能确诊。谨慎的方法是将胸膜腔引流管插入水封瓶的液面下让胸腔内的积血自动流出。大量血胸的确定性治疗是做胸膜腔探查（剖胸手术或电视辅助胸腔镜手术）进行止血并清空胸膜腔的。病人通常还需要输血。

14. 评估创伤病人循环状态有哪些简易方法可采用？

评估创伤病人循环状态的简易方法有下列 4 种：

a. 意识状态（意识机警、对语言有反应、对疼痛刺激有反应、无反应）。

b. 皮肤灌注情况（红润/温暖还是苍白/厥冷）。

c. 血流动力学指标[血压（BP）、心率（heart rate，HR）和呼吸频率（respiratory rate，RR）]。

d. 收缩压的粗略估计

   i. 桡动脉扪及搏动提示血压＞80 mmHg；

   ii. 股动脉扪及搏动提示血压＞70 mmHg；

   iii. 颈动脉扪及搏动提示血压＞60 mmHg。

15. 初步止血手法有哪几种？

初步止血手法依出血的部位而异。四肢出血的止血方法可以采用直接压迫法，也可以在伤肢损伤部位的近侧扎一条止血带。在无法压迫的部位（如颈部或腋部）出血，可以将一根粗的 Foley 导尿管插入伤口内，充入生理盐水膨胀球囊压迫止血。对骨盆骨折出血，可以用一条床单或商品化的骨盆固定带减少骨折片移动。长骨骨折的复位和固定也有助于减少出血。

16. 在成人和儿童创伤，创建静脉通路首选哪些部位和种类？

成人静脉通路首选种类是两种大口径管道（14 g 或 16 g），在上肢（前臂或肘窝）建立外周静脉通路。如果外周静脉通路的建立有难度，可以做骨髓腔插管，首选插管部位是肱骨头，也可以选择紧靠胫骨结节下方在胫骨的前内侧置管（如 8 F Cordis）。首选的中心静脉通路是锁骨下静脉、股静脉，最后是颈内静脉。静脉切开是最后一招。

在年龄＜6 岁的儿童，静脉通路首选种类与成人相仿。最好用大口径管道建立外周静脉通路，置管部位应该选择在肘窝或踝部的大隐静脉。其次的选择是紧靠胫骨结节下方在胫骨前内侧或者在股骨远端做骨髓腔穿刺插管。婴幼儿用 18 g，儿童用 15 g。中心静脉通路首选股静脉，最后一招是静脉切开。

17. 起初的液体复苏首选哪种液体？

先用乳酸钠林格液做液体复苏，成人先输 1 L，儿童（＜40 kg）先按 20 ml/kg 输入。"控制性复苏""平衡复苏""低压复苏"和"允许性低血压"等概念都是指对神志清醒的病人在活动出血得到控制前，要限制晶体液的输入量。此外，在有些出血性休克病人，基本不能输入晶体液。血和血制品要早期使用。

18. 心脏压塞的病理生理是什么？

心脏压塞在病理生理上属于梗阻性休克范畴。这种情况最常见于穿入性创伤后。心包积液（积血）压迫心肌，妨碍心脏的舒张期充盈。心肌需要对抗梗阻,病人会发生心源性休克。心脏压塞病理生理造成的临床体征是颈静脉怒张、心音遥远和低血压,合称为贝克三联征(Beck 三联征)。此外,还可以发现外周脉搏异常,称为奇脉。出现奇脉的原因是在吸气时收缩压下降>10 mmHg。桡动脉、肱动脉或股动脉搏动即刻变弱或消失。在呼气时因静脉压升高造成的颈静脉怒张称为库斯莫尔征(Kussmaul 征)[①]。舒张期中心静脉压过度下跌称为 Friedreich征。确定性治疗是采用胸骨切开或前外侧开胸法清空心包内的积血,修补心肌。临时应对措施是心包穿刺放血。留一根可弯曲的导管连接一个三通接头,以便根据病人的生理状况需求多次做心包放血,同时将病人转去做确定性治疗。

19. 何谓格拉斯哥昏迷评分,如何测定?

在创伤性脑损伤(traumatic brain injury,TBI)后,格拉斯哥昏迷评分(Glasgow coma scale,GCS)是一种常用的对病人的意识状态进行评分的方法。GCS 由下列变量组成:

- 静眼反应,分值为 1～4 分。
- 运动反应,分值为 1～6 分。
- 语言反应,分值为 1～5 分。

三个反应的分值相加,最低分值是 3 分;最高分值是 15分。如果病人有气管插管,最高分值就是 11T(T = intubated)。如果病人有瘫痪(paralysis),记作 P(如 GCS 3TP)。

GCS 有助于进一步将脑损伤的严重程度分为下列三类:

- 轻度 TBI:13～15 分。
- 中度 TBI:9～12 分。
- 重度 TBI:3～8 分。

20. 初次筛查辅助检查项目有哪些?

初次筛查辅助检查项目有:

- 心电图。
- 导尿管和鼻-胃管。
- 动脉血气分析。

---

①译者注:库斯莫尔征(Kussmaul 征)还可以见于缩窄性心包炎及纵隔肿瘤。

- 生命体征——呼吸/呼吸机频率、脉搏血氧饱和度、脉率、血压（血压计袖套要绑在脉搏血氧饱和度测定的对侧肢体上）
- 胸部 X 线检查。
- 骨盆 X 线检查。
- FAST 或 eFAST（译者注：参见问题 21 ）。

如果你有一个庞大团队和多种资源，就可以将这些辅助检查纳入初次筛查。换言之，如果你是孤家寡人，需要"单打独斗"，就只能在初次筛查后按线性方式一步一步做这些辅助检查了。

21. FAST 是什么意思，FAST 检查的目的是什么？

FAST 是腹部创伤超声重点筛查（focused assessment sonography in trauma）的英文首字母缩略词。它要求用超声检查四大视像：心脏区域（剑突下四腔室方位或胸骨旁长轴方位）、右上腹（看 Morrison 窝——位于肝脏与肾脏之间的间隙，该间隙是腹腔内最容易有阳性发现的位置）、左上腹和盆腔。在女性，要注意检查 Douglas 窝（在子宫后方，又称直肠子宫陷凹）。

扩展 FAST（extended FAST，eFAST）要求检查胸膜腔是否存在气胸或血胸，检查腹膜腔和心包腔是否存在积血。eFAST 的目的是探测是否存在游离积液。虽然 eFAST 无法甄别出积液的种类，不过，在创伤病人，**应该假设该积液就是积血**，除非有其他证据证实这不是积血。eFAST 与生理变量相结合有助于外科医生拟定决断，到底是应该送手术室还是再做一些辅助检查。

22. FAST 能检出的最少液体量是多少？

FAST 能检出的最少腹腔内积液量约为 200 ml。

23. 何谓 DPA？何谓 DPL？

DPA 是诊断性腹腔穿刺（diagnostic peritoneal aspirate）的英文首字母缩略词，DPL 是诊断性腹腔灌洗（diagnostic peritoneal lavage）的英文首字母缩略词。如今，这两种有创检查的作用越来越有限，它们已经在很大程度上被 FAST 检查所取代。

24. 何谓黄金 1 小时?

R Adams Cowley[1]医生通过在休克方面的大量工作创造了黄金 1 小时这一术语。若希望逆转休克,让病人不发生致死三联征,最初 60 分钟至关重要。创伤是一种需要争分夺秒的疾病——要秣马厉兵,随时准备投入高效工作。

25. 何谓致死三联征?

致死三联征的构成是低体温($<34℃$)、酸中毒($pH<7.35$)和凝血功能障碍。判断凝血功能障碍的临床证据是凝血时间异常、PT/INR 延长或一些比较时髦的检测方法异常,如血栓弹力图(thromboelastography,TEG)或快速血栓弹力图(rapid TEG,rTEG)。

26. 怎样才能学到炉火纯青的初次筛查技巧?

在创伤病人的初次筛查中,欲学到炉火纯青的技巧其第一步是参加美国外科医师协会创伤委员会举办的 ATLS 教程。然后对每例创伤病人都按照该教程进行实践操作。百尺竿头更进一步的技巧可以通过 ATLS 导师课程获取。

---

①译者注:R Adams Cowley(1917 年 7 月 25 日—1991 年 10 月 27 日)不仅是一位美国外科医生而且是急诊医学与休克创伤治疗的先驱,享誉“创伤医学之父”之称。由于在研究人类休克方面的成就,美国授予他 10 万美金奖励(这是美国在该领域的第一次奖励),之后,在 1958 年,他在马里兰大学创建了全美第一个创伤中心。该创伤外科最初只有 2 张病床,后来扩大至 4 张。许多人把这 4 张床称为创伤外科“死亡实验室”。Cowley 是“黄金 1 小时”理念的创造者。在创伤后 60 分钟或更短的时间内做即刻的确定性处理对创伤病人能否存活至关重要。从 1969 年开始,在采用直升机做民用医疗转运方面,他是一位领袖人物,并创建了美国胸外科医生学会。他还是第一个全州 EMS 系统的缔造者,在 1972 年马里兰州长 Mandel 用行政命令将其命名为 MIEMSS(马里兰急救医疗服务系统研究所,Maryland Institute for Emergency Medical Services Systems),1986 年经美国国会通过称为美国国立创伤和 EMS 研究中心,并签署成为法案。他也是最早实施心内直视手术的外科医生之一,并且发明了用名字命名的手术钳和原始起搏器(该起搏器由 Dwight D. Eisenhower 用于临床)。

要诀：初期评估

1. 创伤病人的评估要遵循 ATLS 体系中的 ABCDE，在病人的再评估中要再走一遍同样的程序。

2. 在创伤病人的评估中，要假设每一位伤员都存在颈椎损伤，直至证实没有损伤，也就是说要采用仔细的评估方法来明确颈椎是否存在损伤。

3. 根据损伤类型或病人的神经学检查状态（GCS）创建一种安全气道。

4. 判断病人是否存在休克，根据休克的程度及病人是否伴有凝血功能障碍、低体温和酸中毒征象通过大口径外周静脉通路进行输液、输血或输血浆。

5. 建立中心静脉通路协助血流动力学稳定性的评估。

6. 利用 FAST、DPL 和 CT 扫描评估损伤的范围、对病人进行正确分拣。

（曹欣华　译）

参 考 文 献

1. American College of Surgeons Committee on Trauma. Advanced Trauma Life Support Course. 9th ed. Chicago：American College of Surgeons；2012.

2. Kirkpatrick AW，Sirois M，Laupland KB，et al. Hand-held thoracic sonography for detecting post-traumatic pneumothoraces：the Extended Focused Assessment with Sonography for Trauma（EFAST）. *J Trauma* 2004；57（2）：288-295.

3. Cothren CC，Moore EE. Emergency department thoracotomy. In：Trauma. 6th ed. New York：McGraw Hill；2008.

4. Inaba K，Byerly S，Bush LD，et al. Cervical spine clearance：a Western Association for the Surgery of Trauma m ultiinstitutional trial. *J Trauma Acute Care Surg*. 2016；81（6）：1122-1130.

5. Sperry J，Ochoa J，Gunn S，et al. An FFP：PRBC transfusion ratio of 1：1.5 is associated with a lower risk of mortality after massive transfusion. *J Trauma* 2008；65（5）：986-993.

第18章　创伤后失血性休克

Hunter B. Moore，MD，Ernest E. Moore，MD，FACS

1. 何谓失血性休克?

休克是指心血管系统已不能满足机体的代谢需求和氧需求，出现了细胞损伤。换言之，休克是组织灌注不足，已无法满足组织对氧和营养物质的需求。出血性休克是休克的一种亚型，直接与血液丢失有关，其结果是因循环容量丢失和携氧的红细胞减少导致氧输送下降。大多数因出血的死亡发生在受伤后2小时内。

2. 失血性休克或低血容量性休克的初期处理措施有哪些?

血容量丢失导致回心血的驱动压降低、心室舒张末期容积下降和每搏量下降；最后导致心排血量（cardiac output，CO）降低。因此，这类病人的优先处置措施是：①止血；②恢复循环血量。在创伤病人的初期处置中，ATLS指南强调循环的重要性（C in ABC）。循环处置需要建血管通路，可以是静脉通路，也可以是骨髓腔通路。止血的方法包括直接压迫、四肢扎止血带、骨盆固定带、复苏性主动脉内球囊阻断术（resuscitative endovascular balloon occlusion of the aorta，REBOA）或开胸主动脉夹闭阻断术。

3. 失血性休克的细胞表现是什么?

组织灌注不足导致细胞水平的氧张力下降和正常的氧化磷酸化中断，腺苷三磷酸（adenosine triphosphate，ATP）产生减少。Na^+-K^+ ATP酶功能减弱，细胞无法继续维持细胞膜的极性和完整性，结果细胞的许多重要功能受损。无氧代谢接踵而至导致乳酸产生，出现"阴离子隙"性代谢性酸中毒。这种功能障碍的第一证据是内质网肿胀，紧随其后的是线粒体损害、溶酶体破裂及随着细胞内钠的积聚组织间隙的水进入细胞内。细胞外水分的丢失又加重了血管内容量的不足。

4. 失血性休克的临床表现是什么?

- 心率(heart rate,HR)>110 次/分,但是,严重休克病人可以出现矛盾性的低 HR,服用心脏药物的病人也可以没有 HR 变化。
- 血压(blood pressure,BP)<90 mmHg 在成人一般都看作休克,但是,对儿童和老年人需要根据年龄作调整。
- 意识状态变化伴嗜睡和意识错乱。
- 尿量<0.5 ml/(kg·h)和中心静脉压(central venous pressure,CVP)下降。
- 皮肤变为湿、冷、苍白。皮下静脉萎瘪(给静脉通路的建立增添了难度)。毛细血管再充盈时间延长至 2~3 秒。

5. 成人和儿童的血容量分别应该用什么公式进行评估?

成人和儿童的平均血容量分别大概是其理想体重的 7%和9%。因此,成人是理想体重(kg)乘以 7%(70 ml/kg),儿童是理想体重(kg)乘以 9%(90 ml/kg)。

6. 在判断病人血流动力学状态时,要注意哪些部位可能存在隐性失血源?

胸膜腔、腹腔、腹膜后和盆腔(骨盆骨折)、大的长骨骨折及丢失在创伤现场("人行道上")的血液可能存在隐性失血。股骨骨折的隐性出血量可以>1 L,每一根肋骨骨折出血量可以达 150 ml。

7. 人体对低血容量的第一生理反应是什么?

人体通过增加 HR(心动过速)来弥补每搏量的降低。

8. 在急性失血的评估中血细胞比容是一项可靠的指标吗?

不是。血细胞比容下降表明组织间隙的液体进入血管内,或者是使用了外源性晶体液复苏。但是,这一过程不是一蹴而就的,连续监测血细胞比容更有助于失血情况的评估。

9. 何谓创伤性凝血功能障碍?

在来医院就诊的严重创伤病人中有 1/4 的病人 INR 增高(＞1.3)。这种 INR 增高带来了死亡率 4 倍的增加。导致创伤性凝血功能障碍(trauma-induced coagu- lopathy，TIC)的机制颇为复杂，由多种与低凝状态(hypocoagulation)有关的因素参与。低凝状态形成的原因主要来自两方面:其一是因为糖萼(glycocalyx)和活化蛋白 C 释出造成自我肝素化(autoheparinization);其二是因为休克后的代谢产物导致血小板功能障碍，同时由于内皮释放组织纤溶酶原激活物导致过多血凝块降解(纤溶亢进)，两者都进一步导致凝血功能障碍。

10. 所有创伤病人都需要使用氨甲环酸吗?

不需要。虽然氨甲环酸(tranexamic acid，TXA)的使用在欧洲很普遍，不过，人们已经质疑它能否降低死亡率。TXA 是一种抗纤维蛋白溶解药物，据称它能抑制纤维蛋白溶解和降低出血相关性死亡率。在使用 TXA 方面被引用最多的文章是 CRASH-2 临床研究，在该研究中，TXA 可以使死亡率减少至＜2%。最近美国的回顾性临床研究发现，使用这种药物并无获益，其中一篇文章发现使用这种药物后死亡率升高 2 倍。为何 TXA 在创伤后病人的效用有限? 其机制可能是因为大多数创伤病人来医院就诊时，在着手液体复苏前就处于纤维蛋白溶解抑制状态。创伤后适量纤维蛋白溶解对病人的生存是有利的。因此，TXA 需要选择性地使用，最好用黏性弹力分析(译者注:参见下文问题 17)来指导。

11. 在液体复苏中应该选择哪种液体进行静脉输液?

对大多数创伤病人的初期液体复苏来讲，应该首选晶体液(乳酸钠林格液或生理盐水)。但是，如果病人就诊时就已经出现了显性出血性休克，就应该采用血浆优先(plasma-first)的复苏方案。血浆是一种生理性胶体液，具有代谢缓冲作用，还含有能减轻 TIC 的凝血因子。早期用血浆做液体复苏的好处已经得到许多回顾性临床研究和最近的 PROPPR 临床研究所证实。不要在初期复苏液体中加入人工胶体液或高张盐水，这些液体会使潜在的凝血功能障碍恶化，在动物模型和人体临床研究中表现为生存率降低。

12. 何谓碱缺失，该指标在复苏中的作用如何？

碱缺失反映的是血液中代谢性酸中毒的程度，在失血性休克病人它是组织乏氧的一种替代标志。碱缺失越严重（正值越大），病人的组织灌注就越差。碱缺失取决于血细胞比容、酸碱平衡（pH）和二氧化碳分压（partial pressure of carbon dioxide，PCO_2）；如果把 PCO_2 纠正至 40 mmHg，pH 就应该是 7.4。如果你的病人依旧处于酸血症状态，他就存在碱缺失，否则就是在液体复苏过程中使用的生理盐水过多。过多输入生理盐水后，会因为高氯性酸中毒产生一种人为的碱缺失。在复苏过程中用过大量氯化物的病人，追加实验室检查（如血乳酸盐测定）或许有助于判断病人是否依旧处于复苏不充分（under-resuscitated）状态，最好采用强离子间隙[①]。

13. 休克的临床分类及其相关临床表现是什么？

休克的临床分类及其相关临床表现参见表 18-1。估计休克程度的方法有多种，但是，最正确而且有价值的评估方法还是要依据病人对治疗或复苏的反应来判断。

表 18-1　休克的临床分类

类型	说明	临床表现
1 类	血容量丢失 = 15% 相当于献血	轻度心动过速、头痛和体位性眩晕
2 类	血容量丢失 = 30%	中度心动过速、气促和脉压减小
3 类	血容量丢失 = 40%	显著心动过速、气促、意识水平下降、低血压和尿量减少
4 类	血容量丢失 > 40%	显著心动过速、严重气促、收缩压下降、反应迟钝至不省人事、无尿

①译者注：强离子间隙（strong ion gap，SIG）又称重离子间隙，它排除了蛋白和磷酸盐对阴离子隙（AG）的干扰。SIG = SIDa – SIDe；SIDa（完全解离状态下的离子）=（$[Na^+]+[K^+]+[Ca^{2+}]+[Mg^{2+}]$）−$[Cl^-]$；SIDe（有效阴离子）=$[HCO_3^-]$+ 0.28×蛋白（g/L）+ 1.8×磷酸根。

14. 其他还有哪些种类的休克，这些种类的休克与失血性休克有何不同？

除了失血性休克或低血容量性休克外，还有神经源性休克、心源性休克和感染性休克。**神经源性休克**（这种休克少见）是由于脊髓损伤（胸段中部或更高位）导致自主血管张力突然丧失而出现血管扩张，病人表现为收缩压下降、脉压减小、心率下降，不过，皮肤依旧温暖。**心源性休克**的原因是泵衰竭，可以继发于本身的心肌损害（心肌梗死），也可以继发于机械性压迫（心脏压塞）。此时，CO 下降，不过 CVP 升高可以准确反映血管内容量。**脓毒症休克**（这种病人更常见于外科 ICU）的特点是低血压和全身血管阻力（systemic vascular resistance，SVR）降低。需要提醒注意的是休克的这些类型有时会合并存在。例如，创伤病人可以有心脏压塞，也可以有骨盆出血。

15. 何谓允许性低血压？

允许性低血压是一种策略——在出血得到确切控制前只给病人做欠充分的复苏。既往对穿入伤的研究表明，将收缩压维持在 <100 mmHg 的水平具有生存优势。不过允许性低血压在钝性创伤中的地位依旧不明朗，在创伤性脑损伤的病人则为禁忌证。这种复苏策略适用于院前和急诊室情景下，一旦在手术室内出血得到控制后这种策略就不应该继续使用。虽然等创伤病人符合休克的精确生理分级后才开始着手容量复苏并不妥，但是，对晶体液的使用过于推崇也可能是有害的。过多晶体液的输入会给病人造成多种医源性影响，包括稀释性凝血功能障碍、由于收缩压迅速上升将"血凝块冲脱"、加重的水肿造成腹腔室综合征及脏器衰竭。

16. 在初期复苏过程中何时应考虑输血制品？

Ⅰ级创伤外科中心应该具备随时输用血浆和红细胞的条件，目标是能对所有创伤病人立即输血。资源差一些的医院在输用血制品前可以依靠晶液体做液体复苏，作为在血制品抵达前稳定病人血流动力学状态的权宜之计。虽然以往的 ATLS 指南建议在创伤病人启用血制品前最多可以先用晶体液 2 L，不过，最新的建议是限用晶体液 1 L，如果病人依旧存在低血压，就应该开始输注血浆和红细胞；AB 型血浆和 O 阴性[①]浓缩红细胞可以在不与病人的血液做配型的情况下直接输入。如果病人需要立即输血，请不要等待同型血；血库一般不会与你使用同一台时钟（他们不会像你那样心急如焚，因为他们没有见到病人）。当浓缩红细胞输入量>6 U 时，或者实验室检查值有指征时[血小板计数<100×10⁹/L 或者血栓弹力图的最大振幅（maximum amplitude，MA）<55]，就应该输血小板。

17. 何时应该停止输入血制品?

出血停止后即应停止血制品的输入。如果病人有活动性出血，建议将病人的血红蛋白维持在 100 g/L 这一理想水平，因为这样做有助于通过所谓的着边（margination）过程达到止血目的。超越这一水平的输血并不能提升氧运输，也不会给病人带去额外获益。不过，一旦出血得到了控制，70 g/L 的血红蛋白就是一个可以接受的水平，在 ICU 康复阶段的病人，就应该用血红蛋白 70 g/L 这一数值作为输血指征。除浓缩红细胞外，其他血制品的输入可以依据实验室检验结果做目标导向液体复苏，这比临床估计病人的凝血功能状态要好。如今，黏性弹力分析[viscoelastic assays，包括旋转式血栓弹力计（rotational thromboelastometry，ROTEM）和血栓弹力图（thromboelastography，TEG）]能更准确地预测病人对血浆、血小板和冷沉淀的需求。

18. 失血性休克是如何导致多脏器衰竭的?

多脏器衰竭（multiple organ failure，MOF）是一种综合征，也是一种会导致脏器功能障碍，最终会导致死亡的复杂的动态病理生理过程。严重失血性休克在有些病人中一开始就表现为无法逆转的炎症级联，与液体复苏是否做得恰到好处无关。据信在伤后数小时内这种病理生理过程就已经开始。急性呼吸窘迫综合征（acute respiratory distress syndrome，ARDS）可以采用机械通气，但是，这些病人后期会死于肾衰竭、肝衰竭、心

---

①译者注：O 阴性（O-negative）浓缩红细胞，又称不需配型的 O 阴性（unmatched O-negative）浓缩红细胞，就是 Rh 阴性的 O 型血，缩写为 O（−）。

力衰竭和骨髓衰竭等多种脏器衰竭，此称 MOF。除了细胞在ATP 合成方面的功能紊乱外，休克会引起血小板活化因子、白细胞介素-8 和花生四烯酸代谢产物释放，这些物质会刺激中性粒细胞与血管内皮细胞黏附，并促使中性粒细胞释放细胞毒介质损伤血管内膜，结果体液溢入组织间隙并造成脏器损害。肠系膜循环是促炎介质合成的温床（肠道是"MOF 的发电机"），似乎还能将一些因子（很可能是花生四烯酸盐及其他毒性脂质）释放入肠系膜淋巴液，从而激活全身中性粒细胞，最终导致急性肺损伤。纤溶系统在创伤后也受抑制，微血管内容易形成血栓，从而引起脏器衰竭。严重创伤病人在就诊时 50%以上已存在纤溶系统"停工"；在伤后第一个 24 小时，纤溶系统"停工"者超过 80%。

要诀：休克的初期筛查

1. 失血性（急性血液丢失）休克是创伤后休克最常见的原因，表现为心脏充盈压和 CO 下降，混合静脉血氧饱和度（mixed venous oxygen saturation，SvO_2）下降，体循环阻力（SVR）增高。

2. 最初处理的着眼点应该是：①止血；②建立血管通路；③恢复血容量。

3. 在因出血性休克前来就诊的病人中，1/4 的病人有创伤性凝血功能障碍证据。

4. 对因显性失血性休克前来就诊的病人，首选血浆优先（plasma-first）的复苏方案。

5. 神经源性休克病人的特点是血压下降和心率下降。

（曹欣华 译）

参 考 文 献

1. Tisherman SA, Schmicker RH, Brasel KJ, et al. Detailed description of all deaths in both the shock and traumatic brain injury hypertonic saline trials of the Resuscitation Outcomes Consortium. *Ann Surg*. 2015；261（3）：586-590.

2. Sauaia A，Moore EE，Johnson JL，et al. Temporal trends of postinjury multiple-organ failure：still resource intensive，morbid，and lethal. *J Trauma Acute Care Surg*. 2014；76（3）：582-592；discussion 592-593.

3. Brohi K，Cohen MJ，Ganter MT，et al. Acute traumatic coagulopathy：initiated by hypoperfusion：modulated through the protein C pathway? *Ann Surg*. 2007；

245 (5)： 812-818.

4. Holcomb JB, Tilley BC, Baraniuk S, et al. Transfusion of plasma, platelets, and red blood cells in a 1： 1： 1 vs a 1： 1： 2 ratio and mortality in patients with severe trauma： the PROPPR randomized clinical trial. *JAMA*. 2015； 313 (5)： 471-482.

5. CRASH-2 trial collaborators, Shakur H, Roberts I, et al. Effects of tranexamic acid on death, vascular occlusive events, and blood transfusion in trauma patients with significant haemorrhage(CRASH-2)： a randomised, placebo-controlled trial. *Lancet*. 2010； 376 (9734)： 23-32.

6. Valle EJ, Allen CJ, Van Haren RM, et al. Do all trauma patients benefit from tranexamic acid? *J Trauma Acute Care Surg*. 2014； 76 (6)： 1373-1378.

7. Moore HB, Moore EE, Gonzalez E, et al. Hyperfibrinolysis, physiologic fibrinolysis, and fibrinolysis shutdown：the spectrum of postinjury fibrinolysis and relevance to antifibrinolytic therapy. *J Trauma Acute Care Surg*. 2014； 77 (6)： 811-817. discussion 817.

8. Bickell WH, Wall MJ Jr, Pepe PE, et al. Immediate versus delayed fluid resuscitation for hypotensive patients with penetrating torso injuries. *N Engl J Med*. 1994； 331 (17)： 1105-1109.

9. Brown JB, Cohen MJ, Minei JP, et al. Goal-directed resuscitation in the prehospital setting： a propensity-adjusted analysis. *J Trauma Acute Care Surg*. 2013； 74 (5)： 1207-1212； discussion 1212-1214.

10. Gonzalez E, Moore EE, Moore HB, et al. Goal-directed hemostatic resuscitation of trauma-induced coagulopathy ： a pragmatic randomized clinical trial comparing a viscoelastic assay to conventional coagulation assays. *Ann Surg*. 2016； 263 (6)： 1051-1059.

第19章　创伤性脑损伤

Ramesh M. Kumar，*MD*，*Kathryn Beauchamp*，*MD*

1. 创伤性脑损伤是一种常见问题吗?

是的。在美国，1/12 的死亡是创伤死亡。约 30% 的创伤死亡与创伤性脑损伤（traumatic brain injury，TBI）有关。60% 的车祸死亡是脑损伤的结果。轻微 TBI 则更为常见，约占因颅脑损伤入院病人的 75%。在美国，每年有逾 20 万例 TBI 病人需要住院，逾 170 万例轻型 TBI 需要医疗。在 2010 年，美国的 TBI 死亡就超过 5 万例。据估计，在美国罹患 TBI 相关残疾的人为 200 万～600 万。

2. 何谓脑震荡?

依据美国疾病控制与预防中心（Centers for Disease Control and Prevention，CDC）的定义，脑震荡或轻型 TBI 是一种继发于创伤的复杂的病理生理学过程，可以导致一系列的身体、认知、情感或睡眠相关性症状，伴或不伴意识丧失（loss of consciousness，LOC）。这些症状包括头痛、头晕、健忘和呕吐。在美国，每年每 10 万人口约有 128 例脑震荡患者。儿童脑震荡最常见的原因是体育运动，成人脑震荡最常见的原因是高处坠落和车祸。

3. 格拉斯哥昏迷评分是如何衍生出来的?

格拉斯哥昏迷评分（Glasgow coma scale，GCS）是一种神经功能状态的识别方法。它的最大优点是使用简便、在观察者之间有良好的重现性。GCS 是一种 15 分的评分系统；正常人为 15 分，死亡病人为 3 分。可以用 GCS 评分对 TBI 进行严重程度分类：轻型 13～14 分；中型 9～12 分；重型 3～8 分。GCS 的总分由 3 项不同的指标分值相加衍生得出：最佳睁眼反应（1～4 分）、最佳言语反应（1～5 分）和最佳运动反应（1～6 分）。GCS 的不足是无法反映瞳孔反应情况和局灶性神经功能缺损。

4. 何时应该请神经外科医生会诊？

凡头颅 CT 有异常的或者头颅 CT 正常但有局灶性神经功能缺损体征的创伤病人都应该请神经外科医生会诊。

5. 颅脑损伤病人的初期评估应该怎么做？

与其他各种创伤病人没有两样。第一步是 ABC 评估（airway——气道，breathing——呼吸，circulation——循环）和快速生理复苏。神经学检查至关重要。最初的检查包括：①GCS 评估；②脑干神经反射评估，包括瞳孔大小和对光反射、眼头反射（玩偶眼）、角膜反射、咳嗽反射和咽反射；③运动检查。再次神经学检查也至关重要，病人可能需要入 ICU 监测。最后评估是否合并有颈椎损伤。

6. 创伤性脑损伤伴低血压病人的优先处理是什么？

颅脑损伤病人出现低血压一般都提示该病人伴有其他损伤。请勿假设低血压的原因就是由颅脑损伤所致。在严重 TBI 中，只要单独出现低血压就提示预后差，死亡率会成倍增加。也就是说，在 TBI 中，低氧血症（定义是 $PaO_2 < 60$ mmHg，或血氧饱和度 $< 90\%$）者的死亡率显著增加。

7. 意识水平降低病人出现瞳孔大小不等的意义是什么？

在 TBI 病人，瞳孔大小不等（瞳孔不等大）是一种真正的神经科急诊。它可以是因为占位病灶（如硬膜下或硬膜外血肿、挫伤或一侧半球的弥漫性肿胀）存在导致颞叶沟回疝形成，压迫同侧动眼神经。关键在于时间。给病人用甘露醇，做一次 CT 扫描，然后做外科手术减压（如果认为有必要的话）。瞳孔大小不等的另一个原因是直接眼眶损伤，如果神经学检查未发现原因，就应该请眼科医生会诊。

8. 如果偏大的瞳孔有反应说明什么问题？

有两种可能性。如果较大的瞳孔有间接对光反应，但无直接对光反应，提示瞳孔的传入功能可能存在缺陷，原因可以是眼眶受伤或视神经损伤，应该请眼科会诊。如果较大的瞳孔既有间接对光反应，也有直接对光反应，说明视神经和动眼神经在起作用。应该考虑对侧霍纳综合征（瞳孔缩小、上睑下垂和患侧面部无汗）的可能性。该综合征是与颈动脉伴行的交感神经在颈部发生损伤的结果。请考虑做检查（CT 血管造影）排除颈动脉夹层。

9. "半昏迷"这个词欠准确，是吗？

是的。病人的意识水平可以分为**意识机警**、**嗜睡**（需要用语言交流维持苏醒）、**迟钝**（需要用持续的机械刺激维持苏醒）或**昏迷**（语言和机械刺激都不能使病人苏醒）四类。不过，GCS 对病人意识水平的表述更清楚。颅内压（intracranial pressure，ICP）增高最先出现的迹象通常是意识水平改变；未能记载神经学检查内容也是病历记录中最薄弱的环节之一。请将所有这些发现记录在案。

10. 如何检查运动反应？

通过让病人竖起手指及活动上肢和下肢来确定其遵嘱能力。如果病人不能遵嘱，可以测试病人对疼痛刺激的反应。在胸骨处摩擦造成疼痛时，病人的手向疼痛部位移动就是对疼痛刺激的定位。如果病人对疼痛的反应表现为屈肌体姿（去皮质）、伸肌体姿（去大脑）或者根本无反应，说明伤情更重。屈肌体姿提示高位脑干损伤，伸肌体姿提示低位脑干功能障碍。

11. 眶周瘀斑（浣熊眼）和乳突区瘀斑（Battle 征）的临床意义是什么？

如果眼部和乳突部没有直接创伤，眶周瘀斑和乳突区瘀斑就是颅底骨折的可靠征象。在颅底骨折的病例中，10%有脑脊液漏（包括脑脊液鼻漏和脑脊液耳漏）。持续脑脊液漏者脑膜炎风险增加；但预防用抗生素并不能降低脑膜炎风险。

12. 头皮撕裂伤应该在急诊室做探查吗？

一般不应该。应该先做 CT 扫描观察是否存在颅内病灶或颅骨骨折。如果 CT 扫描显示外科病灶，这种头皮撕裂伤就应该到手术室去做缝合。如果 CT 扫描未显示外科病灶，这种头皮撕裂伤就可以在急诊室做冲洗和缝闭。如果无法在做 CT 检查前控制出血，就应该用皮钉将这种头皮裂伤闭合暂时控制出血。

13. 哪些病人需要行头部 CT 扫描?

CT 扫描是轻微脑损伤的分拣工具之一,与入住 ICU 观察相比,CT 扫描更经济。反之,在检查中有局灶性神经功能缺损的病人不做 CT 扫描就不能推入手术室。轻型 TBI 病人中必须做 CT 扫描的是那些年龄<16 岁或>65 岁的病人、醉酒病人、不可信赖的病人、服用抗凝剂的病人、有持续记忆缺失或其他神经学症状的病人、有颅底骨折征象的病人或神经学检查异常的病人。

14. 在创伤性脑损伤,常见的创伤性外科病灶有哪些?

硬膜外血肿(来自动脉出血)、硬膜下血肿(来自静脉出血)和脑实质内血肿都是常见的脑创伤灶,如果这些病灶对脑造成了明显占位效应,就应该采用外科手段处理。如果脑室扩大,ICP 有升高,可以通过脑室造瘘术将过多的脑脊液引出。在有些临床情况下,凹陷型颅骨骨折或异物(如子弹)可能也需要到手术室处理。

15. 颅内压监测的适应证有哪些?

对所有有救治价值的严重 TBI(在复苏后 GCS 3~8 分)且 CT 异常(定义是出血、脑挫伤、脑水肿、脑疝或脑池受压)的病人都应该监测 ICP。ICP 监测也适用于 GCS<8 分且 CT 扫描正常的病人,但要求满足下列 2 项或 2 项以上指标:年龄>40 岁、屈肌体姿或伸肌体姿、收缩压<90 mmHg。在严重 TBI 病人的处置方面,ICP 监测是一项极为有用的工具;不过,并未发现它能改善病人的结局。

16. 对疑有 ICP 升高的病人来讲,首要的处理方法是什么?

大脑与其他所有脏器一样,必须有足够的血流和氧输送。因此,第一步也是 ABC。要保证气道通畅,必要时行气管插管。保持收缩压>90 mmHg,避免低氧血症。抬高床头以利于颈静脉回流,注意颈椎保护。如果病人有濒临脑疝形成的迹象(如瞳孔大小不等)或体格检查有局灶性神经功能缺损(如屈肌体姿或伸肌体姿),应该给予甘露醇。

17. 所有 ICP 升高病人都需要做过度通气吗?

对 ICP 升高来讲,降低二氧化碳分压(partial pressure of carbon dioxide, PCO_2)是最迅速的有效疗法。过度通气降低 ICP 的原理是使脑血管收缩从而减少脑血流量。通常的目标是将 PCO_2 降至 30～35 mmHg。意识受抑的任何病人和没有能力保护气道的病人都应该行气管插管。对在神经系统检查时怀疑有颞叶沟回疝的病人(瞳孔大小不等,伴或不伴体姿),在做 CT 扫描前都应该做轻微的过度通气,直至实施了确定性治疗。要避免长时间过度通气,长时间过度通气可能会因为脑血流(cerebral blood flow, CBF)减少造成缺血性脑损伤。鉴于过度通气的 CBF 效应,因此,它只能作为一种临时处置措施。

18. 在血流动力学稳定的病人,你有什么办法降低 ICP?

先用最简单的办法。确保病人的床头已经抬高,如果病人戴着颈托,要确保颈托未妨碍颈静脉回流。如果病人处于持续静脉镇静状态,考虑弹丸式静脉注射一次镇静剂。如果该病人有脑室外引流管,放掉 5 ml 脑脊液。顽固性 ICP 增高的急诊处理是给予甘露醇 0.25～1 g/kg,弹丸式静脉注射,不过,要对甘露醇所致的低颅压(hypotension)征象保持警惕性。近年的证据还表明高张盐水能降低 ICP,同时保持血流动力学的稳定性。

高张盐水可以连续输入以免血钠波动,对 ICP 处于拐点处的病人来讲也可以采用弹丸式静脉推注。静脉推注的高张盐水可以采用 3%～23.4% 不同的浓度。要寻找造成高 ICP 的原因,如发热、高碳酸血症或高胸腔内压,针对情况酌情处理。

19. 在严重 TBI 病人,减压性开颅术的地位如何?

减压性开颅术又称去骨瓣减压术,是通过切除一块颅骨和打开硬脑膜来缓解增高的 ICP。该术式的适应证依旧不明确,并且存在争议。虽然这种术式在降低 ICP 方面是有效的,但是,一篇大宗随机对照临床研究发现,与标准的药物处理相比,减压性开颅术在严重 TBI 病人会带来更不理想的结局。

20. 利尿剂治疗的终点是什么?

人们对利尿剂治疗的终点尚未取得共识,不过,一般来讲,利尿剂使用的上限是血钠 155 mmol/L 和血清渗透压 320 mmol/L。要求提前预见是否存在低容量血症，酌情处理。晚近的生理盐水与白蛋白液的比较（SAFE）（Saline *vs* Albumin Fluid Evaluation）临床研究对创伤性脑损伤病人复苏中白蛋白与生理盐水进行了比较，结果表明，与生理盐水相比，白蛋白复苏组死亡率高，且价格高昂。因此，在 TBI 病人，应该用晶体液来补充因利尿丢失的容量。

21. 脑灌注压的意义何在？

脑灌注压（cerebral perfusion pressure，CPP）是平均动脉压（mean arterial pressure，MAP）与 ICP 的差值：

$$CPP = MAP - ICP$$

CPP 是一项重要指标。CPP 在 60～70 mmHg 的病人神经学结局最好，要避免 CPP＜50 mmHg。有些病人需要用升压药和输液来维持 CPP，但是，又不能积极地将 CPP 维持在 70 mmHg 以上，因为这会增加成人呼吸窘迫综合征（adult respiratory distress syndrome，ARDS）的风险。

22. 为什么所有创伤性脑损伤的儿童都应该脱去衣裤做全身检查？

半数非意外创伤儿童（虐童事件）有 TBI。全面检查有助于发现其他损伤。

23. 创伤后癫痫发作需要采取预防性治疗吗？

颅脑损伤后 CT 扫描示脑实质异常的病人可以从 1 周的预防性抗癫痫发作中获益。早期的癫痫发作（伤后 7 天内出现的癫痫发作）会增加受伤脑组织的代谢需求，对 ICP 有不良影响。有证据显示，苯妥英和卡马西平能降低早期癫痫发生率，但不能减少后期癫痫发生率。在伤后第一个 7 天内出现癫痫发作的病人，10%还会出现后期癫痫发作。GCS 评分＜10 分、脑挫伤、凹陷型颅骨骨折、脑血肿和穿入性脑损伤的病人癫痫发作的发生率增加。

24. 严重脑外伤会伴发哪种凝血功能障碍？

严重脑外伤会伴发弥漫性血管内凝血。可能的机制是受伤的脑有大量凝血活酶（thromboplastin）释放进入循环。血浆纤维蛋白降解产物的水平大致与脑实质损伤的程度相关。因此，所有严重脑外伤病人都应该检查凝血酶原时间、部分凝血活酶时间、血小板计数和纤维蛋白原水平。

25. 严重颅脑外伤还会发生哪些内科并发症？

由于脑垂体或下丘脑束（hypothalamic tracts）损伤导致抗利尿激素异常分泌，会引起尿崩症。此时，肾脏不能重吸收游离水。病人的尿量通常＞200 ml/h，尿比重＜1.003。如果尿崩症未得到及时处理，血钠就会急剧上升，病人就会因低容量血症出现血流动力学不稳。这种创伤病人的治疗选择是使用1-去氨-8-D-精氨酸加压素（1-deamino-8-D-arginine vasopressin，DDAVP）。使用 DDAVP 后必须密切监测血钠，因为这种药会引起低钠血症。

26. 一位创伤病人神志清醒，有明显神经症状，但是 CT 扫描未发现异常，可能的解释是什么？

脊髓损伤，或者是颈动脉夹层或椎动脉夹层所致的卒中。

27. 穿越脑中线的枪击伤一定会致死吗？

不会。弹道的走向固然重要，不过，子弹在脑中释出的能量同样重要。头部枪弹伤伤口的预后和外科处理必须根据每个病例的具体情况考虑。

28. 脑震荡的意义何在？

针对轻微 TBI 的大多数研究发现，50%以上的病人主诉头痛、疲劳、平衡障碍、头昏眼花、易怒、抑郁、焦虑、认知改变和短时记忆改变。这组症状统称为脑震荡后综合征。一定要告诫这类病人出现这些症状的可能性。这些神经行为问题会严重影响病人的生活。这些症状一般仅持续数日至数周，不过，少数病例会持续 3～6 个月才消失。

29. 急诊室里的轻微 TBI 病人可以放回家吗？

只要病人的检查项目（包括短时记忆）已经恢复正常且头颅 CT 扫描正常都可以放回家，另一个前提是需要有负责任的人员陪伴，并给出书面指导意见要求他们在出现下列情况时再次来医院就诊：在头痛持续加重时，在呕吐、虚弱、嗜睡越来越重的情况下，或出现脑脊液漏时。

30. 脑损伤是永久性的？其结局一定令人沮丧？

脑损伤不一定是永久性的，其结局不一定令人沮丧。脑损伤分两个阶段。原发性损伤发生在撞击的当时；继发性损伤是可预防的和可治疗的损伤。会引起继发性脑损伤的情况包括低氧血症、低血压、ICP 增高和脑灌注减少（继发于缺血、脑水肿和进行性增大的占位病灶）。迅速采取外科处理和避免继发性脑损伤就能使结局改善。

31. ICP 增高至什么水平时就需要采取治疗措施？

许多研究认同应该将 ICP 20~25 mmHg 看成治疗的警戒线。

32. 为了治疗 ICP 增高，可以给 TBI 病人使用大剂量皮质类固醇吗？

不可以。有证据[CRASH（Corticosteroid Randomization After Significant Head Injury）研究项目]表明，给 TBI 病人使用大剂量皮质类固醇会增加并发症的发生率和死亡率。

33. TBI 病人容易发生深静脉血栓形成和肺栓塞吗？

是的。TBI 病人发生深静脉血栓形成和肺栓塞的风险为30%。人们已经证实，序贯加压装置（sequential compression device，SCD）能降低 DVT/PE 的发生率，因此，所有 TBI 病人都应该常规使用，除非存在下肢损伤无法使用。人们还发现低分子量肝素（low-molecular weight heparin，LMWH）能降低血栓形成风险，但是，LMWH 也会增加脑出血风险。

要诀：创伤性脑损伤

1. 在创伤性脑损伤（TBI）的处理中一定要避免低血压和低氧血症。
2. 对有神经症状但 CT 扫描正常的创伤病人，请考虑颈动脉夹层或椎动脉夹层。
3. CPP = MAP − ICP。在严重 TBI 病例，尤其是 ICP 正在上升的病人，要设法将 CPP 维持在 50~60 mmHg。不要过度治疗（CPP>70 mmHg），因为过度治疗会增加 ARDS 风险。
4. 在 TBI 病人中，请不要使用大剂量皮质类固醇。

（曹欣华　译）

参 考 文 献

1. Brain Trauma Foundation, American Association of Neurological Surgeons, Congress of Neurological Surgeons, et al. Guidelines for the management of severe traumatic brain injury. *J Neurotrauma*. 2007；24（suppl 1）：S1-S106.

2. Brain Trauma Foundation. Guidelines for the management of severe traumatic brain injury. 4th ed. https：//braintrauma.org/uploads/03/12/Guidelines_for_Management_of_Severe_TBI_4th_Edition.pdf. September 2016. *Accessed March* 15，2017.

3. Carson J，Tator C. New guidelines for concussion management. *Can Fam Physician*. 2006；52：756-757.

4. Marion DW. Evidenced-based guidelines for traumatic brain injuries. *Prog Neurol Surg*. 2006；19：171-196.

5. Mazzola CA，Adelman PD. Critical care management of head trauma in children. *Crit Care Med*. 2002；0（suppl 11）：S393-S401.

6. Narayan RK，Michel ME，Ansell B，et al. Clinical trials in head injury. *J Neurotrauma*. 2002；19：503-557.

7. Ogden AT，Mayer SA，Connolly Jr ES. Hyperosmolar agents in neurosurgical practice：the evolving role of hypertonic saline. *Neurosurgery*. 2005；57（2）：207-215.

8. Ropper AH，Gorson KC. Clinical practice. Concussion. *N Engl J Med*. 2007；356（2）：166-172.

9. SAFE Study Investigators，Australian and New Zealand Intensive Care Society Clinical Trials Group，Australian Red Cross Blood Service，et al. Saline or albumin for fluid resuscitation in patients with traumatic brain injury. *N Engl J Med*. 2007；357（9）：874-884.

10. Shaw NA. The neurophysiology of concussion. *Prog Neurobiol*. 2002；67：281-344.

11. Chestnut RM，Temkin N，Carney N，et al. A trial of intracranial-pressure monitoring in traumatic brain injury. *N Engl J Med*. 2012；367（26）：2471-2481.

12. Cooper DJ，Rosenfeld JV，Murray L，et al. Decompressive craniectomy in diffuse traumatic brain injury. *N Engl J Med*. 2011；364（16）：1493-1502.

13. Thompson K，Pohlmann-Eden B. Pharmacological treatments for preventing epilepsy following traumatic head injury. *Cochrane Database Syst Rev*. 2015；

（8）：1-56.

14. Cancelliere C，Hincapie C，Keightley M，et al. Systematic review of prognosis and return to play after sport concussion：results of the International Collaboration on Mild Traumatic Brain Injury Prognosis. *Arch Phys Med Rehabil*. 2014；95（3 suppl 2）：S210-S229.

第20章　脊　髓　损　伤

Todd F. VanderHeiden，MD，Philip F. Stahel，MD，FACS

1. 脊柱损伤与脊髓损伤有何区别？

脊柱损伤是椎骨、椎间盘和（或）韧带的损伤，这些损伤有时会导致脊柱不稳。脊柱不稳就无法在生理负重情况下维持脊柱的对线、起到保护神经的作用、规避难以忍受的疼痛。脊柱损伤可能会伴有脊髓损伤（spinal cord injury，SCI）。脊髓损伤是指椎管内的神经组织损伤，通常伴有临床上能够检出的神经功能缺陷。因此，在对创伤病人做评估时，关键在于判断病人是否存在脊柱损伤、脊髓损伤和（或）脊柱不稳。脊柱不稳定性损伤通常需要外科手术重建脊柱的"至圣三要素"。维持这三要素（对位、稳定和神经功能）就要求其处理必须恢复脊柱的正确对位、恰当减压和对神经的保护作用，并提供坚如磐石的稳定性。

2. 如何叙述疑似脊柱损伤病人的评估？

请把所有创伤病人都假设为存在脊柱损伤，直至证实没有损伤。首先，确保病人充分制动，严格按照滚木保护措施搬动病人。先为所有创伤病人戴上硬质颈椎固定圈（颈托），直至医疗团队证实颈椎损伤已经排除时才能去除颈椎固定圈。反之，如果发现存在颈椎损伤，就应该请脊柱外科会诊，拟定恰如其分的治疗程序。医疗团队要齐心协力尽快把伤员从担架上移下来。这需要足够数量的医疗团队人员一起采用滚木的方法安全地搬动伤员。同时，医疗人员要视诊整个脊柱区域是否存在外在伤口，还要通过触诊检查棘突是否存在不规则和明显"台阶状滑落"区域。最后必须做全面的神经系统检查。必须评估四肢所有肌区的肌力；感觉检查应该包括所有皮区的轻触觉、本体感觉、痛觉和温度觉；反射检查应该包括上肢和下肢，同时评估是否存在病理反射（如 Hoffman 征和阵挛）；还必须检查括约肌的完整性，包括肛门视诊，用钝头针和尖针头评估肛周感觉，将手指插入直肠内了解括约肌的静息张力，评估括约肌的随意收缩力，以及球海绵体反射的存在与否。检查者还应该注意伤员是否有阴茎异常勃起。所有检查结果都应该全面记录在案。

3. 如何把住院期间脊柱附加损伤风险降至最低？

在住院情况下，避免脊柱附加损伤（additional spinal injury）的最好办法是假设所有创伤病人都存在脊柱损伤，直至证实这种损伤不存在。这包括穿戴硬质颈托保护颈椎，按照滚木保护措施搬动病人。还有重要的一点是医疗团队要通力协作快速全面地评估整个脊柱。如果结论是不存在脊柱损伤，就可以摘除颈托，解除对脊柱的制动；如果发现存在脊柱损伤，就应该请脊柱外科会诊，拟定恰如其分的治疗程序。在履行脊柱检查的过程中，医疗团队必须确保尽到了注意义务，正确有效采用脊柱保护措施。有些病人可能需要急诊做内固定手术为脊柱提供坚如磐石的稳定性，以便病人能早期下床活动。在病人进入创伤救治室，开始评估时，就应该撤离脊柱保护担架（spine board）。只要有疑问，医疗团队就应该把该病人当作不稳定性脊柱损伤来对待。只有在脊柱"澄清"路径走完后，医疗人员才能信心满满地认为不存在脊柱损伤。如果脊柱评估发现存在脊柱损伤，就应该用颈托固定和滚木手法维持，直至脊柱外科给出进一步的处置意见。要尽快完成确定性治疗计划并付诸实施。

4. 如何确定脊髓损伤平面？

脊髓损伤平面与脊柱[椎管、椎间盘和（或）韧带]损伤水平并不是一回事，它是指未受损伤的脊髓最尾侧端所处的平面。例如，病人三角肌（C_5）功能正常而肱二头肌（C_6）以下的肌肉功能减弱或消失，提示该病人 C_5 运动平面损伤。左右两侧的损伤平面要分别记载。

5. 哪种损伤常合并有颈椎损伤？

颅脑损伤。导致严重颅脑损伤的作用力可以向颈椎传递。在脊髓损伤的病人中，50%的病人伴有颅脑损伤。15%的脊柱损伤病人在非毗邻部位有第二处脊柱损伤。

6. 如何评估颅脑损伤病人的脊髓状况？

对颅脑损伤病人做检查可能会遇到困难。严重颅脑损伤除了影响神经学评估外，这些病人通常还带有气管导管，并使用了镇静剂，甚至处于药物性截瘫状态（脊髓麻醉）。此时，很重要的一点是做检查的医生一定要意识到这些混杂因素。虽然有这些困难，医生依旧可以获取有关神经学检查和脊髓功能方面的重要信息。肌张力消失和反射消失就应该引起对脊髓损伤的怀疑。这些表现在单纯颅脑外伤极为罕见。如果无法对病人的运动和感觉功能做出评估，很重要的一点是检查反射，此外，就是做一次全面彻底的括约肌检查。脊髓损伤病人的典型表现是弛缓性瘫痪伴反射消失。一定要对上肢反射与下肢反射做对比。检查者应该检查一次病人是否存在阴茎异常勃起，阴茎异常勃起是脊髓损伤的常见征象，不会由头颅外伤引起。检查者还应该按前述问题 2 做一次全面的肛管直肠检查。细致的肛管直肠检查可能成为窥视脊髓的"窗口"。检查者需要具备脊髓损伤、脊髓圆锥综合征和马尾综合征方面的知识。在怀疑脊髓损伤时，应该降低放射学影像检查的门槛。

7. 哪些严重损伤的临床表现会酷似高位胸髓损伤？

胸主动脉夹层。主动脉夹层又称为"伪装王"，所出现的症状可以酷似任何脏器系统的病变，包括高位脊髓损伤。其诊断也可能极具挑战性。其症状包括胸部和（或）撕裂痛、刀戳样疼痛，下肢缺血和截瘫。胸主动脉夹层可以酷似 T_4 脊髓损伤。一般来讲，T_4 是椎动脉供血区与主动脉的根动脉（aortic radicular arteries）供血区之间的分水岭。鉴于这种疾病在诊断方面的困难，就应该在仔细的病史采集和体格检查的基础上，放松先进诊断性影像学检查的尺度。

8. 何谓脊髓休克？

脊髓休克是指一种创伤所致的临床综合征，其特点是损伤平面以下所有脊髓功能消失（包括弛缓性瘫痪、感觉完全丧失和反射消失）。随着脊休克的演变，反射活动开始恢复。反射的恢复分几个阶段，最早恢复的是球海绵体反射，在伤后 48～72 小时。深腱反射可能需要数日至数周才能恢复。脊休克在术语上是休克，但它并不涉及终末器官低灌注。不过，脊休克会导致神经源性休克，请勿将这两种情况混为一谈。神经源性休克是指由颈段或上胸段脊髓损伤引起低血压导致的终末脏器灌注减少。这种低血压是由于神经损伤平面以下缺乏交感血管运动传出神经支配所致。其特点是由于不平衡的迷走冲动传入心脏造成的心动过缓。应该明智地通过液体复苏将收缩压（systolic blood pressure，SBP）保持在＞90 mmHg。在心动过缓时可能需要用阿托品治疗。

9. 如何叙述脊髓损伤的正确放射学评估？

病人清醒、意识机警、能配合检查，同时如果所述言语可信，其颈部没有疼痛或触痛，就不需要做影像学检查，前提是病人不存在分散注意力的损伤并且神经系统完好无损。相反，对创伤后有颈部症状或不能配合检查的病人就建议对颈椎做三位像 X 线检查（前后位、侧位和齿状突位）。在侧位像上要求能看到 C_7 与 T_1 椎体上部之间的关系。对颈部 X 线平片上显示不清楚或可疑的部位要补加 CT 扫描进一步明确。

颈椎 X 线片摄片正确且报告为"无异常"的病人可能依旧需要佩戴颈托。在意识清醒和神经系统完好无损但颈部有疼痛和（或）触痛的病人，应该在伤后用硬质颈托固定 10～14 天，目的是使颈椎扭伤或拉伤得到正确处理。在用颈托固定这段时间后，拍摄屈曲位和过伸位颈椎侧位 X 线片核实脊椎的稳定性。此时，才能停用颈托并开始做理疗，以提升颈部的肌力和活动幅度。

所有颈椎 X 线片正常但反应迟钝和查体不合作的病人都需要在硬质颈托保护下做一次高品质 CT 影像检查加冠状位和矢状位影像重建。如果这种先进检查手段的结果也正常，就可以安全地撤除硬质颈托。尽管人们对此尚存不同看法，不过，颈椎 CT 正常者有显著脊椎损伤的可能性极低。此外，在这种情况下，重要的并不是继续使用硬质颈托固定会给反应迟钝病人带来的害处，而在于撤除颈托能提升重症医疗的品质，让病人获益。去除颈托的其他好处是压疮、气道问题和体位摆放困难的风险降低。如果在 CT 检查后疑问依旧悬而未决，就应该申请 MRI 检查进一步补充诊断证据。此时，应该请脊柱外科医生会诊。

对胸椎和腰骶椎，可以根据力学准则（mechanistic criteria）和对损伤的怀疑，拍摄前后位和侧位像。对平片上怀疑有骨折的病人，应该做 CT 扫描进一步明确损伤的细节。MRI 还有助于了解外伤性椎间盘突出和韧带损伤情况。如今人们可以对创伤初始检查时获取的躯体 CT（又称"全身"扫描，即胸腹盆

CT 扫描）数据进行图像重建，对脊椎的这些部位作满意评估。

10. 如何正确阅读颈椎侧位 X 线片？

正确阅读颈椎侧位 X 线片重要的是要养成一种全面有序读片的习惯，对每张 X 线片都按同样程序读片，在此之前要先判断这张 X 线片是否准确。第一步，看椎前软组织间隙，在高达 40% 的 C_1 和 C_2 骨折，该间隙增大可能是唯一的放射学异常。C_3 前方的软组织间隙不应该超出 C_3 椎体的 1/3。C_6 平面的椎前软组织间隙通常与 C_6 椎体的宽度相当。第二步，顺序观察椎体前缘和后缘的对线排列。椎体前缘和后缘皮质线轮廓应该是光滑的。第三步，观察棘突椎板线的轮廓。每两个相邻棘突之间应该平滑过渡。重点注意颅骨与高位颈椎之间的关系。枕骨髁、C_1 寰椎和齿状突三者应该维持着密切联系。然后，确认各个椎间盘间隙是否基本等高。再仔细观察每个小关节突，判断是否有半脱位。还要观察棘突的对线性、协调性和正常舒展性。棘突的异常关系可能提示韧带损伤。最后，观察每个椎体是否有骨折。

11. 如何阅读颈椎前后位 X 线片？

检查颈椎的区域对线性，确保注意到了创伤性脊柱侧凸或滑脱（listhesis）的存在。再仔细观察正中线棘突的对线情况。突然成角提示一侧小关节脱位。更细微的变化可能提示小关节不稳或骨折。椎体骨折可能在前后位像上更明显。前后位像一定要与侧位像串起来观察，读片者才能将这两种二维影像开始在脑海中构筑一幅三维图像。

12. 脊髓损伤病人的 X 线检查可以正常吗？

当然可以。X 线检查无异常的脊髓损伤（spinal cord injury without radiographic abnormality，SCIWORA），其定义是神经学症状和体征符合创伤性脊髓病变，但是 X 线检查正常。SCIWORA 罕见，主要见于儿童。大多数研究表明，SCIWORA 约占儿童脊髓损伤的 15%；但是，在年龄 <9 岁的儿童，该比率可以高达 40%。SCIWORA 在成人少见（约占脊髓损伤的 5%）。

13. MRI 是否有助于急性脊柱损伤的评估？

有助于。当 X 线和 CT 扫描无法合理解释神经系统检查所发现的损伤程度时，应该做 MRI 检查来进一步评估脊柱是否有椎间盘突出、韧带损伤和神经组织损伤证据。MRI 还可以发现神经正在受压。这种情况提示需要外科减压。此外，MRI 还常规用来对 CT 影像发现的损伤作进一步明确，帮助术前方案的拟定。MRI 还是脊柱外科医生选择治疗方案不可多得的好工具。在审核脊柱损伤机制和形态时，重要的一点是不仅要对病人的神经功能状态进行评估，还要研究脊柱后方韧带复合体[①]的完整性。在需要时，这种分析可以为外科医生做脊柱固定手术选择恰当入路和固定方法提供参考。

14. 哪一种体位的影像摄片观察 C_1 和 C_2 骨折最佳？

齿状突位像。在 X 线片上，观察 C_1 和 C_2 最清楚的是张口前后位齿状突位像，不过，仔细研读齿状突位像并不排斥对冠状位和矢状位的 CT 重建影像做仔细分析。在冠状位像上要注意 C_1 的侧块是否向外超出 C_2 椎体边缘。这种情况见于 Jefferson 骨折（C_1 环前后弓的爆裂骨折）。轴向 CT 影像可以为这种损伤的诊断添加很多帮助。在 X 线片齿状突位像，如果 C_2 上方 C_1 的两个侧块向外移位之和＞7 mm 就可能伴有寰椎横韧带破裂[②]。这表明可能有寰-枢不稳，需要做内固定。在齿状突位像上，还应该对枢椎的形态做仔细研读，通常会遇到齿状突骨折，并且应该根据发现的问题进一步采用先进的影像学技术评估所有平面。齿状突骨折分为下述三大类。

Ⅰ 型：齿状突头部撕脱骨折提示翼状韧带损伤。如果发现该部位骨折，就必须怀疑枕-颈关节脱位（occipitocervical dissociation，OCD）。如果确定不存在 OCD，这种齿状突骨折

---

①译者注：后方韧带复合体（posterior ligamentous complex）主要包括棘上韧带、棘间韧带、黄韧带和小关节囊。它的完整性在维持脊柱骨折稳定性上起着至关重要的作用。

②译者注：齿状突位像又称张口位像（open mouth view）。当 C_1 环前后弓爆裂骨折时，只要摄片时的中线正确，在张口位上就可以见到两个侧块之间的距离增宽，或者两侧侧块与齿状突之间的距离不对称。按照 Spence 规则：C_2 关节面上方 C_1 侧块移位＞6.9 mm 就可能有横韧带破裂，需要用硬颈托固定。不过，新的研究认为，侧块的移位＞8.1 mm 才能推断横韧带破裂，而不是 6.9 mm。

就完全可以采用颈托处理。如果发现有 OCD，就需要做颅骨-颈固定术（craniocervical stabilization）。

Ⅱ型：齿状突腰部骨折。该分水岭区域是骨折的常见部位，提示显著不稳定。治疗取决于病人的年龄和骨的品质，可以用颈托、环形外固定器（halo fixator）和（或）外科手术（前入路或后入路）。根据骨折线的倾斜方向又将Ⅱ型骨折分为 A、B、C 三种亚型。这种分型可以进一步为治疗和手术入路提供指导。

Ⅲ型：齿状突基部骨折延伸至 C_2 椎体。在冠状位像骨折线延伸至 $C_{1,2}$ 关节突小关节面。这种骨折见于多网孔的松质骨区域，愈合能力强，可以采用非手术方式处理，戴一个硬质颈托固定。

15. 何谓上吊者（缢死者）骨折？

上吊者骨折是特指通过 C_2 双侧椎弓峡部的骨折所造成的损伤。这种损伤又称创伤性枢椎滑脱症，是 C_2 相对于 C_3 的一种半脱位。这种损伤一般都继发于高速机动车车祸，其典型机制是由于颈部过伸运动，然后过屈。在司法绞刑中，致死性颈椎损伤是下落时脊髓受到牵拉和 C_2 骨折共同所致。不过，由这种方式所致的死亡更常见的原因是椎动脉和（或）颈动脉受压迫或撕裂，从而引起脑缺血。大多数上吊者骨折病人来就诊时神经功能完整，原因是该水平的椎管直径大。还有一个原因是双侧后部结构骨折造成的"自我减压现象"，结果是椎管增宽。许多上吊者骨折都可以用外固定（颈托或环形外固定器）处理。更严重的上吊者骨折可以有 $C_{2,3}$ 小关节和椎间盘损伤，还可以有显著成角。这些骨折一般都需要开放复位加内固定。

16. 如何叙述完全横断性脊髓损伤的神经功能缺失，并与不全性脊髓损伤综合征（包括脊髓前索损伤综合征、脊髓中央索损伤综合征和 Brown-Séquard综合征）的神经功能缺失相比较？

- **完全横断性脊髓损伤**的病因可以是脊髓遭受横切、伸展牵拉或挫伤。在该损伤平面以下所有的功能（运动、感觉和反射）都消失。这种损伤的预后最差。

- **脊髓前索损伤综合征**的病因是脊髓前 2/3 损伤（脊髓前动脉分布区），此处走行的是运动、痛觉和温觉束。由于后柱一般没有损伤，因此，振动觉和本体感觉保留完好。这种损伤的根源一般是血管损害，预后差。

- **脊髓中央索损伤综合征**的病因是脊髓中央区损伤。这种情况常见于既往已经存在因椎关节硬化所致的颈椎椎管狭窄的病人。由于神经束的轴向排列不同，因此，该综合征的特点是上肢神经功能障碍比下肢严重。在四肢，远侧的神经功能缺失比近侧严重。通常认为是颈椎过伸时后方增厚的黄韧带形成的向前皱褶压迫脊髓所致。病理上脊髓中央有出血。运动功能受影响的程度一般比感觉功能受影响的程度大。预后不一，不过，一般都有一些临床可检测到的恢复。病人通常会遗留双手动作笨拙。

- **Brown-Séquard 综合征**大多见于一侧脊髓受累的穿入性损伤，导致脊髓单侧半切；本综合征也可以见于钝性损伤，尤其是单侧创伤性椎间盘突出症。该综合征的原因是脊髓的半边受损。临床表现是伤侧的运动、位置觉和振动觉缺失；对侧的痛觉和温觉消失；这种类型的神经功能缺失是神经通路在脊髓内交叉平面不同所致。其预后一般良好。

17. 在急性脊髓损伤治疗中甲泼尼龙的地位如何？

对急性创伤性脊髓损伤病人，不要用大剂量皮质类固醇治疗。人们对这一话题的激烈争论已经持续了数十年，目前看来，这种干预疗法的风险大于获益。其风险包括肺部并发症、胃肠道溃疡和出血、感染。在历史上，第二次美国全国急性脊髓损伤临床研究（the Second National Acute Spinal Cord Injury Study，NASCIS Ⅱ）曾经认为，大剂量甲泼尼龙在统计学上对神经学结局有显著性改善。研究者们用甲泼尼龙 30 mg/kg 的负荷剂量，然后按 5.4 mg/（kg·h）持续用 23 小时。NASCIS Ⅲ 临床研究报道了在伤后 3～8 小时开始用甲泼尼龙，用药 48 小时而非 24 小时，可以改善病人的神经学结局。在伤后 3 小时内启用甲泼尼龙的病人中，没有证据表明用药时间超过 24 小时能进一步获益。近期有学者把这些资料与新的临床研究加在一起再评估，使人们对这些皮质类固醇的价值产生了疑问。不过，可以肯定的是在穿入性脊髓损伤的处理中，甲泼尼龙是禁忌。

18. 脊髓损伤病人究竟是否需要行急诊手术？

当然需要。脊髓损伤病人通常需要急诊手术重建脊柱的

"至圣三要素"。脊柱外科医生要采用一切需要的方法恢复脊柱的解剖对线，对遭受损害的神经结构进行减压，并提供坚如磐石的稳定性。这几个目标应该在病人的生理稳定且适合手术时尽早完成。尽管在外科手术的时机上目前尚无金标准，通用的行动纲领是在安全的前提下尽早对脊柱做固定、对线和减压。从而保证病人能早期下床活动、实施重症医疗并启动脊髓损伤处置规约。高度紧急的外科急诊手术适应证通常是针对脊髓不全性损伤病人、神经功能状态正在恶化的病人及神经恢复处于平台期的病人。脊髓完全损伤病人由于神经恢复的可能性有限反而不太紧急。不过，这些病人依旧会因为早期固定和满意对线便于早期做治疗性干预，而获益匪浅。神经功能恶化的原因可以是椎间盘突出、骨性物嵌入、硬膜外出血或脊髓水肿，在狭窄的椎管内造成脊髓受压和症状恶化。早期减压可以使这些病人获益。

19. 如何处理脊柱骨折？

脊柱骨折的处理方法很多。对脊柱外科医生来讲，第一步是判断脊柱是否存在不稳定。不稳定性骨折一般都需要外科手术对对线不良的脊柱做开放复位加内固定，为脊柱提供稳定性。可以采用的入路有前入路、后入路、外侧入路和联合入路。脊柱外科医生可以用螺丝钉、钢棒、钢板、支撑杆或者联合使用内固定物为脊柱提供绝对的稳定性，从而确保病人能立即下床活动。在创伤病人，脊柱外科的目标之一就是提供坚如磐石的稳定性，从而摒除任何限制或防备措施之需。反之，对判断为稳定的脊柱骨折可以用外固定器具处理，通过非外科方法达到维持对线和脊柱支持的目的。

20. 脊髓损伤病人的结局是什么？

变化无常。完全性脊髓损伤的恢复概率极低。根据定义，如果存在可查得出的恢复，该损伤说到底就是不全性损伤。在脊髓损伤病人的早期评估中，重要的一点是判断骶尾部神经功能是否存在，如果骶尾部神经功能存在，就定义为不全性脊髓损伤，即使损伤平面以下的运动或感觉功能都查不出，不全性损伤病人也有恢复的机会。其实，不全性损伤病人的有意义恢复概率约为75%。骨折的正确治疗有助于减轻疼痛和避免后期的神经功能恶化。

21. 颈椎损伤会伴有颈动脉或椎动脉损伤吗？

当然会。脊柱损伤会导致钝性椎动脉损伤的相关风险因素有多个，包括累及横突孔的颈椎骨折、涉及 $C_1 \sim C_3$ 的骨折及各种合并颈椎半脱位的损伤。利用计算机断层血管造影（computed tomographic angiography，CTA）对这些类型的损伤进行筛查就能发现这些血管损伤。从而保证对这类动脉损伤做适时分类和分级，也保证了抗凝策略的实施，抗凝有利于脑血管意外的预防。抗凝措施的使用时间要恰到好处，凡需要行脊柱外科手术的病人都应该考虑使用抗凝处理。

22. 所有脊髓损伤病人都应该放置下腔静脉滤网来预防肺栓塞吗？

不，并非所有脊髓损伤病人需要放置下腔静脉滤网。放置下腔静脉滤网的适应证是针对抗凝剂禁忌的病人、在接受恰当抗凝剂的情况下出现肺栓塞、以及那些不管是否用抗凝剂都会发生血栓的病人。

要诀：脊髓损伤

1. 请把所有创伤病人都看作有严重脊柱损伤来对待，直至证实没有损伤。
2. 了解脊柱创伤病人的正确临床评估和放射学评估手段。
3. 承认并尊重脊柱的"至圣三要素"——对线、稳定和神经功能。
4. 理解脊柱稳定理念——在生理负重情况下，脊柱能维持对线、保护其神经构件、确保疼痛可被忍受成为可能。
5. 对脊髓损伤病人要评估是否合并有血管损伤。
6. 对颈椎损伤病人应该评估颈动脉和椎动脉是否有损伤。
7. 了解完全性脊髓损伤与不全性脊髓损伤的区别。
8. 了解脊髓休克与神经源性休克的区别。
9. 了解脊柱"澄清"理念就是为脊柱没有损伤提供证据。
10. 脊髓损伤的早期外科手术不但能恢复对线问题，还能提供坚如磐石的稳定性，确保病人早期下床活动和优良的护理。

网址

www.asia-spinalinjury.org

（陆　军　译）

参 考 文 献

1. Biffl WL, Egglin T. Sixteen-slice computed tomographic angiography is a reliable noninvasive screening test for clinically significant blunt cerebrovascular injuries. *J Trauma*. 2006; 60（4）: 745-751.

2. Mahajan P, Jaffe DM, Olsen CS, et al. Spinal cord injury without radiologic abnormality in children imaged with magnetic resonance imaging. *J Trauma Acute Care Surg*. 2013; 75（5）: 843-847.

3. Bracken MB, Shepard MJ, Holford TR, et al. Administration of methylprednisolone for 24 or 48 hours or tirilazad mesylate for 48 hours in the treatment of acute spinal cord injury: results of the Third National Acute Spinal Cord Injury randomized controlled trial. *JAMA*. 1997; 277（20）: 1597-1604.

4. Cothren CC, Moore EE, Biffl WL, et al. Cervical spine fracture patterns predictive of blunt vertebral artery injury. *J Trauma*. 2003; 55（5）: 811-813.

5. Cortez R, Levi AD. Acute spinal cord injury. *Curr Treat Options Neurol*. 2007; 9（2）: 115-125.

6. Fehlings MG, Perrin RG. The timing of surgical intervention in the treatment of spinal cord injury: a systematic review of recent clinical evidence. *Spine*. 2007; 31（suppl 11）: S28-S35.

7. Hadley MN, Walters BC, Grabb PA, et al. Radiographic assessment of the cervical spine in symptomatic trauma patients. *Neurosurgery*. 2002; 50（suppl 3）: S36-S43.

8. Harris MB, Sethi RK. The initial assessment and management of the multiple-trauma patient with an associated spine injury. *Spine*. 2006; 31（suppl 11）: S9-S15.

9. Holmes JF, Akkinepalli R. Computed tomography versus plain radiography to screen for cervical spine injury: a meta- analysis. *J Trauma*. 2005; 58（5）: 902-905.

10. Sliker CW, Mirvis SE, Shanmuganathan K. Assessing cervical spine stability in obtunded blunt trauma patients: review of medical literature. *Radiology*. 2005; 234（3）: 733-739.

11. Teasell RW, Hsieh TJ, Aubut JA, et al. Venous thromboembolism following spinal cord injury. *Arch Phys Med Rehabil*. 2009; 90（2）: 232-245.

12. Pearson AM, Martin BI, Lindsey M, et al. C2 vertebral fractures in the Medicare population: incidence, outcomes, and costs. *J Bone Joint Surg Am*. 2016; 98（6）: 449-456.

13. Li XF, Dai LY, Lu H, et al. A systematic review of the management of Hangman's fractures. *Eur Spine J*. 2006; 15（3）: 257-269.

14. Furlan JC, Noonan V, Cadotte DW, et al. Timing of decompressive surgery of the spinal cord after traumatic spinal cord injury: an evidence-based examination of pre-clinical and clinical studies. *J Neurotrauma*. 2001; 28（8）: 1371-1399.

15. Evaniew N, Noonan VK, Fallah N, et al. Methylprednisolone for the treatment

of patients with acute spinal cord injuries: a propensity score-matched cohort study from a Canadian multi-center spinal cord injury registry. *J Neurotrauma*. 2015; 32 (21): 1674-1683.

16. Patel MB, Humble SS, Cullinane DC, et al. Cervical spine collar clearance in the obtunded adult blunt trauma patient. *J Trauma*. 2015; 78 (2): 430-441.

17. Stahel PF, Vanderheiden T, Finn MA. Management strategies for acute spinal cord injury: current options and future perspectives. *Curr Opin Crit Care*. 2012; 18 (6): 651-660.

第21章 穿入性颈部创伤

Stephanie N. Davis，MD，Clay Cothren Burlew，MD，FACS，
Ernest E. Moore，MD，FACS

1. 为什么穿入性颈部损伤与众不同？

虽然颈部在全身体表面积中仅占很小一部分，但是，颈部是生命结构非常集中的部位：

- 血管（颈总动脉、颈内动脉、颈外动脉、椎动脉、颈内静脉和颈外静脉）
- 呼吸（喉、气管）
- 消化（口咽、食管）
- 淋巴（胸导管）
- 内分泌（甲状腺和甲状旁腺）
- 神经（脊髓，第Ⅸ、Ⅹ、Ⅺ、Ⅻ脑神经）
- 骨骼（颈椎、舌骨）

2. 何谓穿入性颈部损伤？

穿入性颈部损伤的定义是颈阔肌有穿破所导致的损伤。颈阔肌是包裹在颈部生命结构外面的一层筋膜。如果颈阔肌未被戳破，伤口就按单纯软组织撕裂伤处理，可以让病人离开急诊室。

3. 哪侧颈部更容易受伤？

左侧颈部更容易受伤，因为大多数行凶者都是右利者。

4. 枪弹伤与刀戳伤所造成的损伤相仿吗？

一般来讲，枪弹伤造成的组织损害更重，穿入更深（表21-1）。

表21-1 枪弹伤与戳伤的区别

结构	枪弹伤（%）	戳伤（%）
动脉	20	5
静脉	15	10

续表

结构	枪弹伤（%）	戳伤（%）
气道	10	5
消化道	20	<5

5. 颈部的三个区是如何划分的？

● Ⅰ区：锁骨和胸骨切迹以下的区域。
● Ⅱ区：从锁骨至下颌角的区域。
● Ⅲ区：指下颌角头侧的区域（图 21-1）。

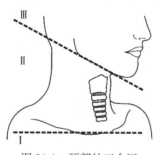

图 21-1　颈部的三个区

6. 穿入性颈部损伤病人有哪些临床表现？

● 主征（hard signs）：外出血、不断增大的血肿、咯血。
● 次征（soft signs）：嘶哑、吞咽困难、吞咽痛、触诊捻发音、稳定血肿、喘鸣。
● 无症状：没有损伤的症状或体征。

7. 在颈部有捻发音的病人中,重大损伤的概率是多少？

在颈部有捻发音的病人中有 1/3 是咽部、食管、喉部或气管损伤。不过，这些病人中有 2/3 其气体是从伤口进入，其实并无潜在重大损伤。

8. 在穿入性颈部创伤的处理中，要优先处理什么？

对每一例创伤病人来讲，其优先处理都是 ABC（airway——气道，breathing——呼吸，circulation——循环）。不过，对颈部伤口来讲，最重要的是采用指压法控制住活动性动脉出血。如果有适应证，就应该对病人做经口气管插管，在颈部广泛血肿病人或口咽部持续出血病人可能必须行环甲膜切开术。在血肿进行性扩大的病人中，虽然病人在就诊时气道通畅，但是，也应该考虑趁早做择期气道控制。应该根据穿入伤的轨迹怀疑到气胸、血胸或大血管损伤的可能性。外出血可以采用直接控制，并开通两条大口径的外周静脉通道。

9. 在事故现场和急诊室应该如何控制出血？

在绝大多数情况下用手指直接压迫都能奏效，即使是大动脉损伤。盲目用血管钳到伤口内去钳夹很容易伤及本来未受伤的其他生命结构，尤其是神经。

10. 可以在创伤救治室对颈部伤口进行探查吗？

一般不要这样做。虽然仔细的颈部伤口视诊是必需的，但是探查（用手指、棉签或外科器械）这种伤口会造成血栓脱落，引起大出血。

11. 为什么要对穿入性颈部损伤进行划区？

每个区都有其处理特点。对有症状的Ⅰ区和Ⅲ区损伤来讲，最好能在手术前做出精确的诊断，因为这两个区域损伤的显露存在技术难度，手术入路也多变。Ⅱ区损伤比较容易通过体格检查来评估（图 21-2）。

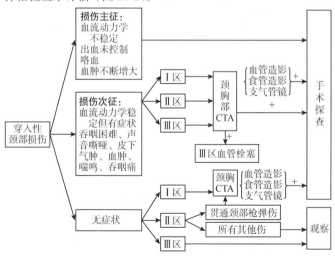

图 21-2 穿入性颈部损伤的处理

12. 立即手术探查的适应证是什么？

血流动力学不稳或颈部损伤主征。

13. 穿入性颈部损伤的处理选项有哪些？

过去，所有颈阔肌破裂的Ⅱ区损伤都常规做手术探查。不过，由于阴性探查的数量高得令人咋舌，这种处理方式已经"失宠"。对血流动力学稳定、有颈部损伤次征的病人应该根据病人的症状做适当的诊断性检查。对无症状的Ⅱ区或Ⅲ区损伤病人可以观察。例外的情况是穿入性颈部枪弹伤，这种损伤需要做CT血管造影（computed tomographic angiography，CTA）用于判断弹道的走向及是否需要做进一步影像学检查。

14. 所有病人都应该做动脉造影吗？

对有症状的血流动力学稳定的Ⅰ区和Ⅲ区损伤病人可以做CTA。对Ⅰ区损伤病人，CTA可以明确胸廓出口处的大血管是否有损伤，是否需要行开胸手术。对Ⅲ区损伤血管造影不但有诊断价值，还可以做血管栓塞或血管腔内介入治疗。

15. 其他诊断手段（如食管造影、食管镜、喉镜和支气管镜）的价值如何？

CTA是一项有帮助的检查，医生可以据此勾勒出穿入伤的轨迹，从而选择性地采用食管造影、支气管镜和喉镜对颈部穿入损伤病人作进一步评估。如果怀疑食管损伤，可以使用食管镜或食管造影。就食管造影来讲，应该先用水溶性造影剂，如果水溶性造影剂未显示漏，可以用钡剂。遗漏食管损伤会导致病人死亡，只要诊断延误12小时，病人的死亡率就是20%。术中用食管镜充气可以显示漏气部位，从而找到食管损伤部位。

16. 急诊室内的无症状的穿入性颈部损伤病人可以放回家吗？

不能。威胁生命的穿入性颈部损伤最初可能很难被识别出来，最安全的策略是将所有病人都留在医院观察至少24小时。

> **要诀：穿入性颈部损伤**
>
> 1. 颈部穿入性损伤的定义是颈阔肌有穿破。
> 2. 处理方法的选择取决于病人的血流动力学状态、症状和受伤部位的解剖分区。
> 3. 立即手术处理的适应证是血流动力学不稳或存在颈部损伤主征。
> 4. 对无症状的颈部 I 区或 III 区穿入伤病人最好做一次 CTA。

（汤文浩　译）

参 考 文 献

1. Albuquerque FC，Javedan SP. Endovascular management of penetrating vertebral artery injuries. *J Trauma*. 2002；53（3）：574-580.

2. Atteberry LR，Dennis JW. Physical examination alone is safe and accurate for evaluation of vascular injuries in penetrating zone II neck trauma. *J Am Coll Surg*. 1994；179（6）：657-662.

3. Biffl WL，Moore EE. Selective management of penetrating neck trauma based on cervical level of injury. *Am J Surg*. 1997；174（6）：678-682.

4. Demetriades D，Velmahos G. Cervical pharyngoesophageal and laryngotracheal injuries. *World J Surg*. 2001；25（8）：1044-1048.

5. Ferguson E，Dennis JW. Redefining the role of arterial imaging in the management of penetrating zone 3 neck injuries. *Vascular*. 2005；13（3）：158-163.

6. Gracias VH，Reilly PM，Philpott J，et al. Computed tomography in the evaluation of penetrating neck trauma. *Arch Surg*. 2001；136（11）：1231-1235.

7. Hirshberg A，Wall MJ. Transcervical gunshot injuries. *Am J Surg*. 1994；167（3）：309-312.

8. Inaba K，Munera F，McKenney M，et al. Prospective evaluation of screening multislice helical computed tomographic angiography in the initial evaluation of penetrating neck injuries. *J Trauma*. 2006；61（1）：144-149.

9. Mazolewski PJ，Curry JD. Computed tomographic scan can be used for surgical decision making in zone II penetrating neck injuries. *J Trauma*. 2001；51（2）：315-319.

10. Woo K，Magner DP. CT angiography in penetrating neck trauma reduces the need for operative neck exploration. *Am Surg*. 2005；71（9）：754-748.

第22章 钝性胸部创伤

Erin L. Vanzant，*MD*，*Martin D. Rosenthal*，*MD*，
Chasen A. Croft，*MD*，*FACS*

1. 单独钝性胸部损伤病人的急诊手术概率是多少？

可能性很小。大多数创伤病人可以采用积极镇痛、机械通气、胸膜腔引流和其他支持治疗处理。在单独钝性胸部损伤的病人中，需要行开胸术者仅占 5%，因为需要手术处理的肺损伤、血管损伤和纵隔结构损伤都极其罕见。

2. 在钝性胸部损伤所致的血胸病人，手术决策最重要的导向指标是什么？

病人的血流动力学状态。钝性损伤所致的血胸大多来自肺脏和胸壁的那些不需要手术处理的伤情。因此，在血流动力学稳定的病人，最初的着眼点应该是清空胸腔积血、促使肺复张，以及纠正凝血功能障碍、低体温和酸中毒。要关注一下胸管的引流量，初始引流量＞1500 ml 就是手术处理的适应证，不过，胸腔引流管的引流量并不是最重要的考量内容。

3. 何谓张力性气胸？

由于单向活瓣机制的存在，结果气体在胸膜腔内积聚。与单纯性气胸不同，张力性气胸会引起血流动力学障碍。这是一种有生命威胁的状况，原因是胸膜腔内压力的大幅上升会妨碍通气、中心静脉回流和右心室充盈，如果得不到及时的诊断和处理，就会造成循环衰竭。

4. 张力性气胸的临床征象是什么？

低血压、伤侧高鼓音伴呼吸音消失、呼吸急促和颈静脉怒张。

5. 如何治疗张力性气胸？

在胸壁上开一个洞做减压。张力性气胸应该依据临床怀疑程度进行处理，不要为了得到 X 线摄片证实而耽误治疗。在院

前急救时，可以经锁骨中线第2肋间做穿刺减压。然而，在医院内场合，经验丰富的医生完全可以通过迅速放置胸腔闭式引流管来达到胸膜腔减压的目的。

6. 肋骨骨折的根数很重要吗？

是的。一些研究表明，肋骨骨折≥3根者死亡风险显著升高，肋骨骨折≥6根者肺炎和成人型呼吸窘迫综合征的风险增高[1]，尤其在老年病人。

7. 何谓连枷胸？

至少有3根相邻的肋骨分别在两处或多处发生骨折才会出现连枷胸，结果胸廓受伤部位与胸廓其他部位的骨性连续性丧失。该部分胸壁就随呼吸出现反常呼吸运动（"连枷"）。

8. 连枷胸是如何影响通气的？

在自主呼吸的病人，失去骨性连续性的那部分胸廓（受伤部位）就会在吸气时内陷，在呼气时外突。这种反常呼吸运动会导致潮气量下降。最终损害通气功能。

9. 所有连枷胸病人都需要上呼吸机吗？

不。连枷胸对通气的影响一般不会很严重，如果有良好的镇痛，许多病人都能保持自主呼吸。最经不起风吹雨打的是老年人和那些肺功能储备差的病人，不过，尚无研究证实预防性气管插管能改善结局，因此，还是应该根据标准适应证做气管插管。

10. 连枷胸会影响氧合吗？

连枷胸本身对氧合几乎没有直接影响。不过，事实上所有连枷胸病人都有或重或轻的隐性肺擦伤——肺挫伤。在决定病人结局和气管插管需求方面，肺挫伤的严重程度比胸壁受伤力学更重要，有证据表明，在肺挫伤≥20%的病人中大多数病人

---

①译者注：这句话是按原文"Some studies indicate that the presence of three or more fractures is associated with significantly higher risk of mortality and six or more fractures indicate a higher risk of pneumonia and adult respiratory distress syndrome"翻译的，原文或许将死亡风险与成人型呼吸窘迫综合征风险写反了。

会发生成人型呼吸窘迫综合征。一般来讲，应该把有严重骨折的胸部钝性损伤的病理生理看作单一疾病（即连枷胸或肺挫伤）。

11. 肺挫伤的自然史是怎样的？

肺挫伤的自然史与肺擦伤一样。起初是肺实质受外伤剪切力作用发生小血管撕裂；随后受伤的组织发生水肿和炎症。最初的胸部 X 线片可以看起来"无大碍"，极具迷惑性；可在长达 48 小时在肺挫伤的"鼎盛期"胸部 X 线片才能显示损伤的范围。因而，像其他组织的擦伤一样，肺挫伤病人通常都会在伤后最初的 48 小时内临床病情发生恶化。

12. 胸主动脉钝性损伤初期最常见的表现是什么？

死亡。85%的胸主动脉撕裂病人在送达医院之前就已死于致命性大出血。在钝性创伤的死因中，心脏和大血管破裂仅次于颅脑损伤，位居钝性创伤死因的第二位。

13. 在活着抵达医院的病人中，胸主动脉损伤最常见的部位在何处？

最常见的是胸主动脉紧靠左锁骨下动脉分出部的远侧发生内膜和中层横向撕裂，因为在此处近侧胸主动脉被动脉韧带系着。大多数活着抵达医院的伤员是主动脉壁部分撕裂或部分厚度撕裂伴假性动脉瘤形成，由于外膜完整，病人不会立即发生威胁生命的大出血。如果能及时发现该损伤并采取处理措施，病人的生存率可高达 85%。

14. 胸主动脉撕裂的临床征象是什么？

没有明确的体征。怀疑程度必须依据损伤机制（胸主动脉撕裂的损伤机制是急剧减速——躯体前外侧受碰撞及高空坠落）。胸主动脉撕裂的相关体征包括上肢高血压、两侧上肢血压不等、下肢脉搏消失和颈根部血肿进行性增大，但这些体征不是经常能见到的。

15. 与胸降主动脉破裂相关的胸部 X 线表现有哪些？

像上述的体征一样，没有哪项初期的放射学征象具有确诊价值。与胸主动脉撕裂相关的放射学征象包括主动脉球部模糊不清、纵隔增宽（在主动脉球部水平 >8 cm）、肺尖帽[①]、左胸膜腔积液、左侧主支气管压迹、食管移向右侧（注意看鼻-胃管影）、第 1 肋骨和第 2 肋骨骨折、气管移位和主-肺动脉窗消失。约 15% 的主动脉撕裂病人胸部 X 线片示纵隔正常，7% 胸部 X 线片完全正常。

16. 对主要损伤机制符合主动脉损伤的或胸部 X 线片符合主动脉损伤的但病情稳定的病人，如何做诊断？

胸部动态螺旋 CT 发现主动脉损伤的敏感度达 100%；这种检查已经很普及，适用于所有病情稳定的病人。动脉造影对损伤部位和程度的显示更精确，但是，如今已经在很大程度上被 CT 血管造影取代。

17. Junior O'Flaherty 被棒球杆击伤胸部。怎样才能判断出他是否有心脏擦伤（心肌挫伤）呢？

无法作出判断，除非进行尸体解剖检查。

18. 我怎样才能判断出 Junior O'Flaherty 的心脏是否会有不祥之兆？

从实用的观点出发，受伤的心脏只会出现两种情况：心律失常和泵衰竭。其中心律失常远比泵衰竭常见。最初心电图正常的病人在住院期间出现有临床意义的心律失常的概率极小。心脏急性损伤的标志是 I、aVL 和 $V_2 \sim V_4$ 导联新出现的 ST 段抬高、心房颤动和束支传导阻滞，不过，凡 ECG 有异常者都是住院做 24 小时心脏监测的适应证。尽管由钝性心脏损伤所致的血流动力学不稳定很少见，但不可小觑；对有心肌收缩受损证据的病人，应该做超声心动图检查。心脏酶谱检查对心律失常或泵衰竭的预测作用很差，不推荐常规检查。治疗方面主要是支持治疗。

19. 支气管钝性损伤常见于支气管的什么部位？临床表现是什么？

支气管钝性损伤常见于距气管隆突数厘米的范围之

①译者注：肺尖帽（apical cap）是 X 线胸片和 CT 的一种征象。其表现为密度均匀的软组织影，覆盖于肺尖上面（一侧或两侧），下缘锐利或不规则，厚度不一。在 CT 横断面像上肺尖帽偶可被误认为肺尖部实变。该征象见于主动脉破裂所致血肿或其他位于壁胸膜外或胸膜腔内并发感染或肿瘤的积液者。

内。在减速伤、剪力损伤和胸部前后向的严重挤压伤，由于两肺向外侧移位，主支气管向两侧呈"八"字形张开，主支气管就可以在隆突附近撕裂，因为隆突是两侧主支气管的固定部位。病人的典型表现是呼吸困难、发绀、颈部皮下积气、在胸腔闭式引流术后有大量气体外漏或肺无法复张（"塌肺"）。

20. 钝性胸部损伤病人急诊室开胸的适应证是什么？

急诊室开胸的适应证是目击心脏停搏、心脏超声见到心脏活动，同时院前心肺复苏不足 10 分钟。不过，其结局大多令人沮丧；无神经系统后遗症的生存率不足 1%。

21. 何谓创伤性窒息？

创伤性窒息是上躯干或上腹部遭受持续时间比较长的挤压伤的结果。在这种损伤，静脉内的高压沿无静脉瓣的上身静脉传递。病人表现为神志改变、点状皮下出血、发绀和上身水肿。尽管这些初期表现来得突然，但是，在支持治疗后病人的结局通常良好。

要诀：钝性胸部创伤

1. 大多数胸部钝性损伤（即使是比较严重的损伤）可以采用非手术治疗。一般来讲，最常需要用到的治疗措施是胸腔闭式引流、镇痛和支持疗法。
2. 张力性气胸是一种随时会死亡的事件，其处理方法是立即在胸壁开一个窟窿。
3. 不要因为寻找病人的心脏是否有擦伤而惊动整个医院。给他做个 ECG，确信哪个心脏在泵血就行。
4. 肺脏大量漏气的病人可能是大支气管上有破口。
5. 急剧减速可能导致胸内降主动脉撕裂。无论胸部 X 线检查是否正常，对这类损伤机制的病人都应该做一次 CT 扫描。
6. 钝性（闭合性）胸部损伤后罕有需要做急诊室开胸术，这种手术的结局令人痛惜。

（周建明　译）

参 考 文 献

1. Allen GS，Coates NE. Pulmonary contusion：a collective review. *Am Surg*. 1996；62（11）：895-900.

2. Branney SW，Moore EE. Critical analysis of two decades of experience with postinjury emergency department thoracotomy in a regional trauma center. *J Trauma*. 1998；45（1）：87-94.

3. Bulger EM，Arneson MA. Rib fractures in the elderly. *J Trauma*. 2000；48（6）：1040-1046.

4. Demetriades D，Velmahos GC，Scalea TM，et al. Operative repair or endovascular stent graft in blunt traumatic thoracic aortic injuries：the AAST multicenter study. *J Trauma*. 2008；64（3）：561-570.

5. Dyer DS，Moore EE，Ilke DN，et al. Thoracic aortic injury：how predictive is mechanism and is chest computed tomography a reliable screening tool? A prospective study of 1，561 patients. *J Trauma*. 2000；48（4）：673-682.

6. Flagel BT，Luchette FA，Reed L，et al. Half-a-dozen ribs：the breakpoint for mortality. *Surgery*. 2005；138（4）：717-723.

7. Gomez-Caro A，Ausin P，Moradiliellos FJ，et al. Role of conservative management of tracheobronchial injuries. *J Trauma*. 2006；61（6）：1426-1434.

8. Karmy-Jones R，Jurkovich GJ，Nathens AB，et al. Timing of urgent thoracotomy for hemorrhage after trauma：a multicenter study. *Arch Surg*. 2001；136（5）：513-518.

9. Kiser AC，O'Brien SM，Detterbeck FC. 2001 Blunt tracheobronchial injuries：treatment and outcome. *Ann Thorac Surg*. 2001；71（6）：2059-2065.

10. Moore EE，Knudson MM，Burlew CC，et al. Defining the limits of resuscitative emergency department thoracotomy：a contemporary Western trauma association prospective. *J Trauma*. 2011；70（2）：334-339.

11. Yeong EK，Chen MT. Traumatic asphyxia. *Plast Reconstr Surg*. 1994；93（4）：739-744.

12. Mowery NT，Gunter OL，Collier BR，et al. Practice management guidelines for hemothorax and occult pneumothorax. *J Trauma*. 2011；70（2）：510-518.

第23章 穿入性胸部创伤

Hunter B. Moore，*MD*，*Ernest E. Moore*，*MD*，*FACS*

1. 穿入性胸外伤病人需要手术的概率是多少？

在和平时期，大多数穿入性损伤都是刀伤和低能量枪伤。因此，虽然胸部损伤和肺损伤不少见，但是，大多数这类损伤都可以通过单独使用胸腔闭式引流术来治疗。在单独的穿入性胸部损伤病人中，需要行正规开胸术或胸骨正中切开的人数不足15%。

2. 穿入性胸部损伤病人急诊室开胸的适应证是什么？

抵达急诊室 15 分钟内发生循环衰竭（或抵达后出现心脏停搏）的病人或许能从急诊室开胸术（emergency department thoracotomy，EDT）中获益。与钝性胸部损伤不同，穿入性胸部损伤有更多的可治疗性伤情（如心脏压塞）。在这类病人，EDT 的生存率约为25%。如果是因为单一胸部戳伤在急诊室出现心脏停搏的病人，其生存率超过50%（译者注：参见第 22 章问题 20）。

3. 胸部创伤病人何时应该用主动脉内复苏性球囊闭塞？

不需要用。主动脉内复苏性球囊闭塞（resuscitative endovascular balloon occlusion of the aorta，REBOA）只不过是阻断主动脉。EDT 除了能完成这一任务外，还能通过以下干预性处理改善组织灌注：①解除心脏压塞；②胸内心脏按压；③直接控制胸内重要结构的出血；④采用肺门阻断和选择性心脏空气吸引手法控制急性空气栓塞。

4. 何谓胸外伤的"6 小时规律"？

伤后 6 小时直立位胸部 X 线片未发现气胸证据者一般就不可能出现迟发性气胸或胸内脏器隐性外伤。"6 小时规律"有助于把那些可以安全放回家的病人挑选出来。

5. 胸膜腔至少需要有多少血才能在胸部 X 线片上可靠地显示出来？

血量≥250 ml。

6. 一位血流动力学稳定的穿入性胸部损伤病人有大量血液从胸腔引流管中流出，应该何时动刀？

一种比较好的经验之谈是凡置管后即刻引出血量超过1500 ml 的病人，或持续出血超过 250 ml/h 连续 3 小时者，都应该立即手术。所有血流动力学不稳定的病人都应该立即手术。

7. 何谓"蚌壳式"（clam shell）开胸切口？

这是指双侧前外侧开胸切口在前方相互延长横跨胸骨后相连。该切口有助于快速显露胸膜腔、肺门和纵隔。

8. 何谓开放性气胸？

这是一种与胸膜腔相通的胸壁缺损。在穿入性胸部损伤中，最常见的原因是近距离爆炸的散弹穿入伤所致。

9. 如何治疗开放性气胸？

应该先用敷料盖住胸壁缺损，将该敷料的三条边与胸壁粘贴封闭。这种暂时的封闭方法可以避免空气进入胸膜腔，同时有利于胸膜腔气体在压力下排出。然后插一根胸腔引流管。等排除其他严重损伤后再实施正规的胸壁缺损修复。

10. "心盒"在什么地方，为什么很重要？

"心盒"（cardiac box）是指位于前胸的一个区域，该区域的伤口应该立即引起外科医生对隐性心脏损伤的警觉。"心盒"的上界是锁骨，下界是肋缘，两侧是锁骨中线。虽然典型的穿入性心脏损伤病人其伤口都在"心盒"部，但是，颈根部、腋部和上腹部的伤口也可能伤及心脏。

11. 何谓 Beck 三联征？它在穿入性胸部损伤中有意义吗？

Beck 三联征包括低血压、颈静脉怒张和心音低下。其实在创伤病人中这些体征很难体会到（在忙碌的急诊室，心音低尤其难以体会到），只有少数（＜40%）穿入伤所致的心脏压塞病人有这些体征。由于大多数病人同时伴有低血容量，因此可以预计这些病人不会有颈静脉怒张。

12. 在病情稳定的且怀疑有穿入性心脏损伤的病人，最重要的首选检查项目是什么？

在完成初次筛查 ABC（airway——气道，breathing——呼吸，circulation——循环）后，应该做一次床边超声检查。这是一种能迅速发现隐性心脏损伤所致心包积液的敏感检查手段。虽然最初的检查可以阴性（如果液体量不多的话），但是，动态连续检查几乎能发现所有心包出血病例。

13. Junior O'Flaherty 的心脏刚才被刺了一刀，他可能会死于什么情况？

心脏压塞。心包刀戳伤大都为缝隙状破口，在心脏的出血进入心包后，该破口就被血凝块封住。因此，威胁生命的大出血并不常见，最常危及生命的却是心脏压塞。

14. 在还没有出现低血压的穿入性心脏损伤病人，首选的治疗手法是什么？

经皮穿刺心包引流术。心脏压塞的早期效应之一是心内膜下缺血，这种病人很容易发生难治性心律失常。即刻心包减压有利于在比较安全的情况下将病人送至手术室做确定性修复术。剑突下心包开窗也是一种选项（许多人喜欢在腹腔镜下操作），不过，最佳选择应该是超声引导下的减压。

15. 何谓 eFAST？

eFAST 是扩展腹部创伤超声重点筛查（extended focused assessment with sonography for trauma）的英文首字母缩略词。这是经典 FAST 检查的拓展，将探头放在胸壁上检查是否有气胸或血胸存在。如果"肺滑动"消失就表明在胸壁与肺胸膜之间存在空气。这种检查对操作者的依赖性很大，不过，在经验丰富的医生手中敏感度>80%，特异度>95%。很重要的一点是一定要确保检查者在做胸部 eFAST 诊断评估时不能"**悠哉悠哉**"。要求双侧胸部检查在 1 分钟内完成，如果检查者犹豫不决，就应该摄一张胸部 X 线片，不得耽误。eFAST 并不能治疗气胸，对临床上高度怀疑气胸的命悬一线的病人，应该尽快在超声引导下放一根胸腔闭式引流管。

16. 在穿入性胸部损伤，如何判断膈肌有无损伤？

在呼气末，膈肌的穹窿部约处于两乳头水平。因此，一般来讲，凡乳头水平以下的穿入性损伤都可能伤及膈肌。CT 扫描对膈肌损伤的判断不可靠，除非明确显示腹腔内脏疝入胸腔。此时，首选的检测手段是诊断性腹腔灌洗（diagnostic peritoneal lavage，DPL）。如果 DPL 的灌洗液从胸管中流出，就提示膈肌上存在破口。如果没有这一现象，也可以用 DPL 的红细胞数来指导。红细胞数＜1000/mm³（1000×10⁶/L）为阴性，＞10 000/mm³（10 000×10⁶/L）为阳性，在 1000/mm³（1000×10⁶/L）～10 000/mm³（10 000×10⁶/L）者可以采用胸腔镜或腹腔镜对受伤风险大的那侧膈肌做一番检查[①]。

17. 发现膈肌上的小裂口为什么很重要？

因为如果处理不及时腹腔内脏会从正压的腹腔疝入负压的胸膜腔。绞窄性膈疝的并发症发生率不可小觑，常见原因是诊断延误。最好能在受伤一开始就发现这个破口。不过，与右侧膈肌相比，更应该提高对左侧膈肌损伤的警惕性，因为右侧膈肌下方有一大块肝脏挡着，大多数右侧膈肌损伤不必修补，膈疝发生率很低。

18. Junior O'Flaherty 被子弹击伤，子弹贯通纵隔，不过，看上去血流动力学平稳，他需要做手术吗？

或许不必。奇怪的是，大多数看上去完全穿透胸部的损伤并未损伤到重要结构。其实，血流动力学稳定的病人中仅有 35%需要手术探查。应该通过病史采集（吞咽痛、发音嘶哑）、体格检查（颈深部气肿、进行性增大的血肿、肢体无脉搏）和 CT 扫描来评估弹道走向和损伤情况。如果弹道走向提示有可能伤及重要结构，下一步就可能需要做血管造影、支气管镜和食管镜检查。

---

①译者注：本书中 DPL 的阳性标准不一（参见第 24 章问题 7、第 25 章问题 10 和第 25 章问题 11）。如何做 DPL 参见第 24 章问题 7。一般认可的 DPL 阳性标准（https://en.wikipedia.org/wiki/Diagnostic_peritoneal_lavage）：①灌洗液中的红细胞≥100 000/mm³（100×10⁹/L，此灌洗液的红细胞浓度相当于出血 20 ml 时的情况）或白细胞＞500/mm³（0.5×10⁹/L）；②存在胆汁、细菌或食物残渣；③血淀粉酶＞175 IU/mL 或胆红素＞0.01 mg/dl（0.171 μmol/L）或 ALP＞2 IU/L。但是，肋弓区穿入伤（怀疑膈肌时）的阳性标准是红细胞≥10 000/mm³（10×10⁹/L）。

19. 在胸腔闭式引流术后脓胸的预防方面，预防用抗生素合理吗？

对当今发表的有关胸腔闭式引流术预防用抗生素的随机研究进行荟萃分析，结果提示，预防用抗生素有获益，不过，所需的剂量不明确；但是，在钝性多系统损伤病人预防用抗生素的使用就受到质疑，原因是有耐药菌株产生的风险。

20. 创伤后脓胸最重要的风险因素是什么？

创伤后脓胸最重要的风险因素是持续性血胸和胸腔闭式引流管。血液是细菌的良好培养基，因此，通过电视辅助胸腔镜手术设法清除胸膜腔的积血是处理创伤性血胸的关键举措（译者注：把这些病菌"饿死"）。

21. 亚急性胸部创伤病人电视辅助胸腔镜手术的适应证是什么？

适应证是创伤 48 小时后依旧存在的持续漏气或血胸。

22. 何谓支气管-静脉空气栓塞？

支气管-静脉空气栓塞见于气体在压力下从破裂的支气管漏入毗邻撕裂的肺静脉。然后，气体顺血流进入左心和冠状动脉。其典型表现是穿透性胸部损伤病人在气管插管和正压通气后发生心脏停搏[①]。

---

①译者注：曾有病历显示，男性，壮年，因"被汽车撞伤 1 小时伴胸闷、腹痛"送至急诊室。BP 80 / 50 mmHg，P 110 次 / 分，SaO$_2$ 86%，神清、紧张，胸廓右外侧皮下捻发感，腹平软，左侧腹压痛，左下腹穿刺抽及不凝血，骨盆、四肢未见畸形。床边 B 超示：腹腔内中等量积液。床边胸片示：双侧多发性肋骨骨折，右侧小量血气胸。积极液体复苏。入院 1 小时后送手术室，此时 SaO$_2$ 94%，在气管插管全身麻醉下行开腹探查。术中见脾脏中极破裂，腹盆腔有暗红色不凝血 2500 ml，盆底双侧腹膜后血肿，肝、胃、小肠、结肠未见破裂，行脾切除术。手术进行至 30 分钟时病人心率和血压迅速下降，在数分钟内出现心脏停搏。立即予胸外心脏按压等抢救措施，并请胸外科行右胸腔闭式引流，喷出大量气体，右胸腔闭式引流出血性液体 800 ml。手术进行至 1.5 小时时病人死亡。这个病例的教训告诉我们：对外伤后怀疑有气胸或有肺挫伤的病人，切忌在胸腔穿刺引流前行气管插管正压通气，以免把闭合性气胸变成张力性气胸。

23. 如何诊断和治疗支气管-静脉空气栓塞?

支气管-静脉空气栓塞的诊断只能依靠典型病史(参见问题22)。治疗原则是设法从左心室和冠状动脉中将气体去除:取屈氏体位(头低)左高右低体位,立即开胸吸出左心室尖部、主动脉根部和冠状动脉(偶尔)内的气体。

24. 在穿入性食管损伤,体格检查可以在何处发现积气证据?

颈部的皮下组织深部。在直立位,纵隔内的气体会顺着相互延续的组织间隙进入颈深筋膜间隙。

25. 穿入性气管支气管损伤的表现是什么?

气管和大支气管撕裂的表现是皮下气肿、咯血和呼吸困难。胸部 X 线片上的表现是气胸或纵隔积气。在胸腔闭式引流术后如果有持续漏气,并且肺未能复张("塌肺"),就应该立即怀疑主支气管损伤。

26. 在胸部 X 线片上见到一枚模糊不清的子弹头意味着什么?

一枚子弹头卡在心肌内。心肌的运动使得该子弹头的影像在 X 线片上模糊不清。对这种模糊不清的子弹头勿掉以轻心。

要诀:穿入性胸部创伤

1. 大多数胸部有伤口的病人都不需要手术。通常情况下,唯一需要做的确定性处理是放置一根胸腔引流管。
2. 如果 6 小时后还没有气胸,该病人一般就不会有严重胸外伤。
3. 如果枪弹从前胸部的"心盒"穿入,请用超声观察有无心包积血。
4. 在心脏戳伤病人,可能置人于死地的是心脏压塞。
5. 发现膈肌损伤很重要,尤其在左侧。

(周建明　译)

参 考 文 献

1. Moore HB, Moore EE, Burlew CC, et al. Establishing benchmarks for resuscitation of traumatic circulatory arrest: success-to-rescue and survival among

1, 708 patients. *J Am Coll Surg*. 2016；223（1）：42-50.

2. Ibirogba S, Nicol AJ, Navsaria PH. Screening helical computed tomographic scanning in haemodynamic stable patients with transmediastinal gunshot wounds. *Injury*. 2007；38（1）：48-52.

3. Rhee PM, Foy H, Kaufmann C, et al. Penetrating cardiac injuries：a population-based study. *J Trauma*. 1998；45（2）：366- 370.

4. Cothren C, Moore EE. Lung-sparing techniques are associated with improved outcome compared with anatomic resection for severe lung injuries. *J Trauma*. 2002；53（3）：483-487.

5. Stassen NA, Lukan JK, Spain DA, et al. Reevaluation of diagnostic procedures for transmediastinal gunshot wounds. *J Trauma*. 2002；53（4）：635-638. discussion 638.

6. Nagy KK, Lohmann C, Kim DO, et al. Role of echocardiography in the diagnosis of occult penetrating cardiac injury. *J Trauma*. 1995；38（6）：859-862.

7. Mandal AK, Sanusi M. Penetrating chest wounds：24 years experience. *World J Surg*. 2001；25（9）：1145-1149.

8. Montoya J, Stawicki SP, Evans DC, et al. From FAST to E-FAST：an overview of the evolution of ultrasound-based traumatic injury assessment. *Eur J Trauma Emerg Surg*. 2016；42（2）：119-126.

9. Ties JS, Peschman JR, Moreno A, et al. Evolution in the management of traumatic diaphragmatic injuries：a multicenter review. *J Trauma Acute Care Surg*. 2014；76（4）：1024-1028.

第24章 钝性腹部创伤

Angela R. LaFace，MD，David J. Ciesla，MD，MS

1. 在疑似钝性腹部创伤病人的评估中，病史中的关键要素有哪些？

钝性腹部创伤（blunt abdominal trauma，BAT）病人的初期评估和复苏原则与其他所有创伤病人没有区别。病人的评估分为初次筛查和二次筛查，以及复苏、干预，按需要做再评估。初次筛查的目标是找出并处理即刻危及病人生命的伤情，以及对气道、呼吸和循环作出评估，并把注意力放在致残/畸形和病人的全面检查方面，然后做腹部创伤超声重点筛查（focused assessment with sonography for trauma，FAST）。随之是二次筛查，即全面的病史询问和体格检查。病史中的关键要素是损伤机制（如机动车碰撞车祸、机动车-行人意外伤、高空坠落伤），损伤类型因损伤机制而异。在机动车车祸中，要注意受伤者在车厢内的位置、撞击速度、车祸的类型（车头撞击、侧方撞击还是翻滚）及所用安全装置的类型。车辆损坏情况（如挡风玻璃破裂或方向盘变形）可以提升对颈部和胸部损伤的怀疑程度。对生命体征和意识状态的系列动态监测至关重要。单一的体格检查对腹内脏器损伤的诊断并不可靠，通常需要添加筛查和诊断性检查项目。

2. BAT 的评估和处理与穿入性腹部损伤有何区别？

在累及腹腔的穿入性腹部损伤（尤其是枪弹伤）开腹手术前一般需要做最基本的影像学检查，因为这类病人需要手术干预的伤情高达 90%。但是，在 BAT 中，腹腔内的伤情就比较难以预测，并且，许多病情平稳的实质性脏器损伤病人可以采用非手术方式处理。

3. 哪些脏器是 BAT 最常损伤的脏器（表 24-1）？

表 24-1　BTA 最常损伤的脏器

实质性脏器	空腔脏器	其他
肝脏 50%	小肠 10%	肠系膜 10%

续表

实质性脏器	空腔脏器	其他
脾脏 40%	结肠 5%	泌尿道 10%
胰腺 10%	十二指肠 5%	大血管 4%
	胃 2%	
	胆囊 2%	

4. 如何解释穿入性腹部损伤与 BAT 在腹部损伤类型上的区别？

腹内脏器在穿入性损伤中的损伤概率与该脏器在腹腔内所占体积有关。在 BAT 中，脏器对传递来的能量的吸收能力是损伤风险的决定因素。实质性脏器在机械应力作用下因其包膜无法膨胀而破裂。空腔脏器则有比较好的柔韧性，较多的肌肉，一般来讲对能量的吸收也比较好。潜在的闭袢部位（如十二指肠、乙状结肠）容易发生破裂。

5. 哪些影像学检查手段有助于 BAT 的诊断？

* 超声波：能可靠地发现腹腔 200 ml 以上的积液（血）和心包积液，不过，对单一实质性脏器损伤的遗漏可以高达 25%。
* X 线平片：胸部和骨盆 X 线平片是早期二次筛查的一部分，可以发现肋骨骨折和骨盆骨折，从而提高对相关腹腔内脏（脾破裂、膀胱损伤等）损伤的怀疑程度。还可以发现创伤性膈疝。
* CT 扫描：能显示实质性脏器（肝脏和脾脏）有无损伤及损伤的程度，还能显示腹腔内的积气和积液，也有助于骨盆骨折的评估。CT 扫描能发现腹膜后血肿和肠系膜血肿，但是，对空腔脏器损伤的诊断几乎无能为力，尤其在未口服造影剂的情况下。不过，CT 扫描通常能发现肠系膜损伤，从而提高了对相关空腔脏器损伤的怀疑程度。CT 是一种非常好的影像学诊断手段，对 BAT 的阴性预测值为 99.97%，随着新型多排 CT 的不断面世，CT 扫描在 BAT 诊断中会不断改进。

6. 在 BAT 病人的评估中应该如何使用超声检查？

在二次筛查早期做 FAST 检查已经成为腹腔脏器损伤的初步排查手段。由于血液容易在腹腔的隐窝内积聚，如 Morrison 窝（肝肾隐窝）、左上腹（脾肾隐窝）和盆腔，因此要特别注意观察这些部位。腹腔游离积液在超声下为黑色"条带"，提示 FAST 阳性。它对 250 ml 以上积液有非常好的敏感性，但是，对出血来源和损伤程度难以给出可靠判断。应该说，在血流动力学不稳定的病人中，判断腹腔内有无出血最有用的检查手段是超声，尤其是存在其他出血来源（如骨盆骨折）的病人。在血流动力学不稳定的病人，FAST 阳性就提示该病人已经具备开腹探查的适应证。CT 扫描适用于血流动力学稳定的病人。

7. 何谓诊断性腹腔灌洗？

在腹部创伤病人，诊断性腹腔灌洗（diagnostic peritoneal lavage，DPL）是一种诊断腹内脏器有无损伤（出血、空腔脏器损伤或肝胆损伤）的手段。在脐下做一个切口，将一根柔软的导管插入腹腔。先抽一次腹腔内容物观察是否有肉眼阳性发现，如果吸出的血量＞10 ml，提示存在明显血腹。如果肉眼检查阴性，就通过该导管向腹腔内滴入 1 L 生理盐水。利用虹吸作用收集洗出液，送实验室做红细胞和白细胞计数、淀粉酶测定、胆红素测定和碱性磷酸酶测定。DPL 阳性的判断标准：RBC＞100 000/ml（100×10^6/L）、WBC＞500/ml（0.5×10^6/L）、淀粉酶＞19 IU/L、胆红素＞0.01 mg/dl（0.171 μmol/L）或碱性磷酸酶＞2 IU/L[①]。洗出液经胸腔闭式引流管或导尿管引出提示存在膈肌或膀胱损伤。如今，DPL 已经基本被新的无创影像学检查所取代。

8. BAT 病人开腹探查的适应证是什么？

开腹探查的主要适应证是低血压怀疑有腹腔内出血者、体格检查提示存在穿孔者（腹膜炎、气腹）或创伤性腹壁疝或膈疝者。

---

①译者注：这句话的原文是 "The DPL is considered positive if RBC＞100 000/ml，WBC＞500/ml，amylase＞19 IU/L，bilirubin＞0.01 mg/dl or alkaline phosphatase＞2 IU/L" 膈肌损伤与腹内脏器损伤采用的 DPL 的阳性标准不一（参见第 23 章问题 10、第 25 章问题 10 和第 25 章问题 11）。

9. BAT 病人开腹探查的目标是什么？

BAT 病人开腹探查的主要目标是控制出血和污染，恢复组织灌注和胃肠道的连续性（功能），以及闭合伤口。手术步骤包括：①切开；②快速评估和控制出血（直接压迫止血、清空腹腔内的积血、在可能的情况下做切除或外科修补）；③全面探查找出所有损伤；④对失活的组织做切除、修补或重建；⑤缝合伤口。

10. 何谓致死三联征？

致死三联征由低体温、酸中毒和凝血功能障碍三个要素构成，这是一种出血恶性循环，其中每一项要素的进展都会导致其他两项要素的加重。严重创伤病人和重症病人容易发生致死三联征，其结果是死亡率增高。损害控制外科（复苏）第二阶段的目标就是阻断这种恶性循环。

11. 何谓损害控制外科（又称简化剖腹术）？

真正的损害控制是一种策略，为了恢复正常生理状态和逆转致死性三联征，可以将确定性手术暂缓一步。第一阶段（初次手术）是限制手术范围，仅做救命的干预性操作，将确定性修复操作后延。第二阶段是复苏（复温、纠正凝血功能障碍和酸中毒）。第三阶段是在可能的情况下做外科重建手术和伤口闭合。大多数情况是在初次手术 24～48 小时后，不过也可能涉及多种手术。简化剖腹术的其他适应证包括计划性二次开腹探查评估内脏的活力及在初次手术时由于内脏过度水肿无法安全关腹的病人。尽管这些技术通常还有其用武之地，但是，随着现代复苏策略的更新，这些技术的使用已经减少。

12. 所有腹内出血病人都需要手术止血吗？

不是的。许多轻度实质性脏器损伤出血病人在液体复苏和纠正凝血功能障碍后其出血会自行停止。对肝脏、脾脏和骨盆中度出血的病人经过选择后可以采用血管栓塞处理。这类病人一般会有继续出血的证据（如需要输血），但不存在休克，也没有威胁生命的大出血风险。血管栓塞术增加了实质性脏器损伤后非外科处理的成功率。

要诀：钝性腹部创伤
1. 体格检查在 BAT 的诊断方面通常不可靠，要放低筛查性和诊断性影像学检查的门槛。
2. 在实质性脏器没有损伤的情况下见到腹腔游离积液应该提升对肠系膜和空腔脏器损伤的怀疑程度。
3. 在经过筛选的病人中，血管栓塞是一种控制腹腔内出血的有效方法。
4. 腹膜炎和腹腔内出血伴难治性休克都是剖腹探查术的强烈适应证。

（陈子逸　译）

参 考 文 献

1. Cirocchi R，Abraha I. Damage control surgery for abdominal trauma. *Cochrane Database Syst Rev*. 2010；（1）：CD007438.

2. Cotton BA，Reddy N，Hatch QM，et al. Damage control resuscitation is associated with a reduction in resuscitation volumes and improvement in survival in 390 damage control laparotomy patients. *Ann Surg*. 2011；254（4）：598-605.

3. Higa G，Friese R，O'Keeffe T，et al. Damage control laparotomy：a vital tool once overused. *J Trauma*. 2010；69（1）：53-59.

4. Hoff MG，Holevar M，Nagy K，et al. Practice management guidelines for the evaluation of blunt abdominal trauma：the EAST practice management guidelines work group. *J Trauma*. 2002；53（3）：602-615.

5. Ochsner MG，Knudson MM，Pachter HL，et al. Significance of minimal or no intraperitoneal fluid visible on CT scan associated with blunt liver and splenic injuries：a multicenter analysis. *J Trauma*. 2000；49（3）：505-510.

6. Smith CB，Barrett TW. Prediction of blunt traumatic injury in high acuity patients：bedside examination vs computed tomography. *Am J Emerg Med*. 2011；29（1）：1-10.

7. Stengal D，Bauwens K，Sehouli J，et al. Emergency ultrasound based algorithms for diagnosing blunt abdominal trauma. *Cochrane Database Syst Rev*. 2005；（2）：CD004446.

8. Capecci LM，Jeremitsky E. Trauma centers with higher rates of angiography have a lesser incidence of splenectomy in the management of blunt splenic injury. *Surgery*. 2015；158（4）：1020-1024. discussion 1024-1026.

第25章　穿入性腹部创伤

Aidan D. Hamm，MD，Clay Cothren Burlew，MD，FACS，

Ernest E. Moore，MD，FACS

1. 为什么戳伤病人与枪弹伤病人的评估不一样？

虽然在前腹壁戳伤（stab wounds，SW）病人中有 1/3 未穿透腹膜，但是，在枪弹伤（gunshot wounds，GSW）中有 80% 伤及腹膜。此外，在腹膜穿入性损伤的病人中，枪弹伤有 95% 伴有内脏或血管损伤，而戳伤仅有 1/3 伴有这些损伤（图 25-1）。

2. 戳伤病人急诊剖腹的适应证是什么？

低血压、腹膜炎、腹腔内脏损伤的其他迹象（呕血、直肠出血、在胸管插入时手指触及膈肌破口、胃肠道损伤的放射学证据）都是立即剖腹探查的适应证。大多数权威人士还主张对大网膜或肠袢脱出者立即行剖腹探查术，因为这类情况通常伴有内脏损伤。

3. 枪弹伤病人急诊剖腹的适应证是什么？

由于枪弹伤的内脏损伤发生率很高，因此，对所有腹膜有破损的枪弹伤应该早期做剖腹探查术。这里有一个例外，那就是对单一的右上腹穿入伤、CT 扫描示枪弹轨迹局限于肝脏、血流动力学稳定的病人，可以考虑采用非手术观察。同样，在肥胖病人中，如果怀疑其枪弹伤是通过皮下组织的切线伤，CT 扫描能勾勒出弹道的轮廓，且排除了腹膜破损。腹腔镜是评估腹膜是否破损的另一种手段。

4. 穿入性腹部损伤何时应该做急诊室开胸术？

如果一位病人出现在你面前时就有初期复苏难以奏效的心脏停搏（心肺复苏时间 <15 分钟）或严重低血压（收缩压 <60 mmHg），就应该考虑做急诊室复苏性开胸探查术（resuscitative thoracotomy，参见第 23 章问题 2）。虽然从外部伤口来看是穿入性腹部损伤，但是，胸内结构可能也有损伤。

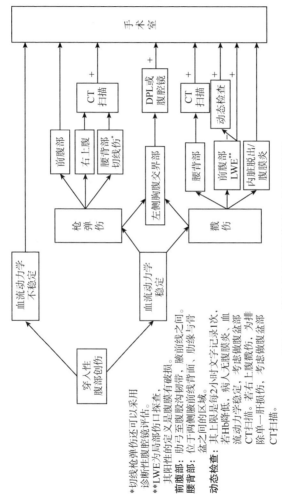

*切线枪弹伤还可以采用诊断性腹腔镜评估。

**LWE为局部伤口探查。

前腹部:助弓至腹股沟韧带、腋前线之间。

腰背部:位于两侧腋前线背前、助缘与骨盆之间的区域。其阳性的定义是腹膜有破损。

动态检查:其上限是每2小时文字记录1次,若Hb降低、病人无腹膜炎,考虑做腹部CT扫描。若血流动力学稳定、病人无腹膜炎,血流动力学稳定。若右上腹截伤,为排除单一肝损伤,考虑做腹部CT扫描。

图25-1 穿入性腹部损伤病人的处理流程

因此，在前外侧开胸切口后，要先评估心脏是否有损伤，如果存在心脏压塞，就应该在膈神经前方纵行切开心包。如果发现有心脏损伤，就需要控制损伤处的出血。在心脏损伤控制后，或者如果未发现心脏损伤，就夹闭降主动脉以减少膈下的出血，并提升冠状动脉和脑动脉灌注。必要时做开放式心脏按摩。如果这些措施能恢复循环灌注使收缩压＞70 mmHg，就可以将病人转运入手术室做确定性修复手术。

5. 二次筛查的关键要素是什么？

全面检查病人，因为合并伤很容易被遗漏，其中包括寻找是否存在其他入口或出口；确保腋下和会阴部也得到了仔细检查，因为伤口可以隐藏于皮肤皱褶内。若评估胃肠道、泌尿生殖道和女性生殖系统是否有出血，还要考虑相关的钝性伤机制；有些病人既有刀伤，又有拳头击打伤（图 25-2[①]）。在手术干预前，一定要做一次神经系统检查，并将神经功能缺损记录在案并设法判断其病因。

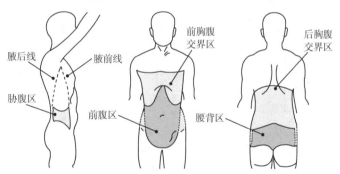

图 25-2 举例：子弹通过旋转弯曲身体时所形成的路径会给急诊室的诊断造成混淆。子弹入口在左上臂，出口在右膝内侧。如果受伤时伤者的躯体处于旋转弯曲状态，这枚子弹可能伤及位于这两个伤口之间的任何结构（引自：*Legome E*，*Shockley LW*，*eds.* Trauma：a comprehensive emergency medicine approach. *Cambridge*：*Cambridge University Press*；*2011*：*215.*）

[①]译者注：这张图与图下方的文字说明似乎存在"张冠李戴"之嫌。对照 *Abernathy's surgical secrets* 第 6 版，我们估计是作者把图搞错了，特将第 6 版的原图附于本章末图 25-3，供参考。

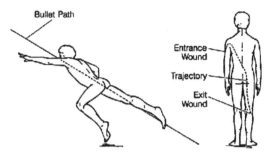

图 25-3　举例：子弹通过旋转弯曲身体时所形成的路径会给急诊室的诊断造成混淆。子弹入口在左上臂，出口在右膝内侧。如果受伤时伤者的躯体处于旋转弯曲状态，这枚子弹可能伤及位于这两个伤口之间的任何结构（引自：Legome E, Shockley LW, eds. Trauma: a comprehensive emergency medicine approach. *Cambridge*: *Cambridge University Press*；2011:215.）。

6. 最初的检查应该包括哪些项目?

胸部 X 线片可以确保子弹没有透过膈肌造成血胸和气胸，还能了解新留置的导管（如中心静脉导管、气管导管、鼻-胃管和胸腔引流管）位置。正侧位腹部 X 线片有助于对残留体内的异物（如子弹头）进行定位，还可以显示气腹。因此，对枪弹伤所致的腹部穿入性损伤，一定要摄一张腹部 X 线片，以及损伤部位上一个体腔和下一个体腔的平片，这有助于残留体内弹片的定位，获取子弹运行轨迹的信息。获得了子弹运行轨迹的大致概念有助于在剖腹探查术中对腹腔做探查。例如，脐部单一伤口病人在腹部 X 线片上显示盆腔有一颗子弹，外科医生就应该把关注点放在髂血管和直肠损伤，反之，如果子弹位于右上腹，外科医生考虑的问题就全然不同。如果病人只有一个伤口，利用腹部 X 线片判断子弹运行轨迹寻找残留于体内的子弹是一项极为重要的手段。在入口和出口位置的皮肤上用不透 X 线的标志物标记后再摄片也有助于弹片运行轨迹的确定。直肠附近的损伤必须做乙状结肠镜检查（参见第 29 章），尿路附近的损伤就应该用 CT 扫描来评估（参见第 31 章和第 32 章）。

评估腹腔内积血可以采用腹部创伤超声重点筛查（focused abdominal sonography for trauma，FAST），可能有助于穿入性损伤病人的初期评估。FAST 包括 4 个部位的检查：右侧肾上隐窝（Morrison 隐窝）、盆腔膀胱周围、脾窝和心包。扩展 FAST （extended FAST，eFAST）需要检查胸膜腔是否有肺的正常滑动，如果这种正常滑动消失就提示存在气胸。要求所有超声影像学检查都在急诊复苏室完成。只有血流动力学稳定的病人才能送去做 CT 检查。需要引起注意的是，在前腹壁戳伤病人中，FAST 的可信度需要打折扣。FAST 或许难以显示 250 ml 以下的腹腔积液。最初的实验室检查应该包括血红蛋白、全血细胞计数、基本代谢组套①、血乳酸值、动脉血气和凝血功能检查（最适宜的是血栓弹力图或旋转式血栓弹力图）。这些检查项目对输血和复苏有指导作用。

7. 前腹壁穿入性损伤与腰背部穿入性损伤有何区别？

前腹壁穿入性损伤的发生率高于腰背部穿入性损伤，并且前腹壁穿入性损伤的伤情容易出现在腹腔内，因此，两者的诊断评估不同。

8. 无症状的前腹壁戳伤病人应该如何评估？

对无症状的前腹壁戳伤病人，评估的第一步是做局部伤口探查，判断腹膜是否戳破。如果伤道显然终止于腹壁浅层，在筋膜的外面，就不需要作进一步评估，从急诊室把病人放回家。如果筋膜或腹膜已经穿破，就需要作进一步评估——系列动态实验室检查观察 24 小时，因为需要行剖腹探查的病人可以高达 50%。大多数内脏损伤病人都会在 8～12 小时内出现内脏损伤的症状或体征（发热、心率快、腹部触痛逐渐加重、腹膜刺激征、白细胞计数逐渐升高）。对血流动力学稳定的胸腹交界部（定义是肋缘附近）戳伤病人的最佳诊断手段，人们依旧存在不同意见。其选项包括诊断性腹腔灌洗（diagnostic peritoneal lavage，DPL）或诊断性腹腔镜检查。如果之前的检查有提示膈肌损伤的迹象（如血胸或气胸），尤其是提示左侧膈肌损伤，就应该做诊断性腹腔镜检查，因为左侧膈肌损伤发生迟发性内脏膈疝的风险更高。DPL 操作在情绪激动的病人和肥胖病人可

---

①译者注：基本代谢组套（basic metabolic panel，BMP）由 8 项核心生化项目组成，包括 4 项电解质项目（钾、钠、氯、碳酸氢盐）、2 项肾功能指标（尿素氮、肌酐）、血糖和血钙。

能会有难度。

9. 如何做局部伤口探查?

局部伤口探查（local wound exploration，LWE）是一种在急诊室条件下做的检查。在伤口周围做局部浸润麻醉，然后在直视下通过组织层次循伤道探查伤口。如果有显露需要，可以延长皮肤的切口。用手工拉钩帮助筋膜的观察，判断筋膜是否有破损。

深层筋膜穿破就是 LWE 阳性。腹膜穿破很难被识别出来。若浅层筋膜穿破伴深层筋膜显现就难以做出明确断定，必须对病人进行观察。

10. 在穿入性损伤，DPL 结果阳性包括哪些情况?

肉眼阳性结果（吸出血液＞10 ml；或吸出胃肠液或胆汁）必须立即行剖腹探查。如果抽吸无阳性发现，就应该从一根透析导管向腹腔内滴入生理盐水 1000 ml（儿童为 15 ml/kg），然后通过重力虹吸作用将液体引回盐水袋中。如果引出液中的红细胞＞100 000/μl（100×10^9/L）、白细胞＞500/μl（0.5×10^9/L）、淀粉酶＞20 IU/L、碱性磷酸酶＞3 IU/L 或胆红素升高都提示 DPL 阳性，是剖腹探查的适应证。

11. 在胸腹交界部戳伤和腹部戳伤病人，DPL 结果阳性所采用的是不同标准吗?

DPL 的作用是发现空腔脏器损伤（胃、小肠、结肠）或膈肌损伤。为了能把胸腹交界部戳伤后所有的膈肌损伤都识别出来，人们在 DPL 液细胞计数时对 RBC 值采用了更低的切割阈值：红细胞＞10 000/μl（0.01×10^9/L）为阳性，是剖腹探查的适应证；DPL 液红细胞计数处于 1000/μl（0.001×10^9/L）～10 000/μl（0.01×10^9/L）的病人应该做腹腔镜或胸腔镜检查[①]。

12. 如何对没有症状的腰背部戳伤病人进行评估?

在背部戳伤，严重损伤的发生率为 10%；在腰部戳伤，严重损伤的发生率是 25%。腰背部戳伤首选多排 CT 扫描，目的是发现腹膜后脏器（结肠、十二指肠和尿路）隐性损伤。CT

---

①译者注：胸腹交界部戳伤（怀疑膈肌损伤时）和腹部戳伤的 DPL 结果阳性标准不一（参见第 23 章问题 16 脚注）.

扫描的最大优势是判断伤道走向。这些结构的损伤证据可以表现为腹腔内或腹腔外的积气和积液、延伸至腹膜的伤道、肠壁缺损、肠壁增厚、造影剂外溢（肠道造影剂、膀胱造影或血管造影剂）或膈肌损伤。

13. 如何评估下胸部戳伤病人？

下胸部戳伤约有 15% 的病人合并有腹内脏器损伤，而下胸部枪弹伤有近 50% 的病人合并有腹内脏器损伤。下胸部的上界在腹侧是乳头连线（第 4 肋间），在背部是肩胛下角连线（第 7 肋间），下界是肋缘。由于膈肌在呼气时可达第 4 肋间，即使看上去显然是"单纯胸部"损伤的病人也要考虑腹内脏器损伤的可能性。因此，下胸部戳伤病人应该按胸腹交界部损伤来处理，目的是排除腹内和膈肌损伤（参见第 23 章）。

14. 哪些腹部枪弹伤病人可以采用非手术疗法？

血流动力学稳定的、弹片运行轨迹位于皮下的切线伤病人，或那些单一肝脏创伤病人（参见第 26 章）。腰背部枪弹伤选择何种处理需要依据三重对比 CT 扫描[①]结果而定。

15. 如果具备剖腹探查的适应证，通用入路是哪条？

腹部正中切口的优点是进腹快、显露范围广，可以延长形成胸骨正中切口进胸。进腹后要先紧贴膈下触摸一下腹主动脉，评估病人的血压情况。用多块剖腹纱垫和吸引器清空腹腔内的液体和凝血块后设法找到活动性出血的主要来源。确定出血部位后，可以采用的止血方法有手指直接压迫止血（血管损伤）或剖腹纱垫填塞止血（实质性脏器损伤）。用无创钳（noncrushing clamps）暂时控制空腔脏器的破口，然后快速把破口缝起来，也可以用 GIA 切割缝合器做节段性切除。按序对腹腔做全面探查，然后再把时间花在烦琐的修补上，目的是根据损伤的轻重缓急做确定性处置。

16. 后腹膜的解剖分区是怎样的？

根据其深面的结构和这些结构的损伤概率，人们将后腹膜

①译者注：三重对比（triple-contrast）CT 扫描又称三重增强 CT 扫描，是指静脉、口服加灌肠，见第 27 章问题 2。

分为三个区。后腹膜创伤的处理方法因损伤机制和损伤区域不同而不同。

- Ⅰ区：是指从膈肌食管裂孔至腹主动脉和下腔静脉分叉部的后腹膜中线区血肿。该区的血肿要考虑大血管损伤的可能性。在穿入性损伤中，该部位的血肿一定要打开探查，对结肠上区损伤一般采用左侧或右侧内脏中线翻转法显露，对下腔静脉和腹主动脉远端或髂血管近端的损伤是在盆部直接把血管分离出来。
- Ⅱ区：是指后腹膜外侧区的血肿。该区域的血肿要考虑肾门、肾血管或肾盂损伤的可能性。在穿入性损伤，该部位的血肿一般都需要打开探查，除非血肿很小、没有搏动，也不逐渐增大。
- Ⅲ区：是指盆部区域的后腹膜血肿。在穿入性损伤，该部位的血肿应该先排除盆腔大血管损伤。

要诀：穿入性腹部损伤

1. 腹部枪弹伤一般都需要做手术探查；有一个例外是单一肝损伤的右上腹伤。
2. 在戳伤后表现为低血压、腹膜炎内脏脱出的病人都应该行手术探查。
3. 前腹壁戳伤血流动力学稳定的病人应该先做局部伤口探查；如果腹膜有破损就应该进一步做系列动态体格检查和实验室检查评估。
4. 腰背部戳伤血流动力学稳定的病人应该做增强 CT 扫描评估。

争议

17. 在穿入性腹部损伤的诊疗中，腹腔镜和胸腔镜的地位如何？

虽然腹腔镜既能用于诊断，又能实施治疗，颇具吸引力，但是，美国人在创伤外科方面很少会使用腹腔镜。除了对可疑的膈肌损伤、单一实质性脏器损伤，以及腹腔穿入性损伤进行评估外，腹腔镜还有前文所述流程之外的一些优势。腹腔镜的主要缺点是可能会遗漏损伤、对腹膜后的评估不满意。不过，治疗性腹腔镜在拉丁美洲和某些欧洲国家使用很普遍。

18. 腹部枪弹穿入伤的非手术处理是什么？

虽然在美国大多数创伤中心都按照前述的指南行事，但是，有几个大型创伤中心（如洛杉矶郡）是依据 CT 检查结果采取非手术治疗的。

（陈子逸　译）

参 考 文 献

1. Biffl WL，Kaups KL，Cothren CC，et al. Management of patients with anterior abdominal stab wounds：a Western Trauma Association multicenter trial. *J Trauma*. 2009；66（5）：1294-1301.

2. Boyle Jr EM，Maier RV，Salazar JD, et al. Diagnosis of injuries after stab wounds to the back and flank. *J Trauma*. 1997；42（2）：260-265.

3. Chiu WC，Shanmuganathan K. Determining the need for laparotomy in penetrating torso trauma：a prospective study using triple-contrast enhanced abdominopelvic computed tomography. *J Trauma*. 2001；51（5）：860-868.

4. Demetriades D，Hadjizacharia P，Constantinou C，et al. Selective nonoperative management of penetrating abdominal solid organ injuries. *Ann Surg*. 2006；244（4）：620-628.

5. Freeman RK，Al-Dossari G，Hutcheson KA，et al. Indications for using video-assisted thoracoscopic surgery to diagnose diaphragmatic injuries after penetrating chest trauma. *Ann Thorac Surg*. 2001；72（2）：342-347.

6. Henneman PL，Marx JA. Diagnostic peritoneal lavage：accuracy in predicting necessary laparotomy following blunt and penetrating trauma. *J Trauma*. 1990；30（11）：1345-1355.

7. McAnena OJ，Marx JA. Peritoneal lavage enzyme determinations following blunt and penetrating abdominal trauma. *J Trauma*. 1991；31（8）：1161-1164.

8. Moore EE，Marx JA. Penetrating abdominal wounds：a rationale for exploratory laparotomy. *JAMA*. 1985；253（18）：2705-2708.

9. Reber PU，Schmied B. Missed diaphragmatic injuries and their long-term sequelae. *J Trauma*. 1998；44（1）：183-188.

10. Simon RJ，Rabin J. Impact of increased use of laparoscopy on negative laparotomy rates after penetrating trauma. *J Trauma*. 2002；53（2）：297-302.

11. Berg RJ，Karamanos E. The persistent diagnostic challenge of thoracoabdominal stab wounds. *J Trauma Acute Care Surg*. 2014；76（2）：418-423.

第 26 章　　肝脏和胆管创伤

Hunter B. Moore，*MD*，*Trevor L. Nydam*，*MD*，
Ernest E. Moore，*MD*，*FACS*

肝脏损伤

1. 在创伤病人中，肝脏损伤的频度是多少？

肝脏不但体积大而且位置靠近中央区，因此，容易发生钝性损伤，也容易成为穿入伤的靶目标。它是创伤病人最常受损伤的腹内脏器。

2. 决定急性肝脏损伤后死亡的因素有哪些？

受伤机制、损伤严重程度分级和腹内其他脏器伴随损伤是决定急性肝脏损伤后死亡的主要因素。肝脏戳伤的病死率约为 2%；枪弹伤的病死率为 8%；钝性伤的病死率为 15%。单一Ⅲ级肝损伤的病死率为 2%；Ⅳ级肝损伤的病死率为 20%；Ⅴ级肝损伤的病死率为 65%。肝后下腔静脉损伤的病死率在穿入伤为 80%，在钝性伤为 95%。

3. 哪些病史和体征提示急性肝脏损伤？

任何钝性腹部损伤伴低血压的病人都必须假定存在肝脏损伤，直至肝脏损伤被排除。有下列特殊迹象者肝脏损伤的可能性增大：右下胸部挫伤、右侧下位肋骨骨折（尤其是第 9～12 肋后部骨折）和右下胸部穿入性损伤（第 4 肋间以下、腰部和上腹部）。约 1/3 严重肝脏损伤病人可以没有腹腔积血体征。

4. 哪些诊断性检查有助于急性肝脏损伤的确诊？

诊断性腹腔灌洗（diagnostic peritoneal lavage，DPL）对腹腔积血的敏感度为 99%，但是，对肝脏损伤并无特异性。超声检查对 >200 ml 的腹腔积液高度敏感。超声检查的优点是无创，允许在短时间间隔重复进行，其缺点是对肝脏损伤的分级不够准确。目前，造影剂增强超声正在发展之中。对血流动力学稳定的、拟行非手术处理的病人可以采用腹部 CT 扫描。用 CT 扫描对肝脏损伤进行分级从而判断非手术处理的成功率，

因为损伤级别越高，需要手术干预的可能性就越大。

5. 肝脏血管造影在肝脏损伤中的地位如何？

选择性肝动脉栓塞术是肝动脉出血的有效治疗方法，可以避免外科手术，也可用于术后再出血。如果在 CT 扫描时见到造影剂活动性地溢入腹腔，就应该考虑做栓塞术，因为这种动脉出血难以通过填塞成功止血。

肝脏的外科解剖

6. 肝脏在解剖上分为几叶？它们之间的分界线是什么？

为了将肝脏解剖界定的方法标准化，人们创立了 Brisbane 命名法——对肝脏做三个级别的划分。第一个级别划分是将肝脏分为左右两个半肝。两个半肝的交界是一个斜向的平面，从前方的胆囊窝至后方的下腔静脉。第二个级别的划分其分界是位于两个相邻 Glisson 蒂分支之间的分水岭区域。右半肝的两叶（右前与右后）之间没有可见的标志，左半肝两叶（左内与左外）的分界标志是脐裂。第三个级别是把这些肝叶进一步划分成没有明显局部解剖标志的肝段，只有包绕下腔静脉的第 1 段（尾段）有局部解剖标志。这些肝段用罗马数字 I～VIII 表示，肝段的蒂是门静脉。

7. 如何叙述肝脏血供的来源及每组结构对肝脏氧合的相对贡献？

肝动脉供给肝血流量的 30% 和肝脏氧供的 50%。门静脉供给肝血流量的 70% 和肝脏氧供的 50%。在肝硬化病人，动脉血流明显增多，因此，对肝硬化病人不主张做肝动脉结扎。

8. 肝脏右叶和左叶动脉分布最常见的变异有哪些？

大多数人的肝总动脉起源于腹腔动脉干，在肝门部分为左右两支肝动脉。约 15% 的人有一支替代右肝动脉（是右叶唯一的动脉血供来源），这支动脉起源于肠系膜上动脉；此时的胆囊动脉血供一定来自于替代右肝动脉；因此，结扎该动脉时应该将胆囊一并切除。替代左肝动脉（约 15% 的人）起源于胃左动脉；它可能是左肝叶的唯一血供来源，也可以与正常左肝动脉共同为左肝叶供血。5%的人其肝动脉不起源于腹腔动脉干，这些人的右肝动脉和左肝动脉都是替代肝动脉，也就是说，其肝总动脉是以单干的形式起源于肠系膜上动脉。

9. 肝脏的静脉引流是什么情况？

右肝静脉、中肝静脉和左肝静脉是肝静脉的三大属支静脉，这三支肝静脉在右膈下汇入下腔静脉。

肝脏损伤的手术处理

10. 如何对急性肝脏损伤进行分级？

一般依据肝实质裂伤的深度及损伤是否累及肝静脉或肝后下腔静脉将肝脏损伤分为 Ⅰ～Ⅵ级[①]。控制出血最理想的方法因损伤的严重程度而异（表 26-1）。

表 26-1　肝脏损伤的评分

| 损伤分级 | 损伤说明 | | | |
	包膜下血肿	裂伤	实质内血肿	血管损伤
Ⅰ	<10%表面积	深度 1 cm	—	
Ⅱ	10%～50%表面积	深度 1～3 cm	长度≤10 cm	
Ⅲ	>50%表面积	深度>3 cm	长度>10 cm	
Ⅳ	—	占肝叶的 25%～75%或 1～3 个 Couinaud 肝段	—	
Ⅴ	—	占肝叶>75%或>3 个 Couinaud 肝段	—	肝后下腔静脉或肝静脉主干

引自：Moore EE，Cogbill TH. Organ injury scaling：spleen and liver（1994 revision），*J Trauma*. 1995；38（3）：323-324.

11. 所有创伤性肝脏损伤都需要外科手术处理吗？

不。血流动力学稳定的钝性创伤病人的处理标准是非手术

①译者注：Ⅵ级肝损伤是指肝脏从第二肝门处撕脱的血管损伤。

处理。这类病人约有 1/3 需要输血，但是，如果在创伤后第 1 个 24 小时的输血量超过 6 U，就需要做血管造影检查。据报道，在非手术处理的病人中约有 10% 会出现并发症，包括肝周感染、胆汁囊肿、胆汁血症[1]和胆道出血。

12. 哪些病人非手术处理容易失败？

尽管并非所有研究都一致认同下列指标，几篇大宗回顾研究表明，入院时低收缩压、输血量、腹膜炎体征、损伤严重程度评分高和其他腹内脏器损伤证据都是肝脏钝性创伤病人非手术处理（nonoperative management，NOM）失败的危险因素。没有哪项单一指标能对 NOM 的最终失败做出预测，最近的研究表明 NOM 的失败率约为 10%。因此，凡 Ⅱ 级以上肝脏损伤病人都应该入 ICU 严密观察。

13. 所有穿入性肝脏损伤都需要入手术室处理吗？

不是。所有腹部穿入性损伤都需要手术处理，但是，这一经典理念的例外之一是右上腹前腹壁的穿入性损伤。只要病人的血流动力学稳定，CT 影像提示为单一的肝脏损伤，并且病人没有腹膜炎体征，就可以成功采用非手术治疗。尽管其成功率不如钝性肝脏损伤高，但是，总的看来，大多数穿入性肝脏损伤病人采用非手术处理能够成功。

14. 在肝脏损伤病人，暂时控制大出血的选项有哪些？

持续性出血会导致酸中毒、低体温和凝血功能障碍的恶性循环。手法压迫、肝周填塞、血管造影栓塞术和 Pringle 手法都是行之有效的暂时止血策略。

15. 何谓 Pringle 手法？

Pringle 手法是一种用手或血管钳夹闭肝十二指肠韧带阻断入肝血流的方法。肝十二指肠韧带内含有肝动脉、门静脉和胆总管。Pringle 手法无法控制的肝脏出血应该考虑：①肝后下腔静脉损伤或肝静脉损伤；②动脉血供来自迷走右肝动脉或迷

---

[1]译者注：胆汁血症（bilhemia）是创伤、肝脏活检或 PTC 后在肝内胆管与肝静脉之间形成的病理性交通，胆汁借此交通进入血流。这种情况大多能自愈。

走左肝动脉（参见问题 9）。

16. 何谓指捏断肝技术?

指捏断肝法（finger fracture）是在肝脏裂口的深部用钝性分离手法显露出血点的方法，又称伤道切开（tractotomy）。用手指将肝实质推开以便于查找和结扎出血点。

17. 在严重肝脏损伤病人中，选择性肝动脉结扎在确切止血中的地位如何?

右肝或左肝深裂伤后某些位于肝实质内的特殊出血点可能无法通过缝合结扎来达到完全止血的目的。在这种情况下，可以结扎一侧（右侧或左侧）的动脉来控制出血，这样做几乎不会有缺血性肝坏死的风险。

18. 为什么说肝后下腔静脉撕裂是致死性损伤?

显露肝后下腔静脉需要做广泛的肝脏离断、大幅度翻动右肝叶，或将右肝叶切除，或横断腔静脉。在外科显露过程中，下腔静脉的大口径和高流量会出现大出血，钳夹阻断下腔静脉常常又会因为回心血量骤减而引起低血压。

19. 在尝试肝后下腔静脉损伤修复时，采用转流术在生理上的合理性体现在哪些方面?

下腔静脉损伤的止血要求在下腔静脉破口处的前向和后（逆）向出血都得到控制的同时，维持静脉回心血量。为了达到这一要求，就需要用一根管子跨越下腔静脉破口将下腔静脉远段的血液直接送入右心房（译者注：见图 26-1）。

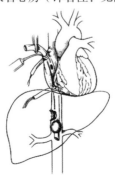

图 26-1　下腔静脉-右心房转流示意图

20. 何谓肝内球囊压迫止血装置?

这种装置适用于肝脏穿入伤，取一根 1 in（2.5 cm）宽的 Penrose 引流管，扎住一端，插入一根红色橡胶鼻-胃管，再在这根鼻-胃管周围扎住另一端。这就形成了一根长的球囊管。将这根长条形的球囊管插入肝脏出血的伤道，将造影剂通过连接在鼻-胃管上的三路开关注入球囊使其膨胀，靠球囊压迫肝脏创面起到止血效果。该鼻-胃管通过腹壁引出体外，在 24～48 小时后放瘪球囊，拔除。

21. 肝周填塞的适应证有哪些?

对出现低体温、酸中毒和凝血功能障碍的病人，先进行肝周填塞止血，按计划做再次手术对损伤做确定性处理是一项救命之举（损害控制剖腹术）。将剖腹纱垫（＞10 块）填在肝脏周围达到压迫止血的目的。然后将腹壁切口敞开（损害控制剖腹术），在其上覆盖临时敷料，待病人的代谢异常和凝血功能障碍纠正后，在 24 小时内做计划性再次手术。

22. 何谓腹腔室综合征?

腹腔室综合征是肝周填塞或大容量液体复苏后一种潜在的致死性并发症。此时，病人的腹内压超过 20 cmH$_2$O。腹内压升高的原因是肠袢和肝脏缺血再灌注损伤后出现水肿，或者腹腔内有持续出血。由于腹内压＞20 cmH$_2$O，静脉回流、心排血量和尿量下降，相反，通气压升高。这种病人必须马上推回手术室做腹腔减压。可以将一个压力计与 Foley 导尿管相连，用来监测腹内压。

23. 与肝脏损伤有关的常见并发症是哪些?

在肝脏钝性损伤后，总的肝脏损伤相关并发症发生率约为13%。这些并发症包括出血、胆汁漏或瘘、腹腔室综合征和感染。肝脏损伤级别越高，并发症发生率越高：Ⅲ级损伤为 5%，Ⅳ级损伤为 22%，Ⅴ级损伤为 52%。

胆管损伤

24. 胆管漏相关性并发症发生的机制是什么?

胆汁囊肿（又称胆汁积聚）通常会继发感染，甚至形成致死性腹膜炎。胆道-胸膜腔瘘是一种胆道系统与胸膜腔之间的交通，由于胸膜腔负压的存在，会导致胆汁性脓胸。胆汁血症（bilhemia）是胆管与肝静脉之间的一种肝内瘘，结果是出现严重的高胆红素血症。胆道出血（hemobilia）原因是假性动脉瘤破裂进入胆道系统造成上消化道出血。

25. 胆管漏的发生率是多少？

对采用非手术处理的病人来讲，胆汁漏的发生率约为 3%，Ⅰ级、Ⅱ级和Ⅲ级肝脏损伤罕有发生胆汁漏。胆汁漏发生率较高的是那些做过手术或血管造影栓塞术的病人。超声检查发现肝周积液提示存在胆汁漏，但是，更准确的诊断方法是（^{99m}Tc）标记亚氨二醋酸肝胆（hepatobiliary iminodiacetic acid，HIDA）扫描或内镜逆行胰胆管造影（endoscopic retrograde cholangio-pancreatography，ERCP）。

26. 胆汁漏的首选处理方法是什么？

在胆汁漏的诊断和治疗方面，ERCP 通常是很有用的方法。胆道内支架置入（加或不加括约肌切开术）加胆汁囊肿经皮引流通常有助于胆管损伤的自行愈合。广泛损伤则需要用肝胆管-空肠吻合术重建其通畅性。

要诀：肝脏与胆管创伤

1. 肝脏损伤常见于腹部钝器伤，所有有低血压的腹部钝器伤病人都应该考虑肝脏损伤的可能性。
2. 90%的钝性肝脏损伤病人可以采用非手术处理。血管造影栓塞术是一项重要的辅助处理措施。
3. 穿入性肝脏损伤也可以采用非手术处理，前提是血流动力学稳定且没有腹膜炎体征。
4. 对严重肝脏损伤应该考虑损害控制开腹策略。
5. 肝动脉提供肝脏血流量的30%，门静脉提供肝脏血流量的70%。
6. 严重肝脏损伤可以合并胆道损伤，但是，大多数可以采用微创技术处理。

网址

www.facs.org

（陈子逸　译）

参 考 文 献

1. Croce MA, Fabian TC, Menke PG et al.: Nonoperative management of blunt hepatic trauma is the treatment of choice for hemodynamically stable patients. *Ann Surg* 221: 744-753, 1995.

2. Franklin GA, Casos SR: Current advances in the surgical approach to abdominal trauma. *Injury* 37: 1143-1156, 2006.

3. Hiatt JR, Gabbay J, Busutill RW: Surgical anatomy of the hepatic arteries in 1000: cases. *Ann Surg* 220: 50-52, 1994.

4. Hurtuk M, Reed RL, Esposito TJ et al.: Trauma surgeons practice what they preach: the NTDB story on solid organ injury management. *J Trauma* 61: 243-255, 2006.

5. Kozar RA, Moore FA, Cothren CC et al.: Risk factors for hepatic morbidity following nonoperative management. *Arch Surg* 141: 451-459, 2006.

6. Lui F, Sangosanya A, Kaplan LJ: Abdominal compartment syndrome: clinical aspects and monitoring. *Crit Care Clin* 23: 415-433, 2007.

7. Meredith JW, Young JR, Bowling J et al.: Nonoperative management of adult blunt hepatic trauma: the exception or the rule? *J Trauma* 36: 529-534, 1994.

8. Moore EE: Staged laparotomy for the hypothermia, acidosis, and coagulopathy syndrome. *Am J Surg* 172: 405-410, 1996.

9. Moore EE, Cogbill TH, Malangoni MA et al.: Organ injury scaling. *Surg Clin North Am* 75: 293-303, 1995.

10. Poggetti RS, Moore EE, Moore FA et al.: Balloon tamponade for bilobar transfixing hepatic gunshot wounds. *J Trauma* 33: 694-697, 1992.

11. Tai NR, Boffard KD, Goosen J et al.: A 10-year experience of complex liver trauma. *Br J Surg* 89: 1532-1537, 2002.

12. Velmahos GC, Toutouzas K, Radin F et al.: High success with nonoperative management of blunt hepatic trauma. The liver is a sturdy organ. *Arch Surg* 138: 475-481, 2003.

13. Verous M, Cillo U, Brolese A et al.: Blunt liver injury: From non-operative management to liver transplantation. *Injury* 34: 181-186, 2003.

14. Wahl WL, Brandt MM, Hemmila MR et al.: Diagnosis and management of bile leaks after blunt liver injury. *Surgery* 138: 742-748, 2005.

第27章 脾脏创伤

Chadrick R. Evans，MD，Eric M. Campion，MD，
Ernest E. Moore，MD，FACS

1. 脾脏的生理作用有哪些?

在胚胎发育期，脾脏是人体造血的主要场所。在婴幼儿阶段，脾脏会产生免疫球蛋白M、备解素（properdin）和促吞噬素（tuftsin）等具有重要免疫功能的因子。脾脏还有其他一些功能，如滤过功能允许居留在脾脏内的巨噬细胞去除异常红细胞、细胞碎片、有荚膜的细菌和调理①不满意的细菌（poorly opsonized bacteria）。

2. 脾脏损伤与哪些损伤类型有关?

脾脏损伤的相关机制包括直接钝性暴力、减速和左侧躯干的挤压伤。试想一下机动车车祸或高空坠落后的脾脏损伤：下位肋骨骨折（仅在左侧）加上高能传递（重击）增加了脾脏损伤的概率。

3. 脾脏损伤有哪些症状与体征?

脾脏损伤最常见的表现是左上腹疼痛，其原因是脾包膜受到牵张。腹膜刺激征（反跳痛）的原因是腹腔内积血。生命体征取决于相关失血量，但并非脾脏损伤所特有。相反，有些严重脾脏损伤病人一点症状和体征都没有。

4. 何谓 Kehr 征?

Kehr 征是血液刺激左侧膈肌所造成的左肩背部牵涉痛。经常会出现这种情况：病人在跌倒后做了肩部X线检查，然而，其疼痛的真实原因是脾脏破裂。

---

①译者注：调理作用（opsonization）又称调理素作用，是指抗体、补体与吞噬细胞表面结合，促进吞噬细胞吞噬细菌等颗粒性抗原的作用。

5. 哪些检查有助于脾脏损伤的诊断?

腹部创伤超声重点筛查（FAST）常规在急诊室内进行，只要腹腔内有 200 ml 液体或血液就能很快通过超声检查发现，不过，检查出积液或积血对脾脏损伤的诊断不具有特异性。当 FAST 的结果是是而非时，判断腹腔内有无出血的正确而敏感的方法是诊断性腹腔灌洗（DPL），不过，DPL 发现的出血对脾脏来讲也是非特异性的。CT 扫描是诊断性检查中的金标准，它对脾脏损伤的识别具有极高的敏感度，能明确损伤的程度并对腹腔内合并伤情进行识别。

6. 如何对脾脏损伤进行分级，这种分级为什么重要?

脾脏损伤的分级是根据美国创伤外科协会的脾脏损伤分级标准（表27-1）。手术处理还是非手术处理（nonoperative management，NOM）则取决于病人的血流动力学状态和合并损伤。可以依据脾脏损伤的 CT 分级判断 NOM 的成功率。I ～ Ⅲ级损伤采用 NOM 一般都能成功，对Ⅳ ～ Ⅴ级损伤则推荐进一步的干预手段，包括脾血管栓塞（splenic angioembolization，SAE），因为这类高级别损伤的 NOM 失败率很高。

表 27-1　脾脏损伤分级

分级	说明
I	血肿：包膜下血肿无进行性增大，小于脾脏表面积的 10%
	裂伤：无出血的包膜裂伤，实质裂伤深度＜1 cm
Ⅱ	血肿：包膜下血肿无进行性增大，小于脾脏表面积的 50%；无进行性增大的实质内血肿，直径＜5 cm
	裂伤：有出血的包膜裂伤，实质裂伤深度＜3 cm
Ⅲ	血肿：包膜下血肿，大于脾脏表面积的 50%；进行性增大的血肿；血肿破裂伴活动性出血；实质内血肿直径＞5 cm 或进行性增大
	裂伤：包膜裂伤，实质裂伤深度＞3 cm，累及小梁血管
Ⅳ	血肿：实质内血肿破裂伴活动性出血
	裂伤：累及脾段或脾门部血管，脾缺血范围＞25%
Ⅴ	撕裂：脾脏碎裂
	血管：脾门血管撕裂，即脾脏完全缺血

7. 脾脏损伤需要剖腹手术吗?

血流动力学不稳定的脾脏损伤病人理应采取外科手术处理。然而,75%~85%的血流动力学稳定的钝性脾脏损伤的成年病人可以考虑采用 NOM,总成功率>90%;在<6 岁的儿童中,NOM 的总成功率>95%。SAE 能增加 NOM 的成功率,可以考虑在高危病人采用,包括Ⅳ~Ⅴ级脾脏损伤及所有在 CT 上有造影剂外溢的脾脏损伤。

8. 脾脏损伤 NOM 的禁忌证有哪些?

- 血流动力学不稳定
- 腹膜炎
- 需要手术干预的腹内脏器损伤
- 设备条件(如可供使用的手术室、监测床位和血制品)贫乏

9. 脾脏损伤 NOM 的好处有哪些?

NOM 的好处是保留了脾功能、避免了非治疗性的剖腹及其相关的腹内并发症、减少了输血、缩短了住院时间、降低了住院费用。

10. 何谓 NOM 失败,发生的频率是多少?

迄今尚无 NOM 失败的定义。血流动力学不稳、持续出血(或者对血制品的不断需求)和腹膜炎都应该被看作 NOM 失败。NOM 失败率不超过 10%。

11. SAE 的适应证是什么?

当前的数据表明严重脾脏损伤(Ⅳ~Ⅴ级)、有造影剂外溢的脾脏损伤或有假性动脉瘤的脾脏损伤都会从 SAE 中获益,因为这些高危病人的 NOM 失败率在 26%~60%,加了 SAE 之后其失败率<10%。

12. SAE 的并发症有哪些?

SAE 的并发症发生率为 3%~10%。其并发症包括脾梗死、脾脓肿、内脏血管损伤、血管入路相关并发症和造影剂性肾病。

13. 脾脏损伤 NOM 病人需要卧床多长时间?

最佳的下床活动时间尚未达成共识。不过,当前的数据表

明，早期下床活动并未增高延迟性脾破裂的发生。

14. NOM 病人何时应该启用预防性静脉血栓栓塞治疗？

人们对启用预防性静脉血栓栓塞（venous thromboembolism，VTE）治疗的最佳时机依旧存在不同意见。近来的数据表明，早期（受伤后<48 小时）启用预防性 VTE 治疗并不增加 NOM 失败率或输血需求量。有数据表明，在受伤后 72 小时之前未预防性使用 VTE 治疗的病人其 VTE 事件发生率高达 4 倍。

15. 何谓迟发性脾破裂？

迟发性脾破裂罕见，问题在于，迟发性脾破裂需要与脾脏损伤诊断延迟鉴别。真正的迟发性脾破裂是指发生在腹部外伤48 小时后，且在初次就诊时没有明显腹内脏器损伤的临床证据。

16. 脾脏损伤 NOM 病人需要做动态 CT 随访监测吗？何时可以恢复全量活动？

人们对脾脏损伤 NOM 病人是否需要常规做动态 CT 随访监测的意见不一致。85%～95%的 NOM 失败病例发生在 72 小时内，并且通常不是通过再次影像学检查被识别出来的。在有意参与重体力活动的病人（如身体接触性体育项目），出院前应该考虑再做一次影像学检查。恢复活动的时机也是人们存在不同意见的议题。80%的Ⅰ、Ⅱ级脾脏损伤愈合时间是 50 天，80%Ⅲ～Ⅴ级脾脏损伤愈合时间是 75 天。因此，有学者主张对Ⅱ～Ⅴ级脾脏损伤病人限制活动直至出现 CT 愈合证据。许多创伤外科医生主张对Ⅰ、Ⅱ级脾脏损伤病人限制活动4～8 周，对Ⅲ～Ⅴ级脾脏损伤病人限制活动至少 8 周或直至出现愈合的影像学证据。

17. 脾脏损伤手术处理的一般原则有哪些？

重中之重是控制出血。如果是脾脏完全破裂，就应该用一把血管钳夹住脾蒂。在大多数病例中，暂时控制出血的方法是纱布填塞和手法压迫脾脏止血。在成功控制出血后，开始着手全面检查腹腔，了解是否有其他内脏损伤并存。脾脏的全面评估需要将脾脏完全游离，包括离断脾结肠韧带、脾膈韧带和脾胃韧带。胃短血管可以在离断脾胃韧带后结扎。脾脏修补的方法有局部止血剂、衬垫法缝补脾脏实质、部分脾切除术和用可吸收网"包裹脾脏"。只有血流动力学稳定的病人才可以考虑保留脾脏的问题。如果需要切除脾脏,应该分别结扎脾动脉和静脉后移去脾脏。

18. 何谓脾自体移植术? 脾自体移植术能保留脾功能吗?

脾自体移植术是将脾实质植入大网膜内。人们对脾切除术后的脾自体移植术依旧存在争议。与单独行脾切除术的病人相比,脾切除术加脾自体移植术的病人在使用肺炎菌疫苗后体内免疫球蛋白 G 和免疫球蛋白 M 水平会上升,但是,其临床意义尚不清楚。

19. 脾切除术后的早期并发症有哪些?

脾切除术后早期并发症有再出血、急性胃扩张、胃穿孔、胰腺炎、胰尾损伤伴胰瘘形成和膈下脓肿。

20. 脾切除术后白细胞升高是预示存在感染吗?

脾切除术后白细胞(WBC)计数和血小板计数(platelet count,PC)增高是一种常见的生理现象。然而,在脾切除术后第 4 天如果 WBC>15×10^9/L,且 PC/WBC<20,则高度提示存在脓毒症,就不应该与脾切除术后的生理反应相混淆。在脾切除术后第 7 天如果 PC 未能超过 200×10^9/L 也提示病人体内很可能存在感染。

21. 何谓暴发性脾切除术后感染?

暴发性脾切除术后感染(overwhelming postsplenectomy infection,OPSI)是一种死亡率极高的菌血症(一般都由有荚膜的细菌感染所致),0.5%~2%的脾切除病人会发生本病。婴幼儿或血液疾病的病人在切除脾脏后最容易发生 OPSI。最常见的致病菌是肺炎球菌、脑膜炎双球菌、大肠埃希菌、流感嗜血杆菌、葡萄球菌和链球菌。OPSI 虽然罕见,但是如果不及时治疗则死亡率为 50%~75%。

22. 如何预防暴发性脾切除术后感染?

所有脾切除术后病人都应该预防接种针对肺炎球菌、脑膜炎双球菌和流感嗜血杆菌的疫苗,并每年接种一次流感疫苗。急诊脾切除术病人的最佳接种时机尚存在争议。有证据表明,脾切除术后 14 天做免疫接种者的抗体产量高。不过,有些学者主张在病人出院前做免疫接种,因为创伤病人出院后很少能随访(失访率很高)。肺炎球菌疫苗的再次接种最好能根据抗体滴度进行判断。如果无法测定抗体滴度,建议以后每 5 年再接种 1 次。高危病人(年龄<2 岁、疫苗接种后反应不满意、侵袭性肺炎球菌感染病史和免疫抑制)应该选择预防用口服青霉素(青霉素过敏者口服大环内酯类抗生素)。

要诀:脾外伤的非手术处理

1. 75%~85%的钝性脾脏损伤病人可以考虑采用非手术处理。
2. 只要病人的选择恰当,非手术处理的成功率超过 90%。
3. 非手术处理的禁忌证是血流动力学不稳定、腹膜炎、伴有其他需要手术干预的腹内脏器损伤及设备条件贫乏。
4. 对Ⅳ、Ⅴ级脾损伤,有造影剂外溢,或有假性动脉瘤的脾脏损伤,应该考虑采用 SAE。

网址

- https://www.east.org/education/practice-management-guidelines/blunt-splenic-injury, -selectivenonoperative-management-of
- http://www.westerntrauma.org/algorithms/WTAAlgorithms_files/gif_1.htm

(柏志斌 译)

参 考 文 献

1. Banerjee A,Kelly KB,Zhou HY,et al. Diagnosis of infection after splenectomy for trauma should be based on lack of platelets rather than white blood cell count. *Surg Infect*. 2014;15(3):221-226.
2. Bhullar IS,Frykberg ER. At first blush:absence of computed tomography contrast extravasation in grade IV and V adult blunt splenic trauma should not preclude angioembolization. *J Trauma Acute Care Surg*. 2013;74(1):105-112.

3. Davies JM, Lewis MPN, Wimperis J, et al. Review of the guidelines for the prevention and treatment of infection in patients with an absent of dysfunctional spleen : prepared on behalf of the British Committee for Standards in Haematology by a working party of the Haemato-Oncology Task force. *Br J Haematol*. 2011; 155 (3); 308-317.

4. Ekeh AP, McCarthy MC. Complications arising from splenic embolization after blunt splenic trauma. *Am J Surg*. 2005; 189 (3); 335-339.

5. Fata P, Robinson L. A survey of EAST member practices in blunt splenic injury: a description of current trends and opportunities for improvement. *J Trauma*. 2005; 59 (4); 836-841.

6. Haan JM, Biffl W, Knudson MM, et al. Splenic embolization revisited: a multicenter review. *J Trauma*. 2004; 56 (3); 542- 547.

7. Harbrecht BG, Ko SH. Angiography for blunt splenic trauma does not improve the success rate of nonoperative management. *J Trauma*. 2007; 63 (1); 44-49.

8. Leemans R, Harms G. Spleen autotransplantation provides restoration of functional splenic lymphoid compartments and improves the humoral immune response to pneumococcal polysaccharide vaccine. *Clin Exp Immunol*. 1999; 117 (3); 596-604.

9. London JA, Parry L. Safety of early mobilization of patients with blunt solid organ injuries. *Arch Surg*. 2008; 143 (10); 972-976.

10. McCray VW, Davis JW. Observation for nonoperative management of the spleen: how long is long enough? *J Trauma*. 2008; 65 (6); 1354-1358.

11. Miller PR, Chang MC. Prospective trial of angiography and embolization for all grade III to V blunt splenic injuries: nonoperative management success rate is significantly improved. *J Am Coll Surg*. 2014; 218 (4); 644-648.

12. Moore EE, Cogbill TH. Organ injury scaling: spleen and liver (1994 revision). *J Trauma*. 1995; 38 (3); 323-324.

13. Requarth JA, D'Agostino RB, Miller PR. Nonoperative management of adult blunt splenic injury with and without splenic artery embolotherapy : a meta-analysis. *J Trauma*. 2011; 71 (4); 898-903.

14. Rostas JW, Manley J, Gonzalez RP, et al. The safety of low molecular-weight heparin after blunt liver and spleen injuries. *AM J Surg*. 2015; 210 (1); 31-34.

15. Sartorelli KH, Frumiento C. Nonoperative management of hepatic, splenic, and renal injuries in adults with multiple injuries. *J Trauma*. 2000; 49 (1); 56-61.

16. Savage SA, Zarzaur BL, Magnotti LJ, et al. The evolution of blunt splenic injury: resolution and progression. *J Trauma*. 2008; 64 (4); 1085-1092.

17. Shatz DV, Schinsky MF. Antibody responses in postsplenectomy trauma patients receiving the 23-valent pneumococcal polysaccharide vaccine at 1 versus 7 versus 14 days after splenectomy. *J Trauma*. 1998; 44 (5); 760-766.

18. Skattum J, Naess PA. Refining the role of splenic angiographic embolization in high-grade splenic injuries. *J Trauma Acute Care Surg*. 2013; 74 (1); 100-104.

19. Stassen NA, Bhullar I, Cheng JD, et al. Selective nonoperative management of blunt splenic injury: an Eastern Association for the Surgery of Trauma practice

management guideline. *J Trauma Acute Care Surg*. 2012; 73（5 suppl 4）: S294-S300.

20. Velmahos GC, Zacharias N, Emhoff TA, et al. Management of the most severely injured spleen: a multicenter study of the Research Consortium of New England Centers for Trauma（ReCONECT）. *Arch Surg*. 2010; 145（5）: 456-460.

21. Weng J, Brown CVR, Rhee P, et al. White blood cell and platelet counts can be used to differentiate between infection and normal response after splenectomy for trauma: prospective validation. *J Trauma*. 2005; 59（5）: 1076-1080.

第28章 胰腺和十二指肠损伤

Ryan A. Lawless，MD，Ernest E. Moore，MD，FACS

胰腺损伤

1. 胰腺和十二指肠损伤常见吗？

胰腺和十二指肠的损伤少见，可能是与其关系密切的其他一些重要结构都位于腹膜后的缘故。近年的证据表明，十二指肠损伤的发生率为 0.2%～0.3%，胰腺损伤的发生率为 0.004%～0.600%。在因创伤行开腹手术的病人中胰腺和十二指肠损伤的发生率为 3%～6%。以前认为，胰腺损伤多为穿入性损伤，然而，近年的体会恰恰相反，大多数胰腺损伤是钝性机械力所致。

2. 穿入性胰腺损伤一般常伴有其他哪些损伤？

单一的胰腺和十二指肠损伤仅是特例，90% 以上都合并有其他脏器损伤。最常见的伴随脏器损伤是肝脏损伤，据报道 50% 的胰腺损伤伴有肝脏损伤。其他常见的伴随损伤脏器是胃（40%）、腹内大血管（如腹主动脉和下腔静脉）（40%）、脾脏（25%）、肾脏（2%）和十二指肠（20%）。

3. 术前如何诊断胰腺损伤？

胰腺穿入伤一般都是因其他脏器伴发损伤行开腹探查术中被发现的。这类病人就诊时可以表现为因出血出现血流动力学不稳定、腹部创伤超声重点筛查（FAST）阳性或腹膜炎。血流动力学稳定的钝性损伤病人应该做一次腹部 CT 扫描，如果怀疑近侧胰管破裂，或许还应该做内镜逆行胰胆管造影（ERCP）。16 排和 64 排 CT 对发现胰腺损伤和胰十二指肠损伤方面的敏感度不高，不过，其特异度 > 90%。ERCP 是发现胰管损伤最准确的方法。在发现伴胰管受累的胰腺损伤方面，磁共振胆胰管显像（magnetic resonance cholangiopancreatography，MRCP）是一种有用的手段，此外，在评估远侧横断胰管方面具有额外优势，但 MRCP 无法做治疗。血淀粉酶浓度升高对胰腺损伤的诊断不具有特异度, 很高比例的胰腺损伤病人初次血淀粉酶浓度检查都可以在正常范围。

4. 胰腺损伤最常用的外科处理选项有哪些?

大多数胰腺损伤的处理方法是在初次手术中留置闭式负压引流。在比较严重的损伤中, 应该评估主胰管是否完整, 可以通过直接视诊, 也可以通过术中胰管造影来评估。远侧胰管损伤的处理方法是远侧胰腺切除加留置闭式引流。如果病人生命垂危, 就应该在远侧胰腺切除的同时做脾切除。不过, 如果病人的血流动力学稳定, 最好还是做保留脾脏的远侧胰腺切除术。对累及近侧胰管(以肠系膜上血管为界)的损伤就可能需要做大块胰腺切除术(如胰十二指肠切除术)。一般应该遵循损害控制外科原则在后期手术中做此类大范围的切除术。

5. 胰腺损伤的常见并发症有哪些?

与大多数创伤病人的死因一样, 威胁生命的大出血是胰腺损伤病人早期死亡最常见的原因, 它要求人们采用损害控制原则。如果病人在初次手术后能活下来, 两种最常见的并发症是胰瘘和腹腔内脓肿。其他后期问题是胰腺炎、胰腺假性囊肿和胰腺出血。如果胰腺的切除量>80%, 还可能发生胰腺功能障碍。细心关注损伤类型及损伤部位与肠系膜上血管的关系有助于选择正确的术式。在切除肠系膜上血管远侧的胰腺时, 要保留足够的外分泌和内分泌功能。大多数在胰腺损伤后死亡的病人其死因是后期并发症, 并非死于胰腺损伤本身。

要诀: 胰腺损伤的外科处理选项

1. 低级别损伤的处理是在初次手术中留置单纯闭式负压引流。
2. 胰腺损伤通常有伴随伤, 应该仔细寻找, 酌情处理。
3. 在血流动力学不稳定的病人, 应该先做清创术去除无血供的组织、止血和引流, 等病人情况稳定后再考虑做延期重建手术。
4. 在血流动力学稳定的病人, 如果考虑有近侧主胰管损伤, 就应该做 ERCP、MRCP 或胆管造影评估。
5. 除轻微损伤外, 其他胰腺损伤病人都应该考虑留置一根空肠营养管创建肠内营养通道。

十二指肠损伤

6. CT 扫描在钝性十二指肠损伤诊断中的地位如何?

在血流动力学稳定的钝性创伤病人,首选的检查手段应该是 CT 评估。肠袢损伤的直接征象、气腹或口服造影剂外溢都提示存在空腔脏器损伤,必须立即手术探查。十二指肠损伤的间接证据是十二指肠周围积液或血肿、局灶性气囊肿、毗邻血管或脏器损伤、后腹膜脂肪条纹征,这些征象都是非特异性的。近年的研究发现,在提示十二指肠损伤的非特异性 CT 所见病人中,有 11%需要手术修补。非手术治疗的失败率是 18%,其定义是 CT 复查或体格检查有恶化。然而,依据术中所见,仅5%的非手术治疗失败其原因是十二指肠损伤。

单一的十二指肠周围积液或血肿并不一定要做手术探查。安全的处理流程应该是观察 24 小时做系列动态检查和CT 复查。

7. Kocher 手法的重要性何在?

1903 年,E. Theodor Kocher 率先描述了在开腹探查术中显露和修补十二指肠、胆总管远段和胰头损伤的手法。该手法是将十二指肠外侧无血管的附着腹膜锐性切开;然后将十二指肠从后腹膜上抬起并向中线翻转直至见到下腔静脉缘。该手法有助于对十二指肠降部和胰头背面进行视诊和触诊。

8. 十二指肠分哪四部分? 它们的外科意义如何?

十二指肠第一部起自幽门,属于腹腔内结构。然后,越过胆囊转变为腹膜后结构。第二部在腹膜后向下行 7~8 cm,位于下腔静脉前方。十二指肠第二部的左侧缘与胰头相贴,该部位就是胆总管与胰管汇入十二指肠的部位;十二指肠第二部与胰头的血供都来自于胰十二指肠血管弓。十二指肠第三部拐向左侧呈水平位在腹膜后走行(其头侧缘与胰腺钩突相贴),再向后绕过肠系膜上动静脉后方。第四部继续呈水平位向左、稍上升,越过脊柱至腹主动脉前方,在十二指肠-空肠曲、肠系膜下静脉的内侧被 Treitz 悬韧带固定。

9. 如何对十二指肠损伤进行分级?

有一种十二指肠损伤分级适合于人们对十二指肠损伤作

出标准描述，该分级系统将十二指肠损伤分为Ⅰ级（不重）至Ⅴ级（很重）。十二指肠损伤的分级有助于外科医生选择恰当的外科术式来对这些复杂的损伤进行修复或重建（表28-1）。

表28-1 胰腺和十二指肠损伤的分级

分级	胰腺损伤的分级	
	伤情	说明
Ⅰ	血肿	不伴胰管损伤的轻微挫伤
	裂伤	不伴胰管损伤的浅表裂伤
Ⅱ	血肿	不伴胰管损伤或组织缺失的重大挫伤
	裂伤	不伴胰管损伤或组织缺失的重大裂伤
Ⅲ	裂伤	伴胰管损伤的远侧胰腺横断/胰腺实质损伤
Ⅳ	裂伤	累及壶腹部的侧胰腺横断/胰腺实质损伤
Ⅴ	裂伤	胰腺头部严重毁损

分级	十二指肠损伤分级	
	伤情	说明
Ⅰ	血肿	累及十二指肠四部中的一部
	裂伤	不全性裂伤，未穿孔
Ⅱ	血肿	累及的十二指肠超过一部
	裂伤	破裂＜50%周径
Ⅲ	裂伤	破裂至 D2*周径的 50%～75%
		破裂至 D1、D3 或 D4 周径的 50%～100%
Ⅳ	裂伤	破裂大于 D2 周径的 75%
		累及壶腹部或胆总管远端的破裂
Ⅴ	裂伤	十二指肠-胰腺复合部严重毁损
	血管伤	十二指肠缺血

　*D1、D2、D3 和 D4 分别是指十二指肠的不同部位（即十二指肠第一部至第四部）。

10. 穿入性十二指肠损伤的处理有哪些主要外科选项？

大多数单纯破损（小于十二指肠周径的 50%）都可以做一

期修补。破口边缘有失活组织或撕裂超过十二指肠周径 50% 的复杂破损（3 级）需要做破口边缘清创，并将断开的两端做对端吻合。如果在失活组织切除后，预计吻合口有张力，比较合适的方法应该是补救技术（如十二指肠-空肠 Roux-en-Y 吻合术或幽门隔出术）结合胃引流手术。累及胆总管远段和胰头的严重十二指肠损伤可以先做损害控制手术，然后再考虑做胰十二指肠切除术。病人都应该考虑做营养性空肠造瘘创建肠内营养通道，尤其是复杂修补病例。

要诀：十二指肠损伤的外科处理选项

1. 十二指肠损伤通常都有伴随损伤，最常见的是胰腺伴随伤，应该注意查找并酌情处理。
2. 钝性十二指肠损伤的诊断通常会有难度，这类病人的手术决策需要依据"蛛丝马迹"的临床征象和间接影像学证据做出判断。
3. 在开腹探查手术中，需要采用 Kocher 手法才能对十二指肠做出恰如其分的评估。
4. 外科修补方式取决于损伤严重程度分级和失活组织的范围。大多数损伤可以通过简单修补一期处理。对于大多数血流动力学不稳定的病人来讲，广泛切除应该延期实施，先采用损害控制策略。
5. 除了简单修补外，所有病人应该考虑创建肠内营养通道。

（柏志斌　译）

参 考 文 献

1. Huerta S，Bui T. Predictors of morbidity and mortality in patients with duodenal injuries. *Am Surg*. 2005；71（9）：763-767.

2. Kao LS，Bulger EM. Predictors of morbidity after traumatic pancreatic injury. *J Trauma*. 2003；55（5）：898-905.

3. Lopez PP，Benjamin R，Cockburn M，et al. Recent trends in the management of combined pancreatoduodenal injuries. *Am Surg*. 2005；71（10）：847-852.

4. Moore EE，Cogbill T，Malangoni M，et al. Organ injury scaling II：pancreas，duodenum，small bowel，colon，and rectum. *J Trauma*. 1990；30（11）：1427-1429.

5. Patel SV，Spencer JA. Imaging of pancreatic trauma. *Br J Radiol*. 1998；71（849）：985-990.

6. Subramanian A，Dente CJ，Feliciano DY. The managing of pancreatic trauma in

the modern era. *Surg Clin North Am*. 2007；87（6）：1515-1532.

7. Takishima T，Sugimoto K. Serum amylase level on admission in the diagnosis of blunt injury to the pancreas：its significance and limitations. *Ann Surg*. 1997；226（1）：70-76.

8. Timaran CH，Daley BJ. Role of duodenography in the diagnosis of blunt duodenal injuries. *J Trauma*. 2001；51（4）：648-651.

9. Vassiliu P，Toutouzas KG. A prospective study of post-traumatic biliary and pancreatic fistuli. The role of expectant management. *Injury*. 2004；35（3）：223-227.

10. Velmahos GC，Constantinou C. Safety of repair for severe duodenal injuries. *World J Surg*. 2008；32（1）：7-12.

11. Wales PW，Shuckett B. Long-term outcome after nonoperative management of complete traumatic pancreatic transection in children. *J Pediatr Surg*. 2001；36（5）：823-827.

12. Girard E，Abba J，Cristiano N，et al. Management of splenic and pancreatic trauma. *J Visc Surg*. 2016；153（4 suppl）：45-60.

13. Velmahos GC，Tabbara M，Gross R，et al. Blunt pancreatoduodenal injury：a multicenter study of the research consortium of New England Centers for Trauma（ReCONECT）. *Arch Surg*. 2009；144（5）：413-419.

14. Cogbill TH，Moore EE，Morris Jr JA，et al. Distal pancreatectomy for trauma：a multicenter experience. *J Trauma*. 1991；31（12）：1600-1606.

15. Krige JE，Kotze UK. Morbidity and mortality after distal pancreatectomy for trauma：a critical appraisal of 107 consecutive patients undergoing resection at a Level 1 Trauma Centre. *Injury*. 2014；45（9）：1401-1408.

16. Bradley M，Bonds B，Dreizin D，et al. Indirect signs of blunt duodenal injury on computed tomography：is non-operative management safe? Injury. 2016；47（1）：53-58.

17. Siboni S，Benjamin E. Isolated blunt duodenal trauma：simple repair，low mortality. *Am Surg*. 2015；81（10）：961-964.

18. Melamud K，LeBedis CA. Imaging of pancreatic and duodenal trauma. *Rad Clin Nor Am*. 2015；53（4）：757-771.

第 29 章　结肠和直肠创伤

Emily Miraflor，MD，Jahanara Graf，MD

结肠损伤

1. 大多数结肠损伤是如何发生的?

几乎所有（＞95%）结肠损伤都是由穿入性损伤所致，如枪弹伤、戳伤、医源性损伤或性损伤（sexual injury）。钝性结肠损伤罕见，大多数是由机动车车祸中安全带所致。

2. 如何诊断结肠损伤?

穿入性损伤大多数是在开腹探查术中得到诊断。对于那些还没有确定是否需要做开腹探查术的病人来讲，直肠指检可以发现血便，提示左侧结肠或直肠损伤。白细胞计数升高或酶（淀粉酶、碱性磷酸酶）水平升高都提示可能存在肠管损伤。在诊断性腹腔灌洗（DPL）液中查找是否存在粪渣物如今已经不常用，但它对肠管损伤有高度诊断价值。有助于结肠损伤诊断的影像学征象是游离气体、造影剂外溢、腹膜后积气或结肠旁积液。所有显而易见的结肠损伤都会在伤后 18 小时内出现临床表现。

3. 结肠损伤如何分级?

Ⅰ级：挫伤或血肿，没有缺血，没有不全性肠壁撕裂。

Ⅱ级：撕裂小于周径的 50%。

Ⅲ级：撕裂大于周径的 50%。

Ⅳ级：结肠横断。

Ⅴ级：结肠横断伴节段性组织缺失或节段性缺血。

4. 结肠损伤的三种一期外科处理选项分别是什么?

- **一期修补术**：对于没有缺血的非毁损性的且小于肠周径 50%的结肠破口可以采用一期缝合修补。

- **切除加一期吻合术**：对于有缺血的毁损性结肠破口或大于肠周径 50%的结肠破口可以予以切除。在这些病例，如果病人的血流动力学状态满意、污染轻微、病人的合并症少，就可以安全地采用一期吻合。

- **切除加结肠造瘘术**：有些病人的情况很差难以承受一期吻合，如休克时间长、凝血功能障碍、多发伤或存在其他合并症。这类病人的正确处理方法应该是切除加结肠造瘘。

5. 这三种选项的优缺点分别是什么？

- 一期修补术和切除加一期吻合术在初次手术中就完成了确定性处理。病人就免去了结肠造瘘和造瘘口还纳手术的苦恼，也不需要再次手术行造瘘口还纳。其缺点是缝合口是在欠理想的条件下创建，有修补口漏之虞。对一期修补与转流性造瘘的对比随机临床研究并未显示转流性造瘘能给病人带来获益。

- 近侧结肠造瘘术的优势是对腹腔内的缝合口起到了保护作用，缺点是需要再次手术来缝闭造瘘口。此外，还有造瘘口并发症之虞，如坏死、狭窄、梗阻和脱垂。相当一部分转流性造瘘病人永远无法做造瘘口还纳，做造瘘口闭合的病人有 15%～25%的并发症发生率。

6. 大多数结肠损伤病人采用的是什么样的外科处理方式？

对于大多数结肠损伤病人来讲，一期修补是安全有效的。手工吻合与吻合器吻合的并发症发生率相同。预防用抗生素在术后不要超过 24 小时。

7. 应该如何处理外科手术切口和穿入伤的伤口？

应该将伤口敞开让其二期愈合，从而降低伤口感染和筋膜裂开的发生率。可以采用负压伤口治疗法简化腹部正中开放伤口的处理。

8. 与结肠损伤及其处理相关的并发症有哪些？

- 伤口感染（如果一期缝合皮肤切口，伤口感染率为 65%；请不要缝合污秽切口）
- 腹腔内脓肿（20%）
- 筋膜裂开（10%）

- 造瘘口并发症（5%）
- 吻合口漏（5%）
- 死亡率（<1%）

直肠损伤

9. 直肠损伤是如何发生的？

与结肠损伤相同，大多数直肠损伤都是穿入性损伤所致，原因有枪弹伤、戳伤、医源性损伤或性损伤。凡钝器伤所致的骨盆骨折病人都应该评估是否合并有直肠和尿道损伤。

10. 如何诊断直肠损伤？

穿入物体的走行轨迹和直肠指检发现的血迹对直肠损伤的诊断有提示作用。CT 扫描有助于勾勒出子弹或戳伤伤道的轨迹。如果怀疑直肠损伤，就应该为病人做一次直肠镜检查观察直肠内有无血肿、挫伤、撕裂或肉眼出血。如果诊断有疑问，就应该做水溶性造影剂灌肠放射学检查。

11. 腹膜内直肠损伤病人的处理与腹膜外直肠损伤病人的处理有何区别？

腹膜反折以上的直肠称为直肠腹腔内段。该段直肠损伤的处理与结肠损伤相同。腹膜反折以下的直肠称为直肠腹腔外段。

腹腔外段直肠损伤因病人没有腹膜炎表现而使诊断有难度。因此，对下腹部或臀部穿入伤病人或严重骨盆骨折病人，必须持有对直肠损伤的高度怀疑心态。

12. 处理单纯腹膜外直肠损伤的四大原则是什么？

既往，腹膜外直肠损伤的治疗有四大要素构成：

- **转流**：可以做袢式或端式乙状结肠造瘘。
- **引流**：在直肠后间隙留置骶前引流，从肛门后方的一个戳孔引出。
- **修补**：如果有可能的话，选择经肛门修补几针。
- **冲洗**：用等渗盐水冲洗直肠远端直至流出液清亮。

新颁指南对腹膜外直肠损伤的处理推荐做近侧肠袢转流，但这些指南不推荐常规留置骶前引流和远侧直肠冲洗。

13. 如何处理复杂腹膜外直肠损伤?

在严重骨盆损伤且合并有直肠损伤的病人,为了能进行恰如其分的清创和止血,可能就需要做腹会阴联合直肠切除术。腹会阴联合直肠切除术的另一个罕见适应证是肛门括约肌已经毁损的病例。这种损伤极为罕见。

14. 与直肠损伤及其处理相关的并发症有哪些?

其并发症与结肠损伤相同,如腹腔内脓肿和伤口感染。此外,还可以发生骨盆骨髓炎。一旦发生了骨髓炎,可能就需要做清创术,并需要依据细菌培养结果静脉用特定的抗生素。

15. 抗生素在结直肠损伤治疗中的地位如何?

术前要预防用抗生素,目的是预防术后感染。预防用抗生素应该在术前启用(你需要在皮肤切开时血抗生素浓度达到一个满意水平)并很快(术后 24 小时)停用。

联合使用广谱抗生素优于单一抗生素。只要有结直肠损伤的可能性存在,应该立即启动静脉预防用广谱抗生素。

要诀:结直肠损伤

1. 一期修补结肠损伤是安全的。
2. 手工缝合与吻合器吻合的并发症发生率相当。
3. 术前用一个剂量的抗生素,术后用抗生素不超过 24 小时,对病人有好处。
4. 腹膜外直肠损伤的处理正在发生变化。最保守的策略是做粪便转流手术。

(柏志斌　译)

参 考 文 献

1. Beck DE, Roberts PL, eds. *The ASCRS Textbook of Colon and Rectal Surgery*. 2nd ed. Springer Science;2011.

2. Bosarge PL, Como JJ, Fox N, et al. Management of penetrating extraperitoneal rectal injuries:an Eastern Association for the Surgery of Trauma practice management guideline. *J Trauma Acute Care Surg*. 2016;80(3):546-551.

3. Cayten CG, Fabian TC. Patient management guidelines for penetrating intraperitoneal colon injuries. Eastern Association for the Surgery of Trauma. https://www.east.org/education/practice-management-guidelines/penetrating-colon-injuries-

management-of-. 1998. Accessed 14.02.17.

4. Curran TJ, Borzotta AP. Complications of primary repair of colon injury: literature review of 2, 964 cases. *Am J Surg*. 1999; 177（1）: 42-47.

5. Demetriades D, Murray J, Chan LS, et al. Handsewn versus stapled anastomosis in penetrating colon injuries requiring resection: a multicenter study. *J Trauma*. 2002; 52（1）: 117-121.

6. Demetriades D, Murray J, Chan L, et al. Penetrating colon injuries requiring resection: diversion or primary anastomosis? An AAST prospective multicenter study. *J Trauma*. 2001; 50（5）: 765-775.

7. Gonzalez RP, Phelan 3rd H. Is fecal diversion necessary for nondestructive penetrating extraperitoneal rectal injuries? *J Trauma*. 2006; 61（4）: 815-819.

8. Miller PR, Fabian TC, Croce MA, et al. Improving outcomes following penetrating colon wounds. *Ann Surg*. 2002; 235（6）: 775-781.

9. Mulholland MW, Lillemoe KD, eds. *Greenfield's Surgery: Scientific Principles and Practice*. 5th ed. Lippincott Williams & Wilkins; 2011: 402-403.

第30章 骨盆骨折

Philip F. Stahel，MD，FACS，David J. Hak，MD，MBA，FACS

1. 在骨盆环损伤病人的评估和处理中，第一步是做什么？

高能量所致急性骨盆环破裂的严重创伤病人很容易死于威胁生命的大出血。急诊室的诊断性检查必须标准化，目的是避免对确定性外科止血做不必要的拖延，有证据表明，受伤与手术室之间的时间延搁与生存率呈负相关关系。

2. 在有移位的骨盆骨折，出血的来源在哪？可能的出血量是多少？

在血流动力学不稳的骨盆环破裂病人，其腹膜后急性出血80%～90%来自于骶前和膀胱周围静脉丛的静脉出血，以及来自于骶骨和髂骨骨折松质骨破裂面和骶髂关节破裂处的出血。在所有腹膜后骨盆出血的来源中，仅10%～20%是动脉出血。

3. 与骨盆骨折有关的动脉出血，最常见来源于什么动脉？

臀上动脉。

4. 有骨盆骨折移位的创伤病人，应该留置 Foley 导尿管吗？

留置 Foley 导尿管的禁忌证包括尿道损伤，如果发现阴茎尿道口有血迹或者直肠指诊时发现高位骑跨前列腺[①]，就应该怀疑尿道损伤，可以用逆行尿道造影诊断尿道损伤。如果怀疑有尿道损伤或者尿道损伤得到了明确诊断，就应该用耻骨上膀

---

①译者注：高位骑跨前列腺（high-riding prostate）是指在直肠指检时发现前列腺上移、前列腺漂浮感或触不到，原因是尿道膜部断裂、前列腺位置发生改变。此时的前列腺就像赛马过程中骑士的臀部离开了马鞍，处于半蹲位（高位骑跨、浮动），故得名。

胱置管来取代 Foley 导尿管。除此之外，其他各种情况都应该留置 Foley 导尿管。

5. 骨盆骨折并发尿路损伤的频率是多少?

在不稳定性骨盆骨折（B 型和 C 型），总的尿路损伤发生率为 10%～20%，APC-3 或 LC-3[1]［等同于骨盆环破裂和"垂直剪力（分离）"损伤机制］的尿路损伤发生率最高。

6. 在有移位的骨盆骨折病人，哪种性别、尿道的哪一部分最容易受到损伤?

男性尿道损伤比女性常见。尿道膜部与尿道球部之间的移行部需要穿过尿生殖膈（骨盆底），该部位的尿道变化比较突然，也比较脆弱，并且在上方比较固定，这就是大多数尿道损伤都发生在膜部-球部交界区的原因。女性尿道比男性短得多，女性尿道损伤最常见的部位是膀胱颈部。

7. 如何叙述导致膀胱破裂的机制?

膀胱分为腹膜内和腹膜外两部分。充盈的膀胱受挤压后会造成腹膜内膀胱沿穹窿部破裂。腹膜外膀胱破裂更为常见，多由耻骨支骨折移位的骨折碎片所致，主要见于侧方挤压（lateral compression，LC）型损伤机制（相当于 LC-2 型和 LC-3 型损伤）。

8. 骨盆骨折常用的放射学分类是什么?

Young 和 Burgess 提出的损伤机制分类把骨盆骨折分为前后挤压（anteroposterior compression，APC）、侧方挤压、垂直剪力（vertical shear，VS）和混合暴力（combined mechanism，CM）。AO/OTA[2]的字母数字分类与 Tile 分类等价，该分类系统将骨盆骨折按严重程度逐级递增的方式分为用字母（A、B、C）表示的三型[3]，每一型再按韧带和骨折撕裂严重程度的加重分

---

①译者注：APC-3 为前后挤压 3 型；LC-3 为侧方挤压 3 型。

②译者注：AO 是骨折内固定协会（Arbeitsgemeinschaft für Osteosynthesefragen）的德语首字母缩略词。OTA 是美国矫形创伤学会（the Orthopaedic Trauma Association）英语首字母缩略词。

③译者注：A 型是稳定型有轻度移位的骨盆骨折；B 型是旋转不稳定、垂直稳定的骨盆骨折；C 型是旋转和垂直方向均不稳定的骨盆骨折。

为用数字（1、2、3）代表的三个亚组。

9. 何谓开放性骨盆骨折?

开放性骨盆骨折的定义是皮肤或黏膜（阴道、直肠）上存在破口导致骨盆骨折端外露或污染。开放性骨盆骨折病人伤后容易发生威胁生命的大出血、感染和脓毒症，其并发症发生率和死亡率都显著增加。因此，只要怀疑开放性骨盆骨折，就必须早期为病人做直肠指检和阴道检查，以及直肠镜检查。直肠或会阴部的开放性骨盆骨折需要做一个暂时性转流性结肠造瘘来预防和控制感染。

10. 如何把握骨盆骨折急诊机械固定的时机?

无创骨盆外压迫器具（骨盆带或床单）是出血性骨盆骨折病人急诊体液复苏的成熟措施之一，其目的是缩减盆腔容量、减少腹膜后血液丢失。有证据表明，大转子水平包扎骨盆带可以暂时提升骨盆环的稳定性。

11. 何谓骨盆填塞，采用的时机有何讲究?

骨盆填塞（preperitoneal pelvic packing，PPP）理念最早由欧洲人提出，当时是采用剖腹探查正中切口做经腹腔的开放式骨盆填塞法。近年在美国，人们改用耻骨上正中切口做"直接"腹膜前骨盆填塞，该入路可以直接显露腹膜后间隙（retroperitoneal space）。这种改良骨盆填塞法允许在隐蔽的腹膜前间隙内做更有效地填塞，不必经开腹切口打开后腹膜间隙。由于骨盆出血主要来源于静脉，因此，在血流动力学不稳定的骨盆环破裂病人的早期体液复苏阶段联合使用骨盆填塞与骨盆外固定可以起到有效填塞达到紧急止血的目的。骨盆填塞的纱垫一定要在24～48小时内的"二次开腹探查"手术时撤出，以降低感染风险。

12. 血管造影在急性骨盆骨折中的地位如何?

最新颁布的临床指南推荐早期使用血管造影加经皮经导管血管栓塞，作为血流动力学不稳定骨盆骨折病人紧急止血的主要治疗选项之一。血管栓塞的最大不足是无法控制静脉出血，因为，在80%～90%的血流动力学不稳定骨盆环破裂病人其出血的主要来源是静脉。

13. 病人为什么会死于骨盆骨折？

血流动力学不稳定骨盆环破裂病人的主要死因是来自后腹膜的、无法控制的、威胁生命的急性大出血。后期死亡原因是感染、脓毒症和多脏器衰竭。

14. 骨盆外固定的理论依据是什么？

血流动力学不稳定骨盆环破裂病人需要通过暂时固定减少进一步出血，同时为止血措施（包括血管栓塞和骨盆填塞）提供支持。紧急骨盆外固定的理论依据：在"开书样"（open-book）（等同于 APC-2/APC-3）和"垂直剪切"损伤病人通过缩小腹膜后出血间隙缩减骨盆容积，为填塞的开腹纱垫提供一个稳定的对抗力从而起到有效骨盆填塞。骨盆外固定器具放置的位置必须以不妨碍下列操作和检查为前提：剖腹手术、影像检查及骨盆骨折的确定性开放复位和内固定。

15. 在骨盆骨折的治疗中，充气抗休克服的地位如何？

充气抗休克服（pneumatic antishock garments，PASGs）在骨盆骨折中的治疗价值正在逐渐下降。PASGs 的潜在作用仅限于急诊转运及创伤-出血性休克治疗无效、处于"弥留之际"骨盆骨折病人的初步固定。PASGs 使发生下肢和臀肌筋膜室综合征的风险增加。

16. 骨盆骨折病人何时可以下床走动？

骨盆骨折的类型和确定性骨盆环固定方法决定了病人的活动和下床行走状态。例如：在 AO/OTA（Tile）分类法中稳定的 A 型损伤就可以不受限制立即下床活动。同样，在 Young-Burgess 分类法中的 APC-1 型和 LC-1 型骨折也可以立即全量负重。大多数骨盆后部结构不稳定[骶髂关节水平的不稳或完全性（垂直方向不稳定）骶骨骨折]的骨盆环破裂必须在伤后避免负重 10～12 周，防止继发性移位。

17. 在骨盆骨折病人的评估中，需要摄哪三个位置的 X 线像？

● 骨盆前后位像。
● 骨盆"入口"位像，即 X 线向尾侧转 45° 角，提供向下看的骨盆环像。

- 骨盆"出口"位像，即 X 线向头侧转 45°角，可以满意地评估骶骨及其相关上下移位。

18. 不稳定性骨盆骨折病人伴有神经损伤的百分比是多少？

就大多数骨盆环损伤来讲，伴发腰骶神经丛损伤、骶孔损伤和骶管损伤的情况罕见（<5%），然而，在完全骨盆环破裂（如"垂直剪力"机制）及在 2 区和 3 区骶骨骨折，伴随神经损伤的发生率则显著增高。

19. 骨盆骨折病人伴 L$_5$ 横突骨折的临床意义何在？

由于髂腰韧带附着于 L$_5$ 横突，因此，L$_5$ 横突骨折表明骨盆骨折可能存在垂直（纵向）不稳定。大多数"垂直剪力"损伤都伴有 L$_5$ 横突骨折。

要诀：骨盆环破裂失血

1. 严重骨盆环破裂都伴有腹膜后间隙威胁生命的大出血，出血量可以达到全身血容量（4～6 L）。80%～90%的骨盆骨折出血相关死亡是源于腹膜后间隙的静脉出血和松质骨出血。
2. 无创骨盆外压迫器具（骨盆带、床单）是有效的"一线"骨盆环复位和固定器具，能够减少盆腔内的继续出血。仅10%～20%的骨盆骨折出血是动脉性出血，其中最常见的是臀上动脉。血管栓塞是控制骨盆动脉出血的有效措施。
3. 直接腹膜前骨盆填塞与骨盆外固定联合使用是一种"损害控制"措施。有证据表明，在血流动力学不稳定的骨盆环损伤病人，该措施把出血和死亡率从既往的 40%～60%成功地降至如今文献报道的的 15%～20%。

视频资源

腹膜前骨盆直接填塞技术：https://www.youtube.com/watch?v=RYHbEPE-Tno

（陆 军 译）

参 考 文 献

1. Smith W，Williams A，Agudelo J，et al. Early predictors of mortality in hemodynamically unstable pelvis fractures. *J Orthop Trauma*. 2007；21（1）：31-37.

2. Sathy AK，Starr AJ，Smith WR，et al. The effect of pelvic fracture on mortality after trauma：an analysis of 63，000 trauma patients. *J Bone Joint Surg Am*. 2009；91（12）：2803-2810.

3. Costantini TW，Coimbra R，Holcomb JB，et al. Current management of hemorrhage from severe pelvic fractures：results of an American Association for the Surgery of Trauma multi-institutional trial. *J Trauma Acute Care Surg*. 2016；80（5）：717-725.

4. Stahel PF，Smith WR. Current trends in resuscitation strategy for the multiply injured patient. *Injury*. 2009；40（suppl 4）：S27-S35.

5. Mauffrey C，Cuellar 3rd DO，Pieracci F，et al. Strategies for the management of haemorrhage following pelvic fractures and associated trauma-induced coagulopathy. *Bone Joint J*. 2014；96-B（9）：1143-1154.

6. Gansslen A，Hildebrand F. Management of hemodynamic unstable patients "in extremis" with pelvic ring fractures. *Acta Chir Orthop Traumatol Cech*. 2012；79（3）：193-202.

7. Hou Z，Smith WR，Strohecker KA，et al. Hemodynamically unstable pelvic fracture management by advanced trauma life support guidelines results in high mortality. *Orthopedics*. 2012；35（3）：e319-e324.

8. Magnone S，Coccolini F，Manfredi R，et al. Management of hemodynamically unstable pelvic trauma：results of the first Italian consensus conference（cooperative guidelines of the Italian Society of Surgery，the Italian Association of Hospital Surgeons，the Multi-specialist Italian Society of Young Surgeons，the Italian Society of Emergency Surgery and Trauma，the Italian Society of Anesthesia，Analgesia，Resuscitation and Intensive Care，the Italian Society of Orthopaedics and Traumatology，the Italian Society of Emergency Medicine，the Italian Society of Medical Radiology -Section of Vascular and Interventional Radiology- and the World Society of Emergency Surgery）. *World J Emerg Surg*. 2014；9（1）：18.

9. Ertel W，Keel M. Control of severe hemorrhage using C-clamp and pelvic packing in multiply injured patients with pelvic ring disruption. *J Orthop Trauma*. 2001；15（7）：468-474.

10. Heetveld MJ，Harris I. Guidelines for the management of haemodynamically unstable pelvic fracture patients. *ANZ J Surg*. 2004；74（7）：520-529.

11. Ertel W，Eid K. Therapeutical strategies and outcome of polytraumatized patients with pelvic injuries. *Eur J Trauma*. 2000；26：278-286.

12. Giannoudis PV，Pape HC. Damage control orthopaedics in unstable pelvic ring injuries. *Injury*. 2004；35（7）：671-677.

13. Lustenberger T, Meier C. C-clamp and pelvic packing for control of hemorrhage in patients with pelvic ring disruption. *J Emerg Trauma Shock*. 2011；4（4）：477-482.

14. Burlew CC, Moore EE, Smith WR, et al. Preperitoneal pelvic packing/external fixation with secondary angioembolization: optimal care for life-threatening hemorrhage from unstable pelvic fractures. *J Am Coll Surg*. 2011；212（4）：628-635. discussion 635-627.

15. Osborn PM, Smith WR, Moore EE, et al. Direct retroperitoneal pelvic packing versus pelvic angiography: a comparison of two management protocols for haemodynamically unstable pelvic fractures. *Injury*. 2009；40（1）：54-60.

16. Perkins ZB, Maytham GD. Impact on outcome of a targeted performance improvement programme in haemodynamically unstable patients with a pelvic fracture. *Bone Joint J*. 2014；96-B（8）：1090-1097.

17. Li Q, Dong J, Yang Y, et al. Retroperitoneal packing or angioembolization for haemorrhage control of pelvic fractures- Quasi-randomized clinical trial of 56 haemodynamically unstable patients with Injury Severity Score ≥33. *Injury*. 2016；47（2）：395-401.

18. Jang JY, Shim H. Preperitoneal pelvic packing in patients with hemodynamic instability due to severe pelvic fracture: early experience in a Korean trauma center. *Scand J Trauma Resusc Emerg Med*. 2016；24：3.

19. Chiara O, di Fratta E, Mariani A, et al. Efficacy of extra-peritoneal pelvic packing in hemodynamically unstable pelvic fractures, a Propensity Score Analysis. *World J Emerg Surg*. 2016；11：22.

20. Suzuki T, Smith WR. Pelvic packing or angiography: competitive or complementary? *Injury*. 2009；40（4）：343-353.

21. Tai DK, Li WH, Lee KY, et al. Retroperitoneal pelvic packing in the management of hemodynamically unstable pelvic fractures: a level I trauma center experience. *J Trauma*. 2011；71（4）：E79-E86.

22. Rossaint R, Duranteau J. Non-surgical treatment of major bleeding. *Anesthesiol Clin N Am*. 2007；25：35-48.

23. Metsemakers WJ, Vanderschot P. Transcatheter embolotherapy after external surgical stabilization is a valuable treatment algorithm for patients with persistent haemorrhage from unstable pelvic fractures: outcomes of a single centre experience. *Injury*. 2013；44（7）：964-968.

24. Abrassart S, Stern R. Unstable pelvic ring injury with hemodynamic instability: what seems the best procedure choice and sequence in the initial management? *Orthop Traumatol Surg Res*. 2013；99（2）：175-182.

25. Hagiwara A, Minakawa K. Predictors of death in patients with life-threatening pelvic hemorrhage after successful transcatheter arterial embolization. *J Trauma*. 2003；55（4）：696-703.

26. Shapiro M, McDonald AA. The role of repeat angiography in the management of pelvic fractures. *J Trauma*. 2005；58（2）：227-231.

27. Thorson CM, Ryan ML, Otero CA, et al. Operating room or angiography suite

for hemodynamically unstable pelvic fractures? *J Trauma Acute Care Surg*. 2012；72（2）：364-370. discussion 371-362.

28. Chu CH，Tennakoon L. Trends in the management of pelvic fractures，2008-2010. *J Surg Res*. 2016；202（2）：335-340.

29. Marzi I，Lustenberger T. Management of bleeding pelvic fractures. *Scand J Surg*. 2014；103（2）：104-111.

30. Lustenberger T，Wutzler S. The role of angio-embolization in the acute treatment concept of severe pelvic ring injuries. *Injury*. 2015；46（suppl 4）：S33-S38.

31. Bakhshayesh P，Boutefnouchet T. Effectiveness of non invasive external pelvic compression：a systematic review of the literature. *Scand J Trauma Resusc Emerg Med*. 2016；24（1）. 73.

32. Pizanis A，Pohlemann T. Emergency stabilization of the pelvic ring：clinical comparison between three different techniques. *Injury*. 2013；44（12）：1760-1764.

33. Prasarn ML，Small J. Does application position of the T-POD affect stability of pelvic fractures? *J Orthop Trauma*. 2013；27（5）：262-266.

34. Stahel PF，Mauffrey C，Smith WR，et al. External fixation for acute pelvic ring injuries：decision making and technical options. *J Trauma Acute Care Surg*. 2013；75（5）：882-887.

35. Halawi MJ. Pelvic ring injuries：Emergency assessment and management. *J Clin Orthop Trauma*. 2015；6（4）：252-258.

36. Poenaru DV，Popescu M. Emergency pelvic stabilization in patients with pelvic posttraumatic instability. *Int Orthop*. 2015；39（5）：961-965.

37. Rommens PM，Hofmann A. Management of acute hemorrhage in pelvic trauma：an overview. *Eur J Trauma Emerg Surg*. 2010；36（2）：91-99.

38. Burgess A. Invited commentary：Young-Burgess classification of pelvic ring fractures ：does it predict mortality，transfusion requirements，and non-orthopaedic injuries? *J Orthop Trauma*. 2010；24（10）：609.

39. Koller H，Keil P. Individual and team training with first time users of the Pelvic C-Clamp：do they remember or will we need refresher trainings? *Arch Orthop Trauma Surg*. 2013；133（3）：343-349.

40. Kim FJ，Pompeo A，Sehrt D，et al. Early effectiveness of endoscopic posterior urethra primary alignment. *J Trauma Acute Care Surg*. 2013；75：189-194.

41. Hak DJ，Baran S. Sacral fractures：current strategies in diagnosis and management. *Orthopedics*. 2009；32：752-757.

第31章　上尿路损伤

Rodrigo Donalisio da Silva，MD，

Fernando J. Kim，MD，MBA，FACS

1. 在美国，肾创伤最常见的类型是哪种，钝性伤还是穿入伤？

在美国，约90%的肾损伤为钝性机械力所致。

2. 为什么儿童更容易发生严重肾脏损伤？

其原因在于儿童的腹壁肌肉薄弱、胸廓骨化差、肾周脂肪少、肾脏占身体的比例大。

3. 何时应该检查病人是否有肾脏损伤？

凡钝性创伤病人有肉眼血尿或者有休克伴镜下血尿都应该做进一步检查以了解是否有肾脏损伤。有血尿（肉眼或镜下）的穿入性损伤病人也都应该做进一步检查以了解是否有肾脏损伤。

4. 何时应该怀疑肾脏损伤？

损伤机制和体格检查都应该引起医生对肾脏损伤的怀疑。腰部瘀斑、穿入伤伤口的位置、伴随损伤（如肋骨骨折）、肉眼血尿和低血容量性休克都是与肾脏损伤相关的情况。肾脏解剖异常（如肾积水、输尿管-肾盂交界处梗阻、异位肾）的病人也可以出现与肾脏损伤病史不成比例的血尿。相反，在肾蒂损伤时尽管损伤很重，病人可能只有很少或根本没有血尿。

5. 评估肾脏损伤最有效的影像学检查是什么？

诊断肾脏损伤最佳的影像学检查手段应该是腹部加盆部计算机轴向断层（computerized axial tomography，CAT）平扫加静脉增强。还应该摄延迟像（排泄像）了解集合系统和输尿管情况。

6. 何谓"单次静脉肾盂造影"？在什么情况下使用？

单次静脉肾盂造影（intravenous pyelogram，IVP）适用于

外科手术探查前无法做 CAT 扫描的病人（如休克）。这种影像学检查无法对肾脏和输尿管损伤作正确的诊断和分级，但是，它有助于了解对侧肾脏是否在位。它是按 2 ml/kg 从静脉推入造影剂（最大剂量是 150 mg），仅在推注后 10 分钟摄一张 X 线片。

7. 如何对肾脏创伤进行分级?

Ⅰ级：包膜下血肿和（或）挫伤。

Ⅱ级：肾皮质裂伤深度＜1 cm，小血肿位于 Gerota 筋膜内。非膨胀性肾周血肿。

Ⅲ级：肾皮质裂伤深度＞1 cm，小血肿位于 Gerota 筋膜内。非膨胀性肾周血肿。

Ⅳ级：裂伤深达肾盂或者有尿外渗，肾动脉或肾静脉主干有损伤的包裹性血肿，无肾裂伤的肾段梗死，膨胀性包膜下血肿对肾脏形成压迫。

Ⅴ级：肾脏星状碎裂或肾门撕脱。

8. 肾蒂损伤有哪些不同的类型?

肾蒂血管中断的原因可以是血栓形成，也可以是肾蒂完全撕脱。在 CAT 平扫加静脉增强片上，这两种情况的特点都是受伤肾脏无强化。这类病人可以没有血尿。钝性伤通常会牵拉肾动脉，破裂的内膜活瓣①从而引起动脉阻塞和缺血。肾蒂动脉损伤伴内膜活瓣形成可以通过介入放射方法放置血管内支架进行处理。

9. 无灌注的肾脏能耐受多长时间的温缺血?

如果受伤的肾脏功能正常，温缺血 30 分钟后就可以出现不可逆性肾损害，缺血 8 小时后肾脏获救的可能性微乎其微。

10. 如何对肾脏损伤病人进行处理?

血流动力学稳定的钝性肾脏损伤病人98%可以采用非手术处理。手术探查的适应证是血流动力学不稳定的高级别肾损伤（Ⅳ级和Ⅴ级）病人、严重尿漏病人或临床情况[因肠麻痹、血

①译者注：内膜活瓣（intimal flap）是一种肾动脉内膜撕裂伤，此时动脉的外膜和中层通常完好，最常见于高空坠落伤。

肿和（或）尿漏病人出现严重腹胀和严重腹痛]无好转的病人。动脉腔内支架置入和肾段动脉栓塞可以请介入放射科医生实施，中等程度的尿漏可以采用输尿管支架置入。

11. 大多数创伤性肾脏损伤都需要外科手术处理吗？

不。钝性肾脏创伤最常用的处理方法是保守治疗。需要外科手术探查者不足 2%。

12. 迟发性肉眼血尿有何临床意义？

发生在创伤后 3～4 周的血尿可能的原因是动-静脉瘘形成。如果保守治疗（卧床休息）失败，下一步可能需要做选择性动脉栓塞。极少病人需要手术干预，通常是做部分或全肾切除。

13. 在外科开腹探查时，如何处理猝不及防的腹膜后出血？

搏动性或膨胀性腹膜后血肿提示有大血管损伤。外科医生可以在血管控制（近侧和远侧都控制）情况下做腹膜后探查，或者一边用手法压迫肾实质一边让助手清空血肿以便于解剖血管结构。常见的情况是，急性动脉出血后动脉会痉挛和收缩，静脉出血则是源源不断。稳定的血肿可以留着不管，前提是术前影像不存在令人担忧的伤情。最好能在探查血肿前就请泌尿外科医生会诊，以增加救肾和肾脏重建的机会。

14. 肾脏创伤后尿漏的治疗选项有哪些？

尿外渗一般都不需要外科干预。这些病人最初的处理应该留置膀胱引流，目的是对上尿路做减压。在穿入性损伤和枪弹伤病人，输尿管会因为爆炸效应导致伤后 48～72 小时出现迟发性尿外渗，伴尿液囊肿形成。在这类病人中，输尿管支架（加或不加经皮尿液囊肿引流）能有效处理这种损伤。仅当微创治疗失败时才是外科手术修复的适应证。

15. 创伤性肾脏损伤的保守治疗有哪些方法？

卧床休息直至肉眼血尿消失。对尿外渗病人做膀胱引流。监测生命体征、血红蛋白、血细胞比容和尿量。出院后，镜下血尿可能需要持续数月才会消失。还要监测血压和尿液分析。对有症状的病人和（或）高能量肾脏损伤病人应该考虑做影像学随访监测。

16. 肾脏创伤病人创伤后高血压的发生率是多少？

肾脏创伤病人创伤后高血压的发生率不足 2%。症状通常在伤后最初的几个月内出现。创伤后高血压的形成机制是肾素介导的，是肾动脉狭窄或闭塞、肾实质受压，以及创伤后动-静脉瘘所致。急性高血压可以见于腹膜后巨大血肿（伴或不伴尿漏）压迫肾脏造成"Page 肾"[①]的病人。

17. 输尿管损伤最常见的原因有哪些？

在外力造成的创伤中，输尿管损伤不足 2.5%。输尿管损伤最常见的原因是医源性损伤，其次才是外力。钝性创伤和戳伤都很少会伤及输尿管。在腹部枪弹伤中，输尿管损伤的发生率约为 3%。医源性输尿管损伤的原因分为缝线结扎、止血夹钳夹、热损伤和（或）内镜损伤（输尿管镜）。

18. 如何评估和诊断输尿管损伤？

穿入性外力创伤病人可以有肉眼血尿。在血流动力学稳定的病人，做 CAT-IVP 检查可以显示损伤处有造影剂外溢。在血流动力学不稳定、需要做开腹探查的病人，只要怀疑有输尿管损伤就应该在术中探查输尿管。可以用靛胭脂（1 支静脉推注）来查找尿外渗的部位（蓝色着色）。在手术室还可以通过逆行肾盂造影查找输尿管损伤部位。

19. 输尿管损伤被漏诊，会出现哪些并发症？

尿漏和尿液囊肿形成会引起发热、白细胞升高、氮质血症、腰部疼痛、肠麻痹或尿液通过开腹切口外溢。

20. 输尿管损伤的处理方法有哪些？

输尿管损伤的处理方法取决于损伤的位置（近段、中段、远段）、创伤机制，医源性、高能量、戳伤、撕裂伤及输尿管

---

①译者注：Page 肾是指因为肾脏长期受压导致高血压的情况，其中最常见的原因是创伤后包膜下血肿，其次还有肾囊肿和肿瘤。美国医生 Irvine Heinly Page（1901—1991）于 1939 年首先采用一种称为 cellophane 的包装纸紧紧包裹动物肾脏使动物产生高血压。

完全撕裂还是部分撕裂。外科手术选项有内镜下输尿管支架置入、一期切除吻合、输尿管种植［适用于远段输尿管损伤，可以加或不加腰大肌悬吊[①]和（或）Boari 膀胱肌瓣］或自体肾移植。总之，外科术式的选择取决于输尿管损伤的情况和位置、外科医生的习惯及病人的临床稳定性。

要诀：上尿路损伤

1. 绝大多数肾损伤是钝性创伤所致。
2. 凡有肉眼血尿者或有镜下血尿伴收缩压＜90 mmHg 者，都应该对血尿做进一步检查。
3. 判断是否存在肾脏损伤的最佳影像学检查是腹盆腔 CAT 平扫加静脉造影剂增强，以及延迟像。
4. 高达 80%的肾损伤可以采用保守治疗。
5. 尿外渗可以首先选择保守治疗。

（陆　军　译）

参 考 文 献

1. Baker LA，Silver RI，Docimo SG. Cryptorchidism. In：Gearhart JP，Rink RC，eds. *Pediatric Urology*. Philadelphia：WB Saunders；2001：738-753.

2. Siomos VJ，Sehrt D. Surgical treatment of kidney and urinary tract trauma. In：Di Saverio S，Tugnoli Gregorio，eds. *Trauma Surgery：Volume 2：Thoracic and Abdominal Trauma*. Milano：Springer-Verlag；2014.

3. Kim FJ. Genito-urinary trauma. In：Moore EE，Feliciano DV，eds. *Trauma*. 8th ed.（in press）.

4. Morey A，Brandes S，Dugi III D，et al. Urotrauma：AUA Guideline. *J Urol*. 2014；192（2）. 327-335.

5. Pompeo A，Molina WR，Sehrt D，et al. Laparoscopic ureteroneocystostomy for ureteral injuries after hysterectomy. *JSLS*. 2013；17（1）：121-125.

6. Serafetinides E，Kitrey ND，Djakovic N，et al. Review of the current management of upper urinary tract injuries by the EAU Trauma Guidelines Panel. *Eur Urol*. 2015；67（5）：930-936.

7. Shariat SF，Trinh QD，Morey AF，et al. Development of a highly accurate nomogram for prediction of the need for exploration in patients with renal trauma. *J Trauma*. 2008；64（6）：1451-1458.

---

①译者注：腰大肌悬吊术就是把膀胱吊起来缝在腰大肌筋膜上，以降低输尿管-膀胱吻合口的张力。

第32章 下尿路损伤与骨盆创伤

Rodrigo Donalisio da Silva, *MD*,

Fernando J. Kim, *MD*, *MBA*, *FACS*

1. 膀胱损伤的原因有哪些?

膀胱损伤的原因有创伤性和医源性操作所致。创伤性膀胱损伤有腹膜内与腹膜外、钝性与穿入性之分。膀胱损伤最常见的征象是肉眼血尿,其他征象是下腹部疼痛、无法排尿、经导尿管灌洗膀胱后液体量回收不全。

2. 钝性创伤会导致哪种类型的膀胱损伤?

膀胱钝性创伤会导致膀胱挫伤、腹膜内膀胱破裂或腹膜外膀胱破裂。在没有上尿路损伤的情况下,肉眼血尿病人膀胱造影正常则提示膀胱挫伤。大多数膀胱损伤都是腹膜外损伤,损伤部位多在膀胱底部(bladder base)。腹膜外膀胱损伤一般都可以采用保守治疗,留置 Foley 导尿管 7~10 天。腹膜内膀胱破裂最常见的部位在膀胱穹顶部,是膀胱处于充盈状态时遭受钝性创伤所致。腹膜内膀胱破裂应该用可吸收线两层缝合法进行外科修补,并留置 Foley 导尿管 7~10 天。在 Foley 导尿管拔除前要做一次计算机轴向断层(CAT)膀胱造影,核实膀胱愈合的满意度。

3. 骨盆骨折病人膀胱损伤的概率是多少?

10%的骨盆骨折有腹膜外膀胱损伤。反之,约85%的钝性膀胱损伤与骨盆骨折有关。靠近中线的耻骨支骨折比远离中线的耻骨支骨折容易并发膀胱损伤,双侧耻骨支骨折比单侧耻骨支骨折容易并发膀胱损伤。10%的膀胱撕裂由单处的耻骨支骨折引起。

4. 如何对膀胱损伤进行评估?

CAT 膀胱造影对膀胱损伤有良好的诊断正确率,其方法是用50%稀释的造影剂依靠重力经 Foley 导尿管充盈膀胱,总量至300~400 ml。如果没有 CAT 检查条件,可以做排尿性膀胱造影（voiding cystogram），摄排尿后像。

5. 膀胱损伤在逆行膀胱尿道造影上有哪些表现？

在上尿路没有损伤的肉眼血尿病人，如果膀胱造影正常，就提示膀胱挫伤。腹膜外膀胱损伤时，造影剂会在耻骨联合附近外溢，但是，这种外溢被完整地腹膜限于膀胱底部。腹膜内膀胱损伤时造影剂从膀胱穹顶部外溢，造影剂可以勾勒出肠袢的轮廓，或积聚于结肠旁沟。

6. 如何处理膀胱破裂？

膀胱挫伤需要行膀胱引流直至肉眼血尿消退。腹膜外膀胱损伤可以通过留置导尿管 7～10 天来保守处理。如果做了开腹手术，就可以对损伤的膀胱做修补。腹膜内膀胱损伤需要外科手术修补。有些经过筛选的病例，也可以做腹腔镜下的膀胱修补术。在拔除导尿管前（大约在受伤引流后 14 天），要做膀胱造影证实已经没有造影剂外溢。

7. 在什么情况下应该考虑是否存在尿道损伤？

有与受伤机制（骑跨伤、外生殖器创伤、骨盆骨折）相关的尿道口血迹就提示存在尿道损伤。对阴茎或阴囊肿胀伴瘀斑、无法排尿或无法插入导尿管者都应该检查尿道是否存在损伤。在男性中，如果直肠指检无法扪及前列腺就表明尿道已经完全断裂。在女性中，尿道断裂提示损伤机制严重，病死率很高。

8. 在以骨盆骨折前来就诊的病人中，需要重点关注尿道合并伤吗？

是的。骨盆骨折病人中 10%合并有尿道损伤。骨盆环前部骨折病人尿道损伤更常见，单侧耻骨联合旁骨折病人 20%有尿道损伤，双侧耻骨联合旁骨折病人 50%有尿道损伤。

9. 如何诊断尿道损伤？

所有怀疑尿道损伤的病人都一定要做逆行尿道造影。尿道部分断裂的表现是尿道有造影剂外渗伴膀胱显影。尿道完全断裂的表现是造影剂在局部广泛外渗，且造影剂不能进入膀胱或仅有微量进入膀胱。

10. 如何处理尿道损伤？

尿道部分断裂的处理方法是将导尿管插过损伤部位起内支架作用。这种导尿管的插入应该请泌尿外科医生来操作，他们会利用膀胱镜先向膀胱内插入一根导丝。然后沿导丝插入一根头端呈圆锥状的 Foley 导尿管。尿道完全断裂的处理是在可能的情况下早期在内镜下做尿道"会师"。如果一期会师手术失败，或者因为病人情况太不稳定无法实施一期会师手术，就应该采用耻骨上膀胱造瘘做尿液转流。病人通常还需要做某种类型的外科重建术或尿道扩张术。

11. 尿道损伤的并发症有哪些？

尿道损伤最常见的远期并发症是尿道狭窄。骨盆骨折所致的后尿道完全断裂会出现勃起功能障碍。

12. 阴囊钝性创伤需要考虑哪些鉴别诊断？

阴囊钝性创伤应该考虑睾丸破裂、鞘膜积血、阴囊血肿、睾丸内血肿和睾丸扭转。在这些疾病的鉴别诊断方面，超声显像是一种有帮助的诊断工具。

13. 睾丸破裂的超声影像征象是什么？

睾丸破裂的超声影像征象是正常睾丸的均质回声特性消失，取而代之的是高回声或低回声区域。

14. 如何处理急性睾丸破裂？

如果超声检查怀疑睾丸破裂，就应该行外科手术探查。先对被挤出的、失活的睾丸组织进行清创，然后修补破裂的白膜。去除血肿，仔细止血。有些病例由于已经没有有活力的睾丸组织存在，就需要做睾丸切除术。

15. 阴茎折断最常见的原因是什么？

阴茎折断最常见的原因是性交和过激手淫。勃起的阴茎被异常暴力弯折就会造成阴茎海绵体断裂。病人通常诉说听到一声爆裂音，随后是勃起消退。

16. 阴茎折断的体格检查所见是什么？

阴茎折断会出现血肿，阴茎向健侧偏斜。如果 Buck 筋膜完整，血肿就限于阴茎区域（"紫茄子畸形"）；如果 Buck 筋膜破裂,血肿就会在 Colles 筋膜和 Scarpa 筋膜下向会阴部和腹壁扩散。

17. 如何处理阴茎折断?

阴茎折断的处理只能是外科手术。在将阴茎脱套后,显露阴茎干(penile shaft)白膜,找到所有破口。高达 20%的病人会伴有尿道损伤。如果怀疑存在尿道损伤,就应该做逆行尿道造影。

18. 在阴茎离断伤时,离断的阴茎在转运途中应该如何保存?

应该用浸透盐水的纱布将离断的阴茎裹起来,放入一个密封的无菌塑料袋中,再将这个盛有被纱布包裹的阴茎的塑料袋放入一个装满碎冰屑的塑料袋中(双袋法)。冰屑不能与阴茎皮肤直接接触。要求离断的阴茎在断伤后 24 小时内回植。

19. 如何处理大块阴囊皮肤缺损?

如果无法直接缝合修复,可以采用网状断层皮片移植来覆盖睾丸。如果需要做延期修复,就应该创建大腿皮肤袋(thigh pouches)直至有条件实施永久性重建。

20. 膀胱-阴道瘘最常见的原因是什么?

膀胱-阴道瘘常见原因有产科因素(分娩过程长)、创伤和医源性因素。膀胱-阴道瘘的临床表现是阴道内出现尿漏。

21. 不复杂的子宫切除术造成的膀胱-阴道瘘的最佳修补时间是什么?

既往建议在损伤后 3~6 个月做修补术,但是,现在认为如果局部的炎症轻微,且病人没有复杂因素,早期修补即能成功。修补可以通过开放手术、在腹腔镜下或经阴道进行。

要诀: 下尿路损伤与骨盆创伤

1. 腹膜外膀胱破裂只用 Foley 导尿管处理即可。
2. 腹膜内膀胱破裂应该采用外科修补处理。
3. 尿道损伤应该用逆行尿道造影诊断,处理方法是紧急留置导尿管。
4. 阴茎折断的处理应该是外科手术。
5. 睾丸损伤的处理应该是外科手术。

(陆 军 译)

参 考 文 献

1. Kim FJ，Chammas Jr MF. Laparoscopic management of intraperitoneal bladder rupture secondary to blunt abdominal trauma using intracorporeal single layer suturing technique. *J Trauma*. 2008；65（1）：234-236.

2. Kim FJ，Pompeo A，Sehrt D，et al. Early effectiveness of endoscopic posterior urethra primary alignment. *J Trauma Acute Care Surg*. 2013；75（2）：189-194.

3. Lumen N，Kuehhas FE，Djakovic N，et al. Review of the current management of lower urinary tract injuries by the EAU Trauma Guidelines Panel. *Eur Urol*. 2015；67（5）：925-929.

4. Kim FJ. Genito-urinary Trauma. In：Moore EE，Feliciano DV，eds. *Trauma*, 8th ed. McGraw Hill.（in press）.

5. Morey AF，Brandes S，Dugi DD，et al. *Urotrauma：AUA guideline. J Urol*. 2014；192（2）：327-335.

第33章　四肢血管损伤

Steven R. Shackford，MD，FACS

1. 如何叙述四肢血管损伤的病理生理?

外周动脉由三层构成:外膜、中肌层和内膜(内皮)。创伤(无论是钝性还是穿入性)会引起出血(血管撕裂或刺破)、血栓形成(由于内膜破损,内皮下基质外露)或痉挛,痉挛可以单独发生,也可以与前两种情况合并存在。在血管的三层结构中,内膜的顺应性最差,当毗邻的骨或关节发生骨折或脱位变形时,其他两层因弹性好容易顺应,而内膜层就容易断裂。损伤的内膜可以形成活瓣向动脉腔内翘起,结果前向血流的冲击在活瓣下造成分离(夹层)。穿入性损伤造成的是局灶性损伤,钝性伤的范围则比较广泛,不但伤及血管结构,还会伤及毗邻的骨、肌肉和神经。位于毗邻组织内的细小无名血管(侧支循环)在钝性创伤时通常也一并受累,从而使得已有的缺血范围进一步增大。横断的血管会痉挛回缩,出血一般会停止或减少,但会形成血肿,有时会很大。动脉刺伤会造成出血和大血肿,最终被周围组织限制,但会形成假性动脉瘤。内膜活瓣翘起会形成夹层,最终形成血栓。最后,动脉与静脉伴行的部位,损伤会形成局部血肿,最终在动脉和静脉之间形成病理性交通——动静脉瘘。因此,每当接诊四肢血管损伤病人时,都应该考虑到这些病理情况(**出血、缺血、血栓形成、假性动脉瘤和动静脉瘘**)及其结局。

2. 上肢和下肢最常损伤的动脉分别是哪条?

上肢最常损伤的动脉首先是肱动脉,主要原因是肱动脉行程长,且处于容易受伤的位置;其次是前臂动脉(桡动脉和尺动脉);最后是腋动脉和锁骨下动脉。下肢最常损伤的动脉首先是股浅动脉,其次是腘动脉。小腿动脉(胫动脉和腓动脉)和股总动脉很少有损伤。

3. 哪些骨科损伤常伴有血管损伤?

有几种骨科损伤容易伴发动脉损伤,要求外科医生必须评估是否合并有动脉损伤,这些动脉损伤被遗漏的情况并不少见。骨科损伤包括肱骨髁上骨折、膝关节前脱位或后脱位、股骨干骨折和股骨髁上骨折。

4. 如何对疑有四肢血管损伤的病人进行评估? 血管损伤的体征有哪些?

像所有创伤病人一样,这类病人的评估流程也遵循高级创伤生命支持程序。如果病人有休克或生命垂危,就应该先治疗后评估。一定要立即对休克病人做液体复苏,直至未受伤的四肢能扪及脉搏。如果有可能,下列信息[可以询问病人和(或)院前救援人员]有助于潜在血管损伤病人的处理:受伤时间、现场失血量、受伤机制、最初的生命体征及生命体征的变化趋势。在初次筛查完成后,四肢动脉损伤的二次筛查必须包括下列内容(伤侧和健侧肢体都需要检查,以便对比):神经功能检查(包括运动和感觉),近端和远端的脉搏,以及毛细血管再充盈评估。血管损伤的"主征"(hard signs,这里"hard"的含义不是"困难",而是"坚实"和"确凿"的意思)是搏动性出血、血肿逐渐增大、扪及震颤、闻及血管杂音(在损伤部位远侧)及局部缺血证据[6P:疼痛(pain)、苍白(pallor)、皮温下降(poikilothermia)、瘫痪(paralysis)、感觉消失(paresthesia)和脉搏减弱或消失(pulse deficit)]。也可以把"hard"看作是对血管损伤的"hardly a reasonable doubt"(一种近乎合理的怀疑)的英文首字母缩略词。血管损伤的"次征"(soft signs)是一些不太肯定、但对血管损伤有提示作用的征象:脉搏变弱(与对侧健肢比较)、大而稳定的血肿、解剖上与大动脉伴行的周围神经有损伤、四肢大动脉附近的穿入性损伤及中等量的失血史。主征是外科手术处理的可靠适应证。次征提示需要做额外的检查明确诊断。

5. 对存在"次征"的病人,应该选择哪些额外的诊断性检查项目?

在脉搏减弱(在液体复苏后,与对侧健肢相比较)的病人,除了再做一次细致周全的二次筛查外，必须测一次动脉压力（收缩压）指数（arterial pressure indices，API），将伤肢与对侧健肢做比较。这需要用到一个合适尺寸的袖带和一台连续动脉波记录仪（便携式多普勒仪）。紧靠伤部的近侧绑袖带。用多普勒探头检查伤部远侧的动脉，袖带**缓慢**充气直至听不到多普勒信号。记录袖带缓慢充气时信号消失时的压力，在对侧健肢的相同位置扎袖带，比较两侧的压力记录。将伤肢的动脉压作为分子，健肢的收缩压作为分母，算出 API。API>0.9 完全可以排除动脉损伤（API<0.9 时，判断大动脉损伤的敏感度为 95%，特异度为 97%；API>0.9 时，阴性预测值为 99%）。不过，强烈建议再次复查。其他几项"次征"必须做影像学检查，最好是做 CT 血管造影，它在多个方面已经取代了导管动脉造影。导管动脉造影本身就会造成动脉损伤。动脉造影最好能摄双平面或斜位像，这样做是一定会有好处的，不过，依旧会遗漏隐性损伤，并且肯定需要使用更多的造影剂。CT 血管造影只需要单次静脉注射造影剂，提供冠状位、矢状位和轴位图像，还可以在三维重建的基础上做旋转和放大，以便对兴趣部位做更好的观察。与导管动脉造影相比，CT 血管造影的成本更低、完成检查更迅捷。CT 血管造影的唯一不足是由金属碎片造成的衍射效应，这有可能会遮挡伤情。

6. CT 血管造影上出现哪些异常可以判断为检查结果阳性？

　　CT 血管造影上出现下列情况时应考虑为阳性征象：血流中断、造影剂外溢、早期静脉显影（提示存在动静脉瘘）、造影剂进入血肿内（假性动脉瘤）、内膜缺损和局灶性狭窄（动脉痉挛）。必须强制要求病人的主管外科医生仔细阅读影像学摄片，因为放射科医生出具的报告可能缺乏临床意义。例如，某主干动脉分支（如股深动脉）血流中断的病人可以没有症状，也不需要处理。其他例子还有动脉内膜缺损（可以自行愈合不出现任何症状）和动脉痉挛（只需要观察一般都能自行缓解）。

7. 控制伤肢动脉出血最有效的方法是什么？

　　在院前场合和急诊室，控制伤肢出血最好的办法是**正确绑**

扎止血带。如果止血带的绑扎不正确，就无法控制出血。如果绑扎过松，动脉出血就会继续，但是，由于止血带阻断了静脉血液回流，因此出血更多。一般不主张在急诊室用血管钳直接钳夹尝试控制出血，因为，钳夹不当的血管钳会使动脉伤情加重或损伤毗邻的神经。

8. 四肢血管损伤的病人在手术室应该怎样消毒和铺巾？

整个伤肢全周都应该纳入无菌手术野中进行消毒和铺巾。此外，还应该对未受伤下肢做全周皮肤消毒和铺巾，以便在需要时切取大隐静脉或小隐静脉用作桥接通道。大腿上段或肩部的损伤其消毒和铺巾范围应该包括下腹部或上胸部，以便在需要时实施近侧血管控制。

9. 血管损伤修补时有哪些手术原则？

第一步是近侧控制。此时一定选择择期手术时惯用的切口。不主张在未做近侧控制的情况下直接在损伤部位显露，因为这样做不但会增加失血量，而且不会省时。偶尔，因解剖结构妨碍近侧控制的情况下（如腹股沟韧带或下颌角），可以向损伤动脉近侧插入一根带三路开关的 Fogarty 球囊导管，然后膨胀球囊。从容不迫地将近侧动脉解剖分离出足够长的一段以便上血管夹或血管阻断带，并对该动脉进行修复。近侧控制完成后，如果病人没有体腔出血或颅脑外伤的证据，就应该考虑全身肝素化。**第二步**是完成远侧控制——在可能的情况下依旧应该离开损伤部位。**第三步**是评估伤情，酌情拟定计划。主要考量的是伤后时间、动脉受伤特点，以及骨和软组织的伴随伤特点。如果病人在入院时受伤动脉已经完全闭塞并出现了缺血征象，就应该优先考虑恢复远侧肢体的灌注。采用临时血管转流可以达到该目的。**第四步**是清创修剪损伤的动脉直至健康动脉壁。在可能的情况下，可以将受伤的动脉后壁留着，以免两断端回缩。在清创和创面准备完毕后，暂时先松开近侧的阻断夹，再松开远侧的阻断夹，目的是评估顺向（前向）和逆向出血。然后分别向近侧和远侧血管内插入一根 Fogarty 导管，目的是清除近侧和远侧血管内的血栓，确保没有血栓残留。在 Fogarty 导管插入后，分别向两侧血管注入肝素生理盐水。**第五步**是修补，方法有一期缝合、补片法血管修补、端端吻合（无张力情况下）和间置一段血管几种选择。**第六步**是判断缝合口血流通畅情况——触摸远侧是否有动脉搏动、用连续波多普勒检查动脉的流入和流出，或者做术中动脉造影。可以选择做一项，也可以选择全部做，保存所有结果记录。**最后一步**是用有血供的组织覆盖修补处。

10. 对四肢血管损伤来讲，如果无法行一期修复，则首选哪种桥接管道？

首选大隐静脉或小隐静脉，也可以采用未受伤上肢的头静脉，问题在于，头静脉不像下肢静脉，它没有肌层，随着时间的推移容易形成动脉瘤。如果没有静脉可供一期修复之用，人们已经将人造血管［推荐采用肝素涂层的聚四氟乙烯（polyte-trafluoroethylene，PTFE）人造血管］用作外周大动脉（即股总动脉、股浅动脉和锁骨下动脉）的桥接管道。

11. 四肢大静脉损伤应该做修补吗？

是的。如果病人的情况稳定，大静脉的修补会改善肢体的血液回流，从而增加伴行动脉修补的成功率。这一点最适用于腘静脉损伤。动脉修复的几种术式也适用于静脉修复——直接缝合、端端吻合和间置一段血管。桥接管道的选择取决于受伤静脉的粗细。对腘静脉而言，可以选择大隐静脉做桥接管道。对于更粗的静脉（如股总静脉），则推荐采用肝素涂层、外部有支撑的 PTFE 人造血管。在静脉修补后，后期通常会有血栓形成，但是，早期的通畅有助于侧支循环建立，还能降低术后静脉功能障碍的发生率。

12. 受伤的四肢大静脉何时应该采用结扎方法来处理？

如果病人的血流动力学不稳定，大静脉损伤应该结扎而不是修补。

13. 四肢大静脉结扎后会发生哪些并发症？

其可能的并发症包括肌筋膜室压力迅速增高，筋膜室压力增加会影响静脉或动脉的血流，从而出现筋膜室综合征（参见问题 14）。大静脉结扎后还可能出现术后静脉淤滞。小腿间歇气压治疗和小腿抬高对术后静脉淤滞有缓解作用。

14. 何谓筋膜室综合征?

筋膜室综合征的特点是病理性组织压增高,原因是一个筋膜室内的组织肿胀(水肿加淤血)。组织压的增高在起初阶段影响的是毛细血管向组织间隙的弥散及静脉回流,后期影响的是动脉血流。在四肢,肌筋膜包膜与骨共同形成了无扩张能力的筋膜室。

15. 四肢筋膜室综合征最常见的原因是什么?

四肢筋膜室综合征最常见于先前缺血的肢体再灌注后。在缺血阶段细胞内的能量储备耗竭,随后的再灌注导致毒性自由基产生,结果出现细胞肿胀及体液在细胞外间隙积聚。小腿筋膜室综合征可以发生在腓骨或胫骨骨折并出现相关肿胀后。

16. 在四肢血管修补后,筋膜室综合征最早的征象是什么?如何对筋膜室综合征做出客观诊断?如何治疗?

最早的体征是轻触觉消失(随着筋膜室的肿胀加重,感觉神经表现为对缺氧最敏感)。然后是肢体在主动或被动活动时力量减弱和剧痛。体格检查时,触诊该筋膜室有硬实感。远侧动脉搏动一般正常。客观诊断手段是用经皮穿刺针和压力传感器来测定筋膜室压力。如果组织压>25~30 torr(译者注:3.3~4.0 kPa)就能明确诊断,并立即做筋膜室切开术。筋膜室综合征的治疗方法是急诊筋膜切开,使筋膜室完全减压。

17. 筋膜室综合征不治疗的结局是什么?

筋膜室综合征不治疗会导致筋膜室内的肌肉坏死,继而将肌红蛋白释放入血液循环。肌红蛋白需要通过肾脏清除,在肾单位的酸性环境下会凝固沉积从而导致急性肾衰竭。

18. 在同时有骨折和血管损伤的受伤四肢,应该先修复哪一伤情?

这是一道不好回答的问题,比较简单的解决方法是暂时血液转流,前提是能够简单快捷地插入一根硅橡胶转流管为缺血的伤肢重新建立血流。这种转流管已经商品化,如果血管口径太细(如股浅动脉)或者太粗(如股总动脉或髂动脉)也可以用无菌静脉输液管或儿童胸管制作。在出血血管的近侧和远侧都得到控制后，仔细将转流管插入经过恰当准备的近侧血管（近侧和远侧血管都应该采用血管阻断带控制，不要用血管夹控制，以方便转流管的插入）。在转流管插入近侧血管腔后，就松开近侧阻断带，让其"出血"，确保转流管位于管腔内且没有血流阻塞。然后仔细将转流管的另一端插入远侧血管腔内。远侧转流管插好后，用连续波多普勒分别评估近侧和远侧的血流，然后分别将转流管的近端和远端扎牢固定。让骨科医生先做骨折固定，但是，固定过程中一定要注意保护转流管。在可能的情况下，创伤外科医生可以在骨科医生做骨折固定手术的同时从未受伤的下肢切取静脉用作桥接管道。一定要每间隔一段时间就核查一下转流管的通畅情况。骨科修复完毕后就可以开始血管修复。转流的并发症发生率很低，无论有没有做肝素化，都可以保留较长的时间。

19. 在四肢骨折复位或固定后，你永远必须做的一件事情是什么？

对肢体远侧的脉搏进行评估，确保远侧肢体的血流满意（在先做血管修复，后做固定或其他手法操作时尤其如此）。

20. 何谓损害控制血管外科，其适用时机是什么？

损害控制适用于血流动力学不稳定、低体温、酸中毒和凝血功能障碍的血管损伤病人。对这类病人可以先插入暂时性转流管（参见问题 18）用来重建远侧肢体的血流。然后迅速用纱垫填塞包扎伤口，将病人送入 ICU 进行生理复苏和复温。转流管一直留置至病人的代谢问题得到纠正、病情稳定。然后才做确定性血管修复。

21. 对于慢性重复性手掌创伤和手指缺血坏死的病人，最可能的诊断是什么？

最可能的诊断是小鱼际肌捶打综合征[①]，其形成的原因是

---

①译者注：小鱼际肌捶打综合征（hypothenar hammer syndrome，HHS）是一种罕见疾病，由长期反复将掌根部像锤子一样使用所致（如练"铁砂掌"），因而伤害了尺动脉，可以导致尺动脉瘤形成。由于动脉瘤内血栓形成、栓塞或两者兼而有之，病人一般表现为伤手感觉消失，以及指端发绀、疼痛和对冷敏感。

病人将手掌当作钝器反复使用所致。偶尔，这些病人可以合并有掌动脉纤维发育不良。动脉造影显示示指动脉闭塞伴尺动脉节段性闭塞或"螺丝锥样"伸长（图 33-1）。

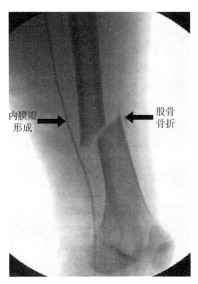

内膜瓣
形成

股骨
骨折

图 33-1　血管造影显示股浅动脉内膜活瓣形成伴股骨骨折（译者注：这张照片所显示的病情与问题 21 显然不符）

22. 采用经皮血管缝合器①处理动脉破口的并发症有哪些?

经皮血管缝合器（percutaneous closure device）是在经皮血管导管诊断和导管治疗操作后使用的器械。其并发症包括入路动脉血栓形成（原因是缝合器钩住了该动脉后壁）、动脉穿刺点远侧栓塞和假性动脉瘤形成（原因是缝合不全）。

---

①译者注：经皮血管缝合器简称血管缝合器，属于止血医疗器械。由于血管腔内外科（血管介入）手术通常需要在股动脉或其他血管上戳洞插入导管操作，动脉上就会留下一个小窟窿，需要行修补术。这就是经皮血管缝合器最常用的情况。

要诀：外周血管损伤的诊断与处理

1. 对有可能存在血管损伤的病人，必须在液体复苏后对伤肢和健肢作体格检查评估。
2. 血管损伤的主征提示存在血管损伤；次征提示存在血管损伤，需要加做额外检查。
3. 动脉血管影像的最佳选择是 CT 血管造影，除非有金属碎片挡在伤损部位的表面。
4. 用于血管间置的最理想桥接管道是自体大隐静脉。
5. 血管损伤所致的四肢筋膜室综合征是缺血后再灌注的结果。筋膜室综合征也可以见于血管未受伤的小腿钝性伤后。
6. 筋膜室综合征的并发症是截肢和急性肾衰竭。
7. 筋膜室综合征的处理是急诊将筋膜室完全切开。
8. 暂时性血管转流对血管损伤合并有骨折的病人很有用，还可以为需要采用损害控制的病人重建灌注。

网址

- www.east.org/tpg/lepene.pdf
- https：//westerntrauma.org/algorithms/algorithms.html

（柏志斌　译）

参 考 文 献

1. Sise MJ，Shackford SR. Peripheral vascular injury. In：Moore EE, Feliciano DV, eds. *Trauma*. 7th ed. New York，NY：McGraw Hill Medical；2013：816-849.
2. Ode G，Studnek J. Emergency tourniquets for civilians：can military lessons in extremity hemorrhage be translated? *J Trauma Acute Care Surg*. 2015；79（4）：586-591.
3. Inaba K，Siboni S，Resnick S, et al. Tourniquet use for civilian extremity trauma. *J Trauma Acute Care Surg*. 2015；79（2）：232-237.
4. Inaba K，Hand A，Seamon MJ, et al. Multicenter evaluation of temporary vascular shunts in vascular injury. *J Trauma Acute Care Surg*. 2016；80（3）：359-365.
5. Sise MJ，Shackford SR. Extremity vascular trauma. In：Rich NM，Mattox K，eds. *Vascular Trauma*. 2nd ed. Philadelphia，PA：Elsevier Saunders；2004：353-389.
6. Palacios FS，Rathbun SW. Medical treatment of postthrombotic syndrome. *Semin Intervent Radiol*. 2017；34：61-67.
7. Mathew S，Smith BP，Cannon JW, et al. Temporary arterial shunts in damage control：experience and outcomes. *J Trauma Acute Care Surg*. 2017；82：512-517.

第34章 面部撕裂伤

Karen K. Lo，*MD*，*David W. Mathes*，*MD*，*FACS*

1. 面部撕裂伤与其他撕裂伤有何不同？

在面部创伤后，恢复外观是重中之重。面部撕裂伤的成功一期缝合要求做到以下几点：伤口冲洗、尽可能少的清创、呵护组织及皮缘外翻。严格遵循这几条原则可以让病人有最佳的机会获得最细微的瘢痕。

与人体其他部位相比，面部的血供超级丰富。因此，面部撕裂伤即使在伤后超过 6 小时也应该缝合。此外，由于面部的皮肤比较松弛，大多数面部伤口都可以一期缝合。对于大多数新鲜伤口病例来讲，应该避免采用局部皮瓣，局部皮瓣应该在伤口稳定后在二期修复手术中采用。

2. 在面部伤口缝合手术时如何做麻醉？

如果伤口比较小，可以将利多卡因加肾上腺素的溶液直接注入伤口内。不过，这种注射法会使得局部解剖发生变形。

如果伤口比较大，可以做下列神经阻滞。神经阻滞的优点是镇痛满意，没有局部浸润麻醉那样的组织变形或肿胀。不过一定要注意勿直接将麻醉药液注入神经内，并注意在注射针扎入后回抽（译者注：避免注入血管内）。面部常用的神经阻滞如下所述：

- **颏神经阻滞（适用于同侧下唇和颏部）**：颏神经是下齿槽神经的一个分支，下齿槽神经是第 V 脑神经的第 3 支。颏神经出颏孔通常在下牙槽嵴下方 2 cm，位于第二前磨牙的位置。
- 研究发现，口腔内注射的疼痛程度比经皮注射轻，不过要注意勿直接将药液注入神经内或注入颏孔内。可以牵拉面颊部，在第二前磨牙周围的颊黏膜皱襞处将注射针沿下齿龈线刺入，进针约 5 mm 做浅表注射。缓慢注入局部麻醉药 1～2 ml。如果采用经皮注射路径，就在口角与下颌连线中点处将注射针刺入。

- **眶下神经阻滞（适用于同侧上唇、同侧鼻部、面颊和下眼睑）**：眶下神经是第V脑神经的第2支上颌神经。上颌神经在出圆孔后、在出眶下孔前分支，出眶下孔后则称为眶下神经。
- 眶下神经阻滞需用1～3 ml局部麻醉药。眶下孔的最佳定位方法是让病人向前直视，从瞳孔向下画一条延长线至眶下缘（infraorbital ridge）下方（此称瞳孔中心垂直线）。翻起上唇，在第二双尖牙处进针，注射针进针方向与第二双尖牙保持平行。用一个手指摸着下眶缘保护眶下孔，缓慢注入局部麻醉药2～3 ml。
- 另一种方法是做经皮注射麻醉，用无菌方法在下眶缘下方约1 cm处、与瞳孔中心垂直线呈直角刺入皮下。再强调一次，注意不要进入眶下孔。
- **眶上神经和滑车上神经（同侧额部）**：眶上神经和滑车上神经分别位于眼眶内上缘和距内侧端1.5 cm处。额部神经阻滞需要先在眼眶上缘扪到眶上切迹，即找到眶上孔的位置，在该切迹的外侧注入利多卡因2 ml即可。
- 此外，儿童可以使用恩纳（eutectic mixture of local anaesthetics，EMLA）乳膏镇痛，然而，这种乳膏的最佳镇痛时间只能维持60分钟。

3. 如何对伤口做清洁处理？

在局部麻醉后用生理盐水冲洗伤口，注意去除所有异物和失活的组织。

4. 应该用什么缝线？

对清洁撕裂伤，应该用4-0薇乔缝线或PDS缝线间断埋入式缝合法对合真皮深层。对皮肤撕裂伤，应该用5-0或6-0尼龙缝线或其他单股缝线（如Prolene缝线）间断缝合法缝合面部创口。对黏膜撕裂伤应该用铬制肠线[①]或薇乔缝线。

对不能耐受拆线的儿童或无法回医院拆线的病人，可以采用N-丁基-2-氰基丙烯酸酯（多抹棒®）或快吸收肠线（可吸收

---

①译者注：最好不要用肠线（异体蛋白会引起局部炎症反应），更不要用丝线，请用细的单股可吸收线（单乔或PDS）缝合面部伤口。

缝线）。皮肤黏合剂（如 N-丁基-2-氰基丙烯酸酯）仅适用于面部低张力撕裂伤伤口且无感染之虞的时候。

5. 缝合时如何把握进针和出针位置？

出于美容考量，与平常的缝合要求相比，面部伤口的缝合要求边距小一些。此时要求的边距是 1～2 mm，针距是 3 mm，以便创缘满意对合。

6. 多长时间拆线合适？

面部伤口的拆线时间是 3～5 天后，目标是让瘢痕和"铁轨线"最不显眼。在缝线拆除后，可以考虑在伤口上用 Steri-Strips 免缝胶布"拉合"1～2 周。

7. 面部哪些部位的缝合要特别注意？

嘴唇：唇红缘是指嘴唇的红色部分与皮缘相交处。仔细对合唇红缘是缝合的基本要点，因为唇红缘的任何不整齐都很显眼。

嘴唇可以分为两部分。在静息状态，嘴唇的可见部分称为**干黏膜**——相当于人们涂抹唇膏的部位。越过干黏膜继续向口腔内就是**湿黏膜**。湿黏膜就是嘴唇抵近牙齿的面，保持着基本的湿润。这种区分很重要。要想方设法正确对合干-湿黏膜交界线，一定要避免哪怕是细微但显眼的对合不良。为了能轻而易举地识别这些清晰界标，人们通常会采用更为简单易行的神经阻滞麻醉，因为神经阻滞麻醉不会像局部浸润麻醉那样使局部解剖变形。如果准备用局部浸润麻醉，可以在注射局部麻醉药前用亚甲蓝对这些标志做标记。

8. 怎样处理唇黏膜撕裂伤？

- 在唇黏膜撕裂伤中最重要的一点是正确对合干-湿黏膜交界缘。
- 先在干-湿黏膜交界线上缝第一针。
- 然后用 4-0 可吸收缝线将湿黏膜与湿黏膜缝合，干黏膜与干黏膜缝合。

9. 如何修复跨越唇缘的口唇部分厚度撕裂伤？

- 先在唇红缘上用 5-0 或 6-0 的单股缝线间断缝合法缝第一针正确对合唇红缘。
- 用可吸收缝线（4-0 或 5-0）缝合嘴唇的黏膜面。确保皮缘外翻。

10. 如何修复跨越唇缘的口唇全厚撕裂伤？

在口唇全厚撕裂伤时，皮肤、唇肌和黏膜都被割断。由于唇肌回缩，外观通常看上去似乎有组织缺失，不过，通常都没有组织缺失。

- **冲洗伤口**：用生理盐水。
- **修复肌肉**：用间断缝合或"8"字缝合（在唇部"8"字缝合只能用于肌肉修补）修复肌肉。用 3-0 或 4-0 的可吸收缝线。在缝合肌肉时，缝针不要勾着黏膜。
- **先缝最里面的黏膜**：先用 4-0 可吸收缝线缝合口唇最里面的黏膜，尽可能少用缝线。
- **修复皮肤**：正确对合唇缘，然后对合干-湿黏膜交界线。

11. 如何修复面颊部全厚撕裂伤？

面颊部全厚撕裂伤是指从皮肤贯通皮下组织和口内黏膜的损伤。这种伤口应该分层修复。外科医生必须仔细检查腮腺是否受损伤。还需要检查面神经有无受伤。

如果不怀疑腮腺或面神经损伤：

- 冲洗伤口。
- 先用 4-0 可吸收缝线缝合口内黏膜。
- 再次冲洗伤口，因为此时口腔黏膜已经与皮下组织不相通。
- 必要时，可以用尽可能少的 4-0 可吸收缝线对皮下组织做缝合。
- 最后用 5-0 不可吸收单股缝线缝合皮肤。

12. 如何识别腮腺损伤？

对耳屏至上唇的连线下方的面部损伤要高度怀疑腮腺损伤的可能性。还应该排除面神经损伤的可能性。识别腮腺损伤的方法之一是通过触诊和"挤压"的方法看是否有唾液从伤口冒出。另一种方法是找到腮腺管的口内开口，插入一根鼻泪管探子或者注入亚甲蓝检查。腮腺导管和面神经损伤的病人应该入手术室请专科医生做手术修复。

13. 在面部撕裂伤缝合时，眉毛需要剃除吗？

不需要剃眉毛。眉毛为破裂组织创缘的对合提供了界标，眉毛剃除后不一定会重新长回正常状态。

- 眉毛撕裂伤的缝合要尽可能顺应眉毛的天然弧线。
- 选择与眉毛颜色不同的 5-0 或 6-0 的单股缝线做缝合，把线头留得长一些，以方便拆线。
- 缝线不要收得太紧，以免伤害皮下的毛囊，导致日后眉毛"斑脱"。

14. 面部撕裂伤在什么情况下应该使用抗生素？

对面部撕裂伤的感染预防来讲，反复冲洗加尽可能少的清创一般足矣。如果给予抗生素，应该选择第一代头孢菌素。如果病人对青霉素过敏，可以用克林霉素。在面部咬伤病人及患有潜在心脏疾病容易发生感染性心内膜炎的病人，应该全身用抗生素。此外，感染的高风险人群（如老年人、免疫功能受损的病人及伤口累及口腔的病人）也应该考虑全身用抗生素。

15. 面部撕裂伤在修复后应该如何护理？

在修复手术后最初 48 小时就可以局部涂抗生素软膏。告诫病人在术后第一年避免晒太阳，并在瘢痕上使用防晒剂。瘢痕部位会被晒得比周围皮肤黑，因此，晒太阳会使得瘢痕色素沉着过度，看上去更显眼。

16. 何时应该行瘢痕翻修处理？

瘢痕最影响外观的时间通常是在伤后最初 1～2 个月。瘢痕翻修应该等待至瘢痕成熟（4～24 个月），至少在伤后 6～12 个月一般不主张做瘢痕修复手术。

要诀：面部撕裂伤

1. 面部缝合的重中之重是外表和功能。
2. 大多数清洁撕裂伤的处理是缝合真皮深层，采用细的单股缝线做缝合，尽早拆线（3～5 天）。
3. 要仔细对合唇红缘。
4. 要想获得满意的瘢痕结局创缘外翻很重要。
5. 良好的麻醉（可以是局部浸润麻醉、神经阻滞或局部外用麻醉等任何形式）是理想修复的基本条件。
6. 对耳屏-上唇连线以下的面部创伤，要注意是否存在腮腺损伤。

（陈文美　译）

参 考 文 献

1. Goldwyn RM, Rueckert F. The value of healing by secondary intention for sizable defects of the face. *Arch Surg*. 1977；112（3）：285-292.

2. Gordin EA, Daniero JJ. Parotid gland trauma. *Facial Plast Surg*. 2010；26（6）：504-510.

3. Gurunluonglu R. Facial lacerations. In：Harken AH, Moore EE, eds. *Abernathy's Surgical Secrets*. 6th ed. Philadelphia, PA：Elsevier；2008：165-168.

4. Lazaridou M, Iliopoulos C. Salivary gland trauma：a review of diagnosis and treatment. *Craniomaxillofac Trauma Reconstr*. 2012；5（4）：189-196.

5. Neligan PC. Facial injuries. In：Neligan PC, Buck DW, eds. *Core Procedures in Plastics Surgery*. Philadelphia, PA：Elsevier；2013：91-109.

6. Medel N, Panchal N. Postoperative care of facial laceration. *Craniomaxillofac Trauma Reconstr*. 2010；3（4）：189-200.

7. Syverud SA, Jenkins JM. A comparative study of the percutaneous versus intraoral technique for mental nerve block. *Acad Emerg Med*. 1994；1（6）：509-513.

8. Wu PS, Beres A. Primary repair of facial dog bite injuries in children. *Pediatric Emerg Care*. 2011；27（9）：801-803.

第35章 颌面部创伤

Chan M. Park，MD，DDS，FACS，Erica Shook，DDS，
A. Thomas Indresano，DMD，FACS

1. 颌面部骨折修复的总目标是什么？

颌面部骨折修复的主要目标是恢复至伤前的外形和功能。就面中部和下颌骨折来讲，是通过恢复牙齿的咬𬌗关系来恢复功能，通过恢复面部的宽度和外凸而恢复外形。就眶部骨折来讲，是恢复眼眶的容量，将嵌入的脂肪和（或）肌肉解离出来，从而恢复外形和功能。

2. 一位病人以两侧乳突部瘀血和眶周瘀血来就诊，其临床意义是什么？

双侧乳突区瘀血又称 Battle 征，双侧眶周瘀血又称浣熊眼。这两种征象都应该怀疑存在颅底骨折。

3. 在体格检查时发现病人一只眼睛上视受限，其临床意义是什么？

在眼眶或眶周损伤，必须考虑陷入（被卡压）的可能性。陷入是指眼下直肌嵌入被卡在骨折缝内。还必须排除其他伤情，包括脑神经损伤、眶周脂肪突出、血肿和水肿。

4. 正常眼压是多少，外眦切开术的适应证是什么？

正常眼压（intraocular pressure，IOP）是 10～21 mmHg。急诊外眦切开术和眼科急会诊的适应证是 IOP＞40 mmHg、视觉障碍、疼痛和眼球突出等临床证据。

5. 眶上裂综合征与眶尖综合征的主要区别有哪些？

这两种综合征有许多共同临床表现，包括（但不限于）眼肌麻痹、上睑下垂、眼球外突、瞳孔固定和扩大，以及上眼睑和额部痛觉消失。眶上裂综合征的原因是眶上裂的内容物受卡压，而眶尖综合征的原因是眶上裂和视神经管的内容物受卡压。因此，眶尖综合征会出现视觉障碍（包括失明），而眶上裂综合征就没有视觉障碍。

6. 面部哪个区域的纵向撕裂伤应该考虑面神经损伤的可能？

从外眦向下画一条垂直线，这条垂直线附近的损伤都应该考虑面神经损伤的可能。

7. 就唇部损伤来讲，口唇撕破多少百分比依旧可以采用一期缝合？

就唇部损伤来讲，损伤面积高达25%～30%的唇部撕破仍然可以采用一期缝合。一般来讲，对撕裂范围更广的损伤，若能采用局部皮瓣做重建，取得的结局会比单纯缝合更好些。

8. 舌撕裂伤的修复原则有哪些？

舌具有丰富的血供和肌肉。在舌撕裂伤的缝合中，必须注意采用多层缝合，以免伤口张开和出血过多。深部的肌层可以用3-0薇乔线缝合，黏膜层可以用3-0铬制肠线或3-0薇乔线缝合。

9. 何谓创伤性内眦间距增宽？

由创伤所致的内眦间距增宽，最常见的原因是鼻-眶-筛（naso-orbital-ethmoid，NOE）骨折。白色人种的平均内眦间距是28～35 mm（不同的种族存在差异）。内眦间距>35 mm即提示存在损伤，内眦间距>40 mm即可以诊断损伤累及内眦附着部。

10. 鼻中隔血肿如何处理？

鼻中隔血肿的表现是鼻中隔肿胀处波动感和触痛，这种情况应该立即通过一个小切口或者通过针刺抽吸做引流。为了预防血肿再次形成，要放置填塞物（如硅橡胶支撑物）或者用连续缝合法缝合鼻中隔。鼻中隔血肿若不处理会形成脓肿、软骨坏死、软骨膜下纤维化和（或）马鞍鼻畸形。

11. 在鼻-眶-筛骨折病人有清亮液体从鼻腔流出时，应该怀疑什么问题，如何证实？

这可能是脑脊液鼻漏（硬脑膜破裂后脑脊液漏入鼻腔所致）。证实的办法是做床边晕圈试验（又称靶环试验，在滤纸上，脑脊液在血液周围形成外圈）。最正确的核实方法是测定流出液中的 β₂ 转铁蛋白，问题在于该试验可能需要在实验室处理 4 天才能出结果。

12. 哪种病人应该谨慎使用鼻腔插管（如鼻-气管插管、鼻-胃管插入），甚至应该避免?

中面部骨折病人（如 LeFort 骨折和 NOE 骨折），因为此时有可能将管子插入这些病人的颅腔内。

13. LeFort 骨折分哪几种类型，如何评估?

面中部骨折可以按 LeFort 法分为三种类型（图 35-1）。LeFort Ⅰ 型骨折是上颌骨水平向骨折，其特征性表现是前牙开位错𬌗、上颌颊侧前庭和上腭淤血、上颌骨活动。LeFort Ⅱ 型骨折向内上延伸累及下眼眶缘内侧部和鼻骨，表现为上颌骨和鼻骨作为一整块活动，以及双侧眶周水肿和淤血（浣熊眼）、鼻出血、前牙开位错𬌗、上颌颊侧前庭和上腭淤血，并且可能有脑脊液鼻漏。LeFort Ⅲ 型骨折导致颅面分离，可活动的骨折段包括上颌骨、鼻骨和颧骨。在 LeFort Ⅲ 型骨折病人，其他可能出现的临床表现是双侧眶周水肿和淤血（浣熊眼）、上颌颊侧前庭和上腭瘀血、面部增长、眼眶下垂（orbital hooding）、眼球内陷、乳突区淤血（Battle 征）、脑脊液鼻漏、脑脊液耳漏和鼓室积血。

在评估 LeFort 骨折时，检查者用非优势手固定鼻额部，与此同时，优势手抓住并设法晃动上颌骨前部。如此就可以以一只手的固定点做参照，用另一只手评估上颌骨是否能活动。并根据活动的区域判断 LeFort 骨折的类型。

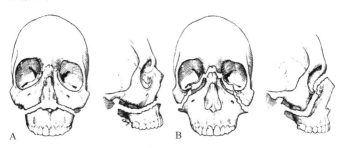

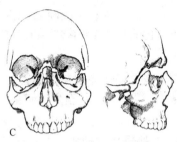

图 35-1　面中部骨折的 LeFort 分型：（A）LeFort Ⅰ型，（B）LeFort Ⅱ型，（C）LeFortⅢ型。（引自：*Salin MB，Smith BM. Diagnosis and treatment of midface fractures. In：Fonseca RJ，ed.* Oral and Maxillofacial Trauma. *Vol. 2. St. Louis：Elsevier；2005：645-646；承蒙惠允*）

14. 上颌窦骨折如何处理？

病人应该采用上颌窦保护措施，如不擤鼻、打喷嚏时张口、不用吸管吸饮料。这些措施的目的是尽可能减轻软组织积气。根据病人的健康情况和伤口愈合能力，可以考虑给予抗生素。单一上颌窦骨折罕有需要手术处理，不过毗邻或相关结构的损伤[即颧上颌复合体（zygomaticomaxillary complex，ZMC）骨折或 NOE 骨折]可能需要手术处理。

15. 何谓三角区骨折？

三角区是一个古老的错误术语，原因是它是四块骨的骨连接区。三角区骨折（tripod fracture）又称为 ZMC 骨折，ZMC 有 4 条骨连接缝：颧-上颌缝、颧-颞缝、颧-额缝和颧-蝶缝。ZMC 骨折是否应该手术处理主要取决于移位、畸形、稳定性和功能障碍（如由于下颌骨喙突顶着塌陷的颧弓上造成张口受限）的程度。

16. 牙槽骨折和（或）下颌骨骨折的体征有哪些？

牙槽骨折和（或）下颌骨骨折的临床体征可以包括咬𬌗不正、咬𬌗滑落（steps in occlusion）、骨折段活动、舌下或口腔前庭瘀血、牙龈撕裂。

17. 下颌骨骨折在什么情况下应该开具抗生素？

与口腔交通的骨折很容易发生感染，是使用抗生素的适应证。这包括被各种覆于骨折表面的黏膜或牙龈有撕裂的情况或各种累及牙齿的骨折，因为牙齿周围的牙周膜与口腔关联。

18. 哪种类型的下颌骨骨折会引起急性呼吸窘迫？

双侧下颌骨体骨折时前部下颌骨和舌就会后坠，从而引起气道阻塞。在无能力保护自身气道的病人中，伴活动性出血的下颌骨骨折由于会发生肿胀和形成血肿，也会影响气道的通畅性。

19. 额窦骨折在什么情况下应该请神经外科医生会诊？

额窦骨折当怀疑有颅内损伤时（如累及额窦后壁的骨折）应该请神经外科医生会诊。

要诀：颌面部创伤

1. 在面部创伤性损伤的检查过程中，不要低估全面临床检查的重要性。
2. 面部骨折的处理目标是恢复外形和功能。
3. 重中之重是检查病人是否存在需要紧急处理的情况，如球后血肿、鼻中隔血肿、脑脊液漏、眼眶内陷和气道窘迫。

（陈文美 译）

参 考 文 献

1. Fonseca RJ，Walker RV，eds. *Oral and Maxillofacial Trauma*. 3rd ed. St. Louis：Elsevier Saunders；2005.

2. Freihofer HP. Inner intercanthal and interorbital distances. *J Maxillofac Surg*. 1980；8（4）：324-326.

3. Gentile MA，Tellington AJ. Management of midface maxillofacial trauma. *Atlas Oral Maxillofac Surg Clin North Am*. 2013；21（1）：69-95.

4. Paskert JP，Manson PN. Nasoethmoidal and orbital fractures. *Clin Plast Surg*. 1988；15（2）：209-223.

5. Spinnato G，Alberto PL. Teeth in the line of mandibular fractures. Atlas Oral Maxillofac Surg Clin North Am. 2009；17（1）：15-18.

6. Zweig BE. Complications of mandibular fractures. *Atlas Oral Maxillofac Surg Clin North Am*. 2009；17（1）：93-101.

第36章 手部损伤

Krister Freese，MD，Stephanie D. Malliaris，MD，
Kyros Ipaktchi，MD，FACS

1. 如何对手部骨折和手部损伤进行固定？

固定应该包括手术部位上下各一个关节的固定。例如，掌骨骨折就应该固定腕关节和掌指关节。

2. 如何叙述手部损伤的常用夹板？

- **掌侧腕夹板**（volar wrist splint）：将腕部固定于理想的休息位，适用于手部烧伤和软组织损伤后。
- **拇指"人"字形夹板**（thumb spica splint）：适用于手部桡侧损伤，包括背侧第一筋膜室（de Quervain 腱鞘炎）的腱鞘炎和拇指骨折。
- **尺侧沟形夹板**（ulnar gutter splint）：常用于第 4、5 掌骨骨折（拳击者骨折）。
- **叠夹板**（stack splint）：其作用是固定远侧指间关节，适用于锤状指损伤和甲床创伤。这种固定方法可以让近侧指间关节屈曲，避免形成挛缩。
- **模压铝夹板**（moldable aluminum splint）：适用于指骨骨折和近侧指间关节脱位。将夹板置于手背有利于手部活动。
- **背挡夹板**（dorsal blocking splint）：适用于屈肌腱撕裂。夹板放在手和腕的背面，腕部微屈，掌指关节屈曲90°，指间关节完全伸直。

3. 化脓性指屈肌腱腱鞘炎有哪些体征？

Kanavel 四联征：①手指处于屈曲位；②患指环周肿胀；③沿指屈肌腱腱鞘有触痛；④被动伸展患指时疼痛加重。

4. 如何治疗指屈肌腱腱鞘炎？

急诊在手术室做指屈肌腱腱鞘减压、依据细菌培养用特效抗生素联合伤口处理。

5. 如何对手部伤口进行探查，应该在何处探查？

手部伤口应该在照明良好的手术室、满意的麻醉和止血带控制下用精细的器械进行探查。外科医生通常必须戴放大镜。一般的规律是手背伤口可以在急诊室探查，对清洁的单纯伸肌腱损伤进行修复；对伴有肌腱或神经损伤的手掌部伤口一般要求在手术室做探查。

6. 如何对伤手进行急诊止血？

紧急场合（在手术室外）的止血方法可以是抬高患肢并对伤口直接持续加压。对持续出血，可以在损伤水平上方扎一条止血带。必须记录扎止血带的时间，并且一般不宜超过 2 小时，以免肌肉和神经发生缺血性损伤。要避免对深部结构做盲目钳夹和（或）缝合，以免发生医源性神经血管损伤。

7. 如何处理指尖部损伤？

如果指腹破损很小，通过每天的清洗和更换无黏性的湿敷料，伤口会自行愈合。更大的缺损可能需要行皮肤移植，采用的方法是将手指的离断部分剔去皮下脂肪后做皮肤移植。局部骨外露时，通常可以采用封闭敷料①成功处理，每周更换两次敷料，直至上皮组织覆盖缺损处。对外凸的暴露骨，如果希望保证手指的长度（如拇指指端缺损），就需要采用皮瓣覆盖。末节指骨缺损可以将指骨做缩短处理。如果向近侧缩短需要超过指深屈肌腱的止点才能用缝合法覆盖指骨，应该采用皮瓣。远侧指间关节以远的指神经无法修复。

8. 指尖离断伤有何分类系统？

指尖离断伤是依据有感觉的掌面皮肤多寡进行分类的。良性的离断伤通常会切掉部分指背结构：指甲和指骨。但是，掌面的无毛皮肤可以比较容易地用来覆盖创面。这种良性离断伤的治疗只需要用敷料覆盖，等待伤口通过收缩和上皮化修复。向掌侧成角的离断伤（属于劣性损伤）不适合采用保守处理，一般都需要做重建手术（图 36-1）。

---

①译者注：封闭敷料（occlusive dressings）是一种能避免空气或水进入伤口，并能保湿、保热的敷料。一般是一张透明的薄膜。

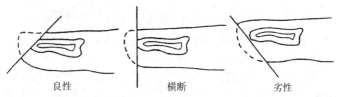

良性　　　　　　　横断　　　　　　　劣性

图 36-1　指端离断伤。引自：*Ditmars Jr，DM. Fingertip and nail bed injuries. In Kasdan ML，ed.* Occupational Hand and Upper Extremity Injuries and Disease. *Philadelphia：Hanley & Belfus；1991*；承蒙惠允）

9. 如何修复甲床损伤？

生发基质破裂的缝合修补必须在放大镜下细致对合，然后尽可能用撕脱的指甲覆盖甲床。甲床损伤要用 5-0 快吸收铬制肠线修复，另一种办法是用氰基丙烯酸酯组织胶修复。不过，使用组织胶并不等于就不需要对甲床做仔细对合。指甲下血肿可以用烧红的回形针尖或电池供电的电烙铁器在指甲上烫一个小洞，清空血肿。甲上皮需要用原来的甲板或者其他惰性材料插入后撑起来（译者注：目的是防止背侧甲襞与甲床形成粘连）。如果不拔除指甲，甲床破裂常无法得到诊断[1]。如果甲下血肿超过指甲面积的 50%，就应该拔除指甲。

10. 指屈肌腱撕裂伤的初期处理应该怎么做？

指屈肌腱撕裂不属于急诊，因此，不应该在急诊室做修复。如果没有专业的手外科医生，就应该对伤口做反复冲洗后缝合。要预防用抗生素，用手背夹板把掌指关节和指间关节固定在屈曲位。这种损伤应该在 10 天内处理。处理过迟可能会影响指屈肌腱的一期修复。

11. 开放性骨折的正确处理方法是什么？

掌指关节近侧的开放性骨折应该在急诊室进行清洗和包扎，但不要用器械探查或做培养。应该用第一代头孢菌素（如头孢唑林），破伤风免疫应及时进行强化注射。符合 Gustilo-Anderson 开放骨折分类标准[2]的伤口应该加用青霉素和氨基糖苷类抗生素（如庆大霉素）。

---

①译者注：有关指甲及其相关解剖基础请参见本章末尾。

②译者注：有关 Gustilo-Anderson 开放骨折分类标准请参见本章末尾。

用浸透盐水的敷料覆盖创面；用大块敷料将伤手固定于功能位。这种伤口应该紧急去手术室做正规的冲洗、清创，然后做骨折固定和伤口缝合。掌指关节以远的开放性骨折可以在急诊室冲洗和非紧急处理。

12. 手部感染的正确处理方法是什么？

上肢应该制动并抬高，要使用抗生素，并做系列动态检查判断治疗效果。可能需要把病人转给外科医生做外科引流，尤其当怀疑脓肿形成或考虑存在深部感染时。

13. 人和动物咬伤的正确处理方法是什么？

在清洗伤口后拍摄一张 X 线片排除异物（如断齿）的存在。将伤口敞开，并开始启用抗生素。对所有深刺伤和深咬伤且未引流的伤口（如猫咬伤），都应该高度怀疑感染的可能性。所有伤口都应该在 24～48 小时复查一次。如果伤口有感染证据，就应该使用注射用抗生素，考虑外科引流的可能性。人咬伤最常见的微生物是金黄色葡萄球菌、甲型溶血性链球菌和啮蚀艾肯菌。这些细菌首诜耐青霉素酶的青霉素治疗，如阿莫西林/克拉维酸。动物咬伤最常见的细菌是多杀巴斯德杆菌、金黄色葡萄球菌和甲型溶血性链球菌，首选阿莫西林/克拉维酸。所谓打咬伤（fight bite）是指用握紧的拳头击打对手的门牙时发生掌指关节桡侧或近侧指间关节桡侧挫伤。此时，掌指关节深部常有厌氧链球菌污染。这种创伤性关节囊破裂很难被识别，尤其当患手平放在检查桌上而非处于拳头捏紧位置时。这种损伤需要在手术室做冲洗和清创。

14. 常见手部感染有哪些？

- **甲沟炎**：是指背甲板周围的软组织感染。感染的早期可以用抗生素和浸泡治疗。成熟的感染则需要在指神经阻滞下做引流手术。
- **脓性指头炎**：是指尖腹侧的感染。推荐的处理方法是采用纵切口做引流。其他切口会破坏指尖指腹与其深部末节指骨的附着。
- **领扣形脓肿**：是指蹼部位、同时累及掌侧和背侧的感染。
- **掌深间隙感染**：手部有 3 个深筋膜间隙可以发生掌深间隙感染：鱼际间隙、掌中间隙和小鱼际间隙。这些位置的感染容易成为"漏网之鱼"。

15. 如何治疗注射性损伤？

尽管注射性损伤（injection injuries）的外表貌不惊人，不过它会造成手部结构严重破坏。因此，这类损伤的病人都必须立即住院，即刻做冲洗和清创。可能需要做多次再探查（second look）清创。如果注入的是油性涂料或工业溶剂，病情就一定会进展。乳胶和水溶性涂料的组织损伤则比较轻。

16. 在手部损伤后继发性功能障碍的众多病因中，最可能预防的病因有哪些？

水肿和感染会加重瘢痕，导致功能受限。长时间将伤肢固定在欠理想的位置也会对伤肢的功能造成不良影响。不拍摄 X 线片会导致损伤被漏诊或诊断延误。

17. 在急诊室离断手指的正确处理方法是什么？

首先应该依据高级创伤生命支持（advanced trauma life support，ATLS）预案对病人进行处理。一旦病人的心肺情况稳定，就应该做破伤风免疫和预防用抗生素。如果病人伤口污染严重，或者病人有糖尿病或免疫功能低下的情况，就应该用广谱抗生素。为了对离断部分再植的可能性作进一步评估，应该医嘱下列检查：伤肢和离断部分的 X 线摄片、血红蛋白测定、血细胞比容测定、血型和抗体筛查[①]，以及其他需要检查的项目（如糖尿病病人需要查血糖等）。软组织损伤需要进行照相存档。在等待这些检查结果期间，与再植中心取得联系协商转运事宜。由于离断部分长时间缺血会导致功能部分或完全丧失，一旦达成协议，就应该马上转运，刻不容缓，包括空运。就断指来讲，再植时间最长通常可以达 24 小时。然而，含肌肉（前臂、上臂）的离断部分体积越大，对缺血的耐受时间就越短。大块（掌血管弓近侧）离断伤冷缺血时间超过 6 小时通常就无法再植。

---

①译者注：血型和抗体筛查（blood type and screening，T&S）是拟输注血制品的人必做的检查。血型检查将血液分为 A、B、AB 和 O 四型。抗体筛查是了解受血者血清中是否存在不典型抗体，这些抗体可以是既往输血，也可以是妊娠产生的。然后再做交叉配血试验（cross-match compatibility test）。

18. 如何将离断的手指转运至再植中心?

先将手指的离断部分用浸透生理盐水的湿纱布包起来,然后将其放入一个塑料口袋内密封。再将这个塑料口袋放入一个盛有盐水冰屑的容器中,维持温度于4℃。离断的手指不能与冰直接接触,以防冻伤。也不能用低张或高张溶液以免对离断伤指(断指)造成渗透性损害。

19. 何谓急性腕管综合征?

急性腕管综合征是指腕管内的正中神经受到急性卡压,与手部、腕部或前臂的创伤(如桡骨远端骨折或月骨周围脱位[①])有关。本病的临床表现是腕部疼痛逐渐加重,以及正中神经分布区感觉改变。感觉改变的特点是拇指、示指、中指和环指桡侧半掌面的感觉消失。急性腕管综合征的标志是正中神经分布区进行性神经功能改变。

20. 如何处理急性腕管综合征?

急诊手术切开腕横韧带(译者注:该韧带构成腕管的筋膜性屋顶)对正中神经进行减压。

> **要诀:手部创伤的急诊室处理**
>
> 1. 不要在急诊室对掌侧撕裂伤做探查。如果担心存在神经血管和(或)肌腱损伤,请一定按标准化的手部检查规范检查神经血管状态及运动功能,并记录在案。
> 2. 绝对不能在现场或在急诊室对可疑的上肢动脉出血点做钳夹或缝扎。而应该采用直接压迫/抬高伤肢、加压包扎或者在损伤水平上方扎一根止血带。记录止血带的绑扎时间,止血带的绑扎时间不能超过2小时,以免发生组织缺血。
> 3. 在手部咬伤或怀疑有异物进入体内时,一定要做一次X线检查。当怀疑体内存在透X线的有机异物(如木刺/玫瑰荆棘)时,应该做超声或MRI检查。
> 4. 所有刺伤和咬伤伤口都一律敞开引流,绝对不要在急诊室对咬伤伤口做缝合。
> 5. 下列情况必须在手术室做手术探查和清创:
>   a. 所有因打咬(译者注:参见问题13)造成的掌指关节背侧区损伤。

①译者注:月骨周围脱位(perilunate dislocation)是指月骨与桡骨的关系正常,而月骨周围的其他腕骨脱位。

> b. 喷漆枪注射性损伤。
>
> c. 怀疑有指屈肌腱腱鞘受伤（Kanavel 征阳性）

（陈文美 译）

参 考 文 献

1. Hile D, Hile L. The emergent evaluation and treatment of hand injuries. *Emerg Med Clin North Am*. 2015; 33（2）: 397-408.

2. Higgens JP. Replantation. In: Wolfe S, Pederson WC, eds. *Green's Operative Hand Surgery*. 7th ed. Philadelphia: Elsevier; 2016.

3. Gustilo RB, Anderson JT. Prevention of infection in the treatment of one thousand and twenty-five open fractures of long bones: retrospective and prospective analyses. *J Bone Joint Surg Am*. 1976; 58（4）: 453-458.

4. Hansen TB, Carstensen O. Hand injuries in agricultural accidents. *J Hand Surg Br*. 1999; 24（2）: 190-192.

5. Amirtharajah M, Lattanza L. Open extensor tendon injuries. *J Hand Surg Am*. 2015; 40（2）: 391-397.

6. Jebson PJL, Louis DS. Hand infections. *Hand Clin*. 1998; 14（4）: 511-711.

7. Kennedy SA, Stoll LE. Human and other mammalian bite injuries of the hand: evaluation and management. *J Am Acad Orthop Surg*. 2015; 23（1）: 47-57.

8. Tosti R, Ilyas AM. Acute carpal tunnel syndrome. *Orthop Clin North Am*. 2012; 43（4）: 459-465.

9. Martin C, Gonzalez Del Pino J. Controversies in the treatment of fingertip amputations: conservative versus surgical reconstruction. *Clin Orthop Relat Res*. 1998; 353: 63-73.

10. Taras JS, Lamb MJ. Treatment of flexor tendon injuries: surgeons' perspective. *J Hand Ther*. 1999; 12（2）: 141-148.

11. Van der Molen AB, Matloub HS. The hand injury severity scoring system and Workers' Compensation cases in Wisconsin, USA. *J Hand Surg Br*. 1999; 24（2）: 184-186.

12. Strauss EJ, Weil WM. A prospective, randomized, controlled trial of 2-octylcyanoacrylate versus suture repair for nail bed injuries. *J Hand Surg Am*. 2008; 33（2）: 250-253.

译者注：

1. 指甲及其相关解剖基础是什么？

指甲由甲板及其周围和甲下的组织组成。甲板为透明的角质板，生长在每个手指末节的背面，呈外凸的长方形。在纵剖面上看（图 36-2），指甲可分为甲板、甲根、甲体和甲板远端的游离缘；指甲周围结构可分为甲床、甲墙、甲襞、甲沟、甲上皮、甲下皮。甲床是紧贴甲板下的软组织，与末节指骨骨膜直接融合，其作用是控制指甲按一定形状生长，为指甲提供营养。甲襞是甲墙皮肤顺甲缘和甲根陷入的部分。甲床前为甲下皮。指甲生长是甲根部的生长基质细胞增生、角化，并向前移行而成，甲床和甲襞都不参与甲板的生长。指甲月影是指甲近端白色的半月形区域，是指甲母质生发细胞远侧的标志。指甲月影在拇指上明显易见，小指上不见，其余的手指上有无不定。

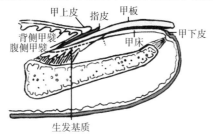

图 36-2　指甲及其相关解剖

2. Gustilo-Anderson 开放骨折分类标准是什么?

Gustilo 开放性骨折分类系统是开放性骨折最常用的一种分类系统，由 Ramon Gustilo 和 Anderson 创建，之后，Gustilo、Mendoza 和 Williams 又对该分类系统作了进一步扩充(表 36-1)。该系统依据能量大小、软组织损伤范围和污染程度来对开放性骨折的严重程度进行判断。级别从 I 级至ⅢC 级意味着损伤的能量逐渐增高、软组织和骨的损伤逐渐加重、发生并发症的可能性增大。重要的是应该认识到ⅢC 等级的骨折可能还有血管损伤。

表 36-1　Gustilo 开放性骨折分类

Gustilo 分级	说明
I	开放性骨折，清洁伤口，伤口长度<1 cm
II	开放性骨折，1 cm<伤口长度<10 cm，没有广泛软组织损伤、皮瓣形成或撕脱
III	开放性骨折伴广泛软组织撕裂（伤口长度>10 cm）、损伤或缺损，或开放性节段性骨折。该类还包括农业劳作所致的开放性骨折、需要行血管修复的骨折或距治疗时间超过 8 小时的开放性骨折
ⅢA	尽管有广泛软组织撕裂或损伤，但骨折端有足够骨膜覆盖的Ⅲ级骨折
ⅢB	有广泛软组织缺损、骨折端的骨膜有剥脱和骨损伤的Ⅲ级骨折。这类骨折一般都有严重污染。通常需要做进一步的软组织覆盖手术（也就是游离皮瓣或旋转皮瓣）
ⅢC	有动脉损伤需要行动脉修复的Ⅲ级骨折，不考虑软组织损伤的程度

第37章 烧 伤

Karel D. Capek，*MD*，*David N. Herndon*，*MD*，*FACS*

1. 烧伤好发于哪些场所?

80%与烧伤有关的损伤发生于家中，以低收入的多户住宅最常见。

2. 哪些人群容易发生烧伤?

在美国，烧伤的发生率和死亡率大体上高于其他工业化国家。烧伤发生率的男性与女性之比约为2∶1。工作中的烧伤是造成性别比例差异的主要原因，其中主要是石油化工及其运输业的意外。醉酒和滥用违禁药物也会增加烧伤风险。

3. 对烧伤结局影响最大的因素有哪些?

烧伤的总死亡风险是7.6%。儿童烧伤中心记载的死亡率是2%～3%，而50岁以上的烧伤病人其死亡率是美国平均死亡率的3倍多，70岁以上者的死亡率超过33%。在我们见过的25例儿童次全身烧伤（体表面积的97%～99%）中，有14例存活。年龄（岁）+烧伤面积百分比+17（如果有吸入性烧伤）=（改良）Baux评分。当下认为140分以下者有可能存活。

4. 烧伤组织带来了什么情况?

- 皮肤（是人体最大的单器官，血供占心排血量的20%）的广泛损害为细菌的入侵敞开了门户。
- 内环境受复杂的皮肤系统保护，与外环境隔开；皮肤毁坏后会出现严重内环境紊乱。
- 热变性的皮肤蛋白进入血液循环。全身性感染（脓毒症）依旧是脏器衰竭和死亡的主要促发因素，这表明存在烧伤相关性免疫功能障碍或衰竭。

5. 烧伤组织局部发生了什么情况?

利用标准光学显微镜可以将烧伤部位分为3个区域：中央的坏死区、中间的淤滞区和外周的充血区。**坏死区**的所有蛋白都变性，所有微血管和肉眼可见血管的结构和功能都遭受了破坏。紧靠中央区外围的是**淤滞区**，该区的细胞形态完整，但是，细胞肿胀伴有显微结构改变及白细胞和红细胞渗出进入组织间间隙，组织间液增多，毛细血管淤滞。第三个区是**充血区**，慢慢地过渡至毗邻见不到异常的正常组织。

6. 除皮肤烧伤外，还可以发生其他哪些相关损伤？

在住院的烧伤病人中，10%诊断有吸入性烧伤。爆炸伤及那些设法逃离火源的人通常还伴有其他物理创伤。仔细按高级创伤生命支持（Advanced Trauma Life Support，ATLS）进行创伤评估的重要性就在于能及时发现伴随伤的存在。由于损伤机制的不同，烧伤伴发的损伤可以是眼损伤、鼓膜穿孔（爆炸）和气胸。

7. 如何诊断吸入性烧伤？

a. 声音明显嘶哑或喘鸣。

b. 头颈部或面部大面积烧伤。

c. 被困于密闭的空间内或直接靠近爆炸源。

d. 病史中有超高温蒸气吸入史。

e. 有碳化物或黏膜充血的支气管镜证据。

8. 烧伤的全身变化有哪些？

当烧伤面积超过体表面积的10%时，具有临床意义的全身性变化有下列几种异常：

- 随着全身性水肿，体液出现潴留趋势，其原因是全身微血管通透性开始迅速（数分钟至数小时）增加。
- 心排血量的必然性和可重现性下降（同时全身血管阻力增高），此过程约为12～36小时，在伤后36小时进入血管扩张的心血管高动力状态。因此说，烧伤伴有容量状态、血管张力和心泵功能等关系密切的改变。
- 全身氧耗和 CO_2 产量（代谢率）增加，达 Harris Benedict 预计静息能耗的两倍。这种代谢率的增加导致瘦体量（lean body mass，LBM）快速分解消耗，超常量的蛋白/热卡喂饲只能部分改善这种分解消耗。
- 循环中儿茶酚胺类物质显著持续增高。
- 内源性糖皮质类固醇显著持续增高。

- 细胞免疫和自然杀伤细胞免疫显著受损，对真菌、病毒和条件致病菌感染的易感性增加。
- 体热平衡进行性受损，伴下丘脑热调定点重置。这包括通过所有四大散热机制的热交换：辐射（体表血流）、对流（毛发部位）、蒸发（发汗和伤口渗出）和传导（取决于与人体接触的环境温度和物体温度）。

9. 在见到烧伤伤员时，第一位目击者可以做些什么？

最重要的一点是"无害为先"。在明火熄灭后，不要在伤口上使用冰、黄油、干冰或其他物质。如果烧伤面积不大（<10%体表面积），用手握式淋浴器和不冷不热的流水冲洗烧伤创面 20 分钟大有裨益。在烧伤创面上敷湿毛巾似乎没有什么好处，或许还会导致病人低体温。如果病人所处的是边远地区，应该鼓励病人口服液体，并用清洁毛巾遮盖创面。阿司匹林或布洛芬对病人及其创面都有好处。如果环境冷或凛冽刺骨，要给病人盖上以防止进一步环境暴露。

10. 院前救治者应该采取什么举措（在院前救治人员抵达后，他们的优先处置措施是什么）？

美国外科医师学会创伤委员会（American College of Surgeons' Committee on Trauma，ACS-COT）建议所有救护组成员对一切烧伤伤员遵循"抄起就跑"[①]流程指南，在 60 分钟内将伤员送达恰当的医院（Ⅰ级或Ⅱ级创伤中心，或烧伤医疗中心）。

保持烧伤的四肢抬高。如果面部有烧伤或肿胀，要将头部抬高至高于心脏的水平。如果病人需要采用脊柱保护策略，可以采用反 Trendelenburg 体位。在途中设法创建静脉通路，不过，如果转运时间短于 60 分钟，就不必创建静脉通路。可以经过烧伤的皮肤留置静脉通路，最好是肘前静脉。骨髓腔输液通路的建立通常更为快捷，在现场，对无法迅速建立静脉输液通路的大面积烧伤病人或许还有救命之效。

主动将体温保持在 36～38℃。保护病人免受环境暴露的伤

---

①译者注："抄起就跑"（scoop and run）是指"抢到伤员后迅速转运"，它与"就地抢救"（stay and play）模式属于不同的急救理念。

害；有可能的话（如采用移动加热器），将周围环境温度维持在 80~90℉（26.7~32.2℃）。上述保温常规的例外情况是在缺氧性损害或者可能有氰化物或一氧化碳中毒的情况下，对有明显神经功能异常的病人（如 Glasgow 昏迷评分<12 分），可以采用日常室温救护舱将病人的体温维持在 35~37℃（允许性低体温）。

11. 医院急诊室在大面积烧伤病人救治中起什么样的作用？

伤员最终能否存活下来，关键在于对病人做紧急救治，而不是对伤口做紧急处理。

a. 气道（airway）：查看咽部是否有咽尘，面部是否有广泛烧伤。

b. 呼吸（breathing）：判断是否有声音嘶哑或喘鸣。听诊双侧呼吸音。

c. 循环（circulation）：创建两条外周静脉通路，首先输注乳酸林格液；运算 Parkland 公式，Parklamk 公式= 4 ml×体重（kg）×烧伤面积（%），将计算量的一半在第一个 8 小时输入，另一半用 16 小时输入。

d. 神经功能障碍（neurologic deficit）：检查中枢神经系统和脑神经；评估烧伤肢体的神经功能状态。

e. 显露并检查皮肤（expose and examine the skin）：用滚木法仔细计算背部烧伤面积，然后覆盖创面防止体温丢失。应该将病人的环境加热至 90℉（32.22℃），并采用适当的方法保护病人避免环境（如阴冷的廊道）暴露。

f. 液体治疗（fluid therapy）：依据液体治疗后的评估情况每小时对输液速率调整一次，要求将尿量维持在 1 ml/（kg·h）。烧伤体液复苏时应该留置导尿管（最好是带热敏探头的导尿管）。

g. 疼痛处理和心理情绪（psychoemotional）支持也极为重要：用小剂量的短效或中效镇痛和抗焦虑药物，不时调整剂量，避免使用过量。

12. 如何计算烧伤面积？

这是一种临床判断方法，可以借助 3 种重要的临床工具。

a. **手掌法**（伤员将手掌伸展，包括手指）= 全身体表面积的 1%；常用于散在小面积烧伤创面面积的评估。

b. **九分法**：最常用。优点是容易记忆，对成人来说准确性尚可。

i. 成人头部 = 9%

ii. 两上肢 = 2×9%

iii. 两下肢前面 = 2×9%

iv. 两下肢后面 = 2×9%

v. 躯干前面 = 2×9%

vi. 躯干后面包括两侧臀部 = 2×9%

vii. 外生殖器 = 1%

viii. 注意成人与儿童头部的相对面积差异很大（成人为9%，婴儿为15%）。反之，婴儿大腿的相对面积明显小于成人大腿（6% vs 10%）。

c. **Lund-Browder 图表**：优点是比九分法准确，适用于儿童。

d. 还可以通过智能手机或平板电脑做三维烧伤面积评估。

13. 如何界定吸入性烧伤？

吸入性烧伤与可见的在一定程度上可以定量的皮肤烧伤相反，热气、一氧化碳、氰化物气体及其他有毒或有害气体的吸入性烧伤的特点是视觉不易见到，难以定量，而且十分危险。人们通常将四种不同的气道损伤机制都归类为吸入性损伤。

a. 一氧化碳中毒。

b. 上呼吸道热损伤。

c. 房屋、建筑物和汽车内装潢的现代合成材料在燃烧后所产生的有毒烟雾成分被吸入。

d. **氰化物中毒**：许多合成材料在燃烧后还会产生氰化物气体，这些气体会与细胞色素酶系结合，从而抑制线粒体功能和细胞呼吸。凡血一氧化碳浓度＞10%的病人都应该评估血氰化物浓度。

14. 过去 100 多年来，对烧伤伤员结局影响最大的处理方法是什么？

恰如其分的和及时的液体复苏、早期彻底切除烧伤创面、积极营养支持、对功能缺失做早期综合康复。

15. 如何做液体复苏，通过什么途径做液体复苏？

所有烧伤面积超过体表面积 10%的病人都应该给予液体。对烧伤面积超过体表面积 15%～20%的病人，要根据公式计算或者由决策支持系统指导液体复苏。采用口-胃管通过病人胃肠道进行液体复苏适用于烧伤面积<30%体表面积的病人，可以用于环境恶劣或批量烧伤场合。默认情况下，烧伤病人液体复苏一般都是通过静脉途径。

16. 如何管理液体治疗？

液体治疗计划有两层含义。第一层含义是判断烧伤面积和病人的体重（kg），依据公式计算每小时输液速率，按算得的输液速率输入乳酸林格液。在婴幼儿中，需另加 5%葡萄糖注射液以防止低血糖症。

该计划第二层含义具有同等的重要性。这就是监测（每小时查一次）液体治疗计划是否有效，必要时应该及时调整。目标是使病人的血流动力学正常化、尿量达 0.5～1.0 ml/(kg ·h)。在液体复苏阶段病人出现肺水肿提示液体复苏过量，但这在吸入性烧伤病人中有诊断难度。此时，检查颈静脉（仰卧位床头抬高）、中心静脉压、心尖搏动、动态胸部 X 线片了解心脏大小变化和（或）ICU 重点心脏超声检查或许会有帮助。如果超声示心室充满或下腔静脉直径不随呼吸变化（<15%）表明血管内容量状态充足。超常（90%）射血分数可以见于急性低容量血症（烧伤休克）。

17. 如果上述治疗规程未能使病人稳定下来，临床指标没有改善，怎么办？

按上述治疗规程处理后无效提示预后差。不过，其他一些措施可能会使病人获益，问题是这些措施至今尚未被纳入标准治疗之中。这些措施包括使用甘露醇（高张盐水）溶液，大面积烧伤使用胶体液，以及早期使用正性肌力药物（在容量补足后使用多巴酚丁胺）。

18. 如果治疗启动比较晚，如何计算液体需求？

当前教育都是相应提升液体输入速率，设法在伤后第一个 8 小时的剩余时间里将所得的第一个 8 小时的液体总量全部输给病人。这种补救的液体复苏法确实要借助一些常识，依据血流动力学和尿量判断液体输入速率。

19. 烧伤创面初期处理的最佳方法是什么?

烧伤创面处理最初需要对这些创面做简单的覆盖,用外科意义上清洁的(有条件的话,最好是无菌的)床单或外科手术巾单。ACS-COT 烧伤与创伤指南不主张在烧伤后 24 小时做确定性创面处理。在烧伤初期不要对创面用软膏或特殊抗菌处理。要注意为病人保温,因为躯体暴露容易发生全身低体温。确定性创面处理是指对病人用水洗或做淋浴,去除创面上的残留碎屑和受伤的表皮。绘图记载损伤的范围,一般都采用 Lund-Browder 图表,同时对烧伤的深度作初步判断。烧伤创面一般都是各种不同烧伤程度(深度)区域的相互夹杂。所有烧伤创面都会在烧伤后 48~96 小时有所加深,因此,要回答"到底哪些部位需要行皮肤移植"这个问题可能需要等待时日。

20. 为什么要对烧伤深度进行分级,它是如何分级的?

烧伤深度分级取决于是否有皮肤附件(毛囊和汗腺)存在,皮肤附件(内有生发层——皮肤干细胞巢)可以深达真皮,真皮深层的这些生发层组织是再上皮化的源泉。在受伤当天,能愈合的烧伤创面与不能愈合的烧伤创面之间的差别用肉眼很难区分(准确率为 50%)。随着时间的推移(烧伤后 3~7 天),临床预测的准确率就会有所上升(≈90%)。表 37-1 会对这些问题进行诠释。

4 度烧伤是伤及真皮下方的结构(如脂肪、肌肉、骨、肌腱、神经、关节囊)。5 度烧伤特指烧伤或爆炸导致组织丢失、炸飞或蒸发的损伤。

表 37-1　烧伤深度及其临床征象和可能结局

烧伤深度	临床表现	结局
I °(仅限于表皮的浅表烧伤)	皮肤红斑伴轻中度不适	创面在 5~10 天自行愈合;受损的上皮脱落,没有后遗效应
II°: 浅(累及表皮的全部和真皮浅层)	伤口水疱或破溃渗液、红斑和疼痛 皮肤干燥,有水疱,常常可以见到白色焦痂	伤口在 2~3 周内自行愈合,不残留瘢痕,皮肤品质好,可能有色素沉着

续表

烧伤深度	临床表现	结局
深（累及真皮深层，但是，依旧有部分表皮附件存活）	伤口偶尔湿润，与Ⅲ°烧伤难以鉴别	伤口在3～4周后自行愈合，通常有肥大性瘢痕，偶尔是不稳定上皮。为了获得最佳结果，可以采用削痂的方法去痂，用断层皮片植皮覆盖创面
Ⅲ°（表皮附件也全部被毁）	无血管、蜡白色、皮革样焦黄或黑色碳化的无感觉的焦痂	除非面积小（直径<2 cm），一般都需要去痂加皮肤移植才能愈合

21. 何时应该开始做烧伤创面切除术？

烧伤创面切痂应该尽早进行，不过，这需要联合使用常识与实用观点。如果病人的血流动力学稳定，液体复苏满意，甚至可以早至伤后12～24小时做切痂手术。

22. 如何处理去痂区域？

在20世纪70年代早期，Janžekovič[1]提出应该立即对去痂创面行皮肤移植，此后，烧伤的处理出现了长足进展。如今，这一点依旧是手术治疗的目标。如果供皮区不够，可以采用尸体皮、猪皮、羊膜或生物合成皮（如 Integra、Biobrane 或 Transcyte）作为创面覆盖物。这些部位往后都需要行自体皮移植。自体角质化细胞培养在理论上是一种颇具吸引力的替代方法，但是，这些细胞极为脆弱，需要仔细呵护以免撕脱和感染。

23. 我们该如何为人体"代谢炉"提供充足燃料？

在入院后马上留置一根（幽门后）营养管。烧伤病人的

---

[1]译者注：Zora Janžekovič（1918—2015）是斯诺文尼亚从事整形烧伤外科的一位女医生，她在处理严重烧伤儿童时意识到"烧死的组织绝对不可能愈合，切除这些烧死的组织其实更有利于再生组织愈合"，发表了她的文章（A new concept in the early excision and immediate grafting of burns. *J Trauma*，1970，10（12）：1103-1108.）。从此，"削痂疗法"被广泛用于处理深Ⅱ度和Ⅲ度的烧伤创面的标准治疗措施之一。

营养支持至高无上。全肠内营养或许还有维护肠黏膜屏障功能的额外好处，可以通过预防细菌易位来减少脓毒症事件的发生。

24. 抗生素在烧伤治疗中的地位如何？

绝对不要给烧伤病人预防用抗生素。然而，对有明确感染的烧伤病人，早期和恰当的抗生素治疗极为重要，也是救命之举。早期给病态面容的病人做细菌培养，通常能对致病菌种或耐抗生素的变化做出诊断。外用抗菌药（0.5%硝酸银或 5%醋酸磺胺米隆）在当年刚面世时，侵袭性烧伤创面感染（坏疽性深脓疱病）的发生率确实有大幅度下降。

25. 如何处理化学烧伤病人？

如果依旧有化学剂存在，要穿戴好防护器具。掸掉所有残留在伤员体表的粉末状化学物品。然后立即用流动的自来水长时间（1～4 小时，或直至 pH 为中性）冲洗被污染的皮肤。碱烧伤病例要求更长的冲洗时间。有些化学品可以被人体吸收，因此，需要立即与毒学中心取得联系。要特别注意氢氟酸或苯酚烧伤的全身效应。如果眼睛受累，要立即反复冲洗，并立即请眼科医生会诊。

26. 如何处理电烧伤病人？

电引起的损伤可以分为电火花烧伤、电接触伤或电传导伤。电火花烧伤是放电造成空气或大气的电离所致，此时电流没有通过机体传导。因此，电火花烧伤仅限于皮肤。真正的电火花烧伤大多不需要做什么皮肤移植就能愈合，气道伤害也罕见。然而，电传导伤是电能从入点至出点经过病人机体通过真正的传导造成的组织损害。由于组织在电流传导中相对电阻的存在，组织中就产生热能，结果造成蛋白变性和细胞坏死。由于不同组织结构（如骨、皮肤、肌肉、神经、肌腱和肺）的导电性不同，就出现无法预料的传导通路。因此，损伤最轻的通常是皮肤，只有入点和出点部位受累，而肌肉、神经、肌腱、甚至骨骼都可以发生轻重不一的广泛坏死。其常见并发症是神经功能受损、筋膜室综合征和肌红蛋白尿。必须迅速做完全的组织减压（即筋膜室切开术），通过早期探查和反复再探查切除坏死组织。液体治疗的目标是获得大量的尿量

［尿量＞1.0～1.5 ml/（kg·h）］。尿液碱化和甘露醇对病人也有好处。

27. 烧伤痊愈后，在病人的康复期，还有哪些重要问题需要面对?

烧伤病人的康复必须从病人入院那天就开始,需要整个团队的努力，包括康复医生、整形外科医生、职业治疗医师、理疗师[①]、营养师、心理科医生、社会工作者、呼吸科医生、细菌学家、药师、言语治疗师和护士。身心康复必须同步进行。

要诀：烧伤严重程度计算
年龄（岁）+烧伤面积百分比 + 17（如果有吸入性烧伤）=（改良）Baux 评分。当下认为 140 分以下者有可能存活。

（陈文美　译）

参 考 文 献

1. Herndon DN，ed. *Total Burn Care*. 5th ed. Philadelphia，PA：Elsevier. In press.

2. Blumetti J，Hunt JL. The Parkland formula under fire：is the criticism justified? *J Burn Care Res*. 2008；29（1）：180-186.

3. Demling RL. Burn care in the immediate resuscitation period. In：American College of Surgeons Surgery：Principles and Practice. Chicago：*American College of Surgeons*；2002.

4. Prevention Gibbons J. In：Gibbons J，ed. *Fire! 38 Lifesaving Tips for You and Your Family*. Seattle：Ballard Publishing；1995.

5. Hart DW，Wolf SE，Gore DC，et al. Determinants of skeletal muscle catabolism after severe burn. *Ann Surg*. 2000；232（4）：455-465.

6. Krzywiecki A，Ziora D. Late consequences of respiratory system burns. *J Physiol Pharmacol*. 2007；58（suppl 5）：319-325.

7. McDonald-Smith GP，Saffle JR，Edelman L，et al. National Burn Repository 2002 Report. Chicago：*American Burn Association*；2002.

---

①译者注：在美国，康复医生（physiatrists）与理疗师（physical therapist）存在一些区别。康复医生需要完成医学专科和康复专业的培训，也就是说，他们受过的教育更多，因为他们有医学博士学位，是从事这一专业的真正的医生。理疗师不是医学博士，只是经过了认可的理疗课程培训，有学士学位。

8. McGill V, Kahn S. The impact of substance use on mortality and morbidity from thermal injury. *J Trauma*. 1995; 38（6）: 931-934.

9. Mustonen KM, Vuola J. Acute renal failure in intensive care burn patients. *J Burn Care Res*. 2008; 29（1）: 227-237.

10. Pruitt BA, Goodwin CW, Mason Jr AD. Epidemiological, demographic and outcome characteristics of burn injury. In: Herndon DN, ed. *Total Burn Care*. 2nd ed. Philadelphia: WB Saunders; 2002.

第38章　儿童创伤

Shannon N. Acker，*MD*，*Jonathan P. Roach*，*MD*，
David A. Partrick，*MD*，*FACS*，*FAAP*

1. 在美国，儿童死亡的首位原因是什么？

在 1～18 岁的儿童，创伤所致的死亡和致残比其他所有病因之和还高。在 19 岁以下的儿童中，意外创伤死亡约占所有创伤死亡的 65%。每年死于创伤的儿童和青少年约有 20 000 名，永久致残的儿童约有 50 000 名。每年因为创伤需要医疗处理的儿童占儿童总数的近 1/4，据估计，其年花费约为 150 亿美元。

2. 哪个年龄组特别容易发生创伤死亡？

就同等严重程度的损伤来讲，年龄＜2 岁的婴幼儿死亡率比年长儿高。不过，青春期是损伤发生率的高峰，占儿童总死亡率近 80%。

3. 在儿童创伤性损伤中，最主要的创伤机制是哪些？

烧伤（90%）、穿入伤（9%）、挤压伤（＜1%）。机动车车祸是儿童创伤最常见的创伤（40%～50%）和死亡原因，其次是高处坠落。

4. 男童与女童的创伤发生率相同吗？

不同。男童约占所有儿童创伤的 2/3。男童和男人的自杀"成功"率为女性的 4 倍（虽然男童尝试自杀的频度比较低），溺水发生率是女性的 3 倍，谋杀发生率是女性的 2.5 倍，机动车相关创伤发生率是女性的 2 倍。

5. 儿童气道与成人气道有何区别？

儿童的舌比较大、会厌松、淋巴组织多、气管细而短，因此，儿童的气道阻塞率高。不带套囊的气管导管（uncuffed endotracheal tubes）适用于年龄＜8 岁的儿童，目的是尽可能减少声带损伤、声门下水肿和溃疡。儿童气道最窄的部位在环状软骨处，它能对不带套囊的气管导管形成密封作用。

6. 如何为儿童选择适宜尺寸的气管导管？

气管导管的粗细应该与该儿童的小指粗细相当。新生儿可以选择一根 3 mm 的气管导管；1 岁以内的儿童选择 4 mm 的气管导管；1 岁以上儿童气管导管的内径 = 病儿年龄（岁）÷4＋4（不过，在紧急情况下，请不要拘泥于繁复的计算；只要看一眼患儿小指的粗细就行）。

7. 如果经口气管插管无法成功，怎么办？

首选针刺式环甲膜切开术（needle cricothyrotomy），而非外科环甲膜切开术，针刺式环甲膜切开术需要一根 14 号带针导管。从理论上，针刺式环甲膜切开插管等同于成人的经气管喷射通气（transtracheal jet insufflation）。外科环甲膜切开术在婴幼儿更难实施，有较高的继发性声门下狭窄发生率。

8. 儿童的全部血容量是多少？

儿童的全部血容量是 80 ml/kg（即体重的 8%）。

9. 儿童大量失血的第一征象是什么？

心动过速。幼儿对失血的耐受力强得令人难以置信。失血量达血容量的 30% 时或许都不会有血压改变，不过，如此量的血液丢失一定会引起心率加快。儿童的心排血量在很大程度上取决于心率；与成人不同，儿童增加每搏量的能力有限。在创伤救治室条件下，儿童年龄调整休克指数（SIPA）[①]（其正常值的确定是：最高正常心率/最低正常收缩压，用年龄调整）升高有助于发现创伤最严重的儿童。与就诊时 SIPA 正常的儿童相比，SIPA 增高的儿童创伤严重程度评分（injury severity scores）高，住院时间长，总死亡率高。

10. 儿童低血容量性休克的体征有哪些？

心动过速（进一步发展至心动过缓）、低血压、意识改变、

---

①译者注：儿童年龄调整休克指数（shock index，pediatric age adjusted，SIPA）的正常值（参见本章参考文献 13）是：4～6 岁 ＝ 1.2；6～12 岁 ＝ 1；年龄＞12 岁 ＝ 0.9。然后将病人的实际心率除以实际收缩压，得出的休克指数再与正常值比较。

呼吸功能受损、毛细血管充盈时间延迟（>2 秒）及外周脉搏减弱或消失。

11. 在儿童，低血压是血液丢失的可靠指标吗？

不是。在有低血压证据的受伤儿童中，只有不足半数的病例可以找到能导致显著容量丢失的损伤。低血压通常与单独的闭合性颅脑损伤有关，尤其是 6 岁以下儿童。

12. 为什么儿童在液体复苏期间容易发生低体温？

相对体重来讲，儿童的体表面积比较大，因此，"一丝不挂"的儿童比成人丢失热量快。冷液体从静脉输入和冷气体的吸入都会加重低体温，导致低氧血症，低氧血症会引起肺动脉高压和进行性代谢性酸中毒。最容易发生低体温的是 6 个月以下的婴儿，这些婴儿皮下没有足够脂肪，且缺乏有效颤抖机制（译者注：肌肉颤抖会大量产热）。

13. 儿童静脉通道的创建最好选择何处？

最好能在上肢通过经皮穿刺方式创建两条大口径的静脉通路。其次的选择是在大隐静脉远侧通过经皮穿刺方式创建静脉通路，或者做静脉切开。

14. 如果你无法创建静脉通路，怎么办？

安全的办法是通过骨髓腔穿刺输液。其实，这种方法比静脉切开节省时间。最常用的穿刺部位是胫骨近端前内侧面，距胫骨结节远侧 3 cm 处进针穿刺。其他可供穿刺的部位还有股骨近端、股骨远端和胫骨远端。一般来讲，凡可以通过静脉输入的药物都可以通过骨髓腔输入。通过该途径输液的并发症罕见，主要是感染和外渗。通过骨髓腔进行容量复苏有利于随后的静脉通路创建。

15. 儿童液体复苏时，晶体液和血制品的用量应该以多少为度？

用乳酸林格液或生理盐水 20 ml/kg，弹丸式（快速）输入。心率下降和尿量增多提示容量复苏有效。如果评估发现组织灌注依旧不满意，则应该重复一次 20 ml/kg 的弹丸式输液。如果在两次晶体液弹丸式输注后休克的证据依旧，则应该使用浓缩红细胞 10 ml/kg（尽可能使用同型血，也可以使用 O 阴性血）。

16. 为什么儿童颅脑损伤比成人常见？

相对躯干来讲，10 岁前儿童的头颅比成人大。中枢神经系统损伤是创伤儿童的第一位死因，也是影响结局的主要决定因素。

17. 哪些类型的颅脑损伤在儿童比较常见？

在儿童颅脑损伤中处于首位损伤的是脑震荡。最常见的颅内出血是硬膜外出血，硬膜下出血则比较少见。不过，硬膜下出血的死亡率为 40%，而硬膜外出血的死亡率为 4%。儿童病人容易发生并造成弥漫性水肿的脑损伤，而非造成局灶性占位的损伤。

18. 儿童在没有肋骨骨折的情况下会有严重胸外伤吗？

绝对会。儿童胸壁的顺应性比成人强得多，因而，动能容易传递至胸内结构。胸部严重钝性创伤的儿童，即使没有肋骨骨折或只有很少的肋骨骨折，发生有生命危险的肺挫伤或心脏挫伤的风险都明显增加。如果儿童有肋骨骨折，通常提示非意外性创伤（nonaccidental trauma，NAT），应该及时作进一步评估。胸部损伤是儿童创伤的第二大死因（第一位是颅脑外伤）。不过，临床上严重胸部创伤的儿童一般都会在胸部 X 线片上显示出异常。胸部 X 线片正常的创伤儿童不必加做胸部 CT 检查。仅当胸部 X 线片显示异常时才需要加做 CT 检查。

19. 在儿童中，哪些类型的胸外伤常见，哪些不常见？

常见的胸外伤有肺挫伤、创伤性窒息和气管支气管损伤。少见的胸外伤是创伤性主动脉破裂、连枷胸、膈肌破裂和开放性气胸。

20. 在钝性创伤中，腹腔脏器损伤的频率是多少？

按频率递减的次序分别为脾脏、肝脏、肾脏、肠襻、胰腺、膀胱和大血管。约 1/3 重大创伤儿童有明显的、需要火速识别和处理的腹内脏器损伤。

21. 在钝性腹部创伤中，临床检查的效果如何？

全面的临床检查有助于判断哪些病人不需要通过腹部 CT

检查来评估腹内脏器是否有损伤。Holmes 等在一篇大样本创伤儿童的研究中发现，无七大征象（Glasgow 昏迷评分 > 13 分，无腹壁创伤证据、无腹痛主诉、无腹部触痛、无呕吐、无胸壁创伤且无呼吸音减弱）的伤员腹内脏器损伤的阴性预测值为 99%。

22. 在儿童，CT 检查的优缺点有哪些?

腹部 CT 扫描的优点是安全、无创、能对腹膜后的结构进行评估、确定特定脏器是否存在损伤。它是诊断钝性腹内脏器损伤的金标准。不过，对于儿童来讲，CT 检查并非没有风险。辐射诱发恶性肿瘤的风险是每 500～6000 例 CT 扫描有 1 例新发恶性肿瘤产生。儿童年龄越小，辐射诱发恶性肿瘤的风险越高，越容易遭受辐射诱发性损伤，原因是他们的组织细胞尚处于分裂阶段。此外，腹部 CT 扫描难以发现空腔脏器损伤，需要用静脉造影剂（有相关的肾损伤和过敏反应风险），需要花时间将病人搬运至放射科（对于病情严重的创伤儿童来讲，CT 检查是一种冒险行为）。

23. 在儿童腹部创伤评估中，超声检查有用吗?

很遗憾，腹部创伤超声重点筛查（focused abdominal sonography for trauma，FAST）的敏感度和特异度在儿童中都不如成人。在成年人群中，FAST 检测腹内脏器损伤的敏感度和特异度都超过 95%。但是，在儿童人群中，FAST 检查的特异度尽管依旧（特异度 > 90%），但缺乏敏感度（50%）。其原因在于：儿童在实质性脏器损伤后容易发生单一的包膜内血肿，没有相关的腹腔积血，而成人则容易出现游离腹腔积血。

24. 诊断儿童空腔脏器损伤有何可靠方法吗?

没有。系列动态体格检查依旧是金标准。创伤外科团队成员必须对病人反复做体格检查。

25. 儿童腹内脏器损伤的"次征"有哪些?

- 安全带征：儿童安全带部位瘀斑有很高的实质性脏器损伤、空腔脏器损伤和腰椎损伤发生率。
- 肉眼血尿具有 30% 的严重腹内脏器损伤发生率，包括泌尿生殖系统以外的脏器损伤。

- 肝酶升高（天冬氨酸转氨酶＞250 U/L 或丙氨酸转氨酶＞450 U/L）提示钝性肝脏损伤的风险为 50%。
- 证据确凿的骨盆骨折儿童合并腹内脏器损伤的风险至少为 20%。
- 严重神经功能障碍的儿童（Glasgow 昏迷评分＜8 分）合并腹内脏器损伤的情况屡见不鲜。

26. 在座椅安全带伤或把手（手柄）伤的儿童中，应该怀疑什么问题？

座椅安全带伤综合伤包括腹壁瘀斑、腰椎的屈曲-牵拉型损伤（Chance 骨折）和小肠损伤。在有座椅安全带损伤征象的儿童，约 30%伴有小肠损伤。**把手伤**（方向盘伤）的特点是导致胰体-胰尾交界处胰腺断裂，因为胰腺在此处横跨脊柱，很容易被来自前方的钝性压力损伤。

27. 儿童腹腔积血需要剖腹处理吗？

不需要。与成人不同，儿童腹腔积血需要剖腹手术来控制出血或修补损伤的情况不足 15%。

28. 所有实质性脏器损伤的儿童都需要做手术修补吗？

不需要。就像成人一样，对实质性脏器损伤病人选择性地采用非手术处理如今已经成为治疗标准。在大多数儿童创伤中心，钝性肝脏和脾脏损伤的非手术治疗失败率如今已经＜5%。该数值显著低于成人创伤人群的数值。

29. 实质性脏器损伤何时适合采用非手术处理？

在实质性脏器损伤后，能够放心地留下来监测是否存在继续出血征象的是那些血流动力学依旧稳定、不存在必须施行外科手术干预的其他损伤的受伤儿童。患儿最初对浓缩红细胞输注的需求并不意味着外科手术干预势在必行，除非输血后未能使血流动力学稳定下来。要密切监测病人是否存在继续出血征象，这些征象包括心率快、低血压、意识状态改变、尿少、毛细血管再充盈延迟或呼吸功能障碍。

30. 儿童脾脏损伤非手术处理的远期结局如何？

钝性脾脏损伤后会形成血管假性动脉瘤。不过，在儿童中，这些并发症极为罕见（＜1%）。高达15%的脾脏损伤儿童（取决于损伤的分级）可能在伤后有长时间的疼痛（时间＞4周）。不过，对几乎所有病人来讲，这种疼痛都与愈合过程有关，也就是说，与脾脏毫不相干。此外，在愈合过程中损伤部位具有再出血的风险。美国小儿外科学会推荐在患儿出院后限制活动一段时间，目的是为脾脏损伤愈合提供时间和降低再出血风险。

31. 实质性脏器损伤的外科手术适应证是什么？

血流动力学不稳定、输入血制品后未能使情况稳定下来、存在其他腹内脏器损伤必须通过剖腹处理者。

32. 何谓SCIWORA？

SCIWORA是X线检查无异常的脊髓损伤（spinal cord injury without radiographic abnormality）的英文首字母缩略词，这种病人有颈椎损伤的典型临床表现，但全部X线片或CT检查未能显示骨骼或韧带异常。不过，MRI一般都能显示异常证据。SCIWORA仅见于儿童，因为，与成人相比，儿童的脊柱特点是弹性好、小关节面浅且呈水平方向、椎体前缘呈楔状及钩突发育不良。幼儿的脊髓可以完全断裂，但脊椎骨要件没有明显破裂。2/3的SCIWORA儿童在8岁左右。

33. SCIWORA的特点是什么？

SCIWORA表现为可记载的神经功能缺失，这些神经功能缺失在受伤儿童抵达急诊室时可能已经改变，或者已经缓解。同一部位即刻再次损伤的风险在于可能会导致永久性残疾。许多SCIWORA儿童会在受伤后数小时至数日出现神经功能缺失。因此，任何有可靠神经功能缺失（即使是一过性缺失）证据的儿童，都应该继续脊柱制动，此外，全面的神经外科评估也不可或缺。

34. 儿童创伤死亡中非意外性损伤占多少百分比？

25%。在年龄＜2岁的颅脑创伤死亡中，80%以上是非意外性伤害所致。

35. 哪些迹象应该怀疑非意外性创伤（nonaccidental trauma，NAT）？

- 发育停滞史（译者注：提示营养不良）。
- 就医迟。
- 既往有多次受伤史。
- 没有抚养人，或抚养人无动于衷。
- 情绪波动史或矛盾冲突史。
- 病史与损伤有矛盾，或者与受害者的发育水平不相符。

可疑的体检所见包括咬痕、拧痕、掌掴痕、鞭痕或处于不同愈合期的伤痕；多发性或双侧颅骨骨折；坠落高度不足 4 ft（1.2 m）的颅骨骨折；视网膜出血（原因是摇晃婴幼儿）、肋骨骨折、会阴部烫伤或线状烫伤边界（原因是将婴幼儿"浸"入开水中）。

36. 列举摇晃婴儿综合征（abusive head trauma）的临床特点。

- 弥漫性轴索损伤。
- 硬膜下出血。
- 年龄＜2 岁。
- 几乎找不到外伤证据。

37. 哪些骨折类型应该怀疑 NAT？

- 处于不同愈合阶段的多发性肋骨骨折。
- 四肢骨折，如干骺端的"碎片"骨折或"桶把"骨折。
- 年龄＜9 个月的婴幼儿骨干螺旋形骨折。
- 长骨干中部横行骨折。
- 年龄＜2 岁的婴幼儿股骨骨折。
- 肩胛骨肩峰骨折。
- 肱骨近侧骨折。

38. 有多少百分比的 NAT 案例涉及烧伤？这些烧伤有何特点？

受虐待的孩子中有 20% 涉及烧灼伤，最常见的是开水烫伤。特定类型的烫伤应该引起医生对虐童的怀疑，如臀部和会阴部（沙滩裤分布区）、背部、手背、长袜-手套分布区的烫伤。

烟蒂烫伤的外观是直径相当的圆形鸟眼状溃疡，此类溃疡也应该考虑 NAT。

39. 在疑似 NAT 儿童的评估中，哪些步骤是必需的?

凡疑似 NAT 的儿童都应该做细致的体格检查，全面记录所有伤情（画图和照片可以提供很大帮助）、头颅 CT 扫描、骨骼检查及视网膜眼底检查。还应该立即与相关的儿童保护服务机构取得联系[①]。

40. 儿童创伤后多脏器衰竭的发生率是多少?

罕见。在创伤严重程度相同的情况下，儿童多脏器衰竭（multiple organ failure，MOF）的发生率远低于成人，死亡率也低得多。

41. 在儿童创伤病人中，血葡萄糖控制意义如何?

正常血糖［葡萄糖 $90\sim130$ mg/dl（$5\sim7.2$ mmol/L）］与低感染率、住院时间短和生存率呈高度相关。

要诀：儿童创伤

1. 创伤是儿童死亡和致残的首位原因。
2. 大多数儿童创伤是钝性机制所致。
3. 儿童大量失血的第一征象是心率增快，不是低血压。
4. 系列动态体格检查依旧是钝性伤儿童的主要关注点。
5. 对 2 岁以下的儿童，如果病史与病人的临床表现不吻合，医生就应该高度怀疑 NAT。

（柏志斌　译）

参 考 文 献

1. Calkins CM, Bensard DD, Moore EE, et al. The injured child is resistant to multiple organ failure: a different inflammatory response? *J Trauma*. 2002; 5 (6) 3: 1058-1063.

---

①译者注：儿童保护服务机构（child protective service，CPS）是美国各州各个地区政府都设立的一种专门做虐童事务调查、安排受虐待的孩子到养父母的家庭等事项的政府组织。

2. Dare AO, Dias MS. Magnetic resonance imaging correlation in pediatric spinal cord injury without radiographic abnormality. *J Neurosurg*. 2002；97（1 suppl）：33-39.

3. Kristoffersen KW, Mooney DP. Long-term outcome of nonoperative pediatric splenic injury management. *J Pediatr Surg*. 2007；42（6）：1038-1041.

4. Holmes JF, Gladman A. Performance of abdominal ultrasonography in pediatric blunt trauma patients: a meta-analysis. *J Pediatr Surg*. 2007；42（9）：1588-1594.

5. Mazzola CA, Adelson PD. Critical care management of head trauma in children. *Crit Care Med*. 2002；30（11 suppl）：S393-S401.

6. Mehall JR, Ennis JS, Saltzman DA, et al. Prospective results of a standardized algorithm based on hemodynamic status for managing pediatric solid organ injury. *J Am Coll Surg*. 2001；193（4）：347-353.

7. Partrick DA, Bensard DD. Is hypotension a reliable indicator of blood loss from traumatic injury in children? *Am J Surg*. 2002；184（6）：555-559.

8. Roaten JB, Partrick DA, Nydam TL, et al. Nonaccidental trauma is a major cause of morbidity and mortality among patients at a regional level I pediatric trauma center. J *Pediatr Surg*. 2006；41（12）：2013-2015.

9. St. Peter SD, Keckler SJ. Justification for an abbreviated protocol in the management of blunt spleen and liver injury in children. *J Pediatr Surg*. 2008；43（1）：191-193.

10. Stafford PW, Blinman TA. Practical points in evaluation and resuscitation of the injured child. *Surg Clin North Am*. 2002；82（2）：273-301.

11. Tuggle DW, Kuhn MA. Hyperglycemia and infections in pediatric trauma patients. *Am Surg*. 2008；74（3）：195-198.

12. Acker SN, Roach JP. Beyond morbidity and mortality: the social and legal outcomes of non-accidental trauma. *J Pediatr Surg*. 2015；50（4）：604-607.

13. Acker SN, Ross JT. Pediatric specific shock index accurately identifies severely injured children. *J Pediatr Surg*. 2015；50（2）：331-334.

14. Roach JP, Acker SN. Head injury pattern in children can help differentiate accidental from non-accidental trauma. *Pediatr Surg Int*. 2014；30（11）：1103-1106.

15. Holscher CM, Faulk LW, Moore EE, et al. Chest computed tomography imaging for blunt pediatric trauma: not worth the radiation risk. *J Surg Res*. 2013；184（1）：352-357.

16. Holmes JF, Lillis K, Monroe D, et al. Identifying children at very low risk of clinically important blunt abdominal injuries. *Ann Emerg Med*. 2013；62（2）：107-116.

17. Miglioretti DL, Johnson E, Williams A, et al. The use of computed tomography in pediatrics and the associated radiation exposure and estimated cancer risk. *JAMA Pediatr*. 2013；167（8）：700-707.

第三篇

腹 部 外 科

第39章 阑 尾 炎

Laurel R. Imhoff，MD，MPH，Alden H. Harken，MD，FACS

1. 急性阑尾炎的典型临床表现是什么？

脐周疼痛向右下腹转移，病人有厌食。伴随症状包括恶心、呕吐和排便改变。

2. 阑尾炎的病理生理是什么？

阑尾腔①容易发生梗阻，可以是淋巴组织增生，可以是粪石、肿瘤、异物，也可以是极度扭曲。这些因素都可以引起淋巴或静脉梗阻，使阑尾腔内压增高，导致阑尾腔胀满。结果出现急性炎症反应，引起阑尾缺血、细菌过度生长，最终发生坏死。如果不行手术切除，坏疽的阑尾就会穿孔，阑尾腔内容物得以流出，并进入腹腔，最终形成蜂窝织炎、腹内脓肿或局限性腹膜炎。

3. 脐周疼痛的机制是什么？

肠袢对触压和炎症都不敏感，除非包裹肠袢的腹膜受到刺激。上腹部疼痛的原因是某段肠袢扩张所致，其所致的疼痛其牵涉痛都沿正中线分布。

4. 麦氏点在何处？

麦氏点(McBurney)在髂前上棘与脐连线的中外 1/3 交界处。

5. 麦氏点有何意义？

这是急性阑尾炎触痛最明显的部位，其原因是壁腹膜存在局部炎症。

6. 是波士顿的 **McBurney** 吗？

可能是吧。另一位 McBurney 是纽约的一位外科医生，他

---

① 译者注：阑尾的解剖特点是细长弯曲的盲端和单支动脉供血。

与一位名叫 Fitz 的外科医生合作在 1886 年和 1889 年发表了数篇经典论文，把这种病命名为阑尾炎（appendicitis）。

7. 阑尾炎病人的典型实验室结果是什么？

- 白细胞计数：（12～14）×10⁹/L。
- 尿常规阴性（没有白细胞）。
- 妊娠试验阴性。

8. 用 Rockey-Davis 切口[①]显露阑尾，外科医生需要显露哪几层组织？

皮肤、皮下脂肪、腹外斜肌腱膜、腹内斜肌、腹横肌、腹横筋膜和腹膜。

9. 阑尾炎可能还有其他哪些体征？

- **Rovsings 征**：触诊左下腹时病人感右下腹疼痛。
- **Dunphy 征**：咳嗽时疼痛加重（咳嗽动作推撞炎症的腹膜）。
- **Psoas 征**：被动伸展右大腿时出现疼痛。这种情况见于盲肠后位阑尾，炎症的阑尾躺在右侧腰大肌上。
- **闭孔肌征**：右膝关节屈曲，髋关节被动内旋。如果炎症的阑尾与闭孔内肌相触，就会出现疼痛。

10. Rockey-Davis 是谁？

Rockey-Davis 是两位外科医生，A.E. Rockey 和 G.G. Davis，两人发明了右下腹横向的肌肉分离切口，该切口需要切开腹直肌鞘。

11. 阑尾和右侧结肠的血供来自哪里？

血供来源于回结肠动脉和右结肠动脉，这两根动脉都源自肠系膜上动脉。

12. 阑尾炎的手术有死亡风险吗？

没有哪种外科手术没有风险（表 39-1）。

---

①译者注：参见本章问题 10。

表 39-1 阑尾炎手术死亡风险

性质	死亡率
非穿孔性阑尾炎	<0.1%
穿孔性阑尾炎	<0.3%

13. 哪些病人阑尾炎穿孔后病死率更高？

a. 年幼（<2 岁）。

b. 年迈（>70 岁），这些病人的腹壁神经功能减弱，临床表现出现迟。

c. 糖尿病病人，这些病人因为糖尿病性内脏神经病变，临床表现出现迟。

d. 服用皮质类固醇的病人；皮质类固醇可掩盖一切。

14. 何谓"白蚯蚓"？

"白蚯蚓"是指一条正常阑尾。

15. 右下腹痛的鉴别诊断有哪些？

- Meckel 憩室
- 憩室炎
- 异位妊娠
- 克罗恩病
- 卵巢扭转
- 输卵管-卵巢脓肿
- 盆腔炎
- 阑尾类癌
- 胆囊炎
- 卵巢囊肿破裂

16. 阴性阑尾切除率在什么情况下是可接受的？

这个问题依旧是当下外科文献中存在争议的议题。以往认为，阴性阑尾切除率不高于15%是可以接受的。如今，随着影像（超声和CT）辅助诊断的进步，阴性阑尾切除率应该更低。

17. 影像学检查在急性阑尾炎诊断中的地位如何？

超声和CT对阑尾炎的排除和确诊都有帮助。如果见到右侧输卵管和卵巢完全正常就能排除异位妊娠或输卵管-卵巢脓肿的可能。如果见到阑尾有炎症表现和水肿，急性阑尾炎的诊断就能成立。CT的优势是能显示阑尾周围组织，如果见到阑尾周围组织蜂窝织炎或脓肿则提示阑尾已经穿孔。

18. 哪些超声和CT所见提示阑尾炎？

a. 阑尾前后径≥7 mm。

　　b. 阑尾壁增厚、强化。

　　c. 阑尾周围炎迹象，如脂肪条纹征、积液、蜂窝织炎或脓肿。

　　d. 阑尾腔存在粪石。

19. 腹腔镜阑尾切除已经取代了传统"开放"手术吗？

是的，如今腹腔镜阑尾切除已经成为治疗标准。腹腔镜阑尾切除术的手术耗时会略长一些，但术后住院时间短；医疗花费会多一些，但恢复工作更快。

20. 何谓麦克尔憩室？

麦克尔（Meckel）憩室是一种先天性脐-肠系膜的黏膜残迹（omphalomesenteric mucosa remnant），其内可以含有异位胃黏膜。人群中的发生率为 2%，距回盲瓣近侧约 2 ft（约 60 cm），有 2% 的麦克尔憩室会发生炎症（合称为 2 准则）。

21. 慢性憩室炎的临床表现可以貌似阑尾炎吗？

当然可以。在年龄≥50 岁的人群中，50% 有结肠憩室。其实，阑尾就犹如一个大的盲肠憩室。因此，有理由认为阑尾炎与憩室炎不仅外形相似，临床表现相似，气息也相似。

22. 妊娠试验阴性的妇女可以有异位妊娠吗？

当然可以，必须检查输卵管是否有胡桃大小的肿块。正确的外科处理方法是做一个纵形切口，把胚胎"剥出来"，再把输卵管补起来。采用这种方法（与输卵管切除术相反）的目的是保存生育能力。在妊娠早期妇女中，甲氨蝶呤也会促使胚胎自动排出。

23. 克罗恩病起初可以表现得像阑尾炎吗？

是的。这是一种典型表现。克罗恩病是远侧回肠松软的、水肿性、肉芽肿性炎症。经典外科箴言是：对克罗恩病人正确的做法是把阑尾切掉，除非阑尾根部的盲肠受累。

24. 阑尾炎会与输卵管-卵巢脓肿混淆不清吗？

当然会。卵巢脓肿被炎症、水肿、失去光泽的右侧附件包裹，可以通过单独静脉用抗生素来成功治愈。不要让脓液流入游离腹腔，因为那样只会使病人病情更重。

25. 盆腔炎性疾病会酷似阑尾炎吗？

盆腔炎性疾病（pelvic inflammatory disease，PID）看起来可以酷似阑尾炎，除非 Chandelier 征阳性。在盆腔检查时，用手晃动子宫颈会拖动炎症的附件而引起疼痛，此称 Chandelier 征阳性。PID 病人应该选择抗生素治疗（可以口服，也可以静脉用，取决于病情的严重程度）。

26. 如何处理阑尾类癌？

胃肠道的任何部位都可以发生类癌，不过，60% 发生于阑尾。类癌可以像粪石一样造成阑尾腔梗阻，从而导致阑尾炎，0.3% 的阑尾切除病例中罪魁祸首是类癌。大多数类癌都比较小（<1.5 cm），为良性；70% 位于阑尾远端。单纯的阑尾切除术就能有效治疗这种阑尾类癌。位于阑尾基底部的较大（>2.0 cm）类癌，尤其是阑尾系膜有侵犯的类癌，必须看作恶性，采用右半结肠切除术。

要诀：阑尾类癌

1. 60% 的类癌发生在阑尾；切除的阑尾中有 0.03%[①]有偶发性类癌。
2. 这是一种缓慢生长的恶性肿瘤，可以转移至淋巴结、肝脏和右心。
3. 如果肿瘤 <2 cm，且未累及阑尾根部，单独行阑尾切除术足矣；不过，应该检查一下肠袢，因为同时癌变的概率达 30%。
4. 如果肿瘤 >2 cm，或累及阑尾根部，就需要行右半结肠切除术。

---

27. 阑尾炎会被误诊为急性胆囊炎吗？

偶尔会。这两种疾病都表现为急性局限性腹腔内炎性疾病。实验室检查也相仿：白细胞计数（12～14）×10^9/L，尿常规阴性、妊娠试验阴性。因此，如果考虑"阑尾炎"，其鉴别要点可能唯独是疼痛部位是在右下腹还是右上腹。急性胆囊炎

---

①译者注：这个数字与问题 26 内的数字相差一个零。Sabiston 外科学（Sabiston Textbook of Surgery. 20th ed. Elsevier Inc. 2017. 1308）的数字是"阑尾切除标本的 0.3%～0.9%"。一篇文章（*Int Surg*，2007. 92（6）：331-334.）研究了 1992 年至 2000 年的 1350 例阑尾切除标本，发现阑尾类癌 20 例（1.5%）。

可以采用腹腔镜胆囊切除术，但是，中转开放手术的概率比慢性胆囊炎高。

网址
● http：//www.websurg.com（优秀授课/外科手术视频/外科手术照片；需要先注册）

（陈卫东　译）

参 考 文 献

1. Silen W，ed. *Cope's Early Diagnosis of the Acute Abdomen*. 19th ed. Oxford University Press；1996.

2. Fitz RH. Perforating inflammation of the vermiform appendix with special reference to its early diagnosis and treatment. *Trans Assoc Am Physicians*. 1886；1：107-144.

3. Rockey AE. Transverse incisions in abdominal operations. *Med Rec*. 1905；68：779-780.

4. Guss DA，Behling CA. Impact of abdominal helical computed tomography on the rate of negative appendicitis. *J Emerg Med*. 2008；34（1）：7-11.

5. Huynh V，Lalezarzadeh F. Abdominal computed tomography in the evaluation of acute and perforated appendicitis in the community setting. *Am Surg*. 2007；73（10）：1002-1005.

6. Pokala N, Sadhasivam S. Complicated appendicitis—is the laparoscopic approach appropriate? A comparative study with the open approach：outcome in a community hospital setting. *Am Surg*. 2007；73（8）：737-741. discussion 741-742.

7. Samuel M. Pediatric appendicitis score. *J Pediatr Surg*. 2002；37（6）：877-881.

8. Urbach DR，Cohen MM. Is perforation of the appendix a risk factor for tubal infertility and ectopic pregnancy? An appraisal of the evidence. *Can J Surg*. 1999；42（2）：101-108.

9. van Rossem CC，Bolmers MD，Schreinemacher MH，et al. Diagnosing acute appendicitis：surgery or imaging? *Colorectal Dis*. 2016；18（12）：1129-1132.

10. Hansen W，Mariam M，Paladin A，et al. Evolving practice patterns in imaging pregnant patients with acute abdominal and pelvic conditions. *Curr Probl Diagn Radiol*. 2016；46（1）：10-16.

第40章　胆囊疾病

Ning Lu，*MD*，*Walter L. Biffl*，*MD*，*FACS*

1. 在西方社会，60 岁以上人群胆囊结石的患病率在女性和男性当中分别是多少？

胆囊结石的患病率女性是 50%，男性是 15%；美洲印第安人则另当别论，该种族人群容易罹患胆囊结石。

2. 胆石症、胆囊炎、胆总管结石病与胆管炎之间有何不同？

胆石症是指胆囊内有结石存在。有症状的胆石症是胆囊切除术的最常见适应证。**胆囊炎**是胆囊的一种炎症状态，通常是结石嵌顿于胆囊颈部造成胆囊管梗阻所致。**胆总管结石病**是指胆总管内有结石存在。**胆管炎**是指胆管树内存在感染，通常是梗阻所致，其梗阻原因一般都是胆总管结石病。

3. 无症状胆囊结石变成有症状胆囊结石的百分率是多少？

5 年是 10%，10 年是 15%，15 年为 18%。

4. 无症状胆囊结石应该做胆囊切除术吗？

不应该。无症状胆囊结石等待观察所冒的风险低于或等于手术风险。

5. 哪些无症状胆囊结石病人能从预防性胆囊切除术中获益？

- 先天性溶血性贫血病人在行脾切除术时有胆囊结石存在。
- 病人因类癌行小肠切除手术中，预计需要行生长抑素治疗或肝动脉栓塞。

6. 急性胆囊炎病人行腹腔镜胆囊切除术的最佳时机是什么？

"等胆囊冷下来[①]"，将手术延迟 6 周，有 20%的病人会发生急性胆囊炎复发。所有前瞻性、随机、临床研究表明，与延迟胆囊切除术相比，早期胆囊切除术可以缩短病人的住院时间，其并发症发生率和病死率无差异。如果手术能在发病后 24 小时内施行，手术一般会更容易做，因为此时分离区域的炎症尚未达到鼎盛阶段，尚无纤维化和血管增生。此外，这种策略的成本效益更佳。

7. 急性胆囊炎和有症状胆囊结石病人行腹腔镜胆囊切除术的中转开腹率是多少？

总中转开腹率是 5%，其中急性胆囊炎病人的中转开腹率是 10%～15%，有症状胆囊结石病人的中转开腹率<5%。

8. 非结石性胆囊炎的发病率是多少？

非结石性胆囊炎的发病率占胆囊炎总数的 10%。

9. 在胆道感染中，哪些细菌需要用抗生素覆盖？

大肠埃希菌、克雷伯菌、粪链球菌、魏氏梭状芽孢杆菌、变形杆菌、肠杆菌和厌氧链球菌。

10. 开腹胆囊切除术和腹腔镜胆囊切除术的胆总管损伤发生率分别是多少？

开腹胆囊切除术胆总管损伤发生率是 0.2%～0.3%，腹腔镜胆囊切除术胆总管损伤发生率是 0.4%～0.6%。

11. 腹腔镜术中超声与腹腔镜术中胆管造影相比孰优孰劣？

腹腔镜术中超声的敏感度高达 90%，与腹腔镜术中胆管造影相仿。与腹腔镜术中胆管造影相比，腹腔镜术中超声的潜在优势是耗时短、分离少。

[①]译者注：急性炎症的特点之一是"热"——局部热、全身热。这里的"冷"就是等炎症消退。

12. 在胆囊切除术中使用腹腔镜术中超声或腹腔镜术中胆管造影能避免胆总管损伤吗？

临床研究表明，做术中胆管造影的病人胆总管损伤的发生率稍低；然而，尚无 I 类证据表明术中胆管造影具有预防胆总管损伤的作用。不过，当术中胆管有损伤时术中胆管造影确实能发现损伤。主张做腹腔镜术中超声的外科医生认为，在胆管横断（术中胆管造影导管插入）前了解胆管的解剖或许能避免胆总管损伤。

13. 在施行胆囊切除术的病人中，意料之外的胆总管结石发病率是多少？

尽管有症状胆囊结石的病人中有 15% 伴有胆总管结石，但临床意料之外的胆总管结石仅约 2%。如果病人既往没有黄疸或胰腺炎史，并且胆总管直径 <6 mm，就没有必要做常规检查排除胆总管结石。这类结石绝大多数都会自行排出。

14. 对怀疑有胆总管结石的病人，应该先选择外科手术还是先对胆总管做检查评估？

最近的一篇前瞻性、随机、临床研究研究了中等风险的胆总管结石病人，结果表明，与先做胆总管内镜检查后做外科手术相比，先做胆囊切除具有住院时间短、并发症发生率无增加的优势。

15. 在妊娠期间，腹腔镜胆囊切除术（如果需要做的话）应该在何时施行？

妊娠期间的大多数胆绞痛发作能自行缓解。为了避免因手术导致早产，最好能在产后行胆囊切除术。但是，如果手术非做不可，最好能将手术放在妊娠中期施行。

16. 胆囊切除术中偶发性胆囊癌[①]的患病率是多少？

开放手术是 1%；腹腔镜手术是 0.1%。总人群的发生率

---

①译者注：偶发性胆囊癌（incidental gallbladder carcinoma）是指术前未怀疑胆囊癌，在切除标本或术后病理诊断为胆囊癌的病例。为什么开放手术中偶发性胆囊癌高，而腹腔镜手术低，可能的解释是症状重的病人选择了开腹手术。

是 0.01%。

17. 为什么儿童胆囊切除术在逐年增多？

由于超声检查在腹痛病人中的使用日益广泛，胆囊结石的检出率在上升。

要诀：胆囊疾病

1. 美国的总发病率：60 岁以上女性为 50%，60 岁以上男性为 15%。
2. 15%～20%的胆囊结石病人会变成有症状的胆囊结石。
3. 急性胆囊炎病人应该在症状急性发作后尽早手术。
4. 常规行腹腔镜术中超声有助于发现胆总管结石，或许还有助于避免胆总管损伤。
5. 对于胆总管结石中等风险病人应该直接做胆囊切除加术中胆管评估。

（陈卫东　译）

参 考 文 献

1. Biffl WL, Moore EE, Offner PJ, et al. Routine intraoperative laparoscopic ultrasonography with selective cholangiography reduces bile duct complications during laparoscopic cholecystectomy. *J Am Coll Surg*. 2001；193（3）：272-280.

2. Cabarrou P, Portier G, Chalret Du Rieu M. Prophylactic cholecystectomy during abdominal surgery. *J Visc Surg*. 2013；150（4）：229-235.

3. de Mestral C, Rotstein OD. A population-based analysis of the clinical course of 10, 304 patients with acute cholecystitis, discharged without cholecystectomy. *J Trauma Acute Care Surg*. 2013；74（1）：26-31.

4. Ghumman E, Barry M. Management of gallstones in pregnancy. *Br J Surg*. 1997；84（12）：1646-1650.

5. Iranmanesh P, Frossard JL, Mugnier-Konrad B, et al. Initial cholecystectomy vs sequential common duct endoscopic assessment and subsequent cholecystectomy for suspected gallstone migration：a randomized clinical trial. *JAMA*. 2014；312（2）：137-144.

6. Koti RS, Davidson CJ. Surgical management of acute cholecystitis. *Langenbecks Arch Surg*. 2015；400（4）：403-419.

第41章 胰 腺 癌

Martin D. McCarter，MD，FACS

1. 胰腺癌的重要性如何?

就 2016 年的评估来讲,美国新发胰腺癌病例数约为 53 000 例,因胰腺癌死亡的人数逾 41 790 例,它是最致命的恶性肿瘤之一。无论男性还是女性,在美国都处于癌症死因的第 3 位,年度发病率约为 12.3/100 000 人口。

2. 胰腺癌有哪些组织学类型?

在胰腺癌中,腺癌远比其他类型的癌常见,其是最常见、病死率最高的组织学类型。胰腺神经内分泌肿瘤约占胰腺癌病人总数的 1%,一般来讲进展缓慢。其他罕见的胰腺癌还有肉瘤、淋巴瘤、假乳头状瘤和导管内乳头状黏蛋白瘤（intraductal papillary mucinous neoplasm，IPMN）。

3. 胰腺癌病人就诊时的临床表现有哪些?

- 无痛性黄疸：占病人的 40%。
- 疼痛（上腹部、右上腹、背部）伴黄疸：占病人的 40%。
- 转移性疾病（如肝大、腹水、肺部结节）伴或不伴黄疸：占病人的 20%。

大多数病人还有其他非特异性胃肠道症状,如胃气胀、进食不耐受（译者注：进食后不适感）、胰腺功能障碍或消瘦。

4. 胰腺癌病人预计生存时间是多久?

肿瘤完全切除的病人总 5 年生存率是 5%～25%（表 41-1）。

表 41-1　胰腺癌病人术后预计生存时间

分期	在确诊时占	预计中位生存时间
可切除	10%～20%	18～24 个月
局部晚期	40%～45%	9～12 个月
远处转移	40%～45%	6～9 个月

5. 为什么在确诊时晚期病例如此之高？

胰腺位于腹膜后，感觉相当迟钝，因此，胰腺疾病本身不容易出现症状，除非造成了十二指肠、胰管或胆管的局部梗阻。胰腺癌约 80% 起源于胰头部，10% 位于胰体部，10% 在胰尾部。

6. 何谓 IPMN？

IPMN 是胰腺肿瘤的一种类型，是胰管内长出的癌前组织，其特点是能产生稠厚的黏液。根据放射学表现，IPMN 可以分为主胰管、胰管分支和两者混合三种类型。IPMN 与腺瘤性结肠息肉一样，具有恶变的可能性，不过，并非所有 IPMN 都会转变为侵袭性癌。

7. IPMN 的外科手术适应证是什么？

对眼下隐匿癌的担忧或对今后进展为癌症的顾虑，有力推动了手术时间决策。一般来讲，IPMN 的外科手术适应证：病人有症状（如引起胰腺炎或因胰腺功能障碍引起消化问题）、病变累及主胰管致使胰管扩张 >10 mm（癌症的风险增高）、附壁结节或高级别瘤变病人、胰管分支 IPMN 伴囊肿 >3 cm、在随访监测过程中变化迅速者。

8. "双管征" 的意义如何？

"双管征" 是指 CT 扫描或内镜逆行胰胆管造影（endoscopic retrograde cholangiopancreatography，ERCP）发现胰管和胆管都有扩张。如果没有胆管结石，"双管征" 几乎就意味着其病因是癌症。

9. CA 19-9 的意义究竟如何？

CA 19-9 是糖类抗原 19-9（carbohydrate antigen 19-9）的简称。它是一种与胰腺癌和胆管癌相关的标志物，检测的是病人血清中的水平。该标志物是非特异性的（在炎症和其他良性疾病也可以升高），重要的是，该标志物有助于监测病人病情的进展或病人对治疗的反应。CA 19-9 的敏感度和特异度受某些条件限制。例如，血清 CA 19-9 的测定取决于 Lewis 血型抗原表型，在 Lewis AB 表型（在人群中占 5%～10%）的病人就无法测出。此外，炎症和胆管梗阻可以造成

CA 19-9 虚假升高。因此，在这些疾病情况下，CA 19-9 的用途受限。

10. 如果超声、ERCP 和 CT 扫描都提示肝外胆管扩张，胰头部有一个肿块，除了癌症外没有其他显而易见的病因可以解释，你会怎么办？肿瘤似乎未侵犯门静脉和肠系膜上动脉，肝脏也未见转移灶，下一步应该怎么做？

先评估一下手术风险。如果病人的手术风险大，手术或许不是一项上策，在可能的情况下，应该考虑做经皮或内镜超声引导下的细针穿刺细胞学检查（fine-needle aspiration，FNA）获得癌症的确凿证据，并在内镜下放置胆管内支架。如果病人的手术风险不大，下一步就是外科手术。临床象象对诊断这种疾病的正确率至少为 90%，此时的 FNA 不会添加任何有用信息。即使 FNA 未发现恶性肿瘤组织，病人依旧需要行外科手术解除黄疸，况且穿刺针可能会遗漏病灶。

11. 我们已经进入手术室，病人的腹腔已经打开，议题的焦点围绕着肿瘤切除问题。何谓 Whipple 手术？

Whipple 手术又称胰十二指肠切除术，需要切除胆囊、远侧胆总管、十二指肠、胃窦和位于门静脉右侧的胰腺，说到底就是一个近侧胰腺切除术。

12. 何谓远侧胰腺切除术？何谓全胰切除术？

远侧胰腺切除术是切除位于门静脉左侧的胰腺，连同脾脏一并切除。全胰切除术是同时做上述两种术式，有些医疗中心还加做胃窦切除术。

13. 既然病灶在胰腺，为什么要切除胆囊、十二指肠和胃呢？

在壶腹切除后，胆囊就无法正常发挥功能，容易形成胆囊结石。十二指肠第二部和第三部与胰头的血液供应是共享的，在胰头切除后，其血供一般都受到了破坏。以前，人们切除胃窦的目的是确保切缘阴性。

然而，切除胃窦几乎不增加手术的范围，把胃-空肠吻合口做在胆汁和胰液进入肠道的下游可以避免吻合口溃疡。因此，如今许多外科医生都尽可能做保留幽门的 Whipple 手术。

14. 如何判断一个胰腺癌病人应该做 Whipple 手术、远侧胰腺切除术还是全胰切除术？这些术式的治愈率是多少？

Whipple 手术适用于活动度好的胰头部和壶腹周围肿瘤。远侧胰腺切除术适用于没有播散迹象的胰腺体尾部病灶。一般来讲，适用于全胰切除术的情况极少，主要适用于弥漫性癌症累及胰腺的大部分，但未波及其他部位，符合这种要求的病例少之又少。这些手术后病人的中位生存时间为 18~24 个月，5 年生存率为 5%~25%。在经验丰富的胰腺外科中心，这种术式的手术死亡率为 1%~3%，并发症发生率为 25%~40%；如果不是在经验丰富的胰腺外科中心，该手术的风险和并发症发生率要高得多。

15. 如果沿腹腔动脉干或肠系膜根部有淋巴结转移迹象，怎么办？

这种病人不可能通过外科手术治愈，应该把目标锁定在姑息治疗上。如果病人有阻塞性黄疸，就应该做胆-肠内引流手术或内镜支架置入术。如果肿瘤压迫十二指肠造成了十二指肠梗阻，就应该做胃-空肠吻合术。有些外科医生认为凡胰头癌都应该常规做胃-空肠吻合术，无论十二指肠是否受压，因为在初次手术时无十二指肠梗阻的病人中有高达 20%的病例在将来会发生胃流出道梗阻而需要手术处理。

16. 还有哪些迹象提示肿瘤无法切除？

手术切除的一般禁忌证是转移、下腔静脉或局部主干动脉（腹腔动脉干、肝动脉、肠系膜上动脉）受累。手术切除的相对禁忌证是门静脉或肠系膜上静脉受侵犯。与以往相比，门静脉切除加重建术的并发症发生率已经下降。然而，这项技术的应用是延长了病人的生存时间还是仅仅是因为选择了比较好的病人，尚存在争议。

17. 何谓临界可切除性胰腺癌？

临界可切除性胰腺癌是指局部晚期胰腺癌（没有明显的转移）——紧贴或累及一小段门静脉或肠系膜上静脉，或者在某些病例，紧贴肝动脉或肠系膜上动脉。这一新理念是用某种联合化疗方案对这类病人进行治疗来评估肿瘤生物学，然后再次评估肿瘤对该化疗的反应，然后用局部放疗，再进行影像学评估。如果肿瘤没有进一步发展，也没有新的病灶出现，有些病人或许就可能从计划中的积极血管切除重建外科手术治疗中获益。

18. 一位病人腹腔动脉干有确诊无疑的播散。你为他做了胆道和胃旁路手术。还能为这位病人做些什么（无论是外科治疗还是非手术治疗）吗？

如果病人在术前有腰背疼痛，可以在手术中用乙醇做腹腔神经节封闭，部分病人疼痛会有缓解。当然，可以在术后请消化科医生或介入放射科医生来做这项治疗。姑息化疗和姑息放疗也能缓解疼痛。

19. 胰腺癌切除术后在改善病人结局方面还有其他什么疗法（化学治疗、放射治疗、宠物疗法[①]）吗？

难以确定。这不是因为人们没有这方面的兴趣或未进行努力。有些研究证据表明，在胰腺癌切除术后使用化学治疗（吉西他滨）或联合使用化学治疗和放射治疗可能只能增加区区数月的总生存时间。绝大多数有关辅助治疗的临床研究都未能显示辅助治疗在总生存率方面具有任何优势，尽管回顾性临床研究显示有一定获益。这为那些睿智学生（如现在正读着这本书的你）去开创另一个不同的世界提供了千载难逢的机会。

20. 既然 Whipple 手术的并发症发生率高，治愈率低，为什么外科医生还热衷于做这种手术呢？

因为这种手术是治愈本病的唯一希望。此外，胰腺切除术，

_____

[①]译者注：宠物疗法（pet therapy）是指让动物（尤其是宠猫或宠狗）陪伴病人安度余生。

如果能安全实施，或许能为这种"必死无疑"的病人提供最佳的远期姑息。最后，将来辅助治疗方面的进展或许也有希望提供总生存率的改善。

> **要诀：黄疸病人的诊断步骤**
>
> 1. 肝功能检查：了解黄疸的程度（阻塞性还是非阻塞性）和肝功能障碍程度。
> 2. 右上腹超声检查：排除胆囊结石，了解肝内或肝外胆管有无扩张。
> 3. 如果肝胆管有扩张：做 ERCP 或经皮肝穿刺胆管造影了解机械性梗阻的位置。
> 4. CT：了解肿瘤的大小（如果是肿瘤的话）、区域扩散程度或肝内转移程度。

> **网址**
>
> ● www.nccn.org
> ● www.cancer.org

（陈卫东 译）

参 考 文 献

1. Christians KK，Heimler JW，George B，et al. Survival of patients with resectable pancreatic cancer who received neoadjuvant therapy. *Surgery*. 2016；159（3）：893-900.

2. Tanaka M. International consensus on the management of intraductal papillary mucinous neoplasm of the pancreas. *Ann Transl Med*. 2015；3（19）：286.

3. Helmink BA，Snyder RA. Advances in the surgical management of resectable and borderline resectable pancreas cancer. *Surg Oncol Clin N Am*. 2016；25（2）：287-310.

4. Giuliani J，Bonetti A. The role of palliative surgery in the management of advanced pancreatic cancer in patients with biliary and duodenal obstruction. *Eur J Surg Oncol*. 2016；42（4）：581-583.

5. Tsuchikawa T，Hirano S. Concomitant major vessel resection in pancreatic adenocarcinoma. *Postgrad Med*. 2015；127（3）：273-276.

6. Hüttner FJ，Fitzmaurice C，Schwarzer G，et al. Pylorus-preserving pancreaticoduodenectomy(pp Whipple)versus pancreaticoduodenectomy(classic Whipple) for surgical treatment of periampullary and pancreatic carcinoma. *Cochrane Database Syst Rev*. 2016；16：2.

7. Sinha R，Gardner T. Double-duct sign in the clinical context. *Pancreas*. 2015；44（6）：967-970.

8. Verbesey JE，Munson JL. Pancreatic cystic neoplasms. *Surg Clin North Am*. 2010；90（2）：411-425.

9. Wargo JA，Warshaw AL. Surgical approach to pancreatic exocrine neoplasms. *Minerva Chir*. 2005；60（6）：445-468.

10. Roeder F. Neoadjuvant radiotherapeutic strategies in pancreatic cancer. *World J Gastrointest Oncol*. 2016；8（2）：186-197.

第42章 急性胰腺炎

Brooke C. Bredbeck，MD，Carlton C. Barnett，Jr.，MD，FACS

1. 急性胰腺炎的常见病因有哪些？各自的发病率如何？

常见病因有胆石性（40%～70%）、酒精性（25%～35%）、特发性（10%）和其他病因（<5%）。在美国，据估计每10万人口中急性胰腺炎发病率为13～45例，位居美国全部住院病因的第2位。

2. 急性胰腺炎的罕见病因有哪些？

高脂血症、高钙血症（甲状旁腺功能亢进症、多发性骨髓瘤）、医源性因素（内镜逆行胰胆管造影的病人中有4%的病人会发生胰腺炎）、药物（去羟肌苷、噻嗪类利尿剂、H_2受体拮抗剂、硫唑嘌呤、奥曲肽、雌激素类、阿片类、对乙酰氨基酚）、感染（腮腺炎、柯萨奇病毒）、遗传因素（囊性纤维化、遗传学胰腺炎等）、缺血、胰腺分裂、恶性肿瘤、蝎子咬伤和自身免疫性胰腺炎。

3. 胰腺炎的特征性表现是什么？

胰腺炎的特点是上腹剧烈疼痛急性发作，疼痛常向背部放射，病人多伴有恶心、呕吐。体格检查表现为弥漫性腹部触痛、腹胀、板样腹和肠鸣音减弱。病人可以有发热、心率快和脱水。黄疸证据或右上腹超声发现胆囊结石提示胆源性胰腺炎。重症胰腺炎会引起腹膜后出血，导致脐周或腰部皮肤瘀斑（分别称为Cullen征和Grey Turner征）。

4. 轻中度胰腺炎的恰当治疗措施是什么？

支持治疗中最重要的内容是适当做液体复苏恢复循环容量。容量状态可以通过测定尿量来判断，因此，要留置一根Foley导尿管。恰当的治疗还应该包括镇痛药、预防酒精戒断症状、对持续呕吐的病人采用鼻-胃管减压。肠内营养具有维持肠黏膜屏障和预防感染的功效，因此，推荐在72小时后就开始口服进食和按需行鼻-肠管营养。

5. 血淀粉酶与血脂肪酶，哪项实验室检查更好？

血淀粉酶的高峰水平位于血脂肪酶之前，血脂肪酶可以在4～5天内持续处于高水平状态。高达30%的胰腺炎病人血淀粉酶正常，特别是那些慢性"烧毁性"胰腺炎的酗酒者[①]。血脂肪酶的敏感度和特异度都比血淀粉酶高。血脂肪酶或血淀粉酶达到正常值上限的3倍就可以诊断为胰腺炎。

6. 其他哪些疾病状态会导致血淀粉酶增高？

消化性溃疡穿孔、小肠梗阻、腮腺炎、腮腺肿瘤、肾衰竭和卵巢肿瘤都可以出现血淀粉酶增高。

7. 胰腺炎病程早期的低氧血症有何意义？

坏死性胰腺炎病人可以发生呼吸衰竭而需要机械通气支持，呼吸衰竭又会进一步发展成多器官衰竭（multiple organ failure，MOF）。就像病人入院时胸部 X 线片有浸润灶一样，低氧血症也是一种不祥征兆。

8. 何谓修订版亚特兰大分类标准？

该分类系统将急性胰腺炎病人分为轻、中、重三类，目的是把那些可能需要专科医生会诊或需要升级医疗的高危病人找出来（表42-1）。

表 42-1 急性胰腺炎的修订版亚特兰大分类标准

分型	标准
轻型	无脏器衰竭
	无局部或全身并发症
中等严重型（moderately severe）	下列**任何**一项：
	在 48 小时内缓解的脏器衰竭
	局部或全身并发症但无脏器衰竭
重型	一个或多个脏器衰竭持续存在（persistent organ failure，POF）
	病程第一周 POF 者的死亡率为 33%

①译者注：有一种奇怪现象，我国酗酒的人不少，而且饮的都是烈性酒，但是，我国的急性胰腺炎 70% 为胆石性，酒精性少见，慢性"烧毁性"胰腺炎（chronic "burned-out" pancreatitis）在我国极为罕见。也就是说，血淀粉酶正常的急性胰腺炎在我国很罕见。

9. 急性胰腺炎在临床上常用哪种评分系统，其缺点是什么？

临床评分系统是采用一套定义明确的临床、放射学和实验室数据来判断病人的严重程度，并预测结局。这种计算可能比较烦琐，因为需要收集大量指标数据，还可能需要等待后续的实验室检查结果。**改良 Marshall 评分**如果超过 2 分，就可以诊断为《修订版亚特兰大分类标准》中的 POF。该评分系统评价三大系统：呼吸、肾和心血管。**Ranson 评分**是评价 11 项指标，总分≥3 分被认为是重症胰腺炎。Ranson 评分的缺点是需要在入院治疗 48 小时后才能将所需要的数据收集完全。其他预测系统有急性生理学与慢性健康评分Ⅱ（acute physiological and chronic health evaluation Ⅱ，APACHE Ⅱ）评分系统和 Balthazar 评分系统。**APACHE Ⅱ**评分的阳性和阴性预测值与 Ranson 评分相当。**Balthazar 评分**是依据 CT 扫描所见（炎症程度、有无坏死及其范围、有无积液）进行评分，它也可以比较好地预测病人的并发症发生率和死亡率。

10. 何谓坏死性胰腺炎？

急性胰腺炎的炎症和水肿进一步发展会造成胰腺和（或）胰周组织坏死。约 20%的急性胰腺炎有胰腺坏死。

11. 急性胰腺炎与急性坏死性胰腺炎的鉴别为何很重要？

有无坏死和坏死的范围是决定胰腺炎病程的关键因素。约 20%的胰腺坏死病人会发展为感染性胰腺坏死。感染占胰腺炎总死亡数的 80%。感染坏死性胰腺炎的升阶梯治疗是从抗生素开始（在可能的情况下以细菌培养为指导）。如果保守治疗失败，如今的标准疗法是引流和外科清创。

12. 诊断胰腺坏死（不管是否伴有感染）的最佳手段是什么？

动态静脉增强 CT 扫描有助于将健康的、灌注良好的胰腺实质与斑片状灌注不良的坏死组织区别开来。在急性胰腺炎发作 4 天后，CT 影像的敏感度才具有诊断价值，才能识别胰腺坏死。因此，只有那些在液体复苏和支持治疗后临床情况无改善的病人才需要做 CT 扫描。CT 引导下的坏死灶穿刺可以用来判断是否存在感染。

13. 急性胰腺炎何时应该采取手术治疗？

单独使用抗生素后感染性胰腺坏死持续存在的病人，其治疗就应该升级，开始做经皮引流。如果经皮引流不能成功，可以考虑开放引流加坏死灶切除术。将大网膜铺在横结肠表面避免肠瘘形成，去除小网膜囊内的坏死物。另一种方法是经横结肠系膜做引流，此时要注意勿伤及中结肠动脉。这种病人通常需要多次进入手术室反复做清创术；一般来讲，在坏死组织全部清除前，不会采用正规的关腹。无菌的胰腺坏死组织是否需要采用手术清除，各家意见不一。无菌的胰腺坏死需要采用手术处理的绝对适应证是：①腹腔室综合征；②怀疑有肠穿孔；③出血（坏死性胰腺炎可以并发脾动脉假性动脉瘤破裂出血）。虽然在胰腺坏死超过 50% 的病人中感染的发生率颇高，但是，"抢先一步的"清创术的并发症发生率和死亡率也很高。

14. 开放式胰腺坏死灶切除术有替代方法吗？

虽然开放式外科清创被认为是处理感染性胰腺坏死的金标准，不过，这种手术的并发症发生率很高。内镜和腹腔镜技术及介入放射技术的不断改进已经把人们的注意力引向并发症发生的可能性更小的微创式术。这些微创式术包括腹膜后胰腺坏死灶切除术（电视辅助腹膜后清创术或微创腹膜后胰腺坏死灶切除术）、腹腔镜坏死灶切除术、内镜坏死灶切除术，以及与微创技术联合使用的经皮入路手术。

15. 何时应该加用抗生素？

抗生素在预防急性胰腺炎感染性并发症方面毫无用武之地。因此，轻症胰腺炎病人只需要采用支持治疗。感染坏死性胰腺炎病人则应该采用以细菌培养结果为导向的抗生素治疗。如果病人出现脓毒症迹象，就应该采取经验用抗生素，同时设法寻找感染灶（即 CT 引导下的胰腺坏死灶穿刺）。

16. 急性胰腺炎最常见的并发症是什么？

胰腺假性囊肿。胰腺假性囊肿病人的典型表现是持续性腹痛、恶心、呕吐、腹部肿块。CT 扫描具有诊断价值。由于 1/3

的胰腺假性囊肿中会自行消退，因此，一般不主张手术干预，除非病人有症状。外科手术（囊肿-胃吻合术或囊肿-空肠吻合术）或内镜下透壁引流术的时间是在急性发作6～12周（等囊肿"成熟"）后进行，也就是说在囊肿的厚壁能与肠壁做缝合时进行。再说清楚一些，直径<6 cm的假性囊肿通常都能自行消退。

17. 在胆石性胰腺炎，其胆总管结石的自然史是什么情况？

胆囊切除具有治愈作用，80%无并发症的急性水肿性胰腺炎病人应该在出院前完成胆囊切除术。胆囊切除术的时机是在病人的发病症状缓解时。在胆囊切除术中需要加做术中胆管造影或腹腔镜超声检查；如果见到胆总管内有残留结石，就应该在病人出院前完成腹腔镜胆总管探查或 ERCP[①]。

18. 酒精性胰腺炎的自然史是什么情况？

酒精性胰腺炎的自然史是反复发作。要规劝病人戒酒和戒烟（酒精性胰腺炎的常见风险因子），因为许多这类病人会发展成慢性胰腺炎。

要诀：急性胰腺炎

1. 病因：胆囊结石性（40%～70%）、酒精性（25%～35%）、其他（10%）、特发性（<5%）。

2. 症状：上腹部疼痛急性发作，向背部放射，伴恶心、呕吐。

3. 实验室检查：血淀粉酶升高和（或）血脂肪酶升高（后者更敏感）。

4. 影像：CT扫描能诊断胰腺坏死、胰周积液和假性囊肿。

5. 治疗：晶体液复苏、在能耐受时口服进食、镇痛；20%的病例会发展成坏死性胰腺炎。坏死性胰腺炎一旦感染就需要将抗生素提升一个台阶，可能需要进一步做经皮引流和（或）外科手术清创。

（陈卫东　译）

---

①译者注：这里的 ERCP 主要指内镜下经十二指肠乳头胆总管结石取出。

参 考 文 献

1. Bell D，Keane MG. Acute pancreatitis. *Medicine*. 2014；43（3）：174-181.

2. Gimenez TR，Calvo AG. Etiology of acute pancreatitis. *Cent Eur J Med*. 2014；9（4）：530-542.

3. Johnson CD，Besselink MG. Clinical review：acute pancreatitis. *BMJ*. 2014；349：4859.

4. Lankisch PG，Apte M. Seminar：acute pancreatitis. *Lancet*. 2015；386（9988）：85-96.

5. Rosing DK，de Virgilio C，Yaghoubian A，et al. Early cholecystectomy for mild to moderate gallstone pancreatitis shortens hospital stay. *J Am Coll Surg*. 2007；205：762-766.

6. Stevenson K，Carter CR. Acute pancreatitis. *Surgery*. 2013；31（6）：295-303.

7. Talukdar R，Vege SS. Acute pancreatitis. *Curr Opin Gastroenterol*. 2015；31（5）：374-379.

8. Tenner S，Baillie J. American College of Gastroenterology guideline：management of acute pancreatitis. *Am J Gastroenterol*. 2013；108（9）：1400-1415.

9. Thoeni R. Imaging of acute pancreatitis. *Radiol Clin N Am*. 2015；53（6）：1189-1208.

10. Uhl W，Warshaw A，Imrie C，et al. IAP guidelines for the surgical management of acute pancreatitis. *Pancreatology*. 2002；2（6）：565-573.

11. Dua MM，Worhunsky DJ. Surgical strategies for the management of necrotizing pancreatitis. *J Pancreas*. 2015；16（6）：547-558.

第43章 慢性胰腺炎

Brooke C. Bredbeck，MD，Carlton C. Barnett，Jr.，MD，FACS

1. 何谓慢性胰腺炎？

慢性胰腺炎的经典临床表现初期是腹部隐隐作痛（smoldering abdominal pain），后期是胰腺功能障碍。组织学上是慢性纤维炎症病程，导致有功能的胰腺外分泌细胞和内分泌细胞被破坏。

2. 慢性胰腺炎最常见的病因是什么？

发达国家最常见的病因是酗酒，占慢性胰腺炎病例数的34%～60%。由于酗酒的人中只有3%～10%发展成胰腺炎，因此，如今人们把更多的注意力放在遗传风险因素和吸烟在慢性胰腺炎形成的地位上。其他已知的病因有创伤后胰管狭窄、胰腺分裂、自身免疫性疾病和代谢性疾病（高甘油三酯血症和高钙血症）。据估计，人群中的总发生率为（2～200）/10万。

3. 慢性胰腺炎是急性胰腺炎的结局吗？

人们把急性胰腺炎和慢性胰腺炎看作是同一种疾病谱的相反两极。例如，酗酒可以通过活性氧簇损害腺泡细胞，导致胰液分泌停滞（pancreatic stasis）。胰液分泌停滞会因为胰酶释放引起炎症，最终导致胰腺实质纤维化和胰管狭窄。严重纤维化是终末期慢性胰腺炎的标志。

4. 如何诊断慢性胰腺炎？

采用走一步看一步的影像导向诊断策略，先做 CT 检查排除胰腺肿块，同时寻找胰腺是否有钙化灶或囊肿。MRI/磁共振胰胆管造影（magnetic resonance cholangiopancreatography，MRCP）和内镜超声（endoscopic ultrasound，EUS）能更好地显示胰腺实质和胰管。内镜逆行胰胆管造影（endoscopic retrograde cholangiopancreatography，ERCP）用得很少，原因在于该项检查有比较高的风险。胰功能试验（pancreatic function tests，PFT）具有良好的应用前景，但尚未普及。

5. 胰功能障碍的征象有哪些？

胰岛素依赖型糖尿病（高达30%的病例）和脂肪痢（占25%）。慢性胰腺炎相关性糖尿病称为Ⅲc型糖尿病；这种糖尿病很难控制，原因是分泌胰岛素和胰高血糖素的细胞都被破坏。

6. 必须毁损多少胰腺组织后才会出现内分泌或外分泌功能障碍？

约90%。

7. 何谓脂肪痢？如何确认脂肪痢？

脂肪痢是软的、很油腻的、臭味难闻的粪便，原因在于胰腺外分泌功能障碍。72小时粪便脂肪分析有助于明确诊断。检查小肠功能的 D-木糖试验结果正常。检查维生素 B_{12} 吸收的 Schilling 试验对胰功能障碍的诊断不敏感。脂肪痢病人的治疗是联合使用低脂饮食、胰酶替代治疗（pancreatic enzyme replacement therapy，PERT）和质子泵抑制剂。

8. 慢性胰腺炎病人会有血淀粉酶升高吗？

不会。"烧毁性"胰腺炎病人的血淀粉酶一般都在正常范围。

9. 慢性胰腺炎的并发症有哪些？

慢性胰腺炎可以并发胰腺假性囊肿、脓肿、瘘或肿瘤。胰腺纤维化可以引起十二指肠或胆道梗阻。营养不良会增加骨质疏松和骨折的风险。

10. 慢性胰腺炎病人上消化道出血的可能病因是什么？

虽然胃炎和消化性溃疡是上消化道出血中比较常见的病因，但是在慢性胰腺炎病人中还应该考虑脾静脉血栓形成所致的胃静脉曲张和脾功能亢进（此称左侧区门静脉高压症）的可能性（你的上级医生听到你这样回答问题会为你高兴的）。

11. 何谓"链湖"征？

在内镜逆行胰胆管造影时，将造影剂注入胰管后可以见到胰管狭窄与胰管扩张一个接一个，外观犹如"串珠"或"链湖"样。

12. 慢性胰腺炎的治疗选择是什么？

最初是药物治疗，包括镇痛药、PERT 和（或）胰岛素治疗（当有指征时），以及戒酒、戒烟。对有胰功能障碍证据的病人及因持续腹痛需要反复住院的病人，应该考虑有创治疗。主胰管梗阻伴上游胰管扩张的病人，内镜治疗（括约肌切开、狭窄扩张、取石或碎石、内支架植入）或许能奏效。剩余症状顽固的病人可能就只能选择外科手术干预了。

13. 外科手术的适应证是什么？

外科手术的适应证尚无严格规定。相对适应证是药物治疗无效的顽固性疼痛、主胰管扩张、胆管或胃出口梗阻、胰腺分裂、有症状或进行性增大的胰腺假性囊肿、疑为癌症的病例。近年的研究表明，对经过选择的、尚处于本病早期的病人做外科手术可能得益更多。

14. 常用的外科术式是什么？

Roux-en-Y 胰腺-空肠侧侧吻合术（又称 Peustow 手术）的原理是通过引流胰管缓解疼痛，同时保留了胰实质。该术式要求从胰头至胰尾将整条"链湖"状胰管剖开，环绕"剖开"的胰管将 Roux 空肠袢与胰包膜缝合，将胰液引流入空肠袢内。胰十二指肠切除术（又称 Whipple 手术）或保留十二指肠的胰头切除术（Beger 手术和 Frey 手术）适用于胰头部炎性肿块病人。Frey 手术就是将胰头"剜除"，同时对胰头部胰管和胰管全长进行引流。为了增加胰岛细胞的收集量，Beger 手术可能更适用于那些胰岛细胞自体移植候选人。病变局限于远侧胰腺的病人还可以采用远侧胰腺切除，或者通过胰-空肠吻合逆向引流胰液。

15. 外科手术的效果如何？

在术后 1 年末约 70% 的病人可获得疼痛缓解，在术后 5 年末为 50%。依据手术术式不同，手术相关并发症发生率在 6%～50% 不等，总死亡率为 1%～3%。

要诀：慢性胰腺炎

1. 病因：酒精性（34%~60%），其他特发性。

2. 症状：早期腹部隐隐作痛，后期胰功能障碍（糖尿病、脂肪痢）。

3. 实验室检查：胰功能试验尚未普及。检查是否存在相关内分泌和外分泌功能障碍。

4. 影像：CT 扫描可以显示胰腺肿块、胰管扩张、钙化灶和假性囊肿；MR/MRCP、EUS 和 ERCP 有助于胰管的评估；MR 和 EUS 用于评估胰腺实质。

5. 治疗：镇痛药、戒酒和戒烟、PERT 和胰岛素治疗、抗氧化剂、自身免疫型可以用皮质类固醇；药物治疗无法控制的疼痛可以采用内镜或外科手术干预。

（陈卫东　译）

参 考 文 献

1. Braganza J，Lee SH. Chronic pancreatitis. *Lancet*. 2011；377（9772）：1184-1197.

2. Brock C，Nielsen LM. Pathophysiology of chronic pancreatitis. *World J Gastroenterol*. 2013；19（42）：7231-7240.

3. Conwell DL，Bechien UW. Chronic pancreatitis：making the diagnosis. *Clin Gastroenterol Hepatol*. 2012；10（10）：1088-1095.

4. DiMagno MJ，DiMagno EP. Chronic Pancreatitis. *Curr Opin Gastroenterol*. 2013；29（5）：531-536.

5. Forsmark CE. Management of chronic pancreatitis. *Gastroenterology*. 2013；144（6）：1282-1291.

6. Gupte AR，Forsmark CE. Chronic pancreatitis. *Curr Opin Gastroenterol*. 2014；30（5）：500-505.

7. Issa Y，Bruno MJ，Bakker OJ，et al. Treatment options for chronic pancreatitis. *Nat Rev Gastroenterol Hepatol*. 2014；11：556-564.

第44章 门静脉高压症与食管静脉曲张

James Cushman，*MD*，*MPH*，*FACS*

1. 在美国人，上消化道出血最常见的原因是什么？

在美国，消化性溃疡是上消化道出血最常见的原因。幽门螺杆菌这种革兰氏阴性菌在许多溃疡病的发病机制中扮演着重要角色。门静脉高压所致的食管静脉曲张是上消化道出血的另一种主要原因，排序在其后的还有许多病因，包括 Mallory-Weiss 撕裂和动静脉畸形。

2. 如何界定门静脉高压症？

门静脉高压症的定义是肝静脉压梯度（hepatic venous pressure gradient，HVPG）>5 mmHg。HVPG 是指门静脉压与下腔静脉压之间的差值。在临床实践中，测得的门静脉压是自由压，而肝静脉压是楔压。此时，若 HVPG>10 mmHg，就可以诊断为门静脉高压症。需要注意的是，在美国许多医疗中心 HVPG 并不常用。

3. 门静脉高压症的病因有哪些？

肝脏遭受各种原因的慢性损伤会导致门静脉血流阻力增加。在美国，门静脉高压症的主要病因是肝内型阻塞，最常见的原因（>90%）是慢性酗酒。肝脏结构改变包括肝脏的微循环因纤维化发生扭曲，出现血管闭塞。也可以是肝前型阻塞（如门静脉血栓形成）或肝后型阻塞（如 Budd-Chiari 综合征）。从全球范围来讲，肝硬化的病因还有血吸虫病及其他感染性疾病的后遗症。

对肝硬化病人严重程度分类的方法之一是把这些病人分为肝硬化代偿期（即病人没有腹水、脑病、黄疸或曲张静脉出血）与肝硬化失代偿期。

4. 如何诊断门静脉高压症？

门静脉高压症在出现并发症前通常没有症状。临床体征包括腹壁侧支循环形成、脾大和血小板减少。因此，肝硬化的诊断主要依据临床，影像学检查能显示特征性的结节性肝硬化、腹水和（或）食管静脉曲张的存在。在新诊断为肝硬化的病人中高达 60% 表现为有临床意义的门静脉高压症。额外的确诊依据是在需要时测定 HVPG。

5. 已知病人有门静脉高压症，其筛查和预防策略是什么？

无症状的肝硬化病人约 85% 会出现 HVPG 增高，40% 会出现食管静脉曲张。有些文献认为肝硬化病人在确诊时已经有半数病人存在胃-食管静脉曲张。由于曲张静脉出血每次发作的 6 周死亡率为 15%～20%，因此，明智之举是对食管静脉曲张出血病人做筛查和预防。推荐的筛查方法是采用食管-胃-十二指肠镜判断胃-食管静脉曲张存在与否及其严重程度。目前的共识观点是，凡已知有肝硬化的病人都应该在确诊时用内镜筛查是否存在胃-食管静脉曲张。筛查背后的基本原理是人们已经具有降低第一次和后继出血发作的有效治疗方法。

6. Child-Turcott-Pugh 肝硬化分类是什么？

胃底食管静脉曲张在 Child B 和 Child C 肝硬化病人中的发生率最高，曲张静脉每次出血后的死亡率在 Child B 和 Child C 肝硬化病人中也更高。表 44-1 可以从许多途径获得。A 级为 5～6 分，B 级为 7～9 分，C 级为 10～15 分。

表 44-1　Child-Turcott-Pugh 肝硬化分类

临床指标	1 分	2 分	3 分
脑病	无	轻度至中度	重度
腹水	无	少量至中等量	大量或利尿剂无效
胆红素（μmol／L）	<34	34～51	>51
白蛋白（g/L）	>35	28～35	<28
凝血酶原时间（延长秒）	<4	4～6	>6
国际标准化率（International normalized ratio，INR）	<1.7	1.7～2.3	>2.3

7. 门静脉高压症导致食管静脉曲张、曲张静脉出血和门-体侧支循环形成的发病机制是什么？

如前文所述，肝硬化使门静脉血流阻力增加，从而导致门静脉压力升高。门静脉压力增高使得血管扩张因子（如一氧化氮）减少、血管生成因子（如血管内皮生长因子）增多和新生血管形成。内脏血管的扩张增加了门静脉血流，从门静脉压力增加至血流增加就构成了一个循环。而已存在的血管扩张就形成了静脉曲张和（或）侧支循环。侧支循环在门静脉引流区（如胃、小肠、大肠和脾脏）与体静脉引流区（如食管、远端直肠）之间的分水岭区域形成。侧支循环还因为胚胎血管交通发生再通（如脐静脉、永存静脉导管①）。

注意：20%的肝硬化病人有胃静脉曲张，胃静脉曲张可以单独存在，也可以与食管静脉曲张合并存在。本章所述的食管静脉曲张和胃-食管静脉曲张可以互换使用，顺此告知。

8. 请叙述，在肝硬化门静脉高压症病人，HVPG 和 Child 分类对出血风险评估和食管静脉曲张出血处理的帮助体现在哪些方面？

HVPG＞10 mmHg 的肝硬化病人存在比较高的并发症（如腹水和静脉曲张）风险。此外，这些病人发生食管静脉曲张的风险（5 年时的发生率为 50%）是 HVPG≤10 mmHg 病人（5 年时的发生率为 25%）的 2 倍。HVPG＞12 mmHg 者，食管静脉曲张破裂出血的风险增加。如前文所述，肝硬化失代偿（Child B 和 Child C）病人有最高的食管静脉曲张形成率，在发生食管静脉曲张破裂出血后死亡率比肝硬化代偿（Child A）病人高。

9. 目前食管静脉曲张破裂出血的一级预防和二级预防方法有哪些？效果如何？

目前的证据不推荐将 β 受体阻滞药用作食管静脉曲张的一级预防。不过，一旦食管静脉曲张出现，就应该根据标准（包括曲张程度、特点和 Child 分类）判断是否需要预防出血。2008年的一篇对随机临床研究所做的荟萃分析结果表明，对已经有食管静脉曲张的病人，非选择性的 β 受体阻滞药和内镜下曲张静脉套扎两种方法都能有效预防第一次出血，适用于中等粗和粗的食管静脉曲张，或细的食管静脉曲张伴红色蚯蚓征和（或）

---

①译者注：永存静脉导管（persistent ductus venosus）又称 Arantius 静脉导管。正常情况下，在出生后渐渐变为静脉韧带。

Child B 或 Child C 肝硬化（非选择性的 β 受体阻滞药是指对 β_1 受体和 β_2 受体都有作用的药物，其作用分别是使心排血量降低和内脏血管收缩。至于药物治疗和内镜治疗的优缺点，建议读者查阅相关文献）。

10. 对急性曲张静脉出血病人，推荐的治疗方法是什么？

Child A 或 Child B 肝硬化病人，或 HVPG＜20 mmHg 的病人，具有低度或中等程度的急性曲张静脉出血风险。标准治疗是联合使用安全的血管收缩药（在美国是用奥曲肽，从入院开始连续使用 2～5 天）、内镜下曲张静脉套扎（入院 12 小时内做诊断性内镜检查）和短疗程的预防用抗生素（如环丙沙星或头孢曲松）。10%～20%的病人标准药物治疗会失败，目前可以考虑放置一个经颈静脉肝内门体分流（transjugular intrahepatic portosystemic shunt，TIPS）作为补救治疗方法，至于 TIPS，我们会在下文讨论。

11. 对食管静脉曲张破裂出血后活下来的病人，为了降低再出血率，一般的处理方法包括哪些？

第一次食管静脉曲张破裂出血后存活的病人其再出血风险是 60%。因此，所有这种病人都推荐在出院前做某种方式的处理预防再出血，并推荐采用适用于所有曲张静脉出血病人的治疗方案。这些治疗包括药物、内镜下曲张静脉套扎、TIPS 和外科分流手术。许多荟萃分析讨论了根据不同病人的特征做匹配的特定治疗或联合疗法。目前的治疗对 Child A 肝硬化病人效果良好，死亡率为 0～5%。如前文所述，HVPG＜12 mmHg（或者下降超过基础水平的 20%）的病人曲张静脉再出血的发生率最低。

12. 对食管静脉曲张破裂出血后活下来的病人，为了降低再出血率，当下的指南有何特别之处？

目前的指南（参见参考文献 1）推荐联合使用内镜下曲张静脉套扎和非选择性 β 受体阻滞药来预防曲张静脉出血。该指南依据的是一篇随机对照临床研究，研究表明，联合多学科治疗可以使曲张静脉再出血率显著下降。不过，把各种原因的出血都算进去，总出血率并无显著性差异，因为食管曲张静脉套扎会引起食管溃疡出血（一种众所周知的食管曲张静脉套扎并发症）。不管是否做这种联合治疗，再出血的病人都应该早期放置 TIPS 或者做外科分流术。

13. 种种临床情况表明，限制输血策略（其定义是输血后血红蛋白达到 70 g/L）**不但不会增加死亡率，或许还会降低死亡率。该策略在急性消化道出血病人也有同样的效果吗？**

目前的国际指南推荐在各种重症医疗情况下把启动输血的血红蛋白阈值降低，其中包括在消化道出血病人中见到的正常血容量性贫血。

一篇近年的研究（参见参考文献 2）显示，即使在急性出血病人中，**限制输血策略**也能降低治疗失败率（如今后的再出血率、急救医疗需求率和并发症发生率），并能缩短住院时间。在活动性消化道出血和休克病人中，要谨慎使用该策略。

14. 在急性消化道出血，尤其是门静脉高压出血，限制输血策略具有优势的可能机制是什么？

输红细胞造成凝血因子和血小板稀释，不利于止血。低血容量情况下的内脏血管收缩会因为输血好转，而使内脏血流增加。血容量的恢复可能导致门静脉血流量反跳性增加，促进出血。这些推测已经有实验证据证实：大量输血策略组的病人门静脉压会显著上升，而限制输血策略组则未见这种情况。

15. 除曲张静脉出血外，门诊治疗的肝硬化病人会出现哪些重大并发症或结局（请列举三种）？

门静脉高压症所致的三大临床问题是腹水、曲张静脉出血和肝性脑病。肝肾综合征（hepatorenal syndrome，HRS）和自发性细菌性腹膜炎是两种不太常见，但极为严重的失代偿表现。

16. 腹水在肝硬化病人中有多常见？如何处理？

腹水是失代偿期肝硬化病人最常见的表现。既往诊断为代偿期肝硬化的病人，在 10 年中，有 60% 会出现腹水。一旦出现腹水，不同的研究中病人的死亡率各异，不过，都令人痛心。第一年的死亡率约为 15%，3～5 年在 44%～50%。主要药物治疗手段是限制膳食中的钠摄入，预防容量超载。推荐目标是＜2000 mg/d。口服利尿剂（如螺内酯和呋塞米）是标准药物治疗，通常起始剂量分别是每日 100 mg 和 40 mg。在低钠膳食和大剂量利尿剂情况下，腹水持续存在即符合顽固性腹水的定义，一般建议病人做原位肝移植、反复穿刺放腹水、TIPS 植入或腹腔-颈静脉转流。腹腔-颈静脉转流的使用已经减少，原因是并发症发生率高，仅适用于不适合做 TIPS 或需要反复穿刺放腹水的顽固性腹水病人。

17. 肝性脑病在肝硬化病人中有多常见？如何处理？

肝性脑病是肝硬化的表现之一，如果住院病人发生肝性脑病，其死亡风险会增加 3.9 倍。据估计，30%～40%的肝硬化病人会在其病程中出现肝性脑病，即使尽最大努力做了预防肝性脑病的治疗，其复发率依旧很高。肝性脑病的病理生理有多种因素参与，包括高氨血症（氨跨过血脑屏障引起神经细胞炎症、星形细胞水肿和神经元氧化应激（oxidative neuronal stress）。由 γ 羟基丁酸介导的抑制性神经传递可能有净增加。全身性炎症也可以在肝性脑病的发生中起协同作用。TIPS 放置后病人也容易发生肝性脑病，据报道发生率为 5%～35%。肝性脑病是一种临床诊断，为一种排除诊断。根据 2014 年共识指南，血氨值依旧是一项令人捉摸不透的诊断指标。乳果糖是治疗的主要措施，乳果糖的作用是酸化结肠内容物，使氨转变为铵。近年的研究表明，聚乙烯乙二醇的效果可能更好，但还需要进一步研究证实。抗生素（如利福昔明与其他制剂联合使用）是二线治疗。近年有报道将门-体交通支栓塞作为一种急诊治疗手段。

18. 肝肾综合征在肝硬化病人中有多常见？如何处理？

根据 2007 年的定义，肝肾综合征是肝硬化病人伴腹水，血肌酐浓度＞1.5 mg/dl（132.6 mmol/L），在停用利尿剂加容量复苏 48 小时后血肌酐浓度没有改善，病人无休克，近期无肾毒性药物暴露史，无肾内疾病迹象。约 20%的住院肝硬化病人会出现急性肾损伤，其中 25%是由于肝肾综合征。那些不幸发生肝肾综合征的病人，其 1 个月的死亡率为 58%，1 年死亡率为 63%。肝肾综合征的总死亡率为 80%（1 型）。肝肾综合征的唯一确定性治疗是肝移植。桥接治疗包括早期扩容治疗、药物治疗（米多君和奥曲肽）及肾替代治疗，这些都存在争议。

19. 对于曲张静脉反复出血的肝硬化病人，采用 TIPS 的适应证有哪些？

TIPS 的适应证包括顽固性腹水、无法控制的曲张静脉出血、标准初始药物和内镜手段未能见效的曲张静脉反复出血。绝对禁忌证包括充血性心力衰竭、严重肺动脉高压和严重三尖瓣反流。评估 TIPS 在预防曲张静脉再出血方面，早年的研究表明，TIPS 能降低再出血率，但是，其代价是肝性脑病发生率增加，不能提升生存率。因此，人们推荐将 TIPS 用作补救治疗措施，因为曲张静脉出血常规联合使用药物和食管曲张静脉套扎止血有高达 27% 的病人失败。近年，人们研究（参见参考文献 8）了在 TIPS 手术中采用覆膜支架的效果，主张在早期（< 72 小时）使用 TIPS。

20. 放置 TIPS 在技术层面有哪些要诀？

TIPS 是一种在肝实质内创建的门-体侧侧分流，一般是在右肝静脉与右门静脉之间创建一个分流通道。门静脉分支的评估是 TIPS 手术技术层面最关键的一步，使用术前横断面影像和经腹超声有助于引导将穿刺针扎入正确的门静脉分支。TIPS 操作的并发症可以是腹腔内出血，发生率为 0.6%～4.2%。

21. 与既往研究（仅将 TIPS 作为补救止血措施使用且采用裸支架）相比，早期放置 TIPS 和采用扩展聚四氟乙烯覆膜支架具有哪些潜在优势？

肝脏为 Child C 级或 Child B 级、反复出血、内镜下为持续出血的病人具有很高的治疗失败率和死亡风险。近年的一篇研究（参见参考文献 8）随机把这类病人分为早期 TIPS 组（距内镜止血 < 72 小时，最好在 24 小时之内）和继续药物治疗加 TIPS 组（在通常的 3～5 天窗口期内）。在早期 TIPS 组，早期再出血、随访 1 年内再出血和 1 年生存率在统计学上都有显著改善。

22. 肝硬化病人的内皮功能障碍有何特点？它是如何引起肝功能障碍和门静脉高压症的？

肝脏的内皮细胞数 $> 10^{13}$，肝脏内皮具有多种功能和特性，如屏障功能、血管通透性调节、血管张力、血小板黏附与聚集、预防血栓形成和多种炎症过程的场所。就肝内循环来讲，内皮功能障碍主要涉及血管扩张因子（尤其是 NO）的产生与释放障碍，它在肝硬化启动和进展中居关键地位。硬化肝脏内的 NO 减少会导致肝内血管阻力增加。此外，血管收缩因子（如血栓素 A_2 和类前列腺素）增加在其病理生理中也起重要作用。

23. 内皮功能障碍是肝硬化病理生理的环节之一，对内皮功能障碍或许有某些改善作用的新疗法有哪些？

实验动物和人体数据（包括临床研究数据）已经表明服用下列药物有好处：维生素 C 和维生素 E（两者都能提升 NO 的生物利用度）、叶酸及其活性代谢产物 5-甲基四氢叶酸盐（5-methyltetrahydrofolate，5-MTHF）、人类膳食中的黄酮类化合物（这些物质具有抗氧化和血管扩张作用，特别是指存在于葡萄、绿色茶多酚和深色巧克力中的白藜芦醇）。

24. 肝硬化病人可以妊娠吗？如果妊娠，有哪些特殊问题需要引起注意？

妊娠是肝硬化病人的罕见事件，然而，慢性肝病治疗的进展已经使得这类病人的受孕率和妊娠成功率增加。据报道，近半数妊娠会受肝硬化影响出现母体并发症，主要是曲张静脉出血。曲张静脉出血更常见于妊娠中期和后期，因为此时母体血容量扩增至最大值，同时，子宫内胎儿的增大对下腔静脉和侧支血管形成压迫。

25. 在肝硬化病人妊娠期间，人们对特效治疗有哪些担忧？

一般来讲，妊娠期做上消化道内镜检查是安全的，主要风险是胎儿因镇静剂或体位造成的缺氧。在出血风险高的女性中，用非选择性 β 受体阻滞药（如普萘洛尔和纳多洛尔）预防出血与可能出现的胎儿风险相比或许利大于弊，这两种药物都被列为妊娠 C 类药物（C 类是指风险不能排除，动物研究显示有不良反应，尚缺乏人体对照研究结果）。奥曲肽被列为妊娠 B 类药物（B 类是指动物或人体研究未显示明确的或可重复的风险），不过，人们在理论上对奥曲肽也有担忧，因为它具有内脏血管收缩特性。据 2008 年的一篇报道（参见参考文献 9），只有 3 例妊娠期的肝硬化病人放置了 TIPS，主要的风险之一是胎儿放射线暴露。在处于妊娠期的、已经有食管静脉曲张的肝硬化病人，妊娠期间的曲张静脉出血率高达 78%，死亡率在 18%～50%。

（陈卫东　译）

参 考 文 献

1. Garcia-Tsao G，Bosch J. Management of varices and variceal hemorrhage in cirrhosis. *N Engl J Med*. 2010；362（9）：823-832.
2. Villanueva C，Colomo A，Bosch A，et al. Transfusion strategies for acute upper gastrointestinal bleeding. *N Engl J Med*. 2013；368（1）：11-21.
3. Bleibel W，Chopra S. Portal hypertension in adults. <http：//www.uptodate. com/contents/portal-hypertension-in-adults? source=search_result&search=Portal+hypertension+in+adults&selectedTitle=1 ～ 150> Accessed 20.01.16.
4. Shah NL，Banaei YP. Management options in decompensated cirrhosis. *Hepat Med*. 2015；7：43-50.
5. Garcia-Pagan JC，De Gottardi A. Review article：the modern management of portal hypertension - primary and secondary prophylaxis of variceal bleeding in cirrhotic patients. *Aliment Pharmacol Ther*. 2008；28（2）：178-186.
6. Vairappan B. Endothelial dysfunction in cirrhosis：role of inflammation and oxidative stress. *World J Hepatol*. 2015；7（3）：443-459.
7. Pillai AK，Andring B. Portal hypertension：a review of portosystemic collateral pathways and endovascular interventions. *Clin Radiol*. 2015；70（10）：1047-1059.
8. Garcia-Pagan JC，Caca K，Bureau C，et al. Early use of TIPS in patients with cirrhosis and variceal bleeding. *N Engl J Med*. 2010；362（25）：2370-2379.
9. Tan J，Surti B. Pregnancy and cirrhosis. Liver Transpl. 2008；14（8）：1081-1091.
10. Russell MA，Craigo SD. Cirrhosis and portal hypertension in pregnancy. *Semin Perinatol*. 1998；22（2）：156-165.

第45章　胃食管反流性疾病

Eric Bui，MD，Alden H. Harken，MD，FACS

1. 胃食管反流性疾病（gastroesophageal reflux disease，GERD）最常见的病因是什么？

妊娠。这不是因为肚子里长了一个"保龄球"，而是因为雌激素和孕激素造成了食管下端括约肌松弛。

2. 哪些症状提示 GERD？

常见症状是餐后或深夜胸骨后烧灼感，偶尔有胃液反流。取站立位或服用抗酸药可缓解不适。吞咽困难是 GERD 的后期并发症，原因是远端食管黏膜水肿或狭窄。然而，GERD 缺乏特异性症状。胸骨后烧灼感的鉴别诊断病种很广，治疗决策不能仅依据症状来定。

3. 烧心感与 GERD 有何区别？

烧心感是一种俗称，描述的是轻中度胃内容物反流入食管、不伴有组织损伤的情况。在成年人中，这是相对常见的症状。GERD 是指食管炎伴不同程度的远端食管黏膜红、肿和脆性增加。这种情况在人群中的发生率为 10%。

4. 引起 GERD 的原因有哪些？

GERD 的潜在病因是食管下端括约肌的功能性闭合不全，胃酸、胆汁和消化酶借此反流入食管，造成对这些物质无防护能力的食管黏膜损害。贲门失迟症、硬皮病及其他几种食管运动障碍性疾病有时也会伴发 GERD。

5. 食管裂孔疝是 GERD 病人的基本问题吗？

不是。并非所有 GERD 病人都有食管裂孔疝，也不是所有食管裂孔疝的病人都有 GERD。GERD 病人约 50% 有食管裂孔疝。

6. 哪些检查有助于 GERD 的诊断？

内镜检查联合活检是诊断 GERD 的基本检查项目。吞钡

（不一定用荧光屏）可以诊断反流，但无法发现食管炎。24 小时食管酸碱度监测有助于将反流与症状发作联系起来，对有些病人的诊断很有用。偶尔还需要做胃分泌试验或胃排空试验。当怀疑食管运动障碍性疾病时，以及在任何外科干预手术之前，都需要监测食管及其下端括约肌压力。

要诀：GERD 的诊断步骤

1. 潜在的解剖异常可能会导致食管下端括约肌的功能性关闭不全。
2. 在诊断中，必查项目是内镜检查联合活检。
3. 吞钡检查能发现可能存在的解剖异常。
4. 24 小时 pH 监测有助于将反流与病人症状联系起来。
5. 如果怀疑是食管运动障碍性疾病，就需要做食管下端括约肌压力监测。

---

7. 当怀疑病人患有 GERD 时，首选的处理方法是什么？

- 改变饮食，避免食用会引起反流的食物（如巧克力、酒精和咖啡）。
- 在就寝前避免大量进食。
- 戒烟。
- 不要穿紧身衣服。
- 将床头抬高 4～5 in（10～12.5 cm）。
- 有症状时服用抗酸药。
- 减肥在缓解 GERD 症状方面很有效。

8. 如果起初的治疗无效，下一步推荐什么治疗？

约 50% 的病人在服用 H_2 受体阻滞剂后有显著愈合效果，但是只有 10% 的病人在 1 年后依旧愈合。甲氧氯普胺能促进胃排空，但是如果不用抗酸药，病人的症状很少能持续缓解。

9. 质子泵抑制剂在 GERD 治疗中的地位如何？

质子泵抑制剂（proton pump inhibitor，PPI）（奥美拉唑等）不可逆地抑制壁细胞的氢离子泵，可以使严重腐蚀性食管炎的治愈率达 80% 以上。2/3 的病人在不停药的情况下依旧保持愈合。长期服用 PPI 治疗的一个顾虑是继发于胃窦液碱化后的高胃泌素血症问题。胃泌素是胃肠黏膜的滋养物（trophic），不过，最初人们对诱发新生物的担心通过随访研究证实并未发生。

10. GERD 在什么情况下推荐外科手术治疗？

非手术（药物）治疗失败是外科手术的主要适应证。不能按要求服药是非手术治疗失败的一种常见原因，甚至是食管狭窄扩张治疗无效的原因。PPI 能使大多数病人的症状获得长期控制。如今推荐的外科手术适应证为：①药物治疗失败（疾病顽固、药物不耐受或过敏、依从性差及用药期间症状反复）；②并发症（食管狭窄、呼吸道症状、咳嗽、误吸、癌前黏膜改变）；③病人选择［花费（长期服药的花费不菲）或生活方式问题］。

11. 外科治疗的目标是什么？

GERD外科手术的目标是采用机械性方法增加食管下端括约肌的压力来预防反流，大多数术式都是恢复远端食管在腹腔内高压区的长度。如果病人有食管裂孔疝，同时做疝还纳。

12. 有哪些术式能达到这一目标？这些术式是如何达到该目标的？

- **Nissen 胃底折叠术**是先游离胃底，将胃底绕过食管后方包绕食管下端，在食管前方再与胃底自身做缝合固定（也就是做360°包绕）。该术式改变了胃-食管交界角，将远端食管维持在腹腔内，避免了反流。该术式是在腹腔内操作，可以通过开腹完成，也可以通过腹腔镜完成（图 45-1）。

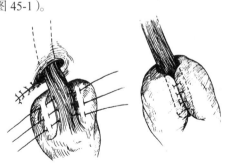

图 45-1　Nissen 胃底折叠术适用于 95%以上的病例

- **Belsey Mark Ⅳ型手术**是做相同的解剖改变，不过，是通过开胸操作完成（图 45-2）。

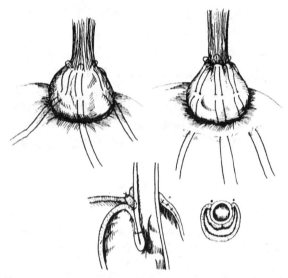

图 45-2　Belsey Mark Ⅳ型手术机制与 Nissen 胃底折叠术相同，不过，是通过开胸手术达到目的

- **Hill 胃固定术**是将胃贲门与主动脉前筋膜做缝合固定使食管进入腹腔（图 45-3）。

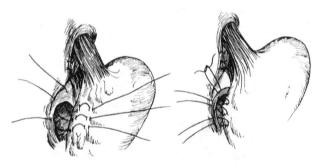

图 45-3　Hill 胃固定术是将胃贲门与主动脉前筋膜做缝合固定使食管进入腹腔。一般需要加做 180°的胃底折叠包绕

- **Toupet（部分）胃底折叠术**适用于食管运动障碍性疾病的病人。Toupet（部分）胃底折叠术是做部分包绕，

因此，与 Nissen 胃底折叠术包绕食管 360°相比，术后吞咽困难的发生率显著减少。然而，其远期效果不如 Nissen 胃底折叠术满意。该术式是在腹腔内操作，可以通过开腹完成，也可以通过腹腔镜完成（图 45-4）。

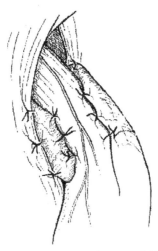

图 45-4　Toupet（部分）胃底折叠术适用于食管运动障碍性疾病的病人。该术式是在腹腔内操作，可以通过开腹完成，也可以通过腹腔镜完成

13. 这些术式的成功率如何？

术后随访 10 年的结果表明，问题 12 所述的各种术式对 GERD 的治愈率约为 90%，不过，在对照研究中胜出的是 Nissen 胃底折叠术。有复发症状时要彻底追查，因为这些症状通常是其他疾病所致而非 GERD 复发。

14. 这些术式的远期并发症有哪些？

上述几种术式都可以出现修补失败和 GERD 复发。Nissen 胃底折叠术和 Belsey Mark Ⅳ型手术会发生包绕位置不正确或胃包绕部下滑。包绕太紧会造成吞咽困难及妨碍饱嗝（又称胀气综合征）。

15. GERD 所致的食管狭窄如何处理？

柔软（不僵硬）的狭窄可以通过扩张治疗。僵硬的狭窄则需要外科修复。Thal 补片[①]是指间置一片胃组织来使狭窄部位伸展开。

争议

16. 从长远来看，GERD 是选择 PPI 治疗还是 Nissen 胃底折叠术？

PPI 确实能缓解食管炎和解除 GERD 病人的症状，但是，远期不良作用还未完全明了。胃底折叠术或许能免除病人每日服药的烦恼（最近，这一点也遭到了质疑），但是，手术并发症的发生率约为 10%。

17. Nissen 胃底折叠术到底应该通过腹腔镜做还是开腹做？

这两种入路都能完成 Nissen 胃底折叠术。术后并发症发生率和死亡率不相上下。腹腔镜的最大优势是术后疼痛轻、住院时间短和恢复工作早。

18. 该病还能用其他微创方法治疗吗？

当然。其他的内镜治疗方法有：

- 腔内缝合。
- 食管下端括约肌射频治疗。
- 在食管下端括约肌周围注入会凝固成块状的制剂。
- 经口无切口胃底折叠术。

网址

www.emedicine.com/med/topic857.htm

（陈卫东　译）

---

①译者注：Thal 补片（Thal patch）适用于坚硬环状瘢痕伴狭窄的病例。方法是先将狭窄段纵行切开，用胃底做移植片，补在切开的缺损部，浆膜面对食管腔内。一般在 3 周内浆膜面将被鳞状上片覆盖；也可在浆膜面上贴上一片游离皮片，可以加快愈合，减少挛缩，防止狭窄复发。Thal 补片技术并不能预防胃食管反流，必须做胃底折叠术。经上述综合手术治疗的病人，有 85% 的病例可长期治愈。

参 考 文 献

1. Anand O，Wani S. Gastroesophageal reflux disease and Barrett's esophagus. *Endoscopy*. 2008；40（2）：126-130.

2. DeMeester TR，Peters JH. Biology of gastroesophageal reflux disease：pathophysiology relating to medical and surgical treatment. *Annu Rev Med*. 1999；50：469-506.

3. Lagergren J，Bergstrom R. Symptomatic gastroesophageal reflux as a risk factor for esophageal adenocarcinoma. *N Engl J Med*. 1999；340（11）：825-831.

4. Lord RV，Kaminski A，Oberg S，et al. Absence of gastroesophageal reflux disease in a majority of patients taking acid suppression medications after Nissen fundoplication. *J Gastrointest Surg*. 2002；6（1）：3-9.

5. Peters JH，DeMeester TR，eds. Minimally Invasive Surgery of the Foregut. St. Louis：Quality Medical Publishing；1994.

6. Roy-Shapira A，Stein HJ. Endoluminal methods of treating gastroesophageal reflux disease. *Dis Esophagus*. 2002；15（2）：132-136.

7. Spechler SJ. Comparison of medical and surgical therapy for complicated gastroesophageal reflux disease in veterans. The Department of Veterans Affairs Gastroesophageal Reflux Disease Study Group. *N Engl J Med*. 1992；326（12）：786-792.

8. Spechler SJ，Lee E，Ahnen D，et al. Long-term outcome of medical and surgical therapies for gastroesophageal reflux disease：follow-up of a randomized controlled trial. *JAMA*. 2001；285（18）：2331-2338.

9. Strate U，Emmermann A. Laparoscopic fundoplication：nissen versus Toupet two-year outcome of a prospective randomized study of 200 patients regarding preoperative esophageal motility. *Surg Endosc*. 2008；22（1）：21-30.

10. Trus TL，Laycock WS. Improvement in quality of life measures after laparoscopic antireflux surgery. *Ann Surg*. 1999；229（3）：331-336.

11. Watson DI，Jamieson JG. Prospective randomized double-blind trial between laparoscopic Nissen fundoplication and anterior partial fundoplication. *Br J Surg*. 1999；86（1）：123-130.

12. Huang X，Chen S，Zhao H，et al. Efficacy of transoral incisionless fundoplication（TIF）for the treatment of GERD：a systematic review with meta-analysis. *Surg Endosc*. 2017；31（3）：1032-1044.

第46章 食 管 癌

Robert J. Torphy，MD，Martin D. McCarter，MD，FACS

1. 食管癌病人前来就医的常见症状和体征是什么？

病人就诊时最常见的症状是进行性吞咽困难和体重下降。需要引起注意的是，肿瘤需要长到超过食管腔半周时才会引起梗阻，出现吞咽困难症状。与胃食管反流病（gastroesophageal reflux disease，GERD）相同的症状（如胸痛或上腹部疼痛及反流胃内容物）也有报道。晚期食管癌的症状和体征可以因上消化道出血而出现黑便和贫血，或因气管-食管瘘出现咳嗽或窒息，以及因喉返神经受肿瘤侵犯出现发音嘶哑。

2. 食管癌的流行病学情况是怎样的？

就世界范围来讲，食管癌在最常见的癌症中居第8位，在最常见的癌症死因中居第6位。本病主要流行在发展中国家，尤其在亚洲和东非。在美国，据估计2016年新诊断出的食管癌为16 910例，死于食管癌的是15 690例。食管癌的男女发病率之比超过4：1，在2016年，食管癌是男性第7位癌症死因。食管癌发病率最高的年龄段在60～70岁。

3. 食管癌的组织学亚型有哪些？

食管癌主要有两种组织学亚型，即腺癌和鳞状细胞癌。就世界范围来讲，鳞状细胞癌比腺癌常见，约占食管癌病例的90%。在北美和大多数西欧国家，目前的情况是腺癌比鳞状细胞癌常见。在西方国家，食管腺癌的发病率从20世纪70年代开始突然上升，可能的原因是肥胖和GERD发病率上升。相反，西方国家的食管鳞状细胞癌发病率处于下降趋势。食管鳞状细胞癌最常见于食管的上1/3段，而腺癌最常见于食管的下1/3段。组织学亚型在治疗决策方面也很重要，食管上段的鳞状细胞癌通常可以选择放射治疗和化学治疗作为确定性治疗，可以不采用手术；而腺癌的治疗则需要选择外科手术切除。

4. 形成食管癌的风险因素有哪些？

形成食管腺癌的主要风险因素是 GERD（风险增加 5～8 倍）、肥胖（风险增加 2 倍）、吸烟（风险增加 2 倍）、男性和白色人种。形成食管鳞状细胞癌的主要风险因素是酗酒（风险增加 3～4 倍）、吸烟（风险增加 3～5 倍）和男性。酗酒和吸烟在食管癌致癌风险上似乎还有协同作用。

5. 何谓 Barrett 食管？为何与食管癌有重要关系？

Barrett 食管的特征是远段食管肠化生，化生的肠柱状细胞取代了正常的食管鳞状上皮。Barrett 食管的诊断依据是内镜活检见到上述组织学特点。Barrett 食管是 GERD 的一种并发症，被看作是食管腺癌的癌前病变。人们认为 Barrett 食管可以从低级别瘤变发展至高级别瘤变，最后发展为食管癌。每年由低级别瘤变进展为食管癌的风险在 0.1%～0.3%。依据目前的临床实践指南，如果病人有慢性 GERD 症状外加一种风险因素（年龄＞50 岁、白色人种、男性、肥胖、吸烟）就应该做内镜检查以了解是否患有 Barrett 食管。如果发现是低级别 Barrett 食管，就应该反复做内镜筛查。不过，如今人们对这种筛查方法的应用存在不同意见。每年由高级别瘤变进展为食管癌的风险为 6%，因此，对高级别瘤变要做处理，如今最常用的手段是内镜下的黏膜切除术或射频消融术。

6. 食管癌的诊断性检查有哪些步骤？

- 病史和体格检查。
- 对有吞咽困难的病人可以考虑做食管钡餐透视。
- 必要时申请上消化道内镜检查，对可疑部位取活组织检查帮助诊断。
- 申请口服和静脉增强胸腹部 CT 扫描或全身正电子发射断层显像（positron emission tomography，PET/CT）评估是否存在转移。
- 内镜超声（endoscopic ultrasound，EUS）有助于了解原发瘤的 T 分期（即肿瘤浸润深度）和区域淋巴结受累情况，或许还能为可疑淋巴结的细针穿刺细胞学检查导向。
- 营养评估是一项主要的辅助诊断项目，因为有些病人可能需要做术前营养支持。

7. 如何对食管癌进行分期？

食管癌分期是依据美国癌症联合会的 TNM 分类。T1 是指限于固有层或黏膜肌层（T1a），或限于黏膜下层（T1b）的肿瘤。T2 是指侵犯固有肌层的肿瘤；T3 是指侵犯食管外膜的肿瘤。T4 是指突破食管外膜进入毗邻结构的肿瘤。T4a 是指侵犯胸膜、心包或膈肌的肿瘤，被认为是不可切除性肿瘤；T4b 是指侵犯不可切除性结构（主动脉、气管、脊柱）的肿瘤。在 N 分类方面，1～2 枚淋巴结受累为 N1；3～6 枚淋巴结受累为 N2；淋巴结≥7 枚受累为 N3。M0 是指无远处转移；M1 是指非区域淋巴结或远隔脏器有转移灶。Ⅰ～Ⅲ期的定义是局部区域病变。Ⅳ期的定义是存在远处转移。病灶中心位于食管-胃交界区下方 2～5 cm 但向上侵犯至食管下端的肿瘤应视为胃癌。

8. 内镜治疗在食管癌治疗中的地位如何？

经过严格选择的早期食管癌病人，内镜已经从一种诊断、分期工具发展成一种治疗工具。内镜治疗是高级别 Barrett 食管和 T1a 癌灶病人的一种选项。原因是这类病人因食管癌出现淋巴结转移、复发和死亡的风险足够低，又避免了食管切除术带来的并发症。对无淋巴结转移、无脉管侵犯、非低分化的浅表 T1b 癌灶是否可以采用内镜治疗，如今人们尚存在争议。内镜治疗的术式包括内镜下黏膜切除术和射频消融术。

9. 对食管癌病人，何时应该用新辅助治疗？

荷兰食管外科化疗与放疗研究项目将食管癌和食管-胃交界区癌病人分为两组：新辅助化疗组和单独外科手术组。结果发现，新辅助放化疗能提升 R_0 切除率和 5 年总生存率（新辅助化疗加外科手术组为 47%，单独外科手术组为 34%）。最能从新辅助治疗中获益的似乎是那些从临床角度怀疑有淋巴结受累（≥N1）或 T2～T4a 的食管癌病人。

10. 治疗食管癌的外科术式有哪些选项？

T1a～T4a 食管癌病人（无论是否有区域淋巴结转移）都是外科手术切除的适应证。T4b 肿瘤、有锁骨上淋巴结转移的食管-胃交界区肿瘤和有远处转移的肿瘤都属于不可切除性肿瘤。距环咽肌 5 cm 以内的肿瘤一般来讲也属于不可切除性肿瘤，只能采用确定性放化疗治疗。根据肿瘤的位置和外科医生的偏好，食管切除术可以采用不同的入路。如今，食管切除术还可以采用开放手术或微创手术。在食管切除后可以用来替代食管的管道有管状胃、空肠和结肠。

- 经食管裂孔行食管癌切除，在左侧颈部做切口，把吻合口放在颈部。
- 联合采用腹部和右胸切口做食管切除术，把吻合口放在胸内（Ivor Lewis 食管切除术）。
- 联合采用腹部、右胸和左颈部切口，把吻合口放在颈部（McKeown 食管切除术）

11. 食管癌的最佳手术是哪种？

人们对食管癌最理想的外科术式依旧存在争议。问题 10 列出的每一选项都有其相对的优缺点，从而影响最终决策。例如，经食管裂孔的食管癌切除术其优点是肺部并发症少、万一发生吻合口漏比较容易处理，缺点是有比较高的吻合口漏发生率、喉返神经损伤风险及淋巴结清扫量少。相反，经胸食管癌切除术有比较多的肺部并发症，但吻合口漏的发生率比较低，能清扫比较多的淋巴结。在前瞻、随机、临床研究中对这两种手术入路进行比较，两组的总生存率无显著性差异，不过，如果延长随访时间，可以看出一种趋势，那就是经胸食管癌切除术的生存时间更长。

12. 食管切除后的围手术期医疗方面有哪些关键点？

- 约为 50%以上的病人会出现并发症，包括心房颤动（15%）、肺炎（10%）、吻合口漏（10%）、伤口感染（5%）、肠麻痹（4%）、乳糜漏（4%）、需要处理的脓胸（2%）、喉返神经损伤和营养不良。
- 因为手术需要切除食管下端括约肌，术前应该告知病人会反流胃内容物。
- 在病人量大的医疗中心，食管切除术的死亡率＜4%。

13. 食管癌病人的远期生存是什么情况？

食管腺癌的 5 年生存率从黏膜下癌灶的接近80%至Ⅳ期肿瘤的＜5%。据报道，单独行食管癌切除后的 5 年生存率接近30%，在新辅助放化疗加食管切除术就提升至 40%～50%。如果能达到 R_0 切除（即所有肉眼病灶全部切除，并且显微镜下所有切缘都没有肿瘤残留），其结局显然更好。正确的淋巴结清扫（目标是至少清扫 15 枚淋巴结供评估）能提供最正确的预后信息。

要诀：食管癌

1. 腺癌在美国和其他西方国家比较常见，而鳞状细胞癌在发展中国家比较常见。
2. 食管腺癌的主要风险因素是肥胖、GERD 和吸烟，鳞状细胞癌的主要风险因素是烟草和酒精。
3. 诊断依据上消化道内镜加活检。
4. 食管癌的分期检查主要是腹盆部 CT 扫描、PET/CT 扫描和内镜超声（EUS）。
5. 鳞状细胞癌通常可以单独采用放化疗治疗，而腺癌通常需要多学科综合治疗，包括放化疗和外科手术。
6. 新辅助放化疗的适应证是临床上怀疑淋巴结阳性（≥N1）及 T2～T4a 肿瘤。

网址

- www.nccn.org
- www.cancer.org

（范　新　译）

参 考 文 献

1. Barnes JA, Willingham FF. Endoscopic management of early esophageal cancer. *J Clin Gastroenterol*. 2015；49（8）：638-646.

2. Greenstein EJ, Litle VR. Effect of the number of lymph node sampled on postoperative survival of lymph node-negative esophageal cancer. *Cancer*. 2009；112（6）：1239-1246.

3. van Hagen VP, Hulshof MC, van Lanschot JJ, et al. Preoperative chemoradiotherapy for esophageal or junctional cancer. *N Engl J Med*. 2012；366（22）：2074-2085.

4. Hulscher JB, van Sandick JW, de Boer AG, et al. Extended transthoracic resection compared with limited transhiatal resection for adenocarcinoma of the esophagus. *N Engl J Med*. 2002；347（21）：1662-1669.

5. Luketich JD, Pennathur A, Awais O, et al. Outcomes after minimally invasive esophagectomy: review of over 1000 patients. *Ann Surg*. 2012；256（1）：95-103.

6. Merkow RP, Bilimoria KY. Use of multimodality neoadjuvant therapy for esophageal cancer in the United States: assessment of 987 hospitals. *Ann Surg Oncol*. 2012; 19（2）: 357-364.

7. Siegel RL, Miller KD. Cancer statistics, 2016. *CA Cancer J Clin*. 2016; 66（1）: 7-30.

8. Sihag S, Kosinski AS. Minimally invasive versus open esophagectomy for esophageal cancer: a comparison of early surgical outcomes from the Society Of Thoracic Surgeons National Database. *Ann Thorac Surg*. 2016; 101（4）: 1281-1288.

9. Spechler SJ, Souza RF. Barrett's esophagus. *N Engl J Med*. 2014; 371（9）: 836-845.

10. Thrift AP. The epidemic of oesophageal carcinoma: where are we now? *Cancer Epidemiol*. 2016; 41: 88-95.

第47章 酸性消化性溃疡病

Douglas M. Overbey，MD，Edward L. Jones，MD，MS

1. 何谓消化性溃疡？

消化性溃疡包括胃和十二指肠黏膜的缺损（溃烂），可以深达黏膜肌层。

2. 消化性溃疡的发病率是什么情况？

人患消化性溃疡的终生风险是 8%～14%。一般见于 20～60 岁，发病年龄高峰是 30～40 岁。男性比较多见，不过，目前有两性相同的趋势。消化性溃疡病人住院的最常见原因是出血，由于药物治疗效果的提升，总住院率在下降。

3. 消化性溃疡的病理生理是什么？

在黏膜受到激惹时，也就是在受到胆碱刺激和前列腺素刺激时，胃和十二指肠上皮细胞会分别分泌黏液和碳酸氢盐。胃黏膜的作用是作为酸的不可透过性屏障，同时，碳酸氢盐作为一种抵近缓冲物（proximity buffer）。一些破坏因素［如幽门螺杆菌感染和非甾体抗炎药（nonsteroidal antiinflammatory drug，NSAID）］会破坏这种平衡，导致上皮损伤和溃疡形成。其他风险因素包括吸烟、O 型血、慢性胰腺炎、肝硬化、肺气肿和 α_1 抗胰蛋白酶缺乏。

4. 前肠的相关解剖是什么？

前肠是消化管道的前部，从口腔至十二指肠 Treitz 韧带。整个前肠都可以发生消化性溃疡，不过，大多数消化性溃疡发生在胃和（或）十二指肠，胃和十二指肠溃疡的分类如下所述（图 47-1）。

Ⅰ型：沿胃小弯和胃角部分布的溃疡（最常见）。

Ⅱ型：各种胃溃疡 + 十二指肠溃疡。

Ⅲ型：幽门前溃疡。

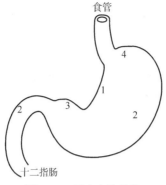

图 47-1　胃溃疡的种类

2 包括胃和十二指肠溃疡

Ⅳ型：胃-食管交界区溃疡或靠近贲门的溃疡[①]。

Ⅴ型：因服用 NSAID 或阿司匹林所致的各种溃疡。

5. 导致生理性酸分泌的有哪些因素？

正常胃酸的产量是 2～3 L/d。刺激酸产生的因素：①副交感活动（来自迷走神经的乙酰胆碱）；②胃泌素刺激（来自胃窦部 G 细胞）；③组胺刺激（来自分布于整个胃的"肠嗜铬样细胞"）。这三大因素作用于壁细胞，使 K^+-H^+-ATP 酶泵抵达壁细胞顶面，该酶泵把氢离子分泌入胃腔。切记，高胃酸分泌是消化性溃疡的唯一影响因素（40%的溃疡病人有高胃酸分泌），Ⅰ型和Ⅳ型溃疡为低胃酸分泌或正常胃酸分泌。

6. 消化性溃疡的一般临床表现是什么？

消化性溃疡的一般临床表现是上腹部疼痛，进食或服用抗酸药可暂时缓解，可伴有恶心、呕吐。胃溃疡的典型表现是进食后疼痛。相反，十二指肠溃疡的疼痛是进食后缓解（原因是幽门在初始刺激期间关闭），不过，这种疼痛会在 2 小时后重新开始。消化性溃疡的第一表现还可以是出血（参见第 53 章）或胃出口梗阻（原因是幽门痉挛或瘢痕化）。肠壁或胃壁的透

[①]译者注：这里的原文是"gastroesophageal junction or proximal cardia"，Sabiston 外科学（Sabiston Textbook of Surgery. 20th ed. Elsevier Inc. 2017. 1208，Table 48-5）是"high on lesser curve"（小弯高位溃疡）。

壁损伤（穿孔）罕见，如果穿孔的溃疡位于前壁，一般是从腹膜炎和X线下见到游离气体得到诊断。如果溃疡位于后壁，就会侵蚀胰腺和（或）胃十二指肠动脉，导致胰腺炎或出血。

7. 在生命体征稳定的病人，诊断消化性溃疡的首选检查项目是什么？

首选纤维食管-胃-十二指肠镜检查，当然也可以选择上消化道钡餐检查。之所以首选纤维食管-胃-十二指肠镜检查，是因为它是一项介入检查，还可以同时做其他检查（对恶性病灶、幽门螺杆菌感染取活组织检查等）。生命体征不稳定的病人，如果考虑溃疡病穿孔，可以在初步液体复苏后，迅速拍摄一张直立位胸部X线片显示游离气体。CT扫描对细小穿孔的敏感度更高，还适用于病史不详的病人，以便与众多的疾病做鉴别，包括胰腺炎、肝炎、缺血性肠绞痛或感染、腹主动脉瘤等。凡上腹部或胸部疼痛病人，都要做一次心电图以排除急性冠状动脉综合征。

8. 就一般胃溃疡和十二指肠溃疡来讲，它们的恶变风险是多少？

就全部胃溃疡病人来讲，其恶变风险为2%~4%；十二指肠溃疡的恶变风险<1%，因此，不推荐常规对十二指肠溃疡做活检。就有症状的胃溃疡来讲，其恶变风险高达10%（因为仅症状就会增加恶变风险）。巨大溃疡（直径>2 cm）的恶变风险增至30%。

9. 恶性溃疡在内镜下的特征有哪些？

溃疡底凹凸不平、边缘不规则和（或）伴胃黏膜皱襞中断。所有胃溃疡都必须取活组织检查，因为有高达25%的恶性溃疡用肉眼看不出来。为了确保活检结果的正确性，每个溃疡都应该至少在边缘和基底部取7处组织送检。在使用质子泵抑制剂（proton pump inhibitor，PPI）12周后90%以上的良性溃疡一般都会愈合。对治疗12周依旧不愈合的溃疡应该提高恶性溃疡的警惕性，做重复内镜检查。

10. 早期良性溃疡的一般处理是什么？

在做了幽门螺杆菌和恶性溃疡（如果有适应证）活检、诊断明确后，就应该启用 PPI 做胃酸抑制治疗持续 8 周。同时戒除溃疡的其他风险因素（如 NSAID、阿司匹林、酒精和烟草）。对于 PPI 过敏或不耐受的病人，可以使用组胺受体拮抗剂（histamine receptor antagonists，H_2RA）。对有症状的大溃疡，可以加用硫糖铝保护胃黏膜，有助于缓解溃疡的症状和加速溃疡愈合。约 90% 的消化性溃疡在药物治疗 8 周后愈合，就可以停止用胃酸抑制治疗。不过，高危病人[巨大溃疡、幽门螺杆菌阴性溃疡、非 NSAID 溃疡、拒绝停用 NSAID 的病人、多次复发的溃疡（频率＞2 次/年）]应该继续用维持量的 PPI。

11. 胃酸抑制治疗的近期和远期不良作用有哪些?

所有的胃酸抑制治疗都可能通过非酸性反流[1]导致肺炎。组胺受体拮抗剂可以引起意识状态改变和男性乳房发育症，尤其是西咪替丁，它会干扰肝脏对华法林、苯妥英、茶碱、普萘洛尔和地高辛的代谢，导致这些药物的血浆水平异常。奥美拉唑由于阻断了胃酸分泌可能会导致高胃泌素血症（这就是为什么如果要测定病人的血胃泌素水平，停用该药很重要的缘由）。最近发表的文献表明，长期使用 PPI 与难辨梭菌感染、慢性肾病、痴呆和骨质疏松症可能存在关联。

12. 何谓幽门螺杆菌，它是如何与消化性溃疡形成关系的?

幽门螺杆菌是一种革兰氏阴性菌，与消化性溃疡的关系极为密切。全球人群的 50% 和 80% 的消化性溃疡病人可以从胃窦黏膜分离出幽门螺杆菌。幽门螺杆菌的定殖导致慢性活动性胃炎，幽门螺杆菌通过 cag 致病岛-Nod1 通路（cag pathogenicity island-Nod1 pathway）与胃溃疡和炎症的形成有关。根除幽门螺杆菌会使将近全部（高达 98%）溃疡痊愈，因此，幽门螺杆菌感染的诊断和治疗是消化性溃疡治疗的核心问题。此外，幽门螺杆菌与胃癌也有关联性，如今已经被归类为 I 类致癌物。幽门螺杆菌还可能导致黏膜相关性淋巴样组织性（mucosa-

---

①译者注：胃食管反流是指胃内容物反流至食管，由于人的胃液为酸性，非酸反流（nonacidic reflux）就是反流液的 pH＞4，如反流前所进食物和气体、非酸性胃分泌物、胰腺分泌物和胆汁。

associated lymphoid tissue，MALT）淋巴瘤，MALT 淋巴瘤治疗的主要措施就是根除幽门螺杆菌。

13. 如何发现幽门螺杆菌？

内镜胃窦黏膜活检（这是幽门螺杆菌最常见的定殖部位）检测尿素酶（由幽门螺杆菌释放）活性，最常采用的是弯曲菌样细菌（campylobacter like organism，CLO）试验。尿素酶能降解尿素释放出氨，造成碱性 pH，很快在 1 小时造成变色。CLO 试验可以在内镜检查时通过对胃窦黏膜刮取取样来检测。也可以对组织标本做幽门螺杆菌染色和（或）培养，不过，这不但耗时，成本也不菲。

快速尿素酶呼气试验可以很快在 1 小时出结果，其敏感度和特异度都可以与 CLO 试验相媲美。ELISA 血清试验可以测定抗幽门螺杆菌免疫球蛋白 A 和免疫球蛋白 G 抗体滴度，滴度高提示有幽门螺杆菌暴露，但不一定有活动性感染。还可以做粪便抗原试验，该试验常用于门诊了解幽门螺杆菌的根除情况。

14. 对幽门螺杆菌感染诊断明确的病人，如何治疗？

一线治疗是"三联疗法"——联合使用抗生素（阿莫西林加克拉霉素）和每日 2 次的 PPI，7～10 日为一疗程。在耐药菌株的常见地区，推荐采用"四联疗法"——铋剂、PPI、甲硝唑和多西环素。

15. 在什么情况下应该马上做进一步检查以了解病人是否存在罕见溃疡病因？

最常见的情况是病人在做了 12 周 PPI 治疗尝试后，溃疡未能愈合。此外还有多个溃疡灶的存在、十二指肠远侧部溃疡、Ⅰ型多发性内分泌瘤（multiple endocrine neoplasia type Ⅰ，MEN Ⅰ）综合征病人，以及没有额外风险因素（幽门螺杆菌感染、服用非甾体抗炎药）的顽固性溃疡病人。顽固性溃疡最常见的非癌症性[①]病因是 Zollinger-Ellison 综合征。胃泌素由一种神经

---

①译者注：严格讲，Zollinger-Ellison 综合征应该属于溃疡病的肿瘤性（往往为恶性）病因。

内分泌肿瘤（胃泌素瘤）分泌，这种肿瘤常见于"胃泌素瘤三角"，该三角的上方点是胆囊管-胆总管交汇点，下方点是十二指肠降部与横部交汇点，内侧点是胰颈-胰体交汇点（图47-2）。

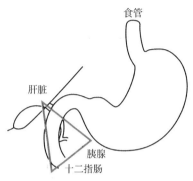

图 47-2　胃泌素瘤三角

　　禁食时血胃泌素水平＞1000 pg/ml 为阳性，即能确诊。不过，2/3 的病人达不到上述确诊水平，不推荐为了体现该试验的效能而停用 PPI，因为突然停药具有很高的溃疡出血风险。为此，可以在过渡到大剂量组胺受体拮抗剂（如雷尼替丁）后，做胰泌素刺激试验——静脉推注胰泌素（2 U/kg）慢推 1 分钟，然后分别在 2、5、10、15、20 分钟测定血胃泌素水平，并与基线水平比较。如果胃泌素水平增高＞120 pg/ml 即可以诊断为胃泌素瘤。诊断明确后，很重要的一点是评估病人是否为 MEN I 综合征，因为高达 50% 的 MEN I 病人会发生胃泌素瘤。要了解病人是否患有垂体腺瘤和甲状旁腺增生，因为在对胃泌素瘤做治疗前需要先纠正高钙血症（在用 PPI 治疗相关消化性溃疡的过程中，高钙血症会削弱 PPI 的效用）。

16. 良性胃和十二指肠溃疡病的外科手术适应证是什么？

　　手术适应证可以用缩略词 IHOP 表示：难治性溃疡（intractability）、并发出血（hemorrhage）、并发梗阻（obstruction）或并发穿孔（perforation）。

17. 胃和十二指肠溃疡病的外科手术术式有哪些？

- **Graham 大网膜补片**：在未使用过 PPI 的病人或幽门螺杆菌未治疗的病人（即在这次急性穿孔治疗后其溃疡有可能治愈），可以将大网膜补片覆盖穿孔处缝合固定，对腹腔做广泛引流。要注意的是，所有胃溃疡都至少取一块活检，因为胃溃疡有一定的癌症风险。在急诊情况下，Graham 大网膜补片是小穿孔（<2 cm）的标准疗法，可以在腹腔镜下修补，也可以采用上腹部正中切口修补。病人选择很重要，因为高达 1/3 的病人会因顽固性溃疡需要二次手术。

- **胃窦切除（加或不加迷走神经干切断术）**：如果穿孔太大无法用大网膜补片修补，或者病人的溃疡用药物治疗难以见效（难治性），或者病人对药物治疗的依从性差时，就应该做胃窦切除（将胃的溃疡域切除）。Ⅰ 型和 Ⅳ 型溃疡（低水平或正常水平胃酸）不需要同时做迷走神经干切断术（结扎迷走神经前干）。在生命体征稳定的 Ⅱ 型和 Ⅲ 型溃疡病人，可以做高选择性迷走神经切断术（仅结扎那些分布至胃壁细胞的迷走神经分支，保留那些控制幽门的迷走神经分支）。由于高选择性迷走神经切断术的操作有一定难度，如果病人的生命体征不稳定，可以很快地做一个迷走神经干切断术，但是需要加做一个幽门肌纤维切断（最常用的是 Heineke-Mikulicz 幽门成形术），目的是预防因肌张力性幽门关闭造成的胃出口梗阻。在择期手术的难治性溃疡病人，只要没有胃泌素瘤或其他可治性病因，也可以单独采用高选择性迷走神经切断术。

18. 胃窦切除后的重建选项有哪些？

胃窦切除后常用的重建方式有三种：Billroth Ⅰ、Billroth Ⅱ 和 Roux-en-Y 胃-空肠吻合。两种 Billroth 术式是以奥地利外科医生 Christian Albert Theodor Billroth（1829—1894）的名字命名的，他于 1881 年成功地做了全球第一例胃切除术。Billroth Ⅰ 是将十二指肠与残胃做吻合（胃-十二指肠吻合）。Billroth Ⅱ 是将空肠袢与残胃做吻合（胃-空肠吻合）。最后，Roux-en-Y 胃-空肠吻合需要先创建一个"Roux"空肠袢，这个"Roux"空肠袢分别与胃和近侧空肠做吻合。Billroth Ⅰ 的优点：没有十二指肠残端；只需要做一个缝合口，而不是两个或三个；更有利于对蛋白质和脂肪做生理消化。其缺点是更容易因复发性或吻合口缘溃疡发生胃出口梗阻；还可以因肿瘤复发引起胃出口梗阻，因此，在恶性肿瘤胃切除后不主张采用 Billroth Ⅰ 式吻合；此外，许多胃切除术后很难完成 Billroth Ⅰ 式吻合，原因是无法对残胃和近侧十二指肠做进一步游离，这也是 Billroth Ⅱ 式吻合在临床比较常用的原因所在。做 Roux-en-Y 式吻合的目的是降低反流性胃炎和食管炎的发生概率，与 Billroth Ⅱ 式吻合和 Billroth Ⅰ 式吻合相比，Roux-en-Y 式吻合已经显示出了生活质量的持续改善，且并发症没有显著增加。

19. 溃疡手术的近期和远期并发症有哪些？

- **倾倒综合征**：幽门切除后可以发生高渗胃内容物失控地快速排入近侧小肠。从而使得血管内容量快速进入小肠腔，病人有一过性低容量血症表现，出现心率快、出汗、脸红、虚弱、恶心、腹部绞痛，甚至晕厥等症状。在术后早期，倾倒综合征的发生率约为 20%，不过，食入少量低渗、低碳水化合物液体就能成功处理这种症候群，仅 2% 的病人会变成慢性倾倒综合征。症状顽固者还可以用抗胆碱药物治疗。

- **碱性反流性胃炎**：在 Billroth Ⅱ 式（Billroth Ⅰ 式后比较罕见）吻合术后，胆汁和胰液反流入胃会对胃造成刺激和引起疼痛。遗憾的是，几乎没有什么药物可以缓解这种情况，在内镜证实诊断后，应该考虑做外科翻修手术，将 Billroth Ⅱ 式吻合变为 Roux-en-Y 胃-空肠吻合，要求空肠输出袢至少长 40 cm。

- **输入袢综合征**：病人表现为餐后胆汁性呕吐，原因是 Billroth Ⅱ 式吻合后胆汁和胰液在输入肠袢内积聚。预防的要点是在 Billroth Ⅱ 式重建过程中避免输入袢过长或扭曲，保持胃-肠吻合口宽敞。Billroth Ⅰ 式吻合的病人就不存在这种问题，不过，Roux-en-Y 胃-空肠吻合后也会出现这种问题。

- **十二指肠残端漏/破裂**：这是 Billroth Ⅱ 式吻合或 Roux-en-Y 胃-空肠吻合术后极为恐怖甚至是致死性的并发症。在手术时，由于十二指肠残端常存在炎症和水肿，因此，在术后 1 周内十二指肠残端就会发生漏，结果是具有高度腐蚀性的胆汁胰酶液漏入腹腔和腹膜后，这需要再次剖腹对漏进行广泛引流和控制，病人的康复时间延迟。

- **胃排空延迟或胃潴留**：原因可能是吻合口水肿或迷走神经切断后胃无力[①]，病人的表现是口服不耐受或呕吐。一般需要 4～6 周水肿和炎症消退后才能缓解。

- **出血**：可以来源于缝合口、遗漏的溃疡，或其他胃黏膜病灶。因此，术后 PPI 维持治疗很关键。尽管大多数胃切除术后出血都会自行停止，不过，有些病例可能需要行早期内镜检查或止血。

20. 在外科手术后溃疡会复发吗？

当然会。典型的复发溃疡是位于胃肠吻合口的肠襻侧（译者注：又称吻合口缘溃疡，因为此处的黏膜不耐酸）。溃疡复发最常见的原因是迷走神经切断不全、残胃引流不满意（胃内容物潴留导致吻合口被侵蚀）或 Billroth Ⅱ 式手术后残留胃窦（残留了产胃泌素的细胞）。

不同术式的溃疡复发率如下：

- 高选择性迷走神经切断术：15%。
- 迷走神经干切断加幽门成形术：10%。
- 胃窦切除加迷走神经切断术：2%。
- 次全胃切除术：1%。
- 全胃切除术：<1%。

21. 何谓应激性胃炎？何谓萎缩性胃炎？[②]

应激性胃炎描述的是炎症和胃黏膜损伤，病因是失血、创伤或脓毒症所致的低灌注或缺血。典型的应激性胃炎起始于近侧胃，逐渐向远侧伸展，这种情况最终可以见于所有重症病人，并会造成大出血。有鉴于此，人们常对 ICU 内的应激性胃炎高危病人（机械通气时间>48 小时、出血性疾病、既往有溃疡病

---

①译者注：胃排空延迟的真正原因是多种原因造成的高位空肠或十二指肠扩张（充满），结果通过肠-胃负反馈机制抑制胃排空[参见 Am Surg，2018，84（3）：351-353.]。

②译者注：这个问题的原文是 "What is stress gastritis and atrophic gastritis?"，但是，不知为何下文没有针对"萎缩性胃炎"的叙述。应激性胃炎又称应激性溃疡、急性腐蚀性胃炎、急性出血糜烂性胃炎等。

史者）采用胃酸抑制措施预防应激性胃炎。

22. 还有哪些特殊溃疡?

- **Cushing 溃疡**：是以一位神经外科医生 Harvey Cushing 的名字命名的，他描述了一种见于中枢神经系统损伤后重症病人的胃溃疡。在采用应激性溃疡预防措施后的病人，这种溃疡罕有发生。

- **Curling 溃疡**：是以一位外科医生 Thomas Curling 的名字命名的，他描述了一种见于大面积烧伤后重症病人的胃溃疡。在采用应激性溃疡预防措施后的病人，这种溃疡罕有发生。

- **Cameron 溃疡**：是以 Alan Cameron 医生（译者注：他是美国 Mayo 医学中心消化内科医生 Alan J. Cameron）的名字命名的，他描述了一种与膈疝相关的胃溃疡，其会引起大出血。

- **Dieulafoy 溃疡**：是以一位外科医生 Paul Dieulafoy 的名字命名的，他描述了一种罕见的动脉畸形——一种位于黏膜下的粗大动脉分支。当黏膜被腐蚀破溃后就会突然发生大出血。如果没有活动性出血，这种病灶很难被发现。这种溃疡约 75% 发生在距食管-胃交界区 6 cm 内的范围内，可以在内镜下治疗，因为胃酸抑制措施对这种溃疡无效（译者注：参见第 53 章问题 5）。

要诀：酸性消化性溃疡

1. 消化性溃疡是常见病，PPI 治疗有效，使得溃疡病外科手术显著减少。

2. 生命体征不稳定的病人要先做液体复苏，然后迅速拍摄一张 X 线片排除穿孔，再后是做食管-胃-十二指肠镜检查明确消化性溃疡的诊断（或许还能治疗）。

3. 所有胃溃疡都应该在做食管-胃-十二指肠镜时取活组织检查排除胃癌并明确是否有幽门螺杆菌感染，幽门螺杆菌感染可以用抗生素加 PPI 治疗。

4. 幽门螺杆菌与 MALT 淋巴瘤和胃癌的发病有相关关系。根除幽门螺杆菌感染通常是 MALT 淋巴瘤所需的唯一治疗手段。胃癌就需要分期，可能需要外科手术处理。

（范　新　译）

参 考 文 献

1. Fujishiro M, Iguchi M, Kakushima N. Guidelines for endoscopic managements of non-variceal upper gastrointestinal bleeding. *Dig Endosc*. 2016；28（4）：363-378.

2. Zhang RG, Duan GC. Role of Helicobacter pylori infection in pathogenesis of gastric carcinoma. *World J Gastrointest Pathophysiol*. 2016；7（1）：97-107.

3. Schwesinger WH, Page CP. Operations for peptic ulcer disease：paradigm lost. *J Gastrointest Surg*. 2001；5（4）：438-443.

4. Talamini G, Tommasi M, Vantini I, et al. Risk factors of peptic ulcer in 4943 inpatients. *J Clin Gastroenterol*. 2008；42（4）：373-380.

5. Gisbert JP, Calvet X, Cosme A, et al. Long-term follow-up of 1,000 patients cured of Helicobacter pylori infection following an episode of peptic ulcer bleeding. *Am J Gastroenterol*. 2012；107（8）：1197-1204.

6. Chey WD, Wong BC. American College of Gastroenterology guideline on the management of Helicobacter pylori infection. *Am J Gastroenterol*. 2007；102（8）：1808-1825.

7. Sung JJ, Tsoi KK. Causes of mortality in patients with peptic ulcer bleeding：a prospective cohort study of 10,428 cases. *Am J Gastroenterol*. 2010；105（1）：84-89.

8. Safavi M, Sabourian R. Treatment of Helicobacter pylori infection：current and future insights. *World J Clin Cases*. 2016；4（1）：5-19.

9. Ko Y, Tang J. Safety of proton pump inhibitors and risk of gastric cancers：review of literature and pathophysiological mechanisms. *Expert Opin Drug Saf*. 2016；15（1）：53-63.

第48章 小肠梗阻

Emily Miraflor，*MD*，*Amanda J. Green*，*MD*

1. 肠梗阻的三大机制是什么？举例，并列出每种类型的发病率约多少？

a. **外来压迫**：粘连（60%）、恶性肿瘤（20%）、疝（10%）、扭转和其他（5%）。

b. **异物造成肠腔堵塞**（闭塞）：粪石、胆囊结石、蠕虫或异物（梗阻部位通常在近回盲瓣处）。

c. **肠壁病变使肠腔缩窄**：炎性肠病（5%），继发于创伤的瘢痕性狭窄、术后吻合口狭窄、缺血、放疗、肠套叠。

2. 小肠梗阻最常见的症状是什么？

a. **腹痛**：起初为非特异性腹痛，多为绞痛（与肠蠕动波试图通过梗阻部位一致）。

b. **腹胀**：梗阻部位越远，病人腹胀越严重（原因是近侧肠袢扩张）。

c. **呕吐**：近侧肠袢梗阻呕吐的特点是胆汁样、频繁、量大；远侧肠袢梗阻呕吐的特点是不频繁，每次的量比较大，常为粪样。

d. **停止排便**：无肛门排气或排便；偶尔发生，病人在梗阻早期会有少量稀便直至梗阻远侧的肠袢排空。

3. 在病史采集中，应该注意询问哪些问题？

● 既往有腹部或盆腔手术史吗？

● 既往有小肠梗阻史吗？

● 既往有患癌史吗？什么癌，做过什么治疗？做过放疗吗？

● 既往有腹腔感染或炎症病史吗？包括盆腔炎、阑尾炎、憩室炎、炎性肠病、穿孔和创伤。

● 既往有胆囊结石病史吗？

● 既往有疝病史吗？

- 当前用药史，特别是抗凝药、抗胆碱能药、化疗药或利尿剂？

4. 体格检查可以见到什么体征？

肠梗阻病人通常有缺水症状，还可以有低热、直立性低血压和腹胀的症状。腹部视诊注意有无腹胀、瘢痕和疝。听诊可以有肠鸣音亢进伴"金属样肠鸣音和气过水声"；如果病人延误治疗，肠鸣音可以完全消失。叩诊通常为弥漫性鼓音，纤瘦的老人甚至可以见到扩张的小肠襻。触诊会加重腹痛，不过，局限性触痛或腹膜刺激征提示可能存在绞窄或其他诊断。

5. 需要做直肠指检吗？

当然。直肠指检可以发现癌症的征象，如直肠前壁触及肿块提示盆腔癌瘤种植；隐血检查阳性提示缺血、绞窄或炎性肠病。闭孔疝触诊的最佳方法是直肠或阴道指检。直肠内有粪便并不能排除肠梗阻。

6. 应该注意检查哪些部位以排除梗阻性疝？

检查耻骨结节附近和沿腹股沟韧带的腹股沟区。检查股三角有无肿块或触痛，做直肠指检了解有无闭孔疝（参见问题 5）并对既往所有的切口部位进行触诊。检查既往腹腔镜手术的所有 Trocar 孔位置。

7. 明确诊断最价廉的检查方法是什么？

四联腹部 X 线检查（平卧位和直立位腹部平片加后前位和正侧位胸片）有 75%的情况可以作出诊断。重点观察：

- 扩张小肠内有无气-液平面（又称"阶梯"征或"串珠"征）。
- 远侧结肠和直肠内是否有气体消失或减少。
- 腰大肌阴影是否因腹腔外有液体积聚呈"毛玻璃"现象或模糊不清。
- 有时，可以见到单个扩张小肠襻的两端都呈"鸟嘴"状改变，提示闭襻性梗阻。
- 后前位胸片可以显示肺部浸润，以及伴随的肠麻痹，而非小肠梗阻。侧位胸片对腹腔游离气体的显示最敏感；腹腔游离气体提示必须紧急对穿孔的内脏实施外科手术。

8. 还有哪些影像检查可以采用？

- 用水溶性造影剂（泛影葡胺）做**口服造影剂检查**有助于不完全性肠梗阻与完全性肠梗阻的鉴别诊断，肠腔内肿瘤或异物的诊断，以及炎性肠病的诊断；还可以明确梗阻部位。泛影葡胺既有诊断价值，又有治疗作用，其实，泛影葡胺通过本身的高渗效应有助于完全性肠梗阻和不完全性肠梗阻的缓解。

- **静脉增强 CT 扫描**（加或不加口服造影剂）能证实肠梗阻的诊断，还能预测外科手术的必要性。腹腔游离积液、肠系膜增厚、肠管壁强化减弱、肠管壁增厚及肠系膜小静脉淤血都表明可能存在缺血，预示非手术治疗没有希望；而在没有狭窄的情况下小肠内容物的积聚，预示非手术治疗成功的希望很大。CT 扫描还有助于发现非粘连性病因所致的小肠梗阻。

9. 哪些实验室检查不可或缺？

a. **全血细胞计数**，目的是了解有无白细胞增多或意料之外的贫血。

b. **尿常规**，了解有无尿路感染（尿路感染也会引起肠麻痹，其临床征象酷似小肠梗阻），同时评价有无缺水（注意尿比重）。

c. **生化组套**，了解电解质异常（如与酸性胃内容呕吐相关的低血钾性或低氯性代谢性碱中毒）、低钠血症和肾前性氮质血症（血尿素氮和血肌酐升高）。

d. **血淀粉酶**和**血脂肪酶**，目的是排除胰腺炎；小肠梗阻或肠缺血也可以有血淀粉酶增高，但不会像胰腺炎那么高。

e. **血乳酸**，可能会升高（原因是缺水），不过，血乳酸水平对预测肠袢活力不可靠；血乳酸水平正常并不能排除肠绞窄。

10. 在小肠梗阻治疗中，最初的措施包括哪些？

先做鼻-胃管吸引和静脉输液，恢复电解质和体液平衡，再插入 Foley 导尿管监测尿量。对任何有绞窄症状和体征的病人，在体液复苏达标后必须尽快做外科手术处理。

11. 完全性肠梗阻与不完全性肠梗阻如何鉴别？

- **临床上**：不完全性肠梗阻的病人依旧有少量肛门排气或排便。在鼻-胃管减压后，腹痛和腹胀迅速减轻。
- **放射学检查**：X线片示有气体进入结肠（不全性肠梗阻）。
- **口服造影剂检查**：经鼻-胃管注入钡剂或水溶性造影剂见造影剂进入结肠提示不完全性肠梗阻或完全性肠梗阻已经解除。给留置鼻-胃管的病人口服造影剂，如果造影剂在 24 小时内进入结肠，提示该小肠梗阻病人采用非手术处理成功的可能性很大。

12. 鉴别诊断中应该考虑哪些疾病？

鉴别诊断中应该考虑其他原因所致的肠麻痹（如尿路感染、肺炎、低钾血症）、病毒性肠胃炎、阑尾炎（一般都伴有穿孔）、输尿管结石、憩室炎、肠系膜血栓形成、梗阻性结肠癌或其他恶性疾病。

要诀：小肠梗阻

1. 最常见的原因是粘连，其次是疝。
2. 癌症也是必须考虑的病因之一。
3. 治疗方法是鼻-胃管减压、补充液体和电解质等保守治疗。
4. 怀疑绞窄或闭祥性梗阻时就需要外科干预。

---

13. 依据肠管的活力可以将小肠梗阻分为哪三类？

a. **单纯性梗阻**：肠内容物不能通过梗阻部位，但是肠祥血供未受影响。不完全性肠梗阻和完全性小肠梗阻可以通过非手术处理得以缓解。

b. **绞窄性梗阻**：是肠系膜扭曲或肠祥极度扩张导致动脉或静脉血流中断，使得该段肠祥缺血。这种梗阻必须尽早采用外科手段处理。

c. **闭祥性梗阻**：肠祥（一般都是一小段肠祥）的近侧和远侧均有梗阻，使该段肠祥逐渐变得极度扩张，容易发生绞窄和穿孔。这种梗阻必须尽早做外科处理。

14. 绞窄性梗阻的"五大典型征象"是什么？正确性如何？

a. 持续性腹痛（不是阵发性绞痛）。

b. 发热。

c. 心率快。

d. 腹膜炎体征（局限性肌卫或触痛、反跳痛）。

e. 白细胞增高。

这些体征通常都提示肠袢不可逆性缺血。持续性腹痛、进行性发热及白细胞增高就是手术适应证。

15. 小肠梗阻的死亡率是多少？

- **单纯性梗阻**：如果在 24 小时内手术或缓解，死亡率＜5%。
- **绞窄性梗阻**：死亡率约为 25%。死亡率取决于病人的康复能力（并发症情况）；不过，绞窄性肠梗阻的死亡率还是上升 5 倍。

16. 有哪些手术干预方法可以用于治疗小肠梗阻？

- 开腹或腹腔镜下对梗阻点做粘连松解术。
- 还纳疝，并做疝修补。
- 梗阻病灶切除加一期吻合术。
- 绞窄肠袢切除加一期吻合术。
- 梗阻病灶旁路术（主要用于多发性癌瘤种植）。

17. 请叙述在手术中如何区别有活力肠袢与坏死肠袢？

有活力肠袢的特点是粉红色、有蠕动和相应肠系膜有动脉搏动。在有疑问的病例，多普勒超声可以判断有无动脉搏动，不过，最可靠的还是静脉注射荧光染料借助 Wood 灯观察，有活力的肠袢会发出紫色荧光。

18. 在初次剖腹后发生小肠梗阻的风险是多少？既往有小肠梗阻手术史的病人是多少？哪些手术后小肠梗阻的发生率最高？

所有初次剖腹手术后的病人最终有 15% 会发生小肠梗阻。既往有小肠梗阻史的病人约有 12% 会再次发生小肠梗阻。复发次数越多，复发率就越高。开放性附件手术后小肠梗阻发生率最高，为 23%，其次是回肠-肛管吻合术，术后小肠梗阻的发生率为 19%。全结肠切除术或次全结肠切除术后 1 年的小肠梗阻发生率为 11%，术后 10 年小肠梗阻发生率为 30%。子宫切除术的小肠梗阻发生率也比较高：常规手术约为 5%，根治性子宫切除术高达 15%。

19. 在降低小肠梗阻风险方面，外科医生能做些什么？

- 穿戴无粉手套或洗净手套上的滑石粉。
- 在关腹时，不要缝合腹膜。
- 有研究表明，在切口与小肠袢之间铺保护膜（barrier film）能减少粘连，不过，这种方法能否确实减少临床小肠梗阻发生率，尚有待观察。

20. 腹腔镜在小肠梗阻中的地位如何？

腹腔镜下的粘连松解术一般不适用于既往腹部做过多次手术的病人。大约 1/3 的小肠梗阻可以单独通过腹腔镜成功治愈，1/3 的小肠梗阻需要做一个小切口（"腹腔镜辅助"），1/3 的小肠梗阻需要做完全的开放手术。近年的报道声称腹腔镜的成功率超过 80%。

21. 如果病人做过 Roux-en-Y 胃旁路术，应该考虑什么问题？

Roux-en-Y 胃旁路术后小肠梗阻最常见的原因分别是内疝（42%）、粘连（22%）、空肠-空肠吻合口狭窄（15%）和切口疝（9%）[1]。内疝可以是横结肠系膜孔疝，空肠-空肠吻合处的小肠系膜孔疝，也可以是空肠系膜与横结肠系膜之间的 Peterson 疝[2]。小肠梗阻的评估应该包括上消化道造影或 CT 扫描，请把剖腹探查的门槛放低。

22. 粘连性小肠梗阻反复多次发作的病人应该如何处理？

留置超（加）长肠减压管，可以通过鼻-胃途径插入，也可以通过胃造瘘或空肠造瘘通路将该超长肠减压管插入直至通过回盲瓣。插入后将该超长肠减压管留置在位维持 7 天，据称

---

①译者注：用管形吻合做端侧或侧侧吻合时也会造成肠梗阻，尤其当吻合器口径较大时[参见 Am Surg，2011，77（5）：651-653]。

②译者注：参见普外科入门. 东南大学出版社，2017：444 中图 23-9。

此举有助于肠袢重新形成拐角柔和的粘连（译者注：钝角粘连）。人们还尝试过许多其他方法，如今这些方法已经全部被人们摒弃，其中包括 Noble 肠排列术（就是按序对肠袢做缝合固定）和在关腹前将各种冲洗液（如肝素、右旋糖酐、生理盐水）放入腹腔。

23. 请叙述与小肠梗阻外科手术相关的 5 种并发症。

a. 肠袢分破。

b. 肠麻痹时间延长。

c. 切口感染。

d. 脓肿。

e. 梗阻复发。

24. 请叙述减少粘连形成的产品。

- 氧化纤维素（Interceed[①]）。
- 透明质酸钠和羧甲基纤维素（Seprafilm[②]）。
- 艾考糊精（Adept[③]；研究用）。
- 0.5%透明质酸铁凝胶（Intergel[④]；研究用）。

（范　新　译）

参 考 文 献

1. Beck DE，Opelka FG. Incidence of small-bowel obstruction and adhesiolysis after open colorectal and general surgery. *Dis Colon Rectum*. 1999；42（2）：241-248.

2. Choi HK，Chu KW. Therapeutic value of Gastrografin in adhesive small bowel obstruction after unsuccessful conservative treatment：a prospective randomized trial. *Ann Surg*. 2002；236（1）：1-6.

3. DeCherney AH，diZerega GS. Clinical problem of intraperitoneal postsurgical

①译者注：强生公司（Ethicon，Inc）生产的一种防粘连膜的商品名。

②译者注：Genzyme 公司生产的一种以透明质酸为主的生物可吸收防粘连膜的商品名。

③译者注：美国百特（Baxter）国际医疗公司生产的一种 4%艾考糊精防粘连溶液的商品名。

④译者注：LifeCore bionmedical 公司生产的 0.5%透明质酸铁凝胶溶液的商品名。

adhesion formation following general surgery and the use of adhesion prevention barriers. *Surg Clin North Am*. 1997；77（3）：671-688.

4. Hayanga AJ，Bass-Wilins K. Current management of small-bowel obstruction. *Adv Surg*. 2005；39：1-33.

5. Helton WS，Fisichella PM. Intestinal obstruction. In：ACS Surgery：Principles and Practice. New York： WebMD Inc.； 2008.

6. Koppman JS，Li C. Small bowel obstruction after laparoscopic Roux-en-Y gastric bypass：a review of 9，527 patients. *J Am Coll Surg*. 2008；206（3）：571-584.

7. Zerey M，Sechrist CW. The laparoscopic management of small-bowel obstruction. *Am J Surgery*. 2007；194（6）：882-888.

8. Zielinski M，Eiken PW，Bannon MP，et al. Small bowel obstruction - who needs an operation? A multivariate prediction model. *World J Surg*. 2010；34（5）：910.

第49章 肠 缺 血

Thomas F. Rehring，MD，FACS

1. 肠道的动脉血供是什么？

前肠（胃和十二指肠）的血供来自于腹腔动脉干，中肠（空肠至近侧降结肠）的血供来自于肠系膜上动脉，后肠（腹腔内的其余肠袢）的血供来自于肠系膜下动脉。

2. 腹腔动脉干与肠系膜上动脉的吻合支，肠系膜上动脉与肠系膜下动脉的吻合支，髂动脉与肠系膜下动脉的吻合支是什么？

胰十二指肠动脉是腹腔动脉干与肠系膜上动脉之间的主要吻合支。胃十二指肠动脉分出胰十二指肠上动脉，该动脉环绕胰头走行并与胰十二指肠下动脉（肠系膜上动脉的第一支）形成吻合。

肠系膜上动脉与肠系膜下动脉之间有两条主要吻合支。Drummond 边缘动脉（由回结肠动肠、右结肠动肠、中结肠动肠和左结肠动脉的分支形成）在结肠系膜内走行。Riolan 弓（迂回肠系膜动脉）位置比较靠近中央，是位于肠系膜上动脉的中结肠动脉分支与肠系膜下动脉的左结肠动脉分支之间的吻合交通支。

髂内动脉分出直肠中动脉，它通过与直肠上动脉的吻合血管与肠系膜下动脉形成交通。

3. 一个额外问题，Drummond 边缘动脉弓是谁提出的？Riolan 动脉弓又是谁提出的？

Hamilton Drummond[1]是一位英国外科医生，他在 1913～

①译者注：根据 https：//en.wikipedia.org/wiki/Marginal_artery_of_the_colon 记载，应该是英国医生 Sir David Drummond（1852—1932）证实了在肠系膜上动脉与肠系膜下动脉之间存在该吻合支。在肠系膜下动脉闭塞的情况下，肠系膜上动脉与髂内动脉通常足以维持大肠的血供。因此，在腹主动脉瘤修补手术中可以不必将肠系膜下动脉与修补后的腹主动脉做再植吻合。更应该注意的是该吻合支偶尔会缺如或存在解剖变异。

1914 年间通过结扎右结肠动脉根部、中结肠动脉根部和左结肠动脉根部来显示乙状结肠动脉的血流，证实了吻合交通支的存在。因此，Drummond 边缘动脉弓冠以他的名字。

Jean Riolan（1577—1657）是一位著名的法国解剖学家，他曾（以嘲讽的口吻）反对 Harvey 的循环学说[1]，不过，需要承认 Riolan 是指出肠系膜上动脉与肠系膜下动脉之间存在这一吻合支的第一人。

4. 急性肠缺血的常见原因有哪些？

急性肠系膜上动脉栓塞（占全部急性肠缺血病例的 50%）、急性肠系膜上动脉血栓形成、非闭塞性肠系膜缺血（nonocclusive mesenteric ischemia，NOMI）、肠系膜静脉血栓形成、血管炎和医源性原因（如正性肌力药物、腹主动脉手术）。

5. 急性肠系膜缺血病人的病死率是多少？

栓塞性肠系膜上动脉闭塞的预后比急性血栓性肠系膜上动脉闭塞稍好一些，原因是急性血栓性肠系膜上动脉闭塞临床表现突然，在梗死后容易得出急性肠系膜缺血的诊断。无论栓塞的原因是什么，其结果都是极高的病死率（60%～80%）。虽然人们在诊断、干预和重症医疗方面取得了长足进步，但是，病死率这个数字在最近 50 多年里没有改变。

6. 何谓"反常栓塞"？

反常栓塞是指静脉血栓通过心脏缺损部位（一般是指右向左分流的房间隔缺损）造成动脉系统栓塞的情况。

7. 急性栓塞性肠缺血具有诊断价值的"三主征"是哪些？

①骤然发作的剧烈腹痛；②突然肠道排空（呕吐或腹泻）；③心脏病史（动脉栓子的来源）。另一个特点就是腹痛症状与

---

①译者注：William Harvey（1578 年 4 月 1 日—1657 年 6 月 3 日）是一位英国医生。从现有的资料来看，虽然之前就有 Jacques Dubois 等其他学者为这一理论做了前期铺垫，但是他首先全面而详细地描述了体循环和血液的特性（血液是由心脏泵至大脑和全身的）。William Harvey 去世后，人们在距离他的出生地 Folkestone 数英里的 Ashford 小镇建立了 William Harvey 医院。

体征不符合。

8. 急性血栓性肠系膜上动脉闭塞病人的临床表现与栓塞性肠系膜上动脉闭塞有何不同？

血栓性闭塞一般见于有弥漫性动脉粥样硬化闭塞性疾病的老年人，或者有符合慢性肠系膜缺血病史的病人（参见问题24）。尤其是弥漫性动脉粥样硬化闭塞性疾病的老年人，急性栓塞性闭塞可能就很难与血栓性闭塞相鉴别。

9. 哪一项实验室检查对急性肠缺血具有诊断价值？是酸中毒吗？

没有哪项实验室指标对急性肠缺血具有诊断价值。代谢性酸中毒是一种晚期表现，提示晚期缺血或梗死。同样，血乳酸和磷酸值上升是非特异性的，并且通常是晚期在实验室检查中所见。虽然大多数病人都有白细胞升高，但是，没有哪项实验室检查具有特异性。诊断只能依据临床怀疑。

要诀：诊断急性栓塞性肠缺血的"三主征"
1. 严重腹痛骤然发作，与体征不符。
2. 突然肠道排空（呕吐或腹泻）。
3. 心脏病史（如心房颤动就是栓子来源）。
4. 没有哪项实验室检查（如乳酸值）具有诊断价值；代谢性酸中毒是一项晚期实验室所见。
5. 急性栓塞性肠缺血是急诊做静脉增强腹部CT的适应证。

10. 怀疑急性肠缺血时，哪些检查有诊断价值？

腹部 CT 血管造影（computed tomography angiography，CTA）具有诊断价值。在腹主动脉矢状位重建图像上观察内脏血管。CTA 的优势是快捷、简单易行、还能在急腹症的鉴别诊断中评估是否存在其他病源。

11. 动脉粥样硬化闭塞病人与肠系膜上动脉栓塞病人的 CT 结果和术中所见有何不同？

肠系膜上动脉的栓子大多受阻于距离该动脉起始处（根部）远侧3～4 cm的部位，该处一般没有动脉粥样斑块。由于该部位在近侧空肠动脉和中结肠动脉分支的远侧，因此，在手术中近侧 15～25 cm 的空肠血供一般都正常。血栓性闭塞直接发生于肠系膜上动脉分叉口，此处动脉粥样硬化性狭窄最严重，其缺血范围涉及全部中肠。

12. 肠系膜上动脉栓子的正确处理方法是什么？溶栓有效吗？

立即肝素化、紧急手术探查、取栓、评估肠管活力并切除梗死肠祥。为了避免进一步栓塞，术后抗凝不可或缺。

在如今的急性肠系膜缺血治疗中，血管腔内治疗策略及开放加导管"杂交"策略的应用越来越多。在理论上有一定优势，问题在于无法直接确定肠管活力。

13. 如何处理血栓性内脏缺血？

总的处理原则同栓塞性内脏缺血，不过，血栓闭塞性肠系膜缺血是进展性动脉粥样硬化的终末期。因此，单独取栓还不够，必须对近侧病变血管（可以是一支，也可能是多支）做旁路术或内膜切除术。此外，在灌注恢复后还需要评估肠管活力。血管腔内技术（包括药物-机械联合血栓切除、血管成形和支架置入）正在逐渐被人们所接受。

14. 哪些术中检查有助于外科医生对肠祥活力的判断？

从体静脉滴注荧光素（要借助 Wood 灯来评估）和术中对肠祥做多普勒检查都有助于外科医生对肠祥活力的判断，但是，最后的决策还是需要依据临床判断。

15. 对肠祥活力的程度存在疑问时，怎么办？

所有无活力的和坏死的肠祥都应该切除。初次手术中不必恢复肠道的连续性。外科医生应该安排在 12～24 小时后做二次开腹探查（second-look operation）对活力处于临界状态的肠祥做再次评估。在再次开腹探查中，起初活力可疑的一些肠祥会变得明显存活或明显坏死。

16. 为了保证恰当的营养，小肠长度至少应该保留多少？

为了维持恰当的营养，至少应该保留长约 100 cm 的小肠。在肠道的吸收和功能上最重要的是末段回肠和回盲瓣，最好能予以保留。

17. 若病人情况在改善，就可以取消二次开腹探查计划吗？

绝对不能。该决策是在手术室根据术中所见拟定。在此后的 12～24 小时内，没有哪项临床指标能表明先前心存疑虑的肠祥现在的发展方向。

18. 何谓 NOMI？

以前，非闭塞性肠系膜缺血（nonocclusive mesenteric ischemia，NOMI）约占急性缺血病例的 20%，如今，其发病率已经下降。典型 NOMI 见于全身低灌注的重症病人。在这种低流量状态，人体为了保证心脏和大脑的灌注，就会减少内脏血流量。麦角生物碱类、洋地黄、可卡因和血管收缩剂都可能诱发 NOMI。

19. 如何诊断 NOMI，又如何治疗？

在 NOMI 病人中，CTA 可以正常。在血管没有解剖闭塞的情况下，插导管的血管造影可以为血管痉挛提供证据。NOMI 最常累及右半结肠，原因是右半结肠的侧支循环欠恒定。全身低灌注同时使用洋地黄的病人就容易发生（并可能会加重）NOMI。在伴有多系统脏器衰竭（multisystem organ failure，MOF）的重症病例，死亡率达 75%。治疗原则是优化血流动力学、停用血管收缩药并经血管造影导管选择性地对动脉滴注血管扩张剂（罂粟碱）。外科干预适用于肠梗死或肠穿孔病例。

20. 如果怀疑肠系膜静脉血栓形成，首选哪项检查？

肠系膜静脉血栓形成（mesenteric vein thrombosis，MVT）的症状和体征与急性肠缺血相仿，但是，MVT 常更难以察觉。本病的病死率高达 50%，认为与诊断延误有关。增强 CT 扫描仍然是诊断本病的金标准。

21. MVT 的风险因素有哪些？如何处理？

约半数 MVT 病人有潜在高凝状态，其他病因是脾切除、门静脉高压症、内脏感染、胰腺炎、恶性肿瘤和钝性腹部创伤。MVT 的治疗包括抗凝、广谱抗生素、针对潜在病因治疗和支持治疗。外科手术仅适用于需要切除无活力肠袢者。尚无依据表明，静脉切开取栓能给病人带来有效长期获益。已经有学者对溶栓药做了探索，但仅是一些设计不严格的研究报道，而且，直接插管至内脏静脉进行溶栓也难以做到。

22. 慢性肠系膜缺血的主要病因是什么？

慢性肠系膜缺血的主要病因是动脉粥样硬化。由于肠道的侧支循环极为丰富，除非三支主干动脉（腹腔动脉干、肠系膜上动脉和肠系膜下动脉）中有两支发生了狭窄或闭塞，否则一般不会产生症状。

23. 慢性肠系膜缺血与其他动脉粥样硬化现象不同的、独一无二的风险因素是什么？

慢性肠系膜缺血多见于妇女（女：男 = 1：3）。

24. 慢性肠系膜缺血病人的临床特征是什么？

病人因为餐后腹痛（缺血性肠绞痛[①]）逐渐地（有时是不知不觉地）变得惧怕进食（恐食）。典型疼痛是在进食后 1 小时内出现上腹部钝性绞痛。消瘦是慢性肠系膜缺血最常见的征象，80%的病人有体重下降。如果没有体重下降，慢性肠缺血的诊断就靠不住。反之，在严重动脉粥样硬化伴不明原因体重下降的病人，就应该重点考虑肠系膜缺血。50%的肠系膜血管闭塞性疾病的病人有上腹部血管杂音。

25. 应该如何评估慢性肠系膜缺血病人？

无创超声双功扫描可以作为慢性肠系膜缺血的筛查工具，阴性预测值达99%。不过，这项检查在很大程度上取决于超声医生的专业素质，因而开展不广泛。CTA对动脉粥样硬化病灶造成的慢性肠系膜缺血的诊断敏感度和特异度都超过90%。一般来讲，在这种情况下，三支主干动脉中必然有两支发生了狭窄或闭塞。

---

①译者注：这里的缺血性肠绞痛（intestinal angina）是肠管动脉粥样硬化导致肠管血供不足、乳酸积聚所致的绞痛，与心绞痛（angina pectoris）的发作机制相仿，不同于机械性肠梗阻平滑肌痉挛时的肠绞痛（colicky, cramp）。

26. 在慢性肠系膜缺血，动脉旁路术的目标是什么？

目标是消除症状、改善营养和预防内脏梗死。

27. 如果准备对慢性肠系膜缺血行血运重建，必须考虑哪 6 项基本决策？

a. 血运重建是采用外科手术还是血管腔内手术策略？

b. 如果选择外科手术，选择何种入路（经腹、腹膜后、胸腹联合切口）？

c. 对哪根（哪几根）血管做血运重建？

d. 动脉内膜切除术、血管再植还是旁路术？

e. 如果做旁路术，是顺向还是逆向。

f. 如果做旁路术，选用哪种桥接管道（自体静脉还是人造血管）。

（参见问题 31 和问题 32）

28. 何谓缺血性结肠炎？

缺血性结肠炎是结肠的血供不足，病因可以是闭塞性的、非闭塞性的，也可以是药物性的（如可卡因、非甾体抗炎药）。非急诊腹主动脉瘤手术的病例中有 7%、破裂性腹主动脉瘤存活者中有 60%会发生缺血性结肠炎。大多数病例为轻症病例，一般仅累及黏膜，表现为腹痛和血性腹泻。重症病例（占病例数的 15%）的特点是透壁性坏疽性梗死，病人有明显的腹膜炎体征和血性腹泻。

29. 如何诊断和治疗缺血性结肠炎？其预后取决于哪些因素？

缺血性结肠炎的诊断依靠内镜。轻症缺血性结肠炎一般可以采取保守治疗（肠道休息、积极补液和广谱抗生素）。重症缺血性结肠炎则需要外科手术切除病变肠袢。其总死亡率约为 40%，但是，在需要做结肠切除的病例中，死亡率会超过 85%，之所以有如此高的死亡率，其根本原因在于内毒素性休克和 MOF。

争议

30. 何谓腹腔动脉干压迫综合征？

腹腔动脉干压迫（Dunbar 综合征）是一种罕见的、有争议的疾病，多见于 20～50 岁的女性（女：男 ＝4：1）。本病的另一个名称是正中弓状韧带综合征，这些病人表现为慢性肠系膜缺血、血管造影无动脉粥样硬化症证据。人们相信该机械性压迫来自于左侧膈肌脚（即正中弓状韧带），偶尔可以在呼气阶段见到短暂腹腔动脉干受压从而明确诊断。疼痛机制与一种复杂的、依旧存在巨大争议的肠系膜上动脉血流重分布（前肠从肠系膜上动脉盗血）有关。有效治疗不仅要求解除压迫，还需要行支架置入术或旁路术进一步提升疼痛消除的可能性。

31. 经皮经腔内血管成形术在慢性肠系膜缺血治疗中的地位如何？

在过去几年中，对需要治疗的慢性肠系膜缺血病人，血管内治疗已经成为首选策略。其操作成功率约为 80%；据报道，20%～50% 的病人会发生再狭窄和症状复发。迄今尚无经皮经腔内血管成形术（percutaneous translu minal angioplasty，PTA）与动脉旁路术的前瞻性比较临床研究；然而，回顾性分析表明，就并发症发生率、死亡率和狭窄复发率来看，两种技术的初步结果相仿。不过，PTA 组的症状复发率稍高。

32. 慢性肠系膜缺血优选哪种治疗，是顺向性还是逆向性内脏动脉旁路术？是否需要做至少 1 根肠系膜血管血运重建术？

就肠血管旁路术来讲，顺向和逆向这两个术语分别指移植血管是与腹腔动脉干近侧的腹主动脉做吻合还是与肠系膜上动脉远侧的腹主动脉做吻合。据称，顺向旁路术的优点是移植血管不容易发生扭曲，因此，或许有比较好的血流特征。其缺点是腹腔动脉干上方腹主动脉的显露在技术上存在难度，在此处阻断主动脉会导致肾脏或脊髓缺血。逆向旁路术的问题在于移植血管很难摆放至不扭曲的位置。

近年的报道提示单根或多根血管血运重建术的结果（无论是顺向抑或逆向）都满意，5 年无症状生存率＞90%。

（范　新　译）

参 考 文 献

1. Fisher Jr DF, Fry WJ. Collateral mesenteric circulation. *Surg Gynecol Obstet*.

1987；164（5）：487-492.

2. Sise MJ. Acute mesenteric ischemia. Surg Clin North Am. 2014；94(1)：165-181.

3. Kazmers A. Operative management of acute mesenteric ischemia. Part 1. *Ann Vasc Surg*. 1998；12（2）：187-197.

4. Kazmers A. Operative management of chronic mesenteric ischemia. Part 2. *Ann Vasc Surg*. 1998；12（3）：299-308.

5. Menke J. Diagnostic accuracy of multidetector CT in acute mesenteric ischemia：systematic review and meta-analysis. *Radiology*. 2010；256（1）：93-101.

6. Acosta S. Epidemiology of mesenteric vascular disease：clinical implications. *Semin Vasc Surg*. 2010；23（1）：4-8.

7. Oderich GS. Current concepts in the management of chronic mesenteric ischemia. *Curr Treat Options Cardiovasc Med*. 2010；12（2）：117-130.

8. Schermerhorn ML，Giles KA. Mesenteric revascularization：management and outcomes in the United States，1988-2006. *J Vasc Surg*. 2009；50（2）：341-348.

9. Arthurs ZM，Titus J，Bannazadeh M，et al. A comparison of endovascular revascularization with traditional therapy for the treatment of acute mesenteric ischemia. *J Vasc Surg*. 2011；53（3）：698-705.

第 50 章　结肠憩室病

Magdalene A. Brooke，*MD*，*Gregory P. Victorino*，*MD*，*FACS*

1. 何谓结肠憩室？

结肠憩室是黏膜和黏膜下层通过肠壁的肌层向外的突出。结肠憩室没有肌层覆盖。由于这类结肠憩室不涉及肠壁的全层，因此，结肠憩室是真正的"假性"憩室。结肠憩室形成的原因可以与血管穿入处的肠壁薄弱有关，也可以与低纤维素膳食和便秘所致的肠腔内压增高有关。

2. 憩室病与憩室炎有何区别？

憩室病是结肠憩室不伴相关炎症。憩室炎是憩室存在炎症和感染。仅 15%的憩室病病人会发展成憩室炎。

3. 憩室是如何引起疼痛的？

疼痛显然是因为憩室出现炎症或穿孔所致。如果是穿孔，肠内容物的漏出量可以很少并被结肠周围脂肪包裹，也可以大量漏出污染肠系膜、其他器官或腹腔。乙状结肠憩室炎所引起的疼痛一般在左下腹。

4. 结肠憩室通常好发于结肠的哪一段？

在美国，95%的憩室发生于左半结肠，主要在乙状结肠。不过，结肠的任何部位都可以发生憩室。在亚洲，右半结肠憩室就比较常见。结肠憩室好发于对系膜结肠带[①]的系膜侧，在此处，细小的穿血管在结肠环肌上造成了一个薄弱点。

5. 憩室炎好发于什么年龄？

60～70 岁。年轻病人比年老病人容易发生右侧结肠憩室炎。

---

① 译者注：结肠有 3 条结肠带，其中一条位于系膜缘，另两条都称为"对系膜结肠带"。

6. 在结肠憩室病人采用什么策略能减少憩室炎的发生？

高纤维素膳食。增加结肠的粪便容积可减少结肠分节运动和降低肠腔内压。

7. 诊断憩室炎首选哪种影像学检查？

首选 CT 扫描，CT 扫描还能对憩室炎的局部并发症做出诊断。

8. 结肠憩室穿孔可能会发生哪些并发症？

- 穿孔。
- 肠系膜炎症性蜂窝织炎或脓肿。
- 腹膜炎。
- 腹内脓肿。
- 内瘘。
- 肠梗阻。

9. 憩室病会引起出血吗？

是的，会引起出血。憩室病（不是憩室炎）是下消化道出血的常见病因。憩室炎则罕有出血。

10. 如何对憩室出血进行定位？

人们认为结肠镜是下消化道出血定位的一线选择，因为它还能通过热凝、注射入肾上腺素或内镜夹对出血点做内镜介入治疗。在内镜检查前一定要对病人做满意的液体复苏。如果内镜检查未能见到出血点，或者说内镜检查在技术层面不可行，其他定位选项是 CT 血管造影和放射性核素标记的红细胞扫描检查。

11. 结肠憩室出血何时应该采取外科手术治疗？

将出血憩室所在的结肠段切除，其标准适应证是 24 小时输血 5～6 U（或达病人血容量的 2/3），以及住院期间再出血。

12. 如果出血危及病人生命但又无法明确出血在结肠内的位置，该如何处理？

次全结肠切除术加暂时性回肠造瘘，并在腹膜反折处将乙状结肠远断端缝闭（Hartmann 手术）；也可以经腹做全结肠切除加回肠-直肠吻合术。这种手术有很高的死亡率。

13. 憩室穿孔后形成膀胱-结肠瘘或输尿管-结肠瘘的临床依据是什么?

临床依据是气尿、粪尿和慢性尿路感染(多种细菌)。

14. 修补膀胱-结肠瘘需要采用什么术式?

长期以来,标准术式都是分期手术。如今,大多数病人都可以采用一期手术处理,包括乙状结肠切除、结肠对端吻合,以及用可吸收线一期修补膀胱缺损。术后通常都需要在膀胱内留置一根 Foley 导尿管持续 10 天。手术中要在结肠吻合口与膀胱修补口之间铺一些有活力的组织,预防瘘的复发。

15. 复杂结肠憩室炎的临床分类是什么?

Hinchey 分类法原创于 1978 年,将憩室炎分类如下:
- Ⅰ类——局限的结肠旁脓肿
- Ⅱ类——盆腔脓肿
- Ⅲ类——化脓性腹膜炎
- Ⅳ类——粪水性腹膜炎

16. 如何把握结肠憩室炎急性期的手术时机?

目前的结肠憩室炎处置指南推荐在化脓性腹膜炎或粪水性腹膜炎(Hinchey Ⅲ类和Ⅳ类)情况下,或者在非手术处理无好转的情况下,对受累结肠袢施行切除术。不过,对切除后处理的最佳术式选择人们尚存在不同意见。

争议

17. 严重结肠憩室炎应该采用何种术式?

复杂结肠憩室炎的急诊手术术式有:

a. 开放切除加端式结肠造瘘术(Hartmann 手术)。

b. 开放切除加一期吻合,加或不加保护性回肠造瘘术。

第一种术式(切除加结肠造瘘术)一直是经典标准术式,原因是对炎症感染情况下的吻合存在顾虑。不过,新近发表的文献支持一期吻合,可以加转流性回肠造瘘保护吻合口。如今的文献对急诊情况下实施该术式的安全性存在分歧意见。在哪些临床情况下应该选择哪种术式,指南推荐相信外科医生的偏好和临床判断。在明显污染或炎症情况下，第一种术式是较为安全的选项。

18. 可以对反复发作的结肠憩室炎病人做择期预防性结肠切除术吗？

多年来，人们的观点是对结肠憩室炎反复发作的病人应该采用预防性结肠切除术，目的是预防往后再次发作，并避免因并发症做结肠造瘘。近年来，人们对该策略提出了质疑。所有研究都未发现择期结肠切除术的使用能降低往后复杂结肠憩室炎的发作风险。共识指南已经避谈依据病人年龄及非复杂性结肠憩室炎的发作次数来推荐择期切除这一问题，不过，尚需更多的数据来评估择期切除的价值。对需要行脓肿引流或其他有创治疗的复杂结肠憩室炎发作后的病人，依旧有证据支持行择期结肠切除术。

文献支持有适当经验的外科医生采用腹腔镜结肠切除术，这也得到了目前指南的推荐。

要诀：下消化道出血的定位

1. 在便血病人，重要的一步是先留置一根鼻-胃管排除上消化道出血。如果鼻-胃管引出不含血液的胆汁性液体就表明是下消化道出血。反之，就应该做食管-胃-十二指肠镜检查。

2. 下消化道出血的常见病因：结肠憩室病、结肠癌、血管发育不良。

3. 放射性核素标记的红细胞扫描有利于消化道缓慢出血（检出 $0.2 \sim 0.5$ ml/min 的出血）的定位诊断。

（范　　新　译）

参 考 文 献

1. Buchs NC, Mortensen NJ. Natural history of uncomplicated sigmoid diverticulitis. *World J Gastrointest Surg*. 2015；7（11）：313-318.

2. Constantinides VA, Heriot A, Remzi F, et al. Operative strategies for diverticular peritonitis：a decision analysis between primary resection and anastomosis versus Hartmann's procedures. *Ann Surg*. 207；245（1）：94-103.

3. Simpson J, Scholefield JH. Pathogenesis of colonic diverticula. *Br J Surg*. 2002；89（5）：546-554.

4. Frattini J, Longo WE. Diagnosis and treatment of chronic and recurrent

diverticulitis. *J Clin Gastroenterol.* 2006；40（suppl 3）：S145-S149.

5. Feingold D，Steele S，Lee S，et al. Practice parameters for the treatment of sigmoid diverticulitis. *Dis Colon Rectum.* 2014；57（3）：284-294.

6. Hinchey EJ，Schaal PG. Treatment of perforated diverticular disease of the colon. *Adv Surg.* 1978；12：85-109.

7. Moghadamyeghaneh Z，Carmichael JC，Smith BR，et al. A comparison of outcomes of emergent，urgent，and elective surgical treatment of diverticulitis. *Am J Surg.* 2015；210（5）：838-845.

8. Oberkolfer CE，Rickenbacher A，Raptis DA，et al. A multicenter randomized clinical trial of primary anastomosis or Hartmann's procedure for perforated left colonic diverticulitis with purulent or fecal peritonitis. *Ann Surg.* 2012；256（5）：819-827.

9. Pasha SF，Shergill A，Acosta RD，et al. The role of endoscopy in the patient with lower GI bleeding. *Gastrointest Endosc.* 2014；79（6）：875-885.

10. Richter S，Lindemann W. One-stage sigmoid colon resection for perforated sigmoid diverticulitis（Hinchey stages III and IV）. *World J Surg.* 2006；30（6）：1027-1032.

11. Schulz JK，Yaqub S，Wallon C，et al. Laparoscopic lavage vs primary resection for acute perforated diverticulitis：The SCANDIV randomized clinical trial. *JAMA.* 2015；314（13）：1364-1375.

12. Simianu VV，Strate LL，Billingham RP，et al. The impact of elective colon resection on rates of emergency surgery for diverticulitis. *Ann Surg.* 2016；263（1）：123-129.

13. Vennix S，Morton DG，Hahnloser D，et al. Systematic review of evidence and consensus on diverticulitis：an analysis of national and international guidelines. *Colorectal Dis.* 2014；16（11）：866-878.

第51章　急性大肠梗阻

Erik D. Peltz，DO，FACS，Elizabeth C. Brew，MD

1. 机械性大肠梗阻的病因有哪些？

最常见的机械性原因是癌症（50%）、扭转（15%）、粘连（15%）和憩室病（10%）。转移性癌症或非结肠的肿瘤所造成的外压是大肠梗阻的另一种病因。比较少见的病因是结肠嵌顿性疝、肠套叠、良性肿瘤、粪块梗阻、炎性肠病、缺血性结肠炎、粘连、粪石和后腹膜纤维化（译者注：其实"粘连"在这段文字一开始已经提过）。

2. 如何诊断大肠梗阻？

a. 病人主诉腹部绞痛、腹胀和便秘。在大肠梗阻后期，病人有恶心、呕吐，并且可以吐出粪样物。结肠扭转病人的症状通常是急性起病，而结肠癌病人的梗阻症状是逐渐加重。症状存在时间比较长通常提示梗阻的病因为恶性。

b. 体格检查可以见到病人有腹胀和高亢肠鸣音。直肠指检可以扪及造成梗阻的直肠癌或粪块嵌顿证据。肠鸣音消失和局限性触痛是腹膜炎的征象。症状进行性加重伴高热或心率快提示需要立即考虑外科手术事宜。

c. 平卧位和直立位腹部平片可以显示梗阻近侧的扩张结肠。如果有穿孔，直立位胸片可以显示膈下游离气体。

3. 大肠梗阻如何确诊？

在许多病人，现代快速捕获螺旋多排 CT 影像检查已经取代了造影剂灌肠在大肠梗阻确诊中的地位。据报道，多排 CT 影像检查在大肠梗阻诊断中的敏感度和特异度分别为 96% 和 94%。CT 扫描有助于机械性梗阻与假性梗阻的鉴别；有助于憩室炎或结肠癌的诊断；有助于乙状结肠扭转与盲肠扭转的鉴别。CT 扫描能显示近侧扩张结肠与远侧萎瘪结肠之间的交界点，还能显示结肠或直肠腔内肿物。此外，CT 扫描还能显示多灶性或转移性病灶。与灌肠或内镜检查不同，CT 扫描不会有器械造成穿孔的顾虑，或许更适用于年老体弱等不能合作或不能耐受其他检查的病人。

4. 造影剂灌肠在大肠梗阻诊断中的地位如何?

造影剂灌肠（钡剂或水溶性造影剂）对于了解梗阻部位和梗阻性质是有效的。结肠扭转的特点是扭转颈部呈"鸟嘴样"狭窄。乙状结肠镜或结肠镜是最基本的检查项目,它有助于观察结肠,在乙状结肠扭转或许还可以实施治疗。

5. 右下腹触痛的重要性何在?

盲肠是最容易发生穿孔的部位。当盲肠的最宽部位达15 cm 时,其肠壁的张力就达到了非减压不可的程度,以免发生穿孔。在相同的肠腔内压下,盲肠的直径越大,盲肠壁的张力就越大（Laplace 定律）。其他容易发生穿孔的部位是原发结肠癌部位。

6. 癌性结肠梗阻常见于结肠的什么部位?

大多数梗阻性结直肠癌位于脾曲、降结肠或肝曲。在结肠梗阻的病人中 10%是直肠癌,另有 5%是肛管癌。相反,右侧结肠的癌灶最常见的表现是隐性出血。盲肠癌和直肠癌很少会引起梗阻。高达 30%的结肠癌患者在最初就医的症状是大肠梗阻。

7. 何谓结肠扭转,见于哪些部位?

结肠扭转是结肠沿其肠系膜轴线的异常旋转,可以见于乙状结肠（75%）或盲肠（25%）。**乙状结肠扭转**见于慢性便秘的老年人群,慢性便秘造成乙状结肠伸展,逐渐变得冗长。乙状结肠扭转的治疗首选乙状结肠镜减压,然后做限期外科手术。**盲肠扭转**的前提是盲肠活动度大,原因是升结肠在胚胎期固定不全。

8. 大肠梗阻何时需要外科手术处理?

结肠梗阻应该早期实施外科手术。在疑有穿孔或缺血的病人则需要紧急开腹。穿孔或缺血的危险信号是听不到肠鸣音、右下腹触痛和腹痛进行性加重。手术前要评估病人的心肺状态,并予以优化。术前必须纠正缺水,围手术期要用抗生素。术前其他重要考量是对拟行造瘘的部位进行标记和预防深静脉血栓形成。

9. 大肠梗阻应该选择什么术式？

最难做的决策是"是否能做一期吻合"。如果腹腔没有污染，仔细评估病人情况、肠管活力和梗阻部位有助于外科医生做出该决策。特殊术式：单一结肠造瘘转流粪便（作为初次手术或姑息性手术）、结肠切除加一期吻合加或不加转流性造瘘、结肠切除加端式结肠造瘘（Hartman 手术）。

90%的**梗阻性癌症**病人可以在急诊情况下做满意的切除术。右侧结肠和横结肠癌（脾曲近侧的结肠癌）的常规处理方法是切除加一期吻合。近年来，人们对降结肠的梗阻性癌症一直是采用切除加结肠造瘘术。已经有报道表明，大肠梗阻的腹腔镜外科手术具有可行性和安全性，梗阻性结肠癌病人也是如此。术中灌洗后做切除加一期吻合并未显示任何优势，而且耗时，还增加污染机会。结肠非手术减压技术（如球囊扩张、激光治疗和内支架植入）尚处于研究之中。理论上讲，这些技术为姑息治疗、肠道准备和择期结肠切除术创造了条件。

结肠扭转应该做复位和切除。乙状结肠扭转的复位可以采用非手术方法，如乙状结肠镜或流体静力学减压。在单纯的非手术法复位后，乙状结肠扭转的复发率为 75%。外科治疗方法是扭转复位加结肠固定术或乙状结肠切除术。盲肠扭转的治疗同样可以采用非手术减压、盲肠固定或外科切除术。

憩室病的理想治疗是先让肠道休息、静脉用抗生素，必要时行经皮穿刺脓肿引流术。在适当肠道准备后行结肠切除加一期吻合术。

10. 腔内支架置入在急性大肠梗阻治疗中的地位如何？

结直肠支架置入可以用来做结肠减压、肠道清洁和确定性外科手术前的全身情况优化。在这种术前准备情况下，结直肠内支架置入为一期外科切除手术创造了条件。对无法切除的恶性梗阻病人来讲，腔内支架置入还可以替代结肠造瘘术对结肠做姑息性减压。腔内支架置入的并发症包括内支架堵塞和移位、减压不满意和肠穿孔。因此说，腔内支架置入在急性大肠梗阻治疗中的作用有限，即使对经过选择的病人也需要仔细评估。

11. 大肠梗阻的非机械病因有哪些？

麻痹性肠梗阻（又称结肠假性梗阻）和中毒性巨结肠。

12. 何谓 Ogilvie 综合征?

Ogilvie 综合征是一种急性麻痹性(动力缺乏性)肠梗阻,又称假性梗阻(即结肠极度扩张,但是远侧肠管没有机械性梗阻性病灶)。病人表现为显著腹胀和轻度腹痛。首选非手术处理(包括肠道休息、静脉输液和低压灌肠)。泛影葡胺灌肠或结肠镜检查既有诊断价值又有治疗价值。还有一种治疗方法是新斯的明,适用于结肠扩张直径>10 cm 的病人。

13. 何谓中毒性巨结肠?

中毒性巨结肠是由急性炎性肠病所致的全部结肠扩张,通常与难辨梭菌感染有关。本病的临床表现是急性发作的腹痛、腹胀和脓毒症。首选的治疗措施是静脉液体复苏、鼻-胃管减压和广谱抗生素。如果病人的症状在数小时内不能缓解,就需要手术处理,以免发生穿孔。最常用的术式是急诊经腹结肠切除加回肠造瘘术。

要诀:大肠梗阻的病因

1. 癌症是大肠梗阻最常见的病因:占 50%。
2. 肠扭转:15%。
3. 肠粘连:15%。
4. 憩室病:10%。
5. 其他原因:疝、肠套叠、粪块堵塞。

网址

● www.emedicine.com/emerg/topic65.htm

(范 新 译)

参 考 文 献

1. Adler DG, Baron TH. Endoscopic palliation of colorectal cancer. *Hematol Oncol Clin North Am*. 2002;16(4):1015-1029.

2. Beattie GC, Peters RT. Computed tomography in the assessment of suspected large bowel obstruction. *ANZ J Surg*. 2007;77(3):160-165.

3. Dauphine CE, Tan P. Placement of self-expanding metal stents for acute malignant large-bowel obstruction: a collective review. *Ann Surg Oncol*. 2002;9(6):574-579.

4. Frager D. Intestinal obstruction role of CT. *Gastroenterol Clin North Am.* 2002；31（3）：777-799.

5. Jost RS，Jost R. Colorectal stenting：an effective therapy for preoperative and palliative treatment. *Cardiovasc Intervent Radiol.* 2007；30（3）：433-440.

6. Lopez-Kostner F，Hool GR. Management and causes of acute large-bowel obstruction. *Surg Clin North Am.* 1997；77（6）：1265-1290.

7. Markogiannakis H，Messaris E，Dardamanis D，et al. Acute mechanical bowel obstruction：clinical presentation，etiology，management and outcome. *World J Gastroenterol.* 2007；13（3）：432-437.

8. Murray JJ，Schoetz DJ. Intraoperative colonic lavage and primary anastomosis in nonelective colon resection. *Dis Colon Rectum.* 1991；34（7）：527-531.

9. Paran H，Silverberg D. Treatment of acute colonic pseudo-obstruction with neostigmine. *J Am Coll Surg.* 2000；190（3）：315-318.

10. Tan SG，Nambiar R. Primary resection and anastomosis in obstructed descending colon due to cancer. *Arch Surg.* 1991；126（6）：748-751.

11. Gash K，Chambers W. The role of laparoscopic surgery for the management of acute large bowel obstruction. *Colorectal Dis.* 2011；13（3）：263-266.

12. Torralba JA，Robles R，Parilla P，et al. Subtotal colectomy vs. intraoperative colonic irrigation in the management of obstructed left colon carcinoma. *Dis Colon Rectum.* 1998；41（1）：18-22.

第52章 炎性肠病

Magdalene A. Brooke，MD，Emily Miraflor，MD

1. 在炎性肠病的诊断中主要包含哪些疾病?

主要是克罗恩病（Crohn disease）和溃疡性结肠炎。第三种是未定型结肠炎，其临床和病理特征既不完全符合克罗恩病也不符合溃疡性结肠炎的标准。

2. 虽然这两种疾病常存在重叠，但一般都可以通过临床标准进行鉴别。两者的主要区别是什么?

克罗恩病病人主诉腹痛和腹泻，伴黏液血便。溃疡性结肠炎病人的主诉是血性腹泻，尤其是便急症状比较明显，因而，这些病人通常不敢去离厕所太远的场所。腹部肿块和肛管直肠疾病史（肛裂、肛瘘和肛周脓肿）常见于克罗恩病。由于排便频数，溃疡性结肠炎病人可以有肛周刺激和肛裂，但一般不会有瘘。

3. 两种疾病在放射学上主要有哪些区别?

克罗恩病的 CT 扫描可以显示末端回肠增厚、跳跃区、狭窄、内瘘和相关蜂窝织炎。在溃疡性结肠炎，可以见到结肠壁增厚。

4. 两种疾病在组织学上主要有哪些区别?

60%的克罗恩病可以有肠壁及其附近淋巴结的肉芽肿。溃疡性结肠炎的炎症仅限于黏膜，而克罗恩病的炎症累及肠壁全层。溃疡性结肠炎常见的组织病理学所见是隐窝脓肿、隐窝扭曲（crypt distortion）和潘氏细胞化生（Paneth cell metaplasia）。溃疡性结肠炎可以见到与隐窝脓肿相关性肉芽肿，也就是说，出现隐窝脓肿相关性肉芽肿并不一定表明病人就是克罗恩病。此外，重症溃疡性结肠炎的黏膜溃疡可以侵蚀至黏膜下层，与克罗恩病形成混淆。

5. 克罗恩结肠炎与溃疡性结肠炎在临床上常难以区别。结肠镜下的主要区别是什么？

克罗恩病可以表现在从口腔至肛门的胃肠道的任何部位，可以是不连续的病变。但是，溃疡性结肠炎是从大肠远端开始，逐渐向近侧发展，是一种连续性病变。

克罗恩结肠炎是局灶性的，病变以右半结肠为主。克罗恩病的最早病灶是黏膜面的阿弗他溃疡[1]。随着疾病的进展，受累区可以形成线形或匐行性溃疡（熊爪状溃疡）。这些纵向大溃疡横向发展时，正常黏膜就被分隔成"岛"，此称"鹅卵石"征。溃疡性结肠炎最初发生在直肠，逐渐向近侧扩展。"跳跃区"常见于克罗恩病，但是，要注意的是溃疡性结肠炎病人在用直肠栓剂或灌肠治疗后直肠外观可以正常。溃疡性结肠炎的内镜所见轻者可以是单纯性黏膜水肿，重者可以是脆弱的硬结组织，触之容易出血。

6. 虽然克罗恩病可以累及咽至肛门的整个胃肠道，但临床上最常见于胃肠道的哪些部分？

28%的病人仅累及小肠；41%的病人累及回肠和结肠（回结肠炎）；27%的病人仅累及结肠。克罗恩病累及结肠时又称克罗恩结肠炎或肉芽肿性结肠炎。

7. 克罗恩病外科治疗的主要适应证有哪些？

这取决于病变的位置和症状严重程度。指导性原则是仅对影响病人生理的病变做手术。轻度腹泻病人和肠-肠内瘘病人都不必行外科手术，应该用药物治疗。外科手术适用于梗阻、穿孔，以及病变导致全身性生理效应（严重腹泻、体重下降、脓毒症）的病人。药物治疗无效或不能耐受药物治疗的病人可能也需要外科手术。肛周病变伴肛周脓肿时需要尽快引流。有80%的克罗恩病病人在其有生之年需要做外科手术。

8. 溃疡性结肠炎外科治疗的主要适应证有哪些？

急诊外科干预的适应证：有穿孔征象或有迫在眉睫的穿孔

· [1]译者注：阿弗他溃疡（aphthous ulcerations）又称口疮（canker sores）样溃疡，原本是一种常累及口腔黏膜面的疾病。在这里是指肠黏膜的早期病灶。

征象（如中毒性巨结肠）的重症结肠炎，以及药物治疗无效的急性结肠炎。择期手术的适应证：内科治疗无效、严重并发症（如营养不良和儿童发育迟滞），以及丧失生活质量的肠外表现（尤其是眼、皮肤和关节症状）。约有 20%的溃疡性结肠炎病人在其有生之年需要做外科手术。

9. 溃疡性结肠炎外科治疗术式是什么？

全直肠-结肠切除术能为溃疡性结肠炎病人提供外科治愈。大多数病人不愿意做永久性回肠造瘘，因此需要创建一段新的直肠。用病人的小肠做一个贮袋与肛门括约肌做吻合，满足粪便控制的需求。

10. 回肠狭窄的外科治疗术式是什么？多发性狭窄的外科治疗术式是什么？

由于外科手术不能使克罗恩病达到治愈，在克罗恩病病人的一生中大多数病人需要多次手术，保留肠袢的长度就显得很重要，因为反复手术会导致短肠综合征。对单一狭窄可以选择切除加吻合，要诀是将外观正常的回肠与外观正常的结肠进行吻合。对多处狭窄则需要做狭窄整形术——沿狭窄做纵向切开直至正常肠壁，然后横向缝合肠壁的切口，使狭窄的肠腔敞开有利于肠内容物通过。

11. 如何评估造瘘口位置布局？

造瘘口的位置是病人能否维持最基本生活品质的重要因素。造瘘口的位置布局要个体化，兼顾病人的腹部外形、腹壁瘢痕、扎皮带位置和骨性突起。要求造瘘口从腹直肌中外 1/3 交界处拖出来，同时造瘘口位于髂前上棘与脐之间的连线上。不过，肥胖病人可能需要将造瘘口放在上腹部，以方便病人对造瘘口做自我护理。

12. 如何对溃疡性结肠炎病人进行监测，评估是否有瘤变？

在第一次结肠镜检查获得确诊后 8～10 年，就应该开始根据结肠镜所见每 1～3 年用结肠镜做 1 次随访性监测。要求每隔 10 cm 做 4 个象限的取材活检，标准要求取至少 35 块标本，以便获取足够的标本来判断有无瘤变。

13. 炎性肠病有遗传基础吗?

约20%的炎性肠病病人有家族人员受累史,提示遗传连锁的存在。第一个克罗恩病相关突变是染色体16上的NOD2/CARD 15基因。该基因的产物在针对细菌细胞壁特定成分的免疫反应中起一定作用。该基因的纯合突变使克罗恩病的风险增加30倍。迄今,已经发现的与炎性肠病相关的基因突变逾40种,其中有些是溃疡性结肠炎或克罗恩病特异性的,而另一些突变是两种疾病所共有的。

14. 炎性肠病的内科治疗方法有哪些?

许多一线治疗方案都要使用抗炎药物,可以是口服给药,也可以是直肠给药。这些5-ASA复合物都有轻微的毒性。其他方案包含免疫调节药物。对于疾病症状来势凶猛或恶化的病人,主要治疗用药是皮质类固醇。免疫抑制药物,如硫唑嘌呤(其代谢产物是6巯基嘌呤),甚至环孢素,都可以用于炎性肠病的治疗。临床使用的最新型药物是生物制品——针对肿瘤坏死因子α等特异性靶点的抗体(英夫利昔单抗和阿达木单抗)。克罗恩病伴有肛周瘘形成的病人的长期治疗方案中还可以加入抗生素。

15. 何谓Brooke回肠造瘘术?

Brooke回肠造瘘术就是“玫瑰花蕾”状造瘘,又称全层回肠造瘘,是将回肠自身外翻高出皮肤表面约1 cm后做造瘘。这种造瘘有利于在造瘘用具与肠祥造口之间做充分封闭,从而避免肠内容物外溢至皮肤上,严重刺激皮肤,造成皮肤炎症。

16. 何谓贮袋炎,哪些病人容易发生贮袋炎?

贮袋炎顾名思义就是小肠贮袋的炎症。在全直肠-结肠切除加回肠-肛管贮袋吻合的全部病人中,有27%的病人在其有生之年至少发生一次贮袋炎。虽然至今未找到贮袋炎的原因,研究人员还是把注意力放在自身免疫、小肠内细菌过度生长及通常情况下在正常结肠内应该见到的某些菌种缺乏方面。大多数贮袋炎可以用抗生素治疗,如氟喹诺酮加甲硝唑。顽固病例罕见,或许需要用抗炎药物,甚至免疫抑制药物。贮袋炎罕有需要做贮袋切除术。有趣的是,人们注意到在因其他疾病(如家族性腺瘤性息肉病)做盆腔贮袋手术的病人几乎见不到贮袋炎，因此人们有理由相信贮袋炎的发生与炎性肠病可能存在相同的机制。

争议

17. 克罗恩病继发肠-肠内瘘的病人在发现瘘之后都需要外科手术处理吗？

赞成者：说到底，这类病人的结局都很差，会进一步发生腹腔内感染性并发症，终究需要外科处理。

反对者：这类病人不做手术采取内科处理有许多会生存的不错。既然外科手术不能治愈克罗恩病，为何让这些病人去承受这一不必要的风险呢。在影像学上偶尔发现的无症状的肠-肠内瘘根本不需要外科干预。

18. 对证据确凿的溃疡性结肠炎、病史在 10 年以上的病人，为了避免结直肠癌的风险，不管病灶是否为活动性，都应该做直肠-结肠切除吗？

赞成者：溃疡性结肠炎在起病后 8～10 年发生结肠癌的风险每年约增加 1%，因此，直肠-结肠切除可以消除这类病人的癌症风险。值得注意的是，溃疡性结肠炎加原发性硬化性胆管炎病人的患癌风险增加。

反对者：采用结肠镜做随访性监测和活检，我们可以及时发现处于癌症高风险状态的病人，为何让许多正常病人去冒外科手术之险呢？

19. 在溃疡性结肠炎病人做结肠切除术后，回-直肠吻合术是一种可接受的术式吗？

赞成者：这些病人的排便功能比较正常，又避免了盆腔手术的高并发症发生率。初步研究证据表明，与回肠贮袋-肛管吻合相比，回-直肠吻合对女性生育的影响比较小。

反对者：至少有 50% 的病人由于疾病症状反复最终需要再次手术。残留的直肠还可能发生癌症，并且这类病人需要在术后做随访监测。此外，用不健康的直肠做吻合容易发生吻合口漏。回-直肠吻合仅适用于直肠炎症不严重的病人。

20. 我们应该给克罗恩结肠炎病人做全直肠-结肠切除术加回肠贮袋吗？

赞成者：随着新型药物的使用，这些病人可以多年不需要做肠造瘘。

反对者：在克罗恩病中，瘘的形成率和贮袋的失败率[①]使得这种术式的风险太大。

要诀：炎性肠病

1. 溃疡性结肠炎和克罗恩病都是炎症性疾病，其特征都是对肠黏膜和正常肠道菌群的一种异常免疫反应。这两种疾病有一定程度的重叠；如果其病理特征不符合克罗恩结肠炎或溃疡性结肠炎的诊断标准，就应该诊断为未定型结肠炎。

2. 克罗恩病一定是透壁性病变，伴非干酪样肉芽肿。克罗恩病可以发生在口腔至肛门消化道的任何部位。溃疡性结肠炎仅累及结肠和直肠。

3. 由于溃疡性结肠炎病人的结肠癌发生率逐年升高，推荐从确诊后8年开始每2～3年做一次结肠镜筛查。对结肠全长随机取活组织检查，评估是否存在瘤变。

4. 外科手术无法治愈克罗恩病，因而，仅适用于克罗恩病并发症（如梗阻、穿孔、瘘）的处理。

5. 溃疡性结肠炎的现代外科处理包括全直肠-结肠切除术加回肠贮袋重建，以避免永久性造瘘。这类病人最常体会到的远期并发症是贮袋炎。

（范 新 译）

参 考 文 献

1. Khor B，Gardet A. Genetics and pathogenesis of inflammatory bowel disease. *Nature*. 2011；474（7351）：307-317.

2. Michelassi F，Lee J，Rubin M，et al. Long-term functional results after ileal pouch anal restorative proctocolectomy for ulcerative colitis：a prospective observational

---

①译者注：贮袋-肛管吻合的并发症之一就是吻合口漏，其主要原因是在同一段肠袢上做了两条平行纵向切口，造成了肠袢血供障碍（参见 Tech Coloproct. 2013 Aug；17（4）：463-4. doi：10.1007/s10151-012-0896-4.）。

study. *Ann Surg*. 2003; 238（3）: 433-431.

3. Ross H, Steel SR, Varma M, et al. Practice parameters for the surgical treatment of ulcerative colitis. *Dis Colon Rectum*. 2014; 57（1）: 5-22.

4. Strong S, Steele SR, Boutrous M, et al. Clinical practice guideline for the surgical management of Crohn's disease. *Dis Colon Rectum*. 2015; 58（11）: 1021-1036.

5. Lichtenstein GR, Hanauer SB. Management of Crohn's disease in adults. *Am J Gastroenterol*. 2008; 104（2）: 465-483.

6. Kornbluth A, Sachar DB. Ulcerative Colitis in adults: American college of Gastroenterology, Practice Parameters Committee. *Am J Gastroenterol*. 2010; 105（3）: 501-523.

7. Hurst RD, Michelassi F. Strictureplasty for Crohn's disease: techniques and long-term results. *World J Surg*. 1998; 22（4）: 359-363.

8. Konda A, Duffy MC. Surveillance of patients at increased risk of colon cancer: inflammatory bowel disease and other conditions. *Gastroenterol Clin North Am*. 2008; 37（1）: 191-213.

9. Solomon MJ, Schmirz M. Cancer and inflammatory bowel disease: bias, epidemiology, surveillance, and treatment. *World J Surg*. 1998; 22（4）: 352-358.

10. Zezos P, Saibil F. Inflammatory pouch disease: the spectrum of pouchitis. *World J Gastroenterol*. 2015; 21（29）: 8739-8752.

11. Sugerman HJ, Sugerman EL. Ileal pouch anal anastomosis without ileal diversion. *Ann Surg*. 2000; 232（4）: 530-541.

第53章 上消化道出血

Taft Bhuket，MD，Benny Liu，MD，Robert Wong，MD，MS

1. 何谓上消化道出血？

Treitz 韧带（十二指肠与空肠的交界点）近侧胃肠道（即食管、胃或十二指肠）的出血。

2. 何谓 Treitz 韧带？

Treitz 韧带是从左侧膈肌脚延伸至十二指肠与空肠交界点的一菲薄悬肌。它是用奥地利医生 Wenzel Treitz 的名字命名的。

3. 上消化道出血最常见的原因是什么？

上消化道出血最常见的原因是消化性溃疡，其次是食管胃底静脉曲张和食管炎。

4. 上消化道出血几种不太常见的病因是什么？

上消化道癌症、Mallory-Weiss 撕裂和 Dieulafoy 病。

5. 何谓 Dieulafoy 病？

一条弯曲的黏膜下动脉通过黏膜向胃腔突起，可以导致上消化道大出血。Dieulafoy 病常见于胃底部，但整个胃肠道的其他部位也都有报道。它是以法国外科医生 Paul Georges Dieulafoy 的名字命名的（译者注：参见第 47 章问题 22）。

6. 上消化道出血还有哪些罕见病因？

主动脉-肠瘘和胰管出血[①]。

7. 哪些病史有助于上消化道出血病因的判断？

- 消化性溃疡：既往史中有溃疡病、服用阿司匹林或非甾

[①]译者注：胰管出血（hemosuccus pancreaticus）又称胰性出血，是因为脾血管瘤或胰血管瘤破裂入胰管所致，临床上容易与胆道出血混淆，常见于急性坏死性胰腺炎后。

体抗炎药、幽门螺杆菌感染、重症疾病。
- 食管或胃静脉曲张：已知有肝硬化，或疑诊为肝硬化。
- 食管炎：胃食管反流病或酗酒史。
- 恶性肿瘤：体重下降或梗阻症状。
- Mallory-Weiss 撕裂：近期有干呕或呕吐史。
- 腹主动脉-肠瘘：腹主动脉瘤病史。
- 胰管出血：胰腺炎病史。

8. 上消化道出血的常见程度如何？

在全部消化道出血住院病人中，约 50% 为上消化道出血。在美国，消化道出血是消化道疾病住院病人的最常见原因，每年逾 500 000 例。

9. 上消化道出血的死亡率是多少？

过去 20 多年，上消化道出血的总死亡率已经下降，据美国的某些研究报道，已经降至 2.1%～2.5%。不过，严重上消化道出血的死亡率并未变化，依旧维持在 5%～10%。据判断其主要原因是有合并症的老年病人，以及肝硬化曲张静脉出血的病人增多。

10. 何谓严重上消化道出血？

严重上消化道出血是指上消化道出血伴休克或直立性低血压、血红蛋白下降值≥60 g/L 或输浓缩红细胞≥2 U。

11. 上消化道出血有哪些相关症状和体征？

呕血或吐出咖啡色物提示上消化道出血。黑便（柏油状黑便）强烈提示上消化道出血，据报道，80% 的上消化道出血病人有黑便表现。血便（直肠排出鲜红色血）多为下消化道出血，不过，也可以是严重急速的上消化道出血。

12. 胃肠道出血需要达多少量才会出现黑便？

50～100 ml。

13. 严重上消化道出血病人的初步处理措施有哪些？

像所有危重病人一样，急性消化道出血要求迅速进行系统处置，其措施包括：
- ABC 评估：气道（airway）、呼吸（breathing）和循环

(circulation)。

- 直接的病史采集和体格检查，帮助明确出血的潜在病因。
- 创建两条大口径静脉输液通道。
- 初步实验室检查：全血细胞计数、全套代谢检测、凝血功能及血型/交叉配血。
- 静脉输液 1~2 L，同时对病人进行监测[①]。
- 启用合适的药物治疗（对怀疑消化性溃疡出血的病人用质子泵抑制剂，对怀疑曲张静脉出血的病人用奥曲肽，对肝硬化病人用抗生素）。
- 请消化科医生会诊做诊断性/治疗性食管-胃-十二指肠镜检查。

14. 鼻-胃管插入对上消化道出血病人有帮助吗？

人们对鼻-胃管在上消化道出血处置中的地位依旧存在争议。观察到的证据并未显示临床获益。此外，鼻-胃管吸引在 15%~20% 的活动性上消化道出血病人中可以出现假阴性，标准口径的鼻-胃管或许难以将血块满意清除来提升腔镜下的可视度。

15. 在判断出血来源方面，可以采用哪些检查？

食管-胃-十二指肠内镜检查是首选的检查，明确出血点的概率高达 95%。如果病人依旧有出血、没有条件做食管-胃-十二指肠内镜检查或者食管-胃-十二指肠内镜检查未能找到出血点，可以考虑做血管造影（CT 血管造影或导管插入）。

16. 可以采用哪些食管-胃-十二指肠内镜技术控制出血？

食管-胃-十二指肠内镜在止血方面十分有效。对非曲张静脉出血可以联合使用注射、热凝和机械方法进行止血。对食管曲张静脉出血，套扎法优于硬化剂注射。对胃底静脉曲张出血，

①译者注：还需要插入 Foley 导尿管。如今对出血病人的液体复苏要求是"损害控制性复苏"（参见第 18 章问题 15）。简而言之，就是在出血得到确切控制（一般是指外科控制出血）前不要将血压升至正常，收缩压达 80 mmHg 即可。以免加重出血、造成致死性三联征（低体温、酸中毒和凝血功能障碍）。

可以采用内镜超声引导下的弹簧圈和氰基丙烯酸酯胶注射。

17. 何谓 Sengstaken-Blakemore 管?

Sengstaken-Blakemore 管是一种双球囊管,将这种管子经食管插入胃内,膨胀球囊对食管或胃的活动性出血的曲张静脉进行压迫止血。这种管子只是在确切止血前作为临时性止血措施使用。它是以美国外科医生 Robert Sengstaken 和美国血管外科医生 Arthur Blakemore 的名字命名的。

18. 上消化道出血病人的外科手术适应证是哪些?

上消化道出血在下列情况下应该考虑外科手术:

- 食管-胃-十二指肠内镜止血未能奏效。
- 介入放射血管造影止血未能奏效。
- 持续低血压或休克。

要诀:上消化道出血

1. 上消化道出血的定义是 Treitz 韧带近侧胃肠道的出血。
2. 最常见的病因是消化性溃疡、食管胃底静脉曲张和食管炎。
3. 呕血或呕出咖啡色物提示上消化道出血。黑便强烈提示上消化道出血。血便有可能是上消化道出血。
4. 首选诊断和治疗手段是食管-胃-十二指肠内镜。

(吕建鑫 译)

参 考 文 献

1. Savides TJ, Jensen DM. Gastrointestinal bleeding. In: Sleisenger and Fordtran's Gastrointestinal and Liver Disease. 10th ed. Philadelphia, PA: Elsevier, 2016. [chapter 20].
2. Hwang JH, Fisher DA, Ben-Menachem T, et al. The role of endoscopy in the management of acute non-variceal upper GI bleeding. *Gastrointest Endosc.* 2012; 75 (6): 1132-1138.
3. Laine L. Clinical Practice: Upper gastrointestinal bleed due to a peptic ulcer. *N Engl J Med.* 2016; 374 (24): 2367-2376.
4. Lu Y, Loffroy R. Multidisciplinary management strategies for acute non-variceal upper gastrointestinal bleeding. *Br J Surg.* 2014; 101 (1): e34-e50.
5. Weilert F, Binmoeller KF. New endoscopic technologies and procedural advances for endoscopic hemostasis. *Clinl Gastroenterol Hepatol.* 2016; 14(9): 1234-1244.

第54章　下消化道出血

Benny Liu，MD，Taft Bhuket，MD，Robert Wong，
MD，MS，Kathleen R. Liscum，MD

1. 下消化道大出血病人就诊时的初期处理措施是什么？

ABC 评估：气道（airway）、呼吸（breathing）和循环（circulation）。为了明确血液丢失的严重程度，还要评估生命体征，包括病人是否有直立性低血压。治疗方面是先着手液体复苏。在上肢留置两根大口径静脉输液管道（18 号针或更粗）。做血红蛋白、血细胞比容、血型和交叉配血检查。反复监测生命体征评估液体复苏的效果，目标是血压和心率正常（译者注：还应该用 Foley 导尿管监测尿量）。

2. 在病人的评估中，下一步是做什么？

在有大量血便且血流动力学不稳定的病人，应该考虑插一根鼻-胃管排除来自上消化道的急速出血。如果吸出物为胆汁样，检查者几乎可以肯定出血来源于 Treitz 韧带远侧。然而，如果吸出物不含胆汁，该检查就不具有诊断价值，因为出血仍然有可能来源于幽门功能完好的十二指肠。

3. 下消化道大出血最常见的原因是什么？

憩室出血（憩室病）和缺血性结肠炎出血。

4. 直肠出血还可能有哪些其他原因？

- 结肠癌/息肉
- 炎性肠病
- 息肉切除后
- 肛管直肠疾病（如痔、肛裂）
- 血管扩张症
- Meckel 憩室
- 感染性结肠炎

5. 在详细的病史采集和体格检查后，确定出血部位的首选检查手段是什么？

直肠指检和肛门镜检查排除肛管-直肠来源的出血。在着手对近侧结肠做进一步检查之前，临床医生必须确定出血的病因肯定不在胃肠道最末端。

6. 下消化道出血定位检查的四大选项有什么？

- 结肠镜
- 放射性核素标记的红细胞扫描
- 血管造影
- 多排 CT 血管造影（computed tomography angiography，CTA）

7. 放射性核素标记的红细胞扫描在下消化道出血定位诊断中的地位如何？

对有明显下消化道出血，但内镜检查未能明确出血来源且继续出血的病人可以考虑做放射性核素标记的红细胞扫描。放射性核素标记的红细胞扫描需要对自身红细胞做放射性核素标记，这需要耽搁 30 分钟，然后将标记好的红细胞回输入病人体内。该项检查可以发现速率慢至 0.1～0.5 ml/min 的出血。由于标记的细胞存在于病人的循环中，因此，可以在标记红细胞回输后 24 小时内对病人做再次扫描，它有助于间歇性出血病灶的定位诊断。

8. 血管造影在下消化道出血定位诊断中的地位如何？

对血流动力学稳定、不需要紧急剖腹的持续性显著出血病人来讲，可以考虑做血管造影检查。一般来讲，这项检查适用于放射性核素标记的红细胞扫描阳性或 CTA 阳性的病人，或内镜止血失败的病人。

血管造影可以发现速率 0.5～1.0 ml/min 的出血，但是，病人必须是活动性出血。在找到出血部位后，血管造影征象或许还能为出血病因的诊断提供进一步的证据。憩室出血通常可以见到造影剂外溢，血管扩张症可以通过血管丛或早期静脉充盈得到确认。

9. 血管造影可以做哪些治疗选项？

- 对出血的血管进行栓塞。
- 在选定的血管内输注升压素（必压生®），这种方法罕有采用。

10. 在下消化道出血病人的评估中，结肠镜的地位如何？

几乎所有血流动力学稳定的病人都应该做一次结肠镜检查以明确便血的原因。在下消化道出血表现出现后 24 小时内做结肠镜检查者的住院时间短、所需的输血量少、住院费用低，但对死亡率没有影响。

要诀：下消化道出血

1. 下消化道大出血最常见的病因是憩室出血和缺血性结肠炎出血。

2. 儿童下消化道出血最常见的病因是 Meckel 憩室。

3. 在全面病史采集和体格检查后，确定出血部位的首选检查手段是直肠指检和肛门镜检查。

4. 下消化道出血定位检查的四大选项分别是结肠镜、放射性核素标记的红细胞扫描、CTA 和血管造影。

5. 外科手术适应证是输了 6 U 血后出血依旧不止的病人，那些在使用了内镜止血或栓塞止血后依旧出血的病人，或那些生命体征很不稳定无法承受任何定位检查的病人。

6. 有明显出血但内镜检查未能明确出血点的病人可以考虑做多排 CT 血管造影。该项检查可以查出速率≥0.35 ml/min 的出血速率并定位。

7. 大多数下消化道出血会自行停止。75%的血管扩张症出血和80%～90%的憩室出血会自行停止。

8. 盲法结肠次全切除术仅适用于出血来源无法确定的一小部分病人。该术式的死亡率为 16%。年轻病人对该术式的耐受能力好于老年病人。老年病人通常会出现严重腹泻、便急和失禁。然而，盲法节段性结肠切除术的死亡率甚至更高（40%），再出血率是 50%。

（吕建鑫　译）

参 考 文 献

1. Biondo S, Kreisler E, Millan M, et al. Differences in patient postoperative and long-term outcomes between obstructive and perforated colonic cancer. *Am J Surg*. 2008; 195（4）: 427-432.

2. Cynamon J, Atar E, Steiner A, et al. Catheter-induced vasospasm in the treatment of acute lower gastrointestinal bleeding. *J Vasc Interv Radiol*. 2003; 14(2 Part 1): 211-216.

3. Green BT, Rockey DC, Portwood G, et al. Urgent colonoscopy for evaluation and management of acute lower gastrointestinal hemorrhage: a randomized controlled trial. *Am J Gastroenterol*. 2005; 100（11）: 2395-2402.

4. Lee YS, Lee IK, Kang WK, et al. Surgical and pathological outcomes of laparoscopic surgery for transverse colon cancer. *Int J Colorectal Dis*. 2008; 23（7）: 669-673.

5. Mallant-Hent RC, van Bodegraven AA, Meuwissen SG, et al. Alternative approach to massive gastrointestinal bleeding in ulcerative colitis: highly selective transcatheter embolization. *Eur J Gastroenterol Hepatol*. 2003; 15（2）: 189-193.

6. Schmulewitz N, Fisher DA. Early colonoscopy for acute lower GI bleeding predicts shorter hospital stay: a retrospective study of experience in a single center. *Gastrointest Endosc*. 2003; 58（6）: 841-846.

7. Setya V, Singer JA. Subtotal colectomy as a last resort for unrelenting, unlocalized, lower gastrointestinal hemorrhage: experience with 12 cases. *Am Surg*. 1992; 58（5）: 295-299.

8. Strate LL. Lower GI bleeding: epidemiology and diagnosis. *Gastroenterol Clin North Am*. 2005; 34（4）: 643-664.

9. Strate LL, Syngal S. Timing of colonoscopy: impact on length of hospital stay in patients with acute lower intestinal bleeding. *Am J Gastroenterol*. 2003; 98（2）: 317-322.

10. Zuccaro G. Management of the adult patient with acute lower gastrointestinal bleeding. *Am J Gastroenterol*. 1998; 93（8）: 1202-1208.

11. Navaneethan U, Njei B. Timing of colonoscopy and outcomes in patients with lower GI bleeding: a nationwide population-based study. *Gastrointest Endosc*. 2014; 79（2）: 297-306.

12. ASGE Standards of Practice Committee, Pasha SF, Shergill A, et al. The role of endoscopy in lower GI bleeding. *Gastrointest Endosc*. 2014; 79（6）: 875-885.

13. Ghassemi KA, Jensen DA. Lower GI bleeding: epidemiology and management. *Curr Gastroenterol Rep*. 2013; 15（7）: 333.

14. Geffroy Y, Rodallec MH. Multidetector CT angiography in acute gastrointestinal bleeding: why, when, and how. *Radiographics*. 2011; 31（3）: E35-E46.

15. Adams JB, Margolin DA. Management of diverticular hemorrhage. *Clin Colon Rectal Surg*. 2009; 22（3）: 181-185.

第55章　结直肠息肉

Brian Hurt，MD，MS，Carlton C. Barnett，Jr.，MD，FACS

1. 何谓息肉病?

胃肠道息肉是指从黏膜层隆起的异常生长组织，可见于胃肠道任何部位。近半数胃肠道息肉病人没有胃肠症状主诉。排便习惯改变比腹痛常见。筛查性结肠镜发现的结直肠息肉大多直径≤5 mm，2/3 的息肉见于直肠乙状结肠和降结肠。

2. 息肉的主要种类有哪些?

以前，结肠息肉一直是分为增生性和腺瘤性两类，只有后者才被认为有进展至癌的可能性。

如今，根据巴黎分类法，可以**从外形特征上**将息肉分为有蒂、无蒂、扁平和凹陷。

- **有蒂息肉**有一个头部通过一个柄与结肠或直肠黏膜相连。柄部通常覆盖的是正常黏膜，直径一般<1.5 cm。
- **无蒂息肉**是一个相对平坦的息肉，其基部与结肠壁相连。
- **平坦（扁平）息肉**是指高度不足直径 1/2 的病灶。这种息肉占全部息肉的 27%～36%。
- **凹陷息肉**出现高级别瘤变的可能性增大，在亚洲人群比较多见。

一般来讲，黏膜肌层是区别侵袭性与非侵袭性病灶的一项重要组织学标志，因为淋巴管和静脉通常不穿越黏膜肌层。黏膜下层的病灶（如类癌和脂肪瘤）在外观上可以酷似结直肠息肉。

3. 哪个年龄组好发息肉?

腺瘤性结直肠息肉在 30 岁以下的人群很少见。其发病率随年龄而上升。对 50 岁的无症状人群的结肠筛查研究表明，腺瘤的患病率为 25%～30%。尸体解剖研究结果与该临床患病率一致。

4. 哪些息肉无恶变倾向？

- **增生性（化生性）息肉**是由正常细胞成分组成，没有瘤变表现，呈特征性"锯齿"状，一般直径都＜5 mm，位于直肠和乙状结肠。
- **错构瘤**内的组织成分符合正常情况下该部位能见到的组织成分，但是是一种杂乱生长的肿物。
- **炎性假性息肉**是结肠黏膜在形成溃疡后残存的完整炎症黏膜。它是愈合中的黏膜上皮岛或已经愈合的黏膜上皮岛。其见于溃疡性结肠炎、克罗恩病和血吸虫病。

5. 哪些息肉有恶变倾向？

a. **腺瘤性息肉**已知具有恶变倾向。腺瘤性息肉在病理上可以分为下述几种。

　　i. **管状腺瘤**的特点是形成网的分支状腺瘤上皮，管状成分必须＞75%才能诊断为管状腺瘤。管状腺瘤占全部结肠腺瘤的80%以上。

　　ii. **绒毛状腺瘤**有长腺从息肉表面伸展至中心。含绒毛成分必须＞75%才能诊断为绒毛状腺瘤。绒毛状腺瘤占全部结肠腺瘤的5%～15%。

　　iii. **绒毛管状腺瘤**含绒毛成分36%～75%，占全部结肠腺瘤的5%～15%。

b. **锯齿状息肉**是一种非均质息肉，恶变倾向不一。在组织学上不同于腺瘤，所有锯齿状息肉的共同特征是隐窝上皮呈锯齿状向内折叠。一般将这类息肉分为下述几种。

　　i. **传统锯齿状腺瘤**在组织学上是整体呈隆起形生长，有绒毛状突起，细胞学上有瘤变，核细长，细胞质为嗜酸性。这种腺瘤好发于直肠乙状结肠。

　　ii. **无蒂锯齿状腺瘤**有"锯齿"伸至隐窝底，扩张的隐窝呈"L"形或倒"T"形。这种腺瘤好发于近侧结肠。

c. 近年的证据表明大的增生性息肉（大多为良性）可能就是锯齿状息肉的潜在前体。

6. 结肠息肉高级别瘤变和癌症的风险因素有哪些？

　　绒毛状组织结构、腺瘤进行性增大和高级别瘤变是腺瘤内局灶性癌变的风险因素。

7. 息肉大小与腺癌风险之间的关系如何?

直径＜2 cm 的息肉含癌的风险是 2%,直径为 2 cm 息肉含癌的风险是 10%, 直径＞2 cm 息肉含癌的风险是 40%。60%的绒毛状息肉直径＞2 cm, 77%的管状息肉在发现时直径＜1 cm。

8. 何谓幼年型息肉?

幼年型息肉是固有层内腺结构的囊状扩张,无上皮瘤变。幼年型息肉可以见于任何年龄,但儿童更多见。这种息肉一般好发于结肠和直肠,是儿童消化道出血最常见的原因。

9. 如何诊断结直肠息肉?

结肠镜是诊断结直肠息肉最敏感的检查手段,被认为是结直肠筛查的金标准,它能观察整个结肠,其优势是既能诊断,又能治疗。纤维乙状结肠镜、CT 结肠造影、钡灌肠和结肠胶囊内镜也可以用来查找结直肠息肉。

10. 结肠镜的风险有哪些?

出血和穿孔。对筛查性结肠镜来讲,这类风险极低,这两种并发症的风险分别是 1%～2% 和 0.1%～1%。出血大都会自行停止,罕有需要剖腹处理。

11. 如何判断病人的息肉是否适合做内镜下息肉切除术?

一般来讲,如果能达到切缘＞1 mm, 黏膜肌层未受侵犯,病灶的组织学分级为 I 或 II 级 (分化中或分化良好),病人就应该采用内镜下息肉切除术。如果息肉的切缘＜1 mm, 血管或淋巴管有侵犯,病灶组织学分级为 III 级 (分化差),就应该选择结肠切除术,除非病人的内科合并症禁忌外科手术。

12. 查找息肉有何筛查推荐意见?

美国癌症协会对平均结肠癌风险的男女人群推荐采取下列筛查项目之一:

- 每 5 年 1 次纤维乙状结肠镜检查。
- 每 10 年 1 次结肠镜检查。
- 每 5 年 1 次气钡双重灌肠造影。

● 每 5 年 1 次 CT 结肠镜检查。

凡筛查阳性就应该做结肠镜检查。虽然许多健康筛查系统都采用愈创木脂化学法粪便潜血试验和粪免疫化学试验，不过，人们对结直肠癌筛查采用这些试验存在不同意见，因为，研究表明，单独使用这些方法会遗漏高百分比的结肠疾病。

对结肠癌风险增加（结直肠癌、腺瘤性息肉或炎性肠病的个人史，结直肠癌或息肉的家族史，或者已知有遗传性结直肠癌综合征史）的人群应该增加筛查频度。既往有结直肠癌外科切除史的病人应该在术后 1 年做一次结肠镜检查，根据风险因素和结肠镜检查所见拟定今后的随访检查时间。如果某人有结直肠癌家族史，就应该从其 40 岁开始筛查，或者在直系亲属中最年轻的癌症病人确诊年龄前 10 年开始筛查。有遗传性结直肠癌综合征的高危人群甚至可能要在年龄更年轻的时候开始做筛查。

乙状结肠镜和结肠镜检查息肉的敏感度为 90%，特异度为 96%。但是，乙状结肠镜无法对近侧结肠进行评估，因此降低了这项筛查的总有效性。虽然结肠镜的有效性更高，但是，必须由训练有素的人员来操作，还有麻醉等方面的风险，也降低它作为一种筛查工具的价值。

13. 对已知有结肠息肉的病人，有何筛查推荐意见？

细小增生性息肉病人的癌症风险没有增高，可以像平均风险人群一样做筛查。低风险病人（1～2 枚直径＜1 cm 的低级别瘤变的管状腺瘤）应该每 5～10 年做一次结肠镜检查。如果病人是多发性息肉或高级别瘤变，就应该做更频繁的筛查（频率＜每 3 年 1 次），并且应该考虑是否有遗传病综合征。

14. 哪些临床综合征与结直肠息肉关系密切？

家族性腺瘤性息肉病（familial adenomatous polyposis，FAP）又称腺瘤性结肠息肉病（adenomatous polyposis coli，APC），是一种常染色体显性遗传性疾病，其特点是全胃肠道多发性腺瘤性息肉，在美国，它在结直肠癌中的占有率＜1%。其临床确诊的依据是在结肠内见到上百余枚腺瘤性息肉，许多病人的息肉个数逾千。FAP 的原因是位于 5 号染色体上的 APC 基因功能失活突变。在 FAP 中该基因已经发现有逾 1000 种不同的突变，其中 15% 是大片段缺失。高达 25% 的病例为散发病例，即新生突变。息肉病一般见于 10～30 岁，如果不医治，

100%外显为结直肠癌,结直肠癌的平均确诊年龄是 45 岁。FAP 还可以有小肠息肉,尤其是十二指肠壶腹周围息肉或壶腹周围癌伴下颌骨骨瘤。

Gardner 综合征也与 APC 基因缺失有关。与 FAP 病人一样,Gardner 综合征病人也有息肉病,此外,这种病人还有颅骨骨瘤、表皮样囊肿、视网膜色素异常和多发性软组织肿瘤(硬纤维瘤)。

Turcot 综合征也与 APC 基因突变有关,其临床特点是中枢神经系统肿瘤和肠道多发性腺瘤性息肉。

Peutz-Jeghers 综合征是全消化道多发性错构瘤样息肉。这种息肉病人在嘴唇、口咽部、手指和足趾的背侧有皮肤黑斑。由于是错构瘤样息肉,其恶变的可能性很小。

15. APC 的自然史是怎样的?

对 1000 多例 APC 病人的回顾性分析中发现息肉确诊的平均年龄为 34 岁,结直肠癌确诊时的平均年龄为 40 岁,死亡时的平均年龄为 43 岁。这类病人应该从 10～12 岁开始每年做 1 次纤维乙状结肠镜或结肠镜筛查。这类病人还容易发生上消化道癌(尽管风险不如结肠癌高),有鉴于此,美国胃肠病学会建议 APC 病人从 25 岁开始做上消化道内镜筛查。

16. FAP 的外科治疗选项是什么?

治疗选择包括全直肠-结肠切除加永久性回肠造瘘术、保留直肠的经腹结肠切除术、经腹全结肠切除加回肠-直肠吻合术、或直肠-结肠切除加回肠贮袋肛管吻合术。在保留直肠的病人(比较常用的术式),必须每年做 1 次随访性内镜检查。

17. 在结直肠息肉进展至腺癌的过程中,有哪些分子路径改变?

人们对导致结直肠癌的分子路径改变做了广泛研究。导致结直肠肿瘤形成的似乎有三条分子路径。第一条路径是染色体不稳定性路径,其特点是染色体显著异常(包括缺失、插入和杂合性丢失),该机制在 FAP 中起作用。第二条路径是 DNA 错配修复缺陷,结果出现 DNA 缺陷累积,这种缺陷又称为微卫星不稳定(microsatellite instability, MSI)。MSI 在 Lynch 综合征和许多散发性病例中起作用。第三条路径是高度甲基化表型,增生性或锯齿形息肉的路径符合这种表型。从这种路径形成的结直肠癌有极高频率的错配修复酶甲基化——转录修复沉默，导致 DNA 缺陷堆积。

18. 在腺瘤性息肉进展至腺癌的过程中，癌基因的地位如何？

癌基因是正常细胞基因通过突变激活后的拷贝。一个癌基因的一条等位基因的活化突变就会扰乱正常细胞的生长和分化，增加了瘤变的可能性。与结直肠癌发生有关的基因包括 *Ras*、*src*、*c-myc*、*c-erbB-2*。人们发现高达 50%的散发性结直肠癌和 50%的直径＞1 cm 的结肠腺瘤有 *Ras* 突变。*Ras* 是在细胞外促生长信号传导至细胞核的过程中起作用。基因突变之所以会导致结直肠癌形成，其作用是阻止鸟苷三磷酸酶的蛋白水解，形成一种在组成上活跃的生长信号。鉴于较小的腺瘤无这些突变，提示 *Ras* 突变是在腺瘤进展过程中获得的。

19. 在腺瘤性息肉进展至腺癌的过程中，抑癌基因的地位如何？

正常情况下，抑癌基因是对癌细胞周期起抑制作用。如果抑癌基因发生突变，生长过程就会相对失控。结直肠息肉的抑癌基因包括 *APC*、*p53*、*SMAD2* 和 *SMAD4*。*APC* 抑癌基因可能是结直肠癌早期形成过程中最关键的基因突变。80%的散发性结直肠癌有两条等位基因的体细胞突变，该基因的单个胚系突变是 FAP 的根源。*p53* 失活的条件是一条等位基因先突变，随之另一条等位基因功能丢失。50%～70%的结直肠癌可见到 *p53* 突变。

要诀：结直肠息肉病

1. 息肉是黏膜面的隆起性病变，可以见于胃肠道的任何部位。
2. 增生性息肉小，占结直肠息肉的 90%以上，基本上为良性。
3. 腺瘤性息肉和无蒂息肉有恶变可能。管状腺瘤占结肠腺瘤的 80%，有低度恶变可能。
4. 在结肠息肉进展至腺癌的过程中，结直肠息肉的主要分子路径改变包括染色体不稳定性、DNA 错配修复和高度甲基化。
5. 在息肉转变成腺癌的过程中，早期的主要突变是 *APC* 异常。*Ras* 突变在该转变过程中出现较迟。

（吕建鑫　译）

参 考 文 献

1. Fearon ER, Vogelstein B. A genetic model for colorectal tumorigenesis. *Cell*. 1990; 61（5）: 759-767.

2. Fukami N, Lee JH. Endoscopic treatment of large sessile and flat colorectal lesions. *Curr Opin Gastroenterol*. 2006; 22（1）: 54-59.

3. Goel A, Nagasaka T, Arnold CN, et al. The CpG island methylator phenotype and chromosomal instability are inversely correlated in sporadic colorectal cancer. *Gastroenterology*. 2007; 132（1）: 127-138.

4. Heitman SJ, Ronksley PE, Hilsden RJ. Prevalence of adenomas and colorectal cancer in average risk individuals: a systematic review and meta-analysis. *Clin Gastroenterol Hepatol*. 2009; 7（12）: 1272-1278.

5. Kennedy RD, Potter DD. The natural history of familial adenomatous polyposis syndrome: a 24 year review of a single center experience in screening, diagnosis, and outcomes. *J Pediatr Surg*. 2014; 49（1）: 82-86.

6. Leggett B, Whitehall V. Role of the serrated pathway in colorectal cancer pathogenesis. *Gastroenterology*. 2010; 138（6）: 2088-2100.

7. Nivatvongs S, Rojanasakul A, Reiman HM, et al. The risk of lymph node metastasis in colorectal polyps with invasive adenocarcinoma. *Dis Colon Rectum*. 1991; 34（4）: 323-328.

8. Noffsinger AE. Serrated polyps and colorectal cancer: new pathway to malignancy. *Annu Rev Pathol*. 2009; 4: 343-364.

9. O'Brien MJ, Winawer SJ, Zauber AG, et al. The National Polyp Study. Patient and polyp characteristics associated with high-grade dysplasia in colorectal adenomas. *Gastroenterology*. 1990; 98（2）: 371-379.

10. Ogino S, Nosho K, Kirkner GJ, et al. CpG island methylator phenotype, microsatellite instability, BRAF mutation and clinical outcome in colon cancer. *Gut*. 2009; 58（1）: 90-96.

11. Rex DK, Ahnen DJ, Baron JA, et al. Serrated lesions of the colorectum: review and recommendations from an expert panel. *Am J Gastroenterol*. 2012;107（9）:1315-1329.

12. Sugumar A, Sinicrope FA. Serrated polyps of the colon. *F1000 Med Rep*. 2010; 2: 89.

13. Whitlock EP, Lin JS. Screening for colorectal cancer: a targeted, updated systematic review for the U.S. Preventive Services Task Force. *Ann Intern Med*. 2008; 149（9）: 638-658.

14. Williams AR, Balasooriya BA. Polyps and cancer of the large bowel: a necropsy study in Liverpool. *Gut*. 1982; 23（10）: 835-842.

15. Winawer SJ, Zauber AG, O'Brien MJ, et al. Randomized comparison of surveillance intervals after colonoscopic removal of newly diagnosed adenomatous polyps. The National Polyp Study Workgroup. *N Engl J med*. 1993; 328（13）: 901-906.

16. Bibbins-Domingo K, Grossman DC, Curry SJ, et al. Screening for colorectal cancer: US Preventive Services Task Force recommendation statement. *JAMA*. 2016; 315（23）: 2564-2575.

第56章 结 直 肠 癌

Benny Liu，MD，Taft Bhuket，MD，Robert Wong，
MD，MS，Kathleen R. Liscum，MD

1. 在美国，为首的三大癌症死因是哪三种癌？

肺癌、乳腺癌或前列腺癌、结肠癌。

2. 结直肠癌病人就诊时的主要症状是什么？

间歇性直肠出血、原因不明的腹痛、贫血所致的疲乏、大便习惯改变、排便困难、里急后重和会阴部疼痛。

3. 如果病人的粪便隐血试验阳性，进一步评估有哪些选项？

如果病人的粪便隐血试验阳性，推荐首选结肠镜检查。

4. 结直肠癌的风险因素是什么？

既往有腺瘤性息肉史、结直肠癌家族史、年龄＞50 岁、炎性肠病（溃疡性结肠炎或克罗恩病）、结直肠癌个人史、盆部癌症放疗史和遗传综合征史［即家族性腺瘤性息肉病（familial adenomatous polyposis，FAP）、Lynch 综合征、Peutz-Jeghers 综合征］。

5. 如今美国预防服务工作组对结直肠癌平均风险病人的筛查推荐是什么？

年龄在 50～75 岁的病人应该选择下列结直肠癌筛查试验之一：

- 每年做 1 次粪便免疫化学试验（fecal immunochemical test，FIT）或基于愈创木脂的化学法粪便潜血试验（fecal occult blood testing，FOBT）。
- 每 5 年做 1 次纤维乙状结肠镜检查。
- 每 10 年做 1 次纤维乙状结肠镜检查，联合每年做 1 次 FIT。
- 每 10 年做 1 次结肠镜检查。

- 每5年做1次CT结肠造影（仿真结肠镜）。
- 每1～3年做1次FIT-DNA试验。

6. 结直肠癌最常见于结直肠的什么部位？

从前，直肠和左侧结肠的癌症发生率比其他部位高。但是，在过去50年，右侧结肠癌的发生率逐渐上升。这一变化可能反映了结肠癌早期发现方面的进步。

7. 结直肠癌的外科术式选择取决于肿瘤的位置。对一个距肛缘25 cm的病灶应该选择什么术式？

乙状结肠切除术。

8. 对一个距肛缘9 cm的病灶应该选择什么术式呢？

低位前切除术。

9. 对一个距肛缘4 cm的病灶应该选择什么术式呢？

腹会阴联合切除术。这种术式需要做一个永久性结肠造瘘。

10. 在一个病人的结肠中发现腺瘤性息肉意味着什么？

该病人发生结直肠癌的可能性是无息肉病人的6倍。证据表明，大多数结肠癌起源于腺瘤性息肉。"腺瘤-癌症序贯"描述的就是这样一种癌变过程。家族性腺瘤性息肉病病人的结肠黏膜上一般都布满上百枚息肉。如果这些病人不治疗，就一定会在40岁左右发展成结肠腺癌，没有例外。

11. 外科医生术前应该如何对病人的结肠进行肠道准备？

肠道准备包括机械性清洗和适当的预防用抗生素两种手段。这两种手段联合使用显著降低了结肠手术的并发症发生率和死亡率。机械性清洗可以通过聚乙二醇灌洗来完成，也可以通过联合使用导泻剂加灌肠来达到目的。

预防用抗生素应该覆盖肠道预料中的需氧菌和厌氧菌。至于是应该口服预防用抗生素（如新霉素1 g加甲硝唑1 g，术前晚开始口服，每4小时1次，共服3次）还是静脉使用（如头孢替坦2 g，术前1小时静脉推注）人们尚存在较大争议。许多医生是两种途径都用，既提供了肠腔保护又提供了全身保护。

12. 何谓 Dukes 分期系统?

1932 年，Cuthbert Dukes 医生提出了一种直肠癌分期系统。他最初的叙述如下所述。

Dukes A：肿瘤限于肠壁内。

Dukes B：肿瘤侵犯透过肠壁。

Dukes C：区域淋巴结内发现有肿瘤细胞。

自从他的原创论文发表之后，该分期系统被修改过多次。其中最常用的改良版本之一是增加了 Dukes D 期（是指存在远处转移）。该分期系统对病人来讲通常比较容易理解，但是，科学研究和发表文章还是依据 TNM 分期系统。

13. 哪些结直肠癌病人需要使用辅助（术后）治疗?

有淋巴结受累（Dukes C）的Ⅲ期病人应该做术后化疗处理微转移灶。两项大宗病例研究表明，对这些病人辅助治疗具有生存优势。但是，没有研究证据表明，在 Dukes B 的Ⅱ期病人中使用化疗具有任何生存优势。

局部复发可能性很大的直肠癌病人（Dukes B 和 Dukes C）应该加用放疗，放疗可以在术前进行，也可以在术后做，还可以在术前术后联用（此称"三明治"技术）。

要诀：结直肠癌

1. 病人就诊时的症状包括间歇性直肠出血、原因不明的腹痛、继发于贫血的乏力、排便习惯改变、便秘、里急后重和会阴部疼痛。

2. 目前美国预防服务工作组对年龄在 50～75 岁一般风险病人的结肠癌筛查推荐意见是采用任何一种得到认可的、有条件实施的结肠癌筛查方法。对年龄≥76 岁成人的结肠癌筛查决策应该根据病人的总体健康状况和既往筛查情况个体化。

3. 淋巴结受累病人应该做术后化疗处理其微转移灶。

（吕建鑫　译）

参 考 文 献

1. Alvarez JA, Baldonedo RF. Emergency surgery for complicated colorectal

carcinoma：a comparison of older and younger patients. *Int Surg*. 2007；92（6）：320-326.

2. Colorectal Cancer Collaborative Group. Adjuvant radiotherapy for rectal cancer：a systematic overview of 8，507 patients from 22 randomized trials. *Lancet*. 2001；358（9290）：1291-1304.

3. Jass JR. Pathogenesis of colorectal cancer. *Surg Clin North Am*. 2002；82（5）：891-904.

4. Levin B，Brooks D. Emerging technologies in screening for colorectal cancer：CT colonography，immunochemical fecal occult blood tests，and stool screening using molecular markers. *CA Cancer J Clin*. 2003；53（1）：44-55.

5. Lynch HT，de la Chapelle A. Hereditary colorectal cancer. *N Engl J Med*. 2003；348（10）：919-932.

6. Nakamura T，Mitomi H，Ihara A，et al. Risk factors for wound infection after surgery for colorectal cancer. *World J Surg*. 2008；32（6）：1138-1141.

7. Ransohoff DF. Screening colonoscopy in balance. Issues of implementation. *Gastroenterol Clin North Am*. 2002；31（4）：1031-1044.

8. Saltz LB，Minsky B. Adjuvant therapy of cancers of the colon and rectum. *Surg Clin North Am*. 2002；82（5）：1035-1058.

9. Scarpa M，Erroi F，Ruffolo C，et al. Minimally invasive surgery for colorectal cancer：quality of life，body image，cosmesis，and functional results. *Surg Endosc*. 2009；23（3）：577-582.

10. US Preventive Services Task Force，Bibbins-Domingo K，Grossman DC. Screening for colorectal cancer US Preventive Services Task Force recommendation statement. *JAMA*. 2016；315（23）：2564-2575.

第57章　肛管直肠疾病

Emily Miraflor，MD

通用问题

1. 病人初诊时什么信息对肛管直肠疾病的诊断最重要?

仔细的肛门症状病史采集可以导致正确诊断,甚至在完成体格检查之前就能得出诊断。病史采集的重点是询问症状的时间轴、症状的特点、有无肿物、排便特点、性生活史、既往尝试过的治疗、结肠镜史和肛管外科手术史。

2. 无痛性、鲜红色直肠出血最常见的原因是什么?

内痔。

3. 肛管近侧和远侧的解剖标志分别是什么? 肛管的平均长度是多少?

解剖学家和外科医生对肛管各有自己的定义。解剖学家认为肛管是从齿状线至肛管开口。外科医生认为肛管更长,是肛管开口至肛管直肠环,因为肛管直肠环是外括约肌和耻骨直肠肌复合体的最近侧端。平均长度为 3～4 cm。

4. 齿状线的解剖意义和外科意义分别是什么?

齿状线是肛隐窝的位置所在,肛隐窝是肌内肛腺和括约肌间肛腺的开口部位。齿状线是肛管直肠脓肿和肛裂的发生部位。齿状线上方的肛管受内脏神经分布(不随意控制,无感觉),覆盖的是柱状上皮,是内痔的发生部位。齿状线下方的肛管受躯体神经分布(随意控制,有感觉),覆以鳞状上皮,是外痔的发生部位。

5. 肛管直肠脓肿最常见的原因是什么?

90%肛管直肠脓肿起源于肛腺(开口于齿状线)感染,通常称为**隐窝腺病**。

6. 用来对肛管直肠脓肿进行分类的有哪 4 个潜在肛管直肠间隙?

- 肛门周围间隙（位于肛缘区域）
- 坐骨直肠间隙（位于外括约肌外侧区域，从肛提肌至会阴部）
- 括约肌间间隙（位于内括约肌与外括约肌之间的区域，其下方与肛门周围间隙相互延续，上方与直肠壁相互延续）
- 肛提肌上间隙（位于肛提肌上、腹膜下和直肠壁外侧的区域）

7. 肛瘘的定义是什么?

瘘是位于两个被覆上皮面之间的异常交通。肛瘘是肛管与会阴部皮肤之间的异常交通。肛瘘的内口位于肛皮（anoderm），最常见的部位是齿状线区域，而外口最常见的部位是肛缘。

8. 急性肛管直肠脓肿在正确的外科切开引流术后，肛瘘的发生率是多少?

50%。

9. 成功实施肛管直肠脓肿和瘘管外科根除术最重要的因素是什么?

重要的是对肛管直肠脓肿做完全引流。因此，肛管周围间隙的解剖知识就显得很关键。为了成功治疗肛瘘，就必须清楚瘘管的走向及其侧方分支情况。

10. 何谓 Goodsall 规律?

Goodsall 规律是用来根据肛管直肠瘘外口的位置推测其内口位置。以肛门为中心，在会阴部画一条横线，如果外口位于这条横线的后方，其内口就位于后正中线上。如果外口位于该横线的前方，其内口就位于距离最近的肛隐窝内，瘘管呈放射状。虽然人们常把这一点称为"规律"，但是，它并不永远正确；与外口位于该线前方的瘘相比，它对后方的瘘预测更可靠一些。

11. 何谓挂线疗法?

挂线疗法是将一种异物（最早是用一根马鬃，如今是用血管阻断带或一根粗线）穿过瘘道。松弛的挂线称为**引流性挂线**。其目的是引流残余脓液。相反，**切割性挂线**需要每隔一段时间收紧该异物一次，让其缓慢地在控制的情况下切割括约肌直至该异物脱出。人们相信这种缓慢切割法既能保留排便控制能力，又能根治肛瘘。但是，缜密的研究表明，该技术并不一定能保留排便控制能力，要谨慎使用。

肛裂

12. 特发性肛裂最常见的部位在哪？

90%在后方，10%在前方。侧方肛裂罕见，应该考虑其他疾病，如炎性肠病、结核或性传播疾病。

13. 肛裂最常见的症状是什么？

排便时肛门有烧灼感或被玻璃切割样的疼痛。这种感觉会持续至排便后，并可以伴有少量直肠出血。

14. 肛裂的潜在病理生理学是什么？

肛管局部损伤导致括约肌痉挛。括约肌痉挛使肛管内压增加，妨碍了该区域的血流。这就是肛管慢性缺血性溃疡的根本机制所在。

15. 肛裂应该与哪些疾病作鉴别诊断，尤其当肛裂的位置不典型时？

肛管直肠脓肿、血栓性外痔、炎性肠病和恶性肿瘤（罕见）。

16. 诊断肛裂最好的办法是什么？

通过临床病史采集和视诊；不是通过直肠指检或肛门镜检查。如果一位病人有上述症状并拒绝做直肠指检，就可以诊断为肛裂。

17. 肛裂的非手术处理选项有哪些？

两大治疗目标是避免肛管的进一步损伤（改变粪便的硬度）和改善局部血流。实现前一目标的办法是食用高纤维膳食（每日至少 25 g）和多饮水。实现后一目标的办法是鼓励病人经常温水坐浴（使盆底肌松弛）和局部用药[含抗炎、局部麻醉和血管扩张（硝酸甘油）的药物]。也有报道注射 A 型肉毒毒素制剂（肉毒杆菌毒素）有效，其机制是松弛括约肌。

18. 治疗难治性肛裂最常用的术式是什么？

采用侧方内括约肌切开术解除括约肌痉挛，并改善局部血流。肛裂切除术有肛门失禁风险，罕有采用。

痔

19. 何谓痔组织？正常情况下痔组织起什么作用？

痔是血管组织垫，其作用与肛门排便控制能力有关，在排便过程中有保护括约肌机制的作用。痔不是静脉，而是血窦。出血来自窦前小动脉，因此出血为鲜红色。

20. 病理性痔最常见的病因是什么？

最常见的病因是便秘、持续用力排便、妊娠和内括约肌功能障碍。

21. 内痔与外痔的最大区别是什么？

内痔位于齿状线上方，无感觉；而外痔位于齿状线下方，有感觉。内痔切除会造成局部压力感（pressure sensation），病人有便意，而外痔切除会引起极为痛苦的疼痛。

22. 与病理性内痔相关的最常见主诉是什么？

最常见主诉是出血、黏液分泌和痔脱出。

23. 与外痔相关的最常见主诉是什么？

最常见主诉是疼痛、炎症、血栓形成和肛门卫生难以维持。

24. 依据体格检查所见，有症状的内痔有不同的治疗选择吗？

是的。治疗方法的选择需要依据痔的分级，也就是依据痔脱垂的程度而定。

1 度：无脱垂。用饮食控制和粪便增容剂治疗。避免长时间用力排便。

2 度：痔通过肛管脱出，但能自行还纳。除采用 1 度痔的治疗方法外，还可以选用胶圈套扎或注射硬化剂治疗。

3 度：痔脱出，病人需要用手推还纳。治疗方法同 2 度痔。有些病人可以选择吻合器法痔切除或外科法痔切除。

4 度：痔脱出，手法不能还纳。这种病人一般需要外科手术治疗。严重病例会发生痔绞窄和坏死。

藏毛病

25. 藏毛窦最常见的临床表现是什么？

最常见的临床表现是骶尾区的疼痛和肿胀，一般都有一条或多条慢性引流窦道。本病多见于臀沟比较深的多毛个体。本病的发病学说是人体对毛发的慢性异物反应所致——无法萌出的毛发在毛囊内生长，此称嵌闭毛发囊（impacted hair follicles）。

26. 急性藏毛脓肿应该如何治疗？

藏毛窦发生急性感染时，就需要做脓肿切开引流。在感染消退后，才能对窦腔做确定性治疗。用脱毛剂或剃毛方法去毛可以预防今后复发。

27. 藏毛病的确定性治疗方法是什么？

确定性治疗方法是将藏毛腔及其窦道完整切除直至骶骨筋膜层就能切除病灶。这样做必然会形成巨大创面。闭合这种创面会使臀沟消失。

28. 伤口处理的最佳方法是什么？

小伤口可以做一期缝闭，缺损大时可能需要采用负压治疗或用皮瓣覆盖。用皮瓣覆盖的创面其复发率和伤口护理工作量最低。

29. 为什么在 40 岁之后藏毛病就罕见了？

其原因有一种理论是体型变化了。

要诀：肛管-直肠疾病

1. 在对肛管直肠主诉的病人进行检查前，要先采集详细的病史，尤其是大便习惯。如果怀疑有肛裂，要做一次有限度的视诊。
2. 处理肛管-直肠疾病的要诀之一是谙熟肛管直肠解剖。
3. 在手术处理肛管直肠疾病时，请不时地提醒自己注意肛门括约肌的位置；有疑惑时请采用挂线疗法。
4. 对痔的治疗要持保守态度，就大多数痔病人来讲，应该把手术治疗作为最后一项疗法。
5. 对藏毛病应该采取积极的根除术，初次手术时就应该切至筋膜层。

（胡浩霖 译）

参 考 文 献

1. Beck DE，Roberts PL，eds. The ASCRS Textbook of Colon and Rectal Surgery. New York：Springer；2011.

2. Perry WB，Dykes SL，Buie WD，et al. Practice parameters for the management of anal fissures. *Dis Colon Rectum*. 2010；53（8）：1110-1115.

3. Rivadeneira DE，Steele SR，Ternaent C，et al. Practice parameters for the management of hemorrhoids. *Dis Colon Rectum*. 2011；54（9）：1059-1064.

4. Steele SR，Kumar R，Deingold DL，et al. Practice parameters for the management of perianal abscess and fistula in ano. *Dis Colon Rectum*. 2011；54（12）：1465-1474.

5. Steele SR，Perry WB，Mills S，et al. Practice parameters for the management of pilonidal disease. *Dis Colon Rectum*. 2013；56（9）：1021-1027.

第58章 腹股沟疝

Magdalene A. Brooke，MD，Gregory P. Victorino，MD，FACS

1. "腹股沟"疝包括哪三种疝？

"腹股沟"疝包括腹股沟直疝、腹股沟斜疝和股疝。

2. Francois Poupart（1616—1708）是一位法国外科医生兼解剖学家，他描述了一条用他的名字命名的韧带，解剖学上称为 Poupart 韧带，该韧带又称什么韧带？

该韧带又称腹股沟韧带，这是大多数腹股沟疝修补术中需要用到的关键组织结构。

3. Franz K. Hesselbach（1759—1816）是一位德国外科医生兼解剖学家，他描述了一个三角，是直疝的常见部位。你知道 Hesselbach 三角的解剖边界吗？

该三角的下界是腹股沟韧带，上界是腹壁下动脉，内界是腹直肌鞘外侧缘。腹横筋膜构成了该三角的底。在 Hesselbach 原来的描述中该三角的下界为 Cooper 韧带，但是，由于疝修补术的常用入路是前入路，因此，前入路最容易见到的腹股沟韧带就取代了 Cooper 韧带成为该三角的下界。随着腹膜前入路疝修补术的逐渐普及，Cooper 韧带再次成为一种实用的解剖标志，并越加凸显。

4. Astley Paston Cooper（1768—1841）爵士是一位英国外科医生兼解剖学家，他描述了一条用他的名字命名的韧带，你知道这条韧带的解剖名称吗？你知道 Cooper 韧带修补法的正确名称吗？

Cooper 韧带的解剖名称是髂耻韧带（iliopectineal ligament）。Cooper 韧带修补法又称 McVay 疝修补法，由 Chester

McVay（1911—1987）创立。McVay 与西北大学的解剖学教授 Barry Aston 一起对腹股沟的现代解剖进行了描述。

5. Antonio de Gimbernat（1734—1816）是一位西班牙外科医生兼解剖学家，他有趣的名字与陷窝韧带结下了不解之缘。陷窝韧带是腹股沟部某个开口内侧缘的标志。这个开口叫什么名字？经该开口向外突出的称为什么疝？

这个开口称为股管，其内界是陷窝韧带，前界是腹股沟韧带，后界是耻骨筋膜，外界是股静脉。经股管向外突出的称为股疝。

6. 腹股沟斜疝（尤其在儿童）和鞘膜积液常伴有哪种先天性异常？

以疝来讲，鞘状突持续未闭就意味着肠袢能顺此降入腹股沟管。如果鞘状突内积聚的是液体，鞘状突闭合不全就表现为精索鞘膜积液。

7. 在婴幼儿和儿童，疝的诊断标准是什么？

- 可还纳性或不可还纳性腹股沟肿块、阴囊肿块或阴唇肿块。
- 医护人员做体检时见到过肿块。
- 母亲见到过肿块。
- "丝绸"征（当将疝囊的两个面轻轻摩擦时，犹如丝绸织物的两个面相互摩擦产生的感觉）。
- 嵌顿疝有时可以通过直肠检查扪及。

8. 如何对嵌钝性疝做还纳？

下述 4 步法说起来容易但做起来难，值得努力尝试。

- 用镇静剂使病人安静下来。
- 将病人置于头低足高（Trendelenburg）体位。
- 在腹股沟区放一块冷纱垫（下面垫一块凡士林纱布，避免损伤皮肤）。
- 如果疝未能自行复位，并且病人处于安静状态，用轻柔的手法还纳[①]。

9. 嵌顿疝手法复位的成功率是多少? 下一步该怎么办?

约80%的儿童嵌顿疝可以还纳;成人嵌顿疝还纳的成功率要低一些。虽然80%～90%的儿童腹股沟疝见于男孩,但是,大多数嵌顿疝见于女孩。这种疝应该在嵌顿复位后数日行择期修补。20%复位失败的嵌顿疝应该立即手术。

10. 何谓 Bassini 疝修补术?

Bassini 疝修补法是将联合肌腱与腹股沟韧带的架缘(shelving edge)缝合起来直至内环处(图58-1)。这是一种经

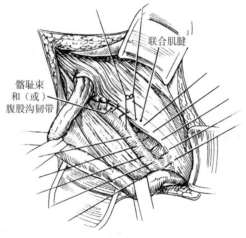

联合肌腱

髂耻束
和(或)
腹股沟韧带

图 58-1 标准的右侧腹股沟疝修补术(将联合肌腱与腹股沟韧带缝合)

---

①译者注:在手术风险大的病人,手法还纳(当然还要具备允许还纳的条件)可以将急诊手术变成择期手术。一口气不可能蒸熟馒头,手法还纳腹股沟嵌顿疝的要诀之一是耐心,就像包皮嵌顿手法复位一样,要用手均匀地、持续地在疝出的肠管上施压,目的是通过持续施压逐步解除肠管壁水肿(随着嵌顿时间的延长,嵌顿的肠管壁水肿程度会逐渐加重,使得手法复位越加困难),驱走肠腔内的气体,使复位成为可能。猛力施压一方面不可能使肠管壁水肿突然解除,另一方面容易造成肠管破裂。不过,手法复位一定要掌握适应证,除了嵌顿的时间(婴幼儿嵌顿疝肠襻不太容易绞窄,但是,容易发生睾丸缺血)外,局部触痛程度和局部张力也能反映绞窄的存在与否。

典的术式,于 1887 年在 Genoa 举办的意大利外科学会年会上介绍,使疝修补术发生了革命性变化。它一直都是疝修补的标准直至近年。Eduardo Bassini（1844—1924）从医学院毕业后曾参加意大利独立战争,期间他因腹股沟部刺伤而被俘,发生了粪瘘住院数月。

11. 用经典的 Bassini 疝修补法修补斜疝和直疝后,这两种疝的复发率分别是多少?

在 50 年的随访后,成人的斜疝复发率为 5%～10%,直疝的复发率为 15%～30%。

12. 何谓 McVay 疝修补术?

从耻骨结节开始做间断缝合（将腹横肌的腱性弓状缘与 Cooper 韧带做缝合）,由内向外直至股管（译者注：就是股静脉内侧壁处）。在此处做 2 针或 3 针过渡缝合（从 Cooper 韧带过渡到股前筋膜）[①],有效封闭股管的内侧端（译者注：股管的上口）。最后几针是将腹横弓与股前筋膜缝合。修补缝合至上端（就是新的腹股沟内环和精索结构的位置）时,一般需要将腹横弓与腹股沟韧带缝合。McVay 约在 15 年前描述过放置一块补片,然后在其周边将该补片与同样的解剖结构做缝合固定。除了利用的是 Cooper 韧带外,这种补片修补法与 Lichtenstein 疝修补法（译者注：参见问题 17）十分相似。

13. McVay 的 Cooper 韧带修补法在哪种疝用得最多?

股疝和直疝。

14. 何谓 Shouldice 修补术?

Shouldice 修补术由位于多伦多附近的 Shouldice 诊所创立,是用两根细线对腹横筋膜和联合肌腱做 4 层连续重叠缝合。先从耻骨结节缝至新的内环处,缝合时要注意勿伤及腹壁下血管,最后一层是将联合肌腱与腹股沟韧带做缝合。

[①]译者注：过渡缝合（transition sutures）是指将腹横肌的腱性弓状缘与 Cooper 韧带和髂耻束一并缝合,在两针过渡缝合后,就转为腹横肌的腱性弓状缘与髂耻束（iliopubic tract）缝合。股前筋膜（anterior femoral fascia）相当于髂耻束。

15. 文献中报道的 Shouldice 修补术的复发率是多少?

复发率是 1%。在成人腹股沟疝的非补片修补法中,Shouldice 修补术的复发率最低。

16. 哪种腹股沟疝不适合采用 Shouldice 修补术?

股疝。

17. 何谓 Lichtenstein 修补术?

Lichtenstein 修补术是用一块聚丙烯补片(美国佐治亚州科文顿市 C.R. Bard 公司的 Marlex 补片)覆盖 Hesselbach 三角和斜疝区域,然后对补片做缝合固定。人们认为这是一种无张力修补法,因为这种修补方法与其他所有修补方法最大的不同之处是不需要将韧带或组织拽拉在一起,补片是在不拽拉韧带或组织的情况下在原位做缝合固定。该补片的上端需要剪开后紧贴精索及其相关结构进行环绕(译者注:参见问题 22),腹股沟管内环处于正常位置不变(图 58-2)。Lichtenstein 修补术很快广泛地被用于成人腹股沟疝修补。据报道其复发率<1%。

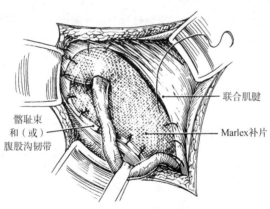

联合肌腱

髂耻束和(或)腹股沟韧带

Marlex补片

图 58-2　Marlex 补片修补术[①]治疗右侧腹股沟疝。注意,利用的结构是相同的,不同的是没有将这些结构拽拉在一起;故此取名为"无张力"修补法

[①]译者注:Marlex 补片修补术之所以被人们接受和取得成功的关键在于 Marlex 补片的面世和久经考验。这是一种单股材质的补片,高强度、无活性、不容易发生感染。其网孔可以很快长满纤维母细胞,此外,这种补片不会朽烂、排斥或碎裂。

18. 哪种腹股沟疝不适合采用Lichtenstein修补术?

股疝。

19. 对股疝应该选择哪种修补法?

有下述几种不同的修补方法可供选用:可以将补片做成网塞状塞入股管后并固定;可以用McVay的Cooper韧带修补法;可以用腹膜前修补法缝合缺损或用网塞填补缺损;还可以采用股部入路从腹股沟韧带下缝合修补缺损或者用缝匠肌筋膜瓣修补;对于复杂腹股沟疝和股疝,如今越来越多地采用腹膜前修补法。

20. 何谓腹膜前修补法?

腹膜前修补法,又称Stoppa手术,是一种从腹壁内面对腹股沟疝做修补的方法(在腹膜与筋膜层之间进行修补,但不进入腹腔)。对习惯于采用腹壁前入路的外科医生来讲,腹膜前修补法的解剖标志完全不同,在一开始时会有一定难度。该技术适用于复发疝,复发疝手术由于瘢痕和消失的解剖间隙增加了精索损伤的风险和复发率。巨大疝和股疝等其他问题也可以用这种方法处理。从理念上看,腹腔镜疝修补术使用的也是腹膜前修补原理(图58-3)。

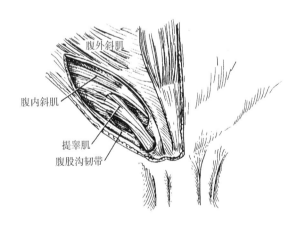

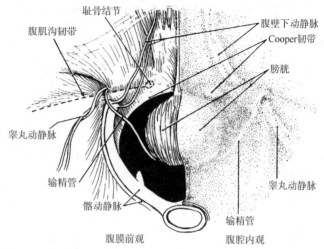

图 58-3　腹股沟-股部前面观（上图）和内面观（下图）所见到的不同外观和标志。腹壁下血管、膀胱和 Cooper 韧带等重要标志在内面观图上都显而易见

21. Retzius 间隙和 Bogros 间隙在何处？为什么这两个间隙日显重要？

Retzius 间隙是位于耻骨与膀胱之间的间隙。Bogros 间隙是脐水平以下的前腹壁背面位于腹膜与筋膜和肌肉之间的间隙，该间隙向下达 Cooper 韧带，向外侧达髂棘。无论是开放法 Stoppa 手术还是腹腔镜法腹膜前修补术，都需要将 Retzius 间隙和 Bogros 间隙分开以放置补片和外科显露。

22. 在外科新建的内环处，精索周围应该裹得多紧？

约 5 mm，比指尖稍小，比血管钳尖稍宽。

23. 所有腹股沟直疝和稍大腹股沟斜疝的共同筋膜缺损是什么？

腹横筋膜薄弱。

24. 在体格检查中，股疝容易与其他哪种腹股沟疝混淆？

股疝容易与腹股沟直疝混淆，因为股疝通常从腹股沟韧带的外侧缘突出。

25. 嵌顿疝与绞窄疝有何区别?

- **嵌顿疝**: 疝囊内容物的血供依旧良好,但是因为存在粘连或疝囊颈部狭窄,疝内容物被困于疝囊内。
- **绞窄疝**: 由于疝颈部的解剖学狭窄卡压,疝出的结构(肠祥或大网膜)已经无血供。因此,疝囊内的缺血组织有不同程度的坏疽。绞窄疝属于外科急诊。

26. 所有疝都需要尽快做修补术吗?

不需要。腹内容物在疝内急性嵌顿或绞窄是一种外科急诊。慢性不适的病人可以采用择期疝修补术。不过,近年的数据表明,对男性无症状的疝或轻微症状的疝,待症状加重时才手术或许是一种安全的选择。同任何外科手术一样,要分别对每例病人的风险因素和基础体能状态与手术风险或非手术风险进行权衡分析。就疝来说,只有少数无症状的、选择暂时不做疝修补的病人会在今后某一时间发生急性疝嵌顿。需要注意的是,对运动员来讲,研究显示,与保守治疗相比,选择疝修补术能提升生活质量,有利于他们回归运动生涯。

27. 无并发症的婴幼儿斜疝应该采用什么术式治疗?

疝囊高位结扎术。

28. 无并发症的年轻成人斜疝应该采用什么术式治疗?

恰当的手术是高位结扎术,或许还要在腹横筋膜上缝 1 针或 2 针缩紧内环口。这就是最基本的 Marcy 疝修补法,由 Henry Orlando Marcy(1837—1924)提出,这种疝修补法比 Bassini 疝修补法创伤更小,更注重解剖。

29. 无并发症的、但是比较大的老年人直疝应该采用什么术式治疗?

从前是选择 Bassini 或 McVay 疝修补法。如今人们倾向于选择复发率较低的 Shouldice 或 Lichtenstein 修补术。

30. 在疝病人的检查中(尤其在近期发生疝的老年病人),要特别重视对哪个(些)器官系统进行回顾?

要特别重视对胃肠道、泌尿系统和呼吸系统的回顾。目的是寻找病人是否存在慢性排便费力或突然用力等疝的诱发因素。排便或排尿费力、异常咳嗽或呼吸困难，如果能在手术前得到纠正，或许对病人有极大的好处，能降低疝的复发率。

31. 何谓滑动性疝？

滑动性疝是指腹膜后脏器向腹腔外突出（疝出），此时该脏器本身及其被覆的腹膜面也构成了疝囊的一部分。

32. 在滑动性疝中可以见到哪些器官？

- 结肠
- 盲肠
- 阑尾
- 膀胱
- 输卵管
- 子宫（罕见）
- 卵巢

33. 疝修补的常见术中和术后并发症是什么？

术中并发症：

- 损伤精索，尤其在小儿。
- 损伤精索血管，导致睾丸萎缩或急性坏死。
- 损伤髂腹股沟神经、生殖股神经或股外侧皮神经（在腹腔镜修补或腹膜前修补时，股外侧皮神经特别容易受损伤）。
- 损伤股血管。

术后并发症：

- 感染：最容易发生在有尿布皮疹的儿童及有肠损伤或肠坏死的病人中。
- 血肿：会随着时间而消退。
- 神经损伤：不一定都是神经切断，随着时间的推移，神经可能恢复。如果疼痛依旧，可以尝试做利多卡因封闭，既有诊断价值，又有治疗作用。如果神经封闭没有成功，可以考虑做再探查将神经从瘢痕中游离出来，或将术后神经瘤切除。
- 疝复发。
- 直疝的复发位置大多在耻骨结节处。斜疝的复发位置在内环处。复发的原因大多是缝合位置不正确或缝合针数不够。其他可能的原因包括感染、组织不健康、胶原形成不良或外科缝合线张力太大。无论修补方法是否正确、愈合过程是否正常，对大多数病人来讲，中等张力情况下的单层修补缝合都注定会失败。在外科界，存在张力几乎都不是什么好事。

争议

34. 与腹股沟疝有关的几个解剖问题是什么？

先谈**髂耻束**，髂耻束是 Anson/McVay 对腹股沟区解剖描述的核心内容所在，也是 McVay 的 Cooper 韧带修补法的特点。虽然 McVay 疝修补法在英格兰地区得到了采用，但是，在英语解剖文献中并没有提到有关髂耻束的描述。

虽然**联合腱**是一个常用词，但是，人们认为许多人使用的这个词在解剖学上是不正确的，并且有误导作用。组成联合腱的腹内斜肌和腹横肌是清晰可见的，在外科修补中可以用一条腱，也可以两条腱合用。腹横肌的腱性下缘和腹内斜肌的腱性下缘都起自耻骨结节，向外上走行至内环的内侧缘。在此处，腱性成分逐渐减少，仅留下肌肉组织，并继续向外上走行至其起源处。

股管的内侧缘到底是陷窝韧带还是髂耻束人们尚有不同看法。折中的看法是，在正常非拉伸状态下，髂耻束是股管的内侧缘；当存在疝的情况下（拉伸状态），陷窝韧带（Gimbernat 韧带）就成了股管的内侧缘。在外科手术中，我们可以毫不含糊地说你所看到和触到的那条弧形韧带就可以用来做某些股疝的外科修补。

35. 在疝修补术后，病人应该避免负重多长时间？

数十年来人们的标准一直是避免负重 4～6 周，但近年的研究数据显示，早期恢复正常活动并不增加复发率。没有证据支持疝修补术后如此长的康复时间（4～6 周）。最近的指南推荐，如果有术后疼痛，病人应该自己限制活动量，并应该请医生评估体力活动是否会造成疝复发。

36. 腹腔镜疝修补术的主要适应证是什么?

双侧疝或复发疝。

37. 腹腔镜疝修补术适用于单侧的初发性腹股沟疝吗?

近年的研究表明,就主要并发症(包括疝复发)来讲,腹腔镜修补与开放修补没有显著性差异。此外,腹腔镜修补的优点是康复时间短,术后疼痛轻。但很重要的一点是,人们认识到腹腔镜修补需要比较长时间的学习曲线。该文献支持采用腹腔镜对单侧初发性腹股沟疝做修补需要依据该医疗机构的疝病人量和外科医生的经验决定。

要诀:腹股沟疝修补术的种类

1. Bassini 疝修补法是将联合肌腱与腹股沟韧带的架缘缝合直至内环处。
2. McVay 疝修补法常用于股疝和直疝的修补。
3. Shouldice 修补术是用两根细丝 4 层连续缝合,将腹横筋膜和联合腱重叠缝合(Shouldice 疝修补不适用于股疝的修补)。
4. Lichtenstein 修补术就是将一片聚丙烯补片覆盖在 Hesselbach 三角和斜疝区域,然后对补片做缝合固定。

(胡浩霖　译)

参 考 文 献

1. Avisse C,Delattre JF. The inguinal rings. *Surg Clin North Am*. 2000;80(1):49-69.

2. Avisse C,Delattre JF. The inguinofemoral area from a laparoscopic standpoint. History,anatomy,and surgical applications. *Surg Clin North Am*. 2000;80(1):35-48.

3. Bendavid R,Howarth D. Transversalis fascia rediscovered. *Surg Clin North Am*. 2000;80(1):25-33.

4. EU Hernia Trialists Collaboration. Repair of groin hernia with synthetic mesh:meta-analysis of randomized controlled trials. *Ann Surg*. 2002;235(3):322-332.

5. Bittner R,Montgomery MA,Arregui E,et al. Update of guidelines on laparoscopic(TAPP)and endoscopic(TEP)treatment of inguinal hernia(International Endohernia Society). *Surg Endosc*. 2015;29(2):289-321.

6. Fitzgibbons RJ,Ramanan B,Arya S,et al. Long-term results of a randomized controlled trial of a nonoperative strategy(watchful waiting)for men with

minimally symptomatic inguinal hernias. *Ann Surg*. 2013; 258（3）: 508-515.

7. Kockerling F, Stechemesser B. TEP versus Lichtenstein: which technique is better for the repair of primary unilateral inguinal hernias in men? *Surg Endosc*. 2016; 30（8）: 3304-3313.

8. Miserez M, Peeters E, Aufenacker T, et al. Update with level 1 studies of the European Hernia Society guidelines on the treatment of inguinal hernia in adult patients. *Hernia*. 2014; 18（2）: 151-163.

9. O'Reilly EA, Burke JP, O'Connell PR. A meta-analysis of surgical morbidity and recurrence after laparoscopic and open repair of primary unilateral inguinal hernia. *Ann Surg*. 2012; 255（5）: 846-853.

10. Stroupe KT, Manheim LM, Luo P, et al. Minimally symptomatic inguinal hernias: a cost-effectiveness analysis. *J Am Coll Surg*. 2006; 203（4）: 458-468.

第59章 肥胖外科

Jeffrey L. Johnson，MD，FACS，Alden H. Harken，MD，FACS

1. 我的一个病人体重250磅（114 kg），属于病态肥胖吗？

可能是。在病态肥胖的定义中使用最广泛的是体重指数（body mass index，BMI）理念，BMI等于体重（kg）除身高（m）的平方。BMI不过是一种表述：一个人相对其身高来讲有多重。BMI等于40即被看作是病态肥胖。一位体重250磅（114 kg），身高5英尺6英寸（1.68 m）的病人就是病态肥胖（BMI = 40），但是，一位体重250磅（114 kg），身高6英尺6英寸（1.99 m）的病人就仅属于超重（BMI = 29）。

2. 单凭病态肥胖一项就真的可以说这个病人全身都是病吗？

是的。即使没有显而易见的合并症（如糖尿病和高血压），病态肥胖的个体也存在诸多风险。许多重要器官系统都会受其影响。例如，心肺系统常见的情况有阻塞性睡眠呼吸暂停、慢性通气不足和肺动脉高压。这完全可以解释为什么病态肥胖病人在各种各样疾病的内科治疗或外科治疗后结局不良的可能性增高。病态肥胖病人的期望寿命也缩短。从许多方面来看，病态肥胖就是一种潜在致死性疾病。

3. 何谓"代谢综合征"？

代谢综合征描述的是与高心血管风险相关的一套生理学变化。其核心特征是肥胖，伴有胰岛素抵抗、血甘油三酯增高、低密度脂蛋白胆固醇增高和高血压。

4. 我的一个病人的 BMI 是 40。由于该病人看上去营养不错，你能说该病人营养状态和伤口愈合能力正常吗？

不能。虽然这种病人的总热卡摄入高，但是，病态肥胖病人蛋白摄入不足、蛋白储存不足和维生素缺乏的情况并不少见。况且，合并的糖尿病不利于伤口愈合。

5. 既然如此，如果一位病态肥胖病人不能动惮并且治疗无效，外科医生就有理由为他选择减肥手术吗？

当然，因为减肥手术是如此有效。几乎没有哪种行为、药物或联合疗法在病态肥胖的治疗中被证实有效（即使是短期的体重下降）。再多的药物、再多的方案和施压都未能使这些病人瘦下来。而且，这些非外科疗法根本无法达到我们在减肥手术病人中所见到的体重下降程度和持续时间。减肥手术后的体重下降是实实在在的，似乎可以维持至少 15 年。

6. 做了减肥手术后的病人随着体重的下降会真的更健康吗？

是的。大多数糖尿病、高血压、尿失禁和阻塞性睡眠呼吸暂停病人随着体重的下降，这些疾病基本就能治愈。找一位内科医生问一下他们什么时候治愈（不是缓解症状）过这些病症。

7. 如果说病态肥胖病人的期望寿命会缩短，这些病人做了减肥手术后寿命真的会延长吗？

看起来确实如此。两项大宗研究表明，减肥手术后的病人生存时间延长。

8. 有些减肥手术（如空-回肠短路术）因代谢并发症被人们遗弃。有真正有效并且被认为安全的术式吗？

有的。Roux-en-Y 胃旁路术就有较好的远期安全和有效数据。其他术式还有垂直捆绑式胃成形术、袖状胃切除术、腹腔镜可调式胃绑带术（lap band）和十二指肠转位术。

9. Roux-en-Y 胃旁路术听起来有点复杂，到底是什么手术？

这种手术不复杂。手术是将近侧胃完全横断，创建一个 50 ml 大小的近侧胃囊。远侧的剩余胃留在原位。然后将近侧小肠（Roux 袢，又称消化袢）横断后与胃囊吻合。再在该小肠袢下游做重建。

10. 在 Roux-en-Y 胃旁路术后病人的体重是通过何种机制降下来的?

这里有三大基本原理。其一,病人无法一次进食太多——50 ml 的量约为 10 汤匙。这是病人在术后初期一次能摄入(或饮入)的量。其实,逐渐就可以摄入足量的蛋白、热卡和液体。其二,病人起初无法耐受高浓度的甜流食。消化袢是一段小肠,小肠对高渗食物的反应是出现倾倒综合征——由腹痛、恶心、出汗和腹泻构成的一系列不适感。因此,胃旁路术给"偷食"造成了极大障碍。其三,由于消化袢内的食物在与其他袢(又称胆胰袢)汇合前没有与胆汁和胰液混合,因此,在其下游75 cm 或更远都不存在有效吸收。

11. 在 Roux-en-Y 胃旁路术后,病人体重一般会下降多少?

最初,约为超重部分的 70%。这个目标可以在术后 12～24 个月达到。病人(和医生)必须清楚体重很快降至理想程度的情况很少见。这些术式的本意并不是打造"健美模特",而是让病人更健康、改善其生活质量和延长其寿命。

12. 减肥手术的适宜对象是哪些人?

大多数肥胖外科医生采用的是美国疾病控制与预防中心的指南,其中包括 BMI(>40 kg/m^2,或 >35 kg/m^2 伴体重相关性合并症),并具有理解和遵守围手术常规的能力。后一条能力极为重要,因为病人必须重新学习如何处理自己的一日三餐以适应自己术后新的解剖情况。这种手术并非没有风险,并且会带来严重的健康和社会后果——设想一下,你外出赴宴,但只能进食 10 汤匙,会是什么情况。

13. 胃旁路术最严重的并发症是什么?

胃-空肠吻合口漏是最严重的并发症,虽然大多数的临床研究证实在死亡原因中胃-空肠吻合口漏处于第二位,第一位是肺栓塞。胃旁路术的死亡率 $<1\%$,但不是 0。切口并发症(疝、感染)的发生率在开放手术病人约为 10%,在腹腔镜手术病人仅约 1%。

14. 胃-空肠吻合口漏最可靠的征象是什么?

心动过速。心率＞110 次/分就应该立即考虑漏的问题。有些外科医生对所有病人都常规申请造影检查。

要诀：肥胖外科

1. 病态肥胖是一种严重内科疾病，它缩短病人的寿命。
2. 外科手术减肥可以改善病人的健康状况，或许还能延长寿命。
3. 虽然可供选择的外科术式很多，但是，最经得起考验的术式还是胃旁路术。
4. 肥胖外科要求对病人知情告知，了解减肥手术的重大风险，要求病人有良好的依从性。

（胡浩霖 译）

参 考 文 献

1. Adams TD，Gress RE，Smith SC，et al. Long-term mortality after gastric bypass surgery. *N Engl J Med.* 2007；357（8）：753-761.

2. Hutter MM，Randall S. Laparoscopic versus open gastric bypass for morbid obesity：a multicenter，prospective，risk-adjusted analysis from the National Surgical Quality Improvement Program. *Ann Surg.* 2006；243（5）：657-662.

3. Madan AK，Orth W. Metabolic syndrome：yet another co-morbidity gastric bypass helps cure. *Surg Obes Relat Dis.* 2006；2（1）：48-51.

4. Berbiglia L，Zografakis JG. Laparoscopic Roux-en-Y gastric bypass：surgical technique and perioperative care. *Surg Clin North Am.* 2016；96（4）：773-974.

第四篇

内分泌外科

第60章　甲状旁腺功能亢进症

Kathryn H. Chomsky-Higgins，*MD*，*MS*，*Christopher D. Raeburn*，*MD*，*FACS*，*Robert C. McIntyre*，*Jr.*，*MD*，*Barnard J. A. Palmer*，*MD*，*MEd*，*FACS*

1. 甲状旁腺功能亢进症是常见病吗？

甲状旁腺功能亢进症（hyperparathyroidism，HPT）的患病率是 1/1000。在美国，每年约有 10 万例新发 HPT 病例。女性占全部病例的 74%，其风险随年龄增长而上升。在 40 岁以上的人群中，原发性 HPT 的发病率在女性约为 1/500，在男性约为 1/2000。

2. 甲状旁腺功能亢进症有哪些临床症状？

骨痛、肾结石、腹痛、精神性呻吟（psychic moans）和乏力。大多数病人无症状，其典型症状和体征就是高钙血症的症状和体征：

- **骨骼**：关节痛、骨质疏松和病理性骨折。
- **结石**：肾结石、肾功能障碍、多尿症和烦渴。
- **腹痛**：胰腺炎、消化性溃疡和便秘。
- **精神症状**：疲劳、虚弱、抑郁、记忆力下降和易怒。

3. 门诊病人与住院病人高钙血症最常见的病因分别是什么？

HPT 既是门诊病人高钙血症最常见的病因，也是住院病人高钙血症第二位常见病因。住院病人高钙血症最常见的病因是恶性肿瘤。原发性 HPT 和恶性肿瘤占高钙血症病例的 90%。

4. 高钙血症的鉴别诊断有哪些？

- **内分泌疾病**：原发性 HPT、甲状腺功能亢进症、艾迪生（Addison）病。

- 恶性肿瘤：恶性肿瘤骨转移、癌旁综合征[①]、实体肿瘤（鳞状细胞性肺癌或小细胞性肺癌）、血液学恶性肿瘤（多发性骨髓瘤、白血病、淋巴瘤）。
- 摄入增多：乳碱综合征、维生素 D 中毒。
- 肉芽肿病：结节病、结核病。
- 其他：家族性低钙尿性高钙血症（familial hypocalciuric hypercalcemia，FHH）、噻嗪类利尿剂、锂制剂。

5. 如何申请原发性 HPT 的实验室检查？

原发性 HPT 的确诊依据是血钙升高、血甲状旁腺激素（parathyroid hormone，PTH）升高，以及不存在低 24 小时尿钙。血钙升高［>10.3 mg/dl（2.57 mmol/L）］至少应该测定两次，同时必须伴有血清全段 PTH[②]升高。测定 24 小时尿钙排出量，如果>100 mg/d（24.95 mmol/d）就可以排除良性 FHH。由于近 80%的原发性 HPT 病人血磷水平是下降的，40%的病人有血氯水平升高，因此，在测定全段 PTH 之前，如果氯/磷值>33 同时伴有高钙血症就提示原发性 HPT。如果病人的血碱性磷酸酶升高，同时伴有血尿素氮和肌酐增高，提示该病人在甲状旁腺切除后容易发生骨饥饿综合征。

6. 原发性 HPT 病人的血 PTH 水平可以正常吗？

是的。正常甲状旁腺对血钙浓度升高的反应是减少 PTH 的分泌。在血钙浓度高的情况下，PTH 的水平应该处于正常值的下限。如果在高钙血症情况下，PTH 水平处于正常值的上限，就属于异常增高，即符合原发性 HPT 的诊断。医生应该通过 24 小时尿钙测定来排除 FHH。

---

①译者注：癌旁综合征（paraneoplastic syndrome）是由机体内癌症造成的一种综合征（一组症状和体征），不过，该综合征并非是癌细胞的局部存在造成的肿块效应。它是由肿瘤细胞分泌的体液因子（激素或细胞因子）介导，也可以由人体针对肿瘤的免疫反应所致。瘤旁综合征主要见于中老年的肺癌、乳腺癌、卵巢癌或淋巴系统肿瘤（淋巴瘤）病人。有时，瘤旁综合征的症状在恶性肿瘤确诊前就出现了，曾经有人提出瘤旁综合征与癌症的发病机制有关。

②译者注：全段 PTH 是指完整的蛋白片段，不是残存的片段。

7. 何谓正常血钙性原发性甲状旁腺功能亢进症?

偶尔,会发现病人的血 PTH 增高但血钙正常。正常血钙性原发性甲状旁腺功能亢进症(normocalcemic primary hyperparathyroidism,NPHPT)的诊断同原发性 HPT,不过,此时的血钙浓度一般都位于正常值的上限。这类病人大多有血离子钙浓度增高,适当的追踪监测很重要,因为 NPHPT 病人会发展成高钙血症。

8. 在原发性 HPT,甲状旁腺切除术的适应证是什么?

凡有症状的原发性 HPT 都是外科手术的适应证,仔细的病史询问表明,90%以上的原发性 HPT 病人是有症状的。无症状原发性 HPT 的甲状旁腺切除术适应证在过去 15 年已经有了扩大,其原因在于本病的远期结局、在经验丰富的内分泌外科医生治疗中并发症的低发生率、以及逾 95%的治愈率。原发性 HPT 病人如果不治疗,死于高钙血症相关性心血管病的人数将增加。HPT 病人一般都有生活质量评分异常,在手术成功后,这些评分会得到改善。外科治疗的费用与内科治疗 5 年的费用相当。

2014 年内分泌学会的第 4 届无症状原发性 HPT 国际讨论会列出的甲状旁腺切除术适应证如下:

- 血钙浓度在正常值上限以上,>1.0 mg/dl(0.25 mmol/L)。
- 骨骼:骨矿密度(bone mineral density,BMD)和双能 X 线吸收测定(dual-energy x-ray absorptiometry,DEXA)显示腰椎、全髋、股骨颈或桡骨远端 1/3 的 T 值<-2.5 **或者** X 线、计算机断层(computed tomography,CT)、磁共振影像(magnetic resonance imaging,MRI)或椎骨骨折评估(vertebral fracture assessment,VFA)诊断椎骨骨折。
- 肾脏:肌酐清除率 60 ml/min,24 小时尿钙浓度>400 mg/d(100 mmol/d),以及生化结石风险分析提示尿路结石风险增加;X 线、超声(ultrasound,US)或 CT 提示存在肾结石或肾钙质沉着症。
- 年龄<50 岁。
- 既不希望也无法行内科治疗随访监测的病人,同时病人渴望手术治疗(病人没有内科治疗禁忌证但不符合任何指南)。

9. 上甲状旁腺和下甲状旁腺的胚胎起源和解剖位置是什么?

上甲状旁腺与甲状腺侧叶一并起源于第 4 腮囊背部。上甲状旁腺的正常位置是在甲状腺上半部背面、甲状腺下动脉的头侧、喉返神经(recurrent laryngeal nerve,RLN)背侧。上甲状旁腺的位置比较恒定,最常见的异常位置是食管背侧,或者位于后上纵隔的气管食管沟内。

下甲状旁腺与胸腺一并起源于第 3 腮囊的背部。下甲状旁腺最常见的位置是位于甲状腺下极的后外侧,甲状腺下动脉与 RLN 交叉点的尾侧、腹侧。下甲状旁腺异位则比较常见,可以位于甲状-胸腺韧带内、胸腺内、纵隔内(但不在胸腺内)、颈动脉鞘内或甲状腺内(3%)。

89%的病人有 4 枚甲状旁腺,8%的人有 5 枚甲状旁腺,3%的人有 6 枚甲状旁腺,少于 4 枚甲状旁腺的人为 0。最多的报道是 8 枚甲状旁腺。

10. 原发性 HPT 的病因有哪些?

原发性 HPT 的病因中,超过 87%是单个腺瘤,9%是腺体增生,3%是双腺瘤,癌症<1%。在家族性 HPT、多发性内分泌瘤(multiple endocrine neoplasia,MEN)综合征(Ⅰ型和Ⅱ型)及因终末期肾病所致继发性 HPT 中,通常的规律都是腺体增生。

11. 目前有哪些术前定位检查可供选择?

经典的定位检查是甲氧异腈扫描。其他无创定位检查包括 US、CT、单光子发射计算机断层(single photon emission computerized tomography CT,SPECT/CT)和磁共振。有创定位方法包括动脉造影和静脉血采样。这些检查方法的敏感度和特异度因科室和操作者的经验而异,在单个甲状旁腺异常时定位的准确率最高。在甲状旁腺增生病人中,这些定位检查可能会产生误导作用。

对靶向甲状旁腺探查(focused parathyroid exploration)或微创甲状旁腺切除术来说,术前定位检查至关重要。所有因持续性或复发性 HPT 拟行再次甲状旁腺切除术的病人,以及既往有甲状腺手术史的病人都必须在术前做定位检查。

12. 甲氧异腈扫描是什么原理？其正确性如何？

甲氧异腈是一种可以被心脏、甲状腺、唾液腺和异常甲状旁腺组织摄取的放射性核素。一次标准扫描涉及注射甲氧异腈和分别在药物注射后 10 分钟和 90 分钟做颈部和上胸部平面成像。在早期扫描图像上，这种放射性核素通常可以见于上述多种组织中，不过，心脏和甲状腺一般对这种核素的"洗脱"很快。这种放射性核素在甲状旁腺的滞留时间比较长，因此，对异常甲状旁腺组织来讲，如果在延迟扫描图像上依旧可以见到核素摄取就是特异征象。甲氧异腈扫描的敏感度和特异度约为85%。

另一种检查方法是给予甲氧异腈和只有甲状腺组织能摄取的碘或高锝（^{99m}Tc）酸钠注射液。从甲氧异腈扫描图像上减去甲状腺，从而显示高功能的甲状旁腺。SPECT 和 SPECT/CT能提供三维信息，以病人身体的横断面图像表现出来，还可以根据需要对图像进行重建。

13. 原发性 HPT 初次外科探查的传统外科策略是什么？

传统甲状旁腺外科手术是双侧颈部探查寻找所有（4 个）甲状旁腺并进行评估。必须细致地保持手术野干爽无血。在确切认清喉返神经之前，绝对不能对该神经经过区域的任何组织进行钳夹或离断。如果发现的是单枚孤立腺瘤加 3 枚正常旁腺，则切除腺瘤，取其中 1 枚正常旁腺送活检。如果冰冻切片报告证实该送检组织是细胞丰富的甲状旁腺，但无法区别是腺瘤还是增生，就应该对 4 枚增大的腺体（增生）采取甲状旁腺次全切除术（在颈部保留约 50 mg 血供良好的甲状旁腺组织），也可以选择全甲状旁腺切除加甲状旁腺组织 50 mg 自体移植术。如果将残留的甲状旁腺组织保留在颈部，就应该用不可吸收缝线或金属夹标记。在甲状旁腺增生的病人中，胸腺切除术有助于去除胸腺内多个旁腺存在的可能性。如果发现增大的腺体不止 1 枚，但其余腺体外观正常（双腺瘤），就应该将异常腺体全部切除。

14. 取代颈部双侧 4 个甲状旁腺探查的方法有哪些？

靶向甲状旁腺切除术〔放射性核素导向微创甲状旁腺切除

术（minimally invasive radio-guided parathyroidectomy，MIRP）〕和内镜颈部探查都是取代颈部双侧 4 个甲状旁腺探查的手段，治愈率非常高。靶向甲状旁腺切除术采用术前定位为有限度的单侧探查和甲状旁腺切除术做导向，免去了双侧探查。这种方法需要联合术中"快速"PTH 测定（即采用改良法分别在术前和病灶切除后 10 分钟测定）。如果切除后血 PTH 水平小于术前值的 50%，并在正常值范围内，预示手术成功。MIRP 要求在手术日晨做甲氧异腈（sestamibi，甲氧基异丁基异腈）扫描，在手术中采用 γ 探测仪为甲状旁腺切除做导向。测定离体标本的放射活性与本底的比值，借此判断手术是否成功，然后结束手术。内镜颈部探查是指采用内镜辅助方法对异常腺体进行定位。

15. 如果在通常位置未发现腺瘤，医生应该怎么办？

应该对每个正常甲状旁腺组织取活检确认并做标记。正常甲状旁腺不应该切除。如果发现了 3 枚正常甲状旁腺，外科医生就应该评估失踪的那枚甲状旁腺到底是上甲状旁腺还是下甲状旁腺。失踪的上甲状旁腺通常都位于气管食管沟、食管背侧或后上纵隔内（此称背侧位上甲状旁腺）。常见失误是甲状腺上极游离不满意、甲状腺背侧的分离不够。甲状腺背侧的探查需要结扎甲状腺上动静脉。失踪的下甲状旁腺的位置更加多变。首先应该检查甲状-胸腺韧带，然后可以在必要时通过颈部切口切除胸腺。下一步是打开颈动脉鞘，并对失踪甲状旁腺侧的甲状腺腺叶进行触摸或用术中超声探测该侧甲状腺腺叶内是否存在结节。如果发现了结节，应行该侧腺叶切除术，将切下的组织送冰冻切片检查；不过，盲法甲状腺腺叶切除术几乎于事无补。甲状旁腺未下降的情况罕见（<1%），大多位于颈动脉分叉处或其头侧。该部位无法通过标准切口探查，需要在术前做正确定位。

在初次探查时，绝对不要做胸骨切开术。如果上文提到的方法都未能发现甲状旁腺腺瘤，外科医生就应该终止手术，并重新对病人做影像学检查。画图将找到的腺体所在的位置记录在案供今后参考。持续性高钙血症提示需要做定位检查。

16. 原发性 HPT 的外科手术结局如何？

原发性 HPT 在初次探查后病人的期望治愈率>95%，症状改善率>95%，生活质量评分在6个月时恢复正常。在甲状旁腺切除后，80%的有症状病人有骨密度和肾功能改善。即使在无症状病人中，也有尿钙和脱氧吡啶诺林（deoxypyridinoline）下降。病人肾结石、痛风和消化性溃疡病发作的频率也减少。原发性HPT病人在甲状旁腺切除术后还表现为寿命延长。

晚近的系列研究表明，术前甲氧异腈扫描阴性的病人其治愈率稍低（99.3% vs 92.7%）。

17. 甲状旁腺切除术的并发症有哪些？

永久性RLN损伤的发生率<1%，然而，暂时性神经麻痹的发生率为3%。暂时性低钙血症的发生率为10%，不过，永久性HPT的发生率仅为2%。术前碱性磷酸酶升高和肾功能异常可以对"骨饥饿"综合征发生的可能性做出预估。

18. 术后低钙血症的症状和体征有哪些？

低钙血症的最早症状是口周麻木或感觉异常（通常是手足部）。如果不治疗，严重低钙血症就会导致手足痉挛或搐搦。Chvostek征是叩击面神经干引起的面部肌肉痉挛。Trousseau征是用血压计袖带阻断肱动脉3分钟所致的腕部痉挛。

19. 低钙血症病人应该如何治疗？

轻度低钙血症的治疗是口服钙剂。将血钙维持在7.5～9.0 mg/dl（1.90～2.25 mmol/L）的满意水平。病人应该尽早开始用碳酸钙类（Tums或Oscal）的口服钙剂，2～3 g/d分次服用（每天3或4次）。肾结石病人最好用柠檬酸钙，因为柠檬酸钙或许对肾结石有预防作用。对大多数病人来讲，维生素D制剂会增加肠道的钙吸收，可以给予钙化三醇（罗盖全）0.25～0.75 μg/d（译者注：原文为0.25～0.75 mg/d）。

甲状旁腺功能减退症所致的搐搦病人需要急诊静脉推注钙剂治疗，目的是避免发生喉喘鸣和惊厥。应该将10%葡萄糖酸钙1安瓿[每10 ml含90 mg（22.5 mmol）元素钙]用生理盐水100 ml稀释后缓慢推注维持15分钟，然后将稀释的钙剂（将10%葡萄糖酸钙5安瓿用生理盐水500 ml稀释）按50 ml/h滴注。

20. 请对持续性或复发性HPT下定义。

手术成功的定义是血钙水平长期正常。术后6周内出现的高钙血症称为持续性HPT；术后6周之后出现的高钙血症称为复发性 HPT。

21 持续性或复发性 HPT 病人的处置策略是什么？

首先，应该对病人作再次评估，确保高钙血症的病因是原发性 HPT，不是其他原因。要对病人做出确定诊断，评估病人是否还有 FHH，因为 FHH 不适合做再次手术。要对疾病的严重程度进行评估，确保再次手术的依据充分。应该重新翻阅既往的手术记录和病理，这有助于再次手术计划的拟定。必须想方设法做定位检查。如果定位成功，持续性或复发性 HPT 病人的再次手术治愈率为 85%～90%。如果定位不成功，再探查术的失败率为 50%。

在再次手术探查之前，还必须评估所有病人的声带情况。一般选择原切口做再次颈部手术探查。由于颈前带状肌群通常都与甲状腺有粘连，可以采用外侧入路（在胸锁乳突肌与颈前带状肌群之间的间隙分离）来取代常规的中线入路。利用阳性定位检查，或者利用对失踪腺瘤侧颈部所做的回顾性判断，如果发现了腺瘤，就能减少手术的解剖范围。

如果病人的情况很合适，再次外科探查的一种替代方法是对甲状旁腺组织做血管造影消融，这种方法的主要适应证是纵隔腺瘤，因为这可以免去正中胸骨切开术；但是，这需要将动脉导管嵌插入其营养血管后注入离子型造影剂。

22. 能对继发性和三发性甲状旁腺功能亢进症下定义吗？

- 继发性 HPT：病人因另外一些病因出现了低钙血症，机体对这种低钙血症发生反应导致 PTH 过度分泌，称为继发性 HPT。其最常见的病因包括维生素 D 缺乏、慢性肾衰竭、钙缺乏和磷代谢异常。
- 三发性 HPT：是 PTH 自主分泌，导致高钙血症。三发性 HPT 一般都发生于长期继发性 HPT 之后，其特点是此时的 PTH 分泌不受钙剂或维生素 D 的使用而变化。

23. 在终末期肾病病人，甲状旁腺切除术的适应证有哪些？

在终末期肾病（end-stage renal disease，ESRD）病人，甲状旁腺切除术的主要适应证如下：

- 严重高钙血症。
- 甲状旁腺功能亢进性骨病进行性加重、逐渐衰弱。
- 透析无效的瘙痒。
- 进行性骨外钙化或钙过敏（通常伴有高磷血症）。
- 用其他原因无法解释的症状性肌病。
- 高钙血症和肾功能障碍相关性持续性 HPT 的肾移植受者。

24. 继发性和三发性 HPT 的外科治疗选项有哪些？

次全甲状旁腺切除术或全甲状旁腺切除术加自体移植术都可以有效治疗继发性和三发性 HPT。对已经常规输注钙剂的病人来讲，又多了一种选项，即全甲状旁腺切除不加自体移植术。

次全甲状旁腺切除术是切除所有肉眼找到的甲状旁腺组织，仅留一个甲状旁腺的 40～60 mg。次全甲状旁腺切除术的缺点是存在复发风险，如果病人需要再次做颈部探查手术，并发症发生率就更高。全甲状旁腺切除加少量切除的甲状旁腺组织在前臂肱桡肌做自体移植，其主要优点是一旦增生的腺体造成甲状旁腺功能亢进症复发，可以很容易地将其切除，不会有颈部再探查术那样的并发症风险。

25. MEN Ⅰ 和 MEN Ⅱ 内分泌疾病有哪些？

MEN Ⅰ（3 P′s）：
- 甲状旁腺功能亢进症（hyperparathyroidism）。
- 垂体腺瘤（pituitary adenoma）。
- 胰腺内分泌肿瘤（pancreatic endocrine tumor）。

MEN Ⅱ（3 C′s）：
- 甲状旁腺功能亢进症（calcium）。
- 甲状腺髓样癌（calcitonin）。
- 嗜铬细胞瘤（catecholamines）。

26. MEN 病人的 HPT 最好采用什么手术方法？

90%以上的 MEN Ⅰ 病人都有 HPT。MEN Ⅰ 病人大都为多发性肿瘤，不过，其大小可以不对称。优选术式是次全甲状旁腺切除加经颈部胸腺切除术（额外甲状旁腺最可能出现的部位）。可以将甲状旁腺组织冷藏供今后在甲状旁腺功能减退情况下做自体移植。

20%～30%的 MEN Ⅱ 病人会有 HPT，病人全都是多发性肿瘤。MEN Ⅱ 病人的 HPT 比 MEN Ⅰ 病人轻。要求对全部 4 枚甲状旁腺进行视诊，仅切除增大的腺体或做次全甲状旁腺切除术。术中血 PTH 测定可能有助于指导切除术。

27. 哪位是做甲状旁腺切除术的第一人？

1925 年，Felix Mendl 在维也纳的 Hochenegg 医院成功地实施了第一例甲状旁腺切除术。他的病人是一位因严重囊性纤维性骨炎（osteitis fibrosa cystica）而无法工作的 34 岁的有轨电车售票员 Albert。

28. Martell 船长是谁？

Martell 船长是美国商船队的一位高级船员，他是美国第一位因为原发性 HPT 接受外科手术的病人。Martell 船长患了进行性加重的 HPT，他的身高因为脊柱后凸驼背从 6 英尺（1.83 m）缩至 5 英尺 6 英寸（1.68 m）。经过 7 次手术后，最终他的腺瘤从纵隔内切除，遗憾的是，这位船长依旧死于慢性肾衰竭。

29. 甲状旁腺最早是在哪种动物身上被发现的？

甲状旁腺最早是在 1852 年由英国生物学家、古生物学家兼解剖学家 Richard Owen 爵士在对一头印度犀牛做解剖时被发现的。

要诀：HPT

1. 在门诊病人，HPT 是高钙血症最常见的病因。
2. 原发性 HPT 的确诊依据是血钙浓度升高伴 PTH 升高，但尿钙浓度低。
3. 甲状旁腺切除术的适应证是有症状的原发性 HPT 病人或符合特定标准的无症状原发性 HPT 病人。
4. 甲状旁腺的位置变化甚大。上甲状旁腺起源于第四鳃（咽）囊，位于 RLN 背侧；下甲状旁腺起源于第三鳃裂，位于 RLN 腹侧。
5. 原发性 HPT 的传统外科手术是双侧颈部探查，不过，如今广泛采用的替代术式是靶向性甲状旁腺切除术，治愈率上佳，前提是要做术前定位。

（尤承忠　译）

参 考 文 献

1. Ambrogini E，Cetani F，Cianferotti L，et al. Surgery or surveillance for mild asymptomatic primary hyperparathyroidism：a prospective，randomized clinical trial. *J Clin Endocrinol Metab*. 2007；92（8）：3114-3121.

2. Bilezikian JP，Brandi ML，Eastell R，et al. Guidelines for the management of asymptomatic primary hyperparathyroidism：summary statement from the fourth international workshop. *J Clin Endocrinol Metab*. 2014；99（10）：3561-3569.

3. Eigelberger MS，Cheah WK. The NIH criteria for parathyroidectomy in asymptomatic primary hyperparathyroidism：are they too limited? *Ann Surg*. 2004；239（4）：528-535.

4. Gil-Cardenas A，Gamino R. Is intraoperative parathyroid hormone assay mandatory for the success of targeted parathyroidectomy? *J Am Coll Surg*. 2007；204（2）：286-290.

5. Kebebew E，Hwang J. Predictors of single-gland vs multigland parathyroid disease in primary hyperparathyroidism：a simple and accurate scoring model. *Arch Surg*. 2006；141（8）：777-782.

6. Lambert LA，Shapiro SE，Lee JE，et al. Surgical treatment of hyperparathyroidism in patients with multiple endocrine neoplasia type 1. *Arch Surg*. 2005；140（4）：374-382.

7. Lo CY，Lang BH. A prospective evaluation of preoperative localization by technetium-99m sestamibi scintigraphy and ultrasonography in primary hyperparathyroidism. *Am J Surg*. 2007；193（2）：155-159.

8. Nilsson IL，Aberg J. Maintained normalization of cardiovascular dysfunction 5 years after parathyroidectomy in primary hyperparathyroidism. *Surgery*. 2005；137（6）：632-638.

9. Pappu S，Donovan P. Sestamibi scans are not all created equally. *Arch Surg*. 2005；140（4）：383-386.

10. Phitayakorn R，McHenry CR. Incidence and location of ectopic abnormal parathyroid glands. *Am J Surg*. 2006；191（3）：418-423.

11. Richards ML，Wormuth J. Parathyroidectomy in secondary hyperparathyroidism：is there an optimal operative management? *Surgery*. 2006；139（2）：174-180.

第61章 甲状腺功能亢进症

Kathryn H. Chomsky-Higgins，MD，MS，
Robert C. McIntyre，Jr.，MD，Christopher D. Raeburn，
MD，FACS，Barnard J. A. Palmer，MD，MEd，FACS

1. 甲状腺功能亢进症是常见病吗?

在美国，甲状腺功能亢进症的患病率是 1.2%，0.5%是有临床表现的，0.7%是有亚临床表现的。有临床表现的甲状腺功能亢进症的患病率：女性为 0.04%，男性为 0.01%，不过，甲状腺功能亢进症的患病率随年龄差异甚大。

2. 甲状腺功能亢进症有哪些症状和体征?

- 一般表现：怕热、多汗、颜面潮红、手抖、夜眠差、毛发脱落。
- 精神表现：神经质、情绪波动、焦虑、脾气暴躁、错觉。
- 心血管表现：心悸、心率快、室上性心律失常。
- 呼吸表现：呼吸急促或声音嘶哑。
- 胃肠道表现：食欲增加、消瘦、排便频度增加。
- 生殖系统表现：男性乳房发育症或月经不规则。
- 骨骼表现：骨质疏松症。
- 其他表现：眼病或皮肤病。

3. 甲状腺功能亢进症的常见病因是什么?

Graves 病、毒性多结节性甲状腺肿（toxic multinodular goiter，TMNG）和毒性单结节性甲状腺肿（Plummer 病）是甲状腺功能亢进症的三大常见病因[①]。其他病因还有急性甲状腺炎、亚急性（de Quervain）甲状腺炎、无症状性甲状腺炎（silent thyroiditis）、胺碘酮性甲状腺炎、医源性甲状腺毒症、人为摄入甲状腺激素、卵巢甲状腺肿、妊娠滋养细胞疾病、甲状腺激

[①]译者注：这个问题的解答或许有错。译者认为：毒性多结节性甲状腺肿就是 Plummer 病；毒性结节是高功能腺瘤。

素抵抗症和滤泡性甲状腺癌广泛转移。

4. 甲状腺功能亢进症应该如何检查？

在甲状腺功能亢进症的评估中，最实用的检查是血甲状腺刺激激素（thyroid stimulating hormone，TSH）水平测定，应该将 TSH 作为一项初筛试验。在甲状腺疾病的所有单项检测项目中，TSH 的敏感度和特异度最高。TSH 降低伴血清游离甲状腺素（thyroxine，T_4）或三碘甲腺原氨酸（triiodothyronine，T_3）增高就可以明确诊断甲状腺功能亢进症。TSH 增高伴游离 T_4 增高提示分泌促甲状腺素的垂体瘤（thyrotropin-producing pituitary tumor）的发病，这是一种罕见病。亚临床型甲状腺功能亢进症是指 TSH 下降，T_4 或 T_3 处于正常值高水平。

在甲状腺功能亢进症确诊后，做放射性碘摄取（radioactive iodine uptake，RAIU）检查能对甲状腺功能亢进症的多种病因做出鉴别。高摄碘可以确认为该甲状腺功能亢进症是甲状腺激素产生过多所致。RAIU 的主要适应证是存在甲状腺结节或者有甲状腺毒症临床表现但不能诊断为 Graves 病的病人。甲状腺摄碘检查一般是在用药后 4~6 小时测 1 次，然后在 24 小时再测 1 次。

- 高摄取：证实是甲状腺激素产生过多的甲状腺功能亢进症。
- 均一摄取：提示 Graves 病。
- 斑片摄取：提示 TMNG。
- 单灶区域摄取伴剩余甲状腺低摄取：可以诊断为毒性孤立性腺瘤。
- 弥漫性低摄取：提示甲状腺炎，这种甲状腺炎会导致先前已经合成的甲状腺激素释放，因此，这是一种自限病程的甲状腺功能亢进症。

5. 如何确诊 Grave 病？

Grave 病几乎完全可以依据临床所见（甲状腺对称性肿大、近期出现眼征、中重度甲状腺功能亢进症）明确诊断。眼征仅见于 Grave 病，是甲状腺自身抗体（尤其在吸烟者）与眼外肌发生交叉反应的结果。一般是 TSH 降低伴游离 T_4 升高。如果游离 T_4 正常，就应该测定游离 T_3，以排除 T_3 型甲状腺毒症。RAIU 表现为均一的摄取增加。由于 Graves 病是一种能产生自身抗体的自身免疫性疾病，是自身抗体刺激 TSH 受体的结果，因此，检测 TSH 受体抗体或甲状腺刺激免疫球蛋白（thyroid-stimulating immunoglobulin，TSI）有助于明确诊断。

6. 甲状腺功能亢进症的三大治疗选项是什么？

抗甲状腺药物（antithyroid drugs，ATD）、放射性碘（^{131}I）和外科手术。每一种方法都有其风险和获益。在美国，比较常用的方法是放射性碘（radioactive iodine，RAI）。

7. 药物治疗的适应证和结局是什么？

药物治疗的目标是症状缓解，以及尽快、尽可能安全地使病人的甲状腺功能恢复正常。药物治疗可以单独用，也可以先用药物将甲状腺功能控制至正常，然后采用 RAI 或外科治疗。

所有有症状的甲状腺毒症病人都应该考虑使用 β 肾上腺素能受体阻滞剂。所有年老有症状的病人、静息心率＞90 次/分的病人或合并有心血管疾病的病人都应该给予 β 肾上腺素能受体阻滞剂。

单纯用药物治疗的适应证是病情缓解可能性大的病人（轻度甲状腺功能亢进症、腺体小、滴度低）、外科手术或 RAI 治疗风险大的病人，以及寿命有限的病人。几乎所有病人都会在初始治疗后 6 周内甲状腺功能恢复正常。只有 30% 的病人有远期病情缓解，在停药后 50% 的病人会有甲状腺功能亢进症复发。复发最常发生于停药后的最初 6 个月。

8. 哪些药物可以用来治疗甲状腺功能亢进症？其作用机制和不良反应是什么？

ATD 的作用是降低甲状腺功能。这些药物是控制甲状腺功能亢进症，不能使 Graves 病治愈。药物治疗一般需要持续 2 年。β 肾上腺素能受体阻滞剂可解除甲状腺功能亢进症的症状。

甲巯咪唑（methimazole，MMI）是治疗甲状腺功能亢进症的主药，但在妊娠初 3 个月和甲状腺危象时除外。MMI 的作用机制是抑制甲状腺过氧化酶，从而抑制碘的有机化和碘化甲腺氨酸的偶联。MMI 的不良反应有皮疹、瘙痒、肝毒性、胆汁淤积性黄疸、狼疮样综合征、关节病和粒细胞缺乏症。除妊娠期外，MMI 不良反应的发生率低于丙硫氧嘧啶。MMI 会引起新生儿头皮发育不全和胚胎病综合征（包括鼻后孔闭锁和食管闭锁）。

丙硫氧嘧啶（propylthiouracil，PTU）同样是抑制碘的有机化和碘化甲腺氨酸的偶联，此外，PTU 还抑制外周 T_4 的单脱碘（monodeiodination），从而减少 T_4 向更具生理活性的 T_3 转变。服用 PTU 的病人同样需要注意是否有相同的不良反应，包括皮疹、瘙痒、肝炎、胆汁淤积性黄疸、狼疮样综合征、关节病、抗中性粒细胞胞浆抗体阳性的小血管炎，以及具有生命威胁的并发症——粒细胞缺乏症或暴发性肝坏死，这两种并发症罕见，但是发生率比使用 MMI 者高。PTU 更适用于妊娠初 3 个月和甲状腺危象病人。

β 肾上腺素能受体阻滞剂能解除本病的症状与体征。但是，除了在放射性碘治疗或外科手术前短暂使用外，β 肾上腺素能受体阻滞剂不能单独使用。

碘制剂是以 Lugol 碘液（5%碘与 10%碘化钾的水溶液，0.3 ml/d）或碘化钾（60 mg，每日 3 次）的方式给予。碘的作用是抑制甲状腺激素的释放。碘制剂适用于短程治疗，如术前准备、放射性碘治疗后加速激素水平下降及甲状腺危象的治疗。碘制剂能减少甲状腺的灌注，从而减少甲状腺切除术中的出血。

9. 放射性碘治疗的适应证和禁忌证是什么？

RAI 更适用于合并有增加手术风险疾病的病人、既往有颈部手术史或放疗史的病人、ATD 禁忌证病人。妊娠和哺乳是 RAI 的绝对禁忌证。育龄期女性应该在 RAI 治疗前做一次妊娠试验检查，并在 RAI 治疗后 6 个月内避免妊娠。合并有或疑似有甲状腺癌的病人也应该避免用 RAI。此外，RAI 可能会加重 Graves 病的眼征。

10. 放射性碘治疗的方案是什么？

在美国，Graves 病最常用的治疗方法是 RAI。RAI 的常用剂量在 Graves 病是 10～15 mCi。TMNG 的治疗剂量稍大，为 25～30 mCi。老年病人和有显著合并症的病人在放射性碘治疗前应该先尝试 ATD，目的是避免 ^{131}I 诱发甲状腺危象。有显著眼征和吸烟的病人在 RAI 治疗前应该接受皮质类固醇治疗，目的是预防眼征进展。

11. 放射性碘治疗的结局如何？

在 RAI 治疗后甲状腺功能可能持续数月未恢复正常，但是，一旦甲状腺功能恢复至正常，甲状腺功能亢进症的复发就基本不会发生。唯一严重的不良反应就是甲状腺功能减退症。甲状腺功能减退症是剂量依赖性的。甲状腺功能减退症每年的发生率约为 3%，RAI 治疗后 10 年时约 50% 的病人会发生甲状腺功能减退症，RAI 治疗后 25 年时几乎是 100%。

12. 甲状腺功能亢进症采用甲状腺切除术治疗的适应证有哪些？

- 妊娠病人无法采用药物治疗者。
- 巨大甲状腺肿但摄碘率低下的病人。
- 儿童。
- 依从性差的病人。
- 甲状腺结节怀疑为癌症的病人。
- 气管或食管有压迫症状的病人。
- 讲究外观的病人。
- 合并眼征的病人。
- ATD 过敏或严重不良反应。
- 有严重合并症需要迅速达到甲状腺功能正常状态的病人。

13. 应该如何给病人做术前准备？

任何甲状腺功能亢进症病人在外科手术前都应该将甲状腺功能纠正至正常，可以采用抗甲状腺药物加碘化钾处理，也可以单独用 β 肾上腺素能受体阻滞剂，或 β 肾上腺素能受体阻滞剂与上述方案联合使用。

14. 甲状腺切除的范围是多少？

Graves 病的外科术式有两种选择：近全甲状腺切除术或全甲状腺切除术。近全甲状腺切除术的目标是保留 4～8 g 血供良好的甲状腺组织，以免发生甲状腺功能减退症。由于近全甲状腺切除术术后存在小的复发风险（8%），因此，有些外科医生倾向于做全甲状腺切除术，这种术式的复发率接近 0。全甲状腺切除术更适合于合并有甲状腺癌的病人，以及有严重眼征的病人。在 Plummer 病中，对单侧病灶做腺叶切除术或部分甲状腺切除术，对多发性病灶加做对侧次全甲状腺切除术，就可以使病人的甲状腺功能恢复正常。

15. 外科手术后甲状腺功能减退症的发生率是多少？

所有做全甲状腺切除或次全甲状腺切除的病人都会发生甲状腺功能减退症，需要 T_4 替代。在次全甲状腺切除术后的病人中 30% 会发生甲状腺功能减退症，如果残留的甲状腺组织比较少[①]，就应该立即在术后做甲状腺替代，然后根据甲状腺功能检查逐步调整剂量。

16. 毒性结节性甲状腺肿的正确治疗是什么？

毒性结节性甲状腺肿所致的甲状腺功能亢进症是一种持久性疾病，不会自行消退。ATD 不是正确的长期治疗方案，最常用的治疗方法是 RAI 治疗。较大剂量（25～30 mCi）的 RAI 可以将这类病人（这类病人的年龄一般都比较大，并且有明显的甲状腺功能亢进性心血管症状）甲状腺功能亢进症永久存在的风险降至最低。外科手术也很有效，甲状腺功能恢复正常的速度最快，复发率也低。

17. 甲状腺炎所致的甲状腺功能亢进症该如何治疗？

如果病人的甲状腺区有疼痛和触痛，就应该怀疑亚急性甲状腺炎。RAIU 扫描显示低摄碘。这种甲状腺功能亢进症一般都很轻微，持续时间也短（数周）。大多数病人都不需要治疗，但可以用 β 肾上腺素能受体阻滞剂加水杨酸盐或糖皮质类固醇来控制症状。病人可以出现甲状腺功能减退症，但是，一般来讲都不是永久性的。

18. 甲状腺危象的正确治疗方法是什么？

甲状腺危象病人应该入 ICU 处理。一般治疗措施包括输液、退热（对乙酰氨基酚）和营养。特殊治疗措施包括用 PTU（抑制 T_4 合成和抑制 T_4 转化为 T_3）100 mg 口服、鼻-胃管给药或直肠给药，每 6 小时 1 次；碘化物能抑制 T_4 释放，可以用饱

---

①译者注：这句话的原文是"if a significant thyroid remnant remains, immediate postoperative thyroid replacement should be provided and titrated based on subsequent thyroid function measurements."，翻译时做了更正。

和碘化钾溶液（saturated solution of potassium iodide，SSKI）
5 滴口服或通过鼻-胃管给药，每 6 小时 1 次；类固醇激素（地
塞米松 2 mg，每 6 小时 1 次）也有抑制 T_4 释放和抑制 T_4 转化
为 T_3 的作用；β 肾上腺素能受体阻滞剂（普萘洛尔或艾司洛尔）
可控制心血管症状。其他能降低血甲状腺激素水平的制剂是碘
番酸、锂剂和高氯酸钾。最后一种方法是采用血浆去除法、血
液过滤法或血液透析法去除血液中的 T_4。

19. 哪位外科医生因为在甲状腺疾病方面的工作获得过诺贝尔奖?

1909 年，Theodor Kocher 因为在甲状腺生理、病理和外科
手术方面的工作获得了诺贝尔奖。在 19 世纪后半叶，他在降
低甲状腺切除术的高死亡率方面获得了成功。1850 年甲状腺切
除术的死亡率为 50%，但是到 1898 年，Kocher 所在医院的死
亡率已经是 0.18%。他的最大成就是对术后甲状腺功能减退症
的叙述，当时他称之为**甲状腺切除后恶病质**。

要诀：甲状腺功能亢进症

1. 甲状腺功能亢进症最常见的病因是 Graves 病、TMNG 和毒性单结节性甲状腺肿（Plummer 病）。

2. Graves 病的诊断依靠临床，确诊手段是血甲状腺功能试验，治疗方法是 ATD、放射性碘或外科手术。

3. TMNG 的治疗方法应该是放射性碘或甲状腺切除术；ATD 不是恰当的长期疗法。

4. 继发于亚急性甲状腺炎的甲状腺功能亢进症大多具有自限性，除了控制症状外，罕有需要治疗。

5. 甲状腺危象应该一开始就入 ICU 处理：水化、退热、营养、PTU、碘剂和类固醇激素。

网址

- www.endocrinesurgery.org/
- www.thyroid.org/
- www.aace.com/

（尤承忠　译）

参 考 文 献

1. Bahn RS，Burch HB，Cooper DS，et al. Hyperthyroidism and other causes of thyrotoxicosis：management guidelines of the American Thyroid Association and American Association of Clinical Endocrinologists. *Thyroid*. 2011；21（6）：593-646.

2. Boger MS，Perrier ND. Advantages and disadvantages of surgical therapy and optimal extent of thyroidectomy for the treatment of hyperthyroidism. *Surg Clin North Am*. 2004；84（3）：849-874.

3. Cooper DS. Antithyroid drugs. *N Engl J Med*. 2005；352（9）：905-917.

4. Erbil Y，Giris M，Salmaslioglu A，et al. The effect of anti-thyroid drug treatment duration on thyroid gland microvessel density and intraoperative blood loss in patients with Graves' disease. *Surgery*. 2008；143（2）：216-225.

5. Kang AS，Grant CS. Current treatment of nodular goiter with hyperthyroidism（Plummer's disease）：surgery versus radioiodine. *Surgery*. 2002；132（6）：916-923.

6. Lal G，Ituarte P. Should total thyroidectomy become the preferred procedure for surgical management of Graves' disease? *Thyroid*. 2005；15（6）：569-574.

7. Palit TK，Miller CC 3rd. The efficacy of thyroidectomy for Graves' disease：a meta-analysis. *J Surg Res*. 2000；90（2）：161-165.

8. Schussler-Fiorenza CM，Bruns CM. The surgical management of Graves' disease. *J Surg Res*. 2006；133（2）：207-214.

9. Vidal-Trecan GM，Stahl JE. Radioiodine or surgery for toxic thyroid adenoma：dissecting an important decision. A costeffectiveness analysis. *Thyroid*. 2004；14（11）：933-945.

10. Weetman AP. Graves' disease. *N Engl J Med*. 2000；343（17）：1236-1248.

11. Witte J，Goretzki PE，Dotzenrath C，et al. Surgery for Graves' disease：total versus subtotal thyroidectomy：results of a prospective randomized trial. *World J Surg*. 2000；24（11）：1303-1311.

第62章　甲状腺结节与甲状腺癌

Kathryn H. Chomsky-Higgins，*MD*，*MS*，
Trevor L. Nydam，*MD*，*Robert C. McIntyre*，*Jr.*，*MD*，
Barnard J. A. Palmer，*MD*，*MEd*，*FACS*

1. 甲状腺结节与甲状腺癌的患病率如何？

甲状腺结节的患病率随年龄而增加，患病率的判断取决于检测手段：触诊为 5%、超声为 35%、尸检为 50%。女性与男性之比为 4∶1。有放射线暴露史的病人，每年甲状腺结节的发生率为 2%，25 年时达高峰。高达 35%的尸检发现存在隐匿性乳头状甲状腺癌（＜1.0 cm）。SEER 数据库的数据表明，美国甲状腺癌的患病人数约为 637 000 例，预计 2016 年的新增甲状腺癌病人约为 64 300 例。

2. 为什么要为甲状腺结节担忧呢？

在临床上，甲状腺结节与病人的关系密切，因为结节会增大并引起压迫症状，可能为功能性腺瘤，且有小百分比的恶性风险。

3. 单发性与多发性甲状腺结节最重要的区别是什么？

传统的观点认为多发性甲状腺结节多为良性，单发性甲状腺结节恶性可能性增大。但是，许多研究表明，以单个结节为主的多结节性甲状腺肿其恶性风险与单结节性甲状腺肿的恶性风险相仿（5%）。随着超声的发展，应该对每个结节的影像学特征分别作评估。

4. 哪些病史和体格检查特点提示甲状腺癌风险大？

- **年幼或年迈**的病人甲状腺结节出现癌的风险增大，尤其是男性。
- **快速生长的结节**和有局部侵犯的结节，癌的风险增大，不过，甲状腺癌罕有伴随症状（如声音嘶哑或吞咽困难）。
- **放射线暴露史**，既增加良性结节的发生率，也增加恶性

结节的发生率。

- 髓样甲状腺癌或乳头状甲状腺癌家族史，或 Gardner 综合征(即家族性息肉病)家族史者甲状腺癌的风险增大。
- 硬结节、单发性结节、结节与毗邻结构固定、声带麻痹和淋巴结肿大者癌的风险也增大。

5. 在甲状腺结节病人的评估中首选哪些实验室检查?

需要常规做的唯一一项生化检查项目是血促**甲状腺素**(thyroid stimulating hormone，TSH)浓度，目的是了解病人是否患有意料之外的甲状腺功能亢进。

甲状腺球蛋白和血降钙素不应该作为常规检查项目。分化型甲状腺癌病人可以检查甲状腺球蛋白，而血降钙素检测仅限用于疑诊为髓样甲状腺癌(medullary thyroid carcinoma，MTC)的病人。诊断明确的 MTC 病人还应该做**淋巴细胞 DNA 分析**，了解是否存在 *ret* 原癌基因突变。

对已经诊断为多发性内分泌瘤 (multiple endocrine neoplasia，MEN) Ⅱ 的病人来讲，应该检查**血降钙素值和收集24 小时尿**测定尿儿茶酚胺及其代谢产物，目的是在行甲状腺切除手术前判断病人是否患有甲状旁腺功能亢进症 (hyperparathyroidism，HPT)和嗜铬细胞瘤。

6. 甲状腺结节评估中首选哪项影像学检查?

- 所有甲状腺结节病人都应该做一次**甲状腺超声检查**。超声检查的作用是判断结节与触诊异常是否相符，是否合并有其他结节，判断结节是囊性、实质性还是混合性，此外，超声是测量结节大小的适宜方法。在判断恶性风险方面，超声影像学特征比结节大小更具有优势，其可疑特征包括微钙化、实质性结节的低回声和结节内血供丰富。

  超声影像可以帮助我们找到最需要做穿刺检查的那枚结节，从而提高细针穿刺细胞学检查 (fine-needle aspiration，FNA)的准确性。

- TSH 降低 (<0.5 μIU/ml) 的病人需要做**放射性碘摄取**(radioactive iodine uptake，RAIU)**扫描**，目的是了解病人是否患有 Graves 病、毒性多结节性甲状腺肿 (toxic multinodular goiter，TMNG)或自主性(高功能)结节

所致的甲状腺功能亢进症。对 TSH 正常或升高的病人来讲，请不必申请扫描，因为扫描无法对良恶性结节做出可靠鉴别。

7. 甲状腺结节的鉴别诊断有哪些？

● 腺瘤：大滤泡性（胶体性）、微滤泡性、胚胎性、Hürthle 细胞性。
● 癌：乳头状、滤泡状、髓样、未分化、淋巴瘤、转移性。
● 囊肿。
● 单个结节为主的多结节性甲状腺肿。
● 其他：炎性疾病（如 Hashimoto 甲状腺炎）、发育异常（如甲状舌管囊肿）。

8. 甲状腺结节最重要的单一检查项目是什么？

最重要的单一检查项目是细针穿刺（fine-needle aspiration，FNA）细胞学检查。资深医生进行该项检查总的准确率＞95%。如果获取的标本符合要求，其结果可以按 Bethesda 标准（表 62-1）做组合分类，对恶性风险作出预测，并推荐治疗方案。

表 62-1 Bethesda FNA 甲状腺细胞学检查

类别	归类	恶性风险	推荐疗法
1	无法诊断/取材不满意	1%～4%	重新做 FNA
2	良性病变	0～3%	随访监测
3	AUS/FLUS[①]	5%～15%	重新做 FNA
4	疑为滤泡性肿瘤	15%～30%	甲状腺叶切除术
5	可疑癌症	60%～75%	最小范围甲状腺切除术
6	恶性	97%～99%	最小范围甲状腺切除术

9. 左甲状腺素在甲状腺结节的处理中有用吗？

在这个世界的低碘摄入地区，口服左甲状腺素片将血 TSH 抑制至低于正常水平，可以使良性结节缩小。然而，在碘摄入

---

①译者注：AUS/FLUS 是"atypia of undetermined significance/follicular lesion of undetermined significance" 的缩略词（未确定的非典型增生/滤泡性病变，简作：性质不明确）。

充足的地区，人们不推荐这种抑制治疗。

10. 甲状腺癌的种类有哪些？构成比如何？

- 乳头状 80%。
- 滤泡状 15%。
- 髓样 5%。
- 非分化和淋巴瘤<1%。

11. 甲状腺手术的守则有哪些？

- 手术中必须始终细致，保持术野无血干爽。
- 在喉返神经得到确认之前，不要切断或钳夹喉返神经行程区域的任何组织。
- 应该将每个甲状旁腺都看作仅剩的最后一枚有功能腺体。
- 如果怀疑为甲状腺癌，整个手术就应该按照癌症的要求进行。

12. 能对各种甲状腺术式下定义吗？

- 甲状腺**腺叶切除术**：是指切除单侧腺叶（一般包括峡部），目的是排除甲状腺癌的诊断，或者是处理单侧毒性结节。
- **全甲状腺切除术**：是指切除全部甲状腺，包括峡部和锥体叶。一般在甲状腺癌或 Graves 病治疗时选用。该术式的喉返神经损伤和甲状旁腺功能减退症发生率最高。
- **近全甲状腺切除术**（near-total thyroidectomy）：是指切除全部甲状腺，仅在 Berry 韧带处保留<1 g 的甲状腺组织，目的是避免损伤喉返神经。近全甲状腺切除术在肿瘤学结局方面与切除所有肉眼可见甲状腺组织的全甲状腺切除术等价，然而，近全甲状腺切除术的并发症发生率或许比全甲状腺切除术低。
- **次全甲状腺切除术**（subtotal thyroidectomy）：是指切除大部分甲状腺，保留约 4~8 g 甲状腺组织，目的是使病人处于甲状腺功能正常状态。该术式常用于 Graves 病，目的是避免甲状腺激素替代所需。
- **中央区颈淋巴结清扫术**：是指切除中央区（又称颈前筋

膜室，Ⅰ区[①]）的淋巴结组织，其边界是舌骨、颈动脉和胸骨切迹。

- **外侧区颈淋巴结清扫术**：是指切除胸锁乳突肌深面外侧筋膜室（又称颈静脉淋巴链，Ⅱ区、Ⅲ区、Ⅳ区）的淋巴组织。

13. 对孤立性甲状腺结节来讲，范围最小的甲状腺切除是哪种术式？

除了甲状腺峡部的小病灶外，疑似恶性病灶的最小术式应该是腺叶切除术，包括峡部切除（作为诊断性活检的范围）。不主张做肿瘤摘除或结节切除术。单个自主性（高功能）结节（autonomous nodules）也应该采用腺叶切除术处理。

14. 甲状腺癌的外科治疗方法有哪些？

甲状腺癌都应该采用近全甲状腺切除术或全甲状腺切除术处理，不过，小瘤（＜1 cm）、分化良好、无甲状腺外侵犯、无淋巴结转移或远处转移的年轻病人除外。在这些病人中，腺叶加峡部切除术足矣。近全甲状腺切除术去除了甲状腺内的多灶癌，使得术后针对转移灶的放射性碘的诊断和治疗成为可能，降低了局部区域复发风险，还提高了血甲状腺球蛋白（作为病灶持续存在或复发的标志）测定的准确性。对长径≥1 cm的乳头状癌和滤泡状癌来讲，近全甲状腺切除术或全甲状腺切除术可提升总生存率。术中要将增大的颈淋巴结切除送冰冻切片检查。如果冰冻切片发现有转移癌，就做颈淋巴结清扫术。与解剖性颈淋巴结清扫术相比，"摘草莓"式淋巴结清扫会导致区域复发率增加，应该避免。

由于放射性碘或左甲状腺素片对甲状腺髓样癌无效，因此，甲状腺髓样癌应该做全甲状腺切除术。中央区颈淋巴结清扫术是必做项目，目的是评估转移情况。如果冰冻切片报告中央区淋巴结阳性，就应该做病侧改良颈淋巴结清扫。可能还需要对健侧颈部进行探查。

甲状腺未分化癌的外科术式是姑息手术，一般都是做肿瘤

---

①译者注：这里可能有误。根据纪念 Sloan-Kettering 癌症中心的颈部淋巴结分区划分，颈中央区应该属于Ⅵ区，Ⅰ区应该指颏下和颌下区域。

减积（debulking）加气管切开术，目的是解除气管压迫症状。

15. 甲状腺癌淋巴结转移的发生率是多少？

分化良好的甲状腺癌（乳头状癌和滤泡状癌）在确诊时，如果做预防性颈淋巴结清扫术，人们会发现20%～50%的病人已经有镜下转移。因此，许多学者建议对分化良好的甲状腺癌病例在行甲状腺切除术时做预防性中央区淋巴结清扫术，目的是避免因中央区肿瘤复发再手术带来的并发症增加。然而，与单独全甲状腺切除术相比，中央区淋巴结清扫术有较高的甲状旁腺功能减退和神经损伤风险，并且许多研究都未能显示预防性颈淋巴结清扫术的显著生存获益。

在甲状腺髓样癌中，80%的病人有颈中央区和病侧颈侧区阳性淋巴结，而约50%的病人有对侧颈部淋巴结转移。由于甲状腺髓样癌是放射性碘和TSH不敏感肿瘤，外科手术是其唯一的治疗方法，因此，颈淋巴结清扫是必须进行的。

16. 在初次手术前，可以通过哪些检查来明确淋巴结是否存在转移？

在甲状腺切除术之前，颈部超声可以发现20%～30%的病人存在无法触及的颈淋巴结转移，从而改变依据体格检查拟定的手术策略。超声检查在颈侧区有很高的准确性，但是，在颈中央区不太敏感。

17. 甲状腺的动脉供血和静脉引流是什么？

甲状腺的血供来自甲状腺上动脉和甲状腺下动脉。甲状腺上动脉是颈外动脉的第一支。甲状腺下动脉则起源于甲状颈干。偶尔，在中线有一支甲状腺最下动脉起源于主动脉弓。

甲状腺的三对主要静脉分别为甲状腺上静脉、甲状腺中静脉和甲状腺下静脉。甲状腺上静脉和甲状腺中静脉引流入颈内静脉，甲状腺下静脉引流入无名静脉。

18. 喉返神经的解剖怎样叙述？

右侧喉返神经起源于右侧迷走神经，向下钩绕右锁骨下动脉形成袢。左侧迷走神经发出左侧喉返神经，左侧喉返神经在动脉韧带处钩绕主动脉形成袢。两侧喉返神经都斜向通过颈部进入气管食管沟内。在颈根部，这两根神经都比较靠外侧，随着这两根神经的上行逐渐走向内侧。右侧喉返神经比左侧喉返神经的走向更斜。偶尔，喉返神经会在入喉前就分支，大多见于左侧喉返神经。其前支通常是运动纤维。在 1% 的病例中，右侧喉返神经没有折返（译者注：又称不返的喉返神经），该神经从外上方向进入颈部，这种病人通常都伴有迷走右锁骨下动脉。

19. 损伤喉返神经会造成哪方面的缺陷？

单侧喉返神经损伤导致声带麻痹，病人表现为发音无力、嘶哑，还可能有吞咽异常和误吸。双侧喉返神经损伤会导致双侧声带麻痹和气道梗阻，这种情况需要做气管切开。喉返神经损伤在甲状腺切除术中的发生率为 1%。

20. 喉上神经的解剖及喉上神经损伤后造成的问题是什么？

从喉上神经发出的喉上神经外支伴甲状腺上血管内侧走行进入环甲肌。这支运动神经（又称 Amelita Galli-Curci 神经）的作用是增加声带的张力，使音调升高。喉上神经的喉内支支配咽后壁的感觉。喉上神经位于甲状软骨的头侧，损伤后会导致发音弱、音调低容易疲劳、缺乏共鸣。病人还可能有误吸问题。

21. 病人的发音变化可以与神经损伤无关吗？

在没有神经损伤的情况下，80%～85%的病人至少有 1 个语音参数变化，但只有 40%～50%的病人诉说轻微发音功能障碍。这些早期的发音症状大多会自行消退，但是，约 15%的病人可以成为持续性。因而，术前与病人讨论这些数据很重要。

22. 甲状腺切除术还有其他哪些主要并发症？

10%～15%的病人会因为甲状旁腺损伤出现暂时性低钙血症，3%的甲状腺切除病人会发生永久性甲状旁腺功能减退症。

23. 分化良好的甲状腺癌的术后治疗有哪些？

经过选择的病人应该做术后放射性碘（^{131}I）治疗，对残留的甲状腺组织和远隔转移灶进行消融。所有分化良好的甲状腺癌病人都应该采用左甲状腺素片治疗，目的是抑制血 TSH 水平。此三联疗法（即外科手术、^{131}I 加左甲状腺素片）会将甲状腺癌的复发率降至最低。

24. 术后放射性碘（^{131}I）消融的适应证是什么？

TNM 分期在 2～4 期的病人和有风险因素的 1 期病人都推荐使用放射性碘消融治疗。风险因素包括年龄＞45 岁、男性病人、肿瘤大、局部直接侵犯、淋巴结播散和远隔转移灶。术后消融及对持续病灶或复发病灶的后续监测都需要 TSH 的刺激。内源性 TSH 刺激通过停用左甲状腺素片实现。外源性 TSH 刺激通过使用重组人 TSH（recombinant human TSH，rhTSH）实现。

25. 用甲状腺激素抑制 TSH 分泌至何种程度为合适？

回顾性研究表明，高风险病人应该将 TSH 抑制至＜0.1 μIU/ml。低风险病人应该将 TSH 维持在 0.1～0.5 μIU/ml（正常值为 0.5～5.0 μIU/ml）。

26. 在初次治疗疗程结束后，这类病人的正确随访方法是什么？

分化良好的甲状腺癌病人在 30 年的随访中有 30% 的复发风险。起初，依据病人的复发风险分层，随访时间间隔是 6～12 个月。主要是体格检查，在判断有无复发方面，颈部超声随访监测已经在很大程度上取代了碘扫描。在口服左甲状腺素片的同时，应该检测病人的 TSH、甲状腺球蛋白（thyroglobulin，Tg）和甲状腺球蛋白抗体。如果 Tg 水平升高同时 TSH 抑制就应该考虑复发。如果 Tg 测不到但 TSH 抑制，就应该在 TSH 刺激（内源性或外源性，参见本章问题 24）情况下测定 Tg 水平。如果在 TSH 刺激情况下 Tg 水平升高，也应该考虑复发。15%～20% 的人群存在 Tg 抗体，干扰了 Tg 的检测，则造成测量值过高或过低。

27. 甲状腺癌转移病人的正确处理方法是什么？

颈部局部或区域转移病灶的正确处理方法是再次手术。就区域淋巴结转移来讲，人们主张做筋膜室导向性（compartment-oriented）颈淋巴结清扫术。远隔转移灶则应该做放射性碘治疗，前提是转移灶能摄取碘。肺部微转移灶应该每隔 6～12 个月治疗 1 次，只要该转移灶对放射性碘治疗持续有反应。常规放射性碘治疗对不摄取放射性碘的病灶没有好处。这些病人只能用 TSH 抑制性治疗随访观察。对经过选择的病人，转移灶切除术或外照射放疗（external beam radiation therapy，EBRT）或许能提供姑息获益。对孤立性骨转移灶应该考虑做追加外科切除术。如果转移灶不止一个，替代疗法是放射性碘治疗或 EBRT。对 BRAF 突变阳性的病灶可以用激酶抑制剂减缓肿瘤生长。不摄取放射性碘的晚期进展性甲状腺癌病人可以纳入化疗临床研究组。如果没有可供使用的临床研究计划，可以采用以多柔比星为主的细胞毒化疗方案。

要诀：甲状腺结节与甲状腺癌

1. 甲状腺结节的首选辅助检查项目是血 TSH 水平测定和颈部 US。对甲状腺结节病人如果担心甲状腺癌就应该做 FNA 细胞学检查。
2. 可疑甲状腺癌的 US 所见包括微钙化、实质性结节的低回声（hypoechogenicity）和结节内高血流信号。
3. FNA 细胞学检查结果可以按照 Bethesda 标准进行分类，目的是评估甲状腺癌的风险大小，以及指导下一步处置。
4. 甲状腺结节应该采用最小范围的甲状腺切除术。
5. 甲状腺切除的主要并发症包括发音改变、因甲状旁腺损伤出现的低钙血症及全甲状腺切除术后预料之中的甲状腺功能减退症。

网址

- www.facs.org/
- www.endocrinesurgery.org/
- www.thyroid.org/
- www.aace.com/

（尤承忠　译）

参 考 文 献

1. Bilimoria KY，Bentrem DJ，Ko CY，et al. Extent of surgery affects survival for papillary thyroid cancer. *Ann Surg*. 2007；246（3）：375-381.

2. Brandi ML，Gagel RF，Angeli A，et al. Guidelines for diagnosis and therapy of MEN type 1 and type 2. *J Clin Endocrinol Metab*. 2001；86（12）：5658-5671.

3. Cooper DS，Doherty GM，Haugen BR，et al. Management guidelines for patients with thyroid nodules and differentiated thyroid cancer. *Thyroid*. 2006；16（2）：109-142.

4. Haugen BR，Ridgway EC. Clinical comparison of whole-body radioiodine scan and serum thyroglobulin after stimulation with recombinant human thyrotropin. *Thyroid*. 2002；12（1）：37-43.

5. Ito Y，Miyauchi A. Lateral and mediastinal lymph node dissection in differentiated thyroid carcinoma：indications，benefits，and risks. *World J Surg*. 2007；31（5）：905-915.

6. Jonklaas J，Sarlis NJ，Litofsky D，et al. Outcomes of patients with differentiated thyroid carcinoma following initial therapy. *Thyroid*. 2006；16（12）：1229-1242.

7. Leboulleux S，Girard E，Rose M，et al. Ultrasound criteria of malignancy for cervical lymph nodes in patients followed up for differentiated thyroid cancer. *J Clin Endocrinol Metab*. 2007；92（9）：3590-3594.

8. Lim CY，Yun JS. Percutaneous ethanol injection therapy for locally recurrent papillary thyroid carcinoma. *Thyroid*. 2007；17（4）：347-350.

9. Mazzaferri EL，Robbins RJ，Spencer CA，et al. A consensus report of the role of serum thyroglobulin as a monitoring method for low-risk patients with papillary thyroid carcinoma. *J Clin Endocrinol Metab*. 2003；88（4）：1433-1441.

10. Mittendorf EA，Wang X，Perrier ND，et al. Followup of patients with papillary thyroid cancer：in search of the optimal algorithm. *J Am Coll Surg*. 2007；205（2）：239-247.

11. Pacini F，Molinaro E，Castagna MG，et al. Recombinant human thyrotropin-stimulated serum thyroglobulin combined with neck ultrasonography has the highest sensitivity in monitoring differentiated thyroid carcinoma. *J Clin Endocrinol Metab*. 2003；88（8）：3668-3673.

12. Sawka AM，Thephamongkhol K. Clinical review 170：a systematic review and metaanalysis of the effectiveness of radioactive iodine remnant ablation for well-differentiated thyroid cancer. *J Clin Endocrinol Metab*. 2004；89（8）：3668-3676.

13. Stojadinovic A，Shaha AR，Orlikoff RF，et al. Prospective functional voice assessment in patients undergoing thyroid surgery. *Ann Surg*. 2002；236（6）：823-832.

14. Stulak JM，Grant CS，Farley DR，et al. Value of preoperative ultrasonography in the surgical management of initial and reoperative papillary thyroid cancer. *Arch Surg*. 2006；141（5）：489-494.

第63章 外科性高血压

Logan R. McKenna，MD，*John C. Eun*，
MD，*Robert C. McIntyre*，Jr.，MD

1. 哪些原因的高血压属于外科可治性高血压？

肾血管性高血压、嗜铬细胞瘤、库欣（Cushing）综合征、原发性醛固酮增多症（Conn综合征）、主动脉缩窄和单侧肾实质疾病。外科性高血压约占全部高血压病人的5%～10%。

2. 哪种类型的外科性高血压最常见？

肾血管性高血压是外科性高血压中最常见的病因（约占高血压病人的3%），其次是原发性醛固酮增多症（1.5%）、库欣综合征（0.5%）、嗜铬细胞瘤（0.1%～0.3%）和主动脉缩窄（0.1%）。不过，难治性高血压病人（其定义是指使用3种或3种以上降压药后血压未能得到控制的病人）中更多见的是继发性高血压。在难治性高血压病人中，肾动脉狭窄的占有量可以高达24%，原发性醛固酮增多症（尤其在那些合并有2型糖尿病的病人）占7%～20%。

3. 肾血管性高血压最常见的病因是什么？

肾血管性高血压的两大病因分别是动脉粥样硬化和纤维肌发育不良（fibromuscular dysplasia）。约90%肾血管性高血压是肾动脉粥样硬化所致，男性患病率是女性的两倍。动脉粥样硬化大多累及肾动脉开口处和肾动脉主干近侧1/3处，但在晚期病例中也可以见到节段性和弥漫性肾内动脉粥样硬化。第二常见病因是纤维肌发育不良（10%）。纤维肌发育不良可以累及动脉的内膜、中层或外膜，但90%的病例累及的是中层。纤维肌发育不良好发于15～50岁的女性，最常受累的是肾动脉主干远侧2/3，其血管造影特点是串珠状动脉瘤外观。

4. 哪种临床标准支持对疑似肾血管性高血压病人做追踪检查？

虽然肾血管性高血压在临床上没有特异性病征，但是，下

列现象强烈提示病人很可能存在肾动脉狭窄性病变：

- 患高血压的病人很年轻或者是年龄＜50 岁的女性（可能为纤维肌发育不良）。
- 50 岁以上的人急速出现严重高血压（可能是动脉粥样硬化性肾动脉狭窄）。
- 三药方案（three-drug regimens）难以控制的高血压。
- 一开始舒张压就超过 115 mmHg 的高血压，或已经存在高血压的病人骤然恶化。
- 急进性高血压或恶性高血压。
- 在启用降压药物[尤其是血管紧张素转换酶（angiotensin-converting enzyme，ACE）抑制剂]后肾功能恶化。
- 单侧肾脏缩小。
- 上腹部或腰背部闻及收缩期或舒张期血管杂音。

5. 何谓肾素-血管紧张素-醛固酮系统？

肾脏的球旁器通过释放肾素来应对肾皮质入球动脉灌注压和钠浓度的变化。肾素在局部起作用，并在体循环中将血管紧张素原（一种由肝脏产生的没有血管活性的 α_2 球蛋白）裂解，使之变成血管紧张素 I。血管紧张素 I 在肺循环中被 ACE 酶裂解产生血管紧张素 II，血管紧张素 II 是一种很强的血管升压药物，构成了肾血管性高血压的血管收缩效应。血管紧张素 II 使肾上腺分泌醛固酮增加，结果形成水钠潴留；这一过程构成了肾血管性高血压的容量增加效应。

6. ACE 抑制剂是如何起作用的？

直接抑制 ACE 就降低了血管紧张素 II 的浓度，结果导致升压活性下降和醛固酮分泌减少。由于血管紧张素 II 对肾素分泌的负反馈作用被消除，导致血浆肾素活性增加。同类药物是血管紧张素受体阻滞剂（angiotensin receptor blockers，ARB），其具有阻断血管紧张素 II-1 型受体，拮抗血管紧张素 II 的作用。由于人体内存在不依赖 ACE 且能够将血管紧张素 I 转变为血管紧张素 II 的酶促途径，因此，用 ARB 直接拮抗血管紧张素 II 有其理论上的优势。

7. 如何诊断肾血管性高血压？

诊断肾动脉狭窄的金标准依旧是肾动脉造影，肾动脉造影不仅能了解肾动脉狭窄的程度，还能直接测定收缩压变化梯度。然而，在筛查之初应该先选择无创手段。最常用的首选无创筛查手段是双功超声，但超声检查对操作者有极大的依赖性，如果操作者缺乏经验，则超声检查在这方面的价值就有限了。如果没有双功超声检查条件，下一步的检查选项就应该是CT血管造影（computed tomographic angiography，CTA）。对不能耐受 CTA 造影剂或放射线的病人，可以采用磁共振血管造影（magnetic resonance angiography，MRA）。卡托普利肾动态显像（captopril renal scintigraphy，CRS）、选择性肾静脉肾素测定和血肾素水平（用或不用卡托普利）都不能作为肾动脉狭窄的初始诊断检查使用。总的看来，肾动脉狭窄达50%～70%或以上时为重度狭窄。遗憾的是，狭窄程度与症状严重程度的相关性并不好，也无法预测治疗效果。

8. 肾血管性高血压病人应该选择药物治疗还是外科治疗？

在对有症状的肾动脉纤维肌发育不良病人的研究中，小样本的临床研究发现介入治疗的治愈率约为50%，目前的标准治疗方法趋向于做血运重建，大多数病人都采用血管腔内成形术。对动脉粥样硬化性肾血管疾病到底应该采用外科血运重建还是经皮血运重建，争议颇大。几篇大样本的多中心、随机、临床研究已经发现，与内科治疗相比，血运重建在降血压、心血管或肾脏结局及总死亡率等方面并无优势。但是，有学者批判地指出这些临床研究排除了高危病人。目前美国心脏病协会（American Heart Association，AHA）指南（2006）推荐对下列病人做血运重建：

- 复发性充血性心力衰竭或不明原因的肺水肿突然发作（Ⅰ类）。
- 不稳定型心绞痛（Ⅱa 类）。
- 急进性高血压、恶性高血压、难治性高血压（Ⅱa 类）。
- 高血压伴原因不明的单侧肾脏缩小（Ⅱa 类）。
- 高血压伴药物不耐受（Ⅱa 类）。

9. 肾血管性高血压病人应该做外科血运重建或经皮血运重建吗？

小样本的随机、对照、临床研究表明，经皮腔内肾动脉成形术（percutaneous transluminal renal angioplasty，PTRA）与外科血运重建术的成功率、并发症发生率和死亡率相仿，因此，在过去 10～20 年 PTRA 逐渐成为了一线疗法。PTRA 可以同时放置内支架，也可以不放，但不放置内支架的 PTRA 有比较高的再狭窄率。

10. 病史和体格检查中的哪些发现应该引起外科医生对嗜铬细胞瘤的怀疑?

嗜铬细胞瘤是起源于副神经节细胞的神经内分泌肿瘤，副神经节细胞是由（胚胎）神经嵴演化而来。嗜铬细胞瘤大多数（75%～85%）起源于肾上腺髓质的嗜铬细胞。肾上腺外嗜铬细胞瘤大多位于肠系膜下动脉周围或腹主动脉分叉部的主动脉旁神经节，也可以见于胸、腹、盆的嗜铬组织。几乎所有嗜铬细胞瘤都能自主分泌儿茶酚胺。约半数病人表现为持久性高血压，不过，高血压可以呈发作性，有些病人甚至血压正常。病人典型体征的描述是发作性头痛、心悸、出汗、焦虑和颜面潮红。

11. 如何诊断嗜铬细胞瘤?

最初的生化检查应该包括血浆游离甲氧基肾上腺素或 24 小时尿甲氧基肾上腺素分值测定。这两项检查都有很高的敏感度，至于哪一项更优尚无统一意见。血浆游离甲氧基肾上腺素或许比尿甲氧基肾上腺素分值稍敏感一些，但特异度稍差一些，因此，有些专家推荐对嗜铬细胞瘤怀疑程度比较小（难治性高血压、高肾上腺素能咒语性发作[①]或不符合嗜铬细胞瘤影像学特征的偶发瘤）的病人测定 24 小时尿甲氧基肾上腺素分值，对嗜铬细胞瘤可能性比较大（家族史、存在易感遗传综合征、既往嗜铬细胞瘤切除史或符合嗜铬细胞瘤影像学特征的肾上腺肿物）的病人测定血浆游离甲氧基肾上腺素。收集 24 小时尿液有难度，但是其结果可靠（译者注：参

---

①译者注：咒语性发作（spells）是指刻板症状的突然发作、自行缓解、反复发作。咒语性发作可以是主观感受，也可以是客观现象。其原因可以是内分泌、心血管、心理、药物、神经或其他疾病，常见原因是嗜铬细胞瘤、类癌综合征或肥大细胞病。

见第 64 章问题 12）。血浆甲氧基肾上腺素测定简便，不过，一定要在静脉针穿入后让病人仰卧 15～20 分钟，目的是把假阳性结果降至最低。如果血浆甲氧基肾上腺素水平正常，就不需要做进一步检查；如果血浆甲氧基肾上腺素水平增高（＞4 倍正常值），诊断嗜铬细胞瘤的可能性就很大；如果血浆甲氧基肾上腺素略增高（＝1～3 倍正常值），就应该再做一次检测，必要时用氯压定抑制试验证实。氯压定抑制试验是在使用氯压定前和用药后 3 小时分别做一次血浆甲氧基肾上腺素水平测定。血浆甲氧基肾上腺素水平增高或者抑制试验后与基线相比下降＜40%，即可以确诊。嗜铬细胞瘤确诊后就应该做肿瘤定位检查。

12. 对嗜铬细胞瘤定位的最佳检查手段是什么？

在嗜铬细胞瘤的诊断确定后，肾上腺规范（adrenal protocol）CT 是一线影像学检查手段。CT 扫描敏感度高（88%～100%），如果需要对病灶做定位并为切除做计划，这通常是唯一的影像学检查手段。在已知存在转移的病人、颅底和颈部副神经节瘤病人、体内有外科夹在 CT 上可能造成伪影的病人、造影剂过敏病人或不宜接触放射线的病人，最初的影像学检查应该选择 MRI。MRI 对肾上腺外的嗜铬细胞瘤有非常好的敏感度，大多数嗜铬细胞瘤在 T_2 加权像上为强化影。如果腹部未发现肿瘤，就应该做胸部和颈部 CT。在这类病人中，应该优先选择 CT 而非 MRI，原因是肺在 CT 上有更好的分辨率。如果肿瘤依旧无法定位，就应该采用 [131]I-间碘苯甲胍（meta-iodobenzylguanidine，MIBG）影像学检查。MIBG 是一种功能成像检查手段，是用放射性核素标记能够被交感-肾上腺素能组织摄取的去甲肾上腺素类似物。建议采用 MIBG 的病人还包括已知有转移病灶的病人、转移风险高的病人（肿瘤大、肾上腺外病灶、多灶肿瘤或复发肿瘤）及 CT 或 MRI 未显示的隐性肿瘤病人。

13. 嗜铬细胞瘤病人的围手术期处理如何叙述？

所有功能性嗜铬细胞瘤病人在手术前都要接受规范的药物治疗，目标是阻断在外科手术切除肿瘤过程中儿茶酚胺释放的效应。至于术前处理优选哪些药物，尚无明确共识，因此，临床上的做法差异较大。术前处理的主要目标是将血压、心率和容量状态恢复至正常，预防手术中出现肾上腺风暴（catecholamine storm）效应。最常用的药物是 α 受体阻滞剂酚苄明，这是一种非选择性 α 受体阻滞剂，不过，也可以用选择性 α 受体阻滞剂（如哌唑嗪、特拉唑嗪或多沙唑嗪）取而代之。有些医院也用钙通道阻滞剂代之，临床结果满意。快速性心律失常可以用 β 受体阻滞剂治疗，但是，在未同时用 α 受体阻滞剂的情况下，绝对不能用 β 受体阻滞剂，因为这会出现无限制的 α 血管收缩，从而使得高血压、终末器官（译者注：参见第 15 章问题 8）缺血和心力衰竭变得更糟糕。无论选择哪种药物，术前处理都应该在术前足够长的时间（7～14 天）开始，术前处理还应该包括增加盐负荷和增加液体摄入，目标是恢复正常容量状态。

14. 应该建议嗜铬细胞瘤病人去做遗传学检查吗？

嗜铬细胞瘤与多种遗传突变和家族性综合征存在千丝万缕的关系，最常见于多发性内分泌瘤综合征 Ⅱ 型、von Recklinghausen 病/神经纤维瘤病 1 型、von Hippel-Lindau 病。在推测的散发性嗜铬细胞瘤病人中，人们发现约 25% 有胚系突变。虽然大多数专家不主张对每例病人都做遗传学检测，但对下列病人应该考虑做该检测：怀疑为临床综合征、肾上腺外瘤、多发瘤和年龄＜45 岁。尤其对副神经节瘤病人应该考虑做琥珀酸脱氢酶（succinate dehydrogenase，SDH）突变检测，对有转移灶的病人做 SDH 亚基 B（SDH subunit B，SDH B）突变检测。

15. 如何诊断和处理原发性醛固酮增多症？

原发性醛固酮增多症（Conn 综合征）的病因是自主性盐皮质类固醇高分泌，其特点是高血压、低钾血症、高钠血症、代谢性碱中毒及周期性肌无力和肌麻痹，大多数病人由分泌醛固酮的腺瘤所致，也可以由双侧肾上腺增生所致。最初的检查应该包括凌晨血浆醛固酮浓度（plasma aldosterone concentration，PAC）和血浆肾素活性（plasma renin activity，PRA）测定。如果 PAC/PRA 值＞20 且 PAC＞15 ng/dl，就应该考虑原发性醛固酮增多症的诊断。在自发性低钾血症病人中，如果 PRA 测不出，同时 PAC＞20 ng/dl，就能确定诊断。不过，大多数病人的诊断需要进一步的检查才能确认，如口服盐负荷试验或盐水输入试验（译者注：参见第 64 章问题 21）。如果在大量给钠后血醛固酮持续处于高水平，就能确定诊断。一旦原发性醛固酮增多症的诊断确立，就应该为病人申请肾上腺规范 CT，对单侧还是双侧原发性醛固酮增多症做鉴别。做肾上腺静脉血取样（adrenal vein sampling，AVS）核实病人是否为适合外科手术的单侧病变。有些外科医生主张选择性地做 AVS。在醛固酮显著高分泌且为单侧肾上腺病灶的年轻病人（年龄<35 岁），就不必做进一步检查。不过，大多数外科医生还是主张常规做 AVS，尤其是那些双侧肾上腺异常、年龄超过 35 岁的病人。单侧病灶病人在可能的情况下应该做肾上腺切除术。双侧病灶的病人，或不能及不愿意做外科手术的病人，应该用盐皮质类固醇拮抗剂治疗，最常用的是螺内酯。

16. 库欣综合征为什么会引起高血压？

糖皮质类固醇对心血管系统的作用是增加心脏的变时和变力效应（心率加快、收缩力增强），同时外周血管阻力增加。远侧肾小管受体对糖皮质类固醇的反应是增加肾小管对钠的重吸收。糖皮质类固醇受体与醛固酮受体属于不同的类别，介导醛固酮的受体作用更强。

17. 哪些临床所见提示主动脉缩窄？

提示主动脉缩窄的临床表现是小腿的血压低于上臂，或者股动脉搏动减弱或消失。在血流动力学上的显著缩窄长期存在的病人，胸部 X 线片上可以有明显的肋骨压迹。在胸壁或腹部可闻及血管杂音。成人甚至可以发生充血性心力衰竭和肾衰竭。

18. 主动脉缩窄是如何引起高血压的？

迄今尚未发现主动脉缩窄引起高血压的单一原因。心室射血的机械性梗阻是导致上肢高血压的一个因素。肾脏低灌注导致肾素-血管紧张素-醛固酮系统（renin-angio-tensin-aldosterone system，RAAS）（译者注：参见本章问题 5）活化或许也起作用。主动脉顺应性异常、侧支血管代偿能力的不同及压力感受器调定异常可能也起作用。

要诀：外科性高血压

1. 外科可治性高血压的病因包括肾血管性高血压、嗜铬细胞瘤、**Cushing** 综合征、**Conn** 综合征、主动脉缩窄和单侧肾实质疾病。

2. 肾血管性高血压最常见的病因是动脉粥样硬化。

3. 嗜铬细胞瘤的确诊方法是血浆游离甲氧基肾上腺素或 24 小时尿甲氧基肾上腺素分值测定。

4. **Conn** 综合征的特点是高血压、低钾血症、高钠血症、代谢性碱中毒、周期性肌无力和肌麻痹。

（尤承忠 译）

参 考 文 献

1. Bloch MJ, Basile J. Diagnosis and management of renovascular disease and renovascular hypertension. *J Clin Hypertens（Greenwich）*. 2007；9（5）：381-389.

2. Vongpatanasin W. Resistant hypertension：a review of diagnosis and management. *JAMA*. 2014；311（21）：2216-2224.

3. Anderson GH, Blakeman N. The effect of age on prevalence of secondary forms of hypertension in 4429 consecutively referred patients. *J Hyperten*. 1994；12（5）：609-615.

4. Safian RD, Textor SC. Renal-artery stenosis. *N Engl J Med*. 2001；344（6）：431-342.

5. Hirsch AT, Haskal ZJ, Hertzer NR, et al. ACC/AHA 2005 Guidelines for the management of patients with peripheral arterial disease（lower extremity，renal，mesenteric，and abdominal aortic）：a collaborative report from the American Association for Vascular Surgery/Society for Vascular Surgery，Society for Cardiovascular Angiography and Interventions，Society for Vascular Medicine and Biology，Society of Interventional Radiology，and the ACC/AHA Task Force on Practice Guidelines（Writing Committee to Develop Guidelines for the Management of Patients With Peripheral Arterial Disease）endorsed by the American Association of Cardiovascular and Pulmonary Rehabilitation；National Heart，Lung，and Blood Institute；Society for Vascular Nursing；TransAtlantic Inter-Society Consensus；and Vascular Disease Foundation. *J Am Coll Cardiol*. 2006；47（6）：e1-e192.

6. Herrmann SM, Saad A. Management of atherosclerotic renovascular disease after cardiovascular outcomes in renal atherosclerotic lesions（CORAL）. *Nephrol Dial Transplant*. 2015；30（3）：366-375.

7. Mousa AY, Gill G. Renal fibromuscular dysplasia. *Semin Vasc Surg*. 2013；26（4）：213-218.

8. Kiernan CM, Solórzano CC. Pheochromocytoma and paraganglioma: diagnosis, genetics, and treatment. *Surg Oncol Clin N Am*. 2016; 25 (1): 119-138.

9. Mittendorf EA, Evans DB. Pheochromocytoma: advances in genetics, diagnosis, localization, and treatment. *Hematol Oncol Clin North Am*. 2007; 21(3): 509-525.

10. Lenders JW, Duh QY, Eisenhofer G. Pheochromocytoma and paraganglioma: an endocrine society clinical practice guideline. *J Clin Endocrinol Metab*. 2014; 99 (6): 1915-1942.

11. Rossi GP, Pessina AC. Primary aldosteronism: an update on screening, diagnosis and treatment. *J Hypertens*. 2008; 26 (4): 613-621.

12. Funder FW, Carey RM, Mantero F. The management of primary aldosteronism: case detection, diagnosis, and treatment: an Endocrine Society clinical practice guideline. *J Clin Endocrinol Metab*. 2016; 101 (5): 1889-1916.

13. Torok RD, Campbell MJ, Fleming GA, Hill KD. Coarctation of the aorta: management from infancy to adulthood. *World J Cardiol*. 2015; 7(11): 765-775.

第64章　肾上腺偶发瘤

Maria B. Albuja-Cruz，MD，FACS，Christopher D. Raeburn，MD，FACS，Robert C. McIntyre，Jr.，MD

1. 肾上腺的动脉和静脉解剖是什么？

人体有一对肾上腺，分别位于腹膜后两个肾脏的头侧。肾上腺的血供来自三支动脉：肾上腺上动脉是膈下动脉的一个分支；肾上腺中动脉是腹主动脉的一个分支；肾上腺下动脉是肾动脉的一个分支。右侧肾上腺上 1/3 通常有一支中央静脉，直接引流至下腔静脉。左侧中央静脉比右侧长，注入左肾静脉。除中央静脉外，还有多支与同名动脉伴行的小静脉。

2. 肾上腺有哪几层？每一层产生什么激素？

肾上腺皮质有三种不同的带：最靠近外被膜的是球状带，球状带的功能是产生醛固酮；束状带的作用是产生糖皮质激素（皮质醇）和某些性类固醇激素；紧靠髓质的是网状带，其作用是产生皮质醇、雄激素和雌激素。

- **球状带（glomerulosa）**：产生盐皮质激素（醛固酮）。
- **束状带（fasciculata）**：产生糖皮质激素（皮质醇）。
- **网状带（reticularis）**：产生性激素（雄激素和雌激素）。

肾上腺髓质起源于神经嵴细胞，其作用相当于一个交感神经节，分泌儿茶酚胺（主要是去甲肾上腺素、肾上腺素和多巴胺）。

3. 何谓偶发性肾上腺肿瘤？

偶发性肾上腺肿瘤（偶发瘤）是指在事先未怀疑肾上腺肿瘤，病人因其他适应证做影像学检查时发现的 ≥1 cm 的肾上腺肿瘤。在腹部影像学检查的病人中，肾上腺偶发瘤的发现率约为 5%，峰值年龄是 50～70 岁。肾上腺偶发瘤的界定不包括那些因肿瘤分期和癌症检查做影像学检查的病人。识别肾上腺偶发瘤需要作临床、生化和放射学评估，以判断肿瘤的内分泌状态和恶性风险。

4. 当发现肾上腺肿瘤时，需要考虑哪三大问题？

- 该肿瘤是否具有内分泌功能？
- 该肿瘤是否有原发性肾上腺恶性肿瘤（肾上腺皮质癌）的影像学特征？
- 该病人既往有无恶性肿瘤病史？

5. 偶发性肾上腺肿瘤需要与哪些疾病做鉴别诊断？

需要与肾上腺偶发瘤做鉴别诊断的疾病：

- 无功能性肾上腺腺瘤（80%）；
- 分泌皮质醇的肾上腺腺瘤（5%）；
- 嗜铬细胞瘤（pheochromocytoma，PHEO）（5%）；
- 分泌醛固酮的肾上腺腺瘤（1%）；
- 肾上腺皮质癌(adrenocortical carcinoma，ACC)(<5%)；
- 既往无癌症史病人的转移灶（2.5%）；
- 既往有癌症史病人的转移灶（32%～73%）；
- 其他：神经节细胞瘤、肾上腺髓脂瘤和良性囊肿 。

6. 为了判断一个偶发瘤是否为高内分泌功能性肿瘤，最初的生化检查项目应该包括哪些？

- 测定血浆甲氧基肾上腺素和甲氧基去甲肾上腺素（normetanephrine）水平，或者 24 小时尿甲氧基肾上腺素和儿茶酚胺水平。
  如果超过正常值上限 4 倍就可以**诊断为 PHEO**。
- 仅当病人有高血压伴或不伴低钾血症时，测定血钾及血醛固酮浓度（plasma aldosterone concentration，PAC：ng/dl）与血浆肾素活性（plasma renin activity，PRA：ng/ml）比值。
  如果 PAC>15 ng/dl 且 PAC/PRA>20，提示分泌醛固酮的肾上腺腺瘤。
- 过夜地塞米松 1 mg 抑制试验。
  如果上午血皮质醇浓度>5 μg/dl，就应该怀疑分泌皮质醇的肾上腺腺瘤。

7. 在非高功能性肾上腺偶发瘤的处理中，下一步是做什么？

肾上腺偶发瘤>4 cm 应该做肾上腺切除术。肾上腺偶发瘤＜4 cm 应该在 3～6 个月后再做一次影像学检查，以后每年一次追踪 1～2 年；功能检查要每年查一次，追踪 5 年。如果肿块增大超过 1 cm，或者变为有高度活跃的内分泌活性，就建议做肾上腺切除术。肾上腺肿块在 1 年、2 年和 5 年变为有高度活跃内分泌活性的风险分别是 17%、29% 和 47%。既往为无功能性肾上腺偶发瘤病人，最常见的具有内分泌活性的病变是亚临床型库欣综合征。

8. PHEO 的常见临床特征有哪些？

PHEO 是起源于肾上腺嗜铬细胞、能产生大量单一或多种儿茶酚胺类物质（包括去甲肾上腺素、肾上腺素和多巴胺）的罕见神经内分泌肿瘤。副神经节瘤（paraganglioma，PGL）相当于肾上腺外的 PHEO，起源于沿交感链和副交感链分布的神经节。病人表现为发作性 5 P 症状：

- 高血压（Pressure）
- 头痛（Pain）
- 大汗（Perspiration）
- 心悸（Palpitations）
- 面色苍白（Pallor）

PHEO/PGL 是继发性高血压的一种罕见病因，约占高血压病人的 0.2%～0.6%。约 15% 的 PHEO 病人既往没有高血压病史。

9. 与 PHEO 相关的"10 之规律"如今还有用武之地吗？

不适用了。新近的研究发现，高达 35% 的 PHEO/PGL 是遗传性的，因此，建议所有 PHEO/PGL 病人都做遗传学检查。人们还发现高达 17% 的 PHEO/PGL 是恶性的。有＞40% 的病人，编码琥珀酸脱氢酶亚单位 B（succinate dehydrogenase subunit B，SDHB）的基因突变会导致转移性病变。有鉴于此，建议这类病人终生每年做一次生化检查来评估 PHEO 是否有复发或转移。此外，高达 20% 的 PHEO/PGL 发生于儿童。

10. 与 PHEO/PGL 伴发的最常见的遗传性疾病有哪些？

a. 多发性内分泌肿瘤 II 型（multiple endocrine neoplasia

type Ⅱ，MEN Ⅱ）是 RET（rearranged during transfection protooncogene，在转染过程中重排的原癌基因）突变所致。

- 髓样甲状腺癌（medullary thyroid cancer，MTC）通常是 MEN Ⅱ病人初次就诊时的诊断。MEN Ⅱ可以进一步分为 MEN ⅡA、MEN ⅡB 和家族性 MTC。
- MEN ⅡA 形成 MTC 的概率为 95%，形成 PHEO 的概率为 50%，形成原发性甲状旁腺功能亢进的概率为 15%～30%。即所谓"3C"：catecholamines（儿茶酚胺增多→PHEO）、calcium（高钙血症→原发性甲状旁腺功能亢进）和 calcitonin（降钙素增多→MTC）。
- MEN ⅡB 形成 MTC 的概率为 100%，形成 PHEO 的概率 50%，还可以表现为马方（Marfan）综合征样体型及黏膜神经节细胞瘤。
- 家族性 MTC 不具有形成 PHEO 的风险。

b. **VHL（von Hippel Lindau）综合征**是由 VHL 抑癌基因突变所致。

- 患该综合征的病人容易发生多种类型的肿瘤。根据 PHEO/PGL 的风险，可以对 VHL 做进一步分类。
- 1 型 VHL 是最常见的类型，这类病人不具有形成 PHEO/PGL 的风险。1 型 VHL 病人会发生视网膜血管瘤、中枢神经系统血管母细胞瘤、肾细胞肾癌、胰岛细胞瘤、内淋巴细胞肿瘤，以及肾脏、胰腺、附睾或阔韧带的囊肿或囊腺瘤。
- 2 型 VHL 病人形成 PHEO/PGL 的概率是 10%～20%，可以进一步分为 2A 型（不伴有肾细胞肾癌和 1 型 VHL 的少见肿瘤）、2B 型（伴有肾细胞肾癌或任何 1 型 VHL 肿瘤）和 C 型（只有 PHEO/PGL）。

c. **1 型神经纤维瘤病**（neurofibromatosis type 1，NF1）综合征是 NF1 基因生殖细胞系突变所致。

- NF1 病人形成 PHEO/PGL 的概率<6%。NF1 综合征的特点是神经纤维瘤和多发性咖啡牛乳色斑（café au lait spots）、虹膜错构瘤（Lisch 结节）和中枢神经系统胶质瘤。

d. **家族性 PGL 综合征**是编码琥珀酸脱氢酶（succinate dehydrogenase，SDH）亚单位（A、B、C、D）的基因突变所致。

- 家族性 PGL 综合征病人全身都容易发生 PGL。琥珀酸脱氢酶亚单位 B 突变最常见，并且这种肿瘤的侵袭性比较强（SDHB = bad），病人的发病年龄比较轻，转移率比较高。

11. PHEO/PGL 的生化检查项目有哪些?

PHEO/PGL 的生化诊断是测定血浆游离型甲氧基肾上腺素（plasma-free metanephrines）或者 24 小时尿甲氧基肾上腺素分值。用于测定血浆甲氧基肾上腺素的血标本应该在病人完全躺平至少 30 分钟后仰卧位抽取。如果测得值超出正常值上限的 3 倍则诊断 PHEO/PGL 就有很高的准确性。

对乙酰氨基酚、抗抑郁药、某些降压药、可卡因等常用药都会导致生化检测值轻度或显著升高（假阳性结果）。因此，建议在可能的情况下停用这些药物两周后复查生化检测。此外，咖啡等食品也会引起儿茶酚胺和甲氧基肾上腺素升高，在复查时要注意避免服用。

对血浆和（或）尿甲氧基肾上腺素检查结果模棱两可的病人来讲，氯压定抑制试验是一项能够将真阳性的临界线升高与假阳性的临界线升高区别的实用方法。氯压定通常的作用是抑制交感神经末梢释放去甲肾上腺素，但不影响 PHEO 的儿茶酚胺分泌。如果在使用氯压定后 3 小时血浆甲氧基去甲肾上腺素（normetanephrine）水平依旧高，并且与基线值相比血浆甲氧基去甲肾上腺素水平下降＜40%，氯压定抑制试验对 PHE/PGL 就有确诊价值。

嗜铬素 A（chromogranin A，CgA）是神经内分泌肿瘤的一种非特异性标志物，是在 PHEO/PGL 病人常用的一种检测项目。CgA 是一种在监测病情方面很有价值的标志物，它在 91% 的 PHEO/PGL 病人都有升高。

12. 血浆甲氧基肾上腺素值或 24 小时尿甲氧基肾上腺素分值，应该先查哪项生化项目?

对 PHEO/PGL 选择生化检测项目时，要依据验前对疾病的怀疑程度（参见第 63 章问题 11）。

- **24 小时尿甲氧基肾上腺素分值**是适用于 PHEO/PGL 低危病人（低验前概率）的检验方法。低危病人是指散发性 PHEO 可能性比较大的病人——依据是病人有难以控制的高血压、面部潮红"咒语性发作①"、心悸和（或）偶发性肾上腺瘤（影像特征符合肾上腺皮质肿物）。在这种情况下，24 小时尿甲氧基肾上腺素有良好的敏感度，并且其特异度显著好于血浆游离甲氧基肾上腺素。

- **血浆游离甲氧基肾上腺素**是适用于 PHEO/PGL 高危病人(高验前概率)的检验方法。高危病人是指 PHEO/PGL 可能性比较大的病人——依据是病人存在肾上腺肿物有血供、遗传综合征（MEN Ⅱ、VHL、NF1、家族性 PGL 综合征）、既往有 PHEO/PGL 史、PHEO/PGL 家族史、影像学检查怀疑 PHEO。在这种情况下，血浆甲氧基肾上腺素水平有良好的特异度，并且其敏感度显著好于 24 小时尿甲氧基肾上腺素水平。儿童病人应该选择血浆游离甲氧基肾上腺素水平，因为在儿童中收集 24 小时尿标本有难度。

13. 为了对 PHEO/PGL 做定位，应该选择哪种影像学检查？

一旦取得了 PHEO/PGL 的生化证据，首选影像学检查项目应该是腹盆部的增强 CT。对转移性 PHEO/PGL 病人则推荐做 MRI，目的在于发现颅底和颈部的 PGL。MRI 还可以用于有外科夹的病人、对 CT 造影剂过敏的病人及不适合放射线暴露的病人（如妊娠女性、儿童、已知生殖细胞突变的病人）。

在有 PHEO/PGL 生化证据但腹部影像学检查阴性的病人，建议做颈胸部 CT。

14. PHEO/PGL 病人应该如何做术前准备？

所有具有内分泌高功能 PHEO/PGL 的病人都应该在术前用 α 肾上腺素能受体阻滞剂 7～14 天，目的是避免术中血压极度不稳。经典的非选择性长效 α 肾上腺素能受体阻滞剂是酚苄明。起始剂量是 10 mg，每日 2 次，之后逐渐加量，直至达到

---

①译者注：咒语性发作（spells）是指刻板症状的突然发作、自行缓解、反复发作。咒语性发作可以是主观感受，也可以是客观现象。其原因可以是内分泌、心血管、心理、药物、神经或其他疾病，常见原因是嗜铬细胞瘤、类癌综合征或肥大细胞病。

治疗目标。替代选项是短效α肾上腺素能受体阻滞剂（哌唑嗪、多沙唑嗪、特拉唑嗪）和钙通道阻滞剂（尼卡地平）。

术前使用β肾上腺素能受体阻滞剂的适应证是在α肾上腺素能受体阻滞剂使用后病人出现心动过速。此时，最常用的β肾上腺素能受体阻滞剂是普萘洛尔（10～40 mg，每6～8小时一次）。

治疗目标是坐位血压＜130/80mmHg，立位收缩压＞90 mmHg；坐位心率60～70次/分，立位心率70～80次/分。

在 PHEO/PGL 病人的术前处理中另一重要项目是摄入大量液体和盐分，因为这种病人存在血管内容量缺失。

15. PHEO/PGL 的外科处理选项有哪些？

外科切除是 PHEO/PGL 病人治愈的唯一选择。对单侧PHEO＜6 cm 的病人，推荐做微创肾上腺切除术。微创肾上腺切除术可以经腹，也可以经腹膜后进行，主要取决于术者的偏好和经验。

对单侧PHEO＞6 cm 或侵袭性 PHEO 的病人，推荐做开放肾上腺切除术，确保肿瘤的完整切除，避免肿瘤破损和局部复发。

对双侧PHEO病人，以及既往有肾上腺切除手术史对侧肾上腺复发PHEO的病人，保留皮质的肾上腺切除术是一项低复发风险的最好选择（约7%）。

对 PGL 来讲，如果肿瘤小、局限良好、无侵袭性，腹腔镜下的肾上腺切除术是一项非常好的选择。

16. 外科手术切除的病人，围手术期和手术后的重大并发症有哪些？

围手术期和术后阶段可能出现的重大并发症是高血压、低血压和低糖血症。在手术中，至关重要的一点是当需要翻动肿瘤时和准备结扎肾上腺静脉时要与麻醉医师取得良好沟通，以便他们准备好应对可能发生的急剧血压变化。高血压的处理方法是使用降压药物，如硝普钠、尼卡地平、硝酸甘油或酚妥拉明。严重低血压的处理方法主要是大量输液，有些病人可能需要使用α肾上腺素能受体药物（如肾上腺素）。在手术后，要密切监测血压、心率和血糖24～48小时。

17. 醛固酮有哪些功能？

醛固酮是最主要的盐皮质激素。它的作用是增加肾脏对钠和水的重吸收，与钾或氢进行交换。醛固酮的释放受血管紧张素Ⅱ刺激，血管紧张素Ⅱ来源：血管紧张素原在肾素介导下转变为血管紧张素Ⅰ，血管紧张素Ⅰ经血管紧张素转换酶（angiotensin-converting enzyme，ACE）作用变为血管紧张素Ⅱ。低血容量、β肾上腺素能受体刺激和前列腺素促使肾脏释放肾素。低钠血症和高钾血症直接刺激醛固酮分泌。促肾上腺皮质激素（adrenocorticotropic hormone，ACTH）也刺激醛固酮分泌。由于 ACTH 分泌具有昼夜变化规律，因此，血醛固酮和皮质醇水平也随时辰而异。

18. 何谓原发性醛固酮增多症？

原发性醛固酮增多症（primary hyperaldosteronism，PA）又称 Conn 病，是一种临床综合征，特点是药物难以控制的顽固性高血压（需要 3 种以上降压药物）和自发性低血钾（血钾浓度<3.5 mmol/L）或严重利尿剂性低钾血症（血钾浓度<3.0 mmol/L）。不过，大多数 PA 病人的血钾正常，仅少数病人有低钾血症（9%～37%）。大多数 PA 病人不是有分泌醛固酮的腺瘤（aldosterone-producing adenoma，APA；30%～40%），就是有双侧肾上腺增生（60%～65%）。比较少见病因是单侧增生（2%）、肾上腺皮质癌（<1%）和罕见的家族型 PA（<1%）。

19. 哪些人应该做 PA 筛查？

- 所有高血压伴低钾血症（自发性低钾血症或利尿剂性低钾血症）的病人。
- 所有药物难以控制的高血压。
- 高血压伴肾上腺偶发瘤病人。对血压正常的肾上腺偶发瘤病人不必做 PA 筛查。
- 内科医生怀疑为继发性高血压的所有病人。

20. 怎样筛查 PA？

测定 PAC（ng/dl）/PRA（ng/ml）值（译者注：参见本章问题 6）。如果 PAC/PRA 值>20，同时 PAC>15 ng/dl，就提示 PA。病人必须停用利尿剂、β肾上腺素能受体阻滞剂和 ACE 抑制剂 4 周。在抽取血标本前，应该让病人自由摄钠，如果病人有低钾血症，可以给予钾添加剂。血标本应该在早晨病人起床 2 小时、静坐 5～15 分钟后抽取。

21. PA 的确诊试验是什么？

如果筛查检查阳性（表现为盐负荷试验后醛固酮分泌未被抑制），就能确诊为 PA。盐负荷试验可以选择下列方法之一。

- **盐水抑制试验**：在静脉滴注生理盐水 2 L/4 h 后测定 PAC。如果 PAC＞10 ng/dl，就证实为 PA。
- **口服盐负荷试验**：让病人在日常摄入的食品中添加一平汤匙盐，然后把这些咸食吃下去，持续 72 小时。于第 3 天，测定 24 小时尿醛固酮、钠和肌酐水平。如果 24 小时尿醛固酮浓度＞12 μg/d，就可以诊断为 PA。

22. 如何为 PA 病人做影像学检查？

在 PA 的生化诊断出台后，最重要的是区别该病人的醛固酮分泌过多是单侧性的还是双侧性的。肾上腺规范 CT 扫描可以为外科手术计划提供解剖信息，并能显示单侧腺瘤。不过，并不能通过解剖影像来判断每侧肾上腺的功能状态，因而也无法对单侧还是双侧醛固酮分泌过多做出甄别。甄别中最重要的一步，也是金标准试验，就是为病人做肾上腺静脉取样（adrenal vein sampling，AVS）。AVS 会影响到高达 25% 的病人依据 CT 拟定的处理方案。AVS 需要在促肾上腺皮质激素刺激下进行。然后，计算校正醛固酮/皮质醇值（该比值等于一侧的醛固酮/皮质醇值与另一侧的醛固酮/皮质醇值之比），如果校正醛固酮/皮质醇值＞4∶1，就提示单侧醛固酮分泌过多。

23. 如何治疗 PA？

对诊断明确的单侧醛固酮分泌过多（根据 AVS 判断）、适合行外科手术的病人，应该采用腹腔镜下的单侧肾上腺切除术。

对分泌醛固酮的巨大肿瘤（＞4 cm），要注意肾上腺皮质癌的可能，选择开放肾上腺切除。

对双侧肾上腺病变病人，应该选择药物治疗，因为这种病变外科治疗效果差（即使采用了双侧肾上腺切除术，治愈率也＜20%）。此时，螺内酯（12.5～50 mg/d）是一线治疗，也是最有效的治疗。

24. PA 病人采用单侧肾上腺切除术的结局如何?

单侧醛固酮分泌过多的病人在肾上腺切除后,可以预期低钾血症的治愈率为 100%,高血压的显著改善率>90%,30%～60%的病人可以完全不用降压药物。下列因素提示结局满意:年轻、高血压时间短暂、降压药物使用少、螺内酯疗效佳、女性、高血压不太重。

25. 如何预测 PA 病人在肾上腺切除后高血压能否消退?

醛固酮治愈评分(aldosterone Resolution Score,ARS)能够正确识别出 PA 病人在肾上腺切除后在不终身服用降压药的情况下高血压完全缓解可能性的大(ARS≥4)或小(ARS≤1),见表 64-1。

表 64-1　PA 病人在肾上腺切除后高血压预测

预测指标	分值	
	是	否
降压药物的种类<2 种	2	0
体重指数<25 kg/m^2	1	0
高血压年限<6 年	1	0
女性	1	0
总分 [a]	5	0

a 可能的分值范围 0～5 分。

26. 何谓库欣综合征?

库欣(Cushing)综合征是由于长期暴露于过量糖皮质类固醇的结果,可以是外源性药理剂量的皮质类固醇,也可以是内源性皮质醇。其临床特征包括:

- 肥胖(尤其在躯干)、满月脸和水牛背(颈背部脂肪垫)
- 皮肤菲薄、条纹、多毛
- 肌肉薄弱或萎缩
- 高血压
- 月经不规则
- 骨质疏松症
- 胰腺炎
- 感染风险增高
- 抑郁

27. Cushing 综合征与 Cushing 病如何鉴别?

Cushing 病是指垂体瘤释放 ACTH 导致肾上腺释放皮质醇所致的结局。Cushing 综合征是指皮质醇过多所产生的临床表现，不考虑病因问题。

28. Cushing 综合征的病因有哪些?

- 外源性类固醇激素的使用。总的看来，这是 Cushing 综合征最常见的病因。
- 内源性 Cushing 综合征又分为 ACTH 依赖型（约占 80%）和 ACTH 非依赖型（约占 20%）。
- ACTH 依赖型包括：
  - 分泌 ACTH 的垂体腺瘤（Cushing 病），最常见。
  - 异位（非垂体）分泌 ACTH 的肿瘤（小细胞肺癌、肺类癌、MTC、PHEO）。
- ACTH 非依赖型包括：
  - 单侧分泌皮质醇的肾上腺腺瘤。
  - 肾上腺皮质癌。
  - 双侧大结节性肾上腺增生。
  - 原发性色素沉着性结节状肾上腺皮质病。
  - 孤立小结节性肾上腺皮质病。

29. Cushing 综合征的诊断手段有哪些?

诊断试验是基于典型 Cushing 综合征的三大病理生理紊乱。

- 正常昼夜模式丧失（午夜唾液皮质醇）：夜晚皮质醇水平增高是 Cushing 综合征出现最早、最敏感的标志物。敏感度和特异度均大于 90%～95%。
- 对糖皮质类固醇的负反馈敏感性消失（小剂量地塞米松抑制试验）：夜晚 11：00 给予地塞米松 1 mg 口服，翌晨 8：00 抽血测定血皮质醇浓度。血皮质醇抑制 < 1.8 µg/dl 是 Cushing 综合征的最佳阴性预测值。试验阳性者还需要进一步做 24 小时尿皮质醇浓度检测、午夜唾液皮质醇检测或 2 日小剂量地塞米松抑制试验。
- 皮质醇分泌过多（24 小时尿游离皮质醇水平）：如果 24 小时尿游离皮质醇水平超过正常值的 4 倍，就应该考虑 Cushing 综合征的诊断。高达 3 倍时，有可能是假

性 Cushing 综合征（慢性焦虑、抑郁、酗酒、肥胖），
需要做确认性检查。

下一步是测定血浆 ACTH。血浆 ACTH 下降就足以表明病
人体内存在自主分泌皮质醇的肾上腺肿瘤。在 ACTH 非依赖性
Cushing 综合征诊断明确后，应该做一次 CT 扫描，为肾上腺
皮质醇高分泌的来源做定位。

30. 对分泌皮质醇的肾上腺肿瘤做手术切除时，需要考虑什么问题？

在手术前，要确保病人的糖尿病和高血压得到了满意处
理。Cushing 综合征病人具有较高的血栓栓塞并发症风险，因
此，要采取预防该并发症的措施。

在 Cushing 综合征病人的手术中，不需要用糖皮质类固醇
替代。不过，Cushing 综合征病人的下丘脑-垂体-肾上腺
（hypothalamic-pituitary-adrenal，HPA）轴处于抑制状态，从而
导致对侧肾上腺萎缩。因此，在对分泌皮质醇的肾上腺腺瘤做
肾上腺切除后，可能需要对病人做糖皮质类固醇替代，预防潜
在致死性肾上腺功能障碍突然发生。可以在术后 1 天做一次促
肾上腺皮质激素刺激试验，判断肾上腺切除术后糖皮质类固醇
替代的必要性。在术后 1 天，要检查基础皮质醇水平和 ACTH，
在用促肾上腺皮质激素 250 μg 静脉推注后 60 分钟抽血标本测
定血皮质醇水平。如果基础皮质醇水平 >5 μg/dl，刺激后皮质
醇水平 >18 μg/dl，同时病人没有肾上腺功能障碍的临床表现，
病人就不需要做糖皮质类固醇替代。反之，如果基础血皮质醇
水平 ≤5 μg/dl，刺激后血皮质醇水平 ≤18 μg/dl，或者有肾上腺
功能障碍的临床表现，病人就需要做糖皮质类固醇替代。

HPA 轴的恢复时间在 6～18 个月不等。要每 3～6 个月做
一次促肾上腺皮质激素刺激试验，判断是否能停用皮质类固醇
激素。

31. 分泌皮质醇的肾上腺腺瘤切除后的结局如何？

肾上腺切除术可以带来 Cushing 综合征症状的绝佳改善，
以及病人生活质量的改善。65%～80% 的病人的高血压和糖尿
病会消退。Cushing 综合征所致的体形变化在 85% 的病人会消
退。这些改善需要耽搁 6～12 个月。

32. 决定肾上腺皮质癌病人远期生存率的主要因素是哪些?

肾上腺皮质癌(adrenocortical carcinoma,ACC)是一种罕见的、高侵袭性的恶性肿瘤。就诊时的肿瘤分期和由一位资深的外科医生实施治愈性切除是决定 ACC 病人远期生存率的两项主要因素。

33. ACC 病人的临床表现有哪些?

大多数 ACC 病人(50%~60%)前来就医的原因是因为肾上腺产生过多类固醇激素。在功能性 ACC 病人中,最常见的临床表现是 Cushing 综合征症状和体征。Cushing 综合征在几个月内迅速发展。高百分比的女性 ACC 病人会有雄激素过多分泌引起的症状和体征(从而导致男性化体征,如痤疮、多毛和月经稀少),伴或不伴有 Cushing 综合征。不足 10%的病例是雌激素(会引起女性化,如男子乳房女性化、无性欲和睾丸萎缩)或醛固酮(导致高血压、低钾血症)产生过多。>15%的 ACC 是无功能肿瘤,病人来就诊的原因是腹痛,或者仅以肾上腺偶发瘤表现出来。

34. ACC 的影像学特征有哪些?

肾上腺肿物的大小依旧是判断良恶性的单一最佳指标。肿瘤<4 cm 者恶性的风险为 2%,4.1~6 cm 的肿瘤其恶性风险为 6%,肿瘤>6 cm 其恶性风险为 25%。

ACC 的特点是外形不规则和非均质性,伴有坏死或出血证据。ACC 在 CT 平扫上是>10 HU(Hounsfield Units)的低密度灶,延迟扫描相是造影剂洗脱<50%,延迟(在 10~15 分钟后)密度>35 HU。在 MRI 的 T_2 加权像上,相对于肝脏来说,这些肿瘤为高信号。

肝转移灶证据加巨大肾上腺肿物就应该考虑 ACC 的可能性。

35. 经皮活检在肾上腺肿瘤评估中的地位如何?

经皮活组织检查在肾上腺肿瘤诊断中几乎没有地位,原因在于穿刺活检无法对肾上腺腺瘤与肾上腺癌做出鉴别,此外,肿瘤包膜的刺破还可能导致针道转移。因此,经皮活组织检查仅适用于既往有癌症病史的病人,目的在于评估是否为转移,并且，仅当活组织检查结果会对治疗构成影响时，才做经皮活组织检查。**请一定要先排除 PHEO。**

36. ACC 的治疗方法有哪些？

用外科方法完整切除是无转移 ACC 的治疗选项，事实上，也是唯一治愈机会。选择的术式是开放肾上腺切除术。应该将受累的肾上腺及其周围组织（肾脏、肝脏、下腔静脉、胰腺、胃或脾脏），以及淋巴结整块切除。至关重要的一点是在切除过程中要保持肿瘤包膜的完整性以减少局部复发。初次切除后的病人复发率颇高，完全切除（R_0）者的复发率为 30%～50%，不完全切除（外科切缘存在显微镜下病灶，R_1）者的复发率高达 80%。

在完全切除后，对有可能存在残留病灶（R_1 或 R_X 切除）的病人，以及 R_0 切除但处于高风险状态（ki-67 指数＞10%）的病人，推荐用米托坦辅助治疗。

对有不完全外科切除（R_1/R_X）的病人，推荐对肿瘤床做辅助外照射放疗。

对已经有转移的 ACC 病人，如果根治性切除术似乎有其可行性，也推荐外科手术。

对不适合外科切除的病人，米托坦（单独使用或与细胞毒药物联合使用）依旧是治疗选项。常用的细胞毒药物有依托泊苷、多柔比星、顺铂和链脲菌素。

ACC 病人的总 5 年生存率为 37%～47%；Ⅰ 期和 Ⅱ 期病例约为 65%，Ⅲ 期和Ⅳ期病例分别为 24%和 0。

37. 哪些类型的肿瘤会转移至肾上腺？

在没有癌症史的病人中，罕有发现转移至肾上腺的癌症。肺脏、乳腺、胃、肾脏、黑色素瘤和淋巴瘤是几种常见的转移至肾上腺的癌症。

38. 肾上腺出血的原因有哪些？

肾上腺出血（adrenal hemorrhage，AH）是一种罕见的，但具有潜在生命威胁的事件。根据经典的观点，AH 与脑膜炎球菌性败血症所致的华-佛（Waterhouse-Friderichsen）综合征有关，然而，人们已经发现 AH 可以见于假单胞菌、金黄色葡萄球菌、克雷伯杆菌、大肠埃希菌和变形杆菌菌血症。AH 的最常见原因还是创伤（占 AH 病例的 80%），创伤性 AH 的发病率为 0.03%～4.95%。引起 AH 的病因还可以有急性应激（外科手术、脓毒症、烧伤、低血压和妊娠）、抗凝、凝血功能障碍、新生儿应激、特发性疾病、潜在肾上腺肿瘤。PHEO 是肾上腺大出血（出血来自原发性肾上腺肿瘤）最常见的病因，这种病例的死亡率高达 50%。大多数 AH[①]是单侧出血，为良性临床经过。不过，很重要的一点是要认识到双侧 AH 大出血病人有可能导致肾上腺功能障碍。

（尤承忠　译）

参 考 文 献

1. Libe R，Dall'Asta C. Long-term follow-up study of patients with adrenal incidentalomas. *Eur J Endocrinol*. 2002；147（4）：489-494.

2. Ioachimescu AG，Remer EM. Adrenal incidentalomas：a disease of modern technology offering opportunities for improved patient care. *Endocrinol Metab Clin North Am*. 2015；44（2）：335-354.

3. Yip L，Tublin ME，Falcone JA，et al. The adrenal mass：correlation of histopathology with imaging. *Ann Surg Oncol*. 2009；17（3）：846-852.

4. Zeiger M，Thompson G，Duh Q-Y，et al. American Association of Clinical Endocrinologists and American Association of Endocrine Surgeons medical guidelines for the management of adrenal incidentalomas. *Endocr Pract*. 2009；15（suppl 1）：1-20.

5. Lenders JW，Duh QY，Eisenhofer G，et al. Pheochromocytoma and paraganglioma：an Endocrine Society clinical practice guideline. *J Clin Endocrinol Metab*. 2014；99（6）：1915-1942.

6. Martucci VL，Pacak K. Pheochromocytoma and paraganglioma：diagnosis，genetics，management，and treatment. *Curr Probl Cancer*. 2014；38（1）：7-41.

7. Hodin R，Lubitz C. Diagnosis and management of pheochromocytoma. *Curr Probl Surg*. 2014；51（4）：151-87.

8. Kudva YC，Sawka AM. The laboratory diagnosis of adrenal pheochromocytoma：the Mayo Clinic experience. *J Clin Endocrinol Metab*. 2003；88（10）：4533-4539.

9. Sawka AM，Jaeschke R. A comparison of biochemical tests for pheochromocytoma：measurement of fractionated plasma metanephrines compared with the combination of 24-hour urinary metanephrines and catecholamines. *J Clin Endocrinol Metab*. 2003；88（2）：553-558.

10. Carey RM. Primary aldosteronism. *J Surg Oncol*. 2012；106（5）：575-579.

①译者注：原书为"HA"，已更正。

11. Harvey AM. Hyperaldosteronism: diagnosis, lateralization, and treatment. *Surg Clini North Am*. 2014; 94（3）: 643-656.

12. McKenzie TJ, Lillegard JB. Aldosteronomas-State of the art. *Surg Clin North Am*. 2009; 89（5）: 1241-1253.

13. Rossi GP, Auchus RJ, Brown M, et al. An expert consensus statement on use of adrenal vein sampling for the subtyping of primary aldosteronism. *Hypertension*. 2014; 63（1）: 151-160.

14. Utsumi T, Kawamura K, Imamoto T, et al. High predictive accuracy of aldosteronoma resolution score in Japanese patients with aldosterone-producing adenoma. *Surgery*. 2012; 151（3）: 437-443.

15. Zarnegar R, Young WFJ, Lee J, et al. The aldosteronoma resolution score: predicting complete resolution of hypertension after adrenalectomy for aldosteronoma. *Ann Surg*. 2008; 247（3）: 511-518.

16. Lacroix A, Feelders RA. Cushing's syndrome. *Lancet*. 2015; 386（9996）: 913-927.

17. Raff H, Carroll T. Cushing's syndrome: from physiological principles to diagnosis and clinical care. *J Physiol*. 2015; 593（3）: 493-506.

18. Ortiz DI, Findling JW, Carroll TB. Cosyntropin stimulation testing on postoperative day 1 allows for selective glucocorticoid replacement therapy after adrenalectomy for hypercortisolism: results of a novel, multidisciplinary institutional protocol. *Surgery*. 2016; 159（1）: 259-266.

19. Fassnacht M, Kroiss M. Update in adrenocortical carcinoma. *J Clin Endocrinol Metab*. 2013; 98（12）: 4551-4564.

20. Lacroix A. Approach to the patient with adrenocortical carcinoma. *J Clin Endocrinol Metab*. 2010; 95（11）: 4812-4822.

21. Fassnacht M, Libé R. Adrenocortical carcinoma: a clinician's update. *Nat Rev Endocrinol*. 2011; 7（6）: 323-335.

22. Stigliano A, Chiodini I, Giordano R, et al. Management of adrenocortical carcinoma: a consensus statement of the Italian Society of Endocrinology(SIE). *J Endocrinol Invest*. 2015; 39（1）: 103-121.

23. Hoff AO, Berruti A. 5th International ACC Symposium: future and current therapeutic trials in adrenocortical carcinoma. *Horm Cancer*. 2016; 7(1): 29-35.

24. Simon DR, Palese MA. Clinical update on the management of adrenal hemorrhage. *Curr Urol Rep*. 2009; 10（1）: 78-83.

25. Vella A, Nippoldt TB. Adrenal hemorrhage: a 25-year experience at the Mayo Clinic. *Mayo Clin Proc*. 2001; 76（2）: 161-168.

26. Kawashima A, Sandler CM, Ernst RD, et al. Imaging of nontraumatic hemorrhage of the adrenal gland 1. *Radiographics*. 1999; 19（4）: 949-963.

第五篇

乳 房 外 科

第65章 乳房肿块

Christina A. Finlayson，*MD*

1. 证据确凿的乳房筛查项目有哪些？

筛查性乳房摄片是证据最强的支持乳腺癌筛查的一种工具。容易体现筛查性检查价值的情况如下：

a. 该病发病率高。

b. 筛查性检查的风险低。

c. 如果该疾病能在早期得到诊断并采用疾病-特异性治疗，与延迟诊断相比，病人的结局会有改善。

筛查性乳房摄片可以在病人出现临床症状前发现乳腺癌。乳腺癌的发病率高，每位妇女一生中发生乳腺癌的概率为1/8。筛查性乳房摄片的风险和价格都比较低。最常见的风险是假阳性发现，病人可能需要做进一步的影像学检查或活组织检查。乳腺癌有多种满意的治疗方法，包括外科手术、化学治疗、内分泌治疗、生物治疗和放射治疗。早期乳腺癌的治疗效果优于晚期才得到诊断的乳腺癌治疗效果。

2. 常规筛查性乳房摄片应该从什么年龄开始？

对处于乳腺癌平均风险的妇女，人们在最理想的乳房摄片筛查计划方面尚存在很大分歧意见。分歧在于何时应该开始做筛查，筛查的间隔时间，以及何时停止筛查。选择方案是：

a. 从40~50岁开始筛查。

b. 每间隔1~2年筛查1次。

c. 75~90岁停止筛查。

筛查计划的最大获益者是那些从来不做筛查的人参加了筛查计划。如果对筛查计划做进一步修订，在疾病诊断方面的获益仅稍有增加。这种微小的获益增加伴有相应程度的风险增加。每位妇女都可以找到一个她认为可接受的风险与获益比。最低要求是乳腺癌平均风险妇女不迟于50岁开始筛查，每2年不少于1次，至少筛查至75岁。

对处于乳腺癌高危风险的妇女（因为家族史或其他环境因

素），可以提前做筛查，但不要提前至 30 岁以下；还可以增加筛查的频度，但不要超过每年 1 次。

3. 乳房自我检查或临床乳房检查的价值如何？

多个国家的许多篇大宗研究都未能显示常规定期乳房自我检查具有生存获益。女性应该熟悉自己的乳房，一旦有变化就找医生咨询。

由医务工作者所做的临床乳房检查也显示了其假阳性超过了真阳性，且对结局无改善作用[①]。

4. 乳房摄片正常或阴性能确保不存在乳腺癌吗？

不能。乳房摄片的假阴性率至少有 15%。能够被乳房摄片诊断出来的乳腺癌，其组织学特性必然不同于其周围组织。有些肿瘤（尤其是小叶癌）侵入周围组织时不改变周围乳腺组织的特性，因此，这些肿瘤在乳房摄片上通常无法显示。

5. 作为乳房摄片的辅助检查方法，筛查性磁共振影像检查的地位如何？

2007 年颁布的美国癌症学会指南推荐，对终生患乳腺癌风险＞20% 的妇女做筛查性磁共振影像（magnetic resonance imaging，MRI）检查，这包括已知有基因（能预测乳腺癌形成的基因）突变的病人，有显著乳腺癌或卵巢癌家族史提示存在遗传变异的妇女，以及因 Hodgkin 病在青少年期或青年期胸部接受过放射治疗的妇女。对早发乳腺癌[②]具有预测作用的基因异常包括 BRCA1、BRCA2、利-弗劳梅（Li-Fraumeni）综合征、多发性错构瘤（Cowden）综合征和 Bannayan-Riley-Ruvalcaba 综合征。随着当前基因检查方法的不断扩展和普及，必然会有新的基因变异不断被发现，并被纳入高危病人的筛查方案中。

MRI 诊断乳腺癌具有极高的敏感度，其缺点是特异度差，这导致了额外的影像学检查和活组织检查来进一步明确病灶

①译者注：我们认为像许多临床疾病的诊断一样，有经验的临床医生的体格检查依旧是乳腺癌诊断的基石，这一地位无法撼动！何况乳腺癌是一种体表肿瘤。但愿本文的作者与放射学会没有利益冲突。

②译者注：早发乳腺癌（early breast cancer）是指年轻时就患了乳腺癌。

的性质。MRI 应该与乳房摄片结合分析，不能单独作为乳腺癌的筛查工具。

6. 超声检查在乳腺癌诊断中的地位如何？

超声检查是一项辅助检查，用于对乳房肿块或乳房摄片发现的异常作进一步评估，不能单独作为筛查工具使用。如果病人的主诉是乳房内有一枚可触及的肿块，医生体格检查为良性特征，靶向超声检查也是阴性，乳腺癌的阴性预测值为 99.8%。

7. 一位妇女打电话给她的保健医生诉说新发现一个乳房肿块。请问，应该为该病人预约一个什么样的乳房摄片？

如果这是触诊发现的肿块，就应该预约一个诊断性乳房摄片。

8. 筛查性乳房摄片与诊断性乳房摄片有何区别？

筛查性乳房摄片是为无症状的妇女摄片，目的是发现临床隐性乳腺癌。每侧乳房摄两张视像。

对有乳房症状（发现肿块或筛查性乳房摄片异常）的妇女来讲，就需要做诊断性乳房摄片。

诊断性乳房摄片要求把注意力放在临床关心的特定区域。加摄多种角度的视像或者对异常区域拍摄放大的压迫像，以帮助良性或恶性病变的鉴别。在诊断性评估中一般都应该包含超声检查。放射科医生可以马上对诊断性影像学检查给出诊断意见。

9. 如何清晰表述乳房影像学异常的程度？

美国放射学会已经开发出了标准解读评分，目的是减少乳房影像学报告中的含糊不清表述。该评分适用于乳房摄片、乳房超声和乳房 MRI：

Bi-Rads

0 需要召回重新评估。

1 阴性（检查正常，未发现异常）。

2 良性（检查正常，确定为良性改变）。

3 可能为良性（恶性的可能性<3%）。

4 可疑恶性（恶性的可能性为 30%）。

5 高度怀疑或就是恶性。

6 已知为恶性。

- 0 类：是一种暂时划分，这种病人需要进一步评估，包括与既往的片子或者诊断性影像做比较。在进一步评估后，再将该乳房摄片归类为其他五类中的一类。
- 1 类和 2 类：不需要作进一步评估；一般不改变下一次筛查性乳房摄片的日程安排。
- 3 类：推荐短期内（6 个月）对患侧乳房复查一次诊断性乳房摄片，也可以用活组织检查替代。
- 4 类和 5 类：需要做活组织检查。

10. 单个肿块为主的乳房肿块有哪些特点？

发现单个肿块为主的乳房肿块并非易事，尤其在绝经前妇女。一般来讲，单个肿块为主的乳房肿块具有三维可触及性，其密度不同于周围乳腺组织。重要性完全相同的症状是结节、肿块、增厚感和不对称。单凭体格检查并不能排除乳腺癌。"体格检查未发现异常"是延误乳腺癌诊断最常见的原因。

11. 最常见的可触及性乳房肿块有哪 4 种？

大多数单个肿块为主的乳房肿块为良性，如囊肿、纤维腺瘤和纤维囊性肿块。虽然乳房肿块最常见的类型不是乳腺癌，但是所有单个肿块为主的、持续存在的乳房肿块需要明确是否为乳腺癌。可触及性乳房肿块还有其他少见原因，如脂肪瘤、肉芽肿、脂肪坏死、表皮包涵囊肿和泌乳性腺瘤（lactational adenomas）。

12. 最常见的可触及性乳房肿块各有哪些鉴别特征？

囊肿的特点是肿块规则、可移动、可以有触痛。其也可以很坚硬或有波动感。**纤维腺瘤**的特点一般是光滑、硬、椭圆形（长度大于宽度）、活动、有明确边界。**纤维囊性变**的特点常被描述为乳房组织"疙疙瘩瘩、高低不平"。也可以表现为局灶性纤维化，在触诊时与周围不规则的组织手感差异更显著。

乳腺癌的特点一般是一个不规则、质硬、无痛的肿块。晚期可以与胸壁固定，或伴有其表面的皮肤改变，这些都是乳腺癌的典型表现，不过，乳腺癌的表现也可以酷似良性病灶。小叶癌通常表现为柔软的肿块或增厚的区域。由于单凭体格检查没有排除乳腺癌的绝对把握，因此，必须对所有持续存在的、单个肿块为主的实质性乳房肿块做活组织检查。

13. 一位 32 岁妇女，主诉乳房肿块。在该肿块的评估中哪些病史的询问最重要？

肿块的大小，大小是否有变化，肿块存在时间的长短，有无疼痛，皮肤有无改变，乳头有无溢液，肿块是否随月经周期而改变，这些信息都有助于诊断。任何乳房疾病的评估都应该包括乳腺癌风险因素评估，这些因素包括乳腺癌、卵巢癌或其他癌的个人史和家族史，初潮年龄，足月初产年龄，绝经年龄（如果已经绝经），避孕药或激素替代用药，以及既往乳房活检史。

14. 如果问题 13 的病人是单个肿块为主的乳房肿块、无触痛、很容易触及，有逐渐增大趋势。下一步最恰当的检查是什么？

乳房影像可以用来进一步明确乳房肿块的特点。与周围组织差异明显的肿块通过超声检查可以明确肿块是囊性还是实质性。单纯性囊肿有特定的超声诊断标准。单纯性囊肿可以抽吸，也可以观察。复杂囊肿则必须通过抽吸（看抽吸后肿块是否完全消失）或切除活检做进一步评估。对不能确定为良性病灶的实质性肿块则要求做组织学诊断。

在年龄适宜的妇女也可以做乳房摄片检查。不过，乳房摄片阴性并不能排除乳腺癌。

15. 怎样做乳房囊肿穿刺抽吸？

将一根 22 号针刺入囊肿，抽出液体。一般用 10 ml 的注射器抽吸就足够，囊液量＞10 ml 的情况很少见。如果囊肿位置很深，医生的手指难以固定囊肿，可以在超声引导下做囊肿穿刺。囊肿抽吸既有诊断作用，又有治疗价值。抽吸后肿块理应完全消失。如果在两次抽吸后肿块依旧持续存在或复发，就应该选择手术切除。囊肿液可以是清亮的，也可以是浑浊黄色、绿色、灰色或棕色。如果抽出液为纯血性或为陈旧血性，就应该送细胞学检查，并考虑做病灶切除术。

16. 对可触及性实质性乳房肿块来讲，有哪些诊断手段可以使用？

细针穿刺抽吸（FNA）、病核针切活检、切取活检和切除活检都可以用于可触及性乳房肿块的诊断。究竟采用哪项技术则取决于病灶的特点及医疗机构所具备的技术条件。

FNA 是从肿块中吸取细胞，要求有一位尽心尽责的细胞病理学医生进行正确解读。有几种良性病灶和恶性病灶可以通过 FNA 来获得正确诊断，不过，FNA 无法对浸润癌与原位癌做出甄别。为了有效地应用 FNA，一定要比较 FNA 结果与体格检查和乳房影像能否相互印证。

病核针切活检也是一种获取标本的技术，它是用一根 14 号至 18 号的病核针切活检针切取组织条标本供病理学家做组织学评估。由于这是一种取样技术，因此存在遗漏病灶和获得假阴性结果的风险。再强调一次，为了避免乳腺癌的漏诊，一定要将其结果与体格检查和影像检查结合起来分析，是否相互符合。

切取活检如今已罕有使用。主要适用于高度怀疑乳腺癌适合做新辅助治疗但是病核针切活检又未能明确诊断的病例。

切除活检是完全切除靶病灶。切除活检能为病理评估提供最多的组织，如果病灶为良性，它既有诊断作用又有治疗价值。

（张亚男　译）

参 考 文 献

1. *American Cancer Society Breast Cancer Screening Guidelines.* http：//www.cancer.org/cancer/news/specialcoverage/am erican-cancer-society-breast-cancer-screening-guidelines；2015 Accessed 04.03.16.

2. *United States Preventive Services Task Force.* http：//www.uspreventiveser-vicestaskforce.org/Page/Document/UpdateSu mmaryFinal/breast-cancer-screening1?ds =1&s=breast cancer screening；2016 Accessed 04.03.16.

3. Scalia-Wilbur J，Colins BL. Breast cancer risk assessment；moving beyond BRCA 1 and 2. *Semin Radiat Oncol.* 2016；26（1）：3-8.

4. Sable，MS. *Clinical manifestations and diagnosis of a palpable breast mass.* In：UpToDate，Post，TW，ed，UpToDate：Waltham，MA；2016.

第66章 乳　腺　癌

Kristine E. Calhoun，MD，Benjamin O. Anderson，MD

1. 怎样诊断乳腺癌？

乳腺癌的诊断要求有组织学证据，可以是穿刺取样，也可以是不太常用的外科手术活检。既往的金标准是**切除活检**，如今，穿刺取样已经成为人们首选的诊断手段，在穿刺取样中最常用的是**病核针切活检**。理想的手段是穿刺取样，因为它没有皮肤切口，如果病人需要实施治疗性外科手术，穿刺不会对手术计划的设计构成影响。此外，如果病灶活检为良性，穿刺有利于远期随访，因为穿刺不破坏乳房的形状或结构，不影响今后的临床乳房检查（clinical breast examination，CBE）和乳房影像检查。虽然外科切除可以用来诊断，但是，人们一般不愿意将它用作癌症的首选诊断手段，因为切除活检通常达不到治疗的要求，还需要在皮肤上做切口，这种切口或许会妨碍后续的肿块切除或乳房切除方案设计。

2. 穿刺取样检查的局限性有哪些？

穿刺取样有两种选项：病核针切活检和细针穿刺抽吸（FNA）细胞学检查。FNA 可以用于病核针切活检不可行的场合，但是，FNA 对取材病灶提供的信息有限。FNA 和病核针切活检都可以因为取样误差而出现假阴性。因此，全面诊断评估要求做三联检查：将穿刺取样结果与临床评估（病史和体格检查）和乳房影像检查（乳房摄片和超声）进行比较分析，判断是否需要再次组织取样还是让病人做临床随访。如果穿刺取样诊断未发现癌症，并且这些检查结果符合其临床表现和乳房影像检查所见（乳房摄片和超声），也就是说，所有检查都提示良性疾病（**相互符合**），那么，该病人就可以做临床随访检查，不必做进一步干预。然而，如果穿刺取样结果与临床检查或乳房影像检查结果不吻合（**相互不符合**），就应该考虑切除活检另做组织取样。

3. FNA 细胞学检查与病核针切活检有何区别？

FNA 细胞学检查的特点是技术上简单易行、获得结果快捷、价廉。相比较而言，病核针切活检与外科切除活检一样，需要将标本泡在固定液内过夜。然而，病核针切取样有助于拟定全面手术方案：决定做肿块切除还是乳腺切除和（或）哨兵淋巴结活检或追加腋窝淋巴结清扫，以明确肿瘤分期。由于FNA 是细胞学取样，而非组织学取样，因此，FNA 细胞学检查无法对浸润癌与原位癌做出鉴别。FNA 细胞学检查要求有细胞学专家来正确判读。在有专业细胞学诊断专家的医疗中心，可以为妇女建立一套便捷有效的评估体系，通常能在当天出诊断报告，费用也低得多。然而，FNA 诊断体系给人的感觉是繁复两字，因而美国大多数医疗中心都把乳腺癌的确诊检查寄托在病核针切活检上。

与 FNA 相反，病核针切活检（采用标准的 14 号针或粗口径的 8 号针真空辅助取样）获取的是真正的组织学标本，在行为上完全是微型外科活检，且不会造成乳房组织变形，愈合后也不会留有明显瘢痕，从而使其比外科活检更受青睐。病核针切活检能对浸润性癌与非浸润性癌、导管组织学与小叶组织学、高级别病灶与低级别病灶做出区分。病核针切活检标本的特定切片可以用来行免疫组织化学（immunohistochemistry，IHC）染色，目的是判断是否有雌激素受体（estrogen receptor，ER）、孕激素受体（progesterone receptor，PR）和 Her-2/neu 癌基因过度表达。一位能熟练判读标准乳房切除标本切片的病理学家在判读乳房病核针切活检切片时就不应感到别扭，但是，让他们判读乳房 FNA 时就会感觉不适应。鉴于乳房 FNA 细胞学的多样性和乳房细胞学知识的相对空缺，在美国，病核针切活检已经成了乳房组织取样最被认可的诊断标准。

4. 为什么在外科乳房活检之前需要做乳房影像检查？

一般来讲，乳腺癌最初是隐性病灶，随着肿瘤在乳房内生长和引起纤维化，逐渐变得可以触及。即使是经验丰富的外科医生也会感到诧异：触诊似乎很小的乳腺癌其伸展范围会远大于单独依据临床乳房检查做出的预期。术前影像学检查有助于外科医生避免这种诧异，在实施外科手术前就对乳房内和（或）腋下病变的范围做出正确评估，以获取最佳外科手术结局。有时，乳房影像检查还有助于临床医生放弃拟定的组织取样检查（如乳房超声诊断的单纯性囊肿）。

乳房专用影像检查包括乳房摄片（译者注：乳房钼靶片）、超声和MRI：

- 乳房摄片是外科医生的路线图，能显示乳房内脂肪组织和致密组织的分布，同时能显示同侧乳房或对侧乳房中是否存在其他可能需要外科手术处理的病灶。筛查性乳房摄片是用于无症状病人的一种检查，它是人群筛查项目的一部分，目的是增加癌症的早期诊断百分比。诊断性乳房摄片是用于有临床症状的病人或者筛查性影像学检查已经显示存在一些征象需要追加检查的病人。

- 诊断性乳房超声是一种用来对乳房摄片发现的局部肿物或可触及性肿块进行显示观察的强有力工具，并且可以引导穿刺取样。人们对筛查性全乳房超声检查的评估表明，这种检查能增加筛查工作查出的乳腺癌数，但是，一般不主张常规采用，因为它会产生大量超声假阳性病灶，迫使这些病人做超声引导下的活检和（或）定期随访。

- 乳房 MRI 用于对乳腺癌风险显著增高的女性（依据显著的家族史，尤其是那些在乳房摄片上乳腺组织致密的女性）做乳腺癌筛查。许多乳腺癌医疗中心常规对新确诊的乳腺癌病人做乳腺 MRI 检查，目的是评估标准影像所示范围之外是否有额外病灶。外科医生对 MRI 可谓"爱恨交织"：一方面，其能绝佳地显示现有癌灶的范围；另一方面，其有 20%～30%的假阳性率，需要另作评估，甚至需要在 MRI 引导下取活组织检查。MRI有时能在距已知原发灶一定距离发现极为细小的乳腺癌灶——一种放射治疗和（或）全身治疗很可能有效的病灶，不过，这种病灶一旦发现，还是应该一并切除。

5. 活检与确定性治疗之间的时间耽搁会对治疗造成不良影响吗？

一般来讲，如果这种耽搁仅是数日或数周，就不会有影响。乳腺癌的生长通常缓慢，在可能的情况下，治疗应该在最初确诊后3～4周内启动。耽搁时间不应该大于3～6个月。妊娠期病人的乳腺癌较为紧急，因为这种肿瘤生长速度可能更快。把乳腺癌的治疗拖至妊娠结束才施行是不合适的，除非妊娠已经接近分娩。妊娠中期或后期乳腺癌的标准治疗是启用新辅助化疗。有些化疗药[如多柔比星（阿霉素）]在妊娠中期和妊娠后期给药是安全的，因为这些药物无法越过胎盘屏障。

6. 乳腺癌如何分期？

乳腺癌分期参见表 66-1。

表 66-1　乳腺癌分期

TNM	组织学	肿瘤大小	淋巴结转移	远处转移
0	无侵犯	任何	—	—
Ⅰ	有侵犯	≤2 cm（T1）	无（N0）	无
ⅠB	有侵犯	<2 cm（T1）	有微转移（N1mi）	无
ⅡA	有侵犯	<2 cm（T1）	有1~3枚（N1）	无
		2~5 cm（T2）	无（N0）	无
ⅡB	有侵犯	2~5 cm（T2）	有1~3枚（N1）	无
		>5 cm（T3）	无（N0）	无
ⅢA	有侵犯	<2 cm（T1）	有4~9枚（N2）	无
		2~5 cm（T2）	有4~9枚（N2）	无
		>5 cm（T3）	有1~3枚（N1）	无
		>5 cm（T3）	有4~9枚（N2）	无
ⅢB	有侵犯	肌肉或皮肤受累（T4）	无/有（N0、N1、N2）	无
ⅢC	有侵犯	任何大小（任何T）	有≥10枚（N3）	无
Ⅳ	有侵犯	任何大小	有或无	有

7. 乳腺癌分期的重要性何在？

乳腺癌分期与复发和死亡概率之间存在良好的相关性。肿瘤、淋巴结和转移（tumor，node，and metastasis，TMN）分期是一种综合肿瘤大小、腋下淋巴结转移和远处转移资料进行的分期方法。0期乳腺癌是指非浸润性癌[如导管原位癌（ductal carcinoma in situ，DCIS）]；Ⅰ期乳腺癌是指小的、淋巴结阴性的浸润性癌；Ⅱ期乳腺癌是指中等大小（腋下淋巴结转移可有可无）的浸润性癌；Ⅲ期乳腺癌是指局部晚期乳腺癌，一般都有腋下淋巴结转移；Ⅳ期乳腺癌是指已经发生远处转移的乳腺癌。

分期的重要性在于它是规划辅助药物治疗和放射治疗的框架，因为这两种治疗在降低乳腺癌复发方面至关重要。一些证实治疗有效的随机临床研究是将癌症分期作为选择病人入组的基础，确保病人的入组具有合理的一致性。分期框架还为临床医生描述当前临床病情提供了一种直观清晰、容易理解的标准缩略词。例如，T3N0 乳腺癌代表乳腺癌病灶大，但淋巴结阴性；而 T1aN2 乳腺癌代表乳腺癌病灶很小，但有显著淋巴结受累。

8. 在治愈意向的确定性多学科治疗后，乳腺癌的总生存率是多少？

0 期（DCIS）：10 年总的疾病特异性生存率接近 100%。

Ⅰ期：10 年总的疾病特异性生存率为 90%。

Ⅱ期：10 年总的疾病特异性生存率为 75%。

Ⅲ期：10 年总的疾病特异性生存率为 40%。

Ⅳ期：有远处转移的癌症[①]。

近年来，乳腺癌生存率的逐渐持续提高归功于早期发现和全身治疗的改进。细胞毒化疗［如 CMF、多柔比星、紫杉醇（泰素），用于激素受体阴性的乳腺癌］、内分泌治疗（如他莫昔芬、芳香酶抑制剂，用于激素受体阳性的乳腺癌）和生物治疗（如对 Her-2/neu 癌基因过表达的乳腺癌使用赫赛汀）提升了乳腺癌病人（甚至晚期乳腺癌病人）的无病生存率和总生存率。

转移性乳腺癌（Ⅳ期）的治疗与 0 期～Ⅲ期存在根本区别。转移性乳腺癌的治疗意向不是治愈，而是根据具体情况调整采用最小不良反应的治疗方案，目标是稳定疾病不让其进展。目标是优化生活质量，在某些情况下延长病人生命。虽然极少数病人有可能出现治愈奇迹，前提是肿瘤对治疗有异乎寻常的乐见生物反应，但是，绝大多数Ⅳ期乳腺癌为不可治愈性肿瘤，病人最终会因此死亡。

---

①译者注：此处作者未写出 10 年总的疾病特异性生存率。

9. 非浸润性(原位)与浸润性乳腺癌的区别是什么?

非浸润性(原位)癌是指癌细胞依旧局限于导管分支内或局限于其起源区段的病灶。原位癌发生淋巴结或远侧扩散的概率极小。浸润癌是指癌细胞已经突破了其原发导管或小叶的基底膜,同时可能出现转移。从生物学的角度看,原位癌的细胞大多没有在远处组织生长的能力,即使这种早期癌症的细胞得以"逃逸"离开导管上皮或在穿刺取样时被推入周围组织,它们依旧无法形成转移灶。因此,处理原位癌的主要理由就是不让它转变为浸润癌,浸润癌确实有可能发生远处转移。

虽然 DCIS 和小叶原位癌(lobular carcinoma in situ, LCIS)都属于原位癌,但是,DCIS 一般需要外科治疗,而 LCIS 一般不需要外科治疗。由于 DCIS 在其乳房原发部位进展为浸润性癌的风险比较高,因此,对于大多数 DCIS 来讲,正确的干预方式是病灶局部控制。相反,LCIS 病人伴有后续浸润性癌的风险增加,不过,LCIS 确诊后形成的浸润性癌可能发生于乳房的其他部位,甚至发生在对侧乳房。有鉴于此,一般把 DCIS 看作浸润前癌(preinvasive cancer),而把 LCIS 看作乳腺癌风险因素。

人们不主张对 DCIS 做全腋下淋巴结清扫(axillary lymph node dissection, ALND),因为淋巴结转移的风险尚遥远。不过,如果准备给病人的 DCIS 做外科处理,特别当拟行乳房切除术时,可以同时做选择性"哨兵淋巴结切除",当然这需要用淋巴结定位技术来寻找并切除"腋窝区的第一枚(组)上游"淋巴结。只有在乳房在位情况下才能做哨兵淋巴结活检,一旦乳房切除,就不再可能实施哨兵淋巴结活检了。如果对拟诊的 DCIS 做乳房切除术,结果发现是隐性浸润癌,之后再想做微创腋部分期手术就没有机会了。因此,外科医生必须事先考虑周全,避免此类情况发生。

10. 浸润性乳腺癌会向哪里扩散(除了淋巴结外)? 哪种诊断性检查能查出这类转移?

乳腺癌可以转移至骨、肺、肝、腹膜和脑。骨扫描对骨转移有很好的敏感度,但特异度稍差。标准的放射学检查有助于对转移与良性炎症做出鉴别。肺转移可以通过胸部摄片检查、普通 CT 或 PET-CT 发现。肝转移可以通过肝功能试验发现,但肝功能试验既无特异度，也缺乏敏感度，在有肝转移证据的乳腺癌病人中有25%肝功能结果正常。肝脏的影像学检查（普通腹部CT或腹部PET-CT、US或MRI）比肝功能试验价格高昂，但是更可靠。脑转移可以通过头颅CT或MRI扫描获取影像，但是仅适用于有症状的病人。

11. 在手术前应该做哪些检查来筛查乳腺癌转移？

在浸润性乳腺癌确诊后，只要病人有提示转移的症状（骨疼痛、肺部症状、黄疸、抽搐或局灶性神经症状），就应该做全面评估。对无症状的转移可能性大的病人（在确诊时已经有淋巴结肿大或肿瘤大），尤其对那些临床分期很晚的病人，可以根据病人的具体情况选用分期检查。而对那些临床分期比较低的无症状病人，可以将分期检查推迟至外科分期完成后进行。

浸润性乳腺癌术前最基本的标准检查是胸部摄片和肝功能检查。其实，这些检查在早期乳腺癌中的用途不大。常规胸部摄片发现意外肺转移的情况<1%。胸部摄片的主要作用是术前拟定计划和作为基础资料保存以便今后做比较。循环肿瘤标志物（CEA、CA-125等）的测定在大多数情况下的意义微乎其微，不必强求。

12. 浸润性乳腺癌的主要外科治疗方式有哪些？

- 乳房切除术

a. 改良根治性乳房切除术（modified radical mastectomy, MRM）：改良根治性乳房切除术（切除乳房和第1站、第2站腋下淋巴结）已经取代了根治性乳房切除术（切除乳房、腋下淋巴结和胸肌），成为乳房切除术中腋下淋巴结阳性病人的标准治疗方法。在改良根治性乳房切除术中切除胸小肌有利于腋尖（第3站）淋巴结（如果有累及）的清除，后遗症很轻微，遗憾的是，当今的大多数外科医生都没有学过这种技术。

b. 全乳房切除术（又称单纯性乳房切除术）：这种乳房切除术要求切除整个乳房，不常规做腋下淋巴结清扫。在临床检查腋下淋巴结阴性的乳腺癌病人通常要做哨兵淋巴结活检，因为在乳房切除后，就不可能再做哨兵淋巴结活检了。

- **部分乳房切除术（肿块切除术或区段切除术）**：保乳疗法要求切除的肿瘤周围有一圈正常乳房组织（阴性切

缘），术后要加做乳房区放疗。20 年的临床随访研究表明，肿块切除加放疗组、全乳房切除组与根治性乳房切除组的生存率相仿。对无法保证切缘阴性的病人，其首选术式是乳房切除术。如果临床检查腋下淋巴结阴性则选择肿块切除加哨兵淋巴结活检，如果有证据表明腋下淋巴结阳性，就行腋下淋巴结清扫。

13. 何谓国家外科辅助治疗乳腺癌和肠癌项目？

国家外科辅助治疗乳腺癌和肠癌项目（National Surgical Adjuvant Breast and Bowel Program，NSABP）是一个基于美国的临床研究专家小组，该专家小组做了许多经典的随机临床研究使乳腺癌多学科治疗的现代模式得以形成。NSABP 向人们展示了乳腺癌可能在确诊时就是一种全身性疾病；在治愈率方面，小手术与大手术可能是等价的。NSABP 报道乳腺癌高危女性服用他莫昔芬能降低乳腺癌的发病率，并且表明哨兵淋巴结活检是一种安全的腋部分期手术。现在，NSABP 正在评估加速部分乳房照射（accelerated partial breast irradiation）的有效性——对腋下淋巴结阴性的小的浸润性癌，仅照射肿块切除部位，显著缩短了放射治疗的疗程。

14. NSABP B-06 临床研究的意义何在？

NSABP B-06 是一项多中心研究，从 20 世纪 70 年代开始，随访了 20 多年，随机将近 2000 例 I 期和 II 期（<4 cm）乳腺癌妇女分为 3 个治疗组：单独区段乳房切除（segmental mastectomy，SM，又称肿块切除）组、SM 加放疗组和全乳房切除（total mastectomy，TM）组。所有病人都做了腋下淋巴结清扫，腋下淋巴结阳性的病人都做辅助化疗。这三种治疗组之间的**总生存率不存在差异**，但是，放疗降低了肿块切除病人的局部复发率。三组之间的**无病生存率和总生存率不存在差异**，提示保乳治疗在局部控制和远处疾病控制方面都有效。但是，在肿块切除组，放疗能降低疾病局部复发率（12 年的局部复发率在不做放疗的病人是接近 40%，而在全乳照射病人则 <10%），也就是说，对浸润性癌的处理来讲，单独肿块切除通常是一种不恰当的策略，因为它对疾病的局部控制不满意。

15. 乳房区段切除、乳房肿块切除与乳房部分切除之间有区别吗？

区别很小，这些术式都是切除部分乳房，目的都是治疗乳腺癌，仅切除的量不同。最初的乳房区段切除术由意大利人提出，该术式要求切除全部受累的乳房区段和其表面的皮肤。标准的乳房肿块切除术切除的组织就比较少，不一定切除其表面的皮肤，但是，要求切缘阴性（无论对浸润癌还是 DCIS 都是如此）。在这几种乳腺癌术式中，都要求外科医生达到切缘"阴性"。至于合格肿块切除切缘的界定尚未取得统一意见。2013年美国外科肿瘤学会与美国放射肿瘤学会达成一项共识，声明赞同：对Ⅰ期和Ⅱ期乳腺癌进行肿块切除后合格的切缘是肿瘤上无墨染①。

保乳手术与"手术活检"完全不同，后者的目的是对有疑问的病灶获取组织学诊断，外科医生会设法尽量少切组织，并不打算切除过量的组织以满足阴性切缘的要求。

16. 哪些病人不太适宜做保乳手术？

保乳手术的禁忌证（相对或绝对）包括：①不做乳房切除就无法达到肿瘤切缘阴性；②相对乳房的大小来讲，癌灶太大，无法获得可接受的美容效果；③多中心癌灶；④病人不愿意接受辅助放疗或对辅助放疗有特殊的禁忌证（如硬皮病、既往有乳房或胸壁放疗史）。对多中心肿瘤在同一侧乳房上做多个肿块切除目前的观点认为是一项研究课题，尚处于临床研究阶段。

17. 何谓肿瘤整形外科？

这里包含了多种术式，是在做部分乳房切除时联合使用肿瘤外科与重建外科原理。切除大块全厚乳房区段，一般都连同

———————————

①译者注：墨染处无肿瘤细胞（no tumor at ink）又称肿瘤无墨染（no ink on tumor）是保证切缘质量的一项标准。为了理解这个词的含义，首先应该了解病理科医生测定切缘的方法。外科医生将含肿瘤的乳房组织切下后，病理科医生用不褪色的墨汁标记切缘——不同色彩的墨汁标记不同的方位（上、下、内、外、基底）。然后，病理科医生将该组织块做不同方位的切开（垂直、切线），在显微镜下观察肿瘤与墨汁标记的切缘之间的距离——无癌的切缘组织是 1 mm 还是 2 mm？

其表面的皮肤一并切除。采用乳房上提固定技术，可以在胸壁重塑乳腺外形，保留乳房的自然形状和外观，并不是用缝线将组织碎块杂乱地揪在一起，表面用皮肤一盖了事。

18. 在乳房切除后，哪些病人可以做即刻乳房重建术（即在同一次手术中）？

如今，业内对即刻乳房重建病人的选择尚存在不同意见。大多数学者认为对非浸润性（原位）或早期浸润性（Ⅰ期和选择过的Ⅱ期）乳腺癌病人可以考虑采用肌皮瓣做即刻重建，可以用组织扩张器做临时扩张然后植入假体取而代之，也可以两者联合使用。局部晚期（Ⅲ期）乳腺癌病人在乳房切除术后可能最终还需要做胸壁放疗，因此，对这类病人是否做即刻乳房重建术需要依据具体情况而定。放疗对重建组织瓣的美容效果有负面影响，可能会导致组织瓣坏死，也会促使假体周围的包囊挛缩。

19. 在乳房切除后，何时适合做胸壁放疗？

大多数乳房切除病人不需要做放疗，例外的情况是乳房切除术具有局部区域高复发风险的病人。显著淋巴结受累的病例（腋下阳性淋巴结≥4枚，或腋下阳性淋巴结1～3枚伴其他生物学上的侵袭特征，如淋巴结外侵犯）是乳房切除后放疗（postmastectomy radiation therapy，PMRT）的适应证。PMRT还适用于巨大的T3（＞5 cm）原发性浸润性癌，不过，腋下淋巴结阴性的巨大乳腺癌其PMRT效果仍不明了。PMRT的一种不恒定的适应证是乳房切除后切缘阳性或紧靠切缘，这些情况下的PMRT需要依据病人的具体情况考虑。

20. 哨兵淋巴结定位给乳腺癌治疗带来的变化是什么？

对浸润性乳腺癌病人来讲，既往腋部分期的金标准要求切除第1站和第2站腋下淋巴结，这种清扫可以提供重要的分期信息，其缺点是常会伴有并发症，最引人注目的是上肢淋巴水肿（风险是20%～30%）。哨兵淋巴结定位需要将放射性核素（锝标记的硫胶体）或蓝色染料（lymphazurin或亚甲蓝），或联合将放射性核素标记物和蓝色染料注入乳房组织，来确定引流原发性乳腺癌的腋窝第1枚（组）上游淋巴结。哨兵淋巴结定位理念始于 20 世纪 90 年代中期，如今已经成为腋下淋巴结阴性病人和一些经过选择的腋下淋巴结阳性病人的腋部分期标准。如果哨兵淋巴结没有癌症，就不需要做腋下淋巴结清扫。如果腋部手术的范围能限于哨兵淋巴结定位和活检，术后上肢淋巴水肿的发生率会降至 3%～5%。

21. 何谓 ACOSOG Z-11 临床研究，它是如何改变早期乳腺癌病人的腋部处理的？

过去，取腋下哨兵淋巴结活检的目的是为了判断腋下淋巴结是否有阳性转移。如果哨兵淋巴结阴性，就不需要再做额外淋巴结切除。如果哨兵淋巴结阳性，就需要做全腋下淋巴结清扫。Z-11 临床研究（译者注：参见第 108 章问题 20）确定了这样一个理念：对肿块切除术后做全乳照射并按指征做全身治疗的病人来讲，有 1 或 2 枚阳性哨兵淋巴结者仍然可以不做全腋下淋巴结清扫，因为无论是否做全腋下淋巴结清扫，这些病人的结局都相同，包括腋部淋巴结床的复发率＜1%。该临床研究未包括做乳房切除、新辅助化疗或部分乳房照射的病人，因此，全腋下淋巴结清扫依旧是这些病人的标准疗法，即使只有 1 枚哨兵淋巴结阳性。对诸如这些临床情况是否有必要行全腋下淋巴结清扫，还有待进一步的临床研究结果来回答。

22. 用哨兵淋巴结活检做腋部分期有风险吗？

哨兵淋巴结定位的最佳适应证是临床上腋下淋巴结阴性的乳腺癌。在肿瘤比较大（T3）、淋巴结已经有广泛肿瘤转移或者在新辅助化疗后的病人，这项技术或许会不太靠谱。此时，哨兵淋巴结定位的主要风险是分期不足（understage）——假如此时发现哨兵淋巴结阴性，而事实上，该乳腺癌病人的其他"非哨兵淋巴结"已经存在淋巴结转移（即结果为假阴性）。结果，医生对这位病人采取的化疗措施可能就不会那么积极，也就不能适度地降低癌症死亡率。如果外科医生在哨兵淋巴结活检方面训练有素，哨兵淋巴结活检假阴性的风险应该＜5%。

以前，在新辅助化疗后腋下淋巴结阳性的病人（通过淋巴结病核针切活检证实）选择全腋下淋巴结清扫。目前人们正在对新辅助治疗后的哨兵淋巴结进行研究，目标是观察化疗能否使腋部病情降期，哨兵淋巴结阴性时能否不做全腋下淋巴结清扫。在这些病人中，如果在新辅助治疗后哨兵淋巴结依旧阳性，则要做全腋下淋巴结清扫。

23. 手术后需要做哪些检查来筛查转移情况或作为基础资料保存便于今后比较？

对转移灶的筛查强度需要与术中对局部区域肿瘤和淋巴结分期（TN）的判断相适应。肿瘤分期越晚，癌症复发和转移的风险就越高，额外的诊断性检查就越有意义。对转移风险比较高的病人，可以加做骨扫描、CT 扫描（胸、腹、骨盆）和（或）PET 扫描，偶尔可以发现之前未察觉到的转移灶。有些医生还用循环肿瘤标志物（如 CEA、CA-27、CA-29）来对治疗效果进行随访，并作为监测肿瘤复发的证据，不过人们对这些检查的价值尚存在争议。

反之，在早期无症状的乳腺癌病人最好不要做基础检查，原因是假阳性概率高于临床隐性远处转移的概率。例如，I 期乳腺癌骨扫描假阳性的概率明显超过真阳性的概率。同样，脑影像学检查（CT 或 MRI）仅适用于那些有神经系统症状的病人，因为在没有神经系统症状的病人脑影像学检查的阳性率很低。

24. 何谓乳腺癌的"新辅助"治疗？

可切除的局部晚期（ⅢA、ⅢB、ⅢC 期和部分Ⅱ期）乳腺癌在手术后有比较高的复发概率。新辅助化疗（术前化疗）又称为初始化疗，目的是减少局部肿瘤负荷，同时抓住最早的时机治疗假设存在的全身微转移病灶。化疗的时机（相对外科手术来讲）对确诊后的生存时间似乎并无影响，当然人们对这一点尚处于研究之中。新辅助化疗或许能使某些肿瘤降期（downstage），从而使处于保乳手术适应证边缘的病例最终能成功变为保乳治疗的适宜人选，但是，一般不适用于就诊时需要行全乳切除、而奢望通过新辅助治疗转变为肿块切除的病例。最后，高危肿瘤［包括 ER/PR 阴性和（或）Her2 阳性，无论肿瘤处于什么期］可以考虑新辅助治疗。

25. 何谓"不可手术性"乳腺癌？

"不可手术性"乳腺癌是指已经进展至超出外科切除边界的乳腺癌。可以是区域扩散（大范围的胸壁或皮肤受累），也可以是远处扩散（远处转移，Ⅳ期）。同侧锁骨上淋巴结转移预示着预后不良，但是，如今的分类是Ⅲ期，而非Ⅳ期。这种晚期乳腺癌的初始治疗是全身治疗（化疗或内分泌治疗），而非外科手术。如果全身治疗效果满意，可以用外科手术加放疗作为辅助疗法控制局部病情。

人们对Ⅳ期乳腺癌选择外科法切除原发灶或腋下淋巴结依旧存在不同看法，因此，Ⅳ期病人应该在多学科临床基础上并根据每例病人的具体情况拟定治疗方案。许多学者仅愿意对那些全身治疗后病情有所改善的病人（至少是病情稳定的病人）提供外科治疗。对疾病有进展证据的病人不应该做外科手术，除非治疗目标是对伤口做姑息性处理。

26. DCIS 应该如何治疗？

DCIS 是需要治疗的最早期的乳腺癌，它有最广泛的治疗选项。DCIS 又称为导管内癌，可以安全地采用保乳治疗（肿块切除加辅助放疗），前提是切除病灶达到切缘阴性。如果无法达到切缘阴性，就应该选择乳房切除术来控制疾病。虽然DCIS 不需要采用腋下淋巴结清扫来对肿瘤进行分期，但是，如果选择了乳房切除术，可以考虑做哨兵淋巴结活检。由于DCIS 不具备转移的可能性，因此，不需要采用内分泌治疗之外的全身药物治疗。他莫昔芬或许具有预防乳腺癌的作用，NSABP B-24 临床研究发现在乳房肿块切除加放疗后他莫昔芬还能降低局部复发率。有些学者认为更应该把 DCIS 看作乳腺癌的风险因素来处理，主要采用药物治疗和等待观察，而非外科手术或放疗，不过，人们对此观点存在争议，眼下应该当作研究项目来采用。将 DCIS 留在乳房内等待观察的顾虑之一就是该病灶会转变为浸润性癌，浸润性癌会发生转移。

27. 有些DCIS病人的治疗可以采用肿块切除而不加做放疗吗？

Silverstein 等通过仔细收集回顾性资料，依据组织学分级、肿瘤大小和切缘距离为 DCIS 创建了一种预后指数（评分系统）。他们的数据提示小的（＜1 cm）非高级别的 DCIS 病灶只要切缘够宽，在肿块切除后就不必做放疗。不过，人们对 DCIS 肿块切除后是否做放疗的问题依旧存在争议。几篇Ⅲ期随机研究显示，放疗具有局部控制方面的获益。此外，近年的一篇报道表明，仅做乳房局部切除的病人 5 年局部复发率为 12%，因此，该作者的结论是不做放疗会导致不可接受的高复发率。人们已经开发出了基因谱（gene profiling）分析用于 DCIS 评分系统，它可以在病人单独采用外科切除后协助将低风险局部复发的 DCIS 病例识别出来，不过，该系统的实际使用还有待临床实践的评估。

28. DCIS 的处理与小叶原位癌有何不同？

人们认为 DCIS 是一种浸润前（preinvasive）恶性病灶，而不是浸润性恶性病灶。以前，其治疗方式是肿块切除或乳房切除，可以加做或不加做放疗，与浸润性乳腺癌的处理相仿。总体目标是切缘阴性避免复发，DCIS 切除后的复发癌可以是 DCIS，也可以是浸润性癌。相反，小叶原位癌（lobular carcinoma in situ，LCIS）被人们看成是将来会形成乳腺癌的"风险因素"病灶，一般说来，人们并不认为 LCIS 叶原位癌本身是"癌症"。如果 LCIS 是在病核针切活检得出的诊断，就需要进一步做切除活检排除合并存在的 DCIS 或浸润癌。如果 LCIS 是在外科标本中发现的，就不要求阴性切缘。

29. LCIS 病人为什么不需要行外科治疗？

活检证实的 LCIS 女性其生命中发展成为乳腺癌的风险是普通人群的 8～10 倍，并非所有 LCIS 都会变成浸润性癌。乳腺癌可以是导管癌，也可以是小叶癌，两侧乳房都可以发生癌症。因此，人们把 LCIS 看成是乳腺癌的高危标志，要求这些病人做仔细动态乳房摄片筛查、体格检查，甚至 MRI 检查。因为 LCIS 病人今后两侧乳房患癌的风险相同，双侧乳房切除术是这种疾病唯一合乎逻辑的手术治疗方法。但是，这种治疗方法对大多数病人来说似乎过于激进，要根据每例病人的具体情况，仅在高风险个体可以考虑进行该治疗。

多形性 LCIS（pleomorphic LCIS，pLCIS）是 LCIS 的一种罕见变种，其细胞和分子特征酷似 DCIS。这种情况究竟应该按 LCIS 处理，还是按 DCIS 处理，专家们的意见存在分歧。如果经皮穿刺活检显示为 pLCIS，就应该做切除活检，因为相当一部分 pLCIS 会升级为 DCIS 或浸润性癌。要求将 pLCIS 切除至切缘阴性是有问题的，它会导致乳房切除率增高。

30. 对于乳腺癌高危女性，药物可以用来预防乳腺癌吗？

在 NSABP P-01 他莫昔芬预防临床试验中，乳腺癌高风险女性（5 年风险＞1.66%）服用他莫昔芬与服用安慰剂相比，乳腺癌的发生率降低了。对 LCIS 妇女来讲，安慰剂组 5 年乳腺癌的发生率为 6.8%，他莫昔芬组的发生率为 2.5%，也就是说乳腺癌绝对减少了 56%。不过，乳腺癌发生率的减少换来了他莫昔芬相关并发症率的上升，包括子宫内膜癌和血栓事件的发生。

迄今为止，还未发现预防性使用他莫昔芬有任何生存获益。如今，对没有重大用药禁忌证的 LCIS 女性，可以考虑他莫昔芬预防乳腺癌这一选项，但是从全面资料来看，使用这些药物的价值理所当然地会下降。他莫昔芬的替代药物和芳香化酶抑制剂在降低乳腺癌风险方面的作用依旧不明了。

要诀：乳腺癌的主要治疗手段

1. 以前，切除活检是诊断乳腺癌的金标准。

2. 如今，首选的诊断方法是病核针切活检（没有病核活检条件时可以采用 FNA 细胞学检查）。

3. 原发性浸润性乳腺癌的外科治疗方式有改良根治性乳房切除术、全乳房切除术和部分乳房切除术。全乳房切除术和部分乳房切除术都可以加 SLN，目的是对腋下做分期。

4. NSABP B-06 临床试验发现 I 期和 II 期乳腺癌女性无论是做区段切除、区段切除加放疗、或全乳房切除，总生存率都无差异，但是，放疗能降低乳房肿块切除病人的局部复发率。

参 考 文 献

1. Anderson BO, Calhoun KE. Evolving concepts in the management of lobular neoplasia. *J Natl Compr Canc Netw*. 2006；4（5）：511-522.

2. Mougalian SS, Soulos PR, Killelea BK, et al. Use of neoadjuvant chemotherapy for patients with stage I to III breast cancer in the United States. *Cancer*. 2015；121（15）：2544-2552.

3. Burke EE, Portschy PR. Prophylactic mastectomy：Who needs it, when and why. *J Surg Oncol*. 2015；111（1）：91-95.

4. Chen CY, Calhoun KE, Masetti R, et al. Oncoplastic breast conserving surgery：a renaissance of anatomically-based surgical treatment. *Minerva Chir*. 2006；

61（5）：421-434.

5. Fisher B，Anderson S，Bryant J，et al. Twenty-year follow-up of a randomized trial comparing total mastectomy, lumpectomy, and lumpectomy plus irradiation for the treatment of invasive breast cancer. *N Engl J Med*. 2002；347（16）：1233-1241.

6. Fisher B，Costantino JP，Wickerham DL，et al. Tamoxifen for prevention of breast cancer：current status of the National Surgical Adjuvant Breast and Bowel Project P-1 Study. *J Natl Cancer Inst*. 2005；97（22）：1652-1662.

7. Lehman CD，Gatsonis C，Kuhl CK，et al. MRI evaluation of the contralateral breast in women with recently diagnosed breast cancer. *N Engl J Med*. 2007；356（13）：1295-1303.

8. Lyman GH，Temin S，Edge SB，et al. Sentinel lymph node biopsy for patients with early-stage breast cancer：American Society of Clinical Oncology clinical practice guideline update. *J Clin Oncol*. 2014；32（13）：1365-1383.

9. Lyman GH. Appropriate role for sentinel node biopsy after neoadjuvant chemotherapy in patients with early-stage breast cancer. *J Clin Oncol*. 2015；33（3）：232-234.

10. Morrow M，Strom EA，Bassett LW，et al. Standard for breast conservation therapy in the management of invasive breast carcinoma. *Ca Cancer J Clin*. 2002；52（2）：277-300.

11. Saslow D，Boetes C，Burke W，et al. American Cancer Society guidelines for breast screening with MRI as an adjunct to mammography. *CA Cancer J Clin*. 2007；57（2）：75-89.

12. Silverstein MJ. The University of Southern California/Van Nuys prognostic index for ductal carcinoma in situ of the breast. *Am J Surg*. 2003；186（4）：337-343.

13. Truong PT，Olivotto IA. Selecting breast cancer patients with T1-T2 tumors and one to three positive axillary nodes at high postmastectomy locoregional recurrence risk for adjuvant radiotherapy. *Int J Radiat Oncol Biol Phys*. 2005；61（5）：1337-1347.

14. Rakovitch E，Nofech-Mozes S，Hanna W，et al. A population-based validation study of the DCIS Score predicting recurrence risk in individuals treated by breast-conserving surgery alone. *Breast Cancer Res Treat*. 2015；152（2）：389-398.

15. Veronesi U，Cascinelli N，Mariani L，et al. Twenty-year follow-up of a randomized study comparing breast-conserving surgery with radical mastectomy for early breast cancer. *N Engl J Med*. 2002；347（16）：1227-1232.

16. Yen TW，Kuerer HM，Ottesen RA，et al. Impact of randomized clinical trial results in the national comprehensive cancer network on the use of tamoxifen after breast surgery for ductal carcinoma in situ. *J Clin Oncol*. 2007；25（22）：3251-3258.

17. Giuliano AE，Hunt KK，Ballman KV，et al. Axillary dissection vs no axillary dissection in women with invasive breast cancer and sentinel node metastasis：a randomized clinical trial. *JAMA*. 2011；305（6）：569-575.

18. Moran MS , Schnitt SJ , Giuliano AE , et al. Society of Surgical Oncology-American Society for Radiation Oncology consensus guideline on margins for breast-conserving surgery with whole-breast irradiation in stages I and II invasive breast cancer. *J Clin Oncol*. 2014; 32（14）: 1507-1515.

19. Boughey JC, Suman VJ, Mittendorf EA, et al. Factors affecting sentinel lymph node identification rate after neoadjuvant chemotherapy for breast cancer patients enrolled in ACOSOG Z1071（Alliance）. *Ann Surg*. 2015; 261（3）: 547-552.

20. Flanagan MR, Rendi MH, Calhoun KE. Pleomorphic lobular carcinoma in situ: radiologic-pathologic features and clinical management. *Ann Surg Oncol*. 2015; 22（13）: 4263-4269.

第六篇

其 他 癌 症

第67章 何谓癌症

Jeffrey C. Liu，MD，FACS，John A. Ridge，MD，PhD

1. 何谓新生物？

新生物，又称肿瘤，是指任何在正常细胞中不应该生长的条件下新长成的细胞团。良性新生物会长大，可以通过肿块效应破坏毗邻组织，但不会转移。恶性新生物（又称癌）由具有侵入毗邻组织和扩散能力的细胞组成。癌可以通过淋巴管或通过血运扩散。

2. 癌症有哪些种类？

癌症根据其组织起源进行分类。上皮起源的恶性肿瘤称为癌，如皮肤癌、舌癌、乳腺癌、结肠癌。间充质起源的恶性肿瘤大多来自结缔组织，称为肉瘤。绝大多数癌症都是细胞实体，但是，有些癌症（如白血病）是液态肿瘤。血液系统的恶性肿瘤（如白血病和淋巴瘤）也是间充质起源的恶性肿瘤。有些癌症（如黑色素瘤）起源于神经嵴细胞。

同一脏器可以出现不同种类的癌症，每一种癌症可能都需要区别对待。例如，腺癌、小细胞癌和鳞状细胞癌都可以发生于肺内，每一种的处理方法都不同。

3. 所有癌症都威胁生命吗？

是的，只要有足够的时间，每种癌都是致命的疾病，但不同的癌进展速率各异。有些癌（如胰腺癌）侵袭性较强，治疗困难，死亡快。另一些癌（如甲状腺癌和前列腺癌）生长缓慢，通常多年后才会引起死亡。

4. 如何诊断癌症？

诊断癌症需要取肿瘤标本做显微镜检查，此称活组织检查（译者注：简称"活检"）。这涉及多种组织学检查，包括标本染色，最常用的染色方法是苏木精-伊红（hematoxylin and eosin，H-E）染色。免疫组织化学是选择所关注蛋白的抗体，用来寻找某种癌组织中的蛋白。原位杂交 DNA 能够检测出病毒起源癌症（如人乳头病毒或 Epstein-Barr 病毒）的 DNA 序列，基因排序研究能发现导致疾病的突变（如 BCR-ABL 基因重排与慢性髓性白血病有关）。

5. 在癌症确诊后，下一步干什么？

在证实癌症存在后，就应该明确疾病的范围——此称分期。体格检查或许有助于原发瘤及附近淋巴结盆（lymph node basins）的评估。功能丧失提示肿瘤向深部扩散或肿瘤侵犯神经通路。肝脏增大可能是肝转移迹象，叩诊和听诊改变反映的可能是胸膜腔渗出和气管病灶造成的气道梗阻，腹胀是腹水或肠梗阻的迹象。检查原发灶（如喉或结肠）可能需要借助内镜。

如今，影像学检查几乎成了必查项目，包括 CT 或 MRI。功能成像（如氟脱氧葡萄糖-正电子发射断层摄片）能显示糖利用比较高的病灶（与周围正常组织相比而言）。

6. 为什么要对癌症进行分期，如何分期？

癌症分期是用来描述癌症范围的一种常用语言，得体治疗方案要根据病灶的大小和扩散情况确定，并且分期可以帮助预估病人的预后。在实体肿瘤评估和治疗中分期不可或缺。几乎所有癌症的分期采用的都是 TNM 分期系统，即原发瘤的程度（tumor）、区域淋巴结有无转移和转移的程度（node）和有无远处转移癌（metastasis）。对 TNM 组合后可以将癌症分为 I 期至 IV 期，其中 IV 期为最晚期。大多数癌症的分期方法都是依据美国癌症联合会的分期手册（参见参考文献 1）的描述进行分期的。

7. 细胞是如何变为癌症的？

用一个词蔽之，就是突变。癌症是因为 DNA 变化导致细胞编程和行为变化，最终导致细胞失常。如果这种突变导致细胞破坏毗邻的组织并扩散，这就是癌症。DNA 的突变可以在多种途径中起作用。基因突变可以引起功能丧失，也可以导致功能获得。例如，在大多数癌症都可以见到 *p53* 基因突变所致的功能丧失（参见参考文献 2）。启动区、剪接位点、microRNA 或调控系列的突变都会对细胞功能造成影响。染色体断裂、缺失和重复也都会使细胞调控改变。突变可以是自发性的，可以是遗传性基因变异所致，可以是病毒感染所致，也可以是致癌基因所致（包括药物、毒素和电离辐射）。

8. 哪些细胞行为受影响后会导致癌症?

有些突变对细胞功能的影响极为轻微，甚至无影响，而另一些突变可能会有显著影响细胞功能。尽管 DNA 突变是癌症发生的核心要素，研究表明癌症的发生还需要细胞其他关键功能改变（参见参考文献3）。与多个突变的综合效应和影响通路的突变相比，个别突变一般不太重要。

癌症发生至少存在6大标志：①持续的增殖信号；②抵抗细胞死亡；③逃避生长抑制；④诱导血管生成；⑤无限复制潜能；⑥活化侵袭和转移。癌症进展的其他主要特征是能量代谢重整和躲避免疫追杀。虽然有些癌症似乎有简单病因，然而，大多是突变积累使得正常细胞转变成了癌细胞。

9. 何谓转移?

转移是指从人体原发瘤部位扩散至另一远隔器官的一团癌细胞。转移灶与原发瘤的部位没有毗邻关系。转移是癌细胞通过血流或淋巴迁徙形成。转移的癌细胞与原发瘤的细胞相仿，但具有迁徙并在抵达部位生长的能力。

10. 凡是癌症都会扩散吗?

在实体恶性肿瘤病人中，约25%在确诊时已经有可查出的转移。在剩余的病人中，有不足50%会在治疗过程中出现转移。一般来讲，与早期原发癌相比，转移更多见于晚期原发癌。有些癌症罕有扩散（如皮肤的基底细胞癌和有些种类的肉瘤）。

11. 如何治疗癌症?

可以用来治疗癌症的方法有外科手术、放疗和化疗。如今大多数癌症的治疗都涉及这三大手段的一种或多种联合使用。如果一个癌症没有扩散，最有效的治疗方法就是采用外科手术将其切除。放疗是将能量传递给癌细胞造成致死性细胞损害，就地将癌细胞杀死。化疗主要是使用干扰肿瘤代谢的药物杀死癌细胞或减缓肿瘤进展。药物治疗癌症的最新进展包括有些药物能提高机体对体内癌细胞的反应力（不再把这些癌细胞看作真正的"自我"）。

12. 在癌症治疗中，如何把握外科手术、放疗或化疗的选择时机？

大多数癌症的治疗并不简单。每一种癌症的治疗都有其特殊性，但也有共性。经验积累的多寡、病人的需求和癌症的程度都对治疗选择有直接影响。有些癌症只需要单一学科治疗，而另一些癌症则需要多学科联合治疗。癌症的类型和分期也对治疗选项有影响。小癌或早癌通常只需要外科手术治疗，偶尔是单用放疗。有些癌症（如淋巴瘤）其初始治疗只需要用化疗。对比较晚期的癌症，可能就需要采用两种或多种治疗方法联合使用。广泛扩散的癌症或许只能采用化疗来治疗。美国国家综合癌症网指南对大多数部位和分期的癌症的最佳治疗方法都给出了建议（参见参考文献 1）。

13. 外科手术治疗癌症的机制是什么？

外科手术听起来很简单：把癌块切掉！然而，对每一种癌症，都应该精心选择和设计外科手术方案。一般来讲，外科手术对原发瘤（TNM 分期法中的 T）和区域淋巴结（TNM 分期法中的 N）有比较好的效果。外科手术也可以用来治疗远处转移灶，但仅在适合的情况下使用。将原发瘤位置完全切除是治愈性外科手术的关键要素。根据癌症的类型，还可以做淋巴结清扫，一方面对转移淋巴结起治疗作用，另一方面是作为诊断手段深入了解肿瘤的范围。因为，人们需要依据切除淋巴结的病理结果指导后继治疗。

有些癌症根本不需要采用外科手术治疗。例如，淋巴瘤是淋巴结的一种癌症，外科手术主要是用于淋巴瘤的诊断，不是治疗。外科手术在白血病治疗中的作用也微乎其微，甚至毫无用武之地。

14. 何谓外科切缘？

对大多数需要采用外科手术治疗的癌症来讲，很重要的一点是将癌灶全部切除，以降低原发瘤区域的复发风险。将环绕原发瘤周围的正常组织"包囊"切除一圈有助于外科医生确信已经将原发瘤完全切除。该正常组织"包囊"就是外科切缘。

15. 何谓哨兵淋巴结活检？

在有些癌症中，如果能明确癌症是否已经扩散至区域淋巴结有助于指导下一步治疗。不过，将所有可能有扩散的淋巴结全部切除有时会带来严重的不良效果。例如，对于上臂黑色素瘤来讲，腋窝淋巴结可能是风险最高的区域扩散部位。清扫这些淋巴结送检有助于判断该肿瘤的扩散情况，但是，腋窝淋巴结清扫有严重的远期不良效应，如该上肢慢性肿胀（淋巴水肿）。人们把那些保护机体其他部位免遭肿瘤扩散的淋巴结称为哨兵淋巴结，哨兵淋巴结就是癌症最先受到扩散的淋巴结。最早经淋巴管扩散的癌细胞一般只进入1枚或2枚淋巴结。由于只需要检查这区区数枚淋巴结，病理科医生甚至能发现小量的转移癌（通过细致的检查，在淋巴结数量庞大时人们不可能做如此细致的检查）。哨兵淋巴结送检有助于提升病理质量，还意味着病人可以免受腋下淋巴结完全清扫的厄运。

16. 放射治疗癌症的机制是什么？

放射治疗癌症的机制是将能量传递给肿瘤，损害肿瘤的DNA。DNA的损害方式可以是DNA链断裂，可以是细胞无法分裂，DNA的损害也可能为细胞控制机制敲响了损伤警钟，导致细胞"自杀"（凋亡）。当一个细胞的损害达到一定程度时，就无法复制并死亡。

17. 放疗有多种不同的种类吗？

癌症放疗有多种类别。大多数放疗是通过高能光子的形式将能量传递给癌细胞，不过，临床使用的还有其他种类。放射能量可以来自各种各样的加速器、放射性元素，甚至来自热源或光源。大多数放疗是通过光子形式传递的，其能量是由直线加速器产生的，与来自原子核的γ射线能量有异曲同工之妙。

18. 化疗治疗癌症的机制是什么？

化疗药物一般都是从静脉给药，它能抵达癌症病人的全身。化疗药分多种类型。有些是细胞毒类，这类药物的作用是造成细胞损害，阻碍细胞复制和癌细胞数量的增加。如铂类（如顺铂）、紫衫类和拓扑异构酶抑制剂类。

另一类化疗药是激素类。有些癌症在激素刺激下容易生长。降低这些激素的水平可以使癌症停止生长，甚至会引起程序性细胞死亡。例如，用于乳腺癌治疗的他莫昔芬就是通过阻断雌激素的效应，而用于治疗前列腺癌的亮丙瑞林是通过影响睾酮的产生。

19. 何谓靶向治疗（生物治疗）？

癌症的所有治疗方法都有一定的靶目标（如外科手术是切除原发瘤，采用放疗治疗骨转移，用化疗损害肿瘤的 DNA）。不过，**靶向治疗**这个术语是特指一类全身治疗，瞄准的是肿瘤生长机制（该机制对正常细胞的生长来说不太重要）以发挥最大效应。靶点的类型有多种。例如，西妥昔单抗是一种能与表皮生长因子受体结合的单克隆抗体，因为有些癌症其细胞表面有表皮生长因子受体过表达（参见参考文献 4）。伊马替尼是一种小分子药物，在慢性髓细胞白血病和表达 *c-kit* 的肿瘤中，伊马替尼的作用是特异性地抑制 BCR-ABL 跨膜酪氨酸激酶（参见参考文献 5）。其他 "-尼类药物"（如索拉非尼）的作用机制是干扰对肿瘤生长有重要作用的酪氨酸激酶（这种酶对正常细胞生长来讲不太重要）；其他 "-单抗类药物" 是与新生血管形成相关的靶点结合（如贝伐单抗）。

20. 何谓免疫治疗？

免疫治疗在癌症治疗中的前景越来越诱人，它是利用病人自身的免疫系统对癌症实施攻击。迄今，人们采用的免疫治疗策略有两大类。第一种是从病人体内提取免疫细胞，在实验室内诱导这些免疫细胞对该病人体内这种肿瘤的攻击能力，然后把这些细胞回输入病人体内杀灭肿瘤。这种方法已经取得了一些激动人心的结果（参见参考文献 6）。另一种策略是开发免疫关卡抑制药物[1]。这些药物的作用是将免疫系统遭受刺激后关闭了的闸门敞开。癌细胞之所以会生长成为肿瘤，部分原因就是逃脱了免疫系统的攻击。在闸门开启后，免疫系统有时会恢复对癌症的识别能力，将癌瘤作为攻击目标摧毁。伊匹单抗和

---

[1]译者注：免疫关卡抑制药物（immune checkpoint inhibitors）又称免疫检查点抑制药物。即免疫细胞会产生抑制自身的蛋白小分子。肿瘤细胞利用这种机制抑制免疫细胞，从人体免疫系统中逃脱存活下来。免疫关卡抑制药可解除这种抑制作用，让免疫细胞重新激活工作，攻击癌细胞。

派姆单抗都是单克隆抗体性质的免疫关卡抑制药物，近年的研究显示，这些药物在黑色素瘤的治疗中具有令人印象深刻的活性（参见参考文献7和参考文献8）。这些药物在其他肿瘤治疗中的效果目前正在研究之中，一些新药和新的免疫机制也处于活跃的研究之中。

21. 如何联合使用外科手术、放疗和化疗治疗癌症？

如前文所述，癌症的治疗可能涉及一种或多种治疗策略。联合治疗可能有协同作用——比单独用一种治疗模式治疗癌症的效果更好。在放疗的过程中使用化疗（同步放化疗）或许能增加放疗效能。

此外，还有形形色色的序贯治疗方法。在确定性治疗后附加辅助治疗可以减少癌症的复发率。例如，先对癌症做外科切除术，术后加用放疗或放化疗作为追加治疗。新辅助治疗又称诱导治疗，是指在确定性治疗前所做的治疗。例如，在确定性治疗（如外科切除术）前给予化疗使肿瘤缩小。对于乳腺癌病人，采用新辅助治疗可以使乳腺癌缩小后再采用外科手术对原发瘤做切除，它还可以用作远处微转移灶的早期全身治疗。

要诀：癌症

1. 癌症是体内长出的异常细胞，癌的发生是突变累积的结果。

2. 肿瘤评估的要点之一是肿瘤分期，它是判断治疗选项的依据。

3. 治疗癌症的三大方法是外科手术、放疗和化疗。正确的治疗可以采用一种方法，也可以是多种方法联合使用。

（张亚男　译）

参 考 文 献

1. *National Comprehensive Cancer Network. Clinical guidelines in oncology.* ＜ https：//www. nccn. org/professionals/physician_ gls/f_guidelines. asp#site＞; 2017 Accessed 01.03. 17.

2. Muller PA，Vousden KH. p53 mutations in cancer. Nat Cell Biol. 2013；15（1）: 2-8.

3. Hanahan D，Weinberg RA. Hallmarks of cancer：the next generation. *Cell.* 2011；

144（5）：646-674.

4. Mendelsohn J，Baselga J. The EGF receptor family as targets for cancer therapy. *Oncogene*. 2000；19（56）：6550-6565.

5. Capdeville R，Buchdunger E. Glivec（STI571，imatinib），a rationally developed, targeted anticancer drug. *Nat Rev Drug Discov*. 2002；1（7）：493-502.

6. Maude SL，Frey N，Shaw PA，et al. Chimeric antigen receptor T cells for sustained remissions in leukemia. *New Engl J Med*. 2014；371（16）：1507-1517.

7. Hodi FS，O'Day SJ，McDermott DF，et al. Improved survival with ipilimumab in patients with metastatic melanoma. *New Engl J Med*. 2010；363（8）：711-723.

8. Robert C，Schachter J，Long GV，et al. Pembrolizumab versus ipilimumab in advanced melanoma. *New Engl J Med*. 2015；372（26）：2521-2532.

第68章 黑色素瘤

Martin D. McCarter，MD，FACS

1. 何谓黑色素瘤?

黑色素瘤这个词就代表了起源于黑色素细胞的恶性肿瘤。在所有皮肤癌中黑色素瘤的恶性程度最高，黑色素瘤大多是在先前痣的基础上形成。黑色素瘤的发病率在全部皮肤癌中所占的比例不足 1%，但却占据了皮肤癌死亡的绝大多数。

2. 黑色素瘤的发病率是多少?

在美国，黑色素瘤排在常见癌症的第 6 位，如今，它是美国发病率增长最快的癌症。每 10 万人群的总发病率约为 20 人，终生风险约为 1/75。每年上报的新发黑色素瘤病例数逾 76 000 人，死亡数逾 10 000 人。

3. 痣分为哪些类型?

- **皮内痣**: 是最常见的良性痣。
- **交界痣**: 交界组分可能是黑色素瘤形成的部位。
- **混合痣**: 皮内痣与交界痣同时存在; 中等程度活性。
- **毛痣**: 一度被称为幼年型黑色素瘤; 其实这是一种梭形细胞上皮样痣，基本是良性病。
- **发育不良痣**: 转变成恶性的可能性最大（尤其在发育不良痣综合征）。

4. 黑色素瘤形成的风险因素有哪些?

- 黑痣的数量多、直径大（数量 >50 枚，直径 >2 mm）。
- 进行性变化的痣。
- 黑色素瘤病史。
- 黑色素瘤家族史。
- 浅色的不易晒黑的皮肤; 金发或红棕色头发。
- 偶发性急性严重晒伤史。
- 发育不良痣综合征, 或家族性不典型性多发痣黑素瘤综合征（familial atypical multiple mole melanoma syndrome，FAMMM）。

5. 何谓家族性黑色素瘤综合征？

遗传性 FAMMM 综合征的定义是一级或二级亲属中黑色素瘤的发生数≥1 例，同时病人身上有大小不等的痣＞50 枚，其中有些痣在组织学上为非典型性。该综合征人群终生罹患黑色素瘤的风险为 100%。FAMMM 病人通常有 9 号染色体上的 *p16* 突变。

6. 黑色素瘤的常见部位在何处？

黑色素瘤的常见部位男性是躯干后部，女性是下肢。凡日光暴露部位都可能发生黑色素瘤。黑色素瘤不太常见的部位是足底、手掌和外生殖器。眼、肛门和胃肠道等非皮肤部位也可以发生黑色素瘤，但是很罕见。

7. 黑色素瘤的警示信号有哪些？

有下列表现的皮损：

A：不对称（asymmetry）。

B：边界不规则（irregular border）。

C：颜色（color）：易变；呈点状；通常很黑伴不规则的深色皮肤区；红色或粉色斑点；晚期形成溃疡（易出血）。

D：直径＞5～6 mm（diameter）。

E：增大或高出皮肤（enlargement or elevation）。

8. 黑色素瘤有哪些类型？ 各自的发病率如何？

● **浅表蔓延型**：是最常见的类型，占总病例数的 75%。

● **结节型**：占病例数的 15%，恶性程度最高，边界清，向深部侵犯。

● **雀斑型**：占病例数的 5%，预后比较好。

● **肢端雀斑型**：占病例数的 5%，这是有色人种最常见的类型，见于足底、手掌、甲床等部位。

● **其他罕见型**：包括促纤维增生性（desmoplastic）、眼部的和黏膜的黑色素瘤。

9. 哪些痣应该考虑切除？

进行性增大的痣和颜色不断加深的痣都应该切除，尤其对阳光敏感病人。痒感是一种早期恶变征象。溃疡是一种晚期征象。由于黑色素瘤在起源上可以是家族性的，因此，要对黑色素瘤病人的孩子做仔细筛查，寻找是否有颜色很深的痣。

10. 可疑痣应该怎样取活检?

应该做窄（1 mm）正常皮肤切缘[①]的病损全部切除加一期修复。如果病损大，或全切除后需要做重建手术者，也可以考虑做部分切取活检。只要能获得**全厚**标本，粗针钻取活检、切取活检或蝶形手术都是可选的术式。专业的病理学检查至关重要。

11. 黑色素瘤会自动消退，甚至消失吗?

令人惊讶的是，有些黑色素瘤会自动消退，甚至消失。黑色素瘤伴转移的病人中有约 10%是原发部位不明以转移灶来就诊的。

12. 黑色素瘤侵犯的 Breslow 分类和 Clark 分类是什么?

Breslow **深度分类**已经成为更受人们青睐的分类方法，它测量的是黑色素瘤深度，是一种比较确切的方法。它需要有一台光学显微镜，在目镜位置安装一个标准微米尺。可以将病损分为下列几类：

- ≤1.0 mm。
- 1.01～2.0 mm。
- 2.01～4.0 mm。
- ≥4.0 mm。

病损＜1 mm 的包括原位黑色素瘤和薄层侵犯的黑色素瘤。后者在切除后的治愈率＞95%。1.0～4.0 mm 的肿瘤为中等风险病例，有转移风险。病损＞4.0 mm 的是高风险病损，治

---

①译者注：Mohs 外科手术又称化学外科（chemosurgery），由外科医生 Frederic E. Mohs 于 1938 首创，这是一种通过显微镜控制手术范围的方法，常用于皮肤癌。在手术中，每切除一块组织都送去做冷冻切片检查是否有癌细胞残留，据此做出决策是否需要追加组织切除。其目标是实施全面切缘控制（complete margin control）。其优势是只要做很窄的切缘就能获得很高的治愈率。

愈率差。

Clark 法是根肿瘤在皮肤侵犯的层次对黑色素瘤进行分类。如今，这种分类法主要供组织学参考与 Breslow 深度分类进行对比。

- Ⅰ级：无转移的表皮内黑色素瘤；更恰当的术语应该是**非典型性黑色素增生**，一种良性病灶。
- Ⅱ级：黑色素瘤透过基底膜进入真皮乳头层。
- Ⅲ级：黑色素瘤已经广泛累及真皮乳头层，开始以推挤的方式蚕食真皮网状层。
- Ⅳ级：黑色素瘤侵犯了真皮网状层。
- Ⅴ级：黑色素瘤侵入了皮下脂肪。

厚度测量颇为重要，要求在病损的最厚处垂直测量其总高度。此外，如果有溃疡，就应该从溃疡火山口底部向下测量至病损最深缘（图 68-1）。

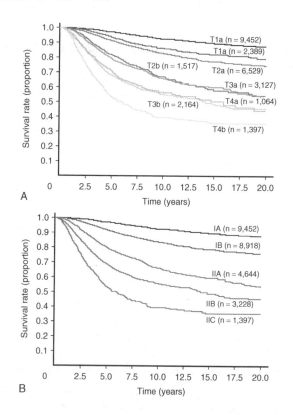

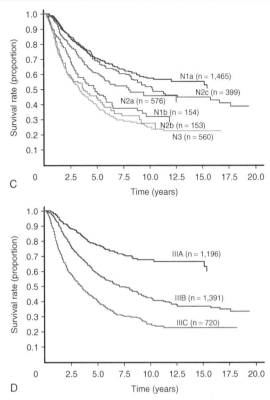

Fig. 68.1 Survival curves from the American Joint Committee on Cancer Melanoma Staging Database comparing (A) the different T categories and (B) the stage groupings for stages I and II melanoma. For patients with stage III disease, survival curves are shown comparing (C) the different N categories and (D) the stage groupings. *(From Balch CM, Gershenwald JE, Soong SJ, et al. Final version of 2009 AJCC melanoma staging and classification. J Clin Oncol. 2009;27(36):6199–6206. Reprinted with permission from the American Society of Clinical Oncology.)*

（本图因涉及第三方版权，故保留英文）

13. 黑色素瘤的肿瘤、淋巴结、转移分期系统是什么？

肿瘤、淋巴结、转移（TNM）分期系统是黑色素瘤最全面的分类方法。对晚期病人采用已经确定的风险因素——黑色素瘤的厚度、溃疡、微转移或淋巴结转移、以及远处转移，TNM分期系统可以对病人进行分层。该分期系统的最新版是2007年修订的，它能更精确地预测总体预后。参见表68-1。

表 68-1　黑色素瘤的肿瘤（T）、淋巴结（N）与转移（M）分类

分类	厚度（mm）	溃疡状态/有丝分裂
T 分类		
Tis	不适用	不适用
T1	≤1.00	a. 无溃疡且有丝分裂<1/mm^2
		b. 有溃疡或有丝分裂≥1/mm^2
T2	1.01～2.00	a. 无溃疡
		b. 有溃疡
T3	2.01～4.00	a. 无溃疡
		b. 有溃疡
T4	>4.00	a. 无溃疡
		b. 有溃疡
N 分类	淋巴结转移数（枚）	淋巴结转移负荷
N0	0	不适用
N1	1	a. 微转移[*]
		b. 肉眼转移[†]
N2	2～3	a. 微转移[*]
		b. 肉眼转移[†]
N3	4[+]转移淋巴结或融合淋巴结，或伴淋巴结转移的过境转移/卫星转移	
M	部位	血乳酸脱氢酶
M0	无远处转移	不适用
M1a	远处皮肤、皮下组织或淋巴结转移	正常
M1b	肺转移	正常
M1c	所有其他内脏转移	正常
	任何远处转移	升高

[*] 微转移是通过哨兵淋巴结诊断的。

[†] 肉眼转移的定义是临床查出淋巴结转移，并经病理证实。

14. Breslow 侵犯深度分类可以用来预测淋巴结转移相对风险吗?

参见表 68-2。

Table 68.2 Anatomic Stage Groupings for Cutaneous Melanoma

	Clinical Staging*				Pathologic Staging†		
	T	N	M		T	N	M
0	Tis	N0	M0	0	Tis	N0	M0
IA	T1a	N0	M0	IA	T1a	N0	M0
IB	T1b	N0	M0	IB	T1b	N0	M0
	T2a	N0	M0		T2a	N0	M0
IIA	T2b	N0	M0	IIA	T2b	N0	M0
	T3a	N0	M0		T3a	N0	M0
IIB	T3b	N0	M0	IIB	T3b	N0	M0
	T4a	N0	M0		T4a	N0	M0
IIC	T4b	N0	M0	IIC	T4b	N0	M0
III	Any T	N > N0	M0	IIA	T1-4a	N1a	M0
					T1-4a	N2a	M0
				IIB	T1-4b	N1a	M0
					T1-4b	N2a	M0
					T1-4a	N1b	M0
					T1-4a	N2b	M0
					T1-4a	N2c	M0
				IIIC	T1-4b	N1b	M0
					T1-4b	N2b	M0
					T1-4b	N2c	M0
					Any T	N3	M0
IV	Any T	Any N	M1	IV	Any T	Any N	M1

*Clinical staging includes microstaging of the primary melanoma and clinical/radiologic evaluation for metastases. By convention, it should be used after complete excision of the primary melanoma with clinical assessment for regional and distant metastases.

†Pathologic staging includes microstaging of the primary melanoma and pathologic information about the regional lymph nodes after partial (i.e., sentinel node biopsy) or complete lymphadenectomy. Pathologic stage 0 or stage IA patients are the exception; they do not require pathologic evaluation of their lymph nodes.

(From Balch CM, Gershenwald JE, Soong SJ, et al. Final version of 2009 AJCC melanoma staging and classification. *J Clin Oncol*. 2009;27(36):6199–6206. Reprinted with permission from the American Society of Clinical Oncology.)

(本表因涉及第三方版权,故保留英文)

15. 甲床黑色素瘤的特点有哪些?

甲床黑色素瘤通常被误诊为慢性炎症;因此,大多数病人来就诊时病情已经很晚。这些病人的年龄一般比其他类型皮肤黑色素瘤病人的年龄大。最常见的原发部位是在踇趾。如果病人没有区域或全身播散证据,人们主张做踇趾关节或踇趾关节近侧截趾术加区域哨兵淋巴结活检。

16. 哨兵淋巴结活检技术是什么？

哨兵淋巴结（sentinel lymph node，SLN）活检是基于下述理论：来自实体肿瘤的淋巴液先引流至一枚中央哨兵淋巴结。这枚哨兵淋巴结是具有转移风险的第一枚淋巴结。切取该淋巴结后采用连续切片和免疫组织化学染色进行检查。SLN 的识别技术需要外科医生、放射科医生与病理科医生的通力协作。将放射性锝标记的硫胶体（technetium sulfur colloid，^{99m}TeSC）注入原发黑色素瘤周围做淋巴闪烁显像，这有助于寻找具有转移风险的区域淋巴结盆。进入手术室后在原发灶周围皮内注射蓝色染料（1%淋巴蓝或亚甲蓝）。用手提式 γ 探测器寻找"热点"，在热点处做一个小切口，切取哨兵淋巴结。联合使用蓝色染料和放射性胶体能提供最高的哨兵淋巴结检出率。

17. 为什么哨兵淋巴结活检是黑色素瘤治疗的重要工具？

哨兵淋巴结存在转移是总生存率的一项强有力的独立预测因子。哨兵淋巴结活检的并发症发生率极小，且能将高复发风险病人识别出来。哨兵淋巴结状态有助于将有可能从区域淋巴结清扫术或辅助治疗获益的病人选择出来。

18. 区域淋巴结清扫术会改变黑色素瘤病人的生存率吗？

不会。区域淋巴结清扫术一般不会提升所有黑色素瘤病人的生存率。但是，MSLT-1 回顾性研究表明，有些病人能从区域淋巴结清扫获益，因此，目前人们依旧对淋巴结转移不严重的病人做区域淋巴结清扫术。

19. 哨兵淋巴结活检在黑色素瘤的正确性如何？

一般来讲，该活检在预测该区域是否另有淋巴结转移灶方面的准确率为 95%，假阴性率为 5%。在追加淋巴结清扫的病人中，约 20% 还可以发现额外的阳性淋巴结。哨兵淋巴结技术的优点之一就是允许对仅有的几枚挑选出来的淋巴结做多次薄层切片进行重点病理分析。

20. 黑色素瘤的哪些特征提示预后不良和转移风险高？

肿瘤厚度（breslow）、真皮的解剖学侵犯程度（clark）、淋巴结状态、脉管侵犯、复旧（regression）、微卫星现象、嗜神经性、头颈部或躯干部（相对四肢来讲）、溃疡和男性都是不良现象。

21. 在原发黑色素瘤的治疗时，什么样的切缘最合适？

外科学是一门朝气蓬勃的学科[1]，通过一连串的前瞻性随机临床研究，人们已经建立了如下指导意见（表 68-3）。

表 68-3　根据肿瘤厚度估计哨兵淋巴结转移风险

肿瘤厚度	哨兵淋巴结转移的相对风险	建议临床切缘
≤1.0 mm	<5%	1.0 cm
1.01～2.0 mm	10%～20%	1～2 cm
2.01～4.0 mm	25%～35%	2.0 cm
≥4 mm	35%～55%	2.0 cm

22. BRAF 突变在黑色素瘤中的意义如何？

约 50%的转移性黑色素瘤有信号转导激酶（signaling kinase）BRAF 突变，此称促转移驱动突变（driver mutation）。对那些 BRAF V600E 突变病人，口服靶向药物治疗已经显示出了显著生存改善，即使大多数肿瘤最终会出现继发突变转变为耐药。

23. 在黑色素瘤病人，已知能提升生存率的其他疗法还有哪些？

在黑色素瘤转移病人中，用所谓的关卡抑制（如抗 CTLA-4

---

①译者注：这句话的原文是 "surgical science is alive and well!"，这句话的意思是 "这种切缘指导意见今后很可能还会改变"。

和抗 PD-1 抗体）做免疫治疗能提升治疗有效率（20%～40%），增加总生存率。选择局部不可切除性黑色素瘤病人用溶瘤病毒（Tvec）做局部注射治疗也能提升生存率。IL-2 可以导致显著的持久有效，问题在于只有 5% 的病人有效。

24. 在局部晚期黑色素瘤的处理中，什么情况下应该采用截肢术？

很少。随着肢体隔离灌注的发展，如今已罕有大段截肢的适应证。截肢并不能改善生存率，因此，仅当保肢方法无法满足病情局部控制时才采用截肢术。在甲床黑色素瘤的治疗中，人们推荐采用部分截指（趾）术以达到局部控制的目的。

25. 如果病人的原发灶不清楚，转移淋巴结又局限于某一区域，该如何治疗？

约 10% 的病人是以单一区域淋巴结转移来就诊的，但原发灶不清楚。如果仔细地检查未能发现其他黑色素瘤病灶，就应该实施区域淋巴结清扫术。

26. 在区域淋巴结清扫后淋巴水肿的发生率是多少？如何处理？

约 10%～30% 的病人会发生淋巴水肿，关键在于早期识别和处理。物理治疗和量身定制的弹力衣或许有助于减轻水肿的严重程度。

27. 哨兵淋巴结活检的适应证有哪些？

一般来讲，Breslow 深度 >1 mm 的原发性黑色素瘤病人可以考虑做哨兵淋巴结活检。Breslow 深度 1 mm 的原发性黑色素瘤其哨兵淋巴结阳性率约为 5%，高风险黑色素瘤病人则升高至接近 50%。其他适应证是刮削活组织检查时深部切缘阳性、溃疡或脉管侵犯病例。

28. 外科手术在Ⅳ期（转移性）黑色素瘤病人还有地位吗？

绝对有。在经过选择的病人（通常是有一个长时间的无病生存期，出现了单个病灶）采用切除手术者 5 年生存率可以高达 30%，而不切除者 5 年生存率不足 5%。

要诀：黑色素瘤

1. 黑色素瘤这个词就意味着是恶性肿瘤。

2. 在美国，黑色素瘤排在常见癌症的第 6 位，如今，它是男性发病率增长最快的癌症。

3. 黑色素瘤的警示信号是 ABCDE 皮肤病损［不对称（asymmetry）、边缘不规则（irregular borders）、颜色变化（color changes）、直径（diameter）＞5～6 mm、增大（enlargement）或高出皮肤表面（elevation）］。

4. 外科医生的任务是通过恰当的切缘（1～2 cm）达到局部控制，并通过哨兵淋巴结活检评估预后。

网址

- www.nccn.org
- www.cancer.org

（张亚男 译）

参 考 文 献

1. Balch CM，Gershenwald JE，Soong SJ，et al. Final version of 2009 AJCC melanoma staging and classification. *J Clin Oncol.* 2009；27（36）：6199-6206.

2. Larkin J，Chiarion-Sileni V，Gonzalez R，et al. Combined nivolumab and ipilimumab or monotherapy in untreated melanoma. *N Engl J Med.* 2015；373（1）：23-34.

3. Blazer 3rd DG，Sondak VK. Surgical therapy of cutaneous melanoma. *Semin Oncol.* 2007；34（3）：270-280.

4. Jakub JW，Reintgen DS. Regional node dissection for melanoma：techniques and indication. *Surg Oncol Clin N Am.* 2007；16（1）：247-261.

5. Morton DL，Thompson JF，Cochran AJ，et al. Sentinel-node biopsy or nodal observation in melanoma. *N Engl J Med.* 2006；355（13）：1307-1317.

6. Noorda EM，Vrouenraets BC. Isolated limb perfusion in regional melanoma. *Surg Oncol Clin N Am.* 2006；15（2）：373-384.

7. Flaherty KT，Robert C，Hersey P，et al. Improved survival with MEK inhibition in BRAF-mutated melanoma. *N Engl J Med.* 2012；367（2）：107-114.

8. Tsao H. Atkins MB. Management of cutaneous melanoma. *N Engl J Med.* 2004；351（10）：998-1012.

9. Thompson JF, Scolyer RA. Surgical management of primary cutaneous melanoma: excision margins and the role of sentinel lymph node examination. *Surg Oncol Clin N Am.* 2006; 15（2）: 301-318.

10. Young SE, Martinez SR. The role of surgery in treatment of stage IV melanoma. *J Surg Oncol.* 2006; 94（4）: 344-351.

第 69 章　非黑色素瘤性皮肤癌

Tiffany L. Tello，MD，*Sarah Tuttleton Arron*，MD，PhD

1. 最常见的非黑色素瘤性皮肤癌是哪些癌？

非黑色素瘤性皮肤癌（nonmelanoma skin cancer，NMSC）最常见的类型是角化细胞癌——基底细胞癌（basal cell carcinoma，BCC）和鳞状细胞癌（squamous cell carcinoma，SCC）。BCC 占 NMSC 的比例接近 80%，SCC 约占 NMSC 的 20%。NMSC 有几种罕见类型，如 Merkel 细胞癌、皮脂腺癌、隆突性皮肤纤维肉瘤和皮肤淋巴瘤，这些肿瘤在 NMSC 中只占一小部分。

2. NMSC 的常见程度如何？

在美国，最常见的恶性肿瘤是 NMSC。每年 NMSC 的发病人数超过所有其他癌症之和。据估计，2012 年的 NMSC 新发病人数是 540 万，其发病率还在继续增加。在美国，据估计，每 2 位男性中有 1 位，每 3 位女性中有 1 位会发生 NMSC。

3. 发生 NMSC 的风险因素有哪些？

- 累积性紫外线辐射暴露。
- 严重晒伤史。
- 日光浴床（tanning bed）使用者。
- 红发、皮肤白皙、雀斑。
- 不易晒黑的个体（poor tanning ability）。
- 北欧血统。
- 皮肤癌家族史。
- 免疫抑制（包括 HIV、酗酒、慢性淋巴细胞性白血病、器官移植和长期使用免疫抑制药物）。
- 吸烟。
- 三氧化二砷暴露。
- 长期的伏立康唑治疗史。
- 放疗史。

- 人乳头状病毒瘤感染。
- 慢性溃疡、窦道和瘢痕。
- 遗传性多态性（如黑素皮质素 1 受体病人）常见于红发病人。
- 某些遗传综合征，包括 Gorlin 综合征、白化病、大疱性表皮松解症、疣状表皮发育不良症、着色性干皮病以及其他罕见 DNA 修复遗传病。

4. BCC 的主要亚型有哪些？哪一种亚型的侵袭性更强？

- 浅表型。
- 结节型。
- 微结节型。
- 浸润型。
- 硬斑病样型。
- 侵袭性最强的亚型是微结节型、浸润型和硬斑病样型。

5. SCC 的哪些特征提示复发和转移风险增高？

- 位于口唇、耳和外生殖器。
- 直径 >2 cm。
- 深度 >4 mm 或者伸展至皮下脂肪。
- 组织学分化差。
- 复发灶。
- 发生于免疫抑制病人的 SCC。
- 发生在瘢痕、慢性溃疡、窦道或慢性感染部位的 SCC。

6. BCC 会转移吗？

BCC 转移极为罕见，不过，在晚期，这类肿瘤可以侵入局部软组织、软骨和骨。BCC 还可以沿神经扩散（嗜神经侵犯）至颅底。

7. 皮肤 SCC 的淋巴结转移率是多少？

与 BCC 不同，皮肤 SCC 有转移风险，主要是淋巴结转移。皮肤 SCC 的总 5 年转移率是 5%，高危病灶的淋巴结转移率显著增高。有淋巴结转移的病人在外科手术切除加辅助放疗后其 5 年生存率下降至 50%～70%。容易发生淋巴结转移的高危病灶见表 69-1。

表 69-1　皮肤 SCC 发生淋巴结转移的高危特征

高危特征	淋巴结转移率
病灶直径＞2 cm	30%～42%
深度＞2～4 mm	4%～45%
位于口唇和耳部	10%～14%
起源于瘢痕、窦道或慢性炎症皮肤的 SCC	20%～38%
再发性肿瘤	16%～45%
实质性脏器移植受者的 SCC	8%～12%
组织学上分化差	32%～58%

8. 如何对皮肤 SCC 进行分期?

美国癌症联合会对皮肤鳞状细胞癌的分期（2017 年，第 8 版）如表 69-2 所示。

表 69-2　皮肤鳞状细胞癌的分期

分期	T：原发瘤特征	N：淋巴结受累	M：转移
0	原位癌	N0	M0
I	T1	N0	M0
II	T2	N0	M0
III	T3	N0 或 N1	M0
	T1 或 T2	N1	M0
IV	T1，T2 或 T3	N2	M0
	任何 T	N3	M0
	T4	任何 N	M0
	任何 T	任何 N	M1

- T0：无原发瘤证据。
- Tis：原位癌。
- T1：肿瘤长径＜2 cm。
- T2：2cm≤肿瘤长径＜4 cm。
- T3：肿瘤长径≥4 cm 或者存在轻微骨侵蚀、嗜神经侵犯或深部侵犯[a]。

- T4a：有显著骨皮质/骨髓侵犯的肿瘤。
- T4b：颅底侵犯和（或）底孔受累的肿瘤。
- N0：无区域淋巴结转移。
- N1：肿瘤长径≤3 cm 的病侧单个淋巴结转移，无淋巴结外侵犯（extranodal extension，ENE）[b]。
- N2：3 cm<肿瘤长径<6 cm 的病侧单个淋巴结转移；或者病侧有多枚淋巴结转移，或者对侧或双侧淋巴结有转移，但淋巴结长径≤6 cm，也没有 ENE[b]证据。
- N3：肿瘤长径>6 cm 的淋巴结转移，或者任何 ENE[b]阳性的淋巴结转移。
- M0：无远处转移。
- M1：有远处转移。

a 肿瘤深部侵犯的定义是侵犯超过皮下脂肪或者深度>6 mm（从紧靠正常表皮的颗粒层量至肿瘤底部）。

b ENE：淋巴结外侵犯（肿瘤突破淋巴结包膜进入周围组织，基质反应可有可无）。

9. 如何治疗皮肤 SCC 和 BCC？

治疗方式取决于肿瘤亚型、生长部位及是否存在高危特征。大多数肿瘤的治疗方法是局部广泛切除或 Mohs 显微外科手术。对某些低风险的 NMSC 来讲，可以外用免疫调节、外用化疗药，以及电干燥（electrodessication）加搔刮术。本章下文会对每一种治疗选项做更详细的叙述。偶尔，对不太适合选择外科手术的病人可以考虑采用放疗，或者把放疗作为浸润性或转移性病灶的辅助治疗。

10. 皮肤 SCC 和 BCC 局部广泛切除的切缘宽度在多少为合适？

BCC 和 SCC 局部广泛切除的合理切缘宽度是 4～5 mm。有些大 SCC 则要求 1 cm 的切缘。

11. 何谓显微外科手术？

Mohs 外科手术是一种保留组织技术，同时要求将皮肤癌完全切除并且经组织学评估达到 100%阴性外科切缘。肿瘤切除后，用不同颜色的墨水标记组织块的相应切面明确这块组织的方位。组织冰冻后制成切片做苏木精-伊红染色，然后由 Mohs

外科医生来评估。如果哪一切面有肿瘤残留，就在相应位置再切去一片组织，再次通过镜检评估是否有肿瘤残留证据。如此重复这一过程，直至肿瘤完全切除。凡有毗邻结构侵犯的肿瘤都可以考虑采用 Mohs 外科手术。

12. 何时应该把病人转给 Mohs 显微外科医生？

Mohs 显微外科手术的适用标准（Appropriate Use Criteria, AUC）是一套指南，由一个联合委员会于 2012 年制定，其目的是防止 Mohs 外科手术的滥用，同时正确地将那些能够从该项技术获益的病人分拣出来。Mohs 外科手术的 AUC 指征概括如下：

- 直径＞1cm 的颜面部肿瘤或直径＞2 cm 的躯干或四肢肿瘤。
- 发生于"口罩"或面部"H"区（眼睑、鼻、耳、唇、颊、颞和面部中区）的肿瘤或发生于手、足或外生殖器部位的肿瘤。
- 组织学上呈侵袭性生长、有嗜神经侵犯或嗜血管侵犯的肿瘤。
- 复发性肿瘤或未完全切除的肿瘤。
- 免疫受损病人的肿瘤。
- 起源于既往受过辐射的皮肤、瘢痕或慢性炎症/溃疡部位的肿瘤。
- 高皮肤癌风险的遗传学疾病（基底细胞痣综合征或着色性干皮病）。

13. 与局部广泛切除相比，Mohs 显微外科手术有哪些优点？

- 组织学层面的切缘控制：采用水平切片对肿瘤切缘做100%的评估（标准的纵向切面包片法提供给病理科医生评估的真实外科切缘＜1%）。Mohs 显微外科手术允许人们在病人尚未出院、伤口还未缝合时从组织学角度核实肿瘤是否已经全部切除。
- 保留组织：因为外科医生在临床上可以借此证据紧靠肿瘤做切除，而不是切除一圈正常组织。
- Mohs 显微外科手术对原发性 BCC 和 SCC 提供的 5 年治愈率是 98%。在不断进展的皮肤肿瘤的所有治疗选项中，以 Mohs 显微外科手术的治愈率最高。

14. 对皮肤 SCC 和 BCC 可以考虑采用哪些局部治疗？局部治疗起作用的原理何在？

外用咪喹莫特和外用氟尿嘧啶是美国 FDA 批准用于治疗浅表型 BCC 的药物。这些药还经常超说明书用于治疗原位 SCC。

咪喹莫特是一种局部使用的免疫调节剂，Toll 样受体 7 拮抗剂，在局部激活免疫系统。该药的用法是每周在肿瘤上（包括周缘 1 cm）使用 5 天，连续用 6 周。浅表型 BCC 的治愈率为 81%～88%，原位 SCC 的治愈率为 73%～88%。FDA 没有批准该药用于免疫功能低下的个体。

外用氟尿嘧啶是一种嘧啶类似物，可以干扰 DNA 的合成。可以用 5% 的乳膏涂抹在肿瘤上及其周缘 1 cm 处，每日 2 次，连续用 3～6 周。浅表型 BCC 的治愈率为 90%～93%，原位 SCC 的治愈率为 48%～85%。

15. 何时可以用电干燥加搔刮术来治疗 NMSC？如何做这种治疗？

对病灶比较小的原发性浅表型和结节型 BCC 及原位 SCC，一种有效的治疗选项就是电干燥（electrodessication）加搔刮术。这种治疗方法会留下一个圆形瘢痕，因此，仅适用于人体不显眼的部位。在注射局部麻醉后，取一把刮匙，用刮匙的刀口将肿瘤做减体积刮除，直至遇到粗糙的正常组织无法进一步搔刮。然后，用电凝（电干燥）烧灼整个搔刮创面加 2 mm 的创缘。这种搔刮-电干燥操作需要重复 3 次。对病灶比较小、组织学上无侵袭性的原发性 BCC，其 5 年治愈率约为 92%。

16. 何时应该避免用皮瓣修复缺损部位？

如果顾忌病变复发（如免疫抑制病人的高危肿瘤），就不应该用皮瓣修复缺损创面，因为，在用皮瓣修复创面后，就为肿瘤复发的观察增加了难度。

17. 实质性脏器移植的受者发生皮肤 SCC 和 BCC 的相对风险是多高？哪种脏器移植受者的风险最高？

实质性脏器移植的受者其皮肤 SCC 发生风险增加 65 倍，BCC 发生风险增加 10 倍。正常人群中 BCC：SCC = 4：1，这在实质性脏器移植的受者发生了反转。应该把实质性脏器移植受者转给皮肤科做正规全身皮肤检查。

心脏和肺移植的受者发生皮肤 SCC 和 BCC 的风险最高，因为这类病人所需用的免疫抑制剂剂量通常比较高。其他风险因素是白色人种、男性及在移植手术时的老年人。

18. 皮肤 SCC 病人在何时应该考虑做哨兵淋巴结活检？

哨兵淋巴结活检在皮肤 SCC 的地位尚未完全明确。不过，有一亚群病人或许能从哨兵淋巴结活检获益。有些学者建议对 ≥T2 期的病人做哨兵淋巴结活检，因为这类病人淋巴结转移的风险 >10%。这包括 SCC 长径 >2 cm 的病人，或者肿瘤长径 <2 cm 但有两项或多项高风险特征（深度 >2 mm、嗜神经侵犯、病灶位于耳部或口唇部、组织学上分化差）的病人。免疫抑制病人的高风险肿瘤也应该考虑做哨兵淋巴结活检。

19. 多发性 BCC、额部隆起和髓母细胞瘤是哪种综合征的特点？这种综合征是哪种基因突变所致？

Gorlin 综合征（基底细胞痣综合征）是一种常染色体显性遗传疾病，其特点是 *PTCH1* 基因突变。*PTCH1* 是一种 Hedgehog 信号通路上的肿瘤抑制基因，该基因缺损导致肿瘤生长。这些病人在青春期就发生 BCC。这些病人还有掌跖皮肤角化不良性小窝、额部隆起、髓母细胞瘤、下颌部牙源性角化囊肿及脊柱和肋骨异常。

20. 对局部晚期 BCC 不太适合外科手术的病人或那些多发性 BCC 病人，可以考虑用哪些全身药物治疗？

维莫德吉（vismodegib）和索尼吉布（sonidegib）是 Hedgehog

信号通路的靶向分子抑制剂。90%以上的 BCC 存在该通路的活化突变，因此，抑制该通路可以导致肿瘤缩小。但这种药物有严重不良反应，包括肌肉抽筋、脱发和味觉障碍。并且有致畸作用，因此，不适用于育龄期妇女。

21. 皮肤 SCC 的前期病变是什么？

皮肤 SCC 的前期病变是光线性角化病。光线性角化病是在日光暴露部位出现粗糙的粉色丘疹，此即原位瘤变。约60%的皮肤 SCC 是在先前光线性角化病部位出现的，不过只有一小部分光线性角化病会真正进展为 SCC。

22. 为了防止皮肤 SCC 的发生，可以对多发性光线性角化病病人采用哪种局部治疗？

在多发性光线性角化病病人，应该考虑对病损最严重的区域采用局部治疗。局部治疗选项有冷冻治疗、外用氟尿嘧啶、外用咪喹莫特、巨大戟醇甲基丁烯酸酯或光动力治疗。这些治疗方法对光线性角化病治疗的效果相仿。

23. 多发性光线性角化病病人有哪些全身治疗选项？不良反应是什么？

阿维 A（acitretin）是一种全身用的类维生素 A 药物，适用于多发性 SCC 病人。它能减少新原发灶的出现，常用于患多发性 SCC 的实质性脏器移植受者。其主要不良作用是致畸、血转氨酶浓度增高、高脂血症及眼、唇、口和皮肤干燥。

24. 在NMSC治疗后，应该如何对病人做随访监测？如何给出建议意见？

在 NMSC 治疗后的最初两年要每 6 个月请皮肤科医生做 1 次全身皮肤检查。如果在此阶段没有发现新的皮肤癌病灶，往后是每年做 1 次检查。注意，一旦病人出现了一枚 NMSC，其出现第二枚 NMSC 的风险就增加了 10 倍。

严格避光能降低新原发 NMSC 的发生率，应该据此给病人提出建议意见。让病人每日用广谱防晒产品（防晒系数＞30）、宽檐帽、长袖衫、避免在烈日当空紫外线辐射处于峰值的时段外出。

要诀：非黑色素瘤性皮肤癌

1. 在美国，NMSC 是最常见的恶性肿瘤，其发生率高于其他癌症之和。

2. NMSC 的合格切缘一般要求为 4～5 mm。

3. 高危 NMSC（尤其是大病灶、颜面部病灶或免疫抑制病人的病灶）应该转给 Mohs 显微外科处理。Mohs 外科手术的适用标准是何时应该将病人转出去的一项最佳指南。

4. 实质性脏器移植的受者特别容易罹患高风险皮肤癌（且淋巴结转移发生率也比较高）。这些病人应该转给皮肤科医生做正规皮肤检查。

（胡浩霖　译）

参 考 文 献

1. Rogers HW，Weinstock MA，Feldman SR，Coldiron BM. Incidence estimate of nonmelanoma skin cancer（keratinocyte carcinomas）in the US Population，2012. *JAMA Dermatol*. 2015；151（10）：1081-1086.

2. American Cancer Society，Inc. Cancer Facts & Figures 2017. American Cancer Society，Surveillance Research，2017. https：//www. cancer. org/research/cancer-facts-statistics/all-cancer-facts-figures/cancer-facts-figures-2017. html. Accessed March 2017.

3. Agnew KL，Bunker CB. *Fast Facts：Skin Cancer*. 2nd ed. Health Press Limited；2013.

4. Alessi SS，Sanches JA. Treatment of cutaneous tumors with topical 5% imiquimod cream. *Clinics*（Sao Paulo）. 2009；64（10）：961-966.

5. Romagosa R，Saap L，Givens M，et al. A pilot study to evaluate the treatment of basal cell carcinoma with 5-fluorouracil using phosphatidyl choline as a transepidermal carrier. *Dermatol Surg*. 2000；26（4）：338-340.

6. McGillis ST，Fein H. Topical treatment strategies for non-melanoma skin cancer and precursor lesions. *Semin Cutan Med Surg*. 2004；23（3）：174-183.

7. Love WE，Bernhard JD. Topical imiquimod or fluorouracil therapy for basal and squamous cell carcinoma：a systematic review. *Arch Dermatol*. 2009；145（12）：1431-1438.

8. Miller DL，Weinstock MA. Nonmelanoma skin cancer in the United States：incidence. *J Am Acad Dermatol*. 1994；30（5 Pt 1）：774-778.

9. Alam M，Ratner D. Cutaneous squamous-cell carcinoma. *N Engl J Med*. 2001；344（13）：975-983.

10. Rowe DE，Carroll RJ. Prognostic factors for local recurrence，metastasis，and survival rates in squamous cell carcinoma of the skin，ear，and lip：implications

for treatment modality selection. *J Am Acad Dermatol*. 1992；26（6）：976-990.

11. American Academy of Dermatology, American College of Mohs Surgery, American Society for Dermatologic Surgery Association, et al. AAD/ACMS/ ASDSA/ASMS 2012 appropriate use criteria for Mohs micrographic surgery: a report of the American Academy of Dermatology, American College of Mohs Surgery, American Society for Dermatologic Surgery Association, and the American Society for Mohs Surgery. *Dermatol Surg*. 2012；38（10）：1582-1603.

12. Navarrete-Dechent C. High-risk cutaneous squamous cell carcinoma and the emerging role of sentinel lymph node biopsy: a literature review. *J Am Acad Dermatol*. 2015；73（1）：127-137.

13. Califano JA, Lydiatt WM. Cutaneous squamous cell carcinoma of the head and neck. In: Amin MB, Edge SB, eds. *AJCC Cancer Staging Manual*. 8th ed. New York: Springer；2017：171-179.

14. James WD, Berger TG. Epidermal nevi, neoplasms, and cysts. *Andrews' Diseases of the Skin: Clinical Dermatology*. 12th ed. Philadelphia: Elsevier；2016：634-635.

15. Farasat S, Yu SS, Neel VA, et al. A new American Joint Committee on Cancer staging system for cutaneous squamous cell carcinoma: creation and rationale for inclusion of tumor（T）characteristics. *J Am Acad Dermatol*. 2011；64（6）：1051-1059.

第70章 腮腺肿瘤

Michael L. Lepore，MD，FACS

1. 腮腺的位置和特征是什么？

在三对大唾液腺中，腮腺是最大的一对。腮腺略呈三角形，上界是颧弓，后界是外耳道，下界是茎突、茎突肌、颈静脉和颈内动脉；前界是咬肌。腮腺尾部可以向下后方伸展达胸锁乳突肌和乳突水平。它是口腔外胚层向周围的间充质组织凹入后形成的。腮腺的最大组织学特征主要是由分泌浆液的簇状腺泡细胞构成。

2. 何谓唾液腺单位？

唾液腺单位由腮腺腺泡细胞和转运系统组成。转运系统包括闰管、纹状管、排泄管。这些管道相互连通，最终经 Stenson 管排入口腔。腺泡细胞单位和闰管周围环绕着肌上皮细胞，这些肌上皮细胞收缩时驱使这些水样分泌液通过腮腺导管系统排入口腔。

3. 面神经与腮腺的关系如何？

面神经的行径穿越腮腺，将腮腺分为浅叶和深叶。面神经在内听道前上部进入颞骨。然后，该神经通过颞骨乳头部的面神经管在茎-乳孔出颅底。此时，面神经位于茎突和二腹肌后腹外侧，乳突尖的内侧。面神经出茎-乳孔后立即分出三支运动支：第一支支配茎突舌骨肌，第二支支配二腹肌后腹，第三支支配耳郭部的三块耳后肌。然后该神经本干向前走一小段距离，在面神经腮腺丛（pes anserinus）处分出两大支：颞面神经和颈面神经。分出两大分支后，该神经拐向外侧进入腮腺后面。颞面神经分出颞支、颧支和颊支。颈面神经分出下颌缘支和颈支。腮腺深叶就位于颞面神经与颈面神经之间。面神经的分支还有多种变异，因此，手术中必须仔细识别每根分支，避免损伤这些神经分支。

4. 在腮腺外科手术中，面神经的哪根分支损伤风险最大？

面神经颞支和下颌缘支的损伤风险最大，因为这两根神经比较细，且缺乏解剖关联。因此，术中仔细识别和解剖分离极为重要。

5. 唾液腺单位在肿瘤发生中的意义何在？

如今有两种依据唾液腺单位的肿瘤发生学说。

a. 双细胞学说：肿瘤起源于干细胞。闰管储备细胞会形成多形性腺瘤、嗜酸细胞瘤、腺样囊性癌、腺癌和腺泡细胞癌。排泄管储备细胞会形成鳞状细胞和黏液表皮样癌。

b. 多细胞学说：每一种肿瘤类型都与唾液腺单位来源的特定分化细胞有关。因此，排泄管细胞形成鳞状细胞癌；闰管细胞形成多形性腺瘤；纹状管形成嗜酸细胞瘤；腺泡细胞形成腺泡细胞癌。

6. 唾液腺来源的 4 大常见良性肿瘤是哪些，各有哪些特征？

a. 多形性腺瘤（混合瘤）约占腮腺良性肿瘤总数的 80%。这种肿瘤生长缓慢，包膜不完整。正确切除后的复发率为 1%～5%。2%～10% 的病例会发生恶性退行性变。

b. Warthin 瘤（乳头状淋巴囊腺瘤，又称腺淋巴瘤）见于老年人，是腮腺的第二大常见肿瘤，约占腮腺良性肿瘤总数的 5%，男性比女性多见。Warthin 瘤有 12% 为双侧性。

c. 嗜酸性细胞瘤见于 50～60 岁的病人，由大的嗜酸性细胞构成。这种肿瘤和 Warthin 瘤中所见到的嗜酸瘤细胞能浓缩锝-99m 高锝酸盐。

d. 单形性腺瘤包括下列几种：基底细胞腺瘤、透明细胞腺瘤和富糖原腺瘤。在这三种单形性腺瘤中，最常见的是基底细胞腺瘤。这些肿瘤包膜完好，边界清晰。

7. 腮腺良性肿瘤的治疗方法是什么？

治疗方法是保留面神经的腮腺浅叶切除术。在腮腺肿瘤切除后，将标本送冰冻切片检查，要为病理科医生正确标记肿瘤的方位。如果肿瘤紧靠外科切缘，就应该注意对病人做随访，观察有无复发，尤其在多形性腺瘤病例。

8. 5 种最常见的腮腺恶性肿瘤及其特征有哪些?

a. 黏液表皮样癌是腮腺最常见的恶性肿瘤,约占腮腺恶性肿瘤总数的 30%。这种癌可以分为低级别和高级别两种。低级别肿瘤中的黏液细胞与表皮样细胞的比值较高,行为学上似良性肿瘤。而高级别肿瘤含表皮样细胞的量较多,行为学上可能酷似鳞状细胞癌,有较高的转移倾向。

b. 腺癌占腮腺恶性肿瘤总数的 15%。这种肿瘤表现为质硬的肿块,与周围组织侵犯固定。腺癌不含角蛋白,因此,容易与黏液表皮样癌鉴别。

c. 腺样囊性癌(圆柱瘤)占腮腺恶性肿瘤总数的 6%。这是下颌下腺和小唾液腺最常见的恶性肿瘤。腺样囊性癌难以预料,这种肿瘤可以长时间处于静止状态。肿瘤的特点是沿神经周围的间隙生长,有很高的远处转移率,尤其是肺部转移。腺样囊性癌有三种组织学类型:筛型、实体型和管型。在这组癌症中,实体型的预后最差,筛型最接近良性。

d. 恶性混合瘤(多形性腺瘤癌变)[①]被认为来源于先前存在的多形性腺瘤。这种肿瘤占腮腺恶性肿瘤总数的 2%～5%。

e. 腮腺淋巴瘤最常见于老年男性。占腮腺肿瘤的 0.6%～5%。整个腮腺及区域淋巴结都增大。FNA 和流式细胞有助于本病的诊断,因为其治疗手段是化疗,然后加放疗。

9. 儿童最常见的腮腺肿瘤是什么?

儿童腮腺肿瘤罕见。约 65%的儿童腮腺肿瘤为良性,最常见的是血管瘤。其余 35%的儿童腮腺肿瘤为恶性,最常见的是黏液表皮样癌。

10. 术中面神经监测在腮腺外科手术中的地位如何?

面神经监测是寻找面神经的一种有用方法,尤其在高难度腮腺外科手术。通常需要将多枚外周探头放置在 4 个位置:支配额肌的颞支区域,支配眼轮匝肌的颧支区域,支配口轮匝肌

[①]译者注:多形性腺瘤癌变(carcinoma ex-pleomorphic adenoma)又称恶性多形性腺瘤。多形性腺瘤恶性变有三种常见类型:多形性腺瘤癌变、真性恶性混合瘤(癌肉瘤)和转移性多形性腺瘤。其中,最常见的是多形性腺瘤癌变。多形性腺瘤癌变的定义是起源于多形性腺瘤的上皮和(或)肌上皮成分的癌症。

的颊支区域，以及支配降口角肌（depressor muscle of the lower lip）的下颌缘支区域。在远侧刺激面神经的主要分支时，面肌就会有显而易见的抽动。如果刺激面神经腮腺丛，该神经的所有远侧分支都会同时因刺激表现为全部面肌抽动。由于大多数医院都配备有这种监测设备，因此，外科医生应该考虑利用这种设备，尤其从医学法学角度来看。

11. "哑铃"状肿瘤的临床意义何在？

偶尔，在检查时腮腺深叶肿瘤表现为咽侧壁肿块。这主要是茎突-下颌膜薄弱的结果。

12. 在三对大唾液腺中，哪对唾液腺肿瘤的发生率最高？

腮腺在三对大唾液腺中肿瘤的发生率最高。在该腺体的所有肿瘤中约 80%为良性。唾液腺恶性肿瘤的一种经验记忆方法是 25/50/75 规律。唾液腺越小，恶性肿瘤的百分率越高。也就是说，在腮腺中，恶性肿瘤的百分比是 25%；在颌下腺中，恶性肿瘤的百分比是 50%；在舌下腺中，恶性肿瘤的百分比是 75%。

13. 腮腺肿块相关性面神经麻痹的临床意义何在？

腮腺肿块伴有面神经受累表现时通常提示存在恶性病灶。临床上应该注意面神经麻痹的程度，并拍摄照片保留作为病历资料保存。

14. 如何对腮腺区域的肿块进行诊断性检查？

诊断性检查的选择需要依据临床病史和对病人的体格检查所见。典型情况下腮腺区肿瘤病人的主诉是耳前部缓慢生长的（80%的病例）或下颌角处（腮腺尾部）无痛性肿块。30%的病例诉说肿块有疼痛，7%～20%的病人有面神经分支功能损害。对这些症状的病人，医生就应该高度怀疑腮腺恶性肿瘤。约80%的面神经麻痹病人在诊断时已经有淋巴结转移。要仔细检查口腔、头皮、喉、舌根部，并用纤维内镜检查咽部，目的是排除其他原发肿瘤转移至腮腺部淋巴结。全面的颈部检查很重要，目的是判断腮腺外是否有转移灶。细针穿刺细胞学检查（FNA）是临床上比较容易做的检查。增强 CT 扫描和

MRI 扫描有助于对肿块的位置和范围做出判断，然而，良性病灶也可以有相仿的影像学表现——边界不清和强化。

15. 细针穿刺细胞学检查在腮腺肿块诊断中的地位如何？

在头颈部肿块的评估中，细针穿刺细胞学检查（fine-needle aspiration biopsy，FNAB）是一项有用的辅助诊断手段。FNAB 高度依赖病理科医生的经验。因此，人们对 FNAB 在唾液腺肿瘤评估中的地位尚存在不同看法。其敏感度 >90%，特异度 >95%。阳性预测值约为 84%，阴性预测值约为 77%。FNAB 是鉴别良性病变（淋巴结肿大）与恶性病变的一种绝佳方法。

16. 腮腺内有淋巴结吗？

腮腺内随机分布着 1～20 多枚数量不等的淋巴结。偶尔，可以在淋巴结内见到唾液腺导管或腺泡（Neisse Nicholson rest）。

17. 目前人们对腮腺恶性肿瘤的 TNM 分类有哪些？

原发瘤

TX：肿瘤范围不详或无法评估。

T0：没有原发瘤证据。

Tis：原位癌。

T1：肿瘤最大直径 <2 cm。

T2：2 cm< 肿瘤最大直径 <4 cm。

T3：肿瘤最大直径 >4 cm 和（或）肿瘤有实质外直接侵犯。

T4a：肿瘤侵犯皮肤、下颌骨、耳道和（或）面神经。

T4b：肿瘤侵犯颅底和（或）翼板，或包绕颈动脉。

所有类别都进一步分为：①无局部直接侵犯；②有局部直接侵犯。

淋巴结

NX：区域淋巴结无法评估。

N0：无区域淋巴结转移。

N1：单枚同侧淋巴结转移 <3 cm。

N2：单枚同侧淋巴结转移在 3～6 cm；或多枚同侧淋巴结转移，没有淋巴结 >6 cm；或双侧或对侧淋巴结转移，没有淋巴结 >6 cm。

N2a：单枚同侧淋巴结转移>3 cm，但<6 cm。

N2b：多枚同侧淋巴结转移，没有淋巴结的最大直径 >6 cm。

N2c：双侧或对侧淋巴结转移，没有淋巴结的最大直径 >6 cm。

N3：转移淋巴结的最大直径>6 cm。

转移

M0：无远处转移。

M1：有远处转移。

18. 如何对腮腺肿瘤进行分期？

腮腺肿瘤有六个组合分期（表70-1）。

表70-1　腮腺肿瘤的分期

	原发瘤	区域淋巴结转移	远处转移
Ⅰ期	T1	N0	M0
Ⅱ期	T2	N0	M0
Ⅲ期	T3	N0	M0
	T1，T2，T3	N1	M0
ⅣA期	T1，T2，T3	N2	M0
	T4a	N0，N1，N2	M0
ⅣB期	T4b	任何N	M0
	任何T	N3	M0
ⅣC期	任何T	任何N	M1

19. 如何处理腮腺肿瘤？

如果外科手术前没有获取组织病理诊断，应该采取的最小外科术式是腮腺浅叶切除术，解剖并保护面神经，术中送冰冻切片。不要做腮腺肿瘤剜出术，因为这种术式的复发率高。如果冰冻切片诊断报告为恶性肿瘤，有多种治疗选项可以采用，取决于肿瘤的类型、有无淋巴结转移、有无远处转移及有无面神经受累。

1组：T1或T2N0低级别恶性病灶（腺泡细胞癌和低级别黏液表皮样癌）。做腮腺浅叶切除术，注意保护面神经。

2组：T1或T2N0高级别恶性病灶（高级别黏液表皮样

癌、腺癌、腺样囊性癌、鳞状细胞癌、多形性腺瘤癌变和恶性混合瘤）。

  a. 如果肿瘤累及深叶，就应该做全腮腺切除术（切除浅叶和深叶）。

  b. 如果面神经未受累，就应该予以保留。如果面神经已经受累，就应该将其切除，并立即做腓肠神经移植。

  c. 应该做改良或选择性颈淋巴结清扫术。

  d. 病人术后应该做腮腺床和颈部的放疗。

3 组：T3N0 或 T3N1 高级别癌和复发癌。

  a. 治疗选择是做积极的根治性切除术，包括腮腺深叶一并切除。

  b. 如果面神经的分支受累，这些分支就应该切除，并在该次手术中做神经移植。如果肿瘤在茎-乳孔处累及面神经，就应该行乳突切除，沿神经追踪至面神经骨管切除该神经，直至切缘阴性。

  c. 应该考虑做面神经移植。

  d. 所有 T3N0 病人都应该做改良颈淋巴结清扫术，所有 T3N+病人都应该做根治性颈淋巴结清扫术。

  e. 病人在术后都应该做腮腺床和颈部放疗。

4 组：T4 类。

  a. 该组病人应该做根治性腮腺切除术，包括周围受累组织（颊脂肪、皮肤、耳道、乳突和下颌骨）。

  b. 面神经大多受累，需要切除，所有受累区域都必须在本次手术中做一期重建。

  c. 病人在术后都需要做腮腺床、周围区域和颈部放疗。

20. 腮腺外科手术的潜在并发症有哪些？

- 皮瓣坏死。
- 出血（血肿）。
- 感染。
- 唾液腺瘘。
- 面神经麻痹：10%的病人会发生暂时性面神经麻痹（通常是神经受到牵拉的结果），不足 2%的病人会发生永久性面神经麻痹。
- Frey 综合征：又称味觉出汗（外科手术部位颜面潮红和皮肤出汗）。该综合征形成的机制是原来支配腮腺的节前副交感神经支在切断后的增生过程中与原来支配皮肤表浅汗腺的神经发生错位连接愈合。

21. 化疗在治疗腮腺恶性肿瘤方面的地位如何?

腮腺肿瘤对化疗的反应通常并不好。如今,辅助化疗仅作为姑息手段使用。由于以铂类为主的方案会诱导肿瘤凋亡和细胞死亡,因此,最常用的是铂类制剂。另一方面,以多柔比星为主的方案能促使细胞周期停滞。

22. 在处理腮腺囊性病灶时,为什么要多加考虑?

以前人们认为腮腺囊性病灶是罕见病。但是,过去 20 多年来,腮腺囊性病灶的发生率有所上升,尤其是感染人免疫缺陷病毒(human immunodeficiency virus,HIV)的人群。如果 HIV 阳性病人的腮腺出现了肿块,就必须考虑淋巴上皮囊肿的诊断。Huang 推荐采用 CT 扫描加 FNAB 排除其他种类的囊性疾病,不要对这种病人动刀。在许多情况下,通过穿刺而形成的液体抽掉是缓解疼痛必不可少的措施,不过,液体还会形成,有时囊肿会增大。对这种病人,可以做保留面神经的腮腺浅叶切除术。

23. 术中冰冻切片鉴别腮腺良恶性肿瘤可靠吗? 你会依据冰冻切片报告切除面神经吗?

有时,要让病理学家依据冰冻切片给出肯定诊断有一定难度,此时,病理科医生会设法延迟发送诊断报告,直至实施了恰当检查。因此,如果未得到书面的最终病理诊断,大多数外科医生在做毁损性大手术前会犹豫不决。在这种情况下,外科医生应该只做腮腺浅叶切除术。在病人必须重返手术室做第二次手术的情况下,手术会更加困难,面神经损伤的发生率也更高。因此,在第一次手术中,极为重要的一点是对切下的腮腺组织块进行标记,标明该组织的浅缘、深缘、前缘、上缘、下缘和后缘,然后才将该组织块送给病理科医生。从而确保病理科医生能明确判断阳性切缘位于什么方位。也有助于外科医生在第二次手术中正确对该区域进行评估。

24. 血管内皮生长因子在唾液腺肿瘤中的地位如何?

近年来,人们研究了唾液腺肿瘤内的新血管形成,发现血管生成增加与唾液腺肿瘤的进展表现为直接相关关系。在所检测的肿瘤中，半数唾液腺肿瘤有血管内皮生长因子（vascular endothelial growth factor，VEGF）表达。还发现它与临床分期、转移率、复发率和病人生存存在良好的相关关系。

25. 在唾液腺肿瘤发生的分子机制中，已经发现有哪几种癌基因在起作用？

已知与人类多种癌症有关，并且很可能在腮腺癌的发生中起作用的几种癌基因如下：*p53*、*Bci-2*、*P13K/Akt*、*MDM2* 和 *Ras*。

例如，人们已经发现在良性和恶性唾液腺肿瘤中都存在 *p53* 癌基因。看来 *p53* 突变的存在与肿瘤的高复发率具有相关性。

Ras 是一种与生长信号转导有关的 G 蛋白。人们已经发现许多实体肿瘤都有 Ras 信号紊乱。例如，人们已经发现多种腮腺肿瘤（包括多形性腺瘤、腺癌和黏液表皮样癌）都有 H-Ras 突变。

要诀：腮腺肿瘤

1. 最常见的腮腺良性肿瘤是多形性腺瘤。
2. 最常见的腮腺恶性肿瘤是黏液表皮样癌。
3. 腺样囊性癌具有很高的嗜神经侵犯发生率。
4. FNAB 是一项有用的诊断手段，它有助于外科医生在术前评估中避开不必做外科手术的疾病（如淋巴瘤）。
5. 儿童最常见的腮腺恶性肿瘤是黏液表皮样癌。
6. 儿童最常见的腮腺良性肿瘤是血管瘤。
7. 存在面神经麻痹强烈提示恶性肿瘤的可能。不要对多形性腺瘤做肿瘤剜出术，因为这种做法的复发率太高。

（胡浩霖　译）

参 考 文 献

1. Arabi Mianroodi AA，Sigston EA. Frozen section for parotid surgery：should it become routine? *ANZ J Surg*. 2006；76（8）：736-739.
2. Balakrishnan K，Castling B，McMahon J，et al. Fine needle aspiration cytology in the management of a parotid mass：a two centre retrospective study. *Surgeon*.

2005; 3（2）: 67-72.

3. Brennan JA, Moore EJ. Prospective analysis of the efficacy of continuous intraoperative nerve monitoring during thyroidectomy, parathyroidectomy, and parotidectomy. *Otolaryngol Head Neck Surg*. 2001; 124（5）: 537-554.

4. Carlson GW. The salivary glands. Embryology, anatomy, and surgical applications. *Surg Clin North Am*. 2000; 80（1）: 261-273.

5. Hollander L, Cunningham MP. Management of cancer of the parotid gland. *Surg Clin North Am*. 1973; 53（1）: 113-119.

6. Huang RD, Pearlman S. Benign cystic vs. solid lesions of the parotid gland in HIV patients. *Head Neck*. 1991; 13（6）: 522-526.

7. Koyuncu M, Sesen T, Akan H, et al. Comparison of computed tomography and magnetic resonance imaging in the diagnosis of parotid tumors. *Otolaryngol Head Neck Surg*. 2003; 129（6）: 726-732.

8. Lee JH, Lee JH. Unique expression of MUC3, MUC5AC and cytokeratins in salivary gland carcinomas. *Pathol Int*. 2005; 55（7）: 386-389.

9. Lin CC, Tsai MH. Parotid tumors: a 10-year experience. *Am J Otolaryngol*. 2008; 29（2）: 94-100.

10. Medina JE. Neck dissection in the treatment of cancer of major salivary glands. *Otolaryngol Clin North Am*. 1998; 31（5）: 815-822.

11. Rabinov JD. Imaging of salivary gland pathology. *Radiol Clin North Am*. 2000; 38（5）: 1047-1057.

12. Spiro RH. Diagnosis and pitfalls in the treatment of parotid tumors. *Semin Surg Oncol*. 1991; 7（1）: 20-24.

13. Zbaren P, Schar C. Value of fine-needle aspiration cytology of parotid gland masses. *Laryngoscope*. 2001; 111（11 Pt 1）: 1989-1992.

第71章 颈部肿块

Nathan W. Pearlman，MD，Michael L. Lepore，MD，FACS

1. 一侧颈部肿块理应与同侧颈部哪些疾病作鉴别诊断？

- 非特异性淋巴结肿大
- 唾液腺肿瘤
- 病毒或细菌性感染
- 淋巴瘤
- 颈动脉体瘤或化学感受器瘤
- 转移性癌
- 结核或真菌疾病
- "凸显的"正常解剖

2. 正常解剖可以呈团块表现吗？

是的。左侧颈部与右侧颈部一般呈镜像对称，偶尔，一侧的正常解剖可能会比对侧"凸显"。最常见的例子是在颈后三角凸显的肩胛舌骨肌后腹，或下颌下腺或腮腺的单例增大。关键一点是在对侧相同位置或许可以见到1块形状相仿只不过是略小的肿物。

3. 除了正常解剖，有什么办法能将上述的鉴别诊断列表缩减一些吗？

a. 80%的颈前三角淋巴结肿大是良性疾病，而颈后三角的情况恰恰相反。

b. 除了淋巴结的位置外，非特异性淋巴结肿大大多没有症状或仅有轻微疼痛、近期出现、结节可以推动、直径＜3 cm、表面皮肤正常。

c. 对比较严重的病毒或细菌感染，淋巴结的反应性增生通常是双侧多发性淋巴结肿大伴触痛，一般柔软，表面皮肤有潮红。

d. 颈动脉体/球瘤不一定有疼痛（通常无触痛），质地如橡胶；可以于颈动脉分叉部固定（取决于其大小），并且无法与搏动的颈动脉分开。

e. 唾液腺肿瘤（下颌下腺、腮腺）：质地如橡胶，活动度比较差，无触痛，无法与腺体分开。切记，在检查病人时，腮腺尾部可以增大向尾侧伸展至下颌角。

f. 淋巴结转移癌：可以是单个或多个淋巴结肿大，结节硬、无触痛、一般直径>3 cm，通常已经存在一段时间，表面的皮肤可以受累。

g. 淋巴瘤：结节无触痛，一般直径>3 cm，柔软；可以是一侧，也可以为双侧；通常伴有反复发热、盗汗，以及腋下或腹股沟区淋巴结肿大。

h. 结核和（或）真菌病（放线菌病等）：酷似上述所有病症。

4. 在颈部肿块的评估中，下一步做什么？

第一步是全面的病史采集和体格检查，特别注意口腔、咽、甲状腺和其他淋巴结池。在约 50%的病例，病史采集和体格检查可以将鉴别诊断的可能性缩减至 2 或 3 项。如果肿块无法与重要结构（如搏动的颈动脉）分开，下一步是做 CT 或 MRI 检查，或者超声引导下的细针穿刺（FNA）检查。超声引导下的 FNA 检查能提供快速诊断，准确率在 80%～90%，或许是成本-效益比最佳的下一步检查。

5. 如果病史和体格检查没有可利用的信息，但 FNA 检查提示转移癌，如何判断原发癌的位置？

如果增大的淋巴结位于颈前三角，原发癌可能性最大的部位是在口腔、鼻咽/下咽、或喉部某一部位。如果增大的淋巴结位于颈后三角，原发癌可能性最大的部位是鼻咽部、食管或甲状腺。不过，刚好位于锁骨上方的淋巴结其原发癌一般是肺癌或胸腹部其他癌（胃癌或前列腺癌等）。为了对这几种可能的疾病作鉴别诊断，下一步需要在麻醉下做口腔、咽、喉、食管和气管支气管树检查（三联内镜检查）。如果在病人清醒状态下检查上述区域有困难，则可以在全身麻醉下再做一次检查。如果发现了异常情况，就应该取活组织检查。如果没有发现异常，就应该对舌根部和鼻咽部做盲法活检（blind biopsy）。10%～15%的病例发现，盲法活检会发现上呼吸-消化道（aerodigestive tract）的原发瘤或发现同时（synchronous）第二原发瘤。

6. 这样做似乎不但费时，而且花费也不菲，为什么不直接将淋巴结切除送检明确到底是什么问题，病根在何处呢？

最初的诊断手段绝对不应该是切除活检，除非绝对必要。如果病人患的是淋巴瘤或罕见感染，但医生没有怀疑这两种情况时，当这枚结节送至病理科或细菌检验科时，会出现处理不符合要求的情况（译者注：如标本未标记方位）。如果病人患的是转移性癌，活检所造成的伤口瘢痕会给之后的颈部手术添加不必要的困难，甚至有碍病人的生存。如果该肿块是颈动脉体瘤或原发癌，开放式活检更为有害。

7. 那好，如果发现病人是转移性鳞状细胞癌，但是原发瘤未找到，治疗流程应该怎么走？

首先，给病人做一次 CT、PET-CT 或 MRI 检查，目的是明确其他部位有无病灶，包括锁骨上和锁骨下。如果除了颈部淋巴结外还是未能发现其他任何问题，基本就只剩两项选择。一项是功能性或改良颈淋巴结清扫，术后对颈淋巴结和原发瘤的可能部位做放疗。另一项选择是单独对相同的部位做初始放疗（primary irradiation），然后做密切随访，留着外科手术在后期对复发病灶做处理。这类病人的预后主要取决于是否存在转移灶，而原发瘤在预后中所起的作用稍逊色。

8. 如果 FNA 仅见到淋巴细胞，下一步怎么走？

FNA 仅见到淋巴细胞最可能的情况是良性炎症，不过，也可能是淋巴瘤或腮腺 Warthin 瘤（淋巴囊腺瘤）。因此，一定要让病人在 6～8 周内再来复查一次，确保初步诊断没有问题。另一种办法是，如果 FNA 只见到淋巴细胞，**目前**的合理处理方法是将该淋巴结切除，以便获得更明确的组织学分期；但是，如问题 6 所述，开放式切除不应该成为第一选项。

要诀：颈部肿块

1. 80%的颈前三角淋巴结肿大是良性疾病，而颈后三角的情况恰恰相反。
2. 在病史采集、体格检查和CT或MRI检查后，下一步效率最高的检查方法是对淋巴结做FNA检查。
3. 如果FNA检查发现是转移癌，下一步就应该是泛内镜（panendoscopy）检查，在麻醉下对口腔、咽、喉、食管和气管支气管树作评估。
4. 如果FNA检查发现转移性鳞状细胞癌，但是无法找到原发瘤，可接受的治疗选项是可以选择改良颈淋巴结清扫加术后颈部放疗；也可以单独采用颈部放疗，待出现区域复发后再考虑外科手术。
5. 绝对不要对颈部Ⅲ区、扁桃体区或鼻咽部的搏动性肿块做活组织检查，因为这可能分别是颈动脉体瘤或异常走行的颈内动脉。
6. 如果在淋巴结穿刺时抽出脓性物，就应该将抽出物送抗酸菌检查，尤其在儿童、艾滋病病人和移民人群。

（胡浩霖　译）

参 考 文 献

1. Attie JN, Setzon M. Thyroid cancer presenting as an enlarged cervical lymph node. *Am J Surg*. 1993；166（4）：428-430.
2. Chau I, Kelleher MT, Cunningham D, et al. Rapid access multidisciplinary lymph node diagnostic clinic analysis of 550 patients. *Br J Cancer*. 2003；88（3）：354-361.
3. Gleeson M, Herbert A. Management of lateral neck masses in adults. *BMJ*. 2000；320（7248）：1521-1524.
4. King AD, Ahuja AT, Young DKW, et al. Malignant cervical lymphadenopathy：diagnostic accuracy of diffusion-weighted MR imaging. *Radiology*. 2007；245（3）：806-813.
5. Mallon DH, Kostalas M, MacPherson FJ, et al. The diagnostic value of fine needle aspiration in parotid lumps. *Ann R Coll Surg Engl*. 2013；95（4）：258-262.
6. Rice DH, Spiro RH. Metastatic carcinoma of the neck, primary unknown. In：*Current Concepts in Head and Neck Cancer*. Atlanta：American Cancer Society；1989.
7. Smith OD, Ellis PDM. Management of neck lumpsa triage model. *Ann R Coll Surg Engl*. 2000；82（4）：223-226.
8. Troost EG, Vogel VW, Merkx MA, et al. 18-FLT PET does not discriminate between reactive and metastatic lymph nodes in primary head and neck cancer patients. *J Nucl Med*. 2007；48（5）：726-735.

第七篇

血管外科

第72章 何谓动脉粥样硬化

Craig Selzman，MD，FACS

1. 有动脉粥样硬化就说明你已经老了吗？

不。最初的病变（又称 I 期）是指内膜有脂质沉积，这在婴幼儿和儿童就可以存在，这一点已经获得公认。

2. 何谓脂质条纹？

脂质条纹又称 II 期病变，是指在动脉内膜面见到黄色条纹、斑片或斑点。在显微镜下，脂质条纹的特点是脂质在细胞内积聚。

3. 何谓泡沫细胞？

任何摄入脂质的细胞都是泡沫细胞，这种细胞在组织学上呈肥皂泡样外观，故称为泡沫细胞。一般来讲，泡沫细胞是指充满脂质的巨噬细胞；然而，其他摄入脂质的细胞，尤其是血管平滑肌细胞，也可以看作泡沫细胞。

4. 动脉粥样硬化的进展过程如何叙述？

虽然动脉粥样硬化的进展过程并非都一致，但是脂质条纹都会进一步发展进入 III 期（又称中间病变）。此过程的特点是细胞外脂质池增大，一般没有任何临床表现。然而，当这些细胞外脂质池相互融合形成脂质核心（IV 期病变或粥样斑）后，这种血管结构变化就足以出现临床表现。随着平滑肌细胞的增生和胶原沉积，粥样斑块就变成纤维粥样斑块（V 期）。纤维粥样斑块的特点是表面存在缺陷容易形成血栓，从而造成动脉壁内出血或动脉腔内血栓（V 期病变），导致血管闭塞，如果在冠状动脉就可以导致心肌梗死。

5. 在 100 名医学生志愿者中，显著动脉粥样硬化有多少例？

在 1953 年，Enos 报道了 300 例在朝鲜战争中阵亡的美军男性士兵（平均年龄 22 岁）的尸体解剖结果，发现 77%的心脏有某种程度的冠状动脉粥样硬化肉眼证据，39%的人有10%～90%的管腔狭窄，3%的人因斑块导致了1支或多支冠状血管完全闭塞。然而，之后的一项研究评估了105例在越南战争中阵亡的士兵，发现只有45%的人有动脉粥样硬化，严重病例不足5%。最近一项研究观察了105人创伤死亡病例，其结果印证了那篇朝鲜战争的研究结果：动脉粥样硬化发生率为78%，20%为左主干或显著2支或3支病变。

6. 动脉粥样硬化性心血管病的经典风险因素有哪些？

经典风险因素包括吸烟、高脂血症、高血压、糖尿病及心血管病家族史。有证据提示肥胖、情绪应激（心理脆弱人群）和缺少体力活动也是重要因素。

7. 上述形形色色的风险因素是如何导致同一种疾病的？

这才是个价值千金的关键问题。平行通路会导致最终的动脉粥样硬化病灶吗？外表看上去不相干的风险因素所激活的信号会汇聚成为数不多的几桩凸显事件、导致动脉粥样硬化形成吗？答案是肯定的，这就是殊途同归，这个问题拓宽了治疗启示。对该病理过程的下游做单点抑制岂不比对细胞病理事件上游的多个不同环节治疗容易得多。

8. 血管内膜对损伤的反应是怎样的？

"动脉粥样硬化形成过程是血管对损伤的一种过度的炎性纤维增生反应"已经成了一个受人追捧的血管性疾病和修复的公认假说。机械的、代谢的和毒物的伤害都会对血管壁形成损伤，其共同点就是内皮损伤。内皮破裂不仅会导致内皮细胞功能障碍，还允许循环单核细胞、血小板和T细胞黏附和游出。在病灶的形成过程中，这些激活的细胞会释放强效生长调控分子，以旁分泌和自分泌的方式起作用。在细胞因子和生长因子的影响下，血管平滑肌细胞（vascular smooth muscle cell，VSMC）会转变为合成表型（synthetic phenotype），开始增生并迁移跨越内弹力层进入内膜层。受刺激的VSMC允许细胞外基质（matrix）沉积，结果，初始病灶变为纤维斑块。

9. 何谓 C 反应蛋白？难道这仅仅是另一种毫无临床意义的随机炎症标志物？

C 反应蛋白（C-reactive protein，CRP）是众多急性时相蛋白之一，由肝细胞在炎症刺激情况下产生。最早是从肺炎病人的血浆中分离出来的，它与肺炎球菌 C 多糖有很高的结合亲和力。虽然 CRP 作为一种活性肽已经名声在外，它具有中和外来抗原、控制组织损害和促进组织修复的作用，但是，人们越来越把它看作是一种敏感的炎症标志物。与其他炎症标志物不同，CRP 水平长时间都处于稳定状态，没有昼夜变化，高灵敏度检测方法已经普及，检测费用也不贵，且有特异的心血管事件风险预测能力。其实，CRP 水平增高比低密度脂蛋白（low-density lipoprotein，LDL）水平升高对心脏事件的预测能力更强。由于 CRP 增高的非高脂血症病人可以从积极的他汀类药物（3-羟-3-甲基戊二酰还原酶抑制剂）治疗中获益，因此，这些观察到的现象可能会影响治疗。

10. 血管损伤是指直接的物理损伤吗，就像血管成形导管损伤一样？

不。损伤（injury）是一个泛称词汇，它包括物理损伤[如血管成形术、高血压和剪切力（动脉粥样硬化病灶大多位于动脉分叉处）]和其他形形色色的伤害（如病毒、细菌、尼古丁、同型半胱氨酸和氧化的 LDL）。

11. 脂质的重要性如何？

动脉粥样硬化的脂质假说认为动脉粥样硬化的细胞变化是对脂质浸润的反应。其实，在随机前瞻临床研究中，抗脂质治疗是为数不多的几种能诱导动脉粥样硬化消退的策略之一。强有力的证据还来自遗传性高脂血症病人——纯合子病人罕有活过 26 岁。

12. 何谓代谢综合征？

代谢综合征有时又称为综合征 X，见于久坐的有高胰岛素血症的年长人群，这些病人多伴有血糖增高、高血压、高密度脂蛋白（high-density lipoprotein，HDL）胆固醇降低的高甘油三酯。在美国，据估计代谢综合征的发生率接近总人口数的25%。在临床上，这些病人表现为早发性（premature）心血管病。胰岛素抵抗伴血胰岛素水平升高（不一定伴糖尿病）在动脉粥样硬化形成中起重要作用，包括血脂代谢异常、血管内皮细胞功能障碍、高血压和平滑肌细胞增生。为了满足那些捕风捉影者的兴致和欲望，也为了不与你那些无血缘关系的姻亲相混淆，相同的情况还可以在超体重马中见到，此称为马代谢综合征。

13. 何谓瘦素？它与动脉粥样硬化有何关系？

瘦素是一种由脂肪细胞分泌的激素，其作用是通过调节食欲和摄食行为维持能量储存与能量消耗之间的内环境稳定。瘦素信号通路的变化（无论是通过瘦素抵抗还是瘦素消耗）会导致大量进食和肥胖。瘦素也有促粥样硬化作用[1]，它发出信号促使单核细胞增生、促使血管内皮细胞氧化应激，还促使血管平滑肌细胞肥大和增生。

14. 为什么维生素 E 对心血管疾病有预防作用（即使是在理论上）？

维生素 C 和维生素 E，以及 β 胡萝卜素做抗氧化治疗从直观上来讲是合理的。在体外，这些药物能阻止 LDL 氧化，减少活性氧簇（具有血管损伤作用）的产生。过氧化物和过氧化氢等活性氧代谢物（含氧量有 5%）能直接损伤血管细胞、损害血管内皮细胞的血管舒缩功能、促进血小板聚集和白细胞黏附、刺激血管平滑肌细胞增生。虽然描述性病例对照前瞻队列研究已经显示冠心病（coronary artery disease，CAD）的发生率与食物中摄取的抗氧化维生素量呈负相关关系，但是，迄今的随机治疗临床研究并未显示这种处置的获益。

15. 何谓同型半胱氨酸？

这种氨基酸是蛋氨酸的中间代谢产物，是动物和植物蛋白合成中的一种必需氨基酸。血管壁中过量的同型半胱氨酸会与低密度蛋白（low density protein，LDP）发生反应产生有害的活性氧簇。流行病学证据表明，血同型半胱氨酸水平增高和叶酸水平降低与心血管病存在相关性。

---

[1]译者注：这句话原文是 "Leptin is also proatherogenic"，难以理解。

16. 在动脉粥样硬化的风险因素中同型半胱氨酸排在什么位置？

据估计在一般人群中 CAD 风险的 10%归咎于同型半胱氨酸。血同型半胱氨酸浓度增高 5 μmol/L（正常值 5～15 μmol/L）其冠心病风险的增加相当于血胆固醇浓度增高 20 mg/dl（0.52 mmol/L）。

17. 每个人都应该服用叶酸添加剂吗？

在同型半胱氨酸的酶处理过程中，叶酸、维生素 B_{12} 和维生素 B_6（吡哆辛）都是重要的辅助因子。其实，1960 年以来心血管因素性死亡率下降就与食品中维生素 B_6 的添加有相关性。虽然这些物质的添加可以降低血同型半胱氨酸水平，但是，前瞻、随机、临床试验迄今尚未见所期望的心血管事件减少。事实上，HOPE-2 研究得出的结论是，对 55 岁以上的心血管疾病或糖尿病病人来讲，在饮食中添加叶酸、维生素 B_{12} 和维生素 B_6 持续 5 年并未使主要心血管事件的风险下降。

18. 在动脉粥样硬化形成中涉及的微生物有哪些？

涉及的细菌包括肺炎衣原体、幽门螺杆菌、链球菌和伤寒杆菌。涉及的病毒包括流感病毒、疱疹病毒、腺病毒和巨细胞病毒。

19. 患性传播疾病的个体更容易罹患心血管疾病吗？

20 世纪 40 年代，南美的性病学家最早采用流行病学方法对衣原体与动脉粥样硬化关系做了报道。肺炎衣原体是一种在呼吸道普遍存在的微生物，后来人们发现它是心血管病灶中的优势微生物。至 50 岁时，50%以上的人血中有抗衣原体抗体（antichlamydial antibodie，ACA），不过，这 50%以上的人群并没有这种性传播疾病（sexually transmitted disease，STD）。

20. 幽门螺杆菌在溃疡病发生中的地位与衣原体在动脉粥样硬化发生中的地位相同吗？我们应该每天服 1 粒大环内酯类抗生素吗？

这个问题尚无定论。根除衣原体对动脉粥样硬化产生的效果不可能与根除幽门螺杆菌对溃疡病产生的效果相媲美。不过，肺炎衣原体可能是另一种因素，它会加重血管对损伤的反应。证据表明，抗生素治疗能减少高滴度 ACA 病人的心血管事件发生数量。

21. 如果你的牙齿有多个窟窿，就应该选定一个良辰吉日做冠状动脉旁路手术吗？

有几篇队列研究论文表明，慢性牙周炎在冠心病形成风险中的作用超过 15%。进一步的评估表明，其实这种关联性很微弱。这些研究的主要问题在于牙病病人中吸烟人数很多。有趣的是，当拔除了全口牙使口腔清洁达到最大化时，心脏病风险在无牙人群与慢性牙周炎人群之间相仿。

22. 血管内膜的地位如何？

健康的血管壁内衬着代谢活跃的单层内皮细胞。内皮的重量仅占人体总重量的 1%，但是，其面积达 $5000 \, m^2$。血管内皮的作用是作为一层物理屏障保护其深面的血管，为有形血液成分的自由流动提供方便，避免血栓形成，这种貌似田园风光的内膜层其实是血管生理的中央控制中心。血管内皮通过表达具有黏性的细胞特异性黏附分子成为单核细胞、中性粒细胞和淋巴细胞的重要附着点。血管内皮是细胞因子和多肽生长因子的源头，这些因子以自分泌和旁分泌的方式起作用，促使动脉粥样硬化形成。

23. 内皮细胞的哪些产物对血管紧张度有控制作用？

使血管松弛的因子是氧化亚氮和前列腺环素。相反，使血管收缩的因子是血栓素、白三烯、自由基、内皮素和细胞因子[如肿瘤坏死因子（tumor necrosis factor，TNF）和白细胞介素-1]。

24. 血管内血栓形成的重要性何在？

血栓形成是急性动脉供血不足和急性冠脉综合征或急性脑血管综合征[包括不稳定型心绞痛、无 Q 波心肌梗死、急性 ST 段上抬的心肌梗死和血管介入（血管成形）治疗后的血管闭塞]发病学的中心环节。

25. 与血栓形成有关的血小板的三大时相有哪些？

与血栓形成有关的血小板的三大时相分别是血小板黏附、

激活和聚集。在血管损伤后，随着内皮下间隙的外露，血小板就通过血小板膜上的糖蛋白受体与外露的基底膜蛋白黏附，这些基底膜蛋白包括蛋白聚糖、胶原、fibulin 和层粘连蛋白，以及局部分泌的分子[如 von Willebrand 因子（von Willebrand Factor，vWF）]。紧随血小板黏附之后是血小板激活，从而增进附近血小板与正在形成的血栓黏附。这一过程是能量依赖性的，需要腺苷三磷酸（adenosine triphosphate，ATP）参与。血小板激活的主要刺激物是胶原、vWF、肾上腺素和血栓素 A_2。最后一步是血小板聚集，此时血小板以放大的方式聚集，导致最终血栓形成。这一步由糖蛋白 II b/III a 受体介导，还依赖血小板与 vWF、纤维连接蛋白和纤维蛋白原的交互作用。整个过程仅需数分钟。如今，我们的心脏病科同道正热衷于用药物阻断糖蛋白 II b/III a 受体来治疗急性冠脉综合征。

26. 斑块破裂的机制是什么？

粥样硬化斑块的结构性支持物是纤维帽，它由一层机化的平滑肌细胞和结缔组织构成。该纤维帽是位于血管腔与粥样硬化坏死核（满布脂质微滴、炎细胞和钙盐）之间的内皮下屏障。薄的纤维帽可以被巨噬细胞、T 细胞和肥大细胞所释放的炎性细胞因子和蛋白酶破坏。一旦纤维帽被破坏，坏死核的内容就外露，从而促使血栓形成，造成动脉几乎闭塞或完全闭塞。这一机制占冠状动脉血栓形成的 70%。

27. 动脉粥样硬化斑块形成的临床并发症有哪些？

动脉瘤性扩张、动脉狭窄和闭塞、动脉壁破裂和血栓栓塞事件（导致心肌梗死或脑卒中）。

28. 如果动脉粥样硬化是一种炎性疾病，那么我们应该每天服 1 片阿司匹林吗？

或许如此。如同抗粥样硬化治疗一样，限制炎症级联的治疗策略也有良好的应用前景。例如，每天服用阿司匹林、纤溶药物、HMG 还原酶抑制剂和雌激素。尚处于临床前研究阶段的其他药物有基因治疗、抗细胞因子治疗和抗生长因子治疗。当然，一级预防措施最主要，这就是限制初次损伤刺激。不过，对那些与粥样硬化有关的文火之炎（smoldering inflammation）

的最好处理办法还是设法改变血管细胞对这些伤害的反应。

（秦永林 译）

参 考 文 献

1. Ayada K，Yokota K. Chronic infections and atherosclerosis. *Ann NY Acad Sci*. 2007；1108：594-602.

2. Davi G，Patrono C. Platelet activation and atherothrombosis. *N Engl J Med*. 2007；357（24）：2482-2494.

3. Enos WF，Holmes RH. Coronary disease among United States soldiers killed in action in Korea. *J Am Med Assoc*. 1953；152（12）：1090-1093.

4. Fruchart JC，Nierman MC. New risk factors for atherosclerosis and patient risk assessment. *Circulation*. 2004；109（23 suppl 1）：III15-III19.

5. Hansson GK. Inflammation，atherosclerosis，and coronary artery disease. *N Engl J Med*. 2005；352（16）：1685-1695.

6. Selzman CH，Miller SA. Therapeutic implications of inflammation in atherosclerotic cardiovascular disease. *Ann Thorac Surg*. 2001；71（16）：2066-2074.

7. Lonn E，Yusuf S，Arnold MJ，et al. Homocysteine lowering with folic acid and B vitamins in vascular disease. *N Engl J Med*. 2006；354（15）：1567-1577.

8. Zimmerman MA，Selzman CH. Diagnostic implications of C-reactive protein in atherosclerosis. *Arch Surg*. 2003；138（2）：220-224.

9. Libby P，Bornfeldt KE. Atherosclerosis：successes，surprises，and future challenges. *Circ Res*. 2016；118（4）：531-534.

第73章　动脉供血不足

Lisa S. Foley，MD，Charles J. Fox，MD，FACS

1. 跛行及其生理机制是什么?

间歇性跛行是指由运动引起的下肢肌肉疼痛反复发作，短暂休息后即可缓解。其原因是受累肌肉床的动脉发生了梗阻，使得正常运动诱发的血流增加受到了限制，造成一过性肌肉缺血。研究发现，半数以上的间歇性跛行病人从来没有对他们的医生诉说过这一症状，他们认为这种行走困难是老龄化的正常现象。最后，仅 1/3 或更少的外周动脉疾病（peripheral arterial disease，PAD）病人出现典型的跛行，其他病人表现为不典型的小腿疼痛或无症状，原因是内科合并症限制了他们的走动。跛行是全身性动脉粥样硬化病的一项标志，其 5 年和 10 年的相关心血管死亡率分别约为 42% 和 65%。

2. 请列举间歇性跛行的各种非手术治疗方法。

改变风险因素、运动和药物治疗。可靠的戒烟能使步行距离成倍增加，戒烟还降低了下肢动脉闭塞性疾病病人的最终截肢需求率。多项随机临床研究已经表明，运动（定义是行走至出现小腿疼痛发作→休息→再恢复行走）30~60 分钟，每周 3 天，连续 6 个月，能使步行距离增加 100% 以上。当下美国食品与药品监督管理局（FDA）唯一一批准的用于治疗跛行的药物是己酮可可碱（效果微弱）和西洛他唑（效果好一些）。还应该针对血脂异常、高血压和血糖采取药物治疗。此外，终生使用抗血小板治疗也是基本治疗措施。请注意，在 PAD 手术治疗后，改变生活方式（尤其是戒烟）的获益也至关重要。在外周动脉旁路手术后继续吸烟的病人，其旁路血管失败率（graft failure rate，又称"桥"失败、旁路血管堵塞或闭塞）是同等情况不吸烟者的 3 倍多。烟碱吸入会促进 PAD 和增加旁路血管失败率，其机制是烟碱会增加血小板聚集、减少前列腺环素和增加血栓素，促使血管收缩和血栓形成。

3. 请叙述临界性肢体缺血的定义。

临界性肢体缺血有可能会威胁到肢体的活力。症状是静息痛，大多发生于夜间病人平卧时，此时重力对足部动脉压的贡献不再存在。足下垂可缓解这种疼痛。临界性肢体缺血病人的外周循环不足，因偶发创伤造成的皮肤微小破损也无法愈合。这种病人的缺血性溃疡通常伴有疼痛，可以进一步发展至坏疽。临界性肢体缺血就意味着这是慢性缺血，应该与急性肢体缺血相鉴别，急性肢体缺血的病因是肢体灌注突然（定义是2周或短于2周）减少。

4. 何谓踝肱指数？

踝肱指数（ankle brachial index，ABI）是指最高踝部血压（胫前动脉压或胫后动脉压）除以较高侧的肱动脉压（两侧肱动脉压）。正常 ABI 略>1（1.10）。跛行病人的 ABI 大多在0.5~1.0。若 ABI<0.9，即使病人没有症状，血管造影表明诊断 PAD 敏感度为95%。静息痛病人的 ABI<0.5，组织坏死病人的 ABI 通常低得多。

5. 跛行的自然病史是什么？

多篇自然病程研究已经记载了跛行的良性特征。累积10年截肢率为10%。1/3的病人症状会逐渐恶化，半数病人需要做某种类型的血运重建。继续吸烟和持续糖尿病是病情进展的主要风险因素。不过，需要引起注意的是，PAD 是全身心血管疾病状态的一项标志。PAD 病人5年的心肌梗死或脑卒中风险为20%，死亡风险为10%。由于这些病人的10年截肢率相对较低、心血管病死亡率较高、戒烟的依从性差，使许多血管外科医生越来越不愿意为单一的跛行病人做血运重建大手术。

6. 临界性肢体缺血的自然病史是什么？

临界性肢体缺血通常需要做血运重建或一期截肢术。如今经皮介入治疗受到日益追捧，成为这类疾病的首选治疗手段，仅在经皮介入治疗失败时，才考虑选择外科手术或截肢等治疗手段。有一部分亚组临界性肢体缺血病人采用外科血运重建或血管内血运重建治疗无效。对无并发症的经久不愈的慢性溃疡来说，细致的创面处理联合间歇气压治疗对病人也是有益的。再强调一次，临界性肢体缺血的存在就预示着病人的全身健康状态欠佳，这种病人未来 6 个月内的截肢率约为 40%，死亡率约为 20%。

7. 何谓肢体节段血压？如何使用？

如同 ABI 记录踝部血压一样，将袖带分别绑在不同平面（大腿高位、膝上、膝下和足趾水平）测量血压，即为肢体节段血压（segmental limb pressures）。记录动脉压显著下降的位置，据此判断血管梗阻平面。一般来讲，如果相邻节段之间的血压下降≥20 mmHg 即认为是显著下降，这有助于血管梗阻平面的判断。

8. 静脉旁路血管闭塞的自然病史是什么？

虽然血管旁路手术能显著改善下肢循环，但是，旁路血管的期望寿命有限，可能需要终生维护。在最初 1～2 年，旁路血管本身的病变通常是旁路血管通畅性的主要威胁。在 2 年后，流入血管和流出血管的病变通常是旁路血管血流下降的主要原因，旁路血管的血流减少会导致旁路血管闭塞。一旦旁路血管失败，患肢的循环状态常要比旁路手术前更糟糕，其原因是手术中离断了动脉主干的侧支循环通路，以及旁路血管闭塞时的血栓扩展或栓子堵塞了远侧的动脉。

9. 年轻人血管性疾病的预后如何？

年轻病人（年龄＜40 岁）的严重动脉粥样硬化不常见。这些病人几乎毫无例外地都是烟瘾重的人，糖尿病、肾衰竭和（或）高凝状态（纤溶缺陷、抗心肌磷脂抗体、同型半胱氨酸血症或天然抗凝缺陷）发生率高。一旦病情发展至危及肢体存活时，无论是否尝试做血运重建，这类病人的肢体通常都保不住。在这类病人中，由于重建手术无法保持长期有效，常需要做翻修手术。

10. 糖尿病性血管性疾病的解剖分布是什么？

糖尿病病人很特别。这类病人的动脉壁容易发生钙化，血压会假性升高，使得无创诊断性检查（踝部血压、ABI）不可靠。趾动脉大多不会受累，因此，可以用踇趾血压来替代踝部血压。下肢的流入动脉（即主动脉、髂动脉、股总动脉）大多也不会受累。节段性病灶多见于股浅动脉和腘动脉。显著闭塞性病灶最常见的部位是股深动脉、胫后动脉、胫前动脉及足背动脉，腓动脉也不太会受累。

11. 肾衰竭这一结局有何含义？

临界性肢体缺血病人还伴有终末期肾衰竭，说明这例病人的生命将至，3 年生存率＜30%，与癌症转移病人相差无几。此外，即使在成功的血运重建后，足部部分截肢病人创面愈合的可能性也要被打折扣。

这些病人的血运重建在技术上有一定难度，原因是远侧血管钙化。所有这些问题聚在一起就降低了血管重建术的效率，这一点是人们讨论这类病人的治疗目标时的主要考量。

12. 流入与流出的概念是什么？

在制订血运重建术计划时，请把患肢看作一个独立的循环网络。满意的小腿循环要求血液从心脏流入整个小腿[流入（inflow）]，从小腿抵达足部[流出（outflow）][1]。在正常下肢，流入至小腿的血液需要经过主-髂动脉、股总动脉和股深动脉。正常流出至足部的动脉是腘动脉和 3 支小腿动脉[2]（胫前、胫后及腓）。为保证旁路血管通畅性，就需要有满意的流入（即进入旁路血管的血液）和流出（即供应血管床）。流入和流出的处理常需要联合使用血管内手术和外科手术才能处理好病人患肢内的临界性血管病灶。例如，采用经皮腔内血管成形处理髂动脉狭窄，采用外科旁路手术处理腘动脉闭塞。

13. 如何选择自身血管用于旁路移植术？

腹股沟下的旁路手术能否成功在很大程度上取决于旁路血管的选择（移植血管是什么材质）。旁路血管的最佳选择按优先排序是单段大隐静脉、拼接的大隐静脉、小隐静脉、上臂静脉、拼接的小隐静脉或上臂静脉、人造血管加远端静脉袖（不一定做动-静脉瘘）。自体静脉的要求是直径在 3 mm、柔软、外观呈蓝色，在流体静压力下很容易膨开。不要用静脉的硬化或狭窄段制作旁路血管。冷藏保存的尸体静脉不但价格不菲，

①译者注：这句话的原文是"it requires blood to enter the leg from the heart（inflow）and reach the foot from the thigh（outflow）"，翻译时做了更正。

②译者注：这个词的原文是"three tibial arteries"，翻译时做了更正。

而且一般来讲耐久性有限。自身静脉血管旁路的寿命比人造血管旁路长，即使在膝上位置也是如此。不过，在没有自身静脉可以用作旁路的病人，与自身静脉血管移植的 5 年通畅率（76%）相比，肝素修饰的聚四氟乙烯（polytetrafluoroethylene，PTFE）人造血管用于膝上旁路手术的通畅率仅略有降低（52%）。

14. 动脉造影的适应证有哪些？

动脉造影的唯一适应证是拟行外科手术或介入治疗的病人。不做介入治疗的诊断性动脉造影很少适用于外周动脉疾病，因为计算机轴向断层血管造影和下肢动脉流量测定就能为制订手术计划提供足够的信息。

15. 流入道手术的通畅率是多少？

判断血管重建术耐久性的指标是通畅率。通畅情况分为三种，都需要通过寿命表法来测算，通畅率诠释了随着时间的流逝血管性疾病病人的全因死亡率[①]。**一期通畅**是指移植血管未做过任何介入一直通畅；**辅助一期通畅**是指移植血管从未发生过血栓形成但做过介入治疗，这才维持了移植血管的功能；**二期通畅**是指移植血管发生过血栓形成，但是介入治疗使之重新开通，移植血管这才重新发挥功能。在改善流入方面最常用的术式有 4 种：髂动脉成形术、主-股旁路术、股-股旁路术和腋-股旁路术。最耐久的术式是主-股旁路术，其 10 年一期通畅率为 80%。髂动脉成形术、腋-股旁路术和股-股旁路术的 5 年一期通畅率大概都约 70%。髂动脉支架置入加股总动脉内膜切除术的 5 年通畅率约为 90%，因此，这种方法已经广泛地用来治疗单一的髂动脉病变，或者在拟行远侧动脉旁路手术的病人其髂动脉病变会影响旁路血管的流入者。

16. 腹股沟下旁路术的通畅率是多少？

腹股沟下旁路术包括远端吻合口在膝上腘动脉的血管旁路术、膝下腘动脉的血管旁路术、胫动脉的血管旁路术和足背动脉的血管旁路术。膝上腘动脉大隐静脉血管旁路术和人造血

---

①译者注：全因死亡率（all-cause mortality）是指一定时期内各种原因导致的总死亡人数与该人群同期平均人口数之比。

管旁路术的 5 年一期通畅率分别为 80% 和 65%。膝下腘动脉大隐静脉血管旁路术的 5 年一期通畅率为 75%。胫动脉血管旁路术的 5 年一期通畅率为 65%。足背动脉血管旁路术的 5 年一期通畅率为 50%。自体大隐静脉是这几种旁路术首选的桥接血管，对那些没有合适自体静脉可供移植的病人来讲，肝素修饰的 PTFE 人造血管是一种潜在替代物。

17. 周围血管外科病人围手术期死亡的主要原因有哪些？

周围血管疾病病人大多数（＞90%）有潜在的冠状动脉疾病（coronary artery disease，CAD）。由于这些周围血管疾病病人的走动受限，因此他们大多没有明显冠心病症状。这些病人在血管外科围手术期死亡的最常见原因是心肌梗死（myocardial infarction，MI）。如果准备为这种病人做择期血管外科大手术，推荐在手术前对这些病人针对 CAD 做诊断性检查和血运重建（外科手术或血管成形术加支架置入术）。

18. 周围血管外科病人围手术期并发症的主要原因有哪些？

临界性肢体缺血病人行下肢血管旁路移植术后伤口并发症的发生率约为 25%。术后淋巴水肿、缺血性神经病变和伤口延迟愈合（通常以月计，不是以周计）都是这类病人的心腹之患。

19. 旁路血管失败（"桥失败"）的原因有哪些？

腹股沟下旁路手术后的病人中约有 30% 会在 2～3 年内发生旁路血管失败。早期失败（在 30 天内）的原因是操作技术问题（移植血管扭曲、吻合口狭窄、出血、感染、内膜活瓣形成[①]或栓塞）。术后 2～18 个月出现的旁路血管失败其最常见的原因是远侧吻合口或移植血管内静脉瓣处的血管内膜纤维性增生。后期旁路血管失败（＞18 个月）最常见的原因是流入和流出动脉的粥样硬化复发。高凝状态不是旁路血管失败的常见原因。

---

①译者注：内膜活瓣（intimal flap），参见第 31 章问题 8。

20. 针对旁路血管失败，人们有哪些治疗选项？

如果旁路血管失败发生在静脉旁路移植术后，其正确处理方法是立即送回手术室做血管成形术，探查远侧和（或）近侧吻合口，明确技术问题所在。如果没有找到问题，若单独行取栓术，再次出现旁路血管失败的可能性很大。此时，要拓展思路，对流入、流出和桥接血管的质量作一番评估，考虑是否需要重新取新的桥接血管，或针对并存病灶进行处理改善旁路血管的流量。如果旁路血管失败发生在血管移植后数周至数月，其理想处理方法尚存在分歧意见。旁路血管探查加开放法外科取栓解除狭窄的效果或许不如溶栓治疗和（或）机械取栓。必须找到旁路血管失败的原因才能设法维持其通畅。用一条新的血管旁路替代这根失败的移植静脉是最经得起考验的处理方法，前提是技术上可行和病人是手术的合适人选。如果采用新血管旁路术来替代那根失败的移植静脉，最大的难点在于找到满意的流入血管和流出血管及满意材质的旁路血管。

21. 应该采用什么方法对旁路血管进行追踪监测？

由于静脉旁路移植发生闭塞后，可供选择的处理方法有限，因此，有必要用超声对旁路血管做追踪监测，在旁路血管发生闭塞前发现其狭窄。人们提出了不同的标准用于正确发现程度>50%的旁路血管内狭窄，或天然流入动脉和流出动脉狭窄。

要求分别在术后1、3、6、9和12个月，以及以后每年对旁路血管进行检查。自然史的数据表明，如果对狭窄程度>50%的旁路血管不做处理，就会有比较高的中期旁路血管失败发生率。症状复发和ABI变化对这些病灶的发现都太不敏感。

22. 旁路血管狭窄有哪些治疗选项？

大多数静脉旁路血管狭窄的原因是移植血管的硬化部分或瓣膜部位的内膜纤维性增生。这种病灶的质地如硬橡胶状，不太可能通过经皮血管成形术维持长期通畅，当然对局限性病灶通常可以先采用切割式经皮球囊血管成形术（cutting precutaneous balloon angioplasty，cPTA）。开放手术处理（切除病灶加静脉旁路血管间置或静脉补片血管成形术）有更好的耐久性，不过仅适用于病灶段比较长无法采用cPTA的病例。总之，在旁路血管失败还未完全形成时进行介入处理其结果要优于血栓形成发生后再进行介入处理。

23. 髂动脉造影加支架植入的地位如何？

球囊扩张血管成形术效果最好的髂动脉粥样硬化病灶是局限于髂总动脉内的长度＜3 cm 的病灶。没有糖尿病的病人在如此处理后效果比糖尿病病人好。如今报道的初次球囊扩张血管成形术的成功率＞90%，用内支架处理医源性动脉夹层（动脉壁的内膜或中层发生剥离）可以进一步提升该成功率。在经过精心挑选的病人，新型血管内技术与动脉造影加内支架联合使用可以使远期通畅率（6～8 年）超过 80%。对不是长段完全闭塞的大多数主-髂动脉病变病人来讲，最初的治疗选项都是血管内技术。随着主-髂病变腔内治疗技术的发展，对病变段比较长的病例和病灶解剖部位不太理想的病例，如今越来越多地采用腔内治疗。

24. 在急性肢体缺血病人，如何判断肢体存活可能性？

急性肢体缺血的 5P 分别是：疼痛（pain）、苍白（pallor）、无脉（pulselessness）、麻木（paresthesia）和肌肉瘫痪（paralysis）。急性肢体缺血的早期临床表现是无脉搏、疼痛和皮肤苍白。麻木和肌肉瘫痪是晚期表现。经典教学一直都是这样讲授的：肌肉缺血 6 小时后就不可逆。但是，近年的基础研究对这一经典理念提出了质疑，它们发现在动脉闭塞后 1～2 小时组织就有早期永久性改变，提示肢体丧失活力的最敏感的迹象或许是腓肠肌僵硬。绝大多数缺血的肢体可以先用肝素处理，然后根据动脉分支和临床情况考虑做溶栓治疗或开放式外科手术取栓。

25. 在急性肢体缺血病人，如何鉴别血栓与栓子？

要诊断清楚急性下肢动脉闭塞是由血栓形成所致还是由栓塞所致主要依靠病史、体格检查和影像学检查。提示栓塞的迹象有近期心肌梗死史、心律失常史、已知的心脏血栓史。由于突然的近侧动脉闭塞（主动脉或股动脉分叉）缺乏满意的侧支循环，因此，栓塞病人通常有很严重的小腿缺血表现。这些病人没有外周动脉疾病史（外周动脉疾病史提示血栓形成，而非栓塞）。血栓形成的迹象是病人有心血管疾病风险因素：吸烟、血脂异常和糖尿病。偶尔，可能需要通过动脉造影才能对两者进行鉴别。由血栓形成造成的急性肢体缺血病人很可能有患肢 ABI 下降，影像学检查会显示隐性动脉粥样硬化。

26. 何时可以做溶栓治疗?

溶栓治疗要求病人没有禁忌证（年龄＞80岁、近期外科手术史、相对出血风险），近期没有静脉或动脉血栓形成闭塞史（＜2周）。将导丝插入跨过血栓，在导管指向下将溶栓药物（尿激酶、链激酶或组织纤溶酶原激活物）直接注入血栓内。病人入住ICU，通常可以在1～3天转回血管科病房，评估治疗效果。肢体活力严重受威胁的病人最好是选择开放外科手术取栓立即恢复其循环。

27. 何谓筋膜室综合征?

急性缺血后的再灌注会导致患肢严重组织肿胀。受累肌肉的水肿会使筋膜室（即前、外侧、深后、浅后）内的压力增加，最终超过毛细血管灌注压（＞30 mmHg）。此时，如果不解除4个筋膜室的压力，神经和肌肉坏死就成为必然。筋膜室综合征病人的主诉是足部背屈时剧烈疼痛、小腿部胀感、第1与第2跖骨趾蹼处感觉麻木。足背动脉搏动依旧可以扪到，因此，它不是一项可靠的检查。踝关节被动运动时严重疼痛应该高度怀疑骨筋膜室综合征，要立即测量筋膜室压力，或者直接依据临床征象做筋膜室切开术。

28. 在腹股沟下动脉闭塞性疾病中，血管内治疗的地位如何?

在跛行病人和临界性肢体缺血病人，采用血管内治疗来处理腹股沟下血管闭塞性疾病方兴未艾。血管内治疗包含对狭窄部位做血管成形加内支架，以及对大段闭塞做血管再通。此外，人们还用粥样斑块旋切装置来处理股动脉、腘动脉和胫动脉狭窄。结果满意，因此，该技术得到了广泛采用。

要诀：动脉供血不足
1. ABI等于踝部最高血压除以两侧上臂肱动脉血压的高值。
2. 临界性肢体缺血会威胁患肢的活力，在可能的情况下，应该及时做血运重建。
3. 临界性肢体缺血病人伴有终末期肾衰竭，说明这例病人的生命将至，3年生存率＜30%。
4. 如果静脉旁路移植在术后立即出现旁路血管失败，应该随即做手术探查。

网址

- http：//apds.org/physician-resources/acs-surgery-principles-and-practice/
- www.vascularweb.org

（秦永林　译）

参 考 文 献

1. Amonkar SJ，Cleanthis M，Nice C，et al. Outcomes of intra-arterial thrombolysis for acute limb ischemia. *Angiology*. 2007；58（6）：734-742.

2. Gerhard-Herman M，Gardin JM，Jaff M，et al. Guidelines for noninvasive vascular laboratory testing：a report from the American Society of Echocardiography and the Society for Vascular Medicine and Biology. *Vasc Med*. 2006；11(3)：183-200.

3. Hiatt WR，Krantz MJ. Masterclass series in peripheral arterial disease. Antiplatelet therapy for peripheral arterial disease and claudication. *Vasc Med*. 2006；11（1）：55-60.

4. Klein WM，van der Graaf Y，Seegers J，et al. Dutch iliac stent trial：long-term results in patients randomized for primary or selective stent placement. *Radiology*. 2006；238（2）：734-744.

5. Landis GS，Faries PL. New techniques and developments to treat long infrainguinal arterial occlusions：use of reentry devices，subintimal angioplasty，and endografts. *Perspect Vasc Surg Endovasc Ther*. 2007；19（3）：285-290.

6. Lau H，Cheng SW. Eighteen-year experience with femoro-femoral bypass. *Aust N Z J Surg*. 2000；70（4）：275-278.

7. Nehler MR，Hiatt WR. Exercise therapy for claudication. *Ann Vasc Surg*. 1999；13（1）：109-114.

8. Novo S，Coppola G. Critical limb ischemia：definition and natural history. *Curr Drug Targets Cardiovasc Haematol Disord*. 2004；4（3）：219-225.

9. Taylor SM，Kalbaugh CA，Blackhurst DW，et al. Postoperative outcomes according to preoperative medical and functional status after infrainguinal revascularization for critical limb ischemia in patients 80 years and older. *Am Surg*. 2005；71（8）：640-645.

10. Wind J，Koelemay MJ. Exercise therapy and the additional effect of supervision on exercise therapy in patients with intermittent claudication. Systematic review of randomised controlled trials. *Eur J Vasc Endovasc Surg*. 2007；34（1）：1-9.

11. Cull DL，Langan EM. Open versus endovascular intervention for critical limb ischemia：a population-based study. *J Am Coll Surg*. 2010；210（5）：555-563.

12. Mills JL. Mechanisms of vein graft failure：the location，distribution，and characteristics of lesions that predispose to graft failure. *Semin Vasc Surg*. 1993；6（3）：78-91.

13. Kalbaugh CA. Contemporary outcomes of iliofemoral bypass grafting for

unilateral aortoiliac occlusive disease: a 10-year experience. *Am Surg*. 2008; 74 (6): 555-559.

14. Patel SD. Hybrid revascularization of complex multilevel disease: a paradigm shift in critical limb ischemia treatment. *J Cardiovasc Surg* (Torino) . 2014; 55 (5): 613-623.

15. Bradbury AW, Adam DJ, Bell J, et al. Bypass versus angioplasty in severe ischemia of the leg (BASIL) trial: a survival prediction model to facilitate clinical decision making. *J Vasc Surg*. 2010; 51 (suppl 5): 52S-68S.

16. Fox CJ. Pathogenesis of Vascular Injury. In: Rasmussen T, Tai N, eds. *Vascular Trauma*. 3rd ed. Philadelphia, PA: Elsevier; 2015.

第74章　颈动脉疾病

Melissa K. Suh，MD，*Bernard Timothy Baxter*，MD

1. 颈动脉的主要疾病是什么病？

在西方世界，动脉粥样硬化是当今颈动脉最常见的疾病，占颈动脉疾病的90%。颈动脉的其他疾病还有颈动脉扭曲，原因有动脉伸长、纤维肌发育不良、外来压迫（如肿瘤）、辐射导致的改变、创伤（导致出血、闭塞或夹层）和炎症性动脉疾病（颞动脉炎、Takayasu动脉炎）。

2. 动脉粥样硬化斑块的组织学特点是什么？

斑块形成的可能机制是血管对损伤的反应学说。斑块通过一系列复杂事件起始于内膜和中层。起初招募来的是平滑肌细胞，然后结缔组织蛋白大量产生。低密度脂蛋白胆固醇、单核细胞和血小板共同导致成熟斑块的形成，成熟斑块由脂质核与覆盖在脂质核表面的纤维帽组成。斑块出血（斑块内出血）会导致斑块突然增大、狭窄程度急剧加重或造成闭塞。

3. 粥样硬化病灶的临床结局是什么？

血栓形成和栓塞是粥样硬化斑块最常见的并发症。斑块的外纤维层被炎性细胞产生的酶降解后，露出其下方的脂质核，此时通常容易发生血栓形成和栓塞。脂质核有很强的血栓形成作用，而且很脆，容易造成血栓形成和脂质栓塞，血小板也容易聚集。粥样硬化也可能是颈动脉瘤形成的因素之一，虽然人们对这一点还有争议，因为没有粥样硬化的病人也可以发生颈动脉瘤。

4. 颈动脉疾病最常见的症状是什么？

- 短暂性脑缺血发作（transient ischemic attack，TIA）
- 脑血管意外（cerebrovascular accident，CVA）
- 一过性黑矇

5. 如何对 TIA、CVA 和一过性黑矇下定义？

这些临床术语描述的是一组脑或视网膜缺血症候群。TIA 是一种持续时间<24 小时的神经功能障碍，不过大多仅持续数分钟。在临床上，CVA 又称急性脑卒中，其定义是神经功能障碍持续时间>24 小时。一过性黑矇是单眼盲短暂（数分钟至数小时）发作，通常被比喻为眼前拉下了一扇窗帘。其原因是眼动脉栓塞后造成视网膜的血供急性下降。在此过程中，视网膜周边的血流最先减少，缺血（视觉丧失）进一步发展至视网膜中央，因此病人有窗帘下拉的感觉。

6. 何谓 Hollenhorst 斑块？

Hollenhorst 是一位眼科医生，是他最早对视网膜血管的具有折光性的胆固醇斑块进行了描述。这些胆固醇斑块通常见于血管分叉处，其实是动脉来源的栓子。最常见的来源是颈动脉分叉处的斑块，不过，也可以来源于颈总动脉或升主动脉。

7. 造成神经功能障碍的机制是什么？

- 造成栓塞的栓子可以来自近侧粥样硬化动脉（升主动脉、主动脉弓、颈动脉）的栓子、心脏栓子、右向左分流型心脏病病人的静脉系统栓子（反常栓子）。
- 由休克引起的脑血流量下降造成大脑缺血。
- 颅内或颅外动脉粥样硬化闭塞性疾病使脑血流降至临界水平之下。
- 颅内出血。

8. TIA 的自然病史是怎样的？

TIA 的自然病史取决于同侧颈动脉疾病的自然病史。前瞻性随机研究数据表明，严重狭窄（>70%）病例 24 个月内同侧脑卒中的风险是 26%；中等程度狭窄（50%～69%）病例 5 年内同侧脑卒中的风险是 22%；轻度狭窄（<30%）病例 3 年内同侧脑卒中的风险是 1%。在该研究进行期间，药物治疗尚未常规包括他汀类药物和双重抗血小板药物治疗。目前的顶级药物治疗或许能降低这些风险，新的随机临床研究正在观察该问题。

9. 药物治疗对 TIA 和脑卒中的效果如何？

抗凝药物：乙酰水杨酸（阿司匹林）是一种环氧酶抑制剂，

能减轻血小板的黏度和炎症。长期以来一直是预防脑卒中的主要药物，能降低女性脑卒中发生率。虽然人们在男性病人中未能发现阿司匹林能降低脑卒中发生率（作为单一观察点时），但是，人们发现阿司匹林能降低心肌梗死和脑卒中发生率（当将这两个观察点结合起来时）。氯吡格雷（波立维）的作用是抑制腺苷二磷酸-依赖性血小板聚集。研究表明，与阿司匹林相比，氯吡格雷能降低脑卒中、心肌梗死或死亡风险。如果单独把脑卒中作为观察点，联合使用阿司匹林和氯吡格雷并没有显著获益，且会增加出血风险。如果考虑 TIA 或轻微脑卒中是粥样硬化栓子所致，以及在颈动脉支架置入后，一般可以使用双重抗血小板药物联合治疗，但是，治疗的时限依旧不明确。

阿司匹林联合双嘧达莫（潘生丁）：双嘧达莫是一种磷酸二酯酶和腺苷脱氨酶抑制剂。研究表明，这两种药联合使用在脑卒中的预防方面显然比单独使用阿司匹林有效。这种联合用药与氯吡格雷的效果相当。

他汀类药物：是 3-羟基-3-甲基戊二酰-辅酶 A 还原酶抑制剂，能减少胆固醇的产生，并降低血脂水平。他汀类药物治疗可以将高脂血症病人的心血管事件风险降低 20%～30%，并降低脑卒中的复发风险。他汀类药物治疗得到许可并推荐用于 TIA 或严重颈动脉狭窄病人的脑卒中预防。使用他汀类药物的适应证发展迅速，如今已经拓展至血脂正常、动脉粥样硬化高风险的病人。

抗高血压药：治疗高血压，把目标血压降至收缩压 < 140 mmHg，舒张压 < 90 mmHg，可以降低心血管病风险，并且能降低脑卒中的并发症发生率和死亡率。近年的数据表明，降低收缩压能减少心血管事件，但不能降低脑卒中风险。

10. 颈动脉血管杂音意味着什么？

颈动脉血管杂音是动脉粥样硬化的一项普遍标志，不具有特异性；其提示心血管事件和脑血管事件的风险都增加。没有血管杂音并不等于没有动脉粥样硬化病。

11. 血管杂音的响度与动脉狭窄的程度成正比吗？

典型情况下是在一定阈值内，狭窄程度越严重，杂音的音调越高。超过该数值，流量就会减少，杂音就会减弱或消失了。

12. 如果病人有 TIA 或 CVA 等临床表现，应该开具哪项初步检查项目对颈部杂音或颈动脉狭窄进行评估？

双功超声既准确，又不贵。如果颈动脉双功超声检查结果与病人的症状不相符，为了核实颈动脉病变或寻找其他部位是否存在病灶，如今人们是开具磁共振血管造影或 CT 血管造影，主要目的是添加主动脉弓血管（arch vessels）和颅内循环方面的信息，这对主动脉弓血管和颅内循环尤其重要。由于脑动脉造影是一种有创检查，有一定的额外风险（包括栓塞性脑卒中），仅适用于要求获取额外特定解剖信息的病人。

13. 何时应该对症状性颈动脉疾病做介入治疗？

当症状性颈动脉疾病狭窄>70%时就强烈建议做介入干预，这可以使 2 年时脑卒中的绝对风险降低 17%；当症状性颈动脉疾病狭窄处于 50%~69%时，病人的获益就缩小（5 年时脑卒中的绝对风险降低 6.5%）；当症状性颈动脉疾病狭窄<50%时，病人就不能从介入治疗获益。

14. 无症状性狭窄病人需要做外科手术吗？

一篇大宗随机临床研究表明，在狭窄程度>60%的无症状性狭窄病人，与单独服用阿司匹林组相比，颈动脉内膜切除术（carotid endarterectomy，CEA）加阿司匹林组 5 年时间内脑卒中风险的绝对减少是 6%（5.1% vs 11%）。因此，如果这位无症状的颈动脉狭窄病人的期望寿命超过 3 年，发生心脏事件的风险低，并且贵院 CEA 后脑卒中与死亡率之和<3%，这位病人就应该做 CEA。由于获益小，并且有 CEA 相关性 MI 风险，因此，这组病人的风险分层很重要。

15. 颈动脉内支架置入的地位如何？

一般来讲，CEA 一直是颈动脉疾病的标准治疗手段，经皮血管成形支架置入可以作为高危症状性病人的替代治疗。人们已经发表了多篇对 CEA 和颈动脉内支架置入（carotid artery stenting，CAS）进行比较的随机对照临床研究，并且有长期随访数据。总的看来，CAS 病人的围手术期脑卒中发生率稍高，而 CEA 病人 MI 发生率稍高。如果把围手术期脑卒中、MI 和死亡合并作为终点来研究，两种治疗方法的结果相同。在老年病人，CAS 的结局稍差。

16. 在做 CAS 时，要采用脑保护装置吗?

如果仔细检查，远侧栓塞在 CAS 是常见情况。有研究表明，有些类型的脑保护装置可以降低 CAS 所致的脑栓塞风险。最常采用的脑保护装置是在颈动脉狭窄部位的远侧放置滤器，将血管造影和支架置入时碰落的碎片挡住。

17. CAS 的重要解剖考量有哪些?

主动脉弓的解剖在人群中存在差异。因此，在做介入治疗前设法了解主动脉弓的形状和主动脉弓几大主要血管的分支类型很重要。最常见的变异是左颈总动脉与头臂动脉共干从主动脉弓分出，即左颈总动脉从头臂动脉高位分出。随着年龄的增大，主动脉弓伸长，逐渐迂曲，使得介入操作更为困难。这或许就是超高龄病人 CAS 效果不佳的缘由。

18. CEA 术中容易损伤哪些脑神经? 损伤后的临床征象是什么?

- **面神经下颌缘支**（脑神经Ⅶ）：损伤后引起同侧口角向下歪斜。
- **舌咽神经**（脑神经Ⅸ）：固体和液体的吞咽困难。
- **喉返神经**（迷走神经的分支，脑神经Ⅹ）：声音嘶哑、无法咳嗽。
- **喉上神经**（迷走神经的分支，脑神经Ⅹ）：发音无力、不能发高音。
- **舌下神经**（脑神经Ⅻ）：伸舌向同侧偏斜，言语和咀嚼困难。

19. 外科手术后伤口内血肿的危险是什么?

主要威胁是气道不畅，可能需要紧急敞开伤口进行减压。创腔内留置引流管能否避免血肿形成尚不清楚。

20. CEA 手术中的哪些时段容易发生神经事件?

- 游离过程中：动脉壁上的东西脱落造成栓塞。
- 夹闭时：缺血性脑梗死。
- 术后阶段：再灌注，内膜活瓣形成。

21. 何谓转流管？何时使用？

转流管是指在 CEA 中为大脑提供血流的、在手术野盘成圈状的一根细塑料管。使用转流管的目的是避免发生术中脑缺血。许多外科医生常规采用转流管，另有外科医生即使使用也是选择性地使用。使用转流管的决策是依据术前已知侧支循环不良或术中评估。术中评估有多种方法，包括：①在局部麻醉或神经阻滞下，病人清醒状态下做 CEA，评估病人的神经功能状态；②夹闭颈动脉后观察脑电图和脑血流变化；③测量残端压。这些方法没有哪种的敏感度能达到 100%。

22. 何谓残端压？

残端压是指颈内动脉和颈总动脉在夹闭后测得的剩余压。它用于评估脑灌注的满意程度。残端压的"安全"范围随医生而异，但是，平均压至少应该达 40 mmHg。

23. 支架置入或 CEA 或 CAS 后会发生再狭窄吗？

当然会。CEA 和 CAS 的远期再狭窄风险相仿，10 年时的再狭窄率为 8%～12%。介入手术后最初 2 年的再狭窄率最高，往后每年的再狭窄率<1%。人们认为在术后或内支架置入后最初的 24 个月，再狭窄的主要原因是内膜肌增生（myointimal hyperplasia）。24 个月之后，主要原因是疾病（粥样硬化）进展。

24. 颈动脉内膜切除后再狭窄的最佳处理方法是什么？

再次做 CEA 脑神经损伤的发生率增高（据报道，发生率为 2%～20%）。不过，大多数脑神经损伤是暂时性的，因此，外科手术依旧是一种选项。如果主动脉弓的解剖没有大问题，人们还是偏爱采用内支架置入来处理。由于再狭窄的病灶主要是增生，与原发性动脉粥样硬化病灶相比，发生栓塞的风险似乎比较小，这也是支持该选项的理由。

25. CEA 是在动脉的哪一层进行的？

动脉中膜的外层。

26. 在颈内动脉闭塞时，颈外动脉哪一分支形成的侧

支循环有利于重建 Willis 环的循环?

颈外动脉的眼眶分支与眼动脉(颈内动脉的一个分支)形成的交通。

27. 颈动脉窦和颈动脉体的功能分别是什么?

颈动脉窦和颈动脉体都位于颈动脉分叉处,分别由舌咽神经和迷走神经支配。颈动脉窦的功能是调节血压。高血压使得延髓血管运动中枢的传入冲动增加,抑制了交感张力,增加了迷走张力。颈动脉体通过化学感受器调节呼吸驱动和酸碱平衡。用手按压颈动脉体也会引起心率减慢(这就是你用颈动脉按摩治疗心律失常时应该触摸的位置)。

28. 第一例颅外颈动脉外科手术是哪一年成功完成的? 是由哪位医生完成的?

1954 年,由 Felix Eastcott 完成第一例颅外颈动脉外科手术。

> **要诀:颈动脉疾病**
>
> 1. 颈动脉疾病的症状有 TIA、CVA 和一过性黑矇。
> 2. 颈动脉血管杂音是动脉粥样硬化的一项普遍标志,包括冠状动脉疾病和脑血管疾病。
> 3. 症状性颈动脉疾病当狭窄>70%时就强烈建议做介入干预。

(秦永林 译)

参 考 文 献

1. Bhatt DL,Fox KA,Hacke W,et al. Clopidogrel and aspirin versus aspirin alone for the prevention of atherothrombotic events. *N Engl J Med*. 2006;354(16):1706-1717.

2. Brott TG,Hobson 2nd RW,Howard G,et al. Stenting versus endarterectomy for treatment of carotid-artery stenosis. *N Engl J Med*. 2010;363(1):11-23.

3. Brott TG,Howard G,Roubin GS,et al. Long-term results of stenting versus endarterectomy for carotid-artery stenosis. *N Engl J Med*. 2016;374(11):1021-1031.

4. Diener HC,Bogousslavsky J,Brass LM,et al. Aspirin and clopidogrel compared with clopidogrel alone after recent ischaemic stroke or transient ischaemic attack in high-risk patients(MATCH):randomised,double-blind,placebocontrolled trial.

Lancet. 2004；364（9431）：331-337.

5. ESPRIT Study Group，Halkes PH. Aspirin plus dipyridamole versus aspirin alone after cerebral ischaemia of arterial origin（ESPRIT）：randomised controlled trial. *Lancet*. 2006；367（9523）：1665-1673.

6. Halliday A，Mansfield A，Marro J，et al. Prevention of disabling and fatal strokes by successful carotid endarterectomy in patients without recent neurological symptoms：randomised controlled trial. *Lancet*. 2004；363（9420）：1491-1502.

7. Mas JL，Chantellier G，Beyssen B，et al. Endarterectomy versus stenting in patients with symptomatic severe carotid stenosis. *N Engl J Med*. 2006；355（16）：1660-1671.

8. Paraskevas KI，Hamilton G. Statins：an essential component in the management of carotid artery disease. *J Vasc Surg*. 2007；46（2）：373-386.

9. Ridker PM，Danielson E，Fonseca FA，et al. Rosuvastatin to prevent vascular events in men and women with elevated C-reactive protein. *N Engl J Med*. 2008；359（21）：2195-2207.

10. SPRINT Research Group，Wright Jr JT，Williamson JD，et al. A randomized trial of intensive versus standard bloodpressure control. *N Engl J Med*. 2015；373（22）. 2103-2016.

11. Yuan K，Kim AS. When a single antiplatelet agent for stroke prevention is not enough：current evidence and future applications of dual antiplatelet therapy. *Curr Treat Options Cardiovasc Med*. 2016；18（4）：26.

第75章 腹主动脉瘤

Lisa S. Foley，MD，Charles J. Fox，MD，FACS

1. 何谓腹主动脉瘤?

主动脉是逐渐变细的，成年男性胸主动脉的直径约为 2.8 cm，腹主动脉直径约为 2.0 cm。动脉瘤的定义是血管在正常直径的基础上增加≥50%。正常肾下腹主动脉的直径在男性中是 2.0 cm，因此，腹主动脉瘤（abdominal aortic aneurysm，AAA）的定义就是主动脉直径为 3.0 cm。

2. AAA 的发病率是多少?

- 用超声对成人做非选择性筛查，AAA 的发生率是 3%。
- 在已知有冠心病（coronary artery disease，CAD）的病人中，AAA 的发生率是 5%。
- 在已知有外周血管疾病的病人中，AAA 的发生率是 10%。

3. AAA 的病因有哪些?

90%以上的肾下腹主动脉瘤的病理改变是降解（退变），而非粥样硬化。弹性蛋白是主动脉承受负载的主要成分。正常人从近侧主动脉向远侧主动脉，弹性蛋白量逐渐减少。组织学检查可以从 AAA 的瘤壁上见到弹性蛋白断裂或降解。这些现象可以用来解释 AAA 为什么好发于肾下腹主动脉。也有人提出营养缺乏假说，因为肾下腹主动脉缺乏滋养血管。在动脉瘤疾病中，主动脉中层的降解意味着蛋白水解酶与其抑制物之间的平衡被打破。

4. AAA 是否有遗传因素参与?

多篇报道叙述了家族性 AAA。采用超声对 AAA 病人 50 岁以上的同胞兄弟姐妹筛查的前瞻性研究表明，约 25% 的男同胞和 7% 的女同胞肾下主动脉直径 >3.0 cm。如果家族中的第一个 AAA 成员是女性，这种筛查的获益更大。因此，对 AAA 病人一级亲属中年龄≥50 岁的人进行筛查有一定的道理。其遗传缺陷很可能与Ⅲ型胶原蛋白异常有关。此外。最近的几篇全人口范围的基因组研究表明，低密度脂蛋白受体相关蛋白1遗传变异与AAA病人有关。

5. AAA病人的其他血管床部位也容易发生动脉瘤吗?

是的。40%的腘动脉瘤病人存在AAA。75%的股动脉瘤病人也有AAA。胸主动脉瘤病人有20%同时患有AAA。肾下腹主动脉瘤修补术后5年左右有5%的病人会在移植血管近侧发生主动脉瘤。

6. 体格检查诊断AAA可靠吗?

不可靠。主动脉分叉位于脐上水平。因此，AAA的搏动性肿块都位于上腹部。胃和肠的内容物会影响腹部检查的准确性，也就是说，只有那些在纤瘦病人中，身上有比较大的AAA才能通过体格检查查出。在脉压大的纤瘦病人中，体格检查还可能会高估主动脉的粗细，因此说，不能依据体格检查诊断AAA，但是，体格检查有助于对影像学检查的必要性做出判断。

7. X线平片能诊断AAA吗?

腹部平片或腰椎X线片能发现20%的隐性AAA。薄的钙化缘就是腹主动脉瘤的壁。大多数AAA所含的钙量不足以在X线片上显示。

8. 筛查AAA病人的最佳影像检查手段是哪种?

腹部超声检查允许的测量精度误差在0.3 cm以内，可以获取水平断面和纵断面的数据。由于腹部超声具有良好的成本与效益比，无放射线暴露，因此常用于无症状病人的筛查。

9. 对AAA修复手术的规划来讲,最佳的单项影像学检查手段是什么?

最佳的单项影像学检查手段是增强CTA动脉相。直径测量精度误差在0.2 cm以内。一些会显著影响手术入路的静脉异常（即主动脉后左肾静脉或环主动脉左肾静脉、下腔静脉重复畸形和左侧下腔静脉）都可以在CT上得到良好显示。如果准备做血管内主动脉瘤修复术（endovascular aneurysm repair, EVAR），CTA还能提供血管粗细和通畅性等基本信息。CTA

对动脉瘤破裂或渗漏也有良好的识别能力（准确率 92%，特异度 100%）。

10. 症状性 AAA 的表现有哪些?

急性腰部疼痛是病人就医时最常见的症状（82%），但是，仅 1/3 的症状性 AAA 在破裂前获得诊断。凡腰部疼痛急性发作伴低血压的老人都应该考虑渗漏性 AAA，直至证实是其他疾病。一些不太常见的表现是早饱（十二指肠受压）、肾盂积水（输尿管受压）和髂-下腔静脉血栓形成（静脉受压）。

11 对疑似破裂性 AAA 的病人，其正确处理方法是什么?

如果病人的血流动力学稳定、远侧肢体动脉搏动正常，应该创建一条大口径的静脉通路，立即做交叉配血。此外，如果病人的血流动力学变得不稳定，可以建立股动脉通路和鞘管，以便对主动脉做紧急球囊闭塞。如果病人的情况稳定，允许做影像学检查，就应该在外科医生陪伴在床边的情况下立刻做一次胸腹盆加双下肢流出道 CTA 检查。一旦出现血流动力学不稳定，立刻做紧急外科探查。对血流动力学不稳定的腹部搏动性肿块病人，在入手术室前唯一需要做的检查是心电图，目的是排除心肌梗死。需要优先处理的事宜是准备未交叉配合的血液[①]和建立股动脉通路，但是，都不应该耽误把病人送入手术室。此外，不应该在急诊室对疑似破裂性 AAA 的病人做气管插管。这种病人应该在清醒状态下进行皮肤消毒和铺巾，原因在于，即使是麻醉诱导造成的短暂低血压，都可能触发心搏骤停。对适合做 EVAR 的病人，只要病人能合作，全部操作都可以在局部麻醉下进完成，不必采用全身麻醉。

12. 凡表现为 AAA 破裂的病人都应该做外科手术吗?

严重休克、伴有心肌梗死或在就诊时就有心搏骤停的病人几乎无存活机会。高龄、痴呆、癌症转移和其他严重终末期内

---

①译者注：未交叉配合的血液（uncross-matched blood）包括两种：首选同型血，其次是 O 型阴性红细胞（参见第 18 章问题 16）。适用于致死性大出血、来不及做交叉配血的病人。

科疾病都要求你与病人和（或）家属马上就预后和治疗目标进行讨论。

13. 所有破裂性 AAA 病人都能赶上外科手术吗？

约50%的破裂性 AAA 病人在抵达医院前就已死亡（其中许多未能抵达医院，是因为猝死行尸体解剖作出诊断的）；25%的病人能勉强抵达医院，但未能送达手术室就已死亡；仅25%的病人能赶上外科手术做确定性主动脉修补。

14. 如何做破裂性 AAA 的外科手术？

应该先做全面的消毒铺巾，在一切准备就绪，切皮前进行麻醉，因为麻醉诱导药会导致血压短暂下降，引起心搏骤停。破裂性 AAA 外科手术能否成功的关键在于能否迅速控制近侧主动脉。逆向主动脉腔内球囊阻断已经逐渐成为一种常用的近侧控制手段，熟悉这种阻断方法的医生能很快控制近侧主动脉。对血流动力学不稳定的病人，可以在膈肌水平对主动脉做近侧控制。在主动脉控制后就立即对病人进行液体复苏，并将主动脉阻断钳或球囊移至肾动脉下的位置，以改善内脏循环。横断的腹主动脉要按照 Creech 介绍的动脉瘤内壁修复法处理，完全保留动脉后壁。对严重钙化的动脉壁，建议用垫片缝合并对健康动脉壁做大边距缝合，目的是避免吻合口漏。

15. 症状性非破裂性 AAA 病人应该如何处理？

症状性 AAA 提示 AAA 正在快速膨胀，这种 AAA 有很高的破裂风险。因此，大多数血管外科医生都同意对症状性非破裂性 AAA 病人尽快做修复术（在方便的情况下尽早进行）。

16. 破裂性 AAA 除了开放式外科修复还有替代方法吗？

对高危的症状性 AAA（无论是游离性腹腔破裂还是包裹性破裂）病人，血管腔内人造血管支架置入已经很常用并取得了成功。

17. AAA 的破裂发生率是多少？

5 cm 直径的 AAA 每年的破裂风险<1%。AAA 的破裂风险随其直径增大而增大。6 cm 直径的 AAA 每年的破裂风险是

10%，直径＞7 cm 的 AAA 每年的破裂风险是 30%。

18. AAA 的增大速率有多快?

所有 AAA 的平均增大速率是每年 0.4 cm。一般来讲，AAA 直径的每年增大速率最高可达 10%。动脉瘤越大，预期的变化速率越大。但是，有 20% 的 AAA 在相当长的一段时间内大小无变化。相反，20% 的 AAA 增大的速率大于每年 0.5cm。人们认为快速膨胀（0.5 cm/6 个月）是破裂的前兆，也是修复的适应证。

19. 在 AAA 的诊断性检查中, 何时应该做动脉造影?

从前，动脉造影的适应证是希望了解近侧动脉瘤颈的范围、是否并存内脏动脉闭塞性疾病、是否存在肾动脉畸形、既往是否有结肠切除史需要观察内脏循环、是否存在下肢动脉闭塞性疾病或下肢动脉瘤。近年来，人们常用薄层（3 mm 或更薄）CTA 来为 AAA 血管腔内修复（endovascular repair of an AAA，EVAR）的规划提供信息。术前标准动脉造影已经很少采用，除非病人的情况极不稳定不允许做 CTA。

20. 腹膜外入路与经腹腔入路有何区别?

在择期主动脉人造血管置入手术，经腹腔入路与腹膜外入路没有区别。据有些研究报道，经腹腔入路对盆腔的显露更佳；经腹膜外入路对肾上主动脉的显露更好，也有利于术后呼吸和胃肠功能的恢复。

21. 何谓血管内支架? 耐久性如何?

血管内支架（endograft，endovascular grafts）就是覆膜的金属支架，需要通过介入（即血管造影）的方法经股动脉放入，将动脉瘤隔绝，免去了腹部切口，也不需要夹闭控制主动脉。有多项不同系列关于血管内 AAA 修复的成功报道，为 EVAR 成为人们偏爱的选择奠定了基础，前提是病人的解剖因素适合该选择。在各种类型的高危手术病人成功放置血管内支架已有报道。血管内支架的主要缺点是远期漏、支架移位和动脉瘤囊再增压（repressurization），后期有破裂或再次介入的可能性。最终抬高了该术式的成本，并且需要对病人做长期随访。

22. EVAR 的优点和缺点分别有哪些？

许多研究表明，在解剖情况合适的病人，EVAR 的手术死亡率低于开放式 AAA 修复术。此外，随着血管内介入治疗团队和规约的建立，这些机构向人们展示，在破裂性 AAA 的处理方面，EVAR 的结果优于开放式外科手术修复。不过，与开放式外科手术修复相比，EVAR 需要持续终生随访监测，再次介入的频率也更高。

23. EVAR 有哪些并发症？如何处理？

在 EVAR 后，动脉瘤囊可能会因为持续动脉灌注发生扩张。这就是所谓的**内漏**（endoleak），其发生率占 EVAR 的 15%～20%。Ⅰ型内漏的原因是支架人造血管（stent graft）锚定部位封闭不良出现的前向血流，其处理方法是在发现后再次做球囊扩张并在其近端或远端放置延伸支架。Ⅱ型内漏的原因是主动脉分支（如腰动脉或肠系膜下动脉）的逆向血流。由于这类内漏大多具有自限性，只要 AAA 没有进行性增大就可以观察；如果 AAA 增大超过 20%，就可以采用经皮弹簧圈栓塞（coil embolization）或开放结扎来处理。Ⅲ型内漏的原因是两条支架人造血管连接点之间分离出现的前向血流。这种内漏需要再放入一根支架人造血管。Ⅳ型内漏的原因来自内支架壁上的网眼状小孔，其处理方法是再放入一根支架人造血管或随访观察。在 EVAR 后要定期做主动脉 CT 扫描，以便及时发现后期Ⅱ型内漏，这种内漏会导致迟发性 AAA 破裂。

24. 在 EVAR 手术前，需要对病人做哪些评估？

病史和体格检查是必备评估项目，重点在循环和呼吸系统，与此同时还要做一些合理的实验室检查评估内科合并症和肾功能。薄层 CTA 加三维影像重建可能有助于测量动脉瘤的直径，评估动脉瘤颈的长度、角度和血栓情况；还能提供血管直径（髂动脉和股动脉）、钙化和扭曲等有价值数据，有助于判断该病人是否适合做 EVAR，以及选择封闭动脉瘤的最佳装置类型。一般来讲，在最下肾动脉以下近侧主动脉颈的直径应该在 18～32 mm，颈长至少在 10～15 mm（取决于所选的装置）。

25. EVAR 在技术层面有哪些要点？

在一开始，先做双侧经皮股动脉穿刺，然后用经皮（血管）缝合器预置缝线。如果病人的股动脉有严重钙化，或者因股动脉口径受限需要采用髂动脉入路，可能就需要在腹股沟或髂窝皮皱处取纵切口或斜切口显露髂动脉对其近侧和远侧分别做控制，然后插入工作鞘管，以便插入鞘、导丝和血管内支架来对 AAA 进行修复。在动脉穿刺前，要对病人做全身肝素化。做主动脉造影确定支架血管展开时需要用到的解剖标志，以及肾动脉与髂总动脉分叉之间的距离，以便正确选择支架血管主体和髂支的长度。一定要精确关注肾动脉的位置。大多数病例中，在主动脉的支架血管展开后，还需要用顺应性球囊做一次血管成形以达到良好的密封性。在髂动脉内将对侧髂支展开，与主体支架血管重叠，以获得良好的密封性、避免Ⅲ型内漏。再次动脉造影核实支架血管的位置，了解有无Ⅰ型、Ⅱ型和Ⅲ型内漏。在支架血管展开后，用经皮缝合器缝合动脉口，在开放显露股动脉的手术中，可以用不可吸收缝线缝合股动脉开口。

26. 无症状性 AAA 在扩张至多大时才应该做择期修复？

当 AAA 直径达 5.5 cm 时就应该做择期手术修复。无症状性 AAA 做修复术的唯一好处是避免了日后发生破裂死亡。因此，所有拟行择期修复的病人其期望寿命都必须在两年以上。

27. AAA 外科手术的技术要点是什么？

两大重要决策：动脉钳钳夹的位置和移植血管的类型。大多数病人可以将动脉钳夹在肾动脉下方。这可以避免肾脏长时间缺血。在动脉瘤上下的腹主动脉夹闭后将动脉瘤切开。缝闭腰动脉开口以减少来自侧支动脉的出血。肠系膜下动脉通常已经闭塞，但是，如果肠系膜下动脉依旧通畅，且反向出血猛烈，就应该考虑再植。

28. AAA 修复术的主要非心性并发症有哪些？

肾衰竭（肌酐升高）和肠缺血（血性腹泻）。

要诀：腹主动脉瘤

1. AAA 的定义是主动脉在正常直径的基础上增加≥50%。

2. 40%的腘动脉动脉瘤病人存在 AAA。

3. 对 AAA 修补手术的策划来讲，最佳的单项影像学检查手段是 CTA。

4. 当腹主动脉瘤的直径达 5.5 cm 时，就应该对 AAA 做择期修复。

5. AAA 瘤颈的长度、角度和环周附壁血栓（circumferential mural thrombus）决定了 EVAR 是否可行。

网址

● http：//apds.org/physician-resources/acs-surgery-principles-and-practice/

● www.vascularweb.org

（秦永林　译）

参 考 文 献

1. Harkin DW，Dillon M. Endovascular ruptured abdominal aortic aneurysm repair（EVRAR）: a systematic review. *Eur J Vasc Endovasc Surg*. 2007；34（6）：673-681.

2. Tambyraja A，Murie J. Predictors of outcome after abdominal aortic aneurysm rupture：Edinburgh Ruptured Aneurysm Score. *World J Surg*. 2007；31（11）：2243-2247.

3. EVAR Trial Participants. Endovascular aneurysm repair versus open repair in patients with abdominal aortic aneurysm（EVAR trial 1）: randomised controlled trial. *Lancet.* 2005；365（9478）：2179-2186.

4. Greenhalgh RM，Brown LC. Comparison of endovascular aneurysm repair with open repair in patients with abdominal aortic aneurysm（EVAR trial 1）,30-day operative mortality results：randomised controlled trial. *Lancet.* 2004；364（9437）：843-848.

5. EVAR Trial Participants. Endovascular aneurysm repair and outcome in patients unfit for open repair of abdominal aortic aneurysm（EVAR trial 2）: randomised controlled trial. *Lancet.* 2005；365（9478）：2187-2192.

6. Faries PL，Cadot H. Management of endoleak after endovascular aneurysm repair：cuffs，coils，and conversion. *J Vasc Surg*. 2003；37（6）：1155-1161.

7. Lecroy C，Passman MA. Should endovascular repair be used for small abdominal aortic aneurysms? *Vasc Endovascular Surg*. 2008；42（2）：113-119. discussion，120-121.

8. Powell JT, Brown LC, Forbes JF, et al. Final 12-year follow-up of surgery versus surveillance in the UK Small Aneurysm Trial. *Br J Surg*. 2007; 94（6）: 702-708.

9. Alonso-Perez M, Segura RJ, Sanchez J, et al. Factors increasing the mortality rate for patients with ruptured abdominal aortic aneurysms. *Ann Vasc Surg*. 2001; 15（6）: 601-607.

10. Lederle FA, Johnson GR, Wilson SE, et al. Rupture rate of large abdominal aortic aneurysms in patients refusing or unfit for elective repair. *JAMA*. 2002; 287（22）: 2968-2972.

11. Lederle FA, Wilson SE, Johnson GR, et al. Immediate repair compared with surveillance of small abdominal aortic aneurysms. *N Engl J Med*. 2002; 346（19）: 1437-1444.

12. Wieker CM, Spazier M. Indications for and outcome of open AAA repair in the endovascular era. *J Cardiovasc Surg*（Torino）. 2016; 57（2）: 185-190.

13. Tsilimparis N, Saleptsis V. New developments in the treatment of ruptured AAA. *J Cardiovasc Surg*（Torino）. 2016; 57（2）: 233-241.

14. Kauvar DS, Martin ED. Thirty-day outcomes after elective percutaneous or open endovascular repair of abdominal aortic aneurysms. *Ann Vasc Surg*. 2016; 31: 46-51.

15. Chang DC, Parina RP. Survival after endovascular vs open aortic aneurysm repairs. *JAMA Surg*. 2015; 150（12）: 1160-1166.

16. Karkos CD, Papadimitriou CT, Chatzivasileiadis TN, et al. The impact of aortic occlusion balloon on mortality after endovascular repair of ruptured abdominal aortic aneurysms: a meta-analysis and meta-regression analysis. *Cardiovasc Intervent Radiol*. 2015; 38（6）: 1425-1437.

第76章 静脉疾病

Steven R. Shackford，*MD*，*FACS*

1. 何谓深静脉血栓形成？其始动因素是什么？导致血栓扩展的因素又是什么？

深静脉血栓形成（deep venous thrombosis，DVT）是指四肢和颈部深静脉（而非浅静脉）内的血栓形成。下肢 DVT 是指下列静脉内的血栓形成：髂静脉、股静脉、腘静脉和腓静脉。比目鱼静脉和腓肠静脉丛也被看作下肢深静脉系统的一部分。上肢 DVT 是指腋静脉、锁骨下静脉和肱静脉的血栓形成。颈静脉血栓如果发生的话，通常可以在上肢双功超声检查时被发现，许多学者认为颈静脉血栓属于 DVT。

DVT 的始动因素和扩展因素（最早由 Ludwig Aschoff 和 Rudolf Virchow 大约在 1856 前后提出）是**静脉血流减缓或淤滞**、**静脉壁的机械性损伤**和**高凝状态**。近来，第四大因素也逐渐得到了人们公认，并且很重要，这就是**炎症**。正常情况下，静脉内膜表达的是抗凝表型，但是，当炎性刺激存在时，这种情况会改变，导致促凝表型的出现。在 DVT 病人中，可以是任何单一因素起作用，也可以是所有四种因素都起作用。在大多数病人的血栓形成发病机制和血栓扩展中，至少有两种因素在起作用。

2. 静脉血流淤滞的原因有哪些？

血流淤滞常见于住院病人，可以在卧床期间、麻醉期间（此时通常有药物性肌肉松弛）、某种类型的创伤后（如脊髓损伤伴瘫痪）、脑卒中后（导致肢体瘫痪）和正压通气期间（静脉回心血流周期性地遭遇阻力）。健康人制动一段时间后也可以出现静脉淤滞，如在长时间（>8～10 小时）的空中或地面旅途中。

静脉淤滞会使内皮激活。当血液在静脉内停止流动时，红细胞的血红蛋白会很快去饱和，静脉内皮（对静脉腔的氧有依赖性）就处于低氧状态。静脉内皮对低氧的反应是活化，从正常状态下的抗凝表型变为促凝表型。内皮活化导致 P 选择素表达，吸引白细胞和血小板，就容易形成血栓。

3. 哪些因素会导致静脉壁损伤?

静脉壁的机械性损伤原因可以来自静脉内置管、枪弹伤、戳伤、骨折后的碎骨片或外科手术中的牵开器损伤。麻醉和外科手术中肌肉松弛带来的静脉扩张也会造成镜下血管内膜撕裂和静脉血淤滞。静脉内膜受伤后内膜下基质就会外露，内膜下基质富含组织因子，从而激活凝血级联。

4. 高凝状态的原因有哪些?

高凝状态可以由人体对外科手术应激和创伤的正常生理反应所致，也可以由遗传因素所致。已经多次研究表明，外科手术和损伤会导致高凝状态，最佳的试验是检测全血黏弹特性（如血栓弹力图）。

造成高凝状态的遗传因素包括因子 VLeiden 突变、抗凝血酶缺乏、蛋白质 C 缺乏、蛋白质 S 缺乏、狼疮抗凝物、抗磷脂综合征和凝血酶原 20210A 突变。最常见的是因子 VLeiden 突变（导致对活化蛋白质 C 的抵抗），这种情况在美国白色人种中约为 5%。

5. DVT 的临床风险因素有哪些?

人们普遍把下列因素看作病人发生 DVT 的特高风险：已知高凝状态或有提示高凝状态的家族史、同时存在的实质性脏器恶性肿瘤（其特点是造成深静脉或浅静脉血栓性静脉炎游走发作或反复发作，这一观点最早是在 1860 年前后由 Armand Trousseau 提出）、既往 DVT 史或肺栓塞（pulmonary embolism，PE）史、脊髓损伤伴瘫痪、肥胖（BMI $>30 \text{ kg/m}^2$）、持续时间在 2 小时以上的大手术、下肢或骨盆骨折、妊娠、年龄超过 40 岁、长时间（>72 小时）卧床、机械通气超过 3 天和炎性肠病。DVT 的临床风险因素远非前述几种。只要病人存在 Aschoff/Virchow 三主因，临床医生就应该对 DVT 保持高度的警惕性。例如，在戳伤或枪弹伤导致静脉损伤行静脉修复的病人，其 DVT 的风险就很高。

6. 哪些症状和体征提示 DVT？如何正确诊断 DVT？

暗示 DVT 的症状和体征是腓肠肌部位或大腿部疼痛、肿胀、足背或踝部水肿、触痛（在有些病人，触诊有"索条"感）和高皮温。对 DVT 来讲，这些征象没有一项具有特异性，并且在许多病例，这些表现全部没有（尤其当 DVT 仅累及腘静脉远侧的静脉时）。事实是，大多数外科和创伤病人的 DVT 都是无症状的。即使众所周知的 Homan 征（即足部背屈时腓肠肌处疼痛）也不可靠，正确率仅 50%。

DVT 的诊断要借助影像学检查。首选的诊断性检查项目是双功超声检查（B 型超声加彩色血流分析），而非静脉造影。双功超声检查的敏感度和特异度都>95%。

7. 外科病人的 DVT 发生率是多少？

文献中报道的外科病人 DVT 发生率（包括择期手术病人和急诊手术病人，以及遭受严重损伤的病人）差异很大，因为有些文献仅报道症状性 DVT，而另一些文献将症状性 DVT 与无症状性 DVT 一并报道。无症状性 DVT 病人的识别是对中高危病人采用随访监测（一般是双功超声）。因此，文献中报道的 DVT 发生率容易出现随访监测偏倚，也就是说，如果对所有病人（不管病人是否有症状）都常规采用敏感的诊断检查（如双功超声或静脉造影）就能查出更多的 DVT 病例。DVT 发生率还取决于术式的类型及病人是否使用了预防 DVT 的措施。在不用 DVT 预防措施的普外科术后病人中，常规筛查检出的 DVT 发生率为 30%。在普外科和血管外科手术的病人中，**症状性** DVT 的发生率在颈动脉内膜切除病人中是 0.14%，在结肠切除病人中是 0.94%。在不用 DVT 预防措施的严重创伤病人中，常规静脉造影筛查检出的 DVT 发生率为 58%。在采用 DVT 预防措施的全髋置换或全膝置换病人中，**症状性** DVT 的发生率分别是 2.7%和 1.8%，而**无症状性** DVT 的发生率分别是 13.2%和 38.1%。所报道的 DVT 发病率等级之所以有此差异其原因是随访监测偏倚。总之，应该把创伤、做择期或急诊体腔手术及全膝或全髋关节置换手术的病人看作DVT高风险状态，并启用DVT预防措施。

8. DVT 的自然史是什么情况？

DVT 最常起源于小腿，可以起源于胫静脉的瓣膜尖，或起源于腓肠肌或比目鱼肌的静脉丛内。这种血栓约 20%～40% 会在 48 小时内吸收消退，剩余的会持续存在。在持续存在的小腿 DVT 中，25%～30% 的血栓会扩展入腘静脉成为膝上 DVT。如果不治疗，其中约 25%（约占小腿持续存在 DVT 的 6%）会发生 PE。在症状性膝上 DVT 病人中，约 20% 会成为复发性 DVT，20%～25% 会在 2 年内出现血栓形成后综合征。采用药物治疗的 PE 病人中约 15% 会在 1 年内死亡。由于 DVT 伴有很高的致残率和死亡率，因此，有效预防和有效治疗是高质量医疗的必备项目。

9. 肺栓子一般来源于哪里？

小腿深静脉血栓形成可以向近侧伸展至腘静脉、股静脉或髂静脉（或这些静脉均受累）。90% 以上真性 PE 的"罪魁祸首"就是这种下肢近侧的 DVT。10%～12% 的上肢 DVT 病例会发生肺栓塞，人们认为其栓子来自于锁骨下静脉血栓。

10. 何谓原位肺动脉血栓形成？

近年来，人们在创伤病人中提出了原位肺动脉血栓形成（de novo pulmonary thrombosis，DNPT）概念，认为这是一种继发于胸部创伤或局部炎症的血栓形成，与下肢或上肢的 DVT 无关。其实，在当今创伤病人的文献中报道的大多数 PE 都没有相关的 DVT 证据。DNPT 的发现很可能与胸部 CT 检查在创伤病人中频繁申请有关，目的是排除肺栓塞，或者因为另一疑似诊断申请 CT 检查时被意外发现。至于是否应该向真性 PE 一样对 DNPT 实施积极治疗，人们尚存在不同意见。

11. D-二聚体检查有意义吗？

D-二聚体是交联纤维蛋白降解产物（fibrin degradation product，FDP），即交联纤维蛋白经纤溶酶作用后形成的产物，人们已经提议将 D-二聚体测定作为 DVT 或 PE 的最初无创检查项目。据报道，酶联免疫吸附测定（enzyme-linked imm-unosorbent assay，ELISA）法测定 D-二聚体的敏感度为 96.8%，特异度为 35.2%，因此，从理论上讲，可以仅对那些 D-二聚体检查阳性的病人做进一步无创检查。问题在于，ELISA 法检测耗时，作为一种筛查项目并不实用。此外，在恶性肿瘤、感染、妊娠、创伤、出血或近期外科手术病人，假阳性中结果也是一个问题。因此，D-二聚体检测在外科手术和创伤这些 DVT 高风险病人中几乎没有什么价值。

12. 围手术期 DVT 预防应该使用哪些方法？适用于哪些外科病人？

凡年龄＞40 岁拟行普外科或骨科大手术的高危病人都强烈推荐做围手术期 DVT 预防。对普外科病人，良好的预防措施能使 DVT 的相对风险下降 67%。DVT 的最佳预防措施是术前和术后下床走动。对高风险病人，人们推荐预防性使用间歇性气压、长筒弹力袜加药物预防[小剂量普通肝素（low-dose unfractionated heparin，LDUH）或低分子量肝素（low molecular weight heparin，LMWH）]。

13. 肝素是如何起作用的？

肝素与抗凝血酶（antithrombin，AT）结合，使其活性大增。小剂量肝素（5000 U，皮下注射，每 8 小时 1 次，直至病人能完全下床走动）的作用是激活 AT、抑制血小板聚集及降低凝血酶的利用度。

14. 何谓 LMWH？

LMWH 是肝素分子经酶切后产生的一个肝素片段。其作用是通过与 AT 结合和抑制多种凝固酶（主要是因子Ⅹa）起到抗凝效果。LMWH 的半衰期比普通肝素长，每天使用 1 次即可。大剂量 LMWH 的抗凝效果具有较好的可预测性，因此，应用大剂量 LMWH 时不需要监测（不需要对部分凝血致活酶时间进行监测）。

15. 应该考虑放置下腔静脉滤网吗？

放置下腔静脉滤网的适应证是在恰当实施抗凝治疗期间病人有证据确凿的 PE，或者存在抗凝治疗绝对禁忌证的病人已知发生了近侧DVT。

16. 如何处理近侧 DVT？

近侧 DVT 采用抗凝治疗。从前，唯一的抗凝治疗选项就是先用普通肝素（unfractionated heparin，UFH）或 LMWH 做治疗性抗凝处理（先用肝素桥接，其目的是瞬时阻断已经活化的凝血系统，或许还能中和维生素 K 拮抗剂对蛋白质 C 造成的过度效应），然后用维生素 K 拮抗剂。人们推荐把 LMWH 作为最初肠外治疗选项。一篇新近的荟萃分析表明，LMWH 的死亡率稍低、大出血率略少、静脉血栓栓塞的复发率也少一些。

如今，人们有了直接的因子 Xa 抑制剂（如利伐沙班），此药可以单药治疗（不需要用肝素桥接），效果不比 LMWH 加维生素 K 拮抗剂联合使用差。此外，这类药不需要监测，也不需要饮食限制。不过，目前尚无因子 Xa 抑制剂的逆转药物。

17. 在 DVT 发生后，抗凝治疗应该持续使用多长时间？

对始动病因是一过性/可逆性病因（如创伤、外科手术）的 DVT 病人，抗凝治疗需要持续 3 个月。对始动病因不明的 DVT 病人，抗凝治疗需要持续 3 个月以上。如果病人为高出血风险，抗凝治疗应该持续 6 个月；如果病人为中低出血风险，抗凝治疗可以无限期延长。复发性 DVT 的风险因素包括 DVT 的个人史、强烈 DVT 家族史、血栓形成倾向（如癌症、高凝综合征）。如果病人存在上述风险因素之一，医生就必须与病人一起讨论、权衡终生抗凝治疗的风险与效益比。恶性肿瘤病人需要持续抗凝治疗。在预防恶性肿瘤病人的静脉血栓栓塞复发方面，长期使用 LMWH 治疗比维生素 K 拮抗剂有效。

18. 如何处理远侧 DVT？

单独小腿静脉血栓形成的临床意义各家意见不一。对无症状的步行来门诊看病的病人，不需要启动治疗，但建议做影像学复查（一般在 72 小时内）了解血栓扩展情况。对有明显症状的病人，或者影像复查有血栓扩展证据的病人，应该采用抗凝治疗，方法同近侧 DVT。对创伤病人，远侧 DVT 的 PE 发生率为 3%～6%。

19. 慢性下肢静脉瓣膜功能不全及静脉炎后或静脉血栓形成后综合征的病因和临床特征分别是什么？

主要病因是静脉瓣功能不全或持续性静脉梗阻妨碍静脉血液回流，导致病人在行走后远侧静脉高压。DVT 发生后，受累静脉段最终会发生一定程度的再通。静脉再通会损害静脉瓣功能。静脉瓣功能的丧失使得腓肠肌/比目鱼肌肌泵（muscle pump）无法发挥作用，导致血液在静脉内聚集和淤滞，形成静脉压增高。由于静脉高压，富含蛋白的液体、纤维蛋白和红细胞外渗。这一过程导致皮下组织炎症、瘢痕化、纤维化，皮肤色泽因含铁血黄素的沉积而改变（足靴区棕色水肿[①]）。这些炎症反应、瘢痕化和间质水肿进一步妨碍毛细血管的血液流动和氧的弥散，造成皮肤营养供给不足。这些改变最终会导致组织萎缩和溃疡（即静脉淤滞性溃疡）。即使没有淤滞性溃疡，静脉炎后综合征也会严重影响生活质量。

20. 所有 DVT 病人都会发生静脉炎后或静脉血栓形成后综合征吗？

不是。20%～25%的有症状的近侧 DVT 病人在 2 年内会在临床上出现相关的静脉炎后综合征（postphlebitic syndrome）。近年的流行病学研究表明，静脉溃疡的发生率约为 5%。有趣的是，静脉性溃疡的病人中有 50%没有 DVT 病史（可能的原因是既往发生过无症状性腓肠静脉 DVT）。

21. 静脉炎后综合征病人应该如何治疗？

只要正确对病人进行宣教且病人对治疗和预防方案的依从性好，90%以上病人的静脉炎后淤滞（postphlebitic stasis）后遗症可以通过非手术方法得到控制。非手术治疗手段包括对回流障碍性肿胀(retard swelling)穿戴梯度弹力长袜压迫(graded elastic compression stockings)，同时要求在白天必须定时抬高小腿——让病人每隔一段时间把小腿抬高至心脏以上水平（如每 2 小时抬高 10～15 分钟）。严重淤滞性皮炎和溃疡用 Unna 长靴（用浸透氧化锌和炉甘石的纱布压迫）[②]或弹性绷带处理有效。

22. 如何鉴别股白肿与股青肿的？

这两种情况都在髂股静脉血栓形成后出现。75%的髂股静脉

---

①译者注：这句话的原文是 "brawny edema in the gaiter area（足靴区肌肉硬性水肿）"，译者做了更正。

②译者注：Unna 靴是一种用泥膏和纱布制成的压迫性敷料，含氧化锌、炉甘石和甘油，可以预防皮肤进一步破坏。一般每周换 1～2 次。Unna 靴提供的是非弹性压迫。穿戴 Unna 靴后 70%的病人的溃疡愈合时间是 7 周，而单独穿戴长筒弹力袜是 11 周。

血栓形成发生于左侧，推测是左侧髂总静脉上方有右侧髂总动脉跨过遭受压迫所致（May-Thurner 综合征）。髂股静脉血栓形成的特点是单侧整条下肢的疼痛和肿胀、皮色改变和腹股沟部触痛。**股白肿**（疼痛性白色肿胀）是指小腿苍白，此时的动脉搏动依旧正常。如果血栓进行性向近侧或远侧扩展，并进入毗邻静脉属支，此时，整条小腿既有水肿，又有紫色花斑纹，此期称为**股青肿**（疼痛性紫色肿胀）。当静脉的流出严重受阻时，动脉的流入就会继发性下降多达 30%。肢体能否存活就成为重点关注对象；此时必须采取积极处理措施（即静脉切开取栓、导管溶栓，或两者兼用）。

23. 何谓静脉性跛行？

在髂-股静脉血栓形成后如果静脉未能发生再通，静脉侧支循环就会扩张，血流就会绕过静脉流出道的梗阻部位向心回流。在病人处于静息状态时，这些侧支循环通常足矣；然而，当小腿运动使得动脉流入增多、超过静脉侧支的回流能力时，就会出现进行性静脉内压力升高和静脉扩张。从而造成腓肠肌区域的疼痛，常被描述为绷紧感、沉重感或爆裂感，此称静脉性跛行。休息并将患肢抬高有助于缓解症状。

24. 如何鉴别原发性静脉曲张与继发性静脉曲张？

原发性静脉曲张的病因是无并发症的大隐静脉-股静脉交汇口"哨兵"静脉瓣功能不全，其特点是曲张静脉沿大隐静脉分布，止血带试验阳性[1]，无淤滞后遗症（皮炎或溃疡），无晨起踝部水肿。**继发性静脉曲张**是静脉炎后综合征（postphlebitic syndrome）导致深静脉和穿静脉瓣膜功能不全所致。

25. 哪些病人的原发性下肢静脉曲张需要治疗，用什么方法治疗？

原发性下肢静脉曲张在出现疼痛和不适（瘙痒、沉重感）

---

[1]译者注：许多教科书把止血带试验（tourniquet test）与 Trendelenburg 试验混为一谈。不过，有些教科书认为 Trendelenburg 试验与止血带试验不完全相同，Trendelenburg 试验的原法是用指压法阻断大隐静脉-股静脉交汇口，而不是用止血带。但是，从实用的观点出发，止血带比较方便，因为要医生在病人卧位状态下开始用手指正确压迫并维持到病人站立有一定难度。用止血带就可以反复在不同水平进行压迫，判断穿静脉功能不全的大体位置。

症状时就需要治疗。起初的处理措施为保守治疗——穿戴弹力护腿长袜。不过，因为针织的弹力长袜不利于热交换，大多数病人对穿戴弹力护腿长袜的依从性很差，尤其在气候比较炎热的环境下。保守治疗失败的病人（症状持续或对穿戴弹力护腿长袜不耐受）是采用有创治疗的适应证。现有的治疗措施有结扎瓣膜功能不全的穿静脉、大隐静脉高位结扎、注射硬化疗法、大隐静脉抽剥或射频消融、选择性曲张静脉点式撕剥术等。至于哪种疗法或哪几种疗法联合使用最佳，取决于病人症状的严重程度和病情的严重程度。早治疗才能取得最佳结果——要求在（每当病人站立时）出现持续反向压、浅静脉系统向下的逆向血流进入交通的穿静脉导致继发性不可逆性穿静脉瓣膜功能不全之前采取治疗措施[①]。

要诀：静脉疾病

1. 95%以上的 DVT 是从下肢深静脉发展起来的；大多起源于腓肠静脉瓣膜的窦内。

2. Aschoff/Virchow 三主因是指高凝状态、静脉内膜的完整性破坏和静脉血流淤滞。

3. DVT 的最佳预防方法是术前和术后下床行走。对具有显著 DVT 风险因素的外科病人应该考虑采用预防性抗凝处理。

4. DVT 的并发症是 PE、DVT 复发和血栓后综合征。

5. DVT 和 PE 的治疗是采用治疗性抗凝处理。

6. DVT 预防方案或治疗方案有效性的对比研究必须纳入某些追踪监测方法，因为大多数 DVT 是无症状的，只有在采用影像追踪监测时才能发现。

（秦永林 译）

---

①译者注：这句话的原文是 "The best results are obtained with early treatment before continuous retrograde pressure and flow down the superficial system and into communicating perforating veins（whenever the patient is standing）cause secondary，irreversible perforator incompetence."但是，正常情况下，穿静脉瓣膜的功能是允许浅静脉系统的血流入深静脉系统，不允许深静脉系统的血液流入浅静脉系统。

参 考 文 献

1. Wakefield TW, Dalsing MC. Venous disease. In: Mulholland MW, Lillemoe KD, eds. *Greenfield's Surgery: Scientific Principles and Practice.* 4th ed. Philadelphia, PA: Lippincott Williams & Wilkins; 2006: 1791-1800.

2. Knudson MM, Gomez D. Three thousand seven hundred and thirty-eight pulmonary emboli: a new look at an old disease. *Ann Surg.* 2011; 254 (4): 625-632.

3. Van Gent JM, Zander AL, Olson EJ, et al. Pulmonary embolism without deep venous thrombosis: de novo or missed deep venous thrombosis. *J Trauma Acute Care Surg.* 2014; 76 (5): 1270-1274.

4. Brandjes DPM. Hei Acenocoumarol and heparin compared with acenocoumarol alone in the treatment of proximal-vein thrombosis. *New Engl J Med.* 1992; 327 (21): 1485-1489.

5. Wells P, Forgie MA. Treatment of venous thromboembolism. *JAMA.* 2014; 311 (7): 717-728.

6. Kearon C, Akl EA, Camerota AJ, et al. Antithrombotic therapy for VTE disease: Antithrombotic therapy and prevention of thrombosis, 9th edition: American College of Chest Physicians Evidence-based Clinical Practice Guidelines. *Chest.* 2012; 141 (suppl 2): 419S-494S.

7. Olson E, Zander AL, Van Gent J-M, et al. Below-knee deep vein thrombosis: an opportunity to prevent pulmonary embolism? *J Trauma Acute Care Surg.* 2014; 77 (3): 459-463.

8. Kahn SR. The post-thrombotic syndrome: progress and pitfalls. *Br J Haematol.* 2006; 134 (4): 357-365.

9. Masuda EM, Kistner RL. The controversy of managing calf vein thrombosis. *J Vasc Surg.* 2012; 55 (2): 550-561.

10. Bandle J, Shackford SR, Kahl JE, et al. The value of lower-extremity duplex surveillance to detect deep vein thrombosis in trauma patients. *J Trauma Acute Care Surg.* 2013; 74 (2): 575-580.

第 77 章　血管病的无创诊断检查

Jessica L. Williams，MD，Jason Q. Alexander，MD，FACS，Tony Nguyen，DO

1. 血管病诊断实验室在疑似血管病病人评估与治疗中的地位如何？

虽然有经验的临床医生所做的传统评估依旧是血管性疾病诊断的基石，但是，临床评估有其局限性。例如，只有 1/3 严重颈动脉疾病病人有相关的颈部血管杂音，也就是说，多达 2/3 的严重颈动脉疾病病人并无颈部血管杂音。半数下肢广泛深静脉血栓形成（deep venous thrombosis，DVT）病人没有下肢症状和体征，半数以上按 DVT 临床体征来就诊的病人静脉造影正常。多达 40%的糖尿病病人没有外周大动脉闭塞性疾病。血管病诊断实验室（vascular diagnostic laboratory，VDL）能为颅外脑血管病、外周动脉闭塞性疾病和急慢性静脉疾病的严重程度提供客观、定量和功能状态数据。

2. VDL 与 X 线诊断和超声诊断有何区别？

VDL 提供的是功能信息，而非（或者说除了）X 线检查和普通超声影像学检查所提供的形态学资料。这种信息对周围动脉闭塞性疾病、慢性下肢静脉瓣膜功能不全和血管介入的术后追踪监测来讲尤其重要。在外周动脉疾病的评估中，如果没有功能方面的信息，狭窄部位或闭塞部位的解剖信息的价值就有限。慢性下肢静脉瓣膜功能不全病人的治疗选择取决于深静脉系统和浅静脉系统的功能，而不是静脉阻塞的超声影像学证据。如果能在术后阶段早期发现狭窄，或许就能做早期干预延长修复术的寿命。

脑血管病

3. 诊断颅外颈动脉疾病应该采用哪些无创检查手段？

双功超声在探测颈动脉疾病方面的敏感度 99%，对颈动脉直径缩小≥70%的判断正确率为95%。虽然以导管为基础的血管造影是评估颈动脉闭塞性疾病的金标准，但是，这项检查有1%的脑卒中发生率。CT 血管造影（computed tomography angiography，CTA）和磁共振血管造影（magnetic resonance angiography，MRA）对颈动脉闭塞性疾病也有很高的敏感度和特异度，但是，获取这些结果需要使用造影剂（一般来说，不是泛影葡胺，就是钆），这些造影剂有导致肾病或全身纤维化（systemic fibrosis）的风险，双功超声则没有这些相关风险。

4. 何谓双功超声？

双功超声联合采用图像和流速数据（因而得名 duplex，意为"双重功能"），它几乎能同时将超声回声图像（一般称为"灰阶"超声或 B 型超声）与多普勒超声捕获的血液流速波形呈现出来。多普勒信号是从血管的单个小区域采集到的。依据多个这种小区域的多普勒信号可以估算该血管一个大区域的平均流速。给不同的流速赋予不同的色彩，人们就能根据颜色了解血液流速。这种呈现方法称为彩色双功超声，使双功超声检查更为直观，但无法取代多普勒流速波形捕捉到的全部信息。

5. 为什么血液流速在颈动脉狭窄严重程度的评估中很重要？

用 B 型超声影像来正确测定动脉腔粗细通常很困难，原因在于非钙化斑块与血栓（甚至血液）的声学特性（也就是图像）可以很相似。动脉狭窄使得血液在通过狭窄的管腔时流速增加。流速就成了动脉狭窄严重程度的特征。如今，临床上对颈内动脉狭窄程度进行分类无一例外地依据多普勒流速数据。

6. 什么是颈动脉狭窄的流速标准和分类？

最初的界定方法是依据华盛顿大学开发的标准（表77-1）。不过，如今人们广泛使用的是 2003 年颈动脉狭窄专家共识开发的标准（表 77-2）。要注意的是，颈动脉狭窄的进展会使血液流速信号上升，原因是这些血量需要被挤压通过越来越窄的血管腔。然而，超声检查不仅对超声科医生个人有依赖，对超声诊断仪也有依赖。此外，病人合并症的不同也会对血液流速产生影响。例如，与狭窄程度相同但射血分数（ejection fraction，

EF）比较低的病人相比，EF 值比较高的病人其血流速率就快。因此，任何无创 VDL 都必须对所采纳的标准作持续评估，并与金标准测量数据（基于导管的动脉造影）进行比较，对这些标准进行验证。

表 77-1　华盛顿大学标准

狭窄标准			
狭窄（%）	PSV（cm/S）	EDV（cm/S）	多普勒血流特征
1～15	＜125	＜140	无频谱展宽效应
16～49	＜125	＜140	轻微频谱展宽效应
50～79	≥125	＜140	显著频谱展宽效应
80～99	≥125	＞140	显著频谱展宽效应
闭塞	N/A	N/A	颈内动脉无血流信号

PSV. 收缩期峰值流速；EDV. 舒张末期流速；N/A. not applicable，不适用。

表 77-2　颈动脉狭窄专家共识标准

狭窄标准			
狭窄（%）	PSV（cm/S）	EDV（cm/S）	ICA/CCA 比值
正常	＜125	＜40	＜2
＜50	＜125	＜40	＜2
50～69	125～230	40～100	2～4
＞70	≥230	＞100	＞4
近乎闭塞	高、低或测不出	不一定	不一定
闭塞	测不出	N/A	N/A

ICA/CCA 比值. 颈内动脉/颈总动脉收缩期峰值流速比值。

7. 双功超声能判断出颈内动脉是否有闭塞吗？

随着血管狭窄的加重，血流速率就相应提升。不过，在临界点——狭窄处的直径窄得以至血液无法高速通过时，血液流速就会下降。当狭窄接近闭塞程度时，血流速率就会降至超声仪无法测得的程度。此时的双功超声报告可以被解读为颈内动脉已经闭塞，其实是"涓涓细流"或"线样"征。这是一项重要变迁。颈内动脉闭塞罕有需要干预，不过，与"涓涓细流"

或"线样"征相关的临界性狭窄有很高的脑卒中风险[1]。

8. 如果对侧颈内动脉闭塞了，本侧颈内动脉的双功超声的正确性如何？

在对侧颈内动脉闭塞的情况下，机体一般会做出调整通过增加本侧颈内动脉的血流以维持大脑前部的灌注不变。血流增加，多普勒测得的流速就高。由于人们是用流速来估计狭窄程度，此时多普勒所预测得的狭窄程度就可能会比实际情况严重。

静脉疾病

9. 诊断急性 DVT 应该采用哪种无创检查方法？

双功超声已经取代了容量描记法（plethysmography）成为静脉闭塞的标准检查方法。彩色血流双功超声的用处在于它能从肌肉层和筋膜层中找到小静脉。超声评估包括以下几个步骤：

- 检查该静脉是否存在回声性血栓。
- 用超声探头压迫该静脉，观察该静脉能否被完全压瘪。如果该静脉不能被压瘪，提示血栓形成。如果部分被压瘪，提示不全性血栓形成。
- 静脉的多普勒信号如果随呼吸呈现周期性变化，提示近侧不存在闭塞性血栓。如果多普勒信号是自发存在，但没有周期性变化，提示血流通过小的侧支静脉绕过了闭塞部位。如果该静脉内没有多普勒信号则提示没有血流。

10. 可以用双功超声来对 DVT 高危病人进行追踪监测吗？

无症状病人的 DVT 诊断如同进入两难之境。对近侧（膝上）DVT 的诊断来讲，双功超声的敏感度从有症状病人的 97%

---

①译者注：这句话原文是 "Internal carotid artery occlusion rarely requires intervention, but a critical stenosis associated with trickle flow or a string sign carries a significant risk of stroke"。

降至无症状病人的<80%；对远侧（膝下）DVT的诊断则更差，荟萃分析报道的敏感度为70%。然而，虽然动态静脉造影（serial contrast venography）的特异度更高，但是，它不是一项实用的追踪监测策略，原因在于往往有多种技术因素的影响。

11. 哪些静脉属于解剖学上的深静脉，哪些属于浅静脉？

正确区别浅静脉和深静脉很重要，因为浅静脉血栓形成几乎不会有肺栓塞（pulmonary embolism，PE）风险，除非它一开始就扩展进入深静脉系统。深静脉系统位于人体肌筋膜层深面。再简单明了一些，最容易记忆的方法通常是：如果一条静脉与一条知名动脉伴行，这条静脉就是深静脉。据此，与股浅动脉伴行的静脉（以往称为股浅静脉，如今称股静脉）就是一条深静脉。不符合这一规律的情况极少，而且主要限于小腿肌肉的静脉（腓肠静脉和比目鱼肌静脉）。

12. 哪些无创检查法可以用于静脉瓣膜功能不全的评估？

多普勒超声能够发现小腿深静脉和大小隐静脉的血液倒流。只要有经验，该项检查就能通过一台简单多普勒仪（连续波多普勒或脉冲多普勒）完成，不过，用双功超声有助于确定静脉段和静脉瓣，也有助于脉冲多普勒位置的摆放，保证采样可靠。当一个静脉瓣存在功能不全时，如果压迫该肢体的近心侧，该静脉的血液就会持续流向周边。浅静脉系统和深静脉系统静脉瓣功能完全与不全的区别会影响治疗的选择。

外周动脉闭塞性疾病

13. 诊断下肢缺血的主要检查手段是什么？

踝肱指数（ankle brachial index，ABI）就是收缩压比值，正常值≥1.0。就像测量血压一样，不同的是多普勒超声（流量传感器）取代了听诊器放在压力袖带的远侧，也可以用容量描记仪取而代之。通常可以在胫后动脉或足背动脉处监测到多普勒信号。取足背动脉或胫后动脉测得的收缩压最高值和两上臂测得的收缩压最高值，ABI就是这两个最高压力值之比。问题在于，压力袖带无法将钙化血管压瘪，因而表现为不切实际的高收缩压。特别要注意的是糖尿病病人，无论肢体的动脉狭窄性病变是否造成了血流显著下降，ABI 都可能＞1.0。

14. 除了踝部压力外，测量肢体不同水平的压力能得到什么信息？

肢体节段压力测定（segmental limb pressure，SLP）是在大腿高位、大腿低位、小腿和踝部分别测定血压，对周围动脉闭塞性疾病累及的动脉段进行定位。

15. 在糖尿病因动脉中层钙化动脉无法被压瘪的病人中，应该用什么检查方法评估外周动脉疾病？

脉搏容积记录（pulse volume recording，PVR）是一种气袖容积描记（pneumoplethysmographic）技术，它能跟踪心动周期过程中肢体的容积变化。它通过充气袖带测定肢体节段血压的变化，节段血压随肢体容积而变化。相对 PVR 波幅变化提示外周动脉疾病的存在与否，并能对病变动脉段进行定位。动脉中层钙化对 PVR 没有影响。还可以用姆趾血压测定来诊断或评估糖尿病病人动脉疾病的严重程度，因为动脉中层钙化罕有累及趾动脉。

16. 对疑似间歇性跛行病人应该如何评估？

这种病人应该先在静息状态做 ABI 或 SLP 评估。在静息状态有缺血表现的病人通常不需要做进一步检查。在静息时有轻度动脉供血不足表现（甚至静息血压正常）的病人应该做运动负荷试验（按固定负荷方案或可变负荷方案在跑步机上行走），然后测定 ABI。病人的行走距离有助于功能障碍严重程度的评估，运动后踝部血压的下降与否有助于评估这种功能障碍是否为动脉供血不足所致，而非肌肉骨骼疼痛或神经性疼痛所致。

血管病治疗的双功超声随访监视

17. 下肢自体静脉旁路术后采用双功超声追踪监测的意义何在？

腹股沟下自体静脉旁路术后采用双功超声追踪监测是这类血管疾病病人术后医疗中的关键之举。自体静脉旁路闭塞后尝试恢复通畅的方案一般都不会奏效，通常需要做全新的旁路手术。多项研究已经表明，体格检查所见（如远侧脉搏减弱或消失）或缺血症状复发都无法在闭塞之前识别出新狭窄部位。如果能在早期发现旁路血管内或旁路血管吻合口处的狭窄，就可以通过微创开放手术或血管腔内技术进行处理，以免发展至闭塞。双功超声可以轻而易举地发现旁路血管内的狭窄和吻合口的狭窄，狭窄的双功超声表现是在这些部位血液流速显著变化。

18. 双功超声在腹股沟下血运重建术后的追踪监测中的地位如何？

腹股沟下血运重建可以根据所采用的材料（自体静脉旁路或人造血管旁路）和远侧吻合口的位置（膝上旁路或膝下旁路）进行分类。许多研究已经证实通畅率的差异取决于所使用的旁路材料和远侧吻合口的位置：就旁路血管失败（graft failure，即旁路血管狭窄或闭塞，又称"桥失败"）来看，膝上自体静脉旁路最佳，膝下人造血管旁路最差。有文献证据表明，早期发现因严重狭窄造成的旁路血管失败后随即做介入治疗，其结局比旁路闭塞后采取补救措施要好。与人造血管旁路相比，静脉旁路比较容易发生进行性狭窄，最终发生闭塞，而人造血管旁路在闭塞前通常不会有狭窄。因此，为了提升静脉旁路的通畅率，双功超声在静脉旁路的追踪监测中有其"一席之地"。虽然人造血管旁路通常不会发生旁路血管内狭窄，但是，它们会在吻合口出现粥样硬化病灶，这种病灶进行性发展会在吻合口处造成显著影响血流的狭窄。这些狭窄只要能被发现和得到治疗，就能延长人造血管旁路的通畅性。此外，当下的文献支持在血管内支架置入后和血管成形术后采用双功超声追踪监测，目的是在早期发现再狭窄以便尽早做再次介入治疗。

19. 双功超声在颈动脉内膜切除术后追踪监测中的地位如何？

颈动脉内膜切除术（carotid endarterectomy，CEA）后用双功超声做追踪监测的合理性有两个方面。大多数血管外科医生会每6～12个月评估一次同侧颈动脉的修补情况。狭窄复发的概率很低，但是，早期发现有助于在病人症状出现前即刻做微创干预。在用双功超声做追踪监测的过程中，其实潜在意义更大的是对对侧颈动脉的评估。高达 25% 的 CEA 病人会在随后的 10 年随访中发现对侧颈内动脉逐渐从无血流动力学意义的病灶发展至显著的粥样硬化病灶。

争议

20. 单独根据双功超声检查就能做颈动脉内膜切除术吗？

在经过选择的病例，不做动脉造影的论点有一定说服力，原因是单单颈动脉造影的并发症发生率就＞1%。为了让人们认识到依据双功超声做外科手术的好处，双功超声检查就一定要有高阳性预测值（positive predictive value，PPV）。庆幸的是，双功超声检查对严重病变的 PPV 很高，这里的严重病变是指符合一定严格标准的严重病变（如收缩期峰值流速＞290 cm/s 和舒张末期流速＞80 cm/s）。

21. 双功超声在外周血管疾病的术前评估中的地位如何？

动脉造影（contrast arteriography，CA）依旧是四肢缺血诊断的金标准影像学检查手段。不过，双功超声的使用越来越普遍，成为了解动脉结构、评估是否适合血运重建的首选影像学检查方法。与 CA 相比，双功超声具有多项诱人的优势。它能在依旧通畅的血管上发现增厚或钙化的区段（该区段在血管造影或 MRA 上可能被错误地判断为潜在的远侧靶血管）。与依据 CA 的主观评估相比，双功超声能测定流量，更客观地评估对血流动力学有显著影响的病灶。双功超声的其他好处：能对血管的潜在病变做出评估（判断某一病灶到底是慢性闭塞，还是急性栓子而血管本身几乎没有病变），能对部分血栓形成因而管腔不扩大的动脉瘤（这种情况在 CA 上可以表现正常）做出诊断，判断是否存在溃疡斑块或不规则斑块（这可能是栓子的来源）。床边双功超声检查的可行性和便携性使他成为一种在成本效益和时间效率两方面具有优势的检查，降低了医疗成本，缩短了住院时间。同时，还有一点吸引人的是它还能对静脉系统进行评估，了解该静脉是否适合用于自体静脉旁路。

22. 在肾功能障碍病人，磁共振血管造影潜在的不良反应有哪些？

肾源性全身纤维化（nephrogenic systemic fibrosis，NSF）于 1997 年最早被人们认识，是一种影响肾衰竭或透析病人的疾病。本病的特点是以皮肤增厚和结节性块状病灶为主要表现的硬皮样皮肤病。经常受累的部位是四肢，表现为肢体挛缩；也可以累及内脏，使并发症发生率和死亡率增加。虽然其真实发病机制目前尚未明了，但是已知的相关风险因素有多种，包括含钆造影剂。由于 MRA 具有 NSF 风险，CTA 具有造影剂性肾病风险，因此双功超声可能是肾功能不全病人首选的检查手段。

23. 双功超声的缺点有哪些？

双功超声确实有些缺点。限制超声显像的因素有血管严重钙化、严重淋巴水肿、皮炎、溃疡创面、过度角化、静息痛病人或依从性差的病人。在流速极低状态（当收缩期峰值流速＜20 cm/s 时），双功超声的解读就不可信，例如，临界狭窄性颈内动脉（internal carotid artery，ICA）疾病就可能被错误地解读为闭塞。

24. 在用超声评估 DVT 是否存在之前，是否应该先检查血 D-二聚体？

D-二聚体是交联纤维蛋白的一种降解产物。DVT 病人的血浆 D-二聚体水平常会升高。然而，DVT 并非是血浆 D-二聚体水平升高的唯一病因，因此，在诊断 DVT 是否存在方面，不能用血浆 D-二聚体检查来取代超声检查。相反，在经过选择的病人，低血浆 D-二聚体水平有很高的阴性预测值，可以免去不必要的超声检查。D-二聚体检查仅适用于非外科手术病人、未使用抗凝剂的病人、门诊病人、从临床上看 DVT 可疑程度比较小的病人（如下肢疼痛但不伴下肢肿胀也不伴双踝部肿胀的病人）。

25. 无创血管病诊断实验室有治疗任务吗？

如今，双功超声正用于许多医源性假性动脉瘤的定位，为治疗做导向。当一位病人在动脉置管后发生假性动脉瘤，并且该动脉瘤有一个狭长的瘤颈时，就可以用超声探头压迫动脉瘤颈部实施治疗。如果该探头能阻断动脉瘤颈部的血流（一般需要压迫20~30分钟），假性动脉瘤内通常都会形成血栓。此外，还可以在超声导向下向假性动脉瘤内注射凝血酶，但是，这种注射疗法仅适用于瘤颈狭长的假性动脉瘤。在超声引导下将针刺入动脉瘤后插管。在注射凝血酶的过程中，用彩色血流核查动脉瘤内血栓形成情况。虽然这种方法有微小的远侧动脉栓塞风险，但是，病人没有超声探头长时间压迫那样的不适。

26. 双功超声在腹主动脉瘤治疗和处理中的地位如何？

普通超声是腹主动脉瘤（AAA）的一种很好的检查手段，但是，它在动脉瘤大小测量方面有一定难度。这一缺点在"大块头"病人或动脉瘤内含大量血栓的病人更为凸显。CT扫描依旧是人们了解AAA解剖轮廓的检查选项，尤其在评估AAA是否适合做血管腔内修复（endovascular AAA repair，EVAR）方面。在EVAR术后的追踪监测中，双功超声在判断修复术是否成功方面可能极有价值。虽然人们对EVAR术后双功超声追踪监测依旧存有不同看法，但是，它能发现渗漏、评估动脉瘤囊是否有增大，与EVAR术后的CT扫描追踪监测不同，双功超声不需要用造影剂。

要诀：血管病的无创诊断检查

1. 双功超声在探测颈动脉疾病方面的敏感度是99%；当动脉管径缩窄＞70%时，双功超声对动脉狭窄分类的准确率为95%。
2. 诊断下肢缺血的主要检查手段是ABI。
3. 用于诊断急性DVT的无创检查方法是双功超声。
4. 双功超声追踪监测已经成为下肢血运重建和CEA术后无创VDL的一项重要设备。
5. 随着微创血管治疗的展开，双功超声的地位正在迅速拓展。其地位不仅包括诊断，还包括追踪监测和治疗。

网址

- www.vascular.org

（秦永林 译）

参 考 文 献

1. Ascher E，Marks NA. Duplex-guided endovascular treatment for occlusive and stenotic lesions of the femoral-popliteal arterial segment：a comparative study in the first 253 cases. *J Vasc Surg*. 2006；44（6）：1230-1237.

2. Baker Jr WF. Diagnosis of deep venous thrombosis and pulmonary embolism. *Med Clin North Am*. 1998；82（3）：459-476.

3. Ballotta E，Da Giau G. Progression of atherosclerosis in asymptomatic carotid arteries after contralateral endarterectomy：a 10-year prospective study. *J Vasc Surg*. 2007；45（3）：516-522.

4. Byrnes KR，Ross CB. The current role of carotid duplex ultrasonography in the management of carotid atherosclerosis：foundations and advances. *Int J Vasc Med*. 2012；2012：187872.

5. Carter A，Murphy MO，Halka AT，et al. The natural history of stenoses within lower limb arterial bypass grafts using a graft surveillance program. *Ann Vasc Surg*. 2007；21（6）：695-703.

6. Goodacre S，Sampson F. Systematic review and meta-analysis of the diagnostic accuracy of ultrasonography for deep vein thrombosis. *BMC Med Imaging*. 2005；5：6.

7. Hanson JM，Atri M. Ultrasound-guided thrombin injection groin pseudoaneurysm：Doppler features and technical tips. *Br J Radiol*. 2008；81（962）：154-163.

8. Jahromi AS，Cinà CS. Sensitivity and specificity of color duplex ultrasound measurement in the estimation of internal carotid artery stenosis：a systematic review and meta-analysis. *J Vasc Surg*. 2005；41（6）：962-972.

9. Moneta GL，Edwards JM，Papanicolaou G，et al. Screening for asymptomatic internal carotid artery stenosis：duplex criteria for discriminating 60% to 99% stenosis. *J Vasc Surg*. 1995；21（6）：989-994.

10. Roth SM，Bandyk DF. Duplex imaging of lower extremity bypasses，angioplasties，and stents. *Semin Vasc Surg*. 1999；12（4）：275-284.

11. Wolf YG，Johnson BL. Duplex ultrasound scanning versus computed tomographic angiography for postoperative evaluation of endovascular abdominal aortic aneurysm repair. *J Vasc Surg*. 2003；38（5）：1142-1143.

12. McPhee JT，Madenci A. Contemporary comparison of aortofemoral bypass to alternative inflow procedures in the Veteran population. *J Vasc Surg*. 2016；64（6）：1660-1666.

第八篇

心 胸 外 科

第78章 冠状动脉疾病

Joseph C. Cleveland，Jr.，MD

1. 何谓心绞痛，其病因是什么？

心绞痛是心肌缺血的反映。病人常诉说有胸部压迫感、窒息感或紧缩感。一般来讲，心绞痛会因劳力或情绪紧张而加重，会在休息后缓解。心绞痛通常是由于心肌氧供与氧需之间的失衡所致。其典型表现是一位男性（男：女＝4：1）在寒冷的夜晚饱餐后外出铲雪。有时（尤其在糖尿病病人），劳力性呼吸困难也可能是心肌缺血的反映。不知道什么原因，糖尿病病人的心肌缺血症状不是胸痛或胸部压迫感，而是呼吸困难。

2. 如何处理心绞痛？

心绞痛的治疗选项包括药物治疗和药物加心肌血运重建两类，心肌血运重建又有经皮冠状动脉介入术（percutaneous coronary intervention，PCI）和冠状动脉旁路移植术（coronary artery bypass grafting，CABG）之分。药物治疗的目标是降低心肌氧需。对策包括硝酸盐类药物（硝酸甘油、异山梨醇），其作用是最低限度地扩张冠状动脉，还能降低血压（后负荷），从而降低心肌氧需；β受体阻滞剂的作用是降低心率、心肌收缩性和后负荷；钙通道阻滞剂的作用是降低后负荷，可能还能避免冠状血管收缩。抗血小板治疗（如阿司匹林、氯吡格雷、普拉格雷）也很重要。人们提倡在急性冠脉综合征的处理中使用新型抗血小板药物，如氯吡格雷（波立维）和依替巴肽（integrilin）。然而，氯吡格雷是一种强效药物，在服用氯吡格雷5天内做CABG手术术后出血风险将增加三倍。

如果依据指南使用药物治疗的病人症状依旧，就应该考虑做心肌血运重建（PCI或CABG）。

a. 何谓心脏团队？心脏团队由介入心脏科医生和心脏外科医生组成。心脏团队就是为冠脉血运重建的多学科模式背书，设法把最适合该病人心血管疾病的疗法告诉病人。美国心脏协会/美国心脏学会联合颁布的2012版稳定性缺血性心脏病指南全力支持将心脏团队作为Ⅰ类证据推荐。

b. 何谓Syntax评分？ SYNTAX临床试验将1800例多支血管冠心病病人随机分为药物洗脱支架（PCI）组和CABG组。在 SYNTAX 研究中，冠心病的严重程度是根据一种评分系统算得——依据冠状动脉造影上冠心病的范围、位置和狭窄程度。SYNTAX 评分的切割点如下：低分区＜22 分，中分区 =23～32 分，高分区＞33 分。SYNTAX 高分区（＞33 分）病人和多支血管 CAD 病人接受 CABG 者的生存时间提升，死亡率、心肌梗死率和再次介入手术率下降。因此，SYNTAX 评分可能有助于心脏团队回答病人有关血运重建选项方面的问题。

3. 冠状动脉旁路移植术的适应证有哪些？

a. **冠状动脉左主干狭窄**：冠状动脉左主干狭窄＞50%是药物治疗远期结局不佳的一项稳健预测因子，因为相当一部分心肌由该动脉供血。即使该病人没有症状，CABG 也可以显著提高其生存时间。依据美国心脏协会/美国心脏学会联合颁布的CABG 外科手术指南，冠状动脉左主干疾病属于 CABG 的Ⅰ类适应证。

b. **三支冠状动脉病变（狭窄 70%）伴左心室（left ventricular，LV）功能减退（即 EF＜0.50），或左前降支（left anterior descending，LAD）近侧受累的双支冠状动脉病变（coronary artery disease，CAD）**：随机临床研究显示，与药物治疗相比，三支冠状动脉病变病人伴左心室功能减退的病人在CABG 后有生存获益。

c. **LAD 近侧严重狭窄伴射血分数（ejection fraction，EF）＜0.50 的双支 CAD，或 LAD 近侧严重狭窄伴无创检查显示缺血的双支 CAD** 病人在 CABG 后也有生存获益。不过，在左心室功能减退病人的处理中有一项需要引起警惕：当 EF 下降至＜0.30 时，手术死亡率会增加。

d. **在积极药物治疗情况下，心绞痛依旧**：因为 CAD 造成生活方式受限制的病人是 CABG 的适合候选人，前提是拟行外科手术的风险可接受。冠状动脉外科研究（Coronary Artery Surgery Study，CASS）的数据提示，与药物治疗相比，采用外科手术治疗的病人心绞痛频率少、活动受限程度轻、运动耐量客观增加。

4. "传统" CABG 手术是怎样做的?

CABG 是一种动脉旁路手术,可以在体外循环下进行,也可以在非体外循环下进行。取左胸廓内动脉 (left internal mammary artery,LIMA) 做带蒂血管旁路,也可以切取其他血管用作旁路血管,如大隐静脉、桡动脉。体外循环 (cardio-pulmonary bypass,CPB) 又称心肺旁路,其建立方法是做升主动脉和右心房插管,用冷含血停搏液 (cold blood cardioplegia) 使心脏停搏。然后将切取的大隐静脉段倒转,将旁路血管的近侧 (流入) 端与升主动脉吻合,将旁路血管的远侧 (流出) 端与梗阻病灶远侧的冠状动脉做吻合。一般将 LIMA 与 LAD 吻合。吻合结束后,病人就可以脱离 CPB,然后关胸。一般需要建 1~6 条旁路 (因此称为**三重旁路**或**四重旁路**)。

5. 何谓非体外循环下冠状动脉旁路移植术?

CABG 可以在没有 CPB (心脏不停搏) 的情况下实施。如果这个 CABG 是采用胸骨正中切口在心脏搏动的情况下进行的,就称为非 CPB 下 CABG (off-pump CABG,OPCAB)。采用市场上购得的固定装置将心脏摆放于一定位置,将拟行旁路的冠状动脉固定好,并上套带做暂时血流阻断,然后将静脉或动脉旁路血管与固定的冠状动脉做吻合,最后松开对该血管的阻断。

6. 为什么选择 OPCAB 来取代传统的 CABG?

CPB 条件下的 CABG 依旧是金标准,在上报给美国胸外科医生学会全国成人心脏病数据库 (Society of Thoracic Surgeons National Adult Cardiac Database) 的数据中 CABG 手术量的 80%~85% 依旧采用 CPB。不过,CPB 伴有多种不良临床结局,如急性肺功能障碍、脑卒中、肾衰竭、肝衰竭、出血和助长促炎状态。人们认为 (虽然尚未定论) 在没有 CPB 的情况下实施的 CABG 或许能减少这些并发症。合并有肺病、脑血管病、肾脏疾病或严重周围血管疾病的病人在不采用 CPB 的情况下实施 CABG 对其结局可能会有好处。不幸的是,不用 CPB 的代价是可能导致旁路血管的通畅率打折扣,因为大多数提倡 OPCAB 的报道中都没有纳入旁路血管通畅率的数据,早年的 OPCAB 报道曾经谈到过采用这种技术容易在早期发生旁路血管闭塞。总之,有些中心已经接受了 OPCAB。

这些中心之所以偏爱这项技术，可能是因为 OPCAB 的结果还比较满意；不过，美国大多数 CABG 依旧是在 CPB 下实施的。

7. CABG 能改善心肌功能吗？

当然。CABG 能改善冬眠心肌（hibernating myocardium）的功能。心肌冬眠是指在保留心肌活力的前提下，与冠状动脉血流减少有关的、心肌处于可逆性收缩功能障碍的一种状态。有些全心收缩功能障碍的病人会在 CABG 后表现为心肌收缩能力戏剧性提升。

8. CABG 对充血性心力衰竭病人有帮助吗？

或许有帮助。CABG 能改善缺血性心肌功能障碍相关的充血性心力衰竭症状。反之，如果心力衰竭的原因是为时已久的不可逆性梗死心肌（即瘢痕）所致，那么，CABG 就不会有任何好处。术前评估中最关键的一点是必须对功能障碍心肌的活力进行评估。铊静息-再分布心肌灌注显像（rest-redistribution thallium scan）能判断出依旧存活的心肌区域，不过，心脏磁共振是检出冬眠心肌的一种更好的检查方法，正在取代放射性核素影像检查的地位。

9. CABG 在预防室性心律失常方面有价值吗？

没有。大多数 CAD 病人的室性心律失常起源于梗死心肌周缘的易激心肌。这种威胁生命的室性快速型心律失常病人是安放自动植入式心脏除颤器（automated implantable cardiac defibrillator，AICD）的适应证。

10. PCI 与 CABG 有何不同？

几篇随机对照临床研究对 PCI 与 CABG 进行了比较。虽然他们总共研究了数千例病人的数据，但是，其中大多数（>80%）最初符合纳入标准的病人最终因各种各样的原因被从研究中剔除。重要的是我们应该理解，尽管随机对照临床研究是比较两种疗法的金标准，但是，这些 CABG 与 PCI 对比临床研究将比较低风险的人群纳入了研究，或许不能反映现实世界病人做了 CABG 或 PCI 后的情况（参见"争议"）。

这些临床研究有几项重要特征。总死亡率和不良心脏事件

（心肌梗死）发生率在 CABG 与 PCI 之间没有差异。一篇研究项目［旁路血管成形血运重建调查（Bypass Angioplasty Revascularization Investigation，BARI）］表明。2 型糖尿病病人做 CABG 的临床关联①生存率比做 PCI 高。这种生存率差异在 10 年的随访中持续存在。

这两种治疗策略的主要区别在于能否解除心绞痛和免去再次介入治疗。总的看来，采用经皮冠状动脉腔内成形术（percutaneous transluminal coronary angioplasty，PTCA）治疗的病人有 40%需要再次做 PTCA 或 CABG，而采用 CABG 治疗的病人约有 5%需要做再次介入。与采用 PTCA 治疗的病人相比，采用 CABG 治疗的病人心绞痛的发作次数也较少。

最近的临床研究比较了药物洗脱支架（drug-eluting stents，DES）与 CABG 的结果，发现 DES 组的再狭窄率（8%～10%）明显降低。不过，DES 会并发灾难性血栓形成，可以突然发生，事先毫无临床预兆，也可以在植入后数月，甚至数年发生。与裸金属支架（bare metal stents，BMS）所见到的再狭窄相比，药物洗脱支架的这种血栓形成更容易导致突然死亡或大面积心肌梗死。由于 DES 容易引起血栓形成，就要求病人服用双重抗血小板治疗（乙酰水杨酸加氯吡格雷）至少 1 年，许多放置了 DES 的病人如今依旧在服用双重抗血小板治疗，停止服药遥遥无期。

对每一例病人来讲，PCI 或 CABG 的推荐应该个体化。不应该将这两种治疗方法看作相互排斥或相互竞争的；有些病人可能从 PCI 与 CABG 联用中获益。CABG 是一种比较耐久的血运重建方法，缺点是它有与生俱来的围手术期并发症风险。

---

①译者注：临床关联（clinically relevant findings，clinical relevance）又翻译为临床相关、临床意义。临床试验结果被接受的基本条件有：a. 临床意义（clinical relevance）；b.统计学意义（statistical significance）；c.稳健性（robustness）；d.可重复性（replication）。有"临床意义"的界值确定应该由主要研究者与生物统计人员共同确定，主要由主要研究者确定。要求具有充分、完备的临床资料，充分的文献证据，最好有大样本的临床试验资料来支持所选择的有"临床意义"的界值，有时还需要荟萃分析资料。

11. 依据经验，几种方法的血管通畅率分别是多少？

- 胸廓内动脉旁路术：10 年通畅率为 90%。
- 大隐静脉旁路术：10 年通畅率为 50%。
- 狭窄血管 PCI 加 BMS：1 年通畅率为 80%。

12. 与 CABG 相关的操作和技术问题有哪些？

广义的手术并发症包括旁路血管吻合的技术问题所致并发症、胸骨并发症、与大隐静脉切取有关的切口并发症。冠状动脉吻合的技术问题通常会导致心肌梗死。胸骨并发症可预料的后果是脓毒症和多脏器功能衰竭。大隐静脉切取部位的切口也会在术后发生水肿、感染和疼痛等问题。

13. CABG 的风险是什么？ 哪些并存因素会增加 CABG 的手术风险？ 为什么大型数据库对数据的上报有用？

预计手术风险是医生在外科血运重建手术前与病人讨论的关键内容。美国胸外科医生学会（Society of Thoracic Surgeons，STS）和退伍军人管理局开发并推广运行了两个大型全国性数据库。STS 数据库如今已经纳入逾 200 万例病人的结果数据，是世界上最大的心胸外科结局与品质改进项目。增加 CABG 风险的因素包括左心室射血分数（left ventricular ejection fraction，LVEF）低、既往心脏手术史、手术的优先等级（急诊还是择期）、美国纽约心脏病学会心功能分级、年龄、外周血管疾病、慢性阻塞性肺疾病和外科手术时有失代偿性心力衰竭。这些合并症会在结局中扮演重要角色。很简单，CABG 的原始死亡率数据会造成误导。不同外科医生尽管所做的是同一种手术，但是，如果一位外科医生所做的 CAD 病人是年轻的三项全能运动员，而另一位外科医生所做的 CAD 病人是卧床不起、每天抽两包烟的老年"沙发土豆"①，原始死亡率怎么可能一样呢？通过对这些并存因素进行评估，就能得出一种比较公正的预测结局与观察结局之比。按照这种方法，采用观察结局与期望结局之比加风险调整模式就是一

---

①译者注：老年沙发土豆（old couch potatoes）。美国人把整天躺在沙发上看电视的人称作"沙发土豆"。

种比较可信的 CABG 死亡率比较方法。由于公众和卫生保健付款人都要求结果透明，STS 数据库提供了一种模式以便所有其他各专业正确收集数据并对数据做风险调整以提升医疗品质。

14. 如果 CPB 无法撤机，可以采取哪些步骤?

其实手术医生正在处理的就是休克。就像低血容量性休克（如子弹横断了主动脉）一样，此时的基本原则：

- 容量复苏直至左心和右心的充盈压都达到最优化。
- 在充盈压满意后，开始用变力（正性肌力药物）支持。
- 正性肌力药物加大至中毒剂量（通常是室性快速性心律失常）并插入主动脉内球囊反搏（intraaortic balloon pump，IABP）。CPB 的极限拓展是植入左心室或右心室辅助装置（或两个装置兼用）。在我们等待心肌恢复阶段，这些装置能支撑循环。

争议

15. 外科手术血运重建采用全动脉旁路有优点吗?

或许有。采用 LIMA 做 LAD 旁路与采用静脉做 LAD 旁路相比，LIMA 旁路的优点清晰可见，不过，全动脉旁路的数据或许还远未达到这种强度。从观察到的现象（胸廓内动脉的通畅率优于大隐静脉）进行逻辑拓展，点燃了人们对全动脉血运重建的热情。为了取代大隐静脉的旁路地位，有些外科医生甚至使用右侧胸廓内动脉、胃网膜动脉和桡动脉做旁路手术。虽然可信的数据表明，采用 LIMA 做旁路血管具有生存获益，并且病人可以从心绞痛中解脱出来，但是，支持全动脉血运重建的数据还远不够清晰。

16. 一位持续性心绞痛病人被认为不适合做 CABG，应该选择什么治疗?

对于那些药物治疗已经达到最优化但不适合外科治疗（由于合并症太重或因为冠状动脉品质太差不适合做旁路手术）的病人，有一种替代术式称为透壁心肌血运重建术（transmyocardial revascularization，TMR）。TMR 是用激光在心内膜上烧孔至心外膜。该术式的原始想法是通过激光将心内膜毛细血管网的血液带至心肌，但是，人们通过重复研究，观察到激光创建的通道在 24 小时之内就会充满血栓，然后就闭塞了。因此，人们推断激光的能量引起了炎症反应，结果导致血管生成因子增多［血管内皮生长因子、肿瘤生长因子 β（tumor growth factor β）、成纤维细胞生长因子］。虽然前景看好的试验数据和临床研究支持采用 TMR 治疗，但是，人们需要知道安慰剂效应是否对缓解心绞痛不起作用。

17. 一位 65 岁的男性病人，有糖尿病、生活方式受限的稳定性心绞痛、多支冠状动脉疾病（左前降支近段未受累）、**心室功能正常**（射血分数为 65%），**应该为他提供什么样的治疗？**

这类病人是有争议的，处于三项治疗选择的交叉点：①继续药物治疗；②多血管 PCI；③CABG。每一种治疗方法都有其令人信服的证据，但是，作为一名外科医生，我们都愿意为病人做 CABG。怎样才能为病人拟定正确的决策呢，关键要有一个包括心脏病科医生在内的多学科医生团队，心脏外科医生需要与病人全面谈论他的各种选择，以及每线（一线、二线等）治疗的期望获益、结局和远期问题。如果在病人躺在导管手术台上时才决定做多支血管 PCI，理由是"这个问题在此刻就能搞定，而且是微创手术"，那么，就等于没有给这位病人留下对治疗选项做充分咨询或告知的公平机会。在与这种病人的讨论中，最需要声明的信息是，虽然 CABG 是 CAD 治疗中创伤最大的治疗方法，但是，它能为这种疾病提供最耐久的远期治疗，术后的并发症和死亡风险都很小，康复时间也不太长（数周至 1 月）。

要诀：冠状动脉疾病

1. CABG 能改善冬眠心肌（hibernating myocardium）的功能。

2. CABG 在预防室性心律失常方面没有帮助。

3. 经验表明：胸廓内动脉旁路术在 10 年时的血管通畅率为 90%，大隐静脉旁路术在 10 年时的血管通畅率为 50%，狭窄血管 PCI 加 BMS 的 1 年通畅率为 80%。

（周建明 译）

参 考 文 献

1. Cleveland Jr JC, Shroyer AL. Off-pump coronary artery bypass grafting decreases risk-adjusted mortality and morbidity. *Ann Thorac Surg*. 2001; 72(4): 1282-1288.

2. Fihn SD, Blankenship JC, Alexander KP, et al. 2014 ACC/AHA/AATS/ PCNA/SCAI/STS focused update of the guideline for the diagnosis and management of patients with stable ischemic heart disease: a report of the American College of Cardiology/American Heart Association Task Force on Practice Guidelines, and the American Association for Thoracic Surgery, Preventive Cardiovascular Nurses Association, Society for Cardiovascular Angiography and Interventions, and Society of Thoracic Surgeons. *J Am Coll Cardiol*. 2014; 64 (18): 1929-1949.

3. Gundry SR, Romano MA. Seven-year follow-up of coronary artery bypasses performed with and without cardiopulmonary bypass. *J Thorac Cardiovasc Surg*. 1998; 115 (6): 1273-1277.

4. Hannan EL, Racz MJ, Walford G, et al. Long-term outcomes of coronary-artery bypass grafting versus stent implantation. *N Engl J Med*. 2005; 352 (21): 2174-2183.

5. Horvath KA, Aranki SF. Sustained angina relief 5 years after transmyocardial laser revascularization with a CO_2 laser. *Circulation*. 2001; 104 (12 suppl 1): I81-I84.

6. Taggart DP. Coronary artery bypass grafting is still the best treatment for multivessel and left main disease, but patients need to know. *Ann Thorac Surg*. 2006; 82 (6): 1966-1975.

7. BARI Investigators. The final 10-year follow-up: results from the BARI randomized trial. *J Am Coll Cardiology*. 2007; 49 (15): 1600-1606.

8. Serruys PW, Morice MC, Kappetein AP, et al. Percutaneous coronary intervention versus coronary artery bypass grafting for severe coronary artery disease. *N Engl J Med*. 2009; 360 (10): 961-972.

9. Alexander JH, Smith PK. Coronary artery bypass grafting. *N Engl J Med*. 2016; 374 (20): 1954-1964.

第 79 章 二尖瓣狭窄

Giorgio Zanotti，MD，*John M. Swanson*，MD，
David A. Fullerton，MD

1. 成人二尖瓣狭窄最常见的病因是什么？

二尖瓣狭窄最常见的病因是风湿热。风湿热一般发生于儿童早期，但是，许多病人都回忆不起来他们发生过风湿热。

2. 哪种性别最容易罹患二尖瓣狭窄？

女性，女性与男性比例为 2∶1。

3. 二尖瓣狭窄的主要症状是什么？

劳力性呼吸困难（dyspnea on exertion，DOE）。

4. 二尖瓣狭窄的体征有哪些？

听诊可闻及开瓣音和舒张期杂音，在心尖部最清楚。

5. 如何对二尖瓣狭窄进行确诊？

用超声心动图，最正确的是做经食管超声心动图（transesophageal echocardiography，TEE），但并非一定要做。

6. 二尖瓣横断面瓣口面积的正常值是多少？

- 正常瓣口面积是 $4 \sim 6$ cm^2。
- 瓣口面积 < 2 cm^2 为轻度二尖瓣狭窄。
- 瓣口面积 < 1 cm^2 为严重二尖瓣狭窄。

7. 何谓 Gorlin 公式？

Gorlin 公式就是用来计算心瓣膜瓣口面积的公式。可以简单地表示为

二尖瓣瓣口面积 = 心排血量 ÷ $\sqrt{平均跨瓣压力差}$

8. 如何用超声心动图测定二尖瓣瓣口面积？

用多普勒超声测定跨瓣血液流速（流速因狭窄而加快）

和测定流速下降所需的时间（此称压力减半时间）。简单的
表述是

二尖瓣瓣口面积 ＝ 220 ÷ 压力减半时间

9. 二尖瓣狭窄的病理生理学概念是什么?

二尖瓣狭窄是指二尖瓣未能开放至其应该达到的程度。这
造成了左房压增高，增高的左房压又逆向传递至肺循环，造成
肺静脉或肺毛细血管压增高。病人会出现呼吸困难感，当压力
高达一定程度，就出现肺水肿。

举例：为了跨越 1.5 cm^2 的瓣口保证满意的左心室充盈，
就需要有 20 mmHg 的跨瓣压力差。正常左心室舒张末期压是
5 mmHg，20 mmHg 的压力差就需要 25 mmHg 的左房压才能满
足跨越狭窄瓣膜口的血流量。若需要增加跨瓣血流量（在运动
时需要增加心排血量），就需要进一步提升左房压。这种高左
房压会逆向传递至肺静脉导致"肺部水患"（肺水肿）。

10. 在二尖瓣狭窄病人，哪些因素会触发症状?

常见的三大触发因素是：

● 心动过速

● 心房颤动

● 妊娠

在舒张期，左心房的血液通过二尖瓣口使左心室充盈。如
果存在二尖瓣狭窄，相同的血量流经瓣膜口就需要更长的时
间。同样，心房"驱血力"变得越来越重要以提升流经瓣膜口
的血量。因而，任何导致舒张期缩短（心动过速）或减弱心房
"驱血力"（心房颤动）的因素都会触发二尖瓣狭窄症状的出现，
原因在于左心房排空和左心室充盈都不满意，导致左房压增加
和心排血量下降。

11. 二尖瓣狭窄会引起哪些并发症?

● 咯血，其原因是严重肺静脉充血导致肺毛细血管出血。

● 血栓栓塞（脑卒中、终末器官[①]缺血），与心房颤动有关。

● 肺动脉高压和右心衰竭（肺源性心脏病）。

● 心内膜炎。

---

①译者注：终末器官（end-organ）又称靶器官（target organ），或目标器官。

12. 二尖瓣狭窄是如何引起肺动脉高压的？

- 增高的左房压逆向传递所致。
- 左心房扩张所致的反应性肺动脉收缩（可逆性肺动脉高压）。
- 肺动脉肥厚伴肺血管重塑（remodeling of the pulmonary vasculature），这可能变为不可逆性肺动脉高压。

13. 二尖瓣狭窄的药物治疗有哪些？

- 利尿剂（呋塞米）和限制钠盐摄入，目的是改善肺血管充血病人的呼吸困难症状。
- β 受体阻滞剂使心室率减至约 60 次/分，从而增加心室充盈时间。
- 房室结阻断药（地高辛），目的是减慢心房颤动病人的房室结传导。
- 华法林（香豆定），用于心房颤动病人，目的是预防血栓栓塞。

14. 应该对二尖瓣狭窄病人采取针对风湿热的二级预防吗？

是的。除此之外，对急性 A 组链球菌性咽炎，应该放低对这些病人进行检查和治疗的门槛，因为链球菌感染可能会加重二尖瓣狭窄。

15. 二尖瓣狭窄的自然史是什么？

- 随着瓣膜口缩小，充血性心力衰竭逐渐加重。
- 无症状二尖瓣狭窄病人的 10 年生存率约为 80%。
- 中度二尖瓣狭窄病人的 10 年生存率约为 50%。
- 出现症状后 10 年生存率为 0～15%。
- 二尖瓣狭窄伴肺动脉高压者的平均生存时间 <3 年。

16. 二尖瓣狭窄病人的介入治疗选项有哪些？

- 经皮球囊二尖瓣成形术。
- 外科手术二尖瓣置换术（由于瓣叶畸形，瓣膜修复罕有适应证）。
- 经皮二尖瓣置换术。

17. 二尖瓣狭窄干预性治疗的适应证有哪些？

由于二尖瓣狭窄是一种进行性加重的退变疾病，要改变其自然史只能采用干预性治疗，包括经皮球囊瓣膜成形术、外科手术二尖瓣置换术和经皮二尖瓣置换术。每种干预性治疗的适应证如下所述。

- 经皮球囊瓣膜成形术：①有症状（NYHA[①]Ⅲ级或Ⅳ级）的严重二尖瓣狭窄（瓣口面积＜1.5 cm^2）或跨瓣压力差在 5～10 mmHg 的病人；②瓣口面积＜1 cm^2 或跨瓣压力差＞10 mmHg 或肺动脉收缩压＞50 mmHg 的无症状病人。所有符合上述要求的病人，还必须在超声心电图上显示瓣叶有运动，没有二尖瓣关闭不全、瓣膜下纤维化、瓣膜增厚或左心房血栓的明显证据。
- 外科手术（一般采用二尖瓣置换术）：适用于没有外科手术禁忌风险、经皮球囊瓣膜成形失败或不适合做经皮球囊瓣膜成形的有症状的严重二尖瓣狭窄病人。还适用于严重二尖瓣狭窄病人因其他适应证需要做心脏外科手术者。
- 经皮二尖瓣置换术：适用于符合二尖瓣置换标准但有外科手术禁忌风险的病人。

18. 二尖瓣狭窄首选哪种手术？

在符合上述标准的前提下，首选经皮球囊瓣膜成形术。

19. 球囊瓣膜成形术的结果如何？

- 死亡率＜1%。
- 如果病人的选择恰当（二尖瓣口面积＞1.5 cm^2，同时左房压＜18 mmHg），初次分离术的成功率可以高达 95%，但是，其实所有病人的狭窄都会在近期复发。10 年时有 10%的病人需要再次做二尖瓣分离术。再次分离术的结果就不如初次手术好，原因是瓣膜纤维化和畸形加重了，这种情况最终都需要外科手术处理。

---

①译者注：NYHA 是纽约心脏病学会（New York Heart Association）的英文首字母缩略词。NYHAⅢ级或Ⅳ级就是"纽约心脏病学会心功能分级Ⅲ级或Ⅳ级"。

20. 二尖瓣狭窄有哪些外科术式可供选择?

- **二尖瓣分离术**: 如今,该术式已经罕有采用。
- **二尖瓣置换术**: 该术式的围手术期死亡率不一,年轻体健病人的死亡率<5%,年老伴多种合并症和心力衰竭病人的死亡率>10%。采用美国胸外科医生学会(Society of Thoracic Surgeons)的风险评分就可以算出该病人的围手术期并发症发生率和死亡率,对风险做大致的个体化评估。

附加题

21. 何谓 Lutembacher 综合征?

二尖瓣狭窄伴房间隔缺损。其结果是左向右分流,右心室超负荷。

> **要诀: 二尖瓣狭窄**
> 1. 二尖瓣狭窄最主要的病因是风湿热。
> 2. 严重二尖瓣狭窄是指二尖瓣瓣口面积<1 cm^2。
> 3. 二尖瓣狭窄的主要症状是劳力性呼吸困难。
> 4. 二尖瓣狭窄的药物治疗主要是利尿剂加 β 受体阻滞剂。
> 5. 对有症状的严重二尖瓣狭窄,其治疗选项是经皮球囊二尖瓣成形术。

(周建明 译)

参 考 文 献

1. Nishimura RA, Otto CM, Bonow RO, et al. 2014 AHA/ACC Guideline for the management of patients with valvular heart disease: executive summary: a report of the American College of Cardiology/American Heart Association Task Force on Practice Guidelines. *Circulation*. 2014; 129 (23): 2440-2492.
2. Yanagawa B, Butany J. Update on rheumatic heart disease. *Curr Opin Cardiol*. 2016; 31 (2): 162-168.
3. Zeng YI, Sun R. Pathophysiology of valvular heart disease. *Exp Ther Med*. 2016; 11 (4): 1184-1188.
4. Nishimura RA, Vahanian A. Mitral valve disease-current management and future challenges. *Lancet*. 2016; 387 (10025): 1324-1334.

第80章　二尖瓣反流

Giorgio Zanotti，MD，*John M. Swanson*，MD，
David A. Fullerton，MD

1. 二尖瓣反流的病因有哪些？

a.（原发性）退变性二尖瓣反流是因为二尖瓣环、瓣叶或腱索异常所致。主要原因为：

- 二尖瓣脱垂
- 瓣膜退变
- 瓣环钙化
- 风湿热
- 心内膜炎
- 腱索断裂
- 乳头肌断裂

b.（继发性）功能性二尖瓣反流是因为左心室异常导致瓣膜无法合拢、血液溢漏所致，但是，瓣膜结构完整。主要原因为：

- 心肌病
- 心肌/乳头肌缺血
- 心肌梗死

2. 二尖瓣反流的病理生理机制是什么？

在正常心脏，二尖瓣的作用是防止左心室内的血液在收缩期反流入左心房。然而，对于二尖瓣反流病人，心室收缩时射出的血有两条出路：①前向，经由主动脉瓣；②逆向，经由二尖瓣。每搏逆向射血进入左心房的血量称为**反流分数**（regurgitant fraction）。反流分数加上从肺静脉返回左心房的血液造成左心房压力增高，增高的左心房压力在心室舒张期又反过来传递给左心室。为了弥补反流分数和维持心排血量，左心室必须提高总每搏输出量。最终导致左心室容量超负荷、扩张、功能障碍，甚至可能出现心律失常。

3. 二尖瓣反流有哪些症状？

大多数病人在出现严重反流前无症状。一旦出现症状，就

是心力衰竭症状，包括劳力性呼吸困难、运动耐受力丧失、疲乏，最终使外周水肿加重。

4. 与二尖瓣反流相关的杂音是啥样？

全收缩期杂音，在心尖部最清楚，向左腋下放射。

5. 在二尖瓣反流，决定左房压的因素是什么？

左心房顺应性。

6. 为什么急性二尖瓣反流会引起严重症状？

在急性二尖瓣反流，由于正常左心房没有足够的时间调整和增加其顺应性，因此由反流分数造成的左心房容积增加导致左房压急剧上升。从而导致肺静脉静水压增加，引起肺水肿。反之，由于慢性二尖瓣反流伴随着左心房进行性扩张，有足够的时间允许心房做出调整，使左心房的顺应性逐渐增加。这种顺应性的增加不会增加左房压。

7. 哪些血流动力学状况会使二尖瓣反流病人的症状加重？

左心室后负荷增加（高血压）：体循环动脉血压的增高，左心室泵血遇到的阻抗必然增加，因而反流分数增加（血液容易逆向进入压力较低的左心房，不容易向前进入高压的体循环）。

8. 确诊二尖瓣反流的最佳检查项目是什么？如何对二尖瓣反流的严重程度进行分级？

确诊二尖瓣反流的最佳检查项目是多普勒超声心动图，尤其是经食管超声心动图（transesophageal echocardiography，TEE）（食管直接位于左心房背面，能为二尖瓣提供非常好的声学图像）。超声心动图还有助于二尖瓣反流病因（退变性或功能性）和严重程度的判断。并进一步帮助判断外科手术修复二尖瓣的可能性。

9. 二尖瓣反流的药物治疗有哪些？

- 利尿剂（呋塞米）和限制钠盐摄入，目的是降低左心室前负荷并减轻肺血管充血。
- 血管紧张素转化酶（angiotensin-converting enzyme，ACE）抑制剂（赖诺普利），目的是降低后负荷。
- 房室结阻滞剂（地高辛），目的是减慢心房颤动病人的心室率。

- 华法林（香豆定），用于心房颤动病人，目的是预防血栓栓塞。

10. 二尖瓣反流病人的外科手术适应证是什么？

- 有症状的严重二尖瓣反流，同时左心室射血分数（left ventricular ejection fraction，LVEF）>30%的病人。
- 无症状的严重二尖瓣反流，同时 LVEF 在 30%～60%和（或）左心室舒张末期直径>40 mm 的病人[①]。
- 左心室收缩功能日益恶化。由于二尖瓣反流使左心室射血的总阻抗下降（每搏量中有大量血从低阻力的二尖瓣"后门"逸出），在存在二尖瓣反流的情况下，LVEF 只有高于正常才能维持心排血量。如果存在二尖瓣反流，LVEF<55%就提示左心室功能障碍。
- 静息状态或运动诱发肺动脉高压（平均肺动脉压≥25 mmHg）。

11. 如何纠治二尖瓣反流？

采用外科手术纠治二尖瓣反流。

- 首选外科手术做二尖瓣修复：这种术式保留了二尖瓣，通过腱索维持了左心室肌肉与二尖瓣瓣环之间的"联动"。在心脏瓣膜置换手术中切除了二尖瓣，这种"联动"作用就消失了，左心室就处于机械性缺陷状态，随着时间的推移，左心室就会扩张，出现功能障碍。
- 在反流的瓣膜无法修复时，通过外科手术做人工瓣膜二尖瓣置换：如果置换术势在必行，就应该努力设法保护二尖瓣的后叶。大多数研究表明，需要做二尖瓣置换的病例数不足 30%。
- 经皮二尖瓣修复（采用导管二尖瓣夹合装置）：适用于功能性二尖瓣反流、有外科手术禁忌风险的病人。病人是否适合选择经皮二尖瓣修复，必须由多学科心脏瓣膜病团队（由在瓣膜性心脏病方面有丰富经验的心内科医

①译者注：这句话的原文是 "Asymptomatic patients with severe mitral regurgitation and LVEF 30%～60% and/or end diastolic left ventricular volume>40 mm"，翻译时做了更正。另参见本章问题 17。

生和心外科医生组成）来决定。

12. 为什么首选修复，而非二尖瓣置换术？

- 手术死亡率较低。
- 远期左心功能更好。
- 避免了人造瓣膜的相关并发症（生物瓣退变——需要再次手术处理，人工瓣膜相关性血栓栓塞，人工瓣膜相关性心内膜炎）。

13. 如何修复二尖瓣？

- 切去瓣叶的多余部分。
- 使瓣叶能重新对合。
- 将二尖瓣瓣膜环折叠并放入人造环做瓣膜成形术加强。
- 将人造环放在二尖瓣的心房侧，沿瓣环将该人造环缝合一圈。如此之后，二尖瓣的两个瓣叶就得到了功能良好的乳头肌支持，也缩小了二尖瓣环的周径，有利于瓣叶合拢。术中要用 TEE 评估瓣膜修复后的功能情况。

14. 二尖瓣修复术和二尖瓣置换术的手术死亡率各是多少？

二尖瓣修复术：2%；二尖瓣置换术：5%。

15. 二尖瓣修复术的耐久性如何？

需要二尖瓣再次手术的风险每年约为 1%。

16. 微创外科在二尖瓣反流病人的地位如何？

需要做二尖瓣修复或置换的许多病人都可以用微创入路（微小胸骨切开、微小剖胸切口、机器人辅助二尖瓣外科手术）。微创法的优点是或许能减少围手术阶段的出血、减轻术后疼痛、加快体能康复和保护肺功能。在既往有胸骨切开史的病人中，微创入路的优势是不必再次切开胸骨，也避免了心包粘连[①]。机器人手术可能特别有利于黏液样退行性二尖瓣关

---

①译者注：这句话的原文是"Minimally invasive approaches are also advantageous in patients with previous sternotomy, avoiding sternal reentry, and pericardial adhesions."，微创能避免心包粘连？似乎难以理解。

闭不全病人的二尖瓣修复术。

附加题

17. 何谓二尖瓣收缩期前向运动?

二尖瓣收缩期前向运动(systolic anterior motion,SAM)是二尖瓣修复的一种并发症。在二尖瓣修复后,二尖瓣的前叶在收缩期可以飘动进入左心室流出道,从而造成两个问题:①动态性左心室流出道梗阻;②二尖瓣反流(二尖瓣前叶的前移导致该瓣膜缩短、闭合不全)。SAM 的明确诊断需要依据超声心动图。在心肌收缩力加强的情况下,SAM 会加重,因而,此时应该避免使用正性肌力药物。SAM 病人的治疗是扩容和 β 受体阻滞剂。如果这些措施未能奏效,就应该做心脏瓣膜置换术。术前超声心动图评估能预测 SAM 的发生,因此,对这些病人就必须采用正确的修复方法预防 SAM 的发生。

SAM 的已知风险因素包括:

- 左心室狭小(直径<45 mm)。
- 前瓣叶大。
- 前/后瓣叶比值<1。
- 在双腔声学图像上,主动脉瓣环与二尖瓣环之间的夹角狭小(主-二角<120°)。
- 术前 SAM。

要诀:二尖瓣反流

1. 症状是劳力性呼吸困难和运动耐受力丧失。

2. 二尖瓣反流的杂音是全收缩期杂音,在心尖部最清楚,向左腋下传导。

3. 二尖瓣反流可以分为退变性和功能性两类。

4. 外科手术的主要适应证是症状,与药物治疗和(或)左心室功能恶化(超声心动图)无关。

5. 首选二尖瓣修复术而非二尖瓣置换术,原因是其手术死亡率低、血栓栓塞风险低、心内膜炎风险低、远期左心功能好、不太需要(如果有需要的话)做长期抗凝。

(周建明 译)

参 考 文 献

1. Nishimura RA，Otto CM，Bonow RO，et al. 2014 AHA/ACC Guideline for the management of patients with valvular heart disease：executive summary：a report of the American College of Cardiology/American Heart Association Task Force on practice guidelines. *Circulation*. 2014；129（23）：2440-2492.

2. Yanagawa B，Butany J，Verma S. Update on rheumatic heart disease. *Curr Opin Cardiol*. 2016；31（2）：162-168.

3. Zeng YI，Sun R. Pathophysiology of valvular heart disease. *Exp Ther Med*. 2016；11（4）：1184-1188.

4. Nishimura RA，Vahanian A. Mitral valve disease-current management and future challenges. *Lancet*. 2016；387（10025）：1324-1334.

第81章　主动脉瓣疾病

Elizabeth E. Brown，*BA*，*James M. Brown*，*MD*

1. 主动脉瓣疾病意味着什么?

主动脉瓣疾病最常见的是主动脉瓣梗阻、主动脉瓣狭窄、主动脉瓣漏（又称主动脉瓣反流或主动脉瓣关闭不全）。绝大多数主动脉瓣疾病是成年后获得、以主动脉瓣狭窄为主的疾病。不过，由于主动脉瓣在解剖上与心脏和主动脉窦（sinuses of Valsalva）是一体结构，包括先天性疾病在内的许多疾病都会影响主动脉瓣的功能。例如，主动脉瘤对主动脉瓣附着部的牵拽就会造成主动脉瓣反流。主动脉瓣下肥厚的心肌会引起所谓的主动脉瓣下狭窄（subvalvular aortic stenosis）。

2. 何谓主动脉瓣狭窄?

一般来讲，主动脉瓣狭窄是原因不明的主动脉瓣瓣叶钙化所致的一种获得性狭窄。然而，其病理学在炎细胞和介质活化方面酷似动脉粥样硬化，70 岁以上者发病率增加。在年龄 >80 岁的人群中，有中至重度主动脉瓣狭窄者占 4%。此外，总人群中有 2% 的人在出生时就是双瓣叶型主动脉瓣（bicuspid aortic valve，BAV；正常人为三瓣叶）。BAV 具有较高的钙化或逐渐出现反流的风险。40% 以上的 BAV 病人会发展为主动脉瓣疾病，高峰年龄在 45～55 岁。主动脉瓣狭窄在先天性心脏缺陷中占 3%。如果狭窄严重，就成为随即会威胁新生儿健康的疾病。

3. 主动脉瓣狭窄有哪些症状?

在成人中，出现心绞痛、晕厥、劳力性呼吸困难和充血性心力衰竭提示预后不佳，除非做心脏瓣膜置换术。有症状的严重主动脉瓣狭窄病人两年内的死亡率达 80%。很重要的一点是一定要知晓有高达 50% 的严重主动脉瓣狭窄病人会漏报其症状。如果超声心动图提示病人有严重主动脉瓣狭窄，用跑步机做负荷试验可能就有超过半数的病人是真正有症状的病人。因此，对主动脉瓣狭窄病人仔细采集病史至关重要。

4. 主动脉瓣狭窄但冠状动脉正常的病人怎么会发生心绞痛？

心绞痛发生的原因是心肌的氧供失衡。正常情况下，心肌的血流可以自身调节，冠状动脉血流会迅速增加以保证心肌的血液供给。

主动脉瓣狭窄时，心肌增厚肥大。此时，心内膜就越加依赖舒张期获得的血流。在此基础上，即使是轻微的劳力或心率加快，主动脉瓣狭窄病人的收缩期射血时间都会延长，从而缩短了舒张期，供需平衡被打破，病人就会出现心绞痛。

5. 主动脉瓣狭窄病人如果不治疗病人的期望生存时间是多长？

如果主动脉瓣狭窄病人出现了症状，在药物治疗情况下病人两年的死亡率约为80%。因此，对这类病人一般推荐采用干预措施做心脏瓣膜置换。主动脉瓣狭窄病人容易发生猝死，通常在心率加快或全身血管阻力下降后（例如，病人有心脏杂音未引起足够重视，因疝修补术用了一个剂量的镇静剂）发生猝死。因此，一定要注意听心脏有无杂音！该举措可能救人一命。

6. 主动脉瓣狭窄有哪些体征？

主动脉瓣狭窄的心脏杂音是一种收缩期渐强-渐弱（钻石形）粗糙心脏杂音，向颈部放射。由于主动脉瓣狭窄的杂音响亮，因此很难与颈动脉杂音区别。主动脉瓣狭窄病人通常还伴有周围脉搏减弱或脉搏延迟搏动（此称"细迟脉"）。

7. 超范围加分题，严重主动脉瓣狭窄病人会发生哪些血液科疾病或出血性疾病？

严重主动脉瓣狭窄病人会出现血小板功能受损和 von Willebrand 因子（von Willebrand factor，vWF）水平下降。其机制是因为血液通过狭窄瓣膜口时产生了湍流，引起 vWF 变形（vWF 展开），从而使得 vWF 易于被分解和失活。20%的主动脉瓣狭窄病人有鼻出血或瘀斑，就与这种获得性 vWF 缺陷（又称获得性 vWD-2A）有关；获得性 vWF 缺陷还与胃肠道血管发育不良所致的消化道出血有关，此称 Hyde 综合征，在1958年被提出，它在主动脉瓣狭窄病人中的发生率约为 1%。这种情况可以采用主动脉瓣置换术治愈。

8. 主动脉瓣狭窄在胸部 X 线和心电图上的典型表现是什么？

即使是严重主动脉瓣狭窄，胸部 X 线（chest x-ray，CXR）和心电图（electrocardiogram，ECG）也可以显示正常，因此，这两项检查都不是好的筛查手段。在 CXR 上可以见到主动脉瓣的钙化和心影增大。ECG 检查对左心室肥厚相当敏感，还能显示传导异常，如 P-R 间期延长（这是因为瓣膜的钙化延伸累及毗邻的传导组织）。主动脉瓣狭窄的老年病人容易有窦房结病变和房室结传导延迟[①]。

9. 如何诊断主动脉瓣狭窄？

诊断主动脉瓣狭窄主要依据病史、体格检查和超声心动图。在诊断血流动力学有显著改变的主动脉瓣狭窄，超声心动图的诊断准确率接近 100%。通过分别测定主动脉瓣口前和主动脉瓣口处的血液流速及横截面面积，采用连续方程就能算出瓣膜口的面积。主动脉瓣面积 $<1\ cm^2$ 被认为是严重狭窄。注意，正常主动脉瓣面积为 $3\sim4\ cm^2$（表 81-1）。

表 81-1　主动脉瓣狭窄的诊断

狭窄诊断	主动脉瓣口面积
正常值	$3\sim4\ cm^2$
严重狭窄	$<1\ cm^2$

可以用 **Bernoulli 方程**将流速测定值转变成压力差（在这里，压力差 $=4v^2$）。平均压力差$>40\ mmHg$，或流速$>4\ m/s$提示为严重主动脉瓣狭窄。如果在超声心动图检查后诊断依旧似是而非，就可以做心导管检查。将测压导管插入主动脉和左心室，测定压力差，并用 **Gorlin** 公式计算主动脉瓣口面积（aortic valve area，AVA）：

$$\frac{心排血量(ml/s)}{44.5\times\sqrt{平均跨瓣压力差}}$$

①译者注：这句话的原文是"Elderly patients with aortic stenosis are at risk for poor sinus node function and aortic valve node conduction delays."。误将"atrioventricular node"写成"aortic valve node"了，翻译时做了更正。

10. 有必要做心导管检查吗？

如果病人被诊断为严重或有症状的主动脉瓣狭窄，年龄＞45 岁，或者有冠心病风险因素，就有做心导管检查的必要。对计划做一次安全的主动脉瓣置换手术的病人来讲，搞清楚该病人的冠状动脉狭窄是否超过 50%很重要。

11. 主动脉瓣置换术的适应证有哪些？

有症状的严重主动脉瓣狭窄病人都应该做主动脉瓣置换，只要这些病人没有晚期癌症或期望寿命不足两年的全身虚弱。即使病人的年龄高达 90～95 岁，也有良好的主动脉瓣置换手术结果，病人可以恢复与其年龄相称的存活时间，生活质量也能恢复至近乎正常。无主诉症状但在超声心动图上有严重钙化或高速跨瓣血流的病人其期望寿命可能会缩短，是主动脉瓣置换术的适应证。无主诉症状但心室功能已经下降或正在下降（射血分数＜50%）的病人也是主动脉瓣置换术的适应证。此外，如果该病人因其他病因计划做心脏手术（如冠心病），并且主动脉瓣有中至重度狭窄，也是主动脉瓣置换术的适应证。

12. 在做主动脉瓣置换术前，有哪些重要的术前医嘱、检查或操作？

与大多数疾病的术前阶段一样，对病人的评估要全面和按系统进行。常规检查项目应该包括左心导管检查、实验室检查（包括血液学检查、电解质、肌酐和肝功能）。如果病人的主动脉解剖状况未明确，就应该做一次门控 CT 扫描。如果准备为病人做经导管主动脉瓣置换术（transcatheter aortic valve replacement，TAVR）就必须做 CT 扫描。常规做颈动脉双功超声检查除外严重颈动脉狭窄，常规检查外周脉搏完成血管检查。此外，对拟行人造瓣膜置入的病人要请口腔科医生检查一下是否有牙齿感染或存在有感染风险的牙齿。因为人类的口腔内常驻着高风险致病菌（如草绿色链球菌），这些细菌会在置入的心脏瓣膜上定殖，造成具有生命威胁的感染。

13. 目前市场上可用于瓣膜置换的主动脉瓣有哪些种类？

人造主动脉瓣分为机械瓣和生物人造瓣两类。机械瓣由热解碳和钛金属制成，它需要终生每日服用华法林。每例病人每年有 1%的难以避免的严重抗凝剂相关并发症风险。有鉴于此，过去 10 年中做的主动脉瓣置换大多是猪或牛生物人造瓣。人们将这些组织包在一个酷似天然主动脉瓣的瓣架上，固定于一个缝合环上，该缝合环的作用是供置入时做缝合固定用。最新进展是 TAVR。TAVR 瓣膜是将生物组织包在一个可膨胀内支架（由镍钛记忆合金、钴或钢制成）上。

14. 主动脉瓣置换术有哪些入路选择？

随着 TAVR 的面世，人们又多了一种经导管微创入路的新选择。如今，有足够的证据表明，在病人不适合选择外科手术法做主动脉瓣置换术时或者当病人的预期外科手术死亡率＞8%时，可以采用经导管法做主动脉瓣置换术。TAVR 瓣膜可以通过股动脉、左心室心尖部、腋动脉或直接经主动脉等入路送入。

除此之外，还可以采用标准胸骨正中切开、微创胸骨部分切开或微创前胸剖胸入路做外科手术法主动脉瓣置换。

15. 外科手术法主动脉瓣置换的死亡率、并发症发生率是多少，获益是什么？

在过去的 15 年，主动脉瓣置换的死亡率和并发症发生率有了大幅度下降。根据美国胸外科医师学会的数据，一位 50 岁的健康人，术后 30 天的预计死亡率为 0.5%，脑卒中风险为 0.4%。不过，现实世界的病人不可能都健康，因而，他们的死亡率会高一些。例如，病人是一位 50 岁的吸烟高血压糖尿病病人，既往有脑卒中病史，其风险自然更大。相反，一位 85 岁的有高血压、轻度肾功能障碍、轻度慢性阻塞性肺疾病的男性病人，术后 30 天的预计死亡率就是 4.3%，脑卒中风险为 2.3%。年龄和额外的内科合并症使主动脉瓣置换术的风险增加。虽然如此，上述八旬以上老人在主动脉瓣置换后会完全恢复至预计的期望寿命，并且恢复至与其年龄匹配的生活质量。

16. TAVR 的死亡率、并发症发生率是多少，获益是什么？

迄今为止，TAVR 与外科手术之间的或者 TAVR 与最佳药物治疗之间的临床对比研究结果为：

a. TAVR 不比外科手术差。

b. 1 年和 2 年的随访结果表明，与药物治疗相比，TAVR 具有生存优势。

TAVR 的死亡率为 3.4%～6%，大卒中发生率为 2.9%～5.0%，血管并发症发生率为 10%～20%，瓣周大漏发生率为 4%～10%。脑卒中或血管并发症的出现就意味着病人的死亡风险在短期随访过程中至少增加 3 倍。

采用弥散-加权 MRI 对 TAVR 后脑卒中的研究表明，新的脑病灶发生率为 80%，而开放外科手术不足 50%。弥散-加权 MRI 显然是一种极敏感的检查手段，因为，只有少数阳性病人会转变成临床脑卒中。

最近来自 PARTNER II 期对中等风险病人的临床研究数据表明，就死亡、脑卒中、血管并发症和瓣周漏来看，新型经导管技术能改善手术结局。奇怪的是，在近年的研究中，外科手术组脑卒中发生率是 6.0%，与以往的外科手术后脑卒中发生率和目前全美国平均脑卒中发生率相比均升高了。

迄今的前瞻、随机研究证据还提示，TAVR 至少不比标准外科手术治疗差。此外，TAVR 的优势是病人在术后能很快下床活动并能早出院。最后，TAVR 是一项新技术。在低风险病人中，TAVR 与外科手术的对比临床研究结果正在进行中。

17. 主动脉瓣反流的常见程度如何？

人群中中度至重度主动脉瓣反流（又称主动脉瓣关闭不全）发生率是 1%，男性比女性多见，提示出生时 BAV 多见于男性。在主动脉瓣置换病人中，主动脉瓣反流占 10%。在美国人群中，如果把不同程度的主动脉瓣反流都算上，主动脉瓣反流则是常见病，发病率约为 10%。

18. 主动脉瓣反流是如何造成病人死亡的？

与严重主动脉瓣狭窄相比，主动脉瓣反流不太容易致死，至少不太容易发生猝死，因此这里有一个难点，请谨慎行事。一旦确诊为中度至重度主动脉瓣反流，不管病人是否有症状，10 年生存率都低至 50%。病人的心室功能可以在不知不觉中衰弱。这种减退的心功能会在主动脉瓣外科手术后恢复。因此，需要用超声心动图对主动脉瓣反流病人做仔细持续的随访监测。主动脉瓣反流也会发生猝死，但是，比主动脉瓣狭窄少多了。

19. 主动脉瓣反流的病因有哪些?

主动脉瓣位于主动脉窦或位于主动脉根部内部,其作用像一座吊桥。维持主动脉瓣功能的必备组件如下:

- 瓣环。
- 窦管交界部,就是主动脉与主动脉根部或主动脉窦的交界部位。
- 瓣叶。

任何疾病只要改变上述结构,就会导致主动脉瓣关闭不全或主动脉瓣反流。例如,窦管交界部的任何扩大都会导致主动脉瓣反流。主动脉瓣瓣叶的任何缺损或冗余也会造成主动脉瓣反流。就全世界范围来讲,风湿性心脏病是主动脉瓣反流的主要病因。在美国,先天性心脏瓣膜解剖异常可能占据了主动脉瓣关闭不全的大多数。出生时的 BAV 在人群中占 2%,其中 15% 会发展成主动脉瓣反流。主动脉瓣反流的其他病因还有感染性瓣膜性心内膜炎、主动脉夹层、结缔组织疾病[如马方(Marfan)综合征和埃勒斯-当洛斯(Ehlers-Danlos)综合征]、主动脉炎(梅毒性或巨细胞性)、医源性(在主动脉球囊瓣膜分离术后)和主动脉瓣叶脱垂伴室间隔缺损。

20. 主动脉瓣反流的病理生理学与主动脉瓣狭窄有何区别?

主动脉瓣狭窄的问题是压力超负荷,而主动脉瓣反流的问题是容量超负荷。在主动脉瓣反流,心室的反应是离心性肥厚,心室既增厚也增大。在代偿阶段,主动脉瓣反流对左心室来讲既有容量超负荷,又有压力超负荷。在主动脉瓣狭窄,肥厚的心脏是向心性肥厚,心脏大小总体不变;而在主动脉瓣反流,左心室可以变得很大。

21. 哪些临床表现提示主动脉瓣反流?

主动脉瓣反流病人的体格检查是医学史的经典一页。这类病人的动脉脉搏特点是忽上忽下("水冲脉")。在严重病例中,舒张压可以很低,造成脉压增大。这类病人会有柔和的舒张期心脏杂音,这与主动脉瓣狭窄病人的收缩期喷射性心脏杂音相反。增加后负荷的方法都会使这种杂音增强。主动脉瓣反流的其他体征罗列如下:

- Quincke 征:在甲床上可以见到脉搏。

- Corrigan 脉（水冲脉）：在触摸外周动脉搏动的感觉是急速扩张和迅速退去。
- Traube 征（枪击音）：在股动脉表面听诊时可以听到收缩期和舒张期急速的声音。
- de Musset 征：病人的头部随每次心搏抖动。
- Hill 征：腘动脉收缩压比肱动脉收缩压高 40 mmHg。
- Duroziez 征：压迫近侧股动脉时，在股动脉表面听到收缩期杂音；压迫远侧股动脉时，在股动脉表面听到舒张期杂音。
- Müller 征：悬雍垂的收缩期搏动。
- Becker 征：视网膜小动脉的收缩期搏动。

22. 如何确诊主动脉瓣关闭不全？

与主动脉瓣狭窄一样，在全面病史采集和体格检查后，选择做超声心动图检查。如果在瓣环处测得的反流束容积超过心室排出容积的一半，此时的主动脉瓣反流就可以定级为严重。与主动脉瓣关闭不全分级同样重要的是评估心室功能和心室容积。心室功能下降和心脏增大都是超声心动图的重要所见，对这类病人要尽早干预，或做更仔细的随访。还可以在心导管检查中在主动脉根部注射造影剂来对主动脉瓣关闭不全的程度进行分类。

23. 主动脉瓣关闭不全的手术适应证是什么？

手术适应证取决于主动脉瓣关闭不全的病因是急性还是慢性。如果主动脉瓣关闭不全是由升主动脉夹层所致，病人就需要做急诊外科手术处理。如果主动脉瓣关闭不全是由感染性心内膜炎所致，病人也需要急诊外科手术处理。无进展的慢性（轻度至中度）主动脉瓣关闭不全病人其期望寿命接近正常。严重主动脉瓣关闭不全病人需要在进展至不可逆性左心室功能障碍前做瓣膜外科手术。病人有症状就是主动脉瓣修复或主动脉瓣置换的适应证，不管病人是否有左心室功能障碍。在无症状病人中，主动脉瓣修复或主动脉瓣置换的适应证如下：

- 心室功能减弱（射血分数＜50%）。
- 心室收缩期或舒张期容积增加（舒张末期内径＞75 mm）。
- 需要行开放心脏外科手术（与主动脉瓣反流无关的心脏手术）。

24. 主动脉瓣反流的外科手术选项有哪些?

外科手术疗法选择取决于主动脉瓣反流的病因。如前所述,反流的主动脉瓣可以用机械瓣或组织瓣置换,目前人们比较青睐的是组织瓣。如果主动脉瓣瓣叶柔软无钙化,可以尝试修复,成功率满意,其远期的瓣膜相关性并发症(血栓栓塞、脑卒中、短暂性脑缺血事件或感染)比瓣膜置换低。此外,如果主动脉瓣关闭不全的原因是升主动脉扩张,就应该采用升主动脉置换来恢复主动脉瓣的功能,通常可以保留原来的主动脉瓣。

要诀: 主动脉瓣疾病

1. 主动脉瓣狭窄最常见的病因在成人是钙化性(退行性)病变和先天性双瓣叶型主动脉瓣发生退变钙化。
2. 症状严重的主动脉瓣狭窄是一种致死性疾病,可以采用主动脉瓣置换术来治愈。
3. 主动脉瓣狭窄是粗糙的、很容易听到的收缩期喷射性心脏杂音,而主动脉瓣关闭不全是柔和的舒张期心脏杂音。
4. 主动脉瓣狭窄很常见。随着生育高峰期出生的人群的年龄增长,主动脉瓣狭窄甚至会变成流行病。
5. 主动脉瓣置换如今有多种选项,包括外科缝合、微创外科手术法置入带支架的瓣膜及经导管(从股动脉、经心尖、腋动脉或直接经主动脉)置入瓣膜。
6. 主动脉瓣狭窄病人在非心脏外科手术前都应该预防用抗生素。

网址

- www.ctsnet.org/
- http://www.sts.org/quality-research-patient-safety/quality/risk-calculator-and-models/risk-calculator
- http://circ.ahajournals.org/content/circulationaha/early/2014/02/27/CIR.0000000000000029.full.pdf
- http://professional.heart.org/professional/GuidelinesStatements/UCM_316885_Guidelines-Statements.jsp
- http://tools.acc.org/TAVRRisk/#!/content/evaluate/riskcalc.sts.org

(周建明　译)

参 考 文 献

1. Nishimura RA, Otto CM, Bonow RO, et al. AHA/ACC Guideline for the management of patients with valvular heart disease: executive summary: a report of the American College of Cardiology/American Heart Association Task Force on practice guidelines. *J Am Coll Cardiol*. 2014; 63（22）: e57-e185.

2. Lindman BR, Bonow RO. Current management of calcific aortic stenosis. *Circ Res*. 2013; 113（2）: 223-237.

3. Carabello BA. Aortic stenosis. *New Engl J Med*. 2002; 346（9）: 677-682.

4. Heyde EC. Gastrointestinal bleeding in aortic stenosis（letter）. *N Engl J of Med*. 1958; 259（4）: 196-196.

5. Brown JM, O'Brien SM. Isolated aortic valve replacement in North America comprising 108, 687 patients in 10 years: changes in risks, valve types, and outcomes in the Society of Thoracic Surgeons National Database. *J Thorac Cardiovasc Surg*. 2009; 137（1）: 82-90.

6. Bonacchi M, Prifti E. Does ministernotomy improve postoperative outcome in aortic valve operation? A prospective randomized study. *Ann Thorac Surg*. 2002; 73（2）: 460-465.

7. Svensson LG, Adams DH, Bonow RO, et al. Aortic valve and ascending aorta guidelines for management and quality measures: executive 8. Borer JS. Aortic valve replacement for the asymptomatic patient with aortic regurgitation: a new piece of the strategic puzzle. *Circulation*. 2002; 106（1）: 2637-2639.

8. Chaliki HP, Mohty D, Avierinos JF, et al. Outcomes after aortic valve replacement in patients with severe aortic regurgitation and markedly reduced left ventricular function. *Circulation*. 2002; 106（21）: 2687-2693.

9. Lamb HJ, Beyerbacht HP, de Roos A, et al. Left ventricular remodeling early after aortic valve replacement: differential effects on diastolic function in aortic valve stenosis and aortic regurgitation. *J Am Coll Cardiol*. 2002; 40（12）: 2182-2188.

10. Akins CW, Hilgenberg AD. Results of bioprosthetic versus mechanical aortic valve replacement performed with concomitant coronary artery bypass grafting. *Ann Thorac Surg*. 2002; 74（4）: 1098-1106.

11. Lichtenstein SV, Cheung A, Ye J, et al. Transapical transcatheter aortic valve implantation in humans: initial clinical experience. *Circulation*. 2006; 114（6）: 591-596.

12. Mihaljevic T, Cohn LH. One thousand minimally invasive valve operations: early and late results. *Ann Surg*. 2004; 240（3）: 529-534.

13. McCrindle BW, Blackstone EH, Williams WG, et al. Are outcomes of surgical versus transcatheter balloon valvotomy equivalent in neonatal critical aortic stenosis? *Circulation*. 2001; 104（12 suppl 1）: I152-I158.

14. Paparella D, David TE. Mid-term results of the Ross procedure. *J Card Surg*. 2001; 16（4）: 338-343.

15. Rankin JS, Hammill MS, Ferguson TB, et al. Determinants of operative

mortality in valvular heart surgery. *J Thorac Cardiovasc Surg*. 2006；131（3）：547-557.

16. Russo CF，Mazzetti S，Garatti A，et al. Aortic complications after bicuspid aortic valve replacement：long-term results. *Ann Thorac Surg*. 2002；74（5）：S1773-S1776.

17. Leon MB，Smith CR，Mack M，et al. Transcatheter aortic-valve implantation for aortic stenosis in patients who cannot undergo surgery. *N Engl J Med*. 2010；363（17）：1597-1607.

18. Thourani VH，Kodali S，Makkar RR，et al. Transcatheter aortic valve replacement versus surgical valve replacement in intermediate-risk patients：a propensity score analysis. *Lancet*. 2016；387（10034）：2218-2225.

19. Leon MB，Smith CR，Mack MJ，et al. Transcatheter or surgical aortic-valve replacement in intermediate-risk patients. *N Engl J Med*. 2016；374（17）：1609-1620.

20. Adams DH，Popma JJ，Reardon MJ，et al. Transcatheter aortic-valve replacement with a self-expanding prosthesis. *N Engl J Med*. 2014；371（10）：967-968.

21. Walther T，Simon P，Dewey T，et al. Transapical minimally invasive aortic valve implantation. *Circulation*. 2007；116（suppl 11）：I240-I245.

22. Webb JG，Chandavimol M，Thompson C，et al. Percutaneous aortic valve implantation retrograde from the femoral artery. *Circulation*. 2006；113（6）：842-850.

23. Webb JG，Pasupati S，Humphries K，et al. Percutaneous transarterial aortic valve replacement in selected high-risk patients with aortic stenosis. *Circulation*. 2007；116（7）：755-763.

24. Yener N，Oktar GL. Bicuspid aortic valve. *Ann Thorac Cardiovasc Surg*. 2002；8（5）：264-267.

第82章 胸外科的非肿瘤性疾病

Laurence H. Brinckerhoff，*MD*

胸腔积液

1. 何谓胸腔积液?

正常成人两侧胸腔每24小时胸膜的渗液量是5～10 L，但是，正常成人在任何时候胸膜腔液体的量都只有20 ml。如果胸膜渗液量产生增加或吸收减少，就形成胸腔积液。疾病情况导致的渗液包括毛细血管通透性增加（炎症、肿瘤）、静水压增加（如充血性心力衰竭）、淋巴回流减少（肿瘤、辐射性纤维化）、胶体渗透压降低（低白蛋白血症）或这些情况合并存在。

2. 如何判断胸腔积液的病因?

可以采用病史和体格检查、胸部X线片（直立位和平卧位）、胸部CT和胸腔穿刺来判断。为了对胸腔积液进行评估，就应该做胸腔穿刺。血性液常见于创伤、肺栓塞或恶性肿瘤。乳白色液是诊断乳糜胸的证据 [甘油三酯浓度 > 110 mg/dl（1.24 mmol/L）]，脓性液是诊断脓胸的证据。抽出液应该送检，了解血细胞数、细胞学情况、酸碱度、革兰氏染色、细菌培养，并测定葡萄糖、蛋白、乳酸脱氢酶(lactate dehydrogenase，LDH)、淀粉酶和甘油三酯含量。渗出液的蛋白比值>0.5[①]，LDH 比值>0.6。漏出液最常见的病因是充血性心力衰竭，渗出液最常见的病因是恶性肿瘤。葡萄糖浓度<60 mg/dl（3.33 mmol/L）见于肺炎旁胸腔积液[②]、类风湿性积液、结核性胸膜炎和恶性肿瘤。

3. 如何处理胸腔积液?

胸腔积液的处理因胸腔积液的类型不同（漏出液或渗出

---

①译者注：这里的比值应该是渗出液与血液相应成分的比值。

②译者注：肺炎旁胸腔积液（parapneumonic effusions）就是继发于肺炎的胸腔积液。

液）而不同。应该采用胸腔穿刺或胸腔置管引流来排空积液，并对积液的类型作出判断。如果胸腔积液是漏出液，就应该治疗其潜在的疾病（如充血性心力衰竭）。如果胸腔积液是渗出液，就应该考虑手术干预（如胸膜固定术或胸膜剥脱术）。胸膜剥脱术是指切除病肺表面的感染外皮（infective rind），使病肺组织能完全膨胀填充感染的胸膜腔。胸膜固定术适用于治疗恶性渗液。胸膜固定术（就是让壁胸膜与脏胸膜粘连在一起）使用的方法是应用硬化剂（滑石粉）或机械性磨损。胸膜腔融合（胸膜贴在一起）后产生胸腔积液的表面积就减少了，也去除了有蓄积作用的胸膜腔，避免了肺塌陷和受压。如果每 24小时的引流量＜150 ml，就可以拔除胸腔引流管。

4. 初次胸部 X 线片示气-液面说明什么问题？

在任何引流手术前出现气-液面提示可能存在支气管-胸膜瘘。这些瘘可以在胸管引流后缓解，或需要做开放式开胸术行确定性修复。

脓胸

5. 何谓脓胸，病因是什么？

脓胸是指胸膜腔脓性（感染性）渗液。胸膜腔内的液体或血可以在外科手术或创伤时（33%）由细菌直接接种，也可以由邻近部位的污染造成（50%），如支气管-肺的感染（最常见）。大多数脓胸都继发于肺炎，最常见的病原菌是金黄色葡萄球菌、肠道革兰氏阴性杆菌和厌氧菌。许多情况下是多种微生物造成的混合感染。由于有效的抗生素治疗或培养技术的不足，特别是厌氧菌的培养，脓胸液细菌培养通常不能生长。

6. 脓胸发展分为哪三个期？

这三个期分别是**渗出期**（液体稀薄）、**纤维化脓**期（为过渡期，有大量纤维蛋白沉积，液体浑浊）和**机化期**（肺组织被胶原包裹，有毛细血管长入）。这个过程通常超过 6 周。

7. 如何对脓胸进行确诊？

确诊要善于利用临床和放射学特征。CT 扫描有助于明确是否存在脓腔。胸腔穿刺能见到明显的脓液。革兰氏染色可以见到许多白细胞和微生物。生化分析多变,不过一般为渗出液,低 pH($<$7)、高 LDH 水平($>$1000 IU/L)和低葡萄糖水平($<$ 50 mg/dl,2.78 mmol/L)。

8. 应该如何对脓胸进行治疗?

依据革兰氏染色和细菌培养指导抗生素治疗。如果是在病程的早期,胸腔置管引流可以是治愈性治疗。对早期脓胸通常可以滴注纤维蛋白溶酶[如脱氧核糖核酸酶或组织纤溶酶激活物(tissue plasminogen activator,tPA)]。对不足 14 天的感染性分隔腔隙(多个不相通的囊袋)积液,或纤维蛋白溶酶治疗无效的脓胸,应该做电视胸腔镜外科(video-assisted thoracoscopic surgery,VATS)胸膜剥脱术(就是切除增厚的粘连外皮)。中转开放式开胸术的概率随积液或积脓的时间延长而增加。

9. 何谓胸膜剥脱术?

脓胸就像一个橘子,脓肿的外壁就相当于橘子的外皮。因此,胸膜剥脱术就是采用外科方法把肺解放出来,同时切除脓腔壁。成功的胸膜剥脱术有利于病肺膨胀来充填整个胸膜腔,如果病肺不能完全膨胀开,积液就可能复发,肺组织就可能依旧被束缚。胸膜剥脱术有两项适应证:①引流后感染依旧持续的迹象(发热、脓毒症、白细胞高);②病肺上有明显外皮导致肺组织被束缚[陷闭肺(trapped lung)]和胸膜腔包裹积液。

10. 脓胸不治疗会有哪些并发症?

并发症最常见的是肺纤维化和膨胀受限,最终是呼吸困难。其他并发症有胸壁收缩和变形、穿破胸壁自发引流(自溃性脓胸)、支气管-胸膜瘘、骨髓炎、心包炎、纵隔或膈下脓肿、脓毒症和死亡。这些结局中没有哪一种特别讨人欢喜,因此,如果病人没有绝对的禁忌证,所有脓胸都应该治疗。

感染与结核

11. 何谓肺脓肿,应该如何治疗?

肺脓肿是一种位于肺组织内的伴有肺组织坏死的局限性

感染。能导致肺脓肿的潜在肺感染有多种，不过，厌氧菌感染依旧是最常见的病原菌。与人体其他部位的脓肿不同，大多数肺脓肿不需要引流，只要全身用抗生素治疗即可，原因在于大多数肺脓肿都可以通过气道得到引流。仅当药物治疗不能奏效时才考虑外科手术。

12. 肺结核有哪些临床表现？

肺结核的临床表现几乎可以说是应有尽有，也可以说是没有一丁点表现（有言之：如果你能把结核搞明白了，你就通晓了内科学），不过，肺结核最常见的症状和体征是慢性低热、消瘦、夜间盗汗及咳嗽，有时会有咯血。胸部 X 线的典型表现是上叶肺浸润灶（伴或不伴空洞），可以被误诊为肿瘤。人免疫缺陷病毒（human immunodeficiency virus，HIV）阳性的病人及免疫功能受损的病人通常都有纵隔淋巴结肿大、胸腔积液和粟粒样分布灶。

13. 如何对肺结核进行确诊？

痰液标本涂片染色见阳性抗酸杆菌（acid-fast bacilli，AFB；"红色的鲷鱼"），支气管肺泡灌洗（bronchoalveolar lavage，BAL）标本染色则更灵敏。细菌培养可以发现特异性细菌（即非典型细菌）和药物敏感性［请警惕多药耐药（multidrug resistance，MDR）］。

14. 对活动性结核来讲，当下的药物治疗是什么？

初始治疗是采用 6 个月方案，即先用异烟肼、利福平加吡嗪酰胺 2 个月，然后用异烟肼加利福平 4 个月。按照这种方案治疗，95% 的病人会在治疗结束时达到痰液结核杆菌检查阴性。部分有效者（partial responders）的用药时间应该超过 6 个月，MDR-TB 者可以使用乙胺丁醇或链霉素。

15. 在结核病人，外科手术的适应证是什么？

外科手术的适应证是结核的并发症。在美国，最常见的外科手术适应证是 MDR-TB 伴毁损肺和持续性空洞病灶。药物难以穿透这种病变肺组织，"溢出"的细菌还可以进入健康肺组织。其他适应证是咯血、排除肺癌、支气管狭窄、支气管-胸膜瘘、中叶综合征或非结核性分枝杆菌（mycobacterium other than tubercle bacilli，MOTT）感染。

16. 何谓 MOTT，外科手术在这种疾病中的地位如何？

不典型分枝杆菌感染、非结核性分枝杆菌感染、结核以外的分枝杆菌感染与环境分枝杆菌感染都是同义词。其中最常见的细菌是鸟型分枝杆菌群（mycobacterium avium complex，MAC）。其他还有龟分枝杆菌和脓肿分枝杆菌、堪萨斯分枝杆菌、偶发分枝杆菌和蟾分枝杆菌。MAC 大多在消瘦白人妇女中造成肺上叶、中叶或舌叶的纤维空洞病灶。外科手术适用于病灶局限者；与药物治疗相结合，病人的痰液阴转率为 95%，复发率＜5%。外科手术的其他适应证与普通结核病没有区别。

要诀：胸外科的非肿瘤性疾病

1. 脓胸是指胸膜腔脓性（感染性）渗液，其主要治疗方法是引流。
2. 脓胸的三个期分别是渗出期（液体稀薄）、纤维化脓期（为过渡期，有大量纤维蛋白沉积，液体浑浊）和机化期（毛细血管长入，肺组织被胶原包裹）。
3. 结核的并发症是外科手术的适应证，在美国，最常见的适应证是 MDR-TB 伴毁损肺和持续性空洞病变。

网址

- www.sts.org

（周建明 译）

参 考 文 献

1. Colice GL，Curtis A，Deslauriers J，et al. Medical and surgical treatment of parapneumonic effusions：an evidence-based guideline. *Chest*. 2000；200；118（4）：1158-1171.
2. Rahman NM，Maskell NA，West A，et al. Intrapleural use of tissue plasminogen activator and DNase in pleural infection. *N Engl J Med*. 2011；365（6）：518-526.
3. Raymond D. Surgical intervention for thoracic infections. *Surg Clin North Am*. 2014；94（6）：1283-1303.
4. Psallidas I，Corcoran JP，Rahman NM. Management of parapneumonic effusions and empyema［Review］. *Semin Respir Crit Care Med*. 2014；35（6）：715-722.

5. Molnar TF. Current surgical treatment of thoracic empyema in adults [Review]. *Eur J Cardiothorac Surg.* 2007；32（3）：422-430.

6. Shiraishi Y. Surgical treatment of nontuberculous mycobacterial lung disease. *Gen Thorac Cardiovasc Surg.* 2014；62（8）：475-480.

7. Takeda S，Maeda H，Hayakawa M，et al. Current surgical intervention for pulmonary tuberculosis. *Ann Thorac Surg.* 2005；79（3）：959-963.

第83章 肺 癌

Jamie M. Brown，MD

1. 肺癌是一种单一疾病吗？

从前，人们一直从组织学上把肺癌分为鳞状细胞或表皮样癌、腺癌，以及小细胞或大细胞肺癌。如今，人们有能力在分子水平对癌症进行表述，似乎既有预后判断价值，又有治疗选择参考价值。

2. 肺癌的主要组织学类型有哪些？

最重要的是把小细胞肺癌与非小细胞肺癌区分开来，因为它们的肿瘤生物学和临床行为存在根本差异（表 83-1）。小细胞肺癌病人可以分为局限性病变和广布性病变。**局限性**（译者注：可以被一个放疗野覆盖）意味着所有已知病变都限于一侧胸腔和区域淋巴结，包括纵隔、对侧肺门（contralateral hilar）和同侧锁骨上淋巴结。**广布性**意味着病变超出了这些限制，包括脑、骨髓和腹腔内转移。

表 83-1　肺癌的主要组织学类型

类型	发病率	说明
非小细胞癌	80%	
腺癌	40%	在非吸烟人群中有增加
鳞状细胞癌	40%	又称表皮样癌，在组织学上有角蛋白珠，吸烟和其他吸入性刺激物促进这种癌的发生
大细胞癌	15%	
支气管肺泡癌	5%	在胸部 X 线片上为单结节、多结节或不消退的浸润灶
小细胞癌	20%	预后极差

还要对小细胞癌与神经内分泌癌进行区分，小细胞肺癌在就诊时一般已经是广布性，5 年生存率为 5%。神经内分泌癌分化良好，又称为**特殊类癌**（atypical carcinoid），这种肿瘤预后

良好，但它不是良性肿瘤。

3. 基因和遗传在肺癌中起作用吗？

当然。肺癌家族史或许会提升罹患肺癌的风险，此外，人们还在肺癌细胞和肺癌组织中找到了许多重要的对肺癌预后有影响的生物标志物。

过去：

- 血管侵犯的光学显微镜证据。
- 淋巴侵犯。
- 细胞多形性和有丝分裂像。

现在：

- 原癌基因、生长因子、生长因子受体。
- 胰岛素样生长因子（insulin-like growth factor，IGF）。
- 表皮生长因子受体（epidermal growth factor receptor，EGFR）。
- K-ras 突变（细胞生长调节）。
- C-myc 过表达（细胞生长）。
- bcl-2 低表达（凋亡调节缺失）。
- 抑癌基因缺失。
- p53。
- 视网膜母细胞瘤基因（retinoblastoma，RB gene）。
- 染色体等位基因缺失。
- 脆性组氨酸三联体基因（fragile histidine triad gene，FHit）。
- 视黄酸受体 a（retinoic acid receptor a，RARa）。
- 血管生成过度活化。
- 血小板源性生长因子（platelet-derived growth factor，PDGF）。
- 血管内皮源性生长因子（vascular endothelial-derived growth factor，VEGF）。

将来：

- 用前面列出的"现在"生物标志物指导基因治疗。
- 抗血管生成治疗。
- 免疫加强。
- 过继免疫治疗：肿瘤浸润淋巴细胞的分离、扩增和再输入。

- 非特异性免疫刺激。
- 肿瘤疫苗。
- 就某例病人的预后判断来讲，至今还没有哪项单一标志物具有明确的含义。

4. 在肺癌的发展中，重要的风险因素有哪些？

- 90%的病人有吸烟史
- 化学物品（芳香烃类、氯乙烯）
- 辐射（氡气和铀）
- 石棉
- 金属类（铬、镍、铅和砷）
- 环境因素（空气污染、煤焦油、石油产品）

5. 找到祸害基因了吗？

EGFR 活化突变与Ⅳ期疾病增多及总生存期缩短有关。

6. 肺癌筛查有效吗？

旧教条：无效。

现今的看法：或许有效。

这种看法是：在癌症死因中，肺癌所占比例高于其他癌。85%的病人在就诊时已经是晚期不可治愈性肺癌。我们一直未能改变肺癌的生存率。胸部 X 线片和螺旋 CT 能发现无症状的早期肺癌。遗憾的是，CT 也有许多假阳性。此外，公共卫生政策也不支持对肺癌做筛查。

7. 肺癌病人在就诊时的表现有哪些？

- 咳嗽：70%。
- 消瘦：10%。
- 骨骼疼痛：30%。
- 癌旁综合征：10%。
- 无症状：10%。

8. 何谓癌旁综合征？

肺癌的癌旁综合征可以是**代谢性的**[如高钙血症、库欣（Cushing）综合征]、**神经性的**（如周围神经疾病、多发性肌炎或貌似重症肌无力的 Lambert-Eaton 综合征）、**骨骼的**（如杵状指、肥大性骨关节病）、**血液学的**（如贫血、血小板增多、弥散性血管内凝血）或**皮肤的**（如过度角化、黑棘皮病、皮肌炎）。有趣的是，出现癌旁综合征对肺癌最终的可治愈性并无影响。

9. 肺癌的分期系统具有预后和治疗意义吗?

是的。病人的生存与就诊时的分期有关（表83-2）。

表83-2 肺癌的分期

分期	亚期	说明
I	I a	肺实质内肿瘤，伴或不伴脏胸膜侵犯，距隆突2 cm以上，无淋巴结转移
	I b	肿瘤直径>3 cm或突破壁胸膜，无阳性淋巴结
II	II a	原发瘤同 I 期，伴支气管间淋巴结侵犯（N1）
	II b	肿瘤侵犯胸壁，无淋巴结受累（T3N0）
III	III a	肿瘤侵犯肺门淋巴结或纵隔淋巴结（N2），或侵犯胸壁伴N1
	III b	III a 期的所有要素加肿瘤侵犯纵隔结构（心脏或大血管）或对侧肺门、气管旁或锁骨上淋巴结（N3）
IV		恶性胸腔积液或转移性病灶（M1）

10. 在胸部 X 线片上发现肺部肿块的病人，下一步应该做哪些检查?

对胸部 X 线片上发现肺部肿块的病人，其下一步检查方向应该放在诊断、分期和风险因素评估三方面。

a. 诊断
- 既往的 X 线片是无价之宝。
- CT 和正电子发射断层显像（positron emission tomography，PET）：明确肿块大小、有无转移灶、淋巴结情况和恶性风险大小。
- 痰液细胞学检查：检出率低。
- 支气管镜：如果未能见到肿瘤，检出率就不理想。
- CT 引导下的细针穿刺（FNA）细胞学检查。
- 胸腔镜加活检：楔形切除。

b. 分期
- CT 扫描（胸部）：肿瘤、纵隔淋巴结评估。

- PET：对淋巴结和转移灶的敏感度为 90%，特异度为 80%。
- 支气管镜：支气管内侵犯。
- 胸腔镜：淋巴结取样。
- 纵隔镜：N2 和 N3 淋巴结取样。

c. 风险评估

i. 肺脏
- 呼吸量测定：通气/血流（ventilation/perfusion，V/Q）筛查；如果处于临界状态，必须保证在切除后给病人留有约 800 ml 的用力呼吸量（forced expiratory volume，FEV）
- 动脉血气（arterial blood gas，ABG）分析。

ii. 心脏
- 心电图（electrocardiogram，ECG）。
- 心肌梗死（myocardial infarction，MI）史，先前有心脏介入治疗史。

iii. 心肺功能
- 能否走上一段楼梯；如果能上，病人就能耐受肺叶切除术。
- 最大氧耗<15 ml/（kg·min）。

11. 如何治疗肺癌病人？

肺癌最有效的治疗方法是外科手术切除。遗憾的是，75%的病人在就诊时已经处于疾病晚期，不适合行切除术。可喜的是，用含顺铂的化疗方案行术前化疗能增加Ⅲ期病人的数量，Ⅲ期病人是切除术的候选对象。这些近年来新出现的疗法或许能提高生存率。对Ⅲ期肺癌来讲，已经有几项临床研究显示了术前化疗和放疗的优势，此称新辅助治疗。即使分期比较早的高复发风险肿瘤也可能从新型化疗方案中获益。

12. 化疗和放疗在肺癌治疗中有用武之地吗？

放疗是有效的姑息手段，但不能作为肺癌的治愈性治疗手段。特别要指出的是，出现上腔静脉综合征的病人或因支气管被堵塞发生远侧肺炎的病人，通常可以在放疗后"得以开通"。放疗还是病理性骨骼疼痛绝佳的姑息治疗手段。有些

（但不是全部）临床研究表明，晚期肺癌可以从术前放疗和化疗中获益。有证据表明，Ⅰb、Ⅱa或Ⅱb期肺癌病人可以从诱导化疗[①]获益。尽管在过去10年中人们对纵隔淋巴结有肿大的Ⅲ期肺癌给予了不少关注，也做了许多临床研究，但是，人们对这种肺癌的治疗还未达成一致意见。如今，大多数Ⅲ期病人最多只有20%的生存率。大多应该在术前使用诱导化疗。

13. 非小细胞肺癌治疗后的5年生存率是多少？

Ⅰ期：

Ⅰa 65%（无淋巴结转移或N1病人的生存率高达84%）。

Ⅰb 55%。

Ⅱ期：

Ⅱa 55%。

Ⅱb 40%。

Ⅲ期：

Ⅲa 20%。

Ⅲb 10%。

Ⅳ期：2%。

注意：无淋巴结转移的胸壁侵犯病人（尽管这仍然属于Ⅱb期）的5年生存率为50%。还有，如果Ⅰa期（小肿瘤，无阳性淋巴结）癌症不采用手术切除，5年生存率则从70%跌至7%。

14. 何谓纵隔镜检查术？

纵隔镜检查术是一种分期性手术，该手术是在胸骨上切迹处做一个小切口切取气管旁、隆突下和近段支气管旁淋巴结标本。

---

①译者注：诱导化疗（induction chemotherapy）是指对疾病采用的最初治疗，又称一线治疗（first-line therapy）、初始化疗（primary chemotherapy）、先期化疗（upfront chemotherapy）或新辅助化疗。它通常是一套标准治疗方案的一部分，例如，紧跟着可以采用外科手术或放疗，也可以作为最佳疗法单独使用。如果该药不起作用或不良反应太大，可以更换其他疗法。

15. 纵隔镜的适应证是什么？

纵隔分期的适应证是貌似肺癌的病人，或肺癌证据确凿的病人，同时：

- 已知肺癌病人伴纵隔淋巴结直径＞1 cm，从 CT 扫描上评估从颈部入路做纵隔探查具有可行性。
- 肺腺癌伴多枚直径＜1 cm 的纵隔淋巴结。
- 中央型肺癌或大肺癌（直径＞5 cm）伴直径＜1 cm 的纵隔淋巴结。
- 开胸肺切除风险高的肺癌。
- PET 扫描高度提示纵隔淋巴结转移。

如果纵隔镜检查术结果阴性，外科医生就应该着手做微创开胸、活检加治愈性肺切除术。

16. 恶性胸腔积液或肿瘤侵犯喉返神经是肺癌外科手术的绝对禁忌证吗？

恶性胸腔积液就意味着肿瘤（tumor，T）为 T4，临床分期至少为Ⅲb 期。在评估后，这类病人大多会有转移灶。极为罕见的情况是：起源于胸膜的可切除性原发瘤在就诊时可以表现为少量恶性胸腔积液。相反，King George V 和 Arthur Godfrey 两位医生在肿瘤侵犯喉返神经的情况下都有成功外科切除的经历。

要诀：肺癌

1. 肺癌病人的总生存率是 10%。
2. 90%的病人有吸烟史。
3. 肺癌最有效的治疗方法是外科手术切除。

网址

- https：//www.cancer.gov/types/lung/hp/non-small-cell-lung-treat- ment-pdq

（周建明　译）

参 考 文 献

1. Alegre E，Fusco JP，Restituto P，et al. Total and mutated EGFR quantification in cell-free DNA from non-small cell lung cancer patients detects tumor

heterogeneity and presents prognostic value. *Tumour Biol.* 2016；37（10）：13687-13694.

2. Arriagada R，Bergman B，Dunant A，et al. Cisplatin-based adjuvant chemotherapy in patients with completely resected non-small-cell carcinoma. *N Engl J Med.* 2004；350（4）：351-360.

3. Ginsberg RJ，Ruckdeschel JC，eds. Lung cancer：past，present，and future. Part I. *Chest surgery clinics of North America.* Philadelphia：W. B. Saunders；2000.

4. Sonett JR，Krasna MJ，Suntharalingam M，et al. Safe pulmonary resection after chemotherapy and high-dose thoracic radiation. *Ann Thorac Surg.* 1999；68（2）：316-320.

5. Strauss GM. Prognostic markers in resectable non-small-cell lung cancer. *Hematol Oncol Clin North Am.* 1997；11（3）：409-434.

6. Toloza EM，Harpole L. Invasive staging of non small cell lung cancer. *Chest.* 2003；123（suppl 1）：157S-166S.

第84章 孤立性肺结节

James M. Brown，*MD*

1. 肺癌筛查能救命吗？

美国全国肺癌筛查临床研究（The United States National Lung Screening Trial，NLST）曾经报道肺癌死亡率下降 20%，全因死亡率下降 6.7%。低辐射量 CT 扫描筛查可以为肺癌高危病人带来获益。不过，多项其他筛查临床研究并未证实如此乐观的结果，因此，肺癌筛查依旧是有争议的题目。

2. 何谓孤立性肺结节？

孤立性肺结节又称"硬币灶"，是指在胸部 X 线片上或 CT 上见到的直径<3 cm 的病灶。其周围完全是肺实质。

3. 孤立性肺结节的病因有哪些？

肺结节最常见的病因是新生物（手术切除结节的 60%～70%是癌症）和感染（肉芽肿）。肺结节还可以是肺脓肿、肺梗死、动静脉畸形、肺炎吸收好转期、肺隔离症（pulmonary sequestration）和错构瘤。一般说来，恶性的概率与结节的大小、病人的年龄和吸烟史成正比。因为，肺癌在 30 岁的人群罕见（尽管确实可以发生）；在 50 岁的吸烟者，孤立性肺结节为癌症的概率就上升至 50%～60%；在 70 岁的人群，如果病人有吸烟史且肺部结节为 2.9 cm，其癌症风险就是 75%。

4. 孤立性肺结节病人来就诊的主要临床表现是什么？

孤立性肺结节来就诊的原因大多是在常规胸部 X 线检查时被偶然发现的。在几项大宗病例调查中，75%以上的病灶是在常规胸部 X 线检查时意外被发现的。因为有症状前来做肺部检查的病人不足 25%。如今，孤立性肺结节还可以在其他一些敏感的影像学检查中被发现，如螺旋 CT。

5. 孤立性肺结节是转移性病灶的概率高吗？

不足 10%的孤立性肺结节是转移性病灶。因此，不必费力到肺外去查找是否患有原发癌灶。

6. 可以在透视或 CT 引导下做穿刺活检获取组织标本吗？

当然可以，但是，活检结果不会改变治疗方案。如果穿刺活检提示癌症，该结节就必须做手术切除。如果穿刺活检未发现癌症，该结节依旧必须切除。正电子发射断层显像（PET）识别癌瘤的敏感度是 90%。依据结节的 CT 扫描特点加 PET 排除癌症的准确率可以达 90%。不过，大多数病人对 90%的准确率还是不满意，他们要求 100%的准确。

7. 胸部 X 线片表现重要吗？

胸部 X 线片表现仅仅是相对的。CT 扫描机的分辨能力是识别下列癌症特征的最佳手段。

- 结节的边缘模糊或呈不规则毛刺状。
- 结节越大，恶性的可能性越大。
- 结节的钙化通常提示良性病变（这一点与乳腺癌截然相反）。特别要注意的是，中央钙化、弥散钙化或分层钙化是肉芽肿的典型征象，而比较致密的钙化和不规则的"爆米花"样钙化则与错构瘤有关。难点在于，恶性病灶可以见到偏心钙化或小斑点钙化。
- 用 CT 扫描仪在注射造影剂后通过测量结节的相对放射密度（relative radiodensity）变化对结节进行研究。此称 Hounsfield 衰减，能提高预测恶性肿瘤存在与否的正确性。

8. 哪些社会或临床所见提示一枚肺结节是恶性而非良性？

遗憾的是，没有哪项临床所见有足够的敏感度或特异度能对进一步诊断性检查构成影响。年龄增长和长期吸烟史两者都使病人肺癌的罹患概率上升。温斯顿·丘吉尔按理说应该罹患肺癌，但事实上他并未得肺癌。因此，如果这位病人是洞穴探险俱乐部的会长（易患组织胞浆菌病），有一个养鸽子的妹妹（易患隐球菌病），在俄亥俄河谷长大（易患组织胞浆菌病），其工作职责是管理狗墓地的教堂司事（易患芽生菌病），或者说不久前刚做了一次穿越圣华金河谷的徒步旅行（易患球孢子菌病），这些事实都是有意义的相关病史，但是，对孤立性肺结节的进一步诊断性检查都不会构成影响。

9. 病史资料中最有价值的是什么？

病人的年龄和吸烟史。不要被表面现象所迷惑[①]，最有价值的资料是既往的胸部 X 线片。如果这枚结节是新的，恶性的可能性就增大，而如果该结节在过去两年内没有变化，恶性的可能性就较小。遗憾的是，甚至这一点也不是绝对的。

10. 如果一位病人既往有恶性肿瘤治疗史，现在出现了一枚新的孤立性肺结节，把这枚新结节看作转移灶安全吗？

不安全。即使在既往有恶性肿瘤史的病人中，新出现的肺部结节为转移灶的概率也低于 50%。因此，应该像其他新出现孤立性肺结节的病人一样做进一步诊断性检查。

11. 应该如何对孤立性肺结节进行评估？

详尽的旅行史和职业史固然有意义，但是，都不会对评估构成影响。由于大多数结节都位于肺的外周，支气管镜的检出率（diagnostic yield）<50%。即使是细胞学高手，痰液细胞学检查的检出率也很低。一般推荐做 CT 扫描，因为 CT 扫描能对结节做明确度量（大小、钙化、密度等）、发现可能存在的其他转移灶、显示纵隔淋巴结状态。如前文所述，经皮穿刺活检的检出率约为 80%，但是基本不会改变后续的处理措施。PET 扫描能正确显示癌症。更重要的是，PET 扫描还能显示纵隔外是否存在癌症，或显示隐性纵隔病灶，它比 CT 扫描更敏感。

对能耐受外科手术的病人来讲，主要处理手段是切除结节，对怀疑癌症者一般采用微创胸腔镜入路做肺叶切除术。对经过选择的病人（如不适合外科手术的老年病人）也可以考虑对肺结节进行观察，不过，要制订详细的随访计划。

---

①译者注：这句话的原文是"beyond the obvious"，直接的含义是"超越显而易见的"，也即："透过现象看本质"。

12. 如果有证据表明该病灶是癌症，正确的外科治疗是什么？

与所有临床决策一样，正确的外科治疗要依据具体情况而定。虽然有几项研究报道已经提示对结节做楔形切除足矣，但是，如果已知该结节是肺癌，解剖性肺叶切除术依旧是首选。该手术可以在电视辅助胸腔镜下完成。如果该孤立性肺结节是转移癌，楔形切除该结节或许会使病人获益。不幸的是，即便是 I 期肿瘤或小结节，5 年复发率也有 30%。复发可以分为局部复发和远隔复发。

要诀：孤立性肺结节

1. 孤立性肺结节又称"硬币灶"，是指在胸部 X 线片上见到的直径 <3 cm 的单个病灶。
2. 肺结节最常见的病因是肿瘤和感染。
3. 如果病灶有癌症证据，解剖性肺叶切除术就是应选的术式。

网址

● https://www.thoracic.org/professionals/career-development/residents-medical-students/ats-readinglist/lung-cancersolitary-pulmonary-nodule. php

（周建明 译）

参 考 文 献

1. Park YS. Lung cancer screening：subsequent evidences of national lung screening trial. *Tuberc Respir Dis*（Seoul）. 2014；77（2）：55-59.
2. Birim O，Kappetein PA，Stijnen T，et al. Meta-analysis of positron emission tomographic and computed tomographic imaging in detecting mediastinal lymph node metastases in nonsmall cell lung cancer. *Ann Thoracic Surgery*. 2005；79（1）：375-382.
3. Davies B. Ghosh S. Solitary pulmonary nodules：pathological outcome of 150 consecutively resected lesions. *Interact Cardiovas Thorac Surg*. 2005；4（1）：18-20.
4. Dewey TM，Mack MJ. Lung cancer：surgical approaches and incisions. *Chest Surg Clin North Am*. 2000；10（4）：803-820.
5. Ginsberg RJ，Rubinstein LV. Randomized trial of lobectomy versus limited resection for T1 N0 non-small cell lung cancer. Lung Cancer Study Group. *Ann*

   Thorac Surg. 1995；60（3）：615-622.

6. Khouri NF，Meziane MA. The solitary pulmonary nodule：assessment，diagnosis，and management. *Chest*. 1987；91（1）：128-133.

7. Miller DL，Rowland CM. Surgical treatment of non-small cell lung cancer 1 cm or less in diameter. *Ann Thorac Surg*. 2002；73（5）：1541-1545.

8. Nesbitt J，Putnam JB. Survival in early stage non-small cell lung cancer. *Ann Thorac Surg*. 1995；60（2）：466-472.

9. Varoli F，Vergani C，Caminiti R，et al. Management of the solitary pulmonary nodule. *Eur J Cardiothorac Surg*. 2008；33（3）：461-465.

10. Walsh GL，Pisters KM. Treatment of stage I lung cancer. *Chest Surg Clin North Am*. 2001；11（1）：17-38.

第85章 主动脉夹层动脉瘤

Richard-Tien V. Ha，MD

1. 为什么说主动脉夹层动脉瘤这个术语其实不正确?

正确的术语应该是**主动脉夹层血肿**，因为这种病灶不是动脉瘤。血液进入动脉中层，形成血肿，将内膜与中层或外膜分隔开来。人们迄今还不清楚主动脉夹层的启动事件到底是内膜撕破，还是动脉中层撕裂出血穿破内膜。因此，内膜撕破并非是先决条件，因为5%～13%的病人并没有内膜撕破。

2. 何时应该考虑主动脉夹层的诊断?

最重要的是持怀疑心态，因为没有哪项临床特征为主动脉夹层病人就诊时所共有。如果来就诊病人的主诉是胸部和背部刀割样剧烈疼痛，就应该考虑主动脉夹层的诊断。其他症状还有晕厥和神经学症状。

3. 在怀疑主动脉夹层的诊断后，应该如何对病人进行治疗?

疑似主动脉夹层的病人中，约2/3有高血压，因此，必须控制血压，使收缩压＜100 mmHg。还必须处理疼痛，目的是减少儿茶酚胺分泌。应该重点考虑的其他疾病是急性心肌梗死。心电图一般能排除心肌梗死，但是，有些主动脉夹层会撕开冠状动脉——急性心肌梗死与主动脉夹层兼而有之，这类病人的死亡率比较高。

4. 体格检查中最有意义的诊断线索是什么?

新出现的主动脉瓣舒张期杂音提示主动脉瓣反流，其原因是主动脉壁内血肿造成瓣膜结构变形。此外，主动脉夹层血肿可以包绕主动脉腔，或实实在在地造成了锁骨下动脉或股动脉起始部压闭，导致脉搏消失或两上肢之间的收缩压差异。还可以有神经学表现（包括截瘫和偏瘫），其原因同样是掀起的内膜活瓣堵塞了大血管。

5. 哪些胸部 X 线表现有助于主动脉夹层的诊断？

纵隔增宽和主动脉球影消失（主动脉周围血肿使得主动脉的轮廓模糊不清）是有助于主动脉夹层诊断的胸部 X 线表现。15%～25% 的病人有左侧胸腔积液。

6. 如何对主动脉夹层进行确诊？最佳的诊断性检查项目是什么？

文献报道经食管超声心动图（transesophageal echocardiography，TEE）和螺旋 CT 血管造影（computed tomography angiography，CTA）在主动脉夹层的诊断中有很高的准确率。另一方面，与这些检查方法不同，血管造影有助于显示冠状动脉、对主动脉瓣关闭不全进行评估。到底首先选择哪项检查，不仅取决于病人的情况是否稳定，还取决于这家医院所具备的检查条件。如果病人的情况不稳定，并且有检查条件，首选的检查方法应该是 TEE，其次才是 CTA。血管造影适用于病情稳定的病人，可以了解冠状动脉的解剖和瓣膜结构，但是，研究表明，采用冠状动脉造影后住院期间的死亡率没有改善。

7. 主动脉夹层有哪些类型？

主动脉夹层有两套分类系统：Debakey 和 Stanford。Debakey Ⅰ 型是指升主动脉受累，并至少波及主动脉弓；Ⅱ 型仅累及升主动脉；Ⅲ 型累及降主动脉。

Stanford 分型既有治疗价值，又有预后价值：

- **升主动脉夹层（A 型）** 指仅累及升主动脉，或升主动脉和降主动脉均有累及。
- **降主动脉夹层（B 型）** 指仅累及降主动脉。升主动脉夹层的发病率是降主动脉夹层的两倍，通常起始于升主动脉右侧壁，30% 还累及主动脉弓。

8. 谁会关心夹层到底是累及升主动脉（A 型）还是降主动脉（B 型）？

升主动脉夹层需要尽早外科手术处理，以免夹层伸展波及冠状动脉口或颈动脉口，或破裂入心包（心脏压塞），或两者兼而有之。降主动脉夹层不会累及升主动脉，如今的首选处理方法是内支架置入。如果内支架置入不可行，其次选项是开放手术修复。

9. 药物治疗的要诀是什么？

应该通过联合使用硝普钠和普萘洛尔将血压降至 100 mmHg（收缩压）。尤其重要的是使用普萘洛尔或拉贝洛尔，因为这类药物能降低心肌收缩力（dp/dt），因而降低了剪切力，也避免了夹层沿主动脉向下扩展。从理念上讲，血压应该尽可能降低，但是，又必须保证病人生命器官的持续灌注（即能产尿）。如果需要进一步控制血压，可以加用硝普钠。

10. 外科处理急性主动脉夹层有哪些原则和优点？

升主动脉夹层：

a. 通过封闭最近侧的内膜撕裂点来隔绝血肿。

b. 恢复主动脉瓣的功能。

c. 恢复主动脉各分支的血流（因为夹层血肿的存在，使这些分支的血供被阻断，接受的是来自假腔的血流）。

d. 在实施这些手法期间，要注意保护心脏；如果冠状动脉因夹层血肿导致血供被阻断，就要恢复冠状动脉血流。

e. 寻找主动脉弓的内膜撕裂点。

技术方面：采用深低温停循环（加或不加逆向脑灌注）是当下的"时髦"技术。该技术有助于检查主动脉弓，并在开放状态下正确完成 Dacron 人造血管远端与远侧升主动脉的吻合。是置换还是修复主动脉瓣业界尚存在不同意见。

降主动脉夹层：

a. 通过封闭最近侧的动脉内膜撕破点来隔绝血肿。

b. 恢复主动脉各分支的血流。

技术方面：采用部分体外循环[①]或"钳夹后快缝"技术（就是夹闭主动脉后，尽快完成人造血管的吻合）做外科手术（参见后文**争议**）。采用血管内支架修复越来越受青睐，在有些临床情况或许是比较好的选择（参见后文**争议**）。

[①]译者注：部分体外循环（partial cardiopulmonary bypass）是相对于完全体外循环而言。普通体外循环（完全体外循环）的建立请参见本书第 74 章问题 4。部分体外循环有多种，如主动脉瘤情况下使用的左心房-股动脉旁路术。

11. 手术并发症有哪些?

- 出血（20%）：很常见，原因是肝素的使用和主动脉组织的品质差（宛如湿透的 Kleenex 面巾纸）。
- 肾衰竭（20%）。
- 肺功能障碍（降主动脉夹层修复术比升主动脉夹层修复术高 30%）。
- 截瘫：通常在手术前就存在；如果是外科并发症，它通常仅发生于降主动脉夹层（11%）。
- 急性心肌梗死或低心排血量（30%）。
- 肠梗死（5%）。
- 死亡（15%）：急性夹层比慢性夹层死亡率高，升主动脉夹层修复术比降主动脉夹层修复术死亡率高。

12. 远期结果如何?

如果病人能渡过手术关，2/3 的病人会在 7 年内死于合并存在的心脏病和脑血管病。

争议

13. 降主动脉夹层首选哪种治疗：外科手术还是药物治疗?

1. 首选外科治疗
- 在首选药物治疗的病人中有约 25% 最终需要手术处理。
- 如今的手术死亡率（20%～30%）比以前低多了。
- 血管内支架植入修复显示了良好的前景，是一种并发症较少的早期治疗方法。

2. 首选药物治疗
- 药物治疗的院内死亡率比较低（10%～15%）。
- 药物治疗免去了不必要的手术及其伴随费用和并发症发生率。

14. 对于升主动脉夹层病人，主动脉瓣关闭不全的首选处理方法是什么?

1. 主动脉瓣置换术
- 简单易行（如今市场上已经有带瓣膜的血管）。
- 完全解决了主动脉瓣关闭不全问题。

- 应该用于马方（Marfan）综合征病人。
2. 主动脉瓣修复术
- 这种手术是重建天然瓣膜，只要操作正确，后期需要行瓣膜置换术的概率仅10%。
- 不需要抗凝，如果用机械瓣置换主动脉瓣就必须用抗凝。

15. 降主动脉夹层首选什么术式？

a. 部分左心房-股动脉旁路术（partial left atrial-to-femoral artery bypass）

赞成者：
- 有助于给心脏减负。
- 有助于远侧灌注，避免了内脏缺血。
- 有助于从容不迫地完成吻合手术。

反对者：
- 需要肝素化。

b. 简单夹闭阻断主动脉

赞成者：
- 迅疾。

反对者：
- 要求人造血管的放置必须在30 min内完成，否则，并发症发生率（尤其是截瘫的发生率）会显著增加。

c. 血管内支架植入覆盖内膜撕破点

赞成者：
- 与外科手术相比，院内死亡率低（10%）。
- 住院时间短、康复快、术后疼痛轻。
- 有助于受压的血管真腔再膨开。
- 降低了截瘫风险。

反对者：
- 可能会将之前正常的动脉分支压闭。
- 对稳定型B型夹层的有效性尚在研究之中。
- 远期结果现在还无法得知。

要诀：主动脉夹层动脉瘤

1. 正确的术语应该是主动脉夹层血肿，因为该病灶不是血管瘤。
2. 新出现的主动脉瓣舒张期杂音提示主动脉瓣反流，其原因是主动脉壁血肿导致瓣膜结构扭曲变形。

3. 升主动脉夹层需要尽早外科手术处理，以免夹层伸展波及冠状动脉或颈动脉，或破裂入心包（心脏压塞），或两者兼而有之。

4. 降主动脉夹层可以采用药物治疗；不过，即便是拟行外科手术的病人也应该通过联合使用硝普钠和普萘洛尔/拉贝洛尔将血压降至 100～110 mmHg。

（周建明　译）

参 考 文 献

1. Barron DJ, Livesey SA. Twenty-year follow-up of acute type a dissection: the incidence and extent of distal aortic disease using magnetic resonance imaging. *J Card Surg*. 1997; 12 (3): 147-159.

2. Glower DD, Fann JI, Speier RH. Comparison of medical and surgical therapy for uncomplicated descending aortic dissection. *Circulation*. 1990; 82 (suppl 5): IV39-IV46.

3. Khan IA, Nair CK. Clinical, diagnostic, and management perspectives of aortic dissection. *Chest*. 2002; 122 (1): 311-328.

4. Okita Y, Takamoto S. Mortality and cerebral outcome in patients who underwent aortic arch operations using deep hypothermic circulatory arrest with retrograde cerebral perfusion: no relation of early death, stroke, and delirium to the duration of circulatory arrest. *J Thorac Cardiovasc Surg*. 1998; 115 (1): 129-138.

5. Nienaber CA, Eagle KA. Aortic dissection: new frontiers in diagnosis and management. Part I: from etiology to diagnostic strategies. Circulation. 2003; 108 (5): 628-635.

6. Nienaber CA, Eagle KA. Aortic dissection: new frontiers in diagnosis and management. Part II: therapeutic management and follow-up. *Circulation*. 2003; 108 (6): 772-778.

7. Ince H, Nienaber CA. Diagnosis and management of patients with acute aortic dissection. *Heart*. 2007; 93 (2): 266-270.

8. Divchev D, Aboukoura M, Weinrich M. Risk evaluation of type B aortic dissection: importance for treatment of acute aortic syndrome. *Chirurg*. 2014; 85 (9): 774, 776-781.

9. Mussa FF, Horton JD. Acute aortic dissection and intramural hematoma: a systematic review. *JAMA*. 2016; 316 (7): 754-763.

第九篇

小 儿 外 科

第86章 肥厚性幽门狭窄

Ann M. Kulungowski，*MD*

1. 何谓肥厚性幽门狭窄？

在非胆汁性呕吐的婴幼儿中，肥厚性幽门狭窄（hypertrophic pyloric stenosis，HPS）是胃流出道梗阻最常见的原因。HPS的发病机制尚不明了，一般不认为是发育缺陷。其发病假说包括一氧化氮缺乏、神经营养因子减少及生长因子和胃肠道肽改变。本病男孩比女孩多见（2∶1）。罹患HPS的父母其子代中HPS的发病率增高（10%）；罹患HPS的母亲其男性出生儿中HPS的发生率最高（20%）。幽门肌的肉眼和镜下表现是增厚和肥大。

2. 婴幼儿HPS的典型临床表现是什么？

典型临床表现是婴幼儿出生时健康，起初喂饲正常，但在2～8周龄时出现喷射性呕吐，呕吐物不含胆汁。起初的呕吐不频繁，也不剧烈。数日后，患儿大多在喂饲后出现喷射性呕吐。由于有胃炎或食管炎，呕吐物为咖啡色外观。患儿呕吐后依旧有饥饿感。早产儿在2周后才得到诊断是常事。由于HPS未被认识，患儿会渐渐出现缺水。

3. 体格检查可以发现什么？

患儿可以表现正常，尤其当早期得到诊断时。有些患儿有缺水、营养不良或昏睡的症状。腹部不胀，柔软。触诊扪及"橄榄"状肿块可明确诊断。这就是肥厚的幽门，只要患儿不紧张，就可以在上腹部扪及。随着当今超声检查的普遍应用，这项检查技巧正在逐渐消失。

4. 为什么有些HPS患儿会出现黄疸？

约5%的患儿会有轻度黄疸，原因是血间接胆红素增高，与葡糖醛酸基转移酶缺乏有关。

5. 如何对HPS进行确诊？

首选的影像学检查手段是腹部超声。超声诊断标准是幽门肌厚≥3.5 mm，幽门管长≥15 mm，幽门直径≥14 mm。另一种方法是通过上消化道钡餐检查来明确诊断（胃出口梗阻、幽门管窄）。如果没有超声检查条件或者超声无法得出诊断，上消化道造影检查或许有助于诊断，或者检出其他原因所致的非胆汁性呕吐（如胃食管反流、中肠旋转不良、十二指肠狭窄）。

6. 可能发生的电解质异常有哪些？

如果在早期就得到诊断，电解质水平通常在正常范围。在长期呕吐的病人中，由于胃酸（HCl）的丢失最终会导致低钾低氯性代谢性碱中毒。缺水可以采用 0.9% 氯化钠加 20 mmol/L 氯化钾纠正。等待尿量满意后再补充氯化钾会耽误氯化钾的补充。罕见的例外是急性肾障碍或既往有肾损害的病人。在缺水和电解质异常纠正后就可以行幽门肌切开术。要求血碳酸氢盐水平<30 mmol/L，以免发生呼吸抑制和术后气管插管时间延长。

7. 推荐哪种术式治疗 HPS？

推荐的术式依旧是 Fredet-Ramstedt 幽门肌切开术。在幽门肌上的无血管区做一个纵行浅切口，用刀背或幽门扩开钳[①]将肌纤维钝性折断。在切口的十二指肠端留几束完整的幽门肌纤维，目的是减少穿孔风险。在手术结束时，胃黏膜应该能从幽门肌切开处向外膨出。两侧幽门肌壁的运动应该相互独立。通过鼻-胃管向胃内注入空气，观察是否有未能注意到的黏膜穿孔。幽门肌切开术可以采用开放手术（右上腹或脐上横切口）进行，也可以通过腹腔镜手术（3 个小切口）进行。

8. 幽门肌切开术的并发症有哪些？

一些潜在的并发症包括幽门肌切开不全、黏膜穿孔、伤口感染和腹壁切口疝。大多数幽门肌切开不全的原因是幽门切口向近侧胃窦的切开长度不够。腹腔镜下幽门肌切开术的优点是患儿康复快、恢复全量喂饲快、疼痛轻和瘢痕轻微。但是，腹腔镜入路的幽门肌切开不全发生率（1%）比开放入路（0.3%）稍高，黏膜穿孔率两者持平。

---

①译者注：幽门扩开钳（pyloric spreading clamp）又称 Benson 幽门狭窄扩开器（Benson pyloric stenosis spreader）形同处理甲状腺上动脉的小直角钳（Mixter 钳），不同的是其头部呈卵圆形扁平状。

9. 如果发现有黏膜穿孔，该如何处理？

黏膜穿孔是罕见事件（0.5%）。请用几针可吸收细线间断缝合法缝闭黏膜破口，然后用大网膜补片覆盖。少数情况下，由于黏膜破口太大，应该连同切开的幽门肌一并缝闭，然后与原切开处呈180°角（幽门对侧）再另做一个与之平行的幽门肌切口。

10. 术后什么时候可以喂饲？

患儿在麻醉苏醒后（2～3小时）就可以开始少量喂饲，逐渐增加喂饲量直至达标。20%的患儿会有少量呕吐，但是，大多数患儿会在术后24小时内达到全量喂饲。如果胃出口梗阻症状在术后7天依旧持续，就应该考虑幽门肌切开不全。

要诀：肥厚性幽门狭窄

1. 肥厚性幽门狭窄婴幼儿的表现是非胆汁性喷射性呕吐。长期呕吐会形成低钾低氯性代谢性碱中毒。
2. 肥厚性幽门狭窄确诊检查手段是腹部超声；超声的阳性征象是幽门肌厚≥3.5 mm及幽门管长度≥15 mm。
3. 在液体复苏和纠正电解质异常后做幽门肌切开术，可以选择腹腔镜入路，也可以选择开放入路。幽门肌切开术的并发症有黏膜穿孔和幽门肌切开不全。

（汤文浩 译）

参 考 文 献

1. Adibe OO, Iqbal CW, Sharp SW, et al. Protocol versus ad libitum feeds after laparoscopic pyloromyotomy: a prospective randomized trial. *J Pediatr Surg*. 2014; 49（1）: 129-132. discussion 132.

2. Hall NJ, Eaton S, Seims A, et al. Risk of incomplete pyloromyotomy and mucosal perforation in open and laparoscopic pyloromyotomy. *J Pediatr Surg*. 2014; 49（7）: 1083-1086.

3. Acker SN, Garcia AJ. Current trends in the diagnosis and treatment of pyloric stenosis. *Pediatr Surg Int*. 2015; 31（4）: 363-366.

第87章　新生儿和婴幼儿肠梗阻

Stig Sømme，MD，MPH，Ann M. Kulungowski，MD

1. 哪些症状或体征提示新生儿肠梗阻？

由于梗阻的部位不同，肠梗阻的症状和体征各异。高位肠梗阻的特点是早期出现胆汁性呕吐，一般只有轻微腹胀。相反，低位肠梗阻新生儿的表现是在出生后第 1 天出现胆汁性呕吐并伴显著腹胀。对胆汁性呕吐的患儿一定要做进一步检查。约 1/3 胆汁性呕吐的患儿在上消化道造影时能显示其外科病因。尤其需要排除的是中肠旋转不良伴肠扭转，因为这种病需要立即外科手术干预。

2. 新生儿肠梗阻的鉴别诊断主要应该注意哪些问题？

排除高位和低位解剖异常——食管闭锁和肛门直肠畸形。做一次直肠指检。如果在直肠指检时病人有大量排便，提示 Hirschsprung 病（先天性巨结肠症）。下一步是拍摄一张两种体位的腹部 X 线平片。肠袢内胀气的范围有助于高位肠梗阻与低位肠梗阻的鉴别（表 87-1）。

表 87-1　新生儿高位肠梗阻与低位肠梗阻的鉴别

高位（肠袢微量积气）	低位（多个肠袢积气扩张）
十二指肠闭锁、狭窄（常见征象是"双泡"征）	回肠闭锁
中肠旋转不良伴肠扭转	胎粪性肠梗阻或便秘
空肠闭锁（时有"三泡"征征象）	细小左侧结肠综合征（small left colon syndrome）
	Hirschsprung 病（先天性巨结肠症）

3. 何时应该考虑做消化道造影检查？

如果有腹膜炎或气腹，应该立即做剖腹探查，不得延误。中肠旋转不良伴肠扭转必须与其他原因所致的先天性十二指肠梗阻（十二指肠闭锁/狭窄）相鉴别。在中肠旋转不良伴肠扭转，上消化道造影会显示十二指肠近段扩张，无法显示中线左侧的十二指肠-空肠交界区，十二指肠远段呈螺旋状，造影剂很少或无法进入空肠。在出生后的腹部 X 线平片上，十二指肠闭锁的常见征象是"双泡"征（一个是胃泡，一个是十二指肠球泡）。造影检查可能有助于十二指肠狭窄的诊断。低位肠梗阻可以选择造影剂灌肠检查（表 87-2）。

表 87-2　低位肠梗阻造影剂灌肠检查

疾病	钡灌肠所见
回肠闭锁	细小结肠征，末端回肠不显影
胎粪性肠梗阻	细小结肠征，末端回肠显影伴充盈缺损(可能有治疗意义)
胎粪性便秘	正常结肠，左侧结肠有大块充盈缺损
Hirschsprung 病	直肠-乙状结肠狭窄，近侧结肠扩张

4. 什么是肠道闭锁？

闭锁可以见于消化道的任何部位：十二指肠（50%）、空回肠（45%）、结肠（5%）。十二指肠闭锁形成的原因是在妊娠最初 3 个月内十二指肠未能再通；空回肠闭锁和结肠闭锁形成的原因是胚胎期肠系膜血管意外。

5. 十二指肠闭锁与其他类型的肠闭锁如何鉴别？

- **十二指肠闭锁**的特点是早期喂饲不耐受和胆汁性呕吐（85%位于 Vater 壶腹远侧）。腹部 X 线平片示"双泡"征伴远侧肠袢无气体(闭锁)或远侧肠袢有气体(狭窄)。腹部呈舟状，无膨隆。约 25%的十二指肠闭锁患儿是唐氏综合征患儿。治疗方法是外科手术行十二指肠-十二指肠吻合术。

- **空回肠闭锁**的表现是空肠上段梗阻是早期（<24 小时）出现胆汁性呕吐，回肠梗阻是后期（>24 小时）出现胆汁性呕吐伴腹胀。很少伴有其他先天性异常。腹部 X 线平片示肠袢扩张伴气-液平。造影剂灌肠示细小结肠征（microcolon），造影剂不能进入扩张的小肠。治疗方法是外科手术行病变肠袢限制性肠切除加端端吻合术。

- **结肠闭锁**的表现与其他远侧小肠梗阻相仿。造影剂灌肠一般能明确诊断，表现为细小结肠征，造影剂无法进入近侧扩张肠袢。20%的患儿伴有心脏、肌肉骨骼系统和腹壁先天性畸形。治疗方法是外科手术行病变肠袢限制性切除加一期吻合术。

6. 什么是中肠旋转不良伴肠扭转?

在胚胎 6~12 周,肠袢的发育需要经历突出腹腔、返回腹腔、逆时针旋转和固定几个阶段。旋转不良是指逆时针旋转和固定出现了差错。结果造成中肠系膜基部狭窄,容易发生扭转,并造成肠袢缺血。中肠扭转导致近侧梗阻(在十二指肠第三部水平)、胆汁性呕吐和肠袢缺血。

中肠旋转不良伴肠扭转罕有在出生时就表现出来。典型情况是既往健康、没有外科手术史的婴幼儿突然出现喂饲不耐受和胆汁性呕吐。对急性起病的患儿可以直接做剖腹手术探查。对病情稳定的患儿可以做上消化道造影检查。中肠旋转不良伴肠扭转的外科手术分为 5 步:①逆时针(从外科医生的视角看)法纠正肠扭转;②离断腹内的腹膜索带;③拓宽中肠系膜的根部;④切除阑尾,以免日后发生混淆,原因是盲肠会被放置于左上腹;⑤将小肠放置于中线右侧,结肠放置于中线左侧。

7. 何谓胎粪性肠梗阻?

胎粪性肠梗阻是高黏滞性胎粪粪块所致的**末端回肠梗阻**。其实,胎粪性肠梗阻是囊性纤维化病的一种并发症,与胰腺功能障碍加异常肠道腺体分泌高黏滞度黏液有关。囊性纤维化病的新生儿中有 15%会发生胎粪性肠梗阻。患儿的表现是在出生后最初几天开始腹胀和胆汁性呕吐。水溶性造影剂(泛影葡胺)灌肠能显示这种梗阻。高渗造影灌肠能驱散嵌塞的胎粪粪块。可以反复做这种灌肠直至胎粪粪块排尽。约 40%的患儿必须采用外科手术才能解除这种梗阻。

8. 何谓 Hirschsprung 病?

肠壁平滑肌内的神经节细胞的作用是参与肠蠕动。在神经节细胞缺乏时,肠袢就处于收缩状态,造成功能性肠梗阻。Hirschsprung 病(又称先天性巨结肠症)的典型表现是在出生后最初 24 小时内没有胎粪排出、腹胀、喂饲不耐受和胆汁性呕吐。本病从齿状线开始向近侧延伸。大多数病人(约 85%)可累及直肠-乙状结肠。其余病人向近侧结肠和小肠延伸的长度不一。本病多见于男性（男：女=4：1）。造影剂灌肠显示直肠呈收缩状态，伴近侧结肠扩张；这有助于手术计划的拟定。Hirschsprung 病的确定性诊断依据是远端直肠活检标本（一般采用抽吸法直肠活检）的组织学评估，其显示神经节细胞缺乏、神经肥大和钙视网膜蛋白染色不显色。外科治疗方法是切除无神经节细胞的肠管加做结肠-肛管吻合，最常用的是经肛管入路手术。

9. 何谓肠套叠？选择什么方式治疗？

肠套叠是近侧肠袢内陷（套叠部）进入远侧肠袢（鞘部）内。从而导致肠梗阻和肠袢缺血。据研究结果，最常见的肠套叠类型（回-结型肠套叠）的病因是病毒感染后末端回肠淋巴样组织增生。回-结型肠套叠的典型临床表现是既往健康状况良好的婴幼儿或学步的婴幼儿（3 个月至 3 岁）突然出现阵发性腹痛和血性便。

超声上的"靶环"征或"油炸圈饼"征有助于明确诊断。病情稳定的病人可以在 X 线或超声监视下采用空气灌肠或静水压稀钡灌肠法复位。如果怀疑有肠缺血、穿孔或灌肠复位失败，就应该选择腹腔镜或开放复位。X 线下肠套叠复位的复发风险是 10%，外科手术复位的复发风险<7%。

10. 哪些新生儿肠梗阻不容易被早期发现，直至年长时才表现出来？

- **十二指肠狭窄**：这种情况在早期不容易被发现，因为婴幼儿吃的是液体或打成浆的食物。随着固态物的食入，食物就会在狭窄部位被卡住。上消化道造影有助于诊断。

- **中肠旋转不良**：1/3 的中肠旋转不良患儿是在出生 1 个月后才确诊的。对任何有胆汁性呕吐、肠梗阻迹象及既往无腹部手术史的患儿，都应该怀疑中肠旋转不良伴肠扭转。对无症状的中肠旋转不良是否应该做手术纠治，人们的意见不一。

- **Hirschsprung 病**：1/3 的患儿是在出生 1 年后才得到诊断的。年长患儿的表现通常是慢性便秘、腹胀和生长发育迟滞。对标准治疗难以奏效的顽固性便秘患儿应该取直肠活组织检查，尤其对唐氏综合征病人。

- **肠套叠**：1/3 年长患儿有病理性套头（即肿瘤、息肉、Meckel 憩室）。

> **要诀：新生儿和婴幼儿肠梗阻**
>
> 1. 婴幼儿出现胆汁性呕吐是一种急诊，应该立即评估排除中肠旋转不良伴肠扭转。对病情稳定的患儿，可以做上消化道造影检查明确诊断。中肠旋转不良的外科处理方法是扭转小肠复位、松解腹腔内异常的索带、拓宽中肠系膜根部、切除阑尾及把小肠放于中线右侧，把结肠放于中线左侧。
> 2. 肠闭锁可以见于胃肠道任何部位，以十二指肠闭锁最常见（50%），其次是空回肠（45%）和结肠（5%）闭锁。造影剂灌肠对低位肠梗阻有评估价值。
> 3. Hirschsprung 病的原因是神经节细胞缺乏，主要受累部位是直肠-乙状结肠。

（汤文浩 译）

参 考 文 献

1. Langer JC. Hirschsprung disease. *Curr Opin Pediatr*. 2013；25（3）：368-374.
2. Graziano K，Islam S，Dasgupta R，et al. Asymptomatic malrotation：diagnosis and surgical management：an American Pediatric Surgical Association outcomes and evidence based practice committee systematic review. *J Pediatr Surg*. 2015；50（10）：1783-1790.
3. Escobar MA，Ladd AP，Grosfeld JL，et al. Duodenal atresia and stenosis：long-term follow-up over 30 years. *J Pediatr Surg*. 2004；39（6）：867-871.
4. Somme S，To T. Factors determining the need for operative reduction in children with intussusception：a populationbased study. *J Pediatr Surg*. 2006；41（5）：1014-1019.
5. Stewart CL，Kulungowski AM. Rectal biopsies for Hirschsprung disease：patient characteristics by diagnosis and attending specialty. *J Pediatr Surg*. 2016；51（4）：573-576.
6. Rattan KN，Singh J. Neonatal duodenal obstruction：a 15-year experience. *J Neonatal Surg*. 2016；5（2）：13.

第88章　肛门直肠畸形

Alberto Peña，MD，FAAP，FACS，

FRCS，Andrea Bischoff，MD

1. 何谓肛门直肠畸形?

肛门直肠畸形是一个术语，用于称呼以肛门开口缺如为特征的一系列先天性缺陷。不过，大多数肛门直肠畸形是直肠与会阴或与泌尿生殖道异常连通。其实，真正的直肠盲端病例只占总病例数的 5%，这组病人中半数是 Down 综合征。

50%病人有泌尿道畸形，30%病人有脊柱畸形，25%病人有脊髓异常，10%病人有需要治疗的心脏疾病，8%病人有食管闭锁。

2. 如何判断肛门直肠畸形的严重程度?

肛门直肠畸形是轻重程度不同的一系列疾病。最轻的是那些修补简单、预后功能满意的肛门直肠畸形。最重的是一些复杂缺陷（如泄殖腔畸形和泄殖腔外翻），这类畸形需要请专业外科医生团队做修复；病人会遗留很严重的功能障碍，主要是排粪和排尿难以控制，以及性功能和生育功能等问题。

重要的预后因素包括：①骶骨的特点；②是否存在脊髓拴系[①]；③特殊的畸形。

骶骨正常且没有脊髓拴系的病人在正确修补手术后其功能预测如下。

男婴：

- 会阴瘘：排粪控制的可能性为 100%。
- 无会阴瘘的肛门直肠畸形：90%。

[①]译者注：正常儿童在出生时脊髓与脊柱等长。在儿童的生长发育过程中，脊髓的生长比脊柱缓慢，这就要求脊髓在脊柱内有一定自由活动度。有些疾病的患儿，其脊髓尾端与脊柱尾端之间缺乏自由活动度——马尾终丝受到粘连、束缚使脊髓圆锥被拉紧而发生一系列神经功能障碍，此称脊髓拴系（tethered cord）综合征。

- 直肠-尿道球部瘘：85%。
- 直肠-尿道前列腺部瘘：60%。
- 直肠-膀胱颈部瘘：15%。

女婴：

- 会阴瘘：排粪控制的可能性为 100%。
- 前庭瘘：93%。
- 泄殖腔畸形伴短共同通道（共同通道长度＜3 cm）：排粪控制的可能性为 70%，排尿控制的可能性为 80%。
- 泄殖腔畸形伴长共同通道（共同通道长度＞3 cm）：排粪控制的可能性为 50%，排尿控制的可能性为 20%。（真正的直肠-阴道瘘极为罕见）。

3. 哪些外观征象有助于将预后功能好与预后功能差的肛门直肠畸形区分开来？

预后功能良好的征象：

- 肛管开口于会阴部，或者皮下可见胎粪。
- 良好的臀间中沟（臀部外形良好）。
- 明显的肛凹。
- 女婴可以分辨出三个开口（尿道、阴道和肛管）。

预后功能不佳的征象：

- 平臀（没有臀间中沟和肛凹）。
- 在女婴中，为单个会阴开口（泄殖腔畸形）。

4. 肛门直肠畸形新生儿在诊断和处理中，优先事项是哪些？

在最初 24 小时内：

- 不要手术，先排除是否存在重要相关畸形。
- 超声心动图、新生儿全身 X 线影像（食管闭锁？十二指肠闭锁？脊柱畸形？骶骨畸形？）
- 肾脏超声：肾脏畸形，肾缺如。
- 盆腔超声（泄殖腔畸形的女婴）：排除阴道积液。

在 24 小时后：

- 外科手术决策（结肠造瘘或肛管成形）取决于手术者的经验：大多数畸形是做结肠造瘘。会阴瘘和部分前庭瘘病人可以做肛管成形。

5. 肛门直肠畸形病人应该选择哪种结肠造瘘？

- 完全转流性结肠造瘘（两个瘘口分开放置）可以避免粪便进入远端的瘘口污染尿路。
- 造瘘要做在降结肠上，应留有足够长的远侧结肠，以方便会阴部手术时拖出。
- 泄殖腔畸形伴阴道积液的患儿需要做结肠造瘘加经腹腔置管行永久性阴道积液引流术。

6. 在结肠造瘘后，何时做肛门直肠畸形修补手术？

取决于手术者的经验和病人的全身情况，一旦患儿的生长发育正常就可以做确定性修补手术。

7. 有哪些手术可以用于肛门直肠畸形的修补？

最常用的修补术为后矢状入路肛门直肠成形术（posterior sagittal anorectoplasty，PSARP）。该手术是在两臀之间通过后部正中矢状切口抵达畸形部。用电刺激仪寻找括约肌结构，在直视下将直肠与泌尿生殖道分开，游离直肠，最后将直肠放在括约肌中央。

会阴瘘病人也遵循同样的手术原则，不过，切口小一些。

在10%的男性病人和35%的泄殖腔畸形病人中，由于直肠位置极高，需要采用腹腔入路（剖腹术或腹腔镜）寻找和游离直肠。

8. 肛门直肠畸形病人腹腔镜手术适应证是什么？

最理想的适应证是那些需要行剖腹手术的病人。根据手术者的经验，有些直肠-尿道前列腺部瘘病人也可以采用腹腔镜入路修补。

有些外科医生已经尝试采用腹腔镜入路做泄殖腔畸形修补。其实，他们修补的仅仅是该畸形的直肠部分。

要诀：先天性肛门直肠畸形

1. 肛门直肠畸形是一个术语，用于称呼以肛门开口缺如为特征的一系列肛管直肠先天性畸形。95%的肛门直肠畸形是直肠与会阴或与泌尿生殖道的异常连通。
2. 肛门直肠畸形是不同严重程度的一系列疾病，一端是预后满意的肛门直肠畸形，另一端是极为严重复杂的缺陷。

3. 大多数病例需要在出生时做结肠造瘘，稍后做所谓的 PSARP 手术。10%男婴和35%泄殖腔畸形的女婴还需要做剖腹或腹腔镜手术。预后良好的畸形可以在出生时就采用肛管成形治疗。

4. 肛门直肠畸形病人不会死于肛门直肠缺陷，但会死于伴随畸形[心脏和（或）尿路]。

（汤文浩　译）

参 考 文 献

1. Peña A，Bischoff A. *The Surgical Treatment of Colorectal Problems in Children.* Gewerbestrasse：Springer International Publishing；2015.

2. Bischoff A，Levitt MA. Update on the management of anorectal malformations. *Pediatr Surg Int*. 2013；29（9）：899-904.

3. Bischoff A，Frischer J. Anorectal malformation without fistula：a defect with unique characteristics. *Pediatric Surg Int*. 2014；30（8）：763-766.

4. Fernandez E，Bischoff A. Esophageal atresia in patients with anorectal malformations. *Pediatr Surg Int*. 2014；30（8）：767-771.

5. Bischoff A，Martinez-Leo B. Laparoscopic approach in the management of anorectal malformation. *Pediatr Surg Int*. 2015；31（5）：431-437.

第89章 气管-食管畸形

Ann M. Kulungowski，MD

1. 何谓气管-食管瘘？何谓食管闭锁？

食管闭锁（不管是否伴有气管-食管瘘）的发生机制仍未明了。如今的假说是气管-食管隔分离缺陷说或咽弓发育缺陷说。50%以上的食管闭锁伴气管-食管瘘病人同时有其他异常[①]；10%病人有特殊染色体或单基因病。

2. 三种最常见的气管-食管畸形变异及每种变异的相对发病率有哪些？

食管闭锁的总发生率（伴或不伴气管-食管瘘）在存活出生的儿童中是 1/3500。

- 近段食管闭锁伴远段气管-食管瘘：85%（C 型，食管近段盲袋伴远段瘘）。
- 单纯食管闭锁：10%（A 型）。
- 气管-食管瘘不伴食管闭锁：5%（E 型，H 型瘘）。

3. 气管-食管畸形会同时伴有哪些其他异常？

气管-食管瘘和食管闭锁的病因是在胚胎 3～8 周器官发生阶段出现的早期缺陷。高达 70%的气管-食管畸形患儿有≥1 种伴发异常。其中以心血管异常最常见（35%），其次是泌尿生殖道异常（25%）、胃肠道异常（25%）、骨骼异常（15%）和中枢神经系统异常（7%）。20%的食管闭锁病人有≥1 种 VACTERL 综合征成分（包括脊柱、肛门直肠、心脏、气管-食管、肾脏和四肢畸形）。

4. 在食管闭锁（不管是否伴有气管-食管瘘）患儿的评估时，还有哪些预后预测因素需要考虑？

在体重≥2 kg、不伴心脏畸形的患儿，其预后比体重<2 kg 且伴心脏缺陷的患儿好。不伴有其他重大异常的患儿一般都能

[①]译者注：这句话的原文是 "More than 50% of cases of esophageal atresia with tracheoesophageal atresia are associated with other anomalies"，翻译时做了更正。

耐受早期修复术，存活率接近 100%，而重症早产儿或伴有威胁生命的先天性异常的患儿，可能会从延期修复术中获益。伴染色体异常的患儿其结局会更差。

5. 食管闭锁伴远段气管-食管瘘患儿的临床表现、诊断和术前处理是什么？

食管闭锁伴远段气管-食管瘘患儿的早期临床表现是流涎过多和分泌液在咽部积聚。初次喂饲就引起窒息感、喂饲物反流和咳嗽。由于近侧食管盲袋内积聚的分泌液或食物被误吸，病人可以出现呼吸窘迫。呼吸窘迫与胃酸通过气管-食管瘘反流入气道和肺内有关。鼻-胃管无法插入胃内。X 线检查示近段食管盲袋。由于远侧食管与气道存在异常交通（瘘），因此，胃内有气-液平，肠内气体正常。将患儿维持于半直立体位，在近段食管盲袋内留一根坑式引流管（又称双套管）以尽量减少因误吸或反流造成的肺部污染。还应该寻找是否存在相关异常。要在进入手术室前完成心电图检查。

6. 单纯食管闭锁患儿的临床表现、诊断和术前处理是什么？

单纯食管闭锁患儿一般都伴有流涎过多、窒息或喂饲物反流。鼻-胃管无法插入胃内。X 线检查显示腹腔无气体。在食管近段盲袋留置坑式引流管尽可能减少误吸。一般在出生后 48 小时先做胃造瘘术以保证肠内营养，同时评估食管近侧盲袋与远侧盲袋之间的食管缺损长度。通过牵拉（Foker 法）或等待食管生长来缩短食管缺损长度，为最终吻合创造条件。

7. 气管-食管瘘不伴食管闭锁患儿的临床表现、诊断和术前处理是什么？

这种患儿很容易在喂饲后出现窒息或发绀，原因是喂饲的食物通过异常的气管-食管交通从食管流入肺内。诊断通常有延误。年龄稍长的患儿可以表现为肺炎反复发作，或表现为无法解释的反应性气道疾病[①]。俯卧位上身后仰下的食管造影（prone

---

[①]译者注：在儿童中，反应性气道疾病（reactive airway disease）不是一种特指的诊断。一般用来描述咳嗽、喘鸣或由感染所致的呼吸急促病史。这些表现可以由哮喘引起，也可以不是哮喘。在成人中，反应性气道疾病这个词与哮喘有时可以互换使用，但是，在大多数情况下，是在怀疑哮喘但未确诊时使用。

pull-back contrast esophagram）有助于本病的诊断，支气管镜和食管镜检查有助于本病的确诊。

8. 如何用外科手术方法治疗气管-食管畸形？

外科治疗的目标是将食管与气道之间的病理性交通分开、消除气道污染和恢复食管的连续性以便喂饲。食管闭锁伴远侧气管-食管瘘的纠治可以采用开胸入路，也可以采用胸腔镜入路来完成。首要目标是结扎气管-食管瘘，其次是在可能的情况下做食管端端吻合。在术后 5～7 天做一次食管造影，如果没有见到漏，就可以开始经口喂饲，并拔除胸腔引流。

在单纯食管闭锁患儿，近端食管与远端食管之间的吻合一般可以在一段时间的等待或牵拉后尝试。如果两端之间的缺损太长，可以制作一条管形胃与近段食管做吻合。

9. 气管-食管瘘伴食管闭锁的患儿，开放修复与腹腔镜修复的优缺点各是什么？

开放入路是修复这种异常的金标准。它不会有高碳酸血症，可以做胸膜外修复。两种入路的呼吸机使用和住院时间没有差异。但是，与胸腔镜修复相比，用开放入路修复的病人有较高的脊柱侧凸和翼状肩胛发生率。胸腔镜入路的最大优点是避免了开胸和瘢痕。胸腔镜修复有比较高的声带麻痹发生率，这是由于需要解剖分离食管至胸廓入口高位。这两种入路在吻合口狭窄、漏和气管软化方面没有差异。

10. 外科手术修复术的早期和后期并发症有哪些？

早期并发症

- 吻合口裂开：5%
- 气管食管瘘复发：5%
- 吻合口漏：15%
- 气管软化：15%

早期并发症与伤口愈合的一些基本外科原则有关，包括吻合口血供和张力。

后期并发症

- 吻合口狭窄：25%
- 胃食管反流：50%
- 食管运动障碍：100%

大多数（50%）吻合口狭窄在出生后 6 个月内做 1～3 次扩张即可治愈。顽固性狭窄需要查看患儿是否有相关的胃食管反流，胃食管反流会进一步加重狭窄。胃食管反流的发生频率似乎与食管缺损的长度有关——缺损的长度越长，严重胃食管反流的风险就越大。

11. 食管狭窄如何处理？

许多食管狭窄发生在修复术后最初数周至数月。食管狭窄患儿的表现不一。其症状有流涎、分泌液积聚、窒息感、需要缓慢喂饲和频繁喂饲及喂食后呕吐。在出生后最初 6 个月中，大多数狭窄会在 1～3 次扩张后缓解。顽固性狭窄可能与胃食管反流有关。对所有胃食管反流的病例来讲，内科治疗很重要。一般来讲，两盲袋之间的缺损越长，胃食管反流发生率越高。

要诀：气管-食管畸形

1. 三种最常见的气管-食管畸形分别是食管上段闭锁伴食管下段-气管瘘、单纯食管闭锁、气管-食管瘘不伴食管闭锁。

2. 外科治疗方法是将食管与气道之间的病理性交通断开，恢复食管的连续性。

3. 气管-食管畸形外科手术修补后的常见并发症有漏、狭窄和胃食管反流。

（汤文浩　译）

参 考 文 献

1. Davenport M, Rothenberg SS. The great debate: open or thoracoscopic repair for oesophageal atresia or diaphragmatic hernia. *J Pediatr Surg*. 2015；50（2）：240-246.

2. Pierro A. Hypercapnia and acidosis during the thoracoscopic repair of oesophageal atresia and congenital diaphragmatic hernia. *J Pediatr Surg*. 2015；50（2）：247-249.

3. Bairdain S, Hamilton TE, Smithers CJ, et al. Foker process for the correction of long gap esophageal atresia: primary treatment versus secondary treatment after prior esophageal surgery. *J Pediatr Surg*. 2015；50（6）：933-937.

4. Woo S, Lau S, Yoo E. Thoracoscopic versus open repair of tracheoesophageal fistulas and rates of vocal cord paresis. *J Pediatr Surg*. 2015；50（12）：2016-2018.

第 90 章　先天性膈疝

Shannon N. Acker，MD，Timothy M. Crombleholme，MD

1. 先天性膈疝最常见的类型是什么？

膈肌的先天性异常包括膈肌后外侧缺损（Bochdalek 疝）、前内侧缺损（Morgagni 疝）和内脏膨出（中央薄弱）。最常见的是 Bochdalek 疝，约占先天性膈疝的 80%。左侧 Bochdalek 疝最常见，约为 80%，约 20% 位于右侧，双侧性<1%。

2. 如何诊断先天性膈疝？

先天性膈疝的诊断一般是依据产前超声发现在胎儿的胸腔内可见胃或者在心脏横断面水平可见胃。超声检查是正常产前筛查的一部分，也可以因羊水过多申请超声检查评估。诊断时的平均年龄是 24 周。偶尔，先天性膈疝的诊断不是在产前做出的，而是在出生后随即表现出来的。先天性膈疝最常见的表现是新生儿呼吸窘迫。在出生时或出生后短时间内，患儿就可以出现严重呼吸困难、三凹征（retractions）和发绀。体格检查发现病侧呼吸音减弱。心音在对侧胸壁更容易闻及。由于腹腔内容物疝入胸腔，腹部呈舟状。

3. 如何对先天性膈疝进行确诊？

出生后拍摄一张胸部 X 线片就能确诊。胸部 X 线摄片可以显示病侧胸部有多个含气肠袢或含气的胃。如果这张胸部 X 线片是在大量气体进入肠袢之前拍摄，所见到的影像（纵隔移位、心脏移位和一侧胸腔模糊不清）会使人一筹莫展。此时，插一根鼻-胃管后再摄一张胸部 X 线片通常能显示管子位于胸腔内（就是胸腔胃），从而明确诊断。

4. 先天性膈疝会伴有其他先天性异常吗？

先天性膈疝患儿伴有其他先天性异常的概率是 10%～50%。同时并存多种重大先天性异常的患儿其生存率不足 10%。除了中肠旋转不良和肺发育不全（pulmonary hypoplasia）外，最常见的并存异常就是心脏异常（24%～63%），其次是骨骼异常（32%）、泌尿生殖道异常（23%）、胃肠道异常（17%）、中枢神经系统异常（14%）和肺部其他异常（5%）。

5. 出生后为了让先天性膈疝和呼吸窘迫患儿的情况稳定下来，应该启用哪些治疗措施？

如果先天性膈疝在产前就得到诊断，就应该把该胎儿和其母亲转给一家三级医院，最好转给在先天性膈疝处理方面有经验的专家。出生后，最初的处理是液体复苏、气管插管和鼻-胃管插入。不要采用气囊-面罩通气，以免发生胃扩张。从脐部建立动脉和静脉通路。很重要的一点是维持体温、血糖和容量稳定。机械通气的目标是维持导管前（preductal）[①]动脉血 $PO_2 > 60$ mmHg 和 $PCO_2 < 60$ mmHg。如果普通呼吸机设置无法达到这些要求，可以用高频振荡通气来稳定患儿。

6. 何时应该做手术修复？

手术修复的最适宜时间依旧不清楚。从前，患儿是在出生后立即被送入手术室做腹内容物还纳和膈疝修补。近年来，一些数据表明，手术修复应该推迟至肺动脉高压和患儿的血流动力学稳定后进行。术前稳定病情的时间长度变异很大，可以是数日，也可以是数周。

7. 采用哪种手术入路做膈肌缺损修补？

先天性膈疝修补没有单一的最佳入路。手术可以经腹（剖腹术或腹腔镜）进行，也可以经胸进行（剖胸术或胸腔镜）。胸腔镜修补的复发率可能会高一些，还可能会出现无法接受的酸中毒，原因是 CO_2 泵入，一般适用于病情稳定的婴幼儿或延迟诊断出先天性膈疝的年长儿童。入路选择取决于手术者的偏好。无论是经胸手术还是经腹手术，修补的原则都相同——还纳疝入胸腔的腹腔内脏、评估可用于疝修补的膈肌组织量、作出修补决策（是用膈肌组织做一期修补、用人工补片还是用自身组织补片）。近年的数据表明，用腹壁肌瓣修补是安全的，即使在体外膜式氧合（extracorporeal membrane oxygenation，ECMO）情况下也有可接受的低复发率。

---

①译者注：这里的导管是指胚胎期的动脉导管。

8. 哪些因素可以预测先天性膈疝患儿的并发症发生率和死亡率？

肺发育不全（pulmonary hypoplasia）的程度和肺动脉高压的严重程度是先天性膈疝患儿的并发症发生率和死亡率最重要的因素。先天性膈疝患儿的肺由于肺泡程度低，因此，可供气体交换的表面积减小，还有肺血管系统发育不全和肺动脉增生。这些组织学改变导致肺血管阻力增加和肺动脉高压。从而出现未氧合的血液右向左分流——通过未闭的动脉导管和未闭的卵圆窝进入体循环，结果出现低氧血症、酸中毒和休克。

9. 在先天性膈疝患儿，治疗肺动脉高压有哪些策略？

a. 监测：血氧仪或动脉采血样（在右上肢采导管前动脉血样；在下肢采导管后动脉血样）有助于早期发现未氧合血向体循环的分流。

b. 通气：用机械通气和适当镇静纠正高碳酸血症。

c. 氧合：通过适当的通气和吸入高浓度氧[通常所用的吸入氧浓度（fraction of inspired oxygen，FiO_2）= 100%]纠正低氧血症。

d. 复苏：代谢性酸中毒的处理要点是恢复理想的组织灌注（静脉输液或输血、正性肌力药物和碳酸氢钠）。

e. 急救：抢救性治疗是使用肺血管扩张剂（通过通气回路用氧化亚氮或通过体循环用妥拉唑林或地诺前列酮）、高频通气和体外膜式氧合（extracorporeal membrane oxygenation，ECMO）。

10. 先天性膈疝患儿的生存率是多少？

总生存率是 60%～90%。生存率的主要决定因素是肺发育不全的程度、肺动脉高压的严重程度及是否伴有其他重大先天性异常。约 10%的患儿会出现后期死亡，原因是持续性肺动脉高压。

11. 宫内干预在先天性膈疝患儿的治疗中有地位吗？

先天性膈疝的胎儿外科治疗已经越来越常用。早年的临床试验未能显示宫内修补这种缺损有任何好处。然而，目前人们把研究焦点放在胚胎期用气管闭塞法促进肺生长上。"先采用宫内胎儿镜下腔内气管闭塞（fetoscopic endoluminal tracheal occlusion，FETO）技术促进肺生长和发育，在出生后再对膈疝做修补"这个课题目前正在研究中。FETO 的早期临床研究表明，与病情严重程度相仿的对照组相比，FETO 有潜在的生存优势。

要诀：先天性膈疝

1. 先天性膈疝一般都是在产前通过常规超声检查得到诊断。
2. 先天性膈疝患儿一般都会在出生后出现呼吸窘迫。
3. 先天性膈疝手术修复的时机是当患儿在肺动脉高压和血流动力学两方面都稳定时。
4. 先天性膈疝的并发症发生率和死亡率取决于肺动脉高压的严重程度和肺发育不全的程度。

（汤文浩　译）

参 考 文 献

1. Chiu PP, Sauer C, Mihailovic A, et al. The price of success in the management of congenital diaphragmatic hernia：is improved survival accompanied by an increase in long-term morbidity? *J Pediatr Surg*. 2006；41（5）：888-892.

2. Clugston RD, Greer JJ. Diaphragm development and congenital diaphragmatic hernia. *Semin Pediatr Surg*. 2007；16（2）：94-100.

3. Kinsella JP, Ivy DD. Pulmonary vasodilator therapy in congenital diaphragmatic hernia：acute, late, and chronic pulmonary hypertension. *Semin Perinatol*. 2005；29（2）：123-128.

4. Kitano Y. Prenatal intervention for congenital diaphragmatic hernia. *Semin Pediatr Surg*. 2007；16（2）：101-108.

5. Lally KP, Lally PA, Lasky RE, et al. Defect size determines survival in infants with congenital diaphragmatic hernia. *Pediatrics*. 2007；120（3）：e651-e657.

6. Logan JW, Rice HE. Congenital diaphragmatic hernia：a systematic review and summary of best-evidence practice strategies. *J Perinatol*. 2007；27（9）：535-549.

7. Migliazza L, Bellan C. Retrospective study of 111 cases of congenital diaphragmatic hernia treated with early highfrequency oscillatory ventilation and presurgical stabilization. *J Pediatr Surg*. 2007；42（9）：1526-1532.

8. Rozmiarek AJ, Qureshi FG. Factors influencing survival in newborns with congenital diaphragmatic hernia：the relative role of timing of surgery. *J Pediatr Surg*. 2004；39（6）：821-824.

9. Stolar CJH, Dillon PW. Congenital diaphragmatic hernia and eventration. In：Coran AG, Caldamone A, eds. *Pediatric Surgery*. 7th ed. Philadelphia, PA：

Elsevier，2012；809-824.

10. Gander JW，Fisher JC，Gross ER，et al. Early recurrence of congenital diaphragmatic hernia is higher after thoracoscopic than open repair：a single institutional study. *J Pediatr Surg*. 2011；46（7）：1303-1308.

11. Barnhart DC，Jacques E，Scaife ER，et al. Split abdominal wall muscle flap repair vs patch repair of large congenital diaphragmatic hernias. *J Pediatr Surg*. 2012；47（1）：81-86.

12. Al-Maary J，Eastwood MP. Fetal tracheal occlusion for severe pulmonary hypoplasia in isolated congenital diaphragmatic hernia：a systematic review and meta-analysis of survival. *Ann Surg*. 2016；264（6）：929-933.

13. Wynn J，Krishnan U，Aspelund G，et al. Outcomes of congenital diaphragmatic hernia in the modern era of management. *J Pediatr*. 2013；163（1）：114-119.

第91章 腹部肿瘤

Ann M. Kulungowski，MD，Jennifer L. Bruny，MD，FACS

1. 儿童最常见的恶性实质性腹腔肿瘤是什么？

- 神经母细胞瘤起源于神经嵴组织。腹腔内的神经母细胞瘤起源于肾上腺和副交感神经节。
- Wilms 瘤（肾母细胞瘤）起源于肾脏。典型的 Wilms 瘤有三种成分——胚基、基质和上皮。
- 肝母细胞瘤起源于肝脏。

2. Wilms 瘤与神经母细胞瘤的表现有何不同（表 91-1）？

表 91-1 Wilms 瘤与神经母细胞瘤的区别

项目	Wilms 瘤	神经母细胞瘤
出现临床表现时的年龄	3～4 岁	1～2 岁
肿块生长越过中线	罕见	常见
触诊肿瘤表面	光滑	疙疙瘩瘩
X 线钙化	无	有

3. 如何治疗 Wilms 瘤和神经母细胞瘤（表 91-2）？

表 91-2 Wilms 瘤与神经母细胞瘤的治疗

治疗	Wilms 瘤	神经母细胞瘤
一期外科切除术	重要（可能）	重要（不太可能）
化疗	有巨大影响	不太有效

4. Wilms 瘤的主要预后因素是什么？

如今，Wilms 瘤的预后因素包括组织学、分期、年龄、肿瘤重量、对治疗的反应及杂合性丢失（loss of heterozygosity，LOH）。最重要的是组织学和分期。组织学上乐见的 Wilms 瘤占单侧肿瘤和双侧肿瘤的90%。未分化是人们不乐见的组织学类型，提示肿瘤有化疗抵抗，并不提示其侵袭性。染色体1p和16q LOH表明预后恶劣。

5. 神经母细胞瘤的主要预后因素是什么？

确诊时的年龄是**神经母细胞瘤**结局最重要的预测因素。年龄＜18个月的婴幼儿生存率约为75%；年龄＞18个月的婴幼儿生存率下降至30%。与组织学上不乐见（基质成分少）的肿瘤相比，组织学上乐见（基质丰富）的肿瘤生存率高。MYCN癌基因扩增（＞10个拷贝数）、染色体1p（1p36）等位基因丢失、二倍体和有丝分裂-核碎裂指数高的肿瘤患儿结局比较差。

6. 肝母细胞瘤与肝细胞肝癌有何区别？如何治疗这两种肿瘤（表91-3）？

表91-3 肝母细胞瘤与肝细胞肝癌的区别

项目	肝母细胞瘤	肝细胞肝癌
出现临床表现时的年龄	6个月～3岁	＞10岁
α-胎儿球蛋白	90%的病人升高	50%的病人升高
风险因素	早产儿	乙型肝炎
	极低体重初生儿	肝硬化
肿瘤位置	80%为单灶性	单灶性或多灶性
	60%位于右肝叶	
治疗	外科手术切除（肝移植）加辅助化疗	外科手术切除加肝移植 化疗抵抗

要诀：腹部肿瘤

1. 儿童最常见的三种恶性实质性腹腔肿瘤是神经母细胞瘤、Wilms瘤和肝母细胞瘤。

2. 对神经母细胞瘤来讲，就诊时的年龄是最主要的预后因素（年龄＜18个月者预后较好）。

3. 肝母细胞瘤常见于婴幼儿和年幼儿童，而肝细胞肝癌常见于学龄儿童（年龄＞10岁）。

（汤文浩 译）

参 考 文 献

1. Englum BR，Rialon KL，Speicher PJ，et al. Value of surgical resection in children with high-risk neuroblastoma. *Pediatr Blood Cancer*. 2015；62（9）：1529-1535.

2. Dome JS，Graf N，Geller JI，et al. Advances in Wilms tumor treatment and biology：progress through international collaboration. *J Clin Oncol*. 2015；33（27）：2999-3007.

3. Czauderna P，Haeberle B，Hiyama E，et al. The Children's Hepatic tumors International Collaboration（CHIC）：Novel global rare tumor database yields new prognostic factors in hepatoblastoma and becomes a research model. *Eur J Cancer*. 2016；52：92-101.

第92章　颈部先天性囊肿和窦道

Ann M. Kulungowski，*MD*

1. 何谓腮裂异常？

腮裂异常可以表现为头颈部的囊肿、窦道和瘘，其原因与胚胎发育早期第一腮裂、第二腮裂、第三腮裂或第四（极为罕见）腮裂闭合不全有关。囊肿没有外口，其内衬是黏膜或上皮。窦道在体外可以与皮肤交通，或者在体内与咽部交通。但是，瘘既与皮肤交通，又与咽部交通。

2. 腮裂异常患儿来就诊时的主要表现是什么？

完全瘘或窦道的临床表现是颈部断断续续有黏液外溢。囊肿患儿的临床表现通常是稍晚出现包块（无菌的或感染的）。其治疗目标是外科手术完全切除，这是因为腮裂异常有感染、增大和恶变风险。建议在患儿年龄 3～6 个月时做择期手术切除。感染的腮裂残迹最好先全身用抗生素并穿刺抽尽囊肿内容物，在感染消退后做手术切除。

3. 哪种腮裂异常最常见？

第二腮裂异常远比其他两种常见。典型临床表现是沿胸锁乳突肌下段前缘皮肤上有一小的引流凹陷。该窦道穿过颈动脉分叉，走行于舌咽神经和舌下神经表面，进入咽部的扁桃体窝（表92-1）。

表 92-1　腮裂异常

腮裂	内口	外口	发生频率
第一	外耳道	下颌角	8%
第二	扁桃体窝	胸锁乳突肌前缘	>90%
第三	梨状隐窝	胸骨上切迹	<1%

4. 第一腮裂和第三腮裂残迹切除术的手术风险是什么？

第一腮裂异常与腮腺和面神经的关系密切，常位于耳前区域。第三腮裂异常邻近喉上神经和喉返神经。

5. 何谓皮样囊肿？

皮样囊肿的形成是在前腮弓融合过程中有物质被包裹进去所致。皮样囊肿由外胚层和中胚层成分组成。皮样囊肿的特点是囊壁完整，内衬鳞状上皮，内含皮脂碎屑。由于囊肿与其表面的皮肤粘连，因此，可以见到一小凹。皮样囊肿可以发生感染。最合适的治疗方法是完整切除。

6. 何谓甲状舌管囊肿？

甲状舌管囊肿是一种常见的位于颈部正中线的先天性异常。在胚胎期，甲状腺从舌根部（盲孔）向下迁移至其正常位置（颈前低位）。甲状舌管囊肿就发生于这条迁移通路上。其形成的原因是这条迁移通路未闭锁。由于甲状腺下降在前，舌骨形成在后，因此，甲状舌管可以穿过舌骨。

7. 甲状舌管囊肿患儿来就诊时的主要表现是什么？

甲状舌管囊肿患儿表现为颈前高位旁正中线/正中线肿块，肿块与舌骨的关系十分紧密。在吞咽或伸舌时，该囊肿通常会向上移动。如果囊肿发生感染，病人可以有发热、触痛和局部皮肤潮红。

8. 如何治疗甲状舌管囊肿？

外科手术切除的目的是避免感染和恶变。手术的目标是完全切除——将囊肿连同其瘘道向上一并切除至舌根部，包括舌骨的中段，此称 Sistrunk 手术。复发的原因是瘘道切除不全或存在感染。

9. 何谓淋巴管畸形？

淋巴管畸形发生的原因是淋巴管生成出错，它是一种淋巴液流动缓慢的病灶。淋巴管畸形不属于脉管肿瘤。淋巴管畸形可以发生在人体任何部位，不过，好发于头颈部。颈部淋巴管畸形可以向下伸展至纵隔。其可以表现为巨大肿块，透过皮肤看上去为蓝色。最常见的并发症是病灶内出血和感染。

10. 如何对囊状淋巴管畸形进行分类和治疗？

囊状淋巴管畸形在形态学上分三种类型：大囊型、微囊型、大囊与微囊混合型。该分类的依据是囊腔在穿刺抽吸后是否能显著瘪下去。人们通常喜欢采用硬化疗法来治疗淋巴管畸形。淋巴管畸形唯一有可能治愈的疗法是外科手术切除。头颈部淋巴管畸形的手术切除可能会很耗时。神经血管结构需要保留一些。

要诀：颈部先天性囊肿和窦道

1. 最常见的腮裂异常是第二腮裂异常，外口沿胸锁乳突肌前缘分布。
2. 甲状舌管囊肿的治疗方法是采用外科手术将囊肿、囊肿的管道和舌骨中段完全切除。
3. 头颈部的淋巴管畸形可分为大囊型、微囊型、大囊与微囊混合型三类。

（汤文浩　译）

参 考 文 献

1. LaRiviere CA, Waldhausen JH. Congenital cervical cysts, sinuses, and fistulae in pediatric surgery. *Surg Clin North Am*. 2012；92（3）：583-597，viii.
2. Gaddikeri S, Vattoth S, Gaddikeri RS, et al. Congenital cystic neck masses：embryology and imaging appearances, with clinicopathological correlation. *Curr Probl Diagn Radiol*. 2014；43（2）：55-67.
3. Oomen KP, Modi VK, Maddalozzo J. Thyroglossal duct cyst and ectopic thyroid：surgical management. *Otolaryngol Clin North Am*. 2015；48（1）：15-27.
4. Foley LS, Kulungowski AM. Vascular Anomalies in Pediatrics. *Adv Pediatr*. 2015；62（1）：227-255.

第十篇

移植外科

第93章 肝 移 植

Megan Adams，MD，Thomas Bak，MD

1. 首例肝移植是在何时何地实施的？

世界首例肝移植是 Thomas Starzl 医生于 1963 年 3 月在美国丹佛的科罗拉多大学完成的。早年的移植结果令人不堪回首，但是，它为后来的移植奠定了基础。

2. 肝移植是一种安全有效的手术吗？

肝移植依旧是一种相对比较新的手术。在 30 年前，人们依旧认为肝移植尚处于试验阶段，还未得到保险公司的一致认可。如今，它已经成为终末期肝病的标准治疗，1 年预期生存率已经全面超过 90%。

3. 在美国，肝移植的最常见适应证是什么？

肝移植的适应证涉及各种急慢性肝脏疾病，最常见的适应证依旧是病毒性肝炎（乙型和丙型）、酒精性肝硬化（Laennec 肝硬化）和非酒精性脂肪肝炎（nonalcoholic steatoh- epatitis，NASH）。最常见的胆汁淤积性疾病是原发性胆汁性肝硬化和原发性硬化性胆管炎。Budd-Chiari 综合征、自身免疫性肝炎、恶性肿瘤、暴发性肝衰竭和代谢性疾病也是肝移植的适应证。

4. 在过去几年中，肝移植受者的诊断有变化吗？

有变化。起初的受肝者是肿瘤和酒精性肝硬化。近 20 年来大多数是病毒性肝炎。随着病毒性肝炎治疗选择的改进和人群中肥胖人口的增多，可以预计在今后 10 年中 NASH 将成为肝移植受者的最常见诊断。

5. 哪些因素控制着供肝的分配？

人们用一种全国通行的评分系统对排队名单（waiting list）中的病人进行轻重缓急分层。该评分系统称为终末期肝病模型（model for end-stage liver disease，MELD）评分，是用血胆红素、血肌酐和国际标准化率等指标组成的对数方程式。根据病情的严重程度和预期死亡率算得的数值对病人进行排序。当病人符合特定标准时，可以请求将总分上调。获得移植肝的一个次要问题是排队等待的时间长度。

6. 在过去几年中，肝移植受者的病情严重程度有变化吗？

排队名单中病人病情的严重程度比过去重了。名单中 40% 以上的病人 MELD > 30 分，26% MELD > 35 分。

7. 肝移植常见的术后并发症有哪些？

最常见的术后并发症是术后出血，其原因是凝血功能障碍。其他并发症有感染、胆汁漏/胆管狭窄、血管血栓形成/血管狭窄、移植排斥。原发性移植物无功能罕见（1%～2%），但是有生命危险，需要紧急做再移植。

8. 何谓"背驮式"技术？

这是一项外科手术技术——仔细地将受者的病肝从下腔静脉上切除，然后将供肝缝在受者自身肝静脉的拼合袖片（common cuff，又称"接口"）上。这种技术的优点是允许人们在不阻断受者下腔静脉的情况下完成肝移植手术。

9. 活体供肝肝移植是一种常规选项吗？

是的。最初，人们是切取成人的左外叶为儿童做肝移植，这种手术已经成为肝移植领域的一项重要补充。如今，成人间活体肝移植（adult-to-adult living donor liver transplant，ALDLTx），无论是右肝叶还是左肝叶都能成功实施。供者和受者的肝叶都会在手术后很快再生至接近正常大小。对病情重、需要行肝移植、但 MELD 分值又未高到能获得尸体供肝程度的病人来讲，活体供肝肝移植是一种很有价值的选项。

10. 丙型肝炎药物治疗的近展正在改变着肝移植的临床应用吗？

针对丙型肝炎所有基因型的新疗法已经在去年面世，不良作用很小，有效率（response rate）接近 100%。在以前，移植肝会再次感染丙型肝炎，因此，这类人群在肝移植后的远期生存率比较低。如今，人们可以对大多数病人进行治疗，使病人在肝移植时处于病毒阴性状态，这其实是治愈了丙型肝炎。

11. 肝脏恶性肿瘤病人可以做肝移植吗？

如果病人患有不可切除性原发性肝脏肿瘤，并且符合特定标准，仍然可以看作合格的肝移植候选人。即使上调了 MELD 评分，等待时间超过 1 年的情况也很正常。在移植前可以采用桥接治疗（如化疗栓塞或消融）。对于这种病人，活体肝移植也是一个好选项。

12. 哪些病人以前被认为是肝移植的绝对禁忌证，如今认为可以作为肝移植的适应证？

胆管癌病人和 HIV 病人如果符合特定标准，可以作为肝移植的候选人。

13. 心脏停搏供者用于移植应该成为方向吗？

心脏停搏供者（non-heart-beating donors，NHBD）又称心性死亡后捐献（donation after cardiac death，DCD），如今是一种常用的获取供肝手段。在拔管后，供者必然会很快死亡，留给肝脏的热缺血时间十分有限。只要选择恰当，DCD 供肝就可以成功应用。问题是这种器官移植的胆道并发症发生率和再移植率比较高，不过，由于尸体器官严重短缺，我们仍然在使用 DCD 供肝。

14. 应该对器官供者给予补偿吗？

无论在美国，还是全世界，这都是一个颇具争议的问题。器官买卖确实存在，器官的受者会飞到世界的另一个地方购买活器官。对活器官供者或尸体器官捐献者给予补偿或其他激励机很可能会增加移植器官的数量。伦理学家质疑这在社会上对弱势人群可能会造成偏见。假设性捐赠同意书[①]（作为器官供者，除非因特殊情况被剔除）是另一种有争议的增加移植器官数量的方法。

---

①译者注：假设性捐赠同意书（presumed donor consent）是指"假如我遇车祸脑死亡，我愿意捐献我的……"。

15. 酒精性肝病病人应该做肝移植吗？

肝移植中心要求有酗酒史的肝病病人必须遵循严格标准才能将他们纳入排队名单。与社会工作者的广泛互动、心理科会诊和证据确凿的戒酒都是必不可少的考核项目。一位身体其他方面都健康的急性酒精性肝功能失代偿的年轻人，如果不紧急做肝移植该病人就会死亡，这是留给医院的一项决策难题。这种病人在一生中可能有很长使用肝脏的年限，但问题是成瘾率也比较高。

要诀：肝移植

1. 在美国，肝移植最常见的适应证是非胆汁淤积性肝硬化，通常是病毒性肝病。
2. 肝脏的理想冷缺血时间是<12小时。
3. 肝移植候选受者可以采用经颈静脉肝内门-体分流（transjugular intrahepatic portosystemic shunt，TIPS）作为肝移植前的桥接治疗。

（汤文浩　译）

参 考 文 献

1. Trotter JF，Wachs M. Adult-to-adult transplantation of the right hepatic lobe from a living donor. *N Engl J Med*. 2002；346（14）：1074-1082.
2. Townsend CM，Beauchamp RD. *Sabiston Textbook of Surgery*：The Biological Basis of Modern Surgical Practice. 19th ed. Philadelphia：Elsevier；2012：655-665.

第94章　肾移植与胰腺移植

Thomas Pshak，MD，Thomas Bak，MD

1. 首例成功的肾移植是哪一年做的？

1954 年，Joseph Murray 医生在波士顿 Brigham 医院成功地在一对同卵双生兄弟之间实施了肾移植。

2. 在美国，终末期肾病最常见病因是什么？

如今，在成人中，终末期肾病（end-stage renal disease，ESRD）最常见的病因是高血压和糖尿病，而以往很常见的肾小球疾病，如今仅占 21%。其他病因是肾间质疾病和囊性疾病。在儿童中，最常见的病因是肾脏和尿路先天性异常，约占 50%。

3. 这些病人为什么会放弃透析，改变主意选择肾移植呢？

肾移植能为病人提供更好的远期结局。生活品质改善；与继续透析相比，总生存时间有望延长 10 年以上。

4. 总的来讲，肾脏移植物存活时间是多久？

移植器官存活（graft survival）主要取决于供者类型，也就是说，移植器官是来自于心性死亡供者（donation after cardiac death，DCD）、标准供者（standard criteria donor，SCD）、扩大标准供者（extended criteria donor，ECD）还是活体供者。一般来讲，DCD供肾在移植后肾功能延迟恢复（delayed graft function，DGF）的发生率比较高，但是，总的移植器官存活与 SCD 供肾接近等同（表 94-1）。

表 94-1　移植器官存活率

器官供者的类型	移植器官存活率（%）		
	1 年	5 年	10 年
DCD 和 SCD	91.7	70.4	43.7
ECD	84.8	54.8	26.3
活体供者	95.7	80.8	57.9

5. 肾脏能在"冰屑"里放多长时间?

与其他实质性器官相比,肾脏恢复功能的能力比较强,可以在冷缺血时间长达 72 小时时依旧有功能。不过,冷缺血时间 24 小时,移植肾功能延迟恢复的发生率就显著增加。大多数移植中心都要求在 36 小时内做移植。如果预计冷缺血时间长,可以采用灌注"泵"。

6. 移植肾放在人体的何处?

移植肾可以放在左侧髂窝,也可以放在右侧髂窝,大多数情况下,是放在右髂窝。采用 Gibson 切口进入腹膜后间隙,显露髂外动脉和膀胱。先将肾动脉和肾静脉分别与髂血管做端侧吻合,然后做输尿管-膀胱吻合。对第三次或多次肾移植病人,通常可以将移植肾放在腹腔内。

7. 受者自体病肾在移植时需要切除吗?

如今,人们很少对受者自体的病肾做切除术。受者自体病肾切除的适应证是慢性感染(肾盂肾炎)、有全身症状的多囊肾、顽固性高血压、严重蛋白尿或肿瘤。

8. 活体供肾的禁忌证有哪些?

活体供肾的一般禁忌证是 BMI>40 kg/m^2、年龄>70 岁、糖尿病、活动性恶性肿瘤、肾小球滤过率(glomerular filtration rate,GFR)<70 ml/min、肾结石反复发作及需要使用 1 种以上药物的高血压。

9. 胰-肾联合移植的适应证是什么?

一般来讲,1 型糖尿病伴 ESRD 的病人在不得不做肾移植时,或者在考虑做肾移植时,都应该考虑同时做胰移植的问题,前提是这些病人的外科手术风险可以接受。额外添加的胰腺移植并不会对病人的总生存率形成威胁,反而可能改善移植器官存活率、有利于高血糖的恢复。总的来讲,胰腺移植分三类:最常用的是胰-肾联合移植(simultaneous K-P transplant,SKP),有些病人会选择在肾移植后做胰腺移植(pancreas after kidney,PAK)或做单独胰腺移植(pancreas transplant alone,PTA)。

10. 在 SKP 中，胰腺的 1 年移植物存活率一般是多少？

从 1966 年第一例胰腺移植后，胰腺的 1 年移植物存活率已经有了很大改善，当时胰腺的 1 年移植物存活率是 25%，而如今的 SKP 移植报道是 86%～95%，这主要归功于外科手术技术和免疫抑制的改进。SKP 的总 5 年生存率估计为 69%。

11. 不伴 ESRD 的 1 型糖尿病病人适合做 PTA 吗？

PTA 的适应证是显著的低血糖性意识障碍或事件且肾功能稳定。由于这些病人在胰腺移植后需要使用钙调神经磷酸酶抑制剂（calcineurin inhibitors，CNI），大多数医疗中心要求在 PTA 时 GFR＞70 ml/min，同时尿蛋白水平＜1 g。由于移植术后必须使用 CNI，因此，有研究表明，PTA 是发生肾衰竭的一种独立风险因素。

12. 为什么SKP的总生存率一般都优于PAK或PTA？

如果供肾和供胰都取自同一供体，移植科医生就可以通过监测肾脏来监测胰腺的排斥。

13. 如何做胰腺移植？

一般来讲，胰腺移植是在做肾移植的同时通过一条下腹部正中切口实施。将肾脏放在一侧，胰腺放在另一侧。在切取供胰时依旧需要附带一小段十二指肠，胰腺产生的酶就可以全部引流入这一小段十二指肠内。常规方法是将这一小段十二指肠与膀胱吻合，不过，如今大多将这一小段十二指肠与末段回肠做吻合。最近，有些医疗中心已经开始通过肠系膜上静脉将胰腺的内分泌直接引流入门静脉系统[①]。

14. 胰腺移植能控制糖尿病进一步发展吗？

从直觉上来讲，这似乎有可能，但是，并没有得到证实。有几篇报道表明，胰腺移植后病人的神经病变和眼功能障碍有好

---

①译者注：这句话的原文是 "some centers have begun using exocrine drainage directly into the portal system via the superior mesenteric vein."，外分泌引流入门静脉似乎不妥，翻译时做了更正。

转。不过，迄今为止，唯一有证据的好处是病人的生活品质——不需要用胰岛素和移植肾存活延长。

15. 胰岛细胞移植的前景好吗？

与20世纪70年代相比，最近的研究结果为人们展示了良好的前景。从理论上讲，如果胰岛细胞移植的效果很好，胰腺移植的潜在外科并发症就可以全部避免。然而，胰岛细胞移植还有多道"坎"需要过。首先，胰岛细胞的数量（1kg胰腺的胰岛细胞数约为6000个）要求多次注射，通常需要取自多位供者。注射部位是门静脉，与此相关的潜在并发症有门静脉血栓形成、门静脉高压、肝脏梗死等。其次，与胰腺移植相比，最新的生存数据使这种方法"大惊失色"——1年时正常血糖仅为70%，3年时进一步降至35%。

要诀：肾脏与胰腺移植

1. 肾移植的最常见适应证是高血压、糖尿病、肾小球肾炎和多囊性肾病所致的ESRD。
2. 在过去几年，尸体肾脏的移植物存活率在不断提升。如今，1年移植物存活率是90%，10年移植物存活率＞50%。
3. 活体供肾肾移植的移植物存活率明显高于尸体供肾的存活率。
4. 一般来讲，在最佳的内科处理后血糖控制依旧不满意的1型糖尿病都应该考虑做胰-肾联合移植，前提是这些病人的外科手术风险可以接受。胰-肾联合移植的5年胰腺移植物存活率高于单独胰腺移植和肾移植后胰腺移植。病人是否应该承担肾移植后胰腺移植所造成的风险是当今颇具争议的话题。

（陈　明　译）

参 考 文 献

1. Wolfe RA，Ashby VB，Milford EL，et al. Comparison of mortality in all patients on dialysis，patients on dialysis awaiting transplantation，and recipients of a first cadaveric transplant. *N Engl J Med*. 1999；341（23）：1725-1730.

2. Abecassis M，Bartlett ST，Collins AJ，et al. Kidney transplantation as primary therapy for end-stage renal disease：a National Kidney Foundation/Kidney Disease Outcomes Quality Initiative conference. *Clin J Am Soc Nephrol*. 2008；

3（2）：471-480.

3. Lipshutz GS，Wilkinson AH. Pancreas-kidney and pancreas transplantation for the treatment of diabetes mellitus. *Endocrinol Metab Clin North Am*. 2007；36（4）：1015-1038.

4. Shapiro AM，Lakey JR，Ryan EA，et al. Islet transplantation in seven patients with type 1 diabetes mellitus using a glucocorticoid-free immunosuppressive regimen. *N Engl J Med*. 2000；343（4）：230-238.

第95章 心脏移植

Chun W. Choi，MD，Richard-Tien V. Ha，MD

1. 终末期心脏病的金标准疗法是什么？

心脏移植依旧是终末期心力衰竭的金标准疗法。最常用的方法是把心脏放在其原来的解剖位置——原位移植。越来越受欢迎的是心室辅助装置（ventricular assist device，VAD），可以作为一种移植前桥接支持法（bridge-to-transplant），也可以作为非移植候选人的终末替代治疗（destination-therapy），其结果展示了良好的前景。

2. 在心脏移植的发展过程中，有哪些开拓者？

1905年，Alexis Carrel和Charles Guthrie做了异位心脏移植。Vladmir Demikhov成功地实施了异位心脏移植和原位心脏移植（译者注：1962年用狗进行的心脏移植）。

20世纪60年代，Norman Shumway和Richard Lower对原位心脏移植方法进一步细化，使其成为现代临床操作方法的基础。

3. 首例人体心脏移植是何人所为？在何时？

Christian Barnard医生在1967年12月在南非开普敦做了全世界首例人体心脏移植。1968年，Norman Shumway在斯坦福大学成功地做了美国第一例心脏移植，并完成了第一篇一组病例的成功临床报道。

4. 首例成功的人体心-肺联合移植是何人所为？在何时？

1981年，Bruce Reitz在美国斯坦福做了首例人体心-肺联合移植术。病人是一位继发于房间隔缺损的肺动脉高压的21岁女性。

5. 全世界每年有多少例心脏移植？其数字在上升还是在下降？

根据国际心肺移植登记处 2015 年的最新数据，全世界 252 个中心共完成 4477 例心脏移植（成人 3817 例）。这个数字已经持续数年保持稳定，仅有轻微波动，不过，排队名单中病人的数量有增加。供者的数量是限制因素。

6. 心脏移植必须做哪些吻合？

主动脉、肺动脉、左心房及右心房或腔静脉（上腔静脉和下腔静脉）。大多数中心喜欢采用双腔静脉吻合法——分别吻合上腔静脉和下腔静脉，而不是将右心房与右心房做吻合（双心房吻合法）。人们认为双腔静脉吻合法术后的三尖瓣反流和房性心律失常发生率比较低。

7. 心脏移植的适应证和禁忌证分别有哪些？

适应证：
- 药物治疗无效的、美国纽约心脏学会的 Ⅲ 级或 Ⅳ 级心力衰竭、预期两年生存率<60%者。
- 每况愈下的心绞痛，无介入或外科疗法可选。
- 药物治疗、植入型除颤仪或外科治疗无效的室性心律失常。
- 每公斤体重最大氧耗量（VO_2max）<14 ml/(kg·min)。

禁忌证：
- 不可逆性肺动脉高压（肺血管阻力<6 Wood U/m^2）。
- 严重阻塞性或限制性肺疾病。
- 高龄（一般指年龄>70 岁）。
- 肥胖。
- 尚无定论的近期恶性肿瘤。
- 活动性感染。
- 明显的全身性疾病或终末期器官功能障碍（如终末期肝衰竭、终末期肾衰竭、严重外周血管疾病）。
- 缺乏社会心理方面的福祉或支持，包括沉溺于物质成瘾。
- 缺乏医疗依从性。

8. 哪些人是心脏供者可接受的选择标准?

- 年龄<55 岁。
- 无胸部创伤或心脏疾病史。
- 无长时间的低血压或低氧血症。
- 心电图、超声心动图和(或)冠状动脉造影正常。
- 乙型肝炎和丙型肝炎血清学检查阴性。
- HIV 血清学检查阴性。

9. 如何分配器官?

供者器官分配(包括心脏)是由器官分享联合网络(United Network for Organ Sharing,UNOS)来处理的。心脏分配过程中需要兼顾候选受者疾病的严重程度、在排队名单中等待的时间及 ABO 血型。把受者的状态分为 1A、1B、2 或 7(暂时不需要或不适合做移植者)。

器官的分配还要考虑地理位置,优先分配给当地的候选受者。

10. 心脏移植的存活率是多少?

1982 年至 2013 年 6 月间的累计数据显示,1 年存活率为 82%,5 年存活率为 69%。中位存活时间为 11 年,在第 1 年存活下来的人中中位生存时间为 13 年。

11. 心脏移植受者的主要死亡原因是什么?

- 移植器官衰竭、感染和多系统器官衰竭。
- 非特异性移植器官衰竭(缺血再灌注损伤、再植性水肿等)——见于移植后数日至数周。
- 非巨细胞病毒感染——见于移植后数月。
- 急性排斥反应——见于移植后数月。
- 心脏同种异体移植后血管病变(cardiac allograft vasculopathy,CAV)——见于移植后数年。

12. 对终末期心力衰竭病人来讲,除了心脏移植,还有哪些其他外科选项?

在晚期心力衰竭的外科治疗中,左心 VAD 已经越来越常用。对右心衰竭的病人来讲,右心 VAD 可以单独植入,也可以在左心机械支持情况下植入。对病情比较紧急的病人来讲,人们已经越来越多地把体外膜式氧合作为救命之举或作为决策前的桥接治疗（bridge-to-decision therapy）。

13. 可以接受的供心缺血时间是多长？

大多数中心要求将供心的缺血时间（从供心的主动脉阻断至受者体内冠状动脉得到再灌注）维持在<4小时。一般来讲，供心缺血时间6小时是界限。许多研究表明，缺血时间在4~5小时范围内，对生存不会造成显著影响。

14. 在什么情况下延长供心缺血时间被认为是合适的？

在一些情有可原的情况下（如受者的病情每况愈下，在当地按器官分享规则不太可能找到合适的供者，同时又没有好的机械循环支持选择），一个移植中心或许能接受一个长途转运来的器官，接受延长的缺血时间（>6小时）。缺血时间延长的供心发生移植器官功能障碍和心排血量差的可能性增大。这种病人在术后恢复的初期通常需要采用暂时机械循环支持。

在儿童中，大多数中心可接受的缺血时间最长可达8~9小时。儿童的供心通常能耐受长一些的缺血时间。

15. 移植后病人的典型感染类型是什么？

- 移植后第1个月：病原菌是在大多数外科病人中常见的病原菌。
- 移植后第1~4个月：条件致病菌，尤其是巨细胞病毒（cytomegalovirus，CMV）。
- 移植后>4个月：传统性感染和条件性感染都可以发生。

16. 如何预防心脏同种异体移植后的排斥？

机体的免疫系统能立即识别出供者的同种异体移植物是异物。ABO和人类白细胞抗原（human leukocyte antigen，HLA）配型有助于预防超急性和急性排斥。为了预防慢性由抗体介导的排斥，就需要用一些药物来抑制机体的免疫功能。免疫抑制治疗包括术前诱导治疗或术后维持治疗。诱导治疗主要采用白细胞介素-2受体（CD25）抗体或抗胸腺细胞球蛋白（antithymocyte globulin，ATG）。诱导治疗不再推荐使用OKT3，原因是肺水肿、高血压和高热发生率比较高。维持治疗一般包括钙调神经磷酸酶抑制剂（他克莫司 ≫ 环孢霉素）、抗增殖剂（吗替麦考酚酯 ≫ 西罗莫司）和泼尼松。

17. 这些疗法的机制是什么？

诱导治疗的药物是能直接与受者 B 细胞和 T 细胞结合的抗体，从而抑制这些细胞的功能。诱导治疗的目标是避免下游的细胞和抗体把同种异体移植物识别为异物。

他克莫司和环孢霉素都是钙调神经磷酸酶抑制剂，其作用是阻断 T 细胞产生 IL-2，从而抑制淋巴细胞增生。霉酚酸是一种细胞周期抑制剂，其作用是抑制鸟嘌呤核苷酸的从头合成。因此，它能抑制 B 细胞和 T 细胞的增殖反应并抑制 B 细胞产生抗体。

泼尼松是一种类固醇激素——一种在细胞核内结合的药物，能直接抑制 DNA 的合成，从而影响下游 IL-2 的产量。

18. 如何诊断心脏同种异体移植后的排斥？

对心脏移植后病人新出现的心律失常、发热或低血压，医生应该提升对排斥的临床怀疑程度。诊断要依据心内膜心肌活检，需每隔一段时间做一次心内膜心肌活检，以便在出现排斥症状和体征前对排斥作出诊断。外周血淋巴细胞的基因表达谱检测是一种新的、越来越多地被人们认可的诊断排斥的无创检查手段。其阴性预测值＞99%，在某些情况下避免了活检之需。

19. 如何治疗心脏同种异体移植后的排斥？

心脏同种异体移植后的排斥会造成病人明显血流动力学改变。这些病人应该去 ICU 治疗心性休克和（或）有创监测加心脏活性药物支持。

急性细胞性排斥反应（acute cellular rejection）是用抗胸腺细胞球蛋白或皮质类固醇激素冲击（pulse corticosteroids）治疗。

抗体介导的排斥反应是用血浆置换、静脉用免疫球蛋白、皮质类固醇激素冲击、抗胸腺细胞球蛋白和利妥昔单抗按不同方式联合使用。

20. 经静脉心内膜心肌活检的并发症有哪些？

心脏穿孔发生率＜1%。不过，一旦发生，会导致急性心包积血和心脏压塞。已经有报道活检导管损伤会导致三尖瓣反流，发生率为 5%～10%。对活检造成的严重三尖瓣反流病例，可以做三尖瓣置换。

21. 心脏同种异体移植后血管病变的发生率是多少？风险因素是什么？

在心脏移植后 5 年时，50%以上的病人会发生心脏同种异体移植后血管病变（cardiac allograft vasculopathy，CAV；又称移植物血管病变、移植物冠状动脉疾病或加速性移植物动脉硬化），它是妨碍心脏移植病人长期生存的主要因素。CAV 的风险因素包括供者或受者是男性、供者年龄大、供者高血压、受者移植前的冠状动脉疾病及 HLA-DR 不匹配。

22. 非移植性冠状动脉疾病（CAD）或动脉粥样硬化症与 CAV 的区别是什么？

与非移植性冠状动脉疾病不同，CAV 是一种累及大中血管的弥漫性同心圆性病变。可能的发病机制包括保存损伤（preservation injury）、同种异体免疫反应（细胞的和体液的），甚至可能是慢性 CMV 感染。

23. 如何诊断和治疗 CAV？

CAV 的诊断主要依靠血管造影，最近，也有采用血管内超声（intravascular ultrasound，IVUS）诊断。他汀类药物±地尔硫草治疗能降低 CAV 的发生率。在诊断明确的 CAV 病人中，西罗莫司能减少后继的心脏事件。其他治疗都会令人失望。再移植的问题饱受争议，原因是 1 年生存率仅 55%，并且复发 CAV 的概率是 46%。冠状动脉成形±内支架的主要作用是姑息，因为 CAV 的特点是弥漫性病变。

24. 在心脏移植方面还有哪些工作可以做？

随着免疫学的进展，异种移植是一种越来越受关注的理念。人们在动物模型上已经取得了成功，其他器官的人体临床研究很快就会应运而生。不难想象，在不久的将来，人们可以培养一种动物，然后把这种动物的心脏移植给人类。

临床研究的另一领域是在移植前利用体外实验平台使供心复苏。这项技术或许有助于人们将处于临界功能状态的心脏切取下来对其进行体外复苏以达到人们可接受的移植品质，从而提高供者器官的利用率。

要诀：心脏移植

1. 心脏移植是终末期心力衰竭的金标准疗法。
2. 心脏移植的适应证是内科治疗难以奏效的期望寿命有限的晚期心力衰竭。
3. 心脏移植的禁忌证是严重肺部疾病、活动性癌症和医疗依从性差。
4. 对那些非心脏移植候选人或无法等到合适供者的病人，心室辅助装置已经得到证实有效。
5. 可以用于预防和治疗心脏移植后排斥的免疫抑制药物有多种。

（周建明　译）

参 考 文 献

1. Al-khaldi A, Robbins RC. New directions in cardiac transplantation. *Annu Rev Med*. 2006；57：455-471.

2. Canter CE, Shaddy RE, Bernstein D, et al. Indications for heart transplantation in pediatric heart disease：a scientific statement from the American Heart Association Council on Cardiovascular Disease in the Young；the Councils on Clinical Cardiology, Cardiovascular Nursing, and Cardiovascular Surgery and Anesthesia；and the Quality of Care and Outcomes Research Interdisciplinary Working Group. *Circulation*. 2007；115（5）：658-676.

3. Crisostomo PR, Wang M, Markel TA, et al. Stem cell mechanisms and paracrine effects：potential in cardiac surgery. *Shock*. 2007；28（4）：375-383.

4. Rahmani M, Cruz RP. Allograft vasculopathy versus atherosclerosis. *Circ Res*. 2006；99（8）：801-815.

5. Scheule AM, Zimmerman GJ. Duration of graft cold ischemia does not affect outcomes in pediatric heart transplant recipients. *Circulation*. 2002；106（12 suppl 1）：I163-I167.

6. Steinman TI, Becker BN, Frost AE, et al. Guidelines for the referral and management of patients eligible for solid organ transplantation. *Transplantation*. 2001；71（9）：1189-1204.

7. Taylor DO, Edwards LB, Boucek MM, et al. Registry of the International Society for Heart and Lung Transplantation：twenty-fourth official adult heart transplant report—2007. *J Heart Lung Transplant*. 2007；26（8）：769-781.

8. Uber PA, Mehra MR. Induction therapy in heart transplantation：is there a role? *J Heart Lung Transplant*. 2007；26（3）：205-209.

9. Wang M, Tsai BM. Tumor necrosis factor receptor 1 signaling resistance in

female myocardium during ischemia. *Circulation*. 2006; 114(suppl 1): I282-I289.

10. West LJ, Pollock-Barziv SM, Dipchand AI, et al. ABO-incompatible heart transplantation in infants. *N Engl J Med*. 2001; 344 (11): 793-800.

11. Zaroff JG, Rosengard BR, Armstrong WF, et al. Consensus conference report: maximizing use of organs recovered from the cadaver donor: cardiac recommendations, March 28-29, 2001, Crystal City, Va. *Circulation*. 2002; 106 (7): 836-841.

12. Deckers JW, Hare JM. Complications of transvenous right ventricular endomyocardial biopsy in adult patients with cardiomyopathy: a seven-year survey of 546 consecutive diagnostic procedures in a tertiary referral center. *J Am Coll Cardiol*. 1992; 19 (1): 43-47.

13. Del Rizzo DF, Menkis AH, Pflugfelder PW, et al. The role of donor age and ischemic time on survival following orthotopic heart transplantation. J Heart Lung Transplant. 1999; 18 (4): 310-319.

14. Russo MJ, Chen JM, Sorabella RA, et al. The effect of ischemic time on survival after heart transplantation varies by donor age: an analysis of the United Network for Organ Sharing database. *J Thorac Cardiovasc Surg*. 2007; 133(2): 554-559.

15. Williams MJ, Lee MY, DiSalvo TG, et al. Biopsy-induced flail tricuspid leaflet and tricuspid regurgitation following orthotopic cardiac transplantation. *Am J Cardiol*. 1996; 77 (15): 1339-1344.

第96章 机械循环支持

T. Brett Reece，MD，Joseph C. Cleveland，Jr.，MD

1. 采用心室辅助装置的适应证是什么？

- 心脏移植前的桥接治疗：病人需要做心脏移植，也适合做心脏移植，但是，这些病人的临床病程提示他们无法活到供心到达的那一天。这就需要采用机械循环支持（mechanical circulatory support，MCS）来"桥接"这段时间缺口，等到供心抵达的那一天。由于这些病人的最终目标是心脏移植，因此，他们在心室辅助装置（ventricular assist device，VAD）植入前，必须已经处于排队名单中。

- 终末替代治疗（destination therapy）：适用于不适合做心脏移植的终末期心脏病病人。虽然这些病人在 VAD 植入时不适合做心脏移植，但是，心室负荷下降会导致其他血流动力学变化（如肺动脉高压得以改善），其中部分病人有可能演变为心脏移植的候选人。终末替代治疗的目标是延长寿命、缩短住院时间和改善生活质量。终末替代治疗是 Ⅲ 级或 Ⅳ 级心力衰竭病人药物治疗的一种替代疗法。为了使病人成为终末替代治疗的合适人选，病人应该在最后的 90 天中至少接受 60 天的顶级药物治疗（optimal medical management，OMM，即最优药物治疗方案）[①]。终末替代治疗也称"永久长期支持"。

- 心肌功能康复：有希望改善的急性病情病人属于这一类。这类病人中最常见的是梗死后心源性休克或无法脱离体外循环（cardiopulmonary bypass，CPB）者。植入短期装置能让这些病人康复，或做进一步检查观察是否需要植入长期装置或做移植。有些康复装置采用与体外循环相同的通路，方便了这些装置的植入。

---

①译者注：顶级药物治疗效果不好的人才是"终末替代治疗的合适人选"。

2. VAD 的禁忌证有哪些?

- 缺少社会支持。
- 知识结构:没有学习能力或不能适应依靠装置生活。
- 感染。
- 疾病的严重程度:如体质过于虚弱无法获益。
- 合并症:除了心力衰竭外,是否还有可能会影响 VAD 植入后病人生存的其他合并症。

3. 在 VAD 植入前需要做哪些检查?

- 需要送细菌培养。切记,这些病人大多留置有中心静脉、Foley 等导管,因此感染依旧是这类病人的大事。
- 做超声心动图了解心室内有无血凝块。单凭血栓并不能排除病人做 VAD,但是,脑卒中的风险增大。超声心动图还可以评估瓣膜的状态,如果需要做修复或瓣膜置换,就可以在 VAD 植入时同期进行。如果病人体内有机械瓣,就应该在 VAD 植入时更换生物人工瓣。
- 优化营养,因为营养是远期和近期结局的一项极为重要的指标。
- 左心室辅助装置(left ventricular assist device, LVAD):要仔细评估右心室,因为左心衰竭容易继发一定程度的右心衰竭。这种右心室或许就难以耐受 VAD 的植入。遗憾的是,右心室衰竭的预测指标并不能排除双心室支持之需。
- 右心室辅助装置(right ventricular assist device, RVAD):对于右心室支持病人,需要明确的最重要的问题是是否存在肺动脉高压。如果心室的问题缘于肺血管,VAD 或许就无法克服这种阻力,或者会提前磨损报废。

4. VAD 植入前的最优药物治疗是什么?

优化的心力衰竭处理措施是采用 β 受体阻滞剂、血管紧张素转化酶抑制剂、肼屈嗪、利尿剂,或许还要根据适应证加用地高辛。

5. 哪些指标能预测 VAD 植入的结局?

与结局不良相关的指标有术前肾功能、营养状态、机械通气、再次胸骨切开术、中心静脉压升高、凝血酶原时间和国际标准化比值。人们已经开发出了几种风险评分法,采用多种术前因素来预测结局。

6. 这种装置能用多长时间？

耐久程度取决于不同装置。短期装置可能应该在 1～2 周内取出，或更换长期装置，否则感染和血栓栓塞的风险会增加。长期装置应该可以持续使用数年。如今，安装 LVAD 病人的 4 年生存率是 48%（也就是说，在 4 年时有半数病人依旧活着）。植入短期装置的初衷其实是希望病人能在几周内康复。不要将外置心室辅助装置（paracorporeal ventricular assist device，PVAD）与经皮心室辅助装置（percutaneous ventricular assist device，pVAD）混淆，PVAD 可以在体内留置数周至数月（如 Thoratec PVAD、Abiomed Ventricle）。其实美国食品与药品监督管理局仅批准体外（extracorporeal）VAD（即 CentriMag）使用数小时，但是，大多数情况下会保留数日至数周。

7. VAD 的存在会对移植造成什么样的影响？

尽管取出 VAD 会增加移植手术的复杂性，但是，不会损害移植的结局。许多安装了 VAD 的病人把这一点看作次要问题，因为安装 VAD 比心力衰竭情况下的病情稳定。不过，撤除 VAD 的外科医生必须高度关注流出管道，搞清楚是肺动脉还是主动脉。

8. 当今 VAD 的一般种类有哪些，各自的优缺点是什么？

植入式
- 优点：该装置在腹腔内和胸腔内受到保护。
- 缺点：驱动管道线路会带来伤口愈合和感染方面的问题。此外，装置的尺寸还限制其在体型较小的病人中使用。

非植入式
- 优点：装置的尺寸不限制其在体型较小的病人中使用。
- 缺点：装置的流入和流出管道需要通过皮肤，给感染的预防添加了难度。此外，外置型 VAD 可能不允许病人真正地离开医院。

轴流泵型
- 优点：这种装置的体积一般小得多。

- 缺点：非脉冲血流造成了全身血管床的环境异常。此外，需要进一步教会医护人员如何对安装这类 VAD 的病人做生命体征采集和评估。

经皮型

- 优点：这类 VAD 的体积小，可以在心导管室通过外周血管植入体内，不需要在体外循环的条件下植入，或许最适合短期康复之用。
- 缺点：其耐久性尚处于评估之中。这类 VAD 不属于长期装置，植入体内后可能无法长期预防感染。也不像其他装置那样能增加流量。

9. 围手术期必须观察和注意哪些问题？

- 凝血功能障碍：术后出血会有损术式的名声。
- 容量状态：与出血有关，不过，与术前容量状态也有关。
- 后负荷：直接影响泵的排出量，主要见于轴流泵型 VAD。
- 其他心室问题：大多难以处理。
- 血栓形成或栓塞。

10. 在这些装置的抗凝方面需要做些什么？

抗凝治疗取决于装置的种类。就大多数情况来讲，凡安装 VAD 的病人绝大多数都需要用华法林加阿司匹林抗凝。

11. 必须关注哪些远期处理问题？

- 教会病人、家属及当地的医疗服务人员如何应对 VAD。
- 营养。
- 驱动管道线路的愈合与营养关系密切。
- 抗凝治疗（取决于 VAD 的种类）。
- 超声心动图随访检查：评估心室功能、瓣膜开度、流入和流出的定向性、装置功能障碍的迹象（包括血栓形成或瓣膜退化变性）。
- 培训社区医院做一些紧急操作事项，因为这些问题可能会在远离放置该 VAD 的医疗单位发生。

12. 何时可以对桥接的病人做移植手术？

VAD 植入后的病人需要康复。这是关注病人全身容量问题、改善病人营养状态和活动状态的好时机。虽然在 VAD 植入后不久就可以做移植，但是移植手术的安排需要兼顾诸多棘手因素，以提升移植的效果。此时，我们就不会因为担心病情恶化将一个不甚理想的供心植入病人体内。当然，VAD 的并发症也可能会迫使我们尽快做移植手术。

13. 在撤离 VAD 前必须做哪些评估？

撤离 VAD 是一项艰难的抉择。取 VAD 的过程会暂时削弱心功能，因此必须有一定的心功能储备让病人能在围手术期耐受 VAD 的取出。在撤离 VAD 中居重要地位的是心脏疾病本身，尤其在心肌功能有可能康复的病人。真正起作用的是超声心动图，因为我们可以将 VAD 调低来评估心室的潜在功能。最后，决定取出 VAD 必须经过包括病人自己在内的多学科讨论。

要诀：机械循环支持（MCS）

1. 如今，持久 MCS 能提供的两年存活率是 80%，而美国纽约心脏病学会分级Ⅳ级病人在药物治疗情况下的 2 年存活率＜10%。
2. 在不可逆性终末器官功能障碍出现前及时评估和安装 MCS 才会有理想结局。
3. 连续流动装置已经取代了脉冲装置。
4. 安装 MCS 后的最常见并发症依旧是出血、感染和脑卒中。
5. 凡安装 MCS 装置的病人都需要用肝素或华法林加阿司匹林抗凝。

（周建明　译）

参 考 文 献

1. Birks EJ，Tansley PD，Hardy J，et al. Left ventricular assist device and drug therapy for the reversal of heart failure. *N Engl J Med.* 2006；355（18）：1873-1874.
2. Lietz K，Long JW，Kfoury AG，et al. Outcomes of left ventricular assist device implantation as destination therapy in the post-REMATCH era：implications for patient selection. *Circulation.* 2007；116（5）：497-505.
3. Rao V，Oz MC，Flannery MA，et al. Changing trends in mechanical circulatory assistance. *J Card Surg.* 2004；19（4）：361-366.

4. Rose EA，Gelijns AC，Moskowitz AJ，et al. Long-term mechanical left ventricular assistance for end-stage heart failure. *N Engl J Med*. 2001；345（20）：1435-1443.

5. Kirklin JK， Naftel DC， Pagani FD， et al. Seventh INTERMACS annual report： 15， 000 patients and counting. *J Heart Lung Transplant*. 2015；34（12）： 1495-1504.

第97章 肺 移 植

Daniel R. Meldrum，MD，FACS，FAHA，

Joseph C. Cleveland，Jr.，MD

1. 在人体中，哪个器官的移植在前，是心脏还是肺脏？

虽然心脏移植进展比较快，但是，人体肺移植先于心脏移植得到实施。

2. 首例人体肺移植是谁做的？ 何时？

1963 年，James Hardy 做了首例人体肺移植，然而，临床常规开展肺移植是 20 多年之后的事，在这 20 年时间里，只有 1 例病人能较好地活着离开医院。之所以拖延了 20 年，其原因是早期移植器官衰竭（initial graft failure），移植器官衰竭的原因是器官保存不当、缺血时间长、缺乏良好的免疫抑制剂及技术难点（主要是支气管吻合而不是血管吻合）。

3. 肺移植的通用类型有哪些？

单肺移植、双肺（双侧）移植和心-肺联合移植。

4. 每年的肺移植数量是多少？ 这个数字在增加还是在减少？

虽然首例肺移植是 1963 年，但是，在 20 世纪 80 年代之前人类并没有大规模地开展肺移植（1986 年是 1 例肺移植；1989 年是 132 例肺移植）。从 1994 年起，单肺移植的数量依旧稳定在每年 700 例上下。然而，双肺移植的数量从 1994 年的 100 例迅速增加至 2005 年的 1400 例，并继续在全球范围内攀升。

5. 为什么每年心-肺联合移植的数量在减少？

1990 年心-肺联合移植的数量约为 250 例，至 2005 年，该数字降至约 75 例。由于单肺移植和双肺移植的结果得到了提升，单独肺脏疾病病人就不需要做心-肺联合移植了。

6. 哪种病人能成为肺移植候选人?

肺移植的适宜人选是没有其他内科或外科治疗方法可供选择、可能在 2～3 年内死于肺部疾病的病人,病人的年龄<65 岁、无呼吸机依赖、无恶性肿瘤病史。此外,受者心理稳定也很重要。

7. 单肺移植最常见的适应证是哪些?

- 肺气肿(50%)
- 特发性肺纤维化(25%)
- α₁抗胰蛋白酶缺乏症(7.5%)
- 囊性纤维化(cystic fibrosis,CF;2%)
- 结节病(2%)

8. 双肺移植最常见的适应证是哪些?

- CF(30%)
- 肺气肿(25%)
- 特发性肺纤维化(13%)
- α₁抗胰蛋白酶缺乏症(8.5%)
- 原发性肺动脉高压和继发于可治性先天性心脏病的肺动脉高压(6%)

9. 心-肺联合移植最常见的适应证是哪些?

原发性肺动脉高压(25%)和 CF(15%)都是"坏肺"毁坏"好心"的案例。反之,先天性心脏病(34%)是"坏心"毁坏"好肺"的例子。

10. 在单肺移植,是什么与什么吻合? 在双肺移植呢?

在单肺移植,需要做受者与移植物的支气管、肺动脉和肺静脉[心房袖口状(接口)吻合]吻合。双肺移植的吻合相同,但是,在双肺移植需要使用体外循环的机会更多。因为,在第二个肺植入时,全心排血量就会转入新植入的缺血肺,这通常会导致再灌注性肺水肿和低氧血症。

11. 哪些疾病做单肺移植的效果最佳?

肺气肿、α₁抗胰蛋白酶缺乏症和 CF 病人在单肺移植后效果显著优于其他病人,1 年生存率约为 75%。在肺移植后,CF

或特发性肺纤维化病人的生存获益比慢性阻塞性肺疾病病人多，因为如果不做肺移植，这些病人的死亡率会比较高。

12. 单肺移植与双肺移植的生存率有区别吗？

是的。虽然单肺移植与双肺移植受者的生存率在第 1 年相仿，但是，在此后的岁月里，双肺移植（中位生存时间为 5.9 年）的生存时间明显高于单肺移植（中位生存时间为 4.4 年）。

13. 肺移植最常见的并发症有哪些？

- 高血压（85%）
- 肾功能障碍（38%）
- 高脂血症（52%）
- 糖尿病（33%）
- 闭塞性细支气管炎（33%）

14. 肺移植后病人死亡的主要原因有哪些？

- 原发性移植器官功能障碍（primary graft dysfunction，PGD）——见于移植后数日。
- 非-巨细胞病毒（cytomegalovirus，CMV）感染——见于移植后数周至数年。
- 闭塞性细支气管炎——见于移植后数月至数年。

15. 何谓原发性移植器官功能障碍？如何治疗？

原发性移植器官功能障碍 PGD 是一种急性肺损伤，其原因是缺血或再灌注损伤、水肿、保存、外科技术及受者或供者的风险因素所致。其临床表现是肺的氧合差、顺应性差和水肿。处理措施包括加大通气支持、利尿、扩张肺血管（前列腺素类和吸入氧化亚氮）、表面活性物质替代（人工合成的表面活性物质雾化吸入）、体外膜式氧合和再移植。

16. 在肺移植病人中，肺炎最常见的非细菌性病因是什么？

巨细胞病毒（cytomegalovirus，CMV）感染。CMV 感染一般发生于移植后 4～8 周。原发性 CMV 感染所引起的疾病通常比 CMV 再活动病情严重。CMV 血清阴性的受者只能输用血清检查阴性的血制品。

17. 除了免疫抑制治疗，还有哪些其他因素会增加移植肺的感染风险？

肺的去神经、淋巴清除作用中断、支气管循环中断及黏膜纤毛清除功能受损。

18. 何谓闭塞性细支气管炎？

闭塞性细支气管炎是肺移植后病人长期住院的主要原因，这是一种慢性不可逆性瘢痕形成过程，逐渐进展至同种异体移植肺出现小气道闭塞，阻塞性肺疾病是其结局。在临床上，这种病的特点是呼吸困难和气流阻塞。

19. 闭塞性细支气管炎是如何形成的？

淋巴细胞在细支气管黏膜下浸润，并透过基底膜迁移至气道黏膜，随之发生细胞毒性同种异体反应性损伤（cytotoxic alloreactive injury）和上皮细胞坏死。机体对溃疡形成发生反应，气道内出现纤维脓性渗出，伴有成纤维细胞、内皮细胞和淋巴细胞增生。这种黏液样组织会造成气道部分或完全闭塞。

20. 肺移植后发生闭塞性细支气管炎的风险因素是什么？

同种异体移植的急性排斥是最重要的风险因素。CMV 感染、对免疫抑制治疗的依从性差及淋巴细胞性支气管炎也都是重要的风险因素。

21. 如何预防同种异体肺移植的排斥？

肺移植的免疫抑制治疗通常与心脏移植的免疫抑制治疗相同。采用诱导治疗[白细胞介素-2 受体（CD25）抗体＞抗胸腺细胞球蛋白]的病人不足半数。维持治疗药物一般包括钙调神经磷酸酶抑制剂（他克莫司＞环孢素）、抗增殖制剂（吗替麦考酚酯＞西罗莫司）和泼尼松。

22. 急性排斥的发生率是多少？ 如何诊断肺移植排斥？

约 50%的受者在移植后第一年需要对急性排斥进行处理。与心脏移植不同，移植肺的排斥容易与肺部感染混淆，难以确切诊断。经支气管活检依旧是诊断的金标准，但是，通常需要获取 3 块或多块"满意的"活组织。支气管镜检查加支气管肺泡灌洗和临床评估在诊断中也是不可或缺的项目。

23. 加做什么检查有助于急性排斥与急性感染的鉴别？

可以在标准经支气管活检染色的基础上，针对 CMV、曲霉菌和杰氏肺囊虫肺炎补充做多聚酶链反应（polymerase chain reaction，PCR）分析，对多种社区获得性和机会性感染病原做多重 PCR 可能会有助于隐性感染与急性排斥的鉴别。

24. 移植中的嵌合现象有哪些？

移植物混合性嵌合现象是指来自受者的细胞迁移入供者的移植物内，从而使得这种同种异体移植物成为供者与受者的基因混合物。嵌合现象提升了宿主对移植物的耐受性，原因是受者不再把供者的器官视为外来物。

25. 嵌合现象会出现在心脏和肺内吗？

会的。2002 年，Quaini 等最早在接受女性供心的男性病人发现了心脏移植嵌合现象的证据。2003 年，Kleeberger 等也在肺上皮、Ⅱ型肺泡细胞和浆液黏液腺发现了肺移植嵌合现象的证据。

26. 为什么嵌合现象会令人兴奋不已？

大自然试图教导我们如何在不采用免疫抑制的情况下做移植。我们的工作是搞清楚为什么有些受者能诱导出嵌合现象，而另一些受者不能。也就是说，我们应该剖析嵌合诱导的机制，以便从治疗的角度诱导所有受者都出现嵌合现象。

27. 在心脏移植和肺移植，主要有哪几种保存液？

在过去近 20 年中，人们一直认为 Euro-Collins（EC）溶液或威斯康星大学（University of Wisconsin，UW）溶液是肺移植的金标准液。Perfadex 液是一种被人们认可度越来越高的肺移植保存液，与其他保存液比较，其能改善移植后的肺功能，减少 PGD。

心脏移植的金标准液是晶体停搏液（停搏作用）加 UW 液

（保存作用）。Celsior 液是一种新的用于心脏移植的停搏与保存相结合的溶液，这种溶液还需要进一步研究。

28. EC 液、UW 液、Perfadex 液和 Celsior 液在成分上主要有哪些不同？

EC 液和 UW 液是高钾的细胞内保存液，起初的开发目的是用于肾移植。在肺移植中，这两种溶液会导致严重血管收缩。Perfadex 液是低钾的右旋糖酐加葡萄糖的细胞外溶液，不会导致血管收缩，间质水肿形成也轻。Celsior 液也是细胞外溶液。

29. 在单肺移植后，有多少百分比的肺血液流经移植肺？

可以预测，几乎所有肺血都流经低阻力的移植肺[取决于对侧自体肺（即病肺）血管的阻力]。如果术前做了肺灌注扫描，在其他因素相同的情况下，应该保留灌注最好的那侧肺，替换灌注差的那侧肺。

30. 肺移植需要体外循环吗？

不需要。不过，如果病人有肺动脉高压（原发性或继发性），要常规先启用体外循环，然后再切除受者的肺。一定要将体外循环机处于备用状态。这种麻醉有难度。对于靠一对病肺勉强活着的病人，可以暂时切除病人的一侧肺。

31. 活体肺移植可行吗？

可行。活体肺移植是一种创新方法，它能增加供者的数量。一般来讲，选择 2～3 名供者，从每位供者体内切取一叶肺，来取代受者的一侧全肺。

32. 在肺移植前后干细胞移植是如何改善肺功能的？

近来的研究表明，干细胞移植能起急性旁分泌效应，对损伤组织有修复和保护作用。特别要指出的是，移植入肺部的干细胞能产生抗炎因子（如 IL-10 和 TGF-β）。在急性肺损伤和移植后，这些抗炎因子与其他血管生成因子和抗凋亡因子对肺功能的改善有好处。

33. 何谓肺减容术？对肺移植排队名单上的病人来讲，肺减容术有何意义？

无论对非肺移植候选人还是对排队名单上的病人来讲，肺减容术都为病人提供了治疗选择。肺减容术是切除无功能的或毁损的肺。无功能的肺切除后就为空气流入有功能的肺腾出了更多的空间，从而降低死亡率和增进肺功能。

34. 肺减容术的最适宜人群是哪些人？

美国国家肺气肿治疗临床试验（National Emphysema Treatment Trial，NETT）小组建议的最适宜人群（最低死亡率）是上叶肺尖部有显著靶病灶、胸廓明显扩张、第一秒用力呼气量（forced expiratory volume，FEV_1）＞20%、肺一氧化碳弥散量（diffusing capacity of the lung for carbon monoxide，DLCO）＞20%和年龄＜70 岁的病人。

35. 肺减容术的禁忌证有哪些？

- 肺动脉高压（平均肺动脉压＞35 mmHg 或肺动脉收缩压＞45 mmHg）。
- 临床表现显著的心脏病。
- 既往的开胸术或胸膜剥脱术（脏胸膜与壁胸膜融合）。
- 弥漫性病变，缺乏靶病灶。
- FEV_1＜20%。
- 高碳酸血症，二氧化碳分压（partial pressure of carbon dioxide，PCO_2）＞55 mmHg。

36. 单肺再次移植的 1 年、3 年和 5 年精算生存率分别是多少？

单肺再次移植的 1 年、3 年和 5 年精算生存率分别是 60%、50%和 45%。可以预测，这些病人的预后很差。这种不尽人意的结果加上供者短缺使得肺脏的再移植成为伦理学上的艰难抉择。

37. 同期肺-胰联合移植可行吗？

可行。2006 年，印第安纳州 Methodist 医院为一例 CF 病人做了首例同期双肺-胰联合移植。

38. 何谓体外肺灌注？EVLP 是如何对肺移植产生变革的？

体外肺灌注（ex vivo lung perfusion，EVLP）是一种可以用来保存供肺的技术，甚至对供肺或许有潜在的改善/修复作用。由于在脑死亡过程中两肺通常会受到损害，因此，这种技术已经得到了发扬光大。如果有人能采用可靠的灌注技术对这种肺做修复，人们就可以有更多的肺面对数量日益增长的器官移植受者。一边是设法通过 EVLP 修复肺，另一边，多伦多小组已经设法将基因导入气道，希望能对排斥反应和器官耐受进行调节。这种进展可能会对胸部器官移植领域产生革命性意义。

要诀：肺移植

1. 单肺移植最常见的适应证是肺气肿。

2. 双肺移植最常见的适应证是 CF。

3. 嵌合现象是指来自受者的细胞迁移入供者的移植物内，从而使这种同种异体移植物成为供者与受者的基因混合物。

4. 闭塞性细支气管炎是肺移植后病人长期处于病态的主要原因，这是一种慢性不可逆性瘢痕形成过程，逐渐进展至同种异体移植肺发生小气道闭塞，其结局是阻塞性肺疾病。

5. EVLP 为移植领域增加肺的利用展示了诱人的前景。

网址

● www.ishlt.org

（周建明 译）

参 考 文 献

1. Boku N，Tanoue Y. A comparative study of cardiac preservation with Celsior or University of Wisconsin solution with or without prior administration of cardioplegia. *J Heart Lung Transplant*. 2006；25（2）：219-225.

2. Crisostomo PR，Markel TA. In the adult mesenchymal stem cell population，source gender is a biologically relevant aspect of protective power. *Surgery*. 2007；142（2）：215-221.

3. Crisostomo PR，Meldrum DR. Stem cell delivery to the heart：clarifying methodology and mechanism. *Crit Care Med*. 2007；35（11）：2654-2655.

4. Fishman A, Martinez F, Naunheim K, et al. A randomized trial comparing lung-volume-reduction surgery with medical therapy for severe emphysema. *N Engl J Med*. 2003; 348 (21): 2059-2073.

5. Kawut SM, Lederer DJ, Keshavjee S, et al. Outcomes after lung retransplantation in the modern era. *Am J Respir Crit Care Med*. 2008; 177 (1): 114-120.

6. Kleeberger W, Versmold A, Rothamel T, et al. Increased chimerism of bronchial and alveolar epithelium in human lung allografts undergoing chronic injury. *Am J Pathol*. 2003; 162 (5): 1487-1494.

7. Oto T, Griffiths AP. Early outcomes comparing Perfadex, Euro-Collins, and Papworth solutions in lung transplantation. *Ann Thorac Surg*. 2006; 82 (2): 1842-1848.

8. Quaini F, Urbanek K, Beltrami AP, et al. Chimerism of the transplanted heart. *N Engl J Med*. 2002; 346 (1): 5-15.

9. Snell GI, Boehler A, Glanville AR, et al. Eleven years on: a clinical update of key areas of the 1996 lung allograft rejection working formulation. *J Heart Lung Transplant*. 2007; 26 (5): 423-430.

10. Trulock EP, Christie JD, Edwards LB, et al. Registry of the International Society for Heart and Lung Transplantation: twenty-fourth official adult lung and heart-lung transplantation report—2007. *J Heart Lung Transplant*. 2007; 26(8): 782-795.

11. Wilkes DS, Egan TM. Lung transplantation: opportunities for research and clinical advancement. *Am J Respir Crit Care Med*. 2005; 172 (8): 944-955.

12. Machuca TN, Cypel M. Ex vivo lung perfusion. *J Thorac Dis*. 2014; 6 (8): 1054-1062.

第十一篇

泌 尿 外 科

第98章　阴茎与阴囊的泌尿外科急症

Timothy K. Ito，MD，Yuka Yamaguchi，MD，

Sarah D. Blaschko，MD

1. 何谓阴茎持续性勃起？

阴茎持续勃起超过 4 小时，超越了性活动或性刺激，或者与性活动或性刺激无关。

2. 阴茎持续性勃起为什么属于急症？

长时间的阴茎缺血导致阴茎海绵体纤维化，进一步导致勃起功能障碍。

3. 阴茎持续性勃起分哪三型？

缺血型（少血流性）、非缺血型（多血流性）和时断时续型（间断性）。在缺血型阴茎持续性勃起，海绵体的特点是硬度达 10 分和疼痛。相反，在非缺血型阴茎持续性勃起，阴茎的特点是硬度未达到 10 分，也没有疼痛。非缺血型阴茎持续性勃起的病人之前有会阴部创伤史。时断时续型阴茎持续性勃起一般与血液学恶性肿瘤和镰形细胞病有关。

4. 阴茎持续性勃起病人应该做哪些实验室检查？

a. 海绵体血气测定：缺血型阴茎持续性勃起的血液特点是暗红色低氧血，$PO_2 < 30$ mmHg，$PCO_2 > 60$ mmHg，$pH < 7.25$。非缺血型阴茎持续性勃起是红色氧合血，血气数值与血浆相同[1]。

b. 全血细胞计数：镰形细胞贫血、血小板功能障碍和白血病都可能导致阴茎持续性勃起，全血细胞计数有助于这些疾病的发现。

c. 考虑做一次尿液毒理学试验：非法药品和精神活性药品

---

[1]译者注：这句话的原文是 "Nonischemic priapism has oxygenated red blood with blood gas similar to serum."。也就是说，海绵体的血气结果与四肢动脉血相同。

可能会导致阴茎持续性勃起。

d. 在有些临床情况下可以考虑做血红蛋白电泳检测镰形细胞或网织红细胞计数。

5. 如何治疗缺血型阴茎持续性勃起？

注射去氧肾上腺素并灌洗，同时将海绵体的血液抽空。如果这种处理无效，就需要做外科手术分流血液。

6. 如何治疗非缺血型阴茎持续性勃起？

观察。许多病人会自行缓解。对不能自行缓解的病人可以做栓塞治疗，外科手术是在不得已情况下的最后一招。

7. 包茎与嵌顿包茎有何区别？

包茎是指由于包皮口狭窄导致包皮无法后推（上翻）露出阴茎头。包茎可以是先天性的或生理性的，也可以因感染或炎症造成瘢痕所致。如果包茎影响排尿或影响勃起，可以做包皮环切手术。

嵌顿包茎是指包皮后推（上翻）露出阴茎头后长时间未下拉回复原位。由于包皮后推，后包茎的狭窄环也随之后移卡压包皮和阴茎头，狭窄环远侧的包皮遂出现显著水肿和疼痛，包皮无法恢复至其原来的解剖位置。嵌顿包茎必须急诊复位，因为长时间的嵌顿包茎会导致远侧皮肤和阴茎头坏死。

8. 如何治疗嵌顿包茎？

对包皮做轻柔持续施压，目的是缓解包皮肿胀。可以用镇痛药和冰袋镇痛。包皮肿胀解除后，在用两拇指推阴茎头的同时，用两手的其余手指将包皮前拉覆盖阴茎头。如果这种手法无效，可能就需要急诊在包皮背侧做切开，或者做包皮环切术。

9. 何谓阴茎折断？

海绵体白膜发生外伤性破裂称为阴茎折断。

10. 阴茎折断的典型表现是什么？

勃起的阴茎在遭受钝性损伤后出现破裂声，随后出现疼痛，勃起的阴茎随即消退变软，随之逐渐肿胀。由于阴茎肿胀明显及阴茎深部血肿使皮肤呈紫色，因此，阴茎折断的典型表现被描述为"紫茄子畸形"。这种阴茎可以偏离损伤侧向健侧弯曲。

11. 阴茎折断最常见的原因是什么?

在美国,阴茎折断最常见的原因是性交损伤。在中东,其最常见的原因是病人自己试图让勃起的阴茎迅速消退而猛力向下按压阴茎(此称 taghaandan 手法)造成的折断。

12. 如何处理阴茎折断?

立即采用外科方法修补破裂的白膜,以降低勃起功能障碍和 Peyronie 病的发生率。在阴茎折断后尿道口有血迹、有血尿或排尿有困难的病人,应该做逆行尿道造影评估是否合并尿道损伤。凡合并有尿道损伤的病人,都应该在白膜修补时一并做尿道修补。

13. 阴囊急症的鉴别诊断有哪些?

a. 缺血:睾丸扭转、睾丸附件或附睾附件扭转、其他血管损害疾病(如血栓形成)。

b. 感染:睾丸或附睾感染(睾丸炎、附睾炎或附睾睾丸炎)、脓肿、皮肤和皮下组织感染(蜂窝织炎、Fournier 坏疽)。

c. 炎性疾病:Henoch-Schönlein 紫癜(阴囊壁脉管炎)。

d. 创伤:睾丸破裂、睾丸内血肿、睾丸挫伤。

e. 疝:嵌顿性或绞窄性腹股沟疝。

f. 慢性病基础上的急性加重:精液囊肿,鞘膜积液,睾丸肿瘤的破裂、出血或感染。

14. 睾丸扭转病人除了阴囊部剧烈疼痛外,还会有其他哪些表现?

睾丸可以表现为水平横位。此外,可以表现为提睾反射消失。病人可以有恶心和呕吐。

15. 哪些解剖变异使病人容易发生睾丸扭转?

钟锤畸形容易发生睾丸扭转。正常睾丸靠系膜和下极的引带固定于阴囊的后外侧壁。如果睾丸系膜和引带有缺陷,就容易发生睾丸扭转。此称钟锤畸形,原因是这种睾丸固定方面的缺陷使得睾丸像钟锤样出现"摆动"。

16. 睾丸扭转外科复位的最佳窗口时间是什么？

在怀疑睾丸扭转时就应该立即做阴囊探查术。在睾丸缺血开始后 4 小时，就可能会发生不可逆性睾丸损伤。

17. 睾丸扭转的外科处理方法是什么？

外科处理方法是阴囊探查加扭转复位。如果睾丸看上去有活力，就做睾丸固定术。如果在恢复血供后睾丸看上去已经没有活力，就做睾丸切除术。还应该对对侧睾丸做睾丸固定术，以防今后出现睾丸扭转。

18. 何谓 Fournier 坏疽？

这是男性外生殖器的一种进展迅速的坏死性感染，特点是局部皮肤潮红、疼痛，范围迅速扩大，有捻发音。死亡率在 7%～75%，平均死亡率为 20%。

19. Fournier 坏疽的易患因素有哪些？

糖尿病、局部创伤、器械损伤造成的尿液在尿道周围渗出、尿道狭窄、尿道-皮肤瘘、直肠周围/肛管周围感染及外生殖器外科手术（如包皮环切术）。

20. Fournier 坏疽的正确治疗方法是什么？

心血管支持治疗加补液，及时做清创术并将切除的组织送培养，用能覆盖革兰氏阴性和革兰氏阳性需氧菌和厌氧菌的广谱抗生素。通常的细菌培养结果是多种细菌感染。

要诀：阴茎与阴囊的泌尿外科急症

1. 缺血型阴茎持续性勃起要求及时处理——海绵体灌洗和(或)注射去氧肾上腺素。如果这些措施未能奏效，可能就需要做外科分流。
2. 阴茎折断需要行外科探查，并评估是否合并有尿道损伤。
3. 对怀疑睾丸扭转的病人，如果有病史和体格检查所见支持，就应该做外科手术探查。在这种情况下，不应该因为要获取影像学结果而推迟探查时间。
4. Fournier 坏疽病人需要急诊外科手术清创、使用广谱抗生素和心血管支持。治疗耽搁意味着死亡率增加。

网址

● www.auanet.org

（陈　明　译）

参 考 文 献

1. Barthold，JS. Abnormalities of the testes and scrotum and their surgical management. In：Wein AJ，Kavoussi LR. eds. *Campbell-Walsh Urology.* 10th ed. Philadelphia，PA：Elsevier Saunders；2012：642-645.

2. Jack GS，Garraway I. Current treatment options for penile fractures. *Rev Urol.* 2004；6（3）：114-120.

3. Montague DK，Jarow J，Broderick GA，et al. American Urological Association guideline on the management of priapism. *J Urol.* 2003；170（4 pt 1）：1318-1324.

4. Schaeffer AJ，Schaeffer EM. Infections of the urinary tract. In：Wein AJ，Kavoussi LR. eds. *Campbell-Walsh Urology.* 10th ed. Philadelphia，PA：Elsevier Saunders；2012：46-55.

5. Sharp VJ，Kieran K. Testicular torsion：diagnosis，evaluation，and management. *Am Fam Physician.* 2013；88（12）：835-840.

第99章 尿 石 症

Yuka Yamaguchi，*MD*，*Timothy K. Ito*，*MD*，

Sarah D. Blaschko，*MD*

1. 在美国人的一生中，发生一次肾结石的概率是多少？

每 11 个人中大约有 1 人会在其一生中发生 1 次肾结石。

2. 患肾结石的人其结石可能会复发吗？

在第一次发生肾结石的病人中，至少有 50% 的病人在 10 年中会有肾结石再次发病。

3. 在美国，尿路结石的常见类型是什么？

a. 含钙结石（草酸钙、磷酸钙或混合性含钙结石），占 80%。

b. 鸟粪石又称磷酸铵镁结石，一般都伴有感染，占 7%。

c. 尿酸结石，占 7%。

d. 胱氨酸结石，占 1%～3%。

4. 与肾结石形成有关的常见内科疾病是哪些？

肥胖、糖尿病和高血压。

5. 肾结石病人能够做的、有助于预防肾结石再形成的饮食调节方法主要是什么？

增加饮水量，每天至少饮水 2.5 L。低钠和低动物蛋白质膳食有助于预防肾结石的形成。

6. 诊断尿石症的最佳检查手段是哪种？

诊断尿石症的最佳检查手段是腹盆部 CT 平扫，也可以用超声检查，不过，超声检查的敏感度不如 CT，尤其对中下段输尿管结石的诊断。

7. 何谓鹿角形肾结石？

鹿角形肾结石是指至少占据肾脏 2 个部位（占据 2 个或多

个肾盏，占据肾盂和至少 1 个肾盏等）的分叉形肾结石。

8. 鹿角形肾结石最常见的成分是什么？

鸟粪石（镁、铵、磷酸盐）或碳酸钙磷灰石。这些种类的结石通常被称为"感染结石"，因为这类结石与尿路中的尿素分解菌（产尿素酶菌）有关。

9. 为什么对鹿角形肾结石推荐用外科方法处理？

鹿角形肾结石如果不处理，这种结石的病人就会有尿路脓毒症或者丧失有功能肾实质的风险。

10. 对鹿角形肾结石推荐采用哪种外科治疗方法？

推荐用经皮肾镜取石术（percutaneous nephrolithotomy），就是将内镜直接插入肾脏取出结石。如果病人是巨大鹿角形肾结石、肾功能很差并且有慢性感染证据，也可以考虑做肾切除术。

11. 结石排出时病人的典型表现是什么？

肾结石排入输尿管的典型表现在一开始时是腰背部剧烈疼痛，疼痛可以向同侧腹股沟区放射。90%的病人有镜下或肉眼血尿，及恶心、呕吐。

12. 对输尿管结石来讲，结石自行排出的可能性有多大？

大小≤5 mm 的结石估计有 70%的概率能自行排出，大小在 6～9 mm 的结石估计有 50%的概率能自行排出。

13. 从有些研究结果来看，哪类药物能增加结石自行排出的可能性？

α 受体阻滞剂（坦洛新）。

14. 输尿管结石在哪些情况下，不管结石是大是小，都应该采用干预性治疗？

a. 当病人有全身炎症反应综合征（systemic inflammatory response syndrome，SIRS）或脓毒症征象时。

b. 当病人是孤立肾脏或者对侧肾功能微乎其微时。

c. 急性肾损伤。

d. 难治性恶心、呕吐或难治性疼痛。

15. 在什么情况下必须放置输尿管支架，而非取出结石或处理结石?

是在病人有尿路感染、SIRS 或脓毒症时。处理结石会引起尿路脓毒症或者使已经存在尿路脓毒症恶化。在这种情况下，人们推荐放置输尿管支架或者留置肾盂造瘘管，引流感染尿液，取尿液和血液送细菌培养，使用广谱抗生素。

16. 治疗输尿管结石的两种主要外科方法是什么?

治疗输尿管结石的两种主要外科方法是输尿管镜和冲击波碎石（shockwave lithotripsy，SWL）。输尿管镜的单次手术清石率（stone free rate）比 SWL 高，但是，并发症发生率也比 SWL 略高。

17. 尿石症在什么情况下推荐做开放外科手术处理?

尿石症一般都推荐采用内镜治疗。如果在合理次数的内镜或经皮治疗后病人的结石依旧未能清除干尽，就应该考虑开放手术处理。

要诀: 尿石症

输尿管结石病人在下列情况时应该立即行外科手术处理:

1. SIRS 或脓毒症。
2. 孤立肾或者有功能的肾仅此一个。
3. 急性肾损伤。
4. 顽固性恶心、呕吐或顽固性疼痛。

网址

● www.auanet.org

（陈　明　译）

参 考 文 献

1. Scales Jr CD，Smith AC. Prevalence of kidney stones in the United States. *Eur Urol*. 2012；62（1）：160-165.
2. Uribarri J，Oh MS. The first kidney stone. *Ann Intern Med*. 1989；111（12）：

1006-1009.

3. Taylor EN, Stampfer MJ. Obesity, weight gain, and the risk of kidney stones. *JAMA*. 2005; 293 (4): 455-462.

4. Borghi L, Meschi T, Guerra A, et al. Essential arterial hypertension and stone disease. *Kidney Int*. 1999; 55 (6): 2397-2406.

5. Taylor EN, Stampfer MJ. Diabetes mellitus and the risk of nephrolithiasis. *Kidney Int*. 2005; 68 (3): 1230-1235.

6. Segura JW, Preminger GM, Assimos DG, et al. Ureteral Stones Clinical Guidelines Panel summary report on the management of ureteral calculi. The American Urological Association. *J Urol*. 1997; 158 (5): 1915-1921.

7. Surgical management of stones: American Urological Association/Endourological Society guideline. <https: //www.auanet. org/guidelines/surgical-management-of-stones>; Accessed 06.04.17.

8. Medical management of kidney stones: AUA guideline. <https://www.auanet.org/guidelines/medical-management -of-kidney-stones>; Accessed 06.04.17.

第100章 肾细胞癌

Rodrigo Pessoa, MD, Fernando J. Kim, MD, MBA, FACS

1. 肾细胞癌的常见程度如何？

所有实质性肾脏肿块和囊实混合性肿块都应该怀疑肾细胞癌（renal cell carcinoma，RCC）。在美国，每年新诊断出的肾细胞癌病例约为 65 000 例，5 年死亡率约为 35%。

2. 肾细胞癌的病因是什么？

肾细胞癌的病因不详，不过，吸烟是一项众所周知的危险因素。von Hippel-Lindau 病病人的一种常见现象就是复发性肾细胞癌。

3. 肾细胞癌的症状和体征是什么？

肾细胞癌病人就诊时最常见的症状和体征是肉眼或镜下血尿。仅 10%～15%的肾细胞癌病人有经典的三联征：血尿、腰痛和腹部肿块。肾细胞癌转移的病人可以有肺或骨骼的症状，如呼吸困难、咳嗽或骨骼疼痛。约 20%的肾细胞癌有相关的癌旁综合征。许多实质性肾肿瘤是在因其他原因做腹部 CT 扫描时被偶然发现的。Stauffer 综合征是指在肾细胞癌存在的情况下肝功能指标增高，在肾切除和肿瘤去除后肝功能恢复正常；人们认为这是一种癌旁综合征。

4. 肾脏的所有实质性肿块都是肾细胞癌吗？

不是。其他实质性肿块还包括血管平滑肌脂肪瘤、嗜酸细胞瘤、肉瘤和转移性病灶。不过，所有实质性肿瘤都应该先假设为肾细胞癌，直至证实为其他疾病。

5. 肾细胞癌与其血管结构有何独特关系？

肾细胞癌有侵犯自身静脉的倾向。肿瘤血栓可以沿肾静脉伸展至下腔静脉，甚至达右心房。

6. 对怀疑下腔静脉受累的病人应该如何评估?

磁共振血管显像(magnetic resonance angiography,MRA)。

7. 如何治疗肾细胞癌?

外科手术是局限性肾细胞癌的理想疗法。根据现有的肿瘤学和生存质量结果,局限性肾细胞癌(只要有可能保留脏器,以及对所有直径<4 cm的肾肿瘤)优先选项是做保留脏器的肾肿瘤切除术,而非根治性肾切除术,不管采用何种外科手术入路。保留脏器的肾肿瘤切除和根治性肾切除这两种术式都可以通过开放手术、在腹腔镜下手术或通过机器人辅助外科法实施。

8. 肾细胞癌病人在什么情况下适合做保留肾单位的肾切除术?

对T1a肿瘤(<4 cm)病人推荐做部分肾切除术(手助腹腔镜)。对T1b肿瘤(4~7 cm)病人也偏向于选择部分肾切除术,而非根治性肾切除术,前提是有可行性。对保留肾单位的外科手术来讲,消融治疗(即冷冻消融和射频消融)是一种良好的选择,并且在肿瘤学上具有相同的中期结果。

9. 如何治疗转移性肾细胞癌?

化疗的效果令人沮丧。过去,肿瘤减体积性根治性肾切除术加白细胞介素-2(interleukin-2,IL-2)治疗一度令人鼓舞。如今,酪氨酸激酶抑制剂的靶向治疗显示出了一定程度的确切、持久有效的证据。其他靶向治疗策略的研究尚在进行中。

10. 肾癌转移的常见部位有哪些?

转移部位的总体分布是肺(45.2%)、骨(29.5%)、淋巴结(21.8%)、肝脏(20.3%)、肾上腺(8.9%)和脑(8.1%)。

要诀:肾癌

1. 经典的三联征(血尿、腰痛和腹部肿块)通常见于晚期肾细胞癌病例。
2. 外科手术是局限性肾细胞癌的理想疗法。
3. Stauffer综合征是指在肾细胞癌存在的情况下肝功能指标增高,在肾切除和肿瘤去除后肝功能恢复正常,通常认为这是一种癌旁综合征。

网址
● www.auanet.org
● www.cancer.org/research/cancerfactsstatistics/cancerfactsfigures 2014/

（陈　明　译）

参 考 文 献

1. Kim FJ, Rha KH. Laparoscopic radical versus partial nephrectomy：assessment of complications. *J Urol*. 2003；170（2 pt 1）：408-411.

2. Greenlee RT，Hill-Harmon MB. Cancer statistics. CA Cancer *J Clin*. 2001；51（1）：15-36.

3. Figlin RA. Renal cell carcinoma：management of advanced disease. *J Urol*. 1999；161（2）：391-387.

4. Pierorazio PM，Johnson MH，Patel HD，et al. Management of renal masses and localized renal cancer： systematic review and meta-analysis. *J Urol*. 2016；196（4）：989-999.

5. da Silva RD，Jaworski P，Gustafson D，et al. How I do it：laparoscopic renal cryoablation（LRC）. *Can J Urol*. 2014；21（6）：7574-7577.

第101章 膀　胱　癌

Rodrigo Pessoa，MD，*Fernando J. Kim*，MD，MBA，FACS

1. 膀胱移行细胞癌（transitional cell carcinoma，TCC）的发病率是多少？

在美国，膀胱癌占每年新诊断出癌症总数的 5%。据美国癌症学会估计，在美国，2017 年新诊断出的膀胱癌为 79 030 例（男性 60 490 例，女性 18 540 例），死亡数为 16 870 例。近年来，女性膀胱癌的新发病率和癌症死亡率都在缓慢下降；在男性，膀胱癌的发生率在下降，但死亡率保持稳定。

2. 膀胱移行细胞癌相关的风险因素有哪些？

年龄（峰发病率在 60～70 岁）、吸烟、职业暴露苯胺染料或芳香胺、非那西汀成瘾及用环磷酰胺化疗。

3. 膀胱移行细胞癌的症状和体征是什么？

最常见的表现是无痛性血尿（肉眼或镜下），高达 90%的膀胱移行细胞癌病人有无痛性血尿。病人也可以有尿频、尿急和排尿困难症状，尤其是原位癌（carcinoma in situ，CIS）。

4. 膀胱癌的最常见组织学类型是什么？

移行细胞癌占膀胱癌的 90%以上。其他组织学类型还有腺癌、鳞状细胞癌和脐尿管癌。

5. 如何对血尿伴膀胱肿块的病人进行评估？

对血尿进行追查，包括：①尿常规、尿培养和膀胱冲洗液送细胞学检查；②采用 CT 静脉肾盂造影、MRI 静脉肾盂造影或静脉肾盂造影等上尿路影像学检查排除并存的上尿路病变；③膀胱镜，这是进一步的确定性检查项目（膀胱活检）。

6. 如何处理膀胱移行细胞癌？

初始的治疗方法包括对膀胱肿瘤做内镜下经尿道切除术

（transurethral resection of bladder tumor，TURBT）和电灼术。下一步治疗则取决于病灶的病理分期。

7. 膀胱移行细胞癌在初次 TURBT 后的复发率是多少？

约 45% 的病人在单纯行 TURBT 后 12 个月会肿瘤复发。

8. 请预计膀胱移行细胞癌高级别肌肉侵犯的发生频率是多少？

绝大多数（70%～75%）膀胱移行细胞癌在就诊时是浅表（无肌肉侵犯的）病灶。因此，大多数病灶都属于低级别，仅 2%～4% 属于高级别。

9. 浅表病灶行膀胱镜和尿液细胞学检查的追踪监测频度是多少？

在最初确诊后的前 3 年中是每 3 个月 1 次，在随后的 2～3 年里是每 6 个月 1 次，再以后是每年 1 次。追踪监测还应该包括上尿路影像学检查，尤其对高危病人。

10. 同时合并尿路上皮癌的概率是多少？

约 5% 的膀胱癌病人同时有膀胱外（即肾盂、输尿管或尿道）尿路上皮癌。

11. 膀胱原位癌是一种侵袭性不强的膀胱癌吗？

不是。膀胱原位癌是一种扁平的，但分化差的肿瘤。这种癌症会发生转移，应该按侵袭性膀胱癌进行处理。

12. 如何处理膀胱原位癌？

一线治疗方法是免疫治疗，就是用卡介苗（bacillus Calmette-Guérin，BCG）膀胱内灌注。卡介苗的有效率接近 70%。其他膀胱内灌注药（如丝裂霉素 C）通常不如卡介苗效果好。

13. 在男性和女性根治性膀胱切除术时，需要切除哪些器官？

根治性膀胱切除术包括盆腔淋巴结广泛清扫并切除下列器官。

● 男性：膀胱和前列腺。
● 女性：膀胱、子宫，通常包括阴道前壁。

14. 卡介苗的不良作用有哪些？

卡介苗的不良作用有轻微尿频、尿急和排尿困难，也可以有肌痛和低热（流感样症状）。高热和持续性发热提示问题比较严重，需要抗结核治疗。卡介苗致死的情况也罕有报道。

15. 何时开始膀胱内灌注卡介苗治疗？

膀胱内灌注卡介苗治疗一般在 TURBT 后 2～3 周开始启用。

16. 在选择治疗时，最重要的病理所见是什么？

有无肌肉侵犯。无肌肉侵犯的膀胱癌的处理方法是追踪监测和再次做 TURBT。有肌肉侵犯的膀胱癌的处理就必须采用更积极的手段（即根治性膀胱切除术，在男性可以采用根治性膀胱前列腺切除术，某种方式的尿液转流，或最大程度的 TURBT 和放疗）。

17. 根治性膀胱切除术采用哪种方法做尿液转流？

尿液转流需要做代膀胱术（conduit）或可控储尿袋术（continent reservoir）。最常用的是回肠代膀胱术。代膀胱的病人必须佩戴造瘘口集尿装置。可控贮尿袋必须通过尿道或可控性造瘘才能排尿。可控贮尿袋可以用小肠制作，也可以用大肠制作。

18. 治疗转移性膀胱腺癌用哪种化疗制剂？

大多数化疗方案都是以铂类制剂为基础的方案。

19. 在有些国家，膀胱癌的主要类型不是移行细胞癌。这些国家膀胱癌的主要组织学类型是什么？原因是什么？

在埃及等国家，由于血吸虫病流行，因此，最常见的膀胱癌是鳞状细胞癌。

20. 有什么分子标志物可以用来预测膀胱移行细胞癌病人的化疗敏感性吗？

有的。基底细胞膀胱癌表现为表皮生长因子受体 3

（epidermal growth factor receptor 3，EGFR3）高表达[1]，这是一种化疗敏感亚型膀胱癌。管腔型（luminal type）膀胱癌病人表现为成纤维细胞生长因子受体 3（fibroblast growth factor receptor 3，FGFR3）、erbB3 和表皮生长因子受体（erbB2↑）高表达，这组病人可能为化疗耐药型膀胱癌。

要诀：膀胱癌

1. 膀胱癌的临床表现是无痛性血尿。
2. 膀胱癌最常见的组织学类型是移行细胞癌。
3. 膀胱原位癌的治疗方法是膀胱内灌注卡介苗。

网址

- www.cancer.org/acs/groups/cid/documents/webcontent/003085-pdf.pdf
- www.auanet.org

（陈　明　译）

参 考 文 献

1. Dinney CP，Hansel D，McConkey D，et al. Novel neoadjuvant therapy paradigms for bladder cancer：results from the National Cancer Center Institute Forum. *Urol Oncol*. 2014；32（8）：1108-1115.

2. Hendricksen K，Witjes JA. Current strategies for first and second line intravesical therapy for nonmuscle invasive bladder cancer. *Curr Opin Urol*. 2007；17（5）：352-357.

3. Soloway MS，Lee CT. Difficult decisions in urologic oncology：management of high-grade T1 transitional cell carcinoma of the bladder. *Urol Oncol*. 2007；25（4）：338-340.

4. Hall MC，Chang SS，Dalbagni G，et al. Guideline for the management of nonmuscle invasive bladder cancer（stages Ta，T1，and Tis）：2007 update. *J Urol*. 2007；178（6）：2314-2330.

5. Choi W，Porten S，Kim S，et al. Identification of distinct basal and luminal subtypes of muscle-invasive bladder cancer with different sensitivities to frontline chemotherapy. *Cancer Cell*. 2014；25（2）：152-165.

①译者注：这句话的原文是"overexpression of epidermal growth factor receptor 3（EGFR3）is present in basal cell bladder cancer，a chemo-sensitive subtype."，应该翻译成"膀胱底部细胞膀胱癌"。

第102章 前 列 腺 癌

Rodrigo Pessoa，*MD*，*Priya N. Werahera*，*PhD*，

Fernando J. Kim，*MD*，*MBA*，*FACS*

1. 在美国，前列腺癌的患病率是多少?

除了皮肤癌，前列腺癌是男性最常见的癌症。据估计，在美国，2016 年将有 180 890 例男性被诊断出前列腺癌。前列腺癌是美国男性的第二位癌症死因。据估计，2016 年死于前列腺癌的人数是 26 120 例。

2. 大多数死亡男性都患有前列腺癌，而非死于前列腺癌，是吗?

是的。不过，在美国，每年死于前列腺癌的男性逾 20 000 例。因此，千万不要将它当作良性疾病来对待。

3. 前列腺癌有哪些早期症状?

早期没有症状。等到显著症状出现时，病情很可能已经处于晚期。这就是为什么人们对前列腺癌进行筛查存在不同意见的缘由。

4. 在美国，有人对前列腺癌做筛查吗?

2012 年，美国预防服务特别工作组对采用前列腺特异性抗原（prostate-specific antigen，PSA）筛查前列腺癌利弊的新证据做了审核，推荐为 55～69 岁的男性做筛查（D 级推荐）。直肠指检（digital rectal examination，DRE）加血清 PSA 测定依旧是现有的最佳筛查方法，并据此推荐病人做前列腺活检以便发现前列腺癌。大多数学会都主张在没有充分告知筛查工作存在潜在利弊的情况下不要让男性病人做血 PSA 检测。总之，只有对一位完全知情、健康状况良好、期望寿命至少为 10～15 年的男性，才可以推荐提供一份个体化的、风险调整后的（risk-adapted）、早期发现疾病的策略。

5. 如何诊断前列腺癌？

前列腺癌的确诊方法是前列腺活检术，这是一种采用经直肠超声引导的活组织检查，偶尔，也可以在经尿道前列腺切除术（transurethral resection of the prostate，TURP）后的活组织标本中得到确诊。

6. 前列腺活检的适应证有哪些？

在 PSA≥4 ng/ml 或直肠指检结果异常（扪及结节）时应行前列腺活检。

7. PSA 水平升高就提示这位男性罹患前列腺癌吗？

不。良性前列腺增生症、前列腺炎、前列腺创伤后都可以有 PSA 水平升高。PSA 水平是前列腺特异性指标，并非前列腺癌特异性指标。

8. 何谓 PSA？

PSA 是前列腺特异性抗原（prostatic specific antigen）的英文首字母缩略词，它是一种只有前列腺细胞才会产生的蛋白。

9. 前列腺癌有已知风险因素吗？

有的。与一般人群相比，一级亲属中有前列腺癌家族史的人患前列腺癌的风险增加 8 倍。非洲裔美国男性患前列腺癌的风险也增加。高脂肪膳食可能会增加许多癌症的罹患风险，包括前列腺癌。

10. 何谓 Gleason 总分？

最近，人们对 Gleason 评分系统做了修订。新版评分系统只有 3 个 Gleason 等级（3～5 分），而不是之前的 5 个等级（1～5 分）。以前的 Gleason 1 级和 Gleason 2 级在新版评分系统中都归入 Gleason 3 级（视为非侵袭性肿瘤）。Gleason 4 级和 Gleason 5 级肿瘤被认为是侵袭性较强的、有潜在转移可能性的、临床结果比较差的肿瘤。从肿瘤内部的分级构成来看，前列腺癌在分级和行为方面是非均质的。因此，肿瘤需要按总分进行分级，总分是两个最重要分级之和，因此，Gleason 总分（Gleason score，GS）波动在 6～10 分。人们把 GS 6 分（3+3）的肿瘤看作低级别（low grade，LG）；而 Gleason 4 级和 Gleason 5 级的 GS≥7 分的肿瘤看作高级别（high grade，HG）。GS 是目前可以预测前列腺癌临床结局的最佳预后参数。

11. 如何处理临床局限性前列腺癌？

可以采用外科手术（根治性前列腺切除术）、外照射放疗或组织间放射性粒子植入放疗、冷冻疗法、高强度聚焦超声（high intensity focused ultrasound，HIFU）或积极追踪监测。

12. 如何治疗晚期转移性前列腺癌？

晚期转移性前列腺癌治疗可以用激素剥夺治疗（睾丸切除或促黄体素释放素拮抗药）和（或）化疗。

13. 何谓雄激素抵抗性前列腺癌？

去势抵抗性前列腺癌的定义是尽管用了雄激素剥夺治疗，疾病依旧进展。疾病进展的表现无非是血清 PSA 值继续攀升、先前病灶进展或出现新转移灶三者出现一种或以任何一种组合出现。

14. 前列腺癌转移的常见部位有哪些？

最常见的转移部位是骨（90%）、肺（46%）、肝（25%）、胸膜（21%）和肾上腺（13%）。多项证据表明，除经典的经腔静脉血运肿瘤播散外，从前列腺通过静脉向脊柱的反向转移路径也存在。

要诀：前列腺癌

1. 在美国，前列腺癌是男性最常见的恶性肿瘤。
2. 临床上局限的前列腺癌的治疗方法有外科手术、放射治疗、冷冻治疗或积极追踪观察。
3. 前列腺癌的筛查应该由病人与医务人员共同讨论确定。

网址

- www.prostatecancerfoundation.org/
- www.cancer.gov/cancertopics/types/prostate
- http：//www.cancer.net/cancer-types/prostate-cancer/statistics

（陈　明　译）

参 考 文 献

1. Catalona WJ. Clinical utility of free and total prostate-specific antigen（PSA）: a review. *Rev Prostate*. 1996; 7（suppl）: 64.

2. D'Amico AV, Whittington R, Malkowicz SB, et al. Biochemical outcome after radical prostatectomy, external beam radiation therapy, or interstitial radiation therapy for clinically localized prostate cancer. *JAMA*. 1998; 280（11）: 969-974.

3. Denberg TD, Kim FJ, Flanigan RC, et al. The influence of patient race and social vulnerability on urologist treatment recommendations in localized prostate carcinoma. *Med Care*. 2006; 44（12）: 1137-1141.

4. Greenlee RT, Hill-Harmon MB. Cancer statistics 2001. *CA Cancer J Clin*. 2001; 51（1）: 15-36.

5. Keetch DW, Humphrey PA. Clinical and pathological features of hereditary prostate cancer. *J Urol*. 1996; 155（6）: 1841-1843.

6. Polascik TJ, Pound CR. Comparison of radical prostatectomy and iodine-125 interstitial radiotherapy for the treatment of clinically localized prostate cancer: a 7-year biochemical（PSA）progression analysis. *Urology*. 1998; 51（6）: 884-890.

7. Schroder FH, Hugosson J, Roobol MJ, et al. Screening and prostate cancer mortality: results of the European Randomised Study of Screening for Prostate Cancer（ERSPC）at 13 years of follow-up. *Lancet*. 2014; 384（9959）: 2027-2035.

第103章　尿流动力学与排尿功能障碍

Rodrigo Pessoa，MD，Fernando J. Kim，MD，MBA，FACS

1. 何谓尿流动力学检查？

尿流动力学检查是对下尿路（lower urinary tract，LUT）的储存功能和排空功能评估。尿流动力学检查的原理源于流体动力学。尿流动力学检查由膀胱内压测量图、漏尿点压力、尿道压力分布图、压力-流量测定、尿流率测定和括约肌肌电图检查等项目组成。除了在透视下观察外，这些检查已经发展为影像尿流动力学检查（即电视视频）。

2. 何谓尿流率测定？

尿流率测定是测定单位时间（以秒计）内的排出尿量（以毫升计）。该项检查的主要指标有尿排出量（应该尿量＞150 ml）、最大尿流率（Q_{max}）和尿流曲线（应该呈钟形或喇叭形曲线）。男性 Q_{max} 的正常值应该＞15 ml/s，＜10 ml/s 就属于异常。女性 Q_{max} 的正常值确定比较困难。由于女性的特点是短尿道，又没有男性前列腺所造成的阻力，因此，女性 Q_{max} 的正常值一般在 20～36 ml/s。

3. 何谓良性前列腺增生症？

良性前列腺增生症（benign prostatic hyperplasia，BPH）是指前列腺良性增大，可以导致男性膀胱流出道梗阻症状。这些症状统称为下尿路症状（lower urinary tract symptoms，LUTS）。

4. 何谓美国泌尿外科学会症状评分？

这是一种由美国泌尿外科学会（American Urological Association，AUA）开发推广的自评问卷，主要用于男性 LUTS 症状病人的评估。这个自评问卷由 7 个问题组成，最高分值是 35 分。分值越高，麻烦越大。在 LUTS 病人，AUA 症状评分已经成为诊断和治疗结局评估的指标。

5. 下尿路的主要功能有哪些？

主要功能是储存尿液和排出尿液。从实用的角度出发，一切下尿路功能障碍的症状都可以归纳为储尿功能障碍或排尿功能障碍。

6. 下尿路功能的控制机制是什么？

下尿路功能的控制机制可以分为中枢和外周两方面。中枢控制机制由大脑额叶皮质和脑桥的排尿中枢组成。外周控制机制包括胸交感和腰副交感神经分布，以及下尿路器官的神经肌肉装置。

7. 自主神经系统在下尿路功能中的地位如何？

来自 T_{10}~L_2 脊髓段的交感神经纤维分布于膀胱颈和近段尿道。这些神经纤维的主要作用是使近段尿道和膀胱颈收缩，并使膀胱松弛，其结果是储存尿液。副交感神经纤维主要来自 S_2~S_4 脊髓段，分布于膀胱体部。副交感神经纤维的作用是使膀胱平滑肌收缩，使膀胱排空尿液。

8. 有什么好方法能帮助记忆这些功能？

有的。副交感（Parasympathetic）：排尿（Piss）；交感（Sympathetic）：储尿（Storage）。

9. 体神经系统在下尿路功能中的地位如何？

人体对尿道外括约肌横纹肌的随意控制是通过体神经系统控制的。体神经纤维通过阴部神经将信号传至括约肌。

10. 何谓球海绵体肌反射？

球海绵体肌反射是检测周围神经对下尿路控制功能的完整性。该反射是通过刺激男性的阴茎头或女性的阴蒂引发肛门外括约肌或球海绵体肌收缩。另一种方法是通过牵拽 Foley 导尿管的球囊刺激膀胱颈部引发该反射。所有正常男性和约 70% 的正常女性存在该反射。该反射消失强烈提示骶神经疾病。

11. 老年人尿失禁的最常见病因是什么？

最常见的病因是一过性病因，大多是外在病因，导致老年病人下尿路功能的脆弱平衡被破坏造成尿失禁。为了便于记忆，这些病因可以概括为 DIAPPERS：

谵妄或意识错乱（Delirium）

感染（Infection）

萎缩性尿道炎或阴道炎（Atrophic urethritis or vaginitis）

药物（Pharmaceuticals）

抑郁症（Psychological）

高钙血症、高糖血症（Endocrine）

运动受限（Restricted mobility）

粪块嵌塞（Stool impaction）

12. 何谓脊休克？它会引起哪种排尿功能障碍？

脊休克（spinal shock）是指脊髓损伤平面以下的平滑肌丧失收缩功能，结果导致膀胱无法排空或尿潴留。这种现象可以持续数小时至数月，如果其脊髓损伤不是永久性的，脊休克的可逆性很大。

13. 何谓自主神经反射障碍？如何治疗？

自主神经反射障碍[①]的原因是交感神经放电的全身性外泄，犹如 T_6 平面以上的脊髓病变病人。触发自主神经反射障碍的因素可以是膀胱胀满，也可以是肠袢或下尿路受到其他刺激。临床表现为高血压、心率减慢、皮肤潮红、大汗和头痛。初始治疗是去除刺激因素，如排空膀胱，并让病人取坐位。抗高血压药物可以用于严重发作病人的预防和治疗。如果不治疗，这种情况会导致严重脑血管并发症。

14. 糖尿病病人最常见的膀胱功能障碍是哪些类型？

糖尿病病人可以发生糖尿病性膀胱病，这是糖尿病的一种慢性并发症，其典型三联征是膀胱感觉减弱、膀胱容量增加和逼尿肌收缩能力受损。逼尿肌收缩能力受损可以导致膀胱排空不全，进而导致排尿困难、尿潴留、慢性尿路感染和上尿路损害。

[①]译者注：自主神经反射障碍（autonomic dysreflexia）又称自主神经过反射（autonomic hyperreflexia）。

15. 多发性硬化症病人最常见的膀胱功能障碍有哪些类型?

尿急(83%)、急迫性尿失禁(75%)、逼尿肌反射亢进(62%)和逼尿肌-括约肌协同失调(25%)是多发性硬化症病人最常见的几种下尿路症状。膀胱功能障碍的加重与多发性硬化症的脊髓病变严重程度增加和神经症状加重相关。症状的差异与多发性硬化症的病变受累部位有关。如果病变累及脑桥通路(被盖),尿路症状的发生概率就高得多。

16. 控制排尿生理的是哪几条骶神经根?

S_2~S_4骶神经根。

17. 病人在腹部或盆腔外科手术后发生尿潴留的原因是什么?

原因是支配下尿路的盆神经丛受到了损伤或被离断。

18. BPH 的外科治疗方法有哪些?

一直以来,对药物治疗失败的 BPH,经尿道前列腺切除术是 BPH 的金标准外科疗法。其他微创治疗(包括激光剜出、消融和汽化)都可以成为 BPH 的治疗选项。开放外科入路的适应证是巨大前列腺(质量>80 g)和(或)伴膀胱结石的 BPH。

要诀:尿流动力学与排尿功能障碍

1. 尿流率测定是测定单位时间(以秒计)内的排出尿量(以毫升计)。
2. 良性前列腺增生症是前列腺的良性增大,可以导致男性病人出现膀胱出口梗阻症状。
3. 控制排尿生理的骶神经根来自 S_2~S_4。

网址

- www.icsoffice.org
- www.auanet.org

(陈 明 译)

参 考 文 献

1. Cole EE，Dmochowski RR. Office urodynamics. *Urol Clin North Am*. 2005；32（3）：353-370.

2. de Sèze M，Ruffion A. The neurogenic bladder in multiple sclerosis：review of the literature and proposal of management guidelines. *Mult Scler*. 2007；13（7）：915-928.

3. Gibbs CF，Johnson TM. Office management of geriatric urinary incontinence. *Am J Med*. 2007；120（3）：211-220.

4. Hashim H，Abrams P. Overactive bladder：an update. *Curr Opin Urol*. 2007；17（4）：231-236.

5. Messelink B，Benson T，Berghmans B，et al. Standardization of terminology of pelvic floor muscle function and dysfunction：report from the pelvic floor clinical assessment group of the International Continence Society. *Neurourol Urodyn*. 2005；24（4）：374-380.

第104章　小儿泌尿外科

Rodrigo Pessoa，*MD*，*Siam Oottamasathien*，*MD*，*FAAP*，*FACS*，
Fernando J. Kim，*MD*，*MBA*，*FACS*

1. 如何对一位尿路感染伴发热的患儿进行评估?

在感染治疗后，就应该着手通过肾脏-膀胱的超声检查和排尿性膀胱-尿道造影（voiding cystourethrogram，VCUG）对尿路进行评估。12岁以下患有尿路感染（urinary tract infection，UTI）的儿童约50%存在泌尿生殖道异常。最常见的异常是膀胱-输尿管反流（vesicoureteral reflux，VUR）、梗阻性尿路病变和神经源性膀胱。如果患儿没有解剖异常，儿童UTI最常见的原因就是便秘和膀胱排空功能障碍。

2. 何谓膀胱-输尿管反流性疾病?

膀胱-输尿管反流性疾病是指膀胱的尿液反流进入上尿路。原发性膀胱-输尿管反流的病因是输尿管-膀胱交界处的活瓣机制缺陷，估计与输尿管在黏膜下潜行的隧道过短有关。经细菌培养证实的UTI儿童有50%存在膀胱-输尿管反流。

3. 膀胱-输尿管反流会对肾脏造成伤害吗?

膀胱-输尿管反流会使肾脏瘢痕化增加2.5倍。感染尿液的反流会导致肾盂肾炎及后续的肾脏瘢痕化。目前，肾脏瘢痕化已经在儿童肾移植病因中列第4位。膀胱-输尿管反流合并膀胱储尿压增高（如神经源性膀胱或膀胱出口梗阻）会对肾脏造成损害，并存的UTI会使肾损害雪上加霜——特别危险。

4. 外科方法纠正膀胱-输尿管反流的适应证是什么?

许多儿童的反流会自行消失，然而，高级别的反流（尤其是双侧反流）难以自行缓解。高级别反流的儿童，或在预防用抗生素的情况下发生突破性（breakthrough）UTI的儿童都应该选择外科处理。对膀胱-输尿管反流持续存在至儿童后期或青春期的儿童来讲，外科处理也是正确选项。人们尝试过粪便增容制剂，不过，其远期结果和持久性依旧不明了。

5. 胎儿期肾盂积水最常见的病因是什么？

胎儿期肾盂积水最常见的病因是肾盂-输尿管连接处（ureteropelvic junction，UPJ）梗阻。肾盂积水是产前超声检查中最常见的异常病变，约占产前超声检查所见病变总数的 50%。胎儿期肾盂积水中 50%的病因是 UPJ 梗阻。约 20%的 UPJ 梗阻病例是双侧性的，15%的病例与膀胱-输尿管反流有关。

6. UPJ 梗阻最常见的病因是什么？

UPJ 梗阻最常见的病因是先天性狭窄。比较少见的病因包括肾下极血管交叉、输尿管起始位置异常（在肾盂高位）和肾盂周围纤维化。

7. UPJ 梗阻会自行缓解吗？肾盂成形术的适应证是什么？

UPJ 梗阻能自行缓解。在患有 UPJ 梗阻的儿童中，只有约 25%的患儿最终需要做肾盂成形术。外科手术的适应证是肾盂积水进行性加重、肾功能降低或持续恶化、疼痛、感染、孤立肾或双侧肾盂积水。

8. 何谓 Meyer-Weigert 定律？

该定律是指在完全输尿管重复畸形病人的输尿管开口位置。中肾管偶尔可以发生两个相互独立的输尿管芽。随着这两个输尿管芽进入发育中的膀胱，起自中肾管尾侧的芽（引流该肾下半部分）被带引至膀胱内，位置偏头侧和外侧；起自中肾管头侧的芽（引流该肾上半部分）被带引至膀胱内，位置偏尾侧和内侧。肾下极的输尿管更容易发生反流，原因是它在膀胱内的位置偏外侧；而肾上极的输尿管容易出现梗阻，并且通常伴有输尿管膨出或异位。

9. 何谓输尿管膨出？

输尿管膨出（ureterocele）是输尿管远段的一种囊状膨大，通常都发生在重复集合系统病人的上极输尿管。然而，也可以发生于正常单一输尿管。输尿管膨出绝大多数是异位的（也就是说，有一部分输尿管膨出的位置在膀胱颈或尿道），并且常会导致输尿管梗阻。

10. 何谓异位输尿管开口？

异位输尿管开口不仅可以开口于膀胱，还可以开口于泌尿生殖道的许多部位（如阴道和精囊）。

11. 女童异位输尿管开口最常见的症状是什么？

尿失禁。在女性，异位输尿管开口最常见的位置是膀胱颈部、尿道近段和前庭部。开口还可以位于阴道（25%），偶尔可以开口于子宫。如果异位输尿管的开口位置在尿道外括约肌以下，或开口于女性生殖道内，就会出现尿失禁。感染也是异位输尿管开口的一种常见临床表现，感染的原因是输尿管梗阻。

12. 异位输尿管开口的男童会出现尿失禁表现吗？

不会。男童异位输尿管开口的线路是从膀胱颈至后尿道，再至中肾管衍生器官（即输精管、附睾和精囊）。因此，男童的异位输尿管开口一定位于排尿控制机制的上方。

13. 足月产男婴发生隐睾的百分比是多少？

3%。至 1 岁时该数值降至 0.8%。

14. 隐睾最常见的位置在何处？

隐睾最常见的位置在腹股沟管（占隐睾总数的 72%）。隐睾位置还可以在腹腔内（8%）或阴囊前区域[①]（20%）。20%的隐睾在就诊时无法触及，其中 20%是完全缺失。

15. 为何要将隐睾拖拽回至阴囊内？

与正常人群相比，隐睾人群罹患生殖细胞癌症的风险会增加 15～40 倍。虽然将睾丸拖拽回阴囊内并不能降低这一风险，但是，这有利于对该睾丸实施常规全面检查。隐睾人群也容易罹患不育症。组织学检查已经显示隐睾病人从 18 个月月龄起生殖细胞便开始进行性消失。早期睾丸固定术可以尽最大可能地降低生殖细胞的消失程度，因而也能降低将来的不育症发生概率。一般来讲，睾丸的位置越高（即在腹腔内），罹患癌症和不育症的风险越大。

[①]译者注：阴囊前区域（prescrotal area）又称阴囊上部或阴囊入口处。

16. 男童膀胱出口梗阻最常见的原因是什么？女童呢？

男童和女童膀胱出口梗阻最常见的原因分别是后尿道瓣膜和输尿管膨出。

17. 后尿道瓣膜的泌尿道表现是什么？

后尿道瓣膜是先天性的叶片状组织，在男童中，该瓣膜从精阜延伸至前尿道。在存活男性新生儿中，后尿道瓣膜的发生率是 1/8000。后尿道瓣膜可以造成膀胱颈梗阻，膀胱颈梗阻又导致不同程度的膀胱和肾脏伤害。严重梗阻可以引起羊水过少、肺发育不全、膀胱肥大、膀胱-输尿管反流、输尿管-肾盂积水和肾发育不良。50% 的患儿有反流，33% 的患儿会进展至终末期肾病。

18. 何谓脊髓脊膜膨出？其泌尿系统结局是什么？

脊髓脊膜膨出是指脊髓及其脊膜通过脊柱上的缺损向外的一种疝状突出，结果造成神经损伤，神经损伤又导致膀胱功能障碍，以及其他问题。脊髓脊膜膨出病人一般都有尿失禁，原因是逼尿肌兴奋过度或逼尿肌兴奋减弱、膀胱顺应性差、膀胱出口阻力不够、逼尿肌-膀胱出口协同性失调，或上述诸因素兼而有之。更重要的是，逼尿肌兴奋过度、高压膀胱的病人可以发生上尿路损伤。必须对这些儿童做终生随访，因为神经病变会随时间的推移发生变化。治疗目标是维持膀胱内处于低压状态、预防 UTI、避免上尿路损伤、争取能控制排尿。

19. 新生儿两性生殖器畸形最常见的原因是什么？

新生儿两性生殖器畸形最常见的原因是先天性肾上腺增生，而其最常见的原因是 21 羟化酶缺乏症。

20. 对表现为尿道下裂和隐睾症的男性婴幼儿应该做哪些诊断性评估？

当男性婴幼儿表现为尿道下裂和隐睾症时应当引起经治医生的警惕，该患儿有可能就是一位雄激素化的女婴。在行外科手术干预之前一定要做一次染色体组型检查。

21. 婴幼儿期最常见的实质性肾肿块是什么？童年期呢？

婴幼儿期最常见的实质性肾肿块是先天性中胚层肾瘤。这是肾脏的一种良性肿瘤，单独采用外科切除术即可。在童年期最常见的实质性肾肿块是 Wilms 瘤。Wilms 瘤与 Beckwith-Wiedemann 综合征、孤立性偏身肥大症（isolated hemi-hypertrophy）和先天性虹膜缺失症有相关性。最重要的预后因素是肿瘤分期和组织学。治疗是多学科联合，包括外科、化疗和放疗。

要诀：小儿泌尿外科

1. 在治疗一位尿路感染伴发热的病人后，应该着手通过肾脏-膀胱的超声检查和排尿性膀胱-尿道造影（voiding cystoure-throgram，VCUG）对尿路作一次全面评估。
2. 年龄在 12 岁以下的 UTI 儿童中，约 50% 存在泌尿生殖道异常。
3. 婴幼儿期最常见的实质性肾肿块是先天性中胚层肾瘤，童年期是 Wilms 瘤。

网址

- www.auanet.org/education/guidelines
- www.spuonline.org

（陈 明 译）

参 考 文 献

1. Baker LA，Silver RI. Cryptorchidism. In：Gearhart JP，Rink RC，eds. *Pediatric Urology*. 2nd ed. Philadelphia：WB Saunders；2010：563-576.

2. Chang SL，Shortliffe LD. Pediatric urinary tract infections. *Pediatr Clin North Am*. 2006；53（3）：379-400.

3. Cooper CS，Snyder HM. Ureteral duplication，ectopy，and ureteroceles. In：Gearhart JP，Rink RC，eds. *Pediatric Urology*. 2nd ed. Philadelphia：WB Saunders；2010：337-352.

4. Diamond DA，Yu RN. Sexual differentiation：normal and abnormal. In：Wein AJ，Kavoussi LR，eds. *Campbell-Walsh Urology*. 10th ed. Philadelphia：Saunders Elsevier；2011：3597-3628.

5. Greenbaum LA，Mesrobian HG. Vesicoureteral reflux. *Pediatr Clin North Am*.

2006；53（3）：413-427.

6. Herndon CD. Antenatal hydronephrosis：differential diagnosis，evaluation，and treatment options. *Scientific World Journal*. 2006；6：2345-2365.

7. Hutson JM，Clarke MC. Current management of the undescended testicle. *Semin Pediatr Surg*. 2007；16（1）：64-70.

8. Shortliff LM. Infection and inflammation of the pediatric genitourinary tract. In：Wein AJ，Kavoussi LR，eds. *Campbell-Walsh Urology*. 10th ed. Philadelphia：Saunders Elsevier；2011：3085-3122.

9. Yeung CK，Sihoe JDY. Non-neuropathic dysfunction of the lower urinary tract in children. In：Wein AJ，Kavoussi LR，eds. *Campbell-Walsh Urology*. 10th ed. Philadelphia：Saunders Elsevier；2011：3411-3431.

10. Yohannes P，Hanna M. Current trends in the management of posterior urethral valves in the pediatric population. *Urology*. 2002；60（6）：947-953.

第十二篇

卫 生 保 健

第105章 卫生保健能改革吗

John Chapman，MBA，Alden H. Harken，MD，FACS

1. 卫生保健改革是一种自相矛盾的说法吗？

是的。

2. 何谓按服务项目收费[①]？

按服务项目收费（fee-for-service）是指医生定价，病人同意支付。当医患双方对所提供的服务品质都满意时，这种传统的交换体系有很大的好处。如果任何一方（通常是患方）对服务品质不满意，或许（甚至很可能）医生就需要诚恳地在病人不知不觉的情况下提升服务品质。因此，在按服务项目收费体系下，医疗的品质趋向于提高。

3. 何谓折扣性按服务项目收费？

病人和几位朋友结伴来看医生，提出要求："嗨，大夫，不要用玄乎的医学语言来蒙我们，总之，我们已经认为你的开价太高了。我的朋友和我付给你开价的80%，怎么样？"

4. 医院成本与医院收费两者之间存在差价吗？

当然。医院成本是指损耗的总金额，以撕裂伤的缝合为例，其损耗就包括缝合线、护士工资、电费、器械灭菌和绷带等。对手指切割伤来讲，医院收费一般是成本的 2 倍（100%的利

---

①译者注：美国的医疗保险计划有按服务项目收费（fee-for-service）、健康维护组织（health maintenance organization，HMO）、优选医疗机构保险（preferred provider organization，PPO）、定点服务组织（point-of-service，POS）等不同类型。您可以选择在任何时候，去任何医院或诊所就诊，但您必须先支付所有的医疗费用，然后凭收据去保险公司报销。保险公司一般报销80%的医疗费用，您需要自己支付20%的费用。按服务收费的医疗保险比较昂贵。如果您不太在意保险的费用，而需要更多的选择余地，那么按服务收费的医疗保险可能更适合您的需要。

润）。这种利润在很大程度上有其行业特殊性。在竞争激烈的食品行业，一片面包可能只能挣一个便士，而在医院和酒水市场，费用通常都是成本的 2 倍。

5. 何谓固定成本？

考虑到一所医院运营所需的采光、取暖和人员（护士、清洁工和管理人员）后，哪怕是一例病人都没有前来光顾，医生和医院也已经花费了巨额的金钱。也就是说，医生和医院无论是否提供医疗服务都必须支付固定成本。

6. 何谓实际成本？

实际成本就是指一所医院实际提供一种服务的增量成本（除了采光和取暖等固定成本外）。例如，一位病人在午夜来到急诊室，主诉鼻尖上有一肿物。医生看后，用专业术语说道："是的，你鼻子上长了一个疣。"然后医生就把这位病人打发回家了，收费$500。显然，这过程的实际成本可以忽略不计。这位病人所支付的其实是由护士和急诊复苏设备（以备他万一发生心搏骤停之需）所构成的固定成本。

7. 医院核算是对财务数据的一种科学客观精确分析吗？

不是。

8. 何谓健康保险？

按照惯例，人们可以购买健康保险，一旦得病，保险就可以为其支付全部或部分住院和医生的费用。因此，仅当购买者无病的情况下保险公司才能获利。保险公司有精细的表格来预测哪些人会得病，他们最希望把保险单全部卖给年轻的健康人，这种做法被戏称为"脱脂"。保险公司承担了所有的风险——他们希望把风险降低。相反，固定成本必须由医院支付——临床医生提供的卫生保健花费越贵（或次数越频），医院的得益越大。

9. 何谓健康维护组织[①]?

健康维护组织（health maintenance organization，HMO）由医院（医生加官员）和保险公司组成的复杂系统（以最全面的形式）构成。HMO 与大量人群（潜在的病人）签订合约，目的是维护他们的健康。加盟会员每月支付费用（就像健康保险一样），一旦他们得病，与医院和医生发生的所有费用都免了。与健康保险不同，在 HMO 模式下，无论加盟会员是否得病，医院和医生都能得到支付。因此，如果加盟会员健康无恙——远离医院，对各方都好。

10. 许多临床医生起初讨厌 HMO，为什么?

因为临床医生具有很强烈的独立性，不喜欢扎堆的管理人员在他们面前指挥他们如何处置病人。

11. 为什么临床医生具有很强烈的独立性?

或许是与生俱来的。

12. 这种独立性好吗?

或许并不好。毕竟，每个人都需要与他人合作，在发狂时不要相互伤害。

13. HMO 的管理人员真的会对临床医生如何处置病人指手画脚吗?

也是，也不是。就许多常见病的医疗来讲，临床医生已经确定了医学层面上有效、效率层面上最佳的策略——**临床路径**。尽管医生必须对每例病人的治疗个体化，但是，如果我们

---

①译者注：健康维护组织是一种管理式的保险公司。HMO 是管控型医疗保险计划中最便宜的类型。HMO 保险计划的保险费相对比较便宜，病人看病后自付费用的比例也较低。HMO 的目标是为每一个会员提供健康管理，强调通过预防性和综合协调医疗服务，提高投保人的整体健康水平，从而减少医疗费用。所以，HMO 计划有更多预防性医疗的福利，如为会员提供免费的年度体检、疫苗注射、女性乳房检查等。这种模式的优点是您的保健医生比较熟悉您的整体健康状况，能够协调治疗。缺点是，病人必须通过基础保健医生转诊才可以去看专科医生或住院治疗，有时候这种转诊方式可能拖延病人的治疗。如果您需要就医的情况比较多，那么选择 HMO 的计划后您个人需要支付的医疗费用较低，可以相对节省看病的开支。

能按照预定的治疗指南行事（就像 HMO 的管理者推荐的那样），一般来讲，病人恢复会更快、花费更少。

14. 临床医生会按这些临床路径行事吗？

传统情况下不会。

15. HMO 的管理人员会怎么做？

他们会对每位临床医生使用昂贵资源（在预定临床路径范围之内）进行评估，并与这位医生所医治的病人的健康状况联系起来分析。

16. 临床医生喜欢这种督查吗？

肯定不喜欢。

17. 何谓优选医疗机构[①]？

优选医疗机构（Preferred Provider Organization，PPO）是一组医生，要求所选取的这组医生在法律上保持独立于医院和保险公司（如果这些医生与医院和保险公司联合起来那就应该是 HMO），大多数情况下 PPO 还有一组病人。但是，PPO 会保持临床医生的独立性，虽然大多数 PPO 都需要管理人员来协调流程、保管账目及避免医生之间相互"拆台"。总之，PPO 给人的感觉就是独立。

18. 卫生保健层面的支出大吗？

花费确实很大。临床医生抱怨病人支付了很多，但是，也得到了很多。在美国，病人期盼肝移植不受限制，每位头痛病人都能做磁共振影像学检查。美国人认为神奇而昂贵的卫生保

---

①译者注：优选医疗机构保险是介于按服务收费保险（Fee for Service）和健康维护组织（HMO）之间的一种自选式保险计划。PPO 保险公司通过与医生、医院谈判获得优惠的医疗服务价格。这样，PPO 保险公司就可以向其会员提供更便宜的医疗保险。PPO 的会员也可以选择网络外医疗机构（out-of-network providers），但个人自费的比例比较高，保险公司报销医疗费用的比例相应更低。而且，在网络外医疗机构看病也不能获得医疗服务优惠折价，这样医疗费用就更高。PPO 的优点是它给您更多的选择性。投保人不需要指定基础保健医生，看专科医生也不需要通过基础保健医生转诊去看专科医生。参加 PPO 保险计划有更多的选择医生、医院的权利，但 PPO 的保险费通常比 HMO 更高。

健不应该只是一种特权，而应该是一种人权。

19. 那么，问题到底在哪？

美国大型企业的一些首席执行官抱怨卫生保健层面的强制性支出迫使美国产品的成本不断上升，使得美国公司在全球市场的竞争力下降——在一辆崭新的雪佛兰里，卫生健康成本费大于钢材。

20. 大企业有解决问题的办法吗？

他们认为有办法解决。这些首席执行官依旧希望他们自己和他们的家人能不受限制地到最现代化的卫生保健部门就医。这些首席执行官自然没有愤世嫉俗，他们希望能节省花在他们雇员身上和"他们的家庭"身上的卫生保健方面的开支。他们希望提高到卫生保健部门就医的门槛，但是，他们不希望对自己大刀阔斧地削减开支。为此，他们提出了按人头付费（capitation）理念。

21. 何谓按人头付费？

大企业的首席执行官们来到医院、HMO 或 PPO，说："你们为什么不能提供全方位卫生保健，对我的所有雇员收取一种固定费用呢？例如，每个人头每月$180，怎么样？"（这就是按人头付费）。在这种按人头付费模式，临床医生就需要决策哪位病人应该得到哪些医疗（满足他们对独立的渴望），不过，医生会按事先订好的价格提供一切必要的医疗。因此，医生就要承担所有风险。首席执行官们之所以青睐这种付费模式是因为他们可以依旧为雇员提供卫生保健作为雇员的福利，同时能预先为成本做预算。

22. 临床医生为何厌恶按人头付费？

倏然间，临床医生们得到的独立空间比他们希望得到的或许要稍多一些。现在，患方预先把费用付给了医方，因此，病人的一切医疗成本就得从这些预先协商好的费用中扣除。此时的临床医生一定不会对每位头痛病人开具 MRI 检查，并且会破天荒地对老年病人说：即使我用透析方法把你的血尿素氮降至 50 mg/dl（17.8 mmol/L），你的情况也不会有好转。这与"昔日的好日子"正好相反：在那时，如果病人得病了并且一直病下去，医生就有钱赚。临床医生本来可以用一大堆令人眼花缭乱的药品和技术来蒙骗病人；如今，临床医生却正设法控制医疗成本。

23. 何谓奥巴马医改计划？

奥巴马医改计划（Obama Care）的官方名称是病人保护和

支付得起的医疗法案（Patient Protection and Affordable Care Act），是在 2010 年由时任总统 Barack Obama 签发的一项医疗卫生改革法案。它强制所有人都参加健康保险。该法案增加了中等收入家庭的补贴，对卫生健康提供者（healthcare providers）和高收入人群增税。该法案还排除了先前已有疾病带来的影响，不允许保险公司以投保人有病为由和以性别为由拒绝向其出售保险或加收保费，扩大了免费预防服务项目，扩大 Medicaid 和 CHIP[①]，提高 Medicare 药品补贴，要求大企业向其雇员提供医疗保险，为获得补贴的保险代理商创建一个保险市场，使个人、家庭和小企业买得起保险。

24. 所有这些变化都是好事吗？

绝对是好事。医学一直都在变，变得越来越快，越来越好。临床医生最初之所以迷恋上医学这一职业，是因为内科和外科的发展迅速，这是一门在智力方面极具刺激性的职业。

25. 临床医生能跟上所有这些变化的步伐吗？

肯定能。

26. 不管医学小鸡 Little[②]怎么大声嚷嚷："天要塌下来啦!"，医学（更确切地说是外科学）仍然是最令人满足、最有刺激性、最有回报的职业吗？

绝对没错。

---

①译者注：美国医疗制度分公共医疗保险和私人医疗保险两大类七种。公共医疗保险有老年残障医疗保险（Medicare，红白蓝卡）、联邦政府对各州医疗援助（Medicaid，白卡）和儿童健康保健（CHIP，儿童白卡）。私人医疗保险有 PPO、HMO、定点服务组织（POS）和按服务收费保险。

②译者注：小鸡 Little（Chicken Little）是迪士尼在 2005 年底推出的又一动画片巨作，这部动画片的中文译名是《四眼天鸡》。Chicken Little 是一只忧天小鸡，原为 19 世纪中期西方童话故事《Henny-Penny》中的一个角色。它有一天在树林里散步，树上一颗橡果掉下来砸在它头上，它以为天要塌下来了，急忙跑去告诉它的鸡、鸭、鹅等朋友，大家商量后决定立刻报告林中之王，半途遇上一只愿意带路的狐狸，结果被带进狐狸洞，统统都被吃了。此后，人们就用 Chicken Little 来比喻胆小鬼、杞人忧天者或对事情估计过于悲观的人。英国人向来对鸡缺乏好感，chicken 一词在用于比喻时，多属贬义，如指嘴上没毛的年轻人，胆小如鼠的人。这句话的意思是：不管他人怎么把学临床医学看作是"世界末日"，医学（更确切地说是外科学）还值得你去学吗？

要诀：卫生保健改革

1. 卫生保健一直在不停地改革，并且还会继续改下去。
2. 医院成本（医院对项目或服务支付的费用）与医院向病人收取的费用之间存在巨大差价。
3. 临床路径评估无论对病人还是对医院都有好处。
4. 内科医生和外科医生都不欢迎他人的监督。
5. 外科学是最令人满足、最有刺激性、最有回报的职业，它应该成为你的不二之选。

（汤文浩　译）

参 考 文 献

1. Blumenthal D. Controlling health care expenditures. *N Engl J Med*. 2001；344（10）：766-769.
2. Dudley RA, Luft HS. Managed care in transition. *N Engl J Med*. 2001；344(14)：1087-1092.
3. Fuchs VR. What's ahead for health insurance in the United States? *N Engl J Med*. 2002；346（23）：1822-1824.
4. Iglehart JK. Changing health insurance trends. *N Engl J Med*. 2002；347（12）：956-962.
5. Schroeder SA. Prospects for expanding health insurance coverage. *N Engl J Med*. 344（11）：847-852.
6. Wilensky GR. Medicare reform-now is the time. *N Engl J Med*. 2001；345：458-462.
7. Wood AJ. When increased therapeutic benefit comes at increased cost. *N Engl J Med*. 2002；346（23）：1819-1821.
8. Wright JG. Hidden barriers to improvement in the quality of health care. *N Engl J Med*. 2002；346（14）：1096.

第106章 医 学 伦 理

M. Kelley Bullard，*MD*

1. 医学伦理有原则吗?

有，4大原则:

a. **医疗行善**:是指主动做善事，为病人提供净获益的治疗性干预。该原则要求医生在其整个职业生涯中通过不断学习来维护专业知识和技术。

b. **无害为先**:又称"切勿伤害"，是指不造成伤害。为了履行这一原则，医生就必须知晓拟推行的干预措施会造成什么伤害及其可能性大小。

c. **尊重自主**:是指病人自己在深思熟虑后心甘情愿要求医生为其签署知情同意书，尊重其健康信息隐私权，以坦诚的方式进行沟通促进相互信任，不管病人的意愿是否符合自己的想法都尊重病人的意愿。

d. **公平正义**:承认该病人是社会的一分子。该原则力求为相同病情的病人创建平等的治疗，在需要的病人中对资源做尽可能平均的分配。

2. 知情同意书包括哪些内容?

知情同意书中讨论的内容应该包含:

a. 有关该病人诊断的病情说明。

b. 用通俗的语言来解释拟行的治疗。

c. 披露拟行治疗可能出现的获益和风险。

d. 讨论替代疗法及其可能结局(一定要提及如果不治疗可能会发生的结果)。

e. 病人的所有问题和关切都得到了全面深入的答复。

知情同意书是由病人自己或由其代理决策人代表病人(当病人无行为能力时或者在未成年人)心甘情愿做出的一项决定。

3. 何谓事前遗嘱?

事前遗嘱(advance directive)又称事先声明，是由有行为能力的病人拟定的一套指示（嘱托），目的是为自己在丧失行为能力时留下有关治疗的意愿。事前遗嘱的目的是尊重病人的自主权，允许病人自己决定今后的医疗。有助于家属和医生依据病人的意愿拟定决策，而不是依据人们的感觉——哪项措施对该病人最有利。事前遗嘱的形式可以是非正式的文本（如生前遗嘱），也可以是正式的合法文本（如医疗持久授权书）：

a. 信息文本，如生前遗愿（living will），又称生前遗嘱，是由一位具备行为能力的人拟定的有关将来医学治疗的一系列特殊指令。生前遗愿是病人在病倒前为今后监护人拟定的一份遗愿，又称病前指南（preillness guideline）。

b. 合法指定的正式决策人，如医学持久授权人（durable power of attorney，DPOA），是病人指定的一位代理决策者。一旦该病人失去做医疗决策的行为能力，该代理决策者就起作用。因此，持久授权人必须是在病人的认知能力下降前已经确定的。

在病人因疾病丧失做决策的行为能力时，事前遗嘱就被激活。有关事前遗嘱的法律各州不一。

4. 何谓 POLST？

POLST 是生命维持治疗医嘱（physician orders for life-sustaining therapy）的英文首字母缩略词，是对事前遗嘱的补充。POLST 是为期望寿命不足 1 年的病人所开具。POLST 包括与该病人的临终关怀选择相符合的眼下治疗医嘱。它可以为急救人员和病人住院期间的医疗团队指明方向。POLST 是为任何年龄的重症病人而制订。如今已经有 18 个州认可了 POLST 书，还有许多州的 POLST 正在立项中。

5. 何谓放弃（停止）抢救医嘱？

放弃抢救（do-not-resuscitate，DNR）医嘱是告知医护人员病人对复苏的意愿。如果发现病人心搏或呼吸已经停止，病人或医疗决策者有权决定采取何种程度的干预措施。大多数 DNR 书包含了不同程度的干预，这有助于病人或其代理人采纳或放弃某些干预，例如：

- 气管插管
- 胸外心脏按压
- 除颤

● 心律失常用药和（或）血压支持用药

DNR 医嘱不影响其他任何治疗决策。医疗机构认证联合委员会（Joint Commission for the Accreditation of Healthcare Organizations，JCAHO）强制要求医院制订书面指南预案，明确 DNR 医嘱的责任。所有 DNR 医嘱都必须像其他医嘱一样，是书面医嘱，放在病人病历夹的适当位置。

DNR 医嘱仅适用于急性心肺衰竭发作病人。在病情稳定的病人中，DNR 医嘱**不能用于阻止其他形式治疗**。

6. 撤除支持与阻止支持有何区别？

撤除医疗是指去除一切生命支持措施，而阻止医疗是指不再追加医疗——"就此打住"。这两种决策都是将治疗目的从保命和恢复健康转变为保持病人在弥留之际的安详和不痛苦。在道德上或伦理层面上，撤除支持与阻止支持之间没有区别。这两种决策都意味着让该病人的疾病"听天由命"，不动用医疗技术。

虽然决定撤除支持或决定实行阻止支持后病人死亡的可能性加大，但是并不等于病人必死无疑。在这项决定做出后，正确处置的重点应该放在不让病人受痛苦和心理社会支持方面。

7. 何谓徒劳医疗[①]？ 何谓医学徒劳[②]？

医学徒劳有 4 大概念：

a. 不需要医疗专业人士提供生理学上劳而无功的治疗。

b. 既然该病人不可能活着出院，何必对这位病人膏肓的病人进行治疗。

c. 即使该病人目前依旧暂时有一口气，不过，由于病情的持续发展，该病人最终一定会在本次住院期间断气，人们认为这种**致死条件**概念下的医疗是一种劳民伤财。

d. 如果病人的生活品质太差，以至于延长其寿命已经有悖

---

①译者注：徒劳医疗（futile care）是指劳民伤财的治疗，病人不会有获益或康复的可能。

②译者注：医学徒劳（medical futility）是指从医学的角度对徒劳医疗的界定：a. 判断对一位病人做进一步的医疗已经没有价值。b. 医学治疗有成功的可能性，但是，推理和经验提示可能性极低。

情理，生活品质上的劳而无功或**性质层面的劳而无功**就不赞成进行治疗。

徒劳医疗意味着需要常规启动姑息干预，目的是减少在现代 ICU 内挣扎的痛苦。

8. 脑死亡的临床判断指标是什么？

脑死亡是指脑和脑干的一切功能不可逆性停止。脑死亡的检查包括：

a. 寻找脑功能永久丧失的原因（如 CT 或 MRI 显示水肿或弥漫性缺血）

b. 排除神经功能降低的可逆性原因

- 代谢紊乱
- 神经肌肉阻滞药
- 麻醉药
- 中毒/娱乐性多重给药
- 低体温
- 低血压
- 缺氧

通过临床检查明确：

a. 无脑干反射

- 瞳孔固定散大
- 角膜、咽或咳嗽反射消失
- 眼-脑反射消失
- 眼-前庭反射消失

b. 对伤害性刺激的运动反应消失。

c. 呼吸暂停试验（CO_2 刺激）后没有呼吸驱动。

如果病人因为其他损伤无法采用上述标准评估，就需要做验证性检查。验证性检查包括脑血管造影、经颅多普勒检查、脑电图或放射性核素（radionucleotide）闪烁照相。

儿童的诊断程序相同，所不同的是在 1～18 岁的儿童应该在 12 小时后再做一次检查；年龄<1 岁的儿童应该观察 48 小时，至少做一次验证性检查。

9. 何谓持续植物人状态？

在持续植物人状态（persistent vegetative state），病人看似处于唤醒状态，但不能察觉到其周围事物，也没有高层次的心智活动，一般见于从昏迷状态好转后。此时的病人能睁眼，但是仅有反射性行为（reflexive behavior）。

10. 何谓安乐死？

安乐死（euthanasia）是指临床医生积极地帮助病人死亡。安乐死是一种饱受争议的行为，可以分为主动安乐死和被动安乐死，前者是指医生使用终止生命的药物，后者是指医生为病人开具致死剂量的药物。俄勒冈是第一个为医生辅助自杀（physician-assisted suicide）立法的州——允许医生为临终病人开具处方来满足他们的自杀目的。自从这一标志性立法后，华盛顿、费蒙特、加利福尼亚和蒙大拿州也相继通过了同样的法案。

11. 关于器官捐献，应该由谁来与病人家属交谈？

器官获取组织（organ procurement organization）应该是与病人家属谈论器官捐献问题的第一人。此称去关联原则（decoupling principle），其目的是消除各种利益冲突。

12. 在器官捐献具有可行性时，应该与病人家属谈些啥？

对于脑死亡情况，应该告知家属一旦脑死亡检查结果出来，该病人就属于合法死亡。对病人家属来讲，可能有些纳闷，因为病人的心脏依旧在跳动。一定要消除家属的顾虑：该病人掌控疼痛的中枢已经停止发挥作用，所有在切取器官时他不会感知任何疼痛。一旦器官获取部门启动了谈话，在器官捐献通用程序方面的宣教有助于消除误解。应该向病人家属保证：

- 他们也可以拒绝捐献器官，不必担心任何歧视。
- 有多位病人可能从这些捐献的器官中获益。
- 不能保证所切取的器官都有活力用于捐献。
- 他们不必支付脑死亡判定后所产生的医疗费用。

13. 何谓心性死亡后器官捐献？

心性死亡后器官捐献是指从未被宣布脑死亡的病人体内切取器官的程序。这类病人大多数是灾难性脑或脊髓损伤，但尚未达到脑死亡临床定义的要求。要像脑死亡病人一样履行相同的知情同意程序。把病人送入手术室，撤除医疗措施。由一位既不参与器官切取，也不参与器官移植的医生来到现场，宣布死亡。在宣布心性死亡后，器官获取团队才进入手术室开始切取器官。

14. 医院伦理委员会的地位如何？

医院伦理委员会负责本院职工的教育，并提供咨询。医院伦理委员会由在医学伦理和伦理教育方面受过专业培训的医生和辅助人员组成。医院职工的伦理教育可以通过大查房、专题讨论、专题讲座和伦理委员会质询的形式实现。应该把医院伦理委员会看作医院大家庭中不可或缺的一部分。在陷入伦理和道德上的两难之境时，为了培养更好的凝聚感，伦理委员会出台的政策应该请该医院的其他委员会和部门审核。

要诀：医学伦理

1. 医学伦理的基石是 4 大原则：
   a. 医疗行善
   b. 无害为先
   c. 尊重自主
   d. 公平公正
2. 事前遗嘱是由有行为能力的人拟定的一套指示（嘱托），表达在自己丧失沟通能力时对治疗的意愿。
3. POLST 是对事前遗嘱的补充（不是替代）。
4. DNR 医嘱仅适用于急性心肺衰竭发作病人；在病情稳定病人，DNR 医嘱不能用于阻止其他形式治疗。
5. 脑死亡是指脑和脑干的一切功能不可逆性停止。

（汤文浩 译）

参 考 文 献

1. Luce JM, White DB. A history of ethics and the law in the intensive care unit. *Crit Care Clin*. 2009；25（1）：221-237.

2. Luce JM, White DB. The pressure to withhold or withdraw life-sustaining therapy from critically ill patients in the United States. *Am J Respir Crit Care Med*. 2007；175（11）：1104-1108.

3. Schmidt TA，Zive D. Physician orders for life-sustaining treatment（POLST）: Lessons learned from analysis of the Oregon POLST registry. *Resuscitation*. 2014；85（4）：480-485.

4. Greer DM，Wang HH. Variability of brain death policies in the United States. *JAMA Neurol*. 2016；73（2）：213-218.

5. Bernat JL. How can we achieve uniformity in brain death determinations? *Neurology*. 2008；70（4）：252-253.

6. Laureys S，Boly M. What is it like to be vegetative or minimally conscious? *Curr Opin Neurol*. 2007；20（6）：609-613.

7. Steinbrook R. Organ donation after cardiac death. *N Engl J Med*. 2007；357（3）：209-213.

第107章 职 业 精 神

U. Mini B. Swift，MD，MPH，FACP，
Ghassan Jamaleddine，MD，Alden H. Harken，MD，FACS

1. 何谓职业?

职业是对社会需要的复杂服务进行组织的手段。美国外科医生学会对职业的定义：职业是一种岗位，其核心要素是在掌握一门复杂知识和技能体系基础上的工作。职业是一个行业，在这个行业中，某些学科或学问的知识，或建立在这些知识基础上的艺术被用来为他人服务。其成员受道德准则管控，并对能力、正直和道德品行、无私做出承诺，承诺在他们职业范围内提升公众利益。这些承诺就是一种职业与社会之间形成社会契约的基础，反过来，该契约又赋予该职业一种使用该知识基础上的垄断权、在实践中享有相当大的自主权和自我调控特权。职业及其成员需要向其服务对象和社会负责。

2. 一种职业的核心要素有哪些?

所有职业都通过4大核心要素彰显其特点：①使用专业知识的垄断者；②作为对我们所钟情的这门垄断事业的回报，在实践中享有相对的自主权和自我调控义务；③无私为个体和社会服务；④保持和拓展职业知识和技能的义务。

3. 何谓职业精神?

职业精神是指一种专业人员的认知、良心和学识属性。说到底，就是母亲逢人便引以为豪地炫耀你是一名医生、一名外科医生的全部缘由。

4. 为什么临床医生需要一种职业行为准则?

在外科临床上，信赖不可或缺。外科职业行为准则(code of professional conduct)阐述的是外科职业与其服务的社会之间的关系。这通常被称之为社会契约。对病人来讲，外科职业行为准则是外科界对每例病人及其社会做的具体承诺。

"信赖大厦"是由一块砖一块砖砌起来的。

5. 何谓美国外科医师学会职业行为准则?

该职业行为准则涵盖了专业精神的一般原则并将这些原则用于外科实践中。职业行为准则是我们赢得专业特权及病人和公众信任的基础,是对我们工作的说明。

6. 美国外科医师学会职业行为准则里所描述的专业精神责任是什么?

在术前、术中和术后这一连贯的医疗过程中,外科医生的责任是:

- 成为为病人需求服务的有效维护者。
- 公开治疗选项,包括各种选项的风险和获益。
- 公开并解决可能影响医疗决定的各种利益冲突。
- 在围手术期,在意病人,尊重病人,理解他们的脆弱性。
- 全面公开不良事件和医疗失误。
- 认同病人的心理、社会、文化和精神需求。
- 将终末期疾病病人的特殊需求纳入外科医疗之内。
- 认同并支持病人家属的需求。
- 尊重其他医疗专业人员的学识、尊严和看法。

7. 其他专业学会也有职业行为准则吗?

是的。有几个团体已经出台了职业行为准则,美国外科医师学会对他们的宣言表示支持。

8. 为什么外科医生需要有自己的职业行为准则?

外科手术是一种极端经历。外科医生从生理上、精神上和社会上给我们的病人造成了重创。在病人愿意接受外科手术时,他一定是相信这位手术医生能将他的福祉放在高于一切的位置。这些成文的准则有助于强化这些价值。

9. 外科职业行为准则和其他专业的职业行为准则的基本原则是什么?

- 病人福祉至上
- 病人的自主权
- 社会公平公正

10. 何谓"病人福祉至上"?

这就是说永远把病人的裨益放在第一位。这一理念的核心就是无私，只有外科医生无私才能在医患关系中培育信任。

11. 何谓"病人自主原则"?

病人必须在理解情况下自己做出有关治疗的知情决断，这有点复杂。作为临床医生，我们必须真诚地与我们的病人相处，以便他们是在熟知这方面知识的背景下做出决定，同时，要确保他们的决定符合伦理要求，又不会提不合理的医疗要求。

12. 何谓"社会公正原则"?

作为临床医生，我们必须为我们的病人呼吁，同时作为一个整体促进医疗保健体系的健全。我们必须平衡病人的不同要求（自主权），不要错误使用对社会大众有益的稀缺资源（社会公正）。

13. 如何才能将这些崇高的理念在我们每天内外科病房的工作中付诸实施?

美国外科医师学会制订的职业行为准则特别列出了外科医生的责任心。在所有其他情况下，用指导原则来左右你的行为。举例如下：

- 追求"公正公平分配有限资源"可能意味着你不会申请不必要的检查，甚至不会为 Child C 级肝硬化病人申请 20 U 的血。
- "改进医疗品质的许诺"就应该把能将改进病房工作流程的想法向你的住院总医师、项目主任、甚至科室主任进言而感到荣幸。

作为一名医学生，你有独特的机会可以多花一些时间与担惊受怕的病人（凡病人都或多或少有些惊恐）相处，为他们解释疾病的特点及诊疗计划会做些啥，并要用"孩子气"的口吻——不是大夫的语气。病人及其家属会喜欢你的这些作为。对疾病和诊疗计划的理解有利于病人行使自主权。

14. 医疗从业人员应该加入社交媒体①吗?

许多医疗从业人员都参与了社交媒体。

建设性机会和危险挑战都是真实存在的。

15. 何谓建设性机会?

我们很有必要培育跨学科、跨专业和跨代沟的对话。这正是这种交流模式得以存在的缘由。社交媒体是一种令人生畏的有效表达方式,问题在于如何把它用得"游刃有余"。

16. 何谓危险挑战?

我们必须假定我们的病人会阅读我们贴上去的每条信息,因此,绝对不能把那些我们不希望在本地报纸上发表的东西发到社交媒体上去。

要诀:职业精神

1. 职业精神叙述的是外科医生的认知、良心和学识属性。
2. 外科职业行为准则的基本原则包括:
   - 病人福祉至上
   - 病人自主权
   - 社会服务
3. 社交媒体的建设性机会和危险挑战是真实存在的。绝对不要把那些你不愿意在当地报纸上发表的东西贴到社交媒体上去。

(汤文浩 译)

参 考 文 献

1. ABIM Foundation,ACP-ASIM Foundation. European Federation of Internal Medicine. Medical professionalism in the new millennium:a physician charter. *Ann Intern Med*. 2002;136(3):243-246.
2. Cruess SR,Johnston S. Professionalism for medicine:opportunities and obligations. *Med J Aust*. 2002;177:208-211.
3. American College of Surgeons Task Force on Professionalism. Code of Professional Conduct. *J Am Coll Surg*. 2003;197:603-604.

---

①译者注:具体形式有博客、维基、播客、论坛、社交网络、内容社区等。

4. American College of Surgeons Task Force on Professionalism. Code of Professional Conduct. *J Am Coll Surg*. 2004；199：734-735.

5. Tilbert JC，Sharp RR. Owning medical professionalism. *Am J Bioeth*. 2016；16（9）：1-2.

6. Hillis DJ，Grigg MJ. Professionalism and the role of medical colleges. *Surgeon*. 2015；13（5）：292-299.

7. Gholami-Kordkheili F，Wild V. The impact of social media on medical professionalism：a systematic qualitative review of challenges and opportunities. *J Med Internet Res*. 2013；15（8）：e184.

第108章 必读文献

James Cushman，*MD*，*MPH*，*FACS*

外科轮转与内科不同，内科轮转要求你不断引用近期（最好是昨天）杂志上的文献，永远保持"前沿水准"，而在外科轮转，你只要熟悉下列文献就能把外科轮转的日子过得滋润有余，重要的是你必须将这些文献烂熟于心。

1. Mangano DT，Goldman L. Preoperative assessment of patients with known or suspected coronary disease. *N Engl J Med*. 1995；333（26）：1750-1756.

这篇文章是对 1977 年 Goldman 在 *N Engl J Med* 杂志上发表的原文的更新版，那篇文章率先提出"风险校正手术结局"理念。你应该将这篇文章的表 2（心脏风险的三大因素）复印下来，随身带在身边。例如，三项全能运动员能平稳渡过手术带来的应激，它比最高法院法官的裁决还准确。不过，本文提供了一套评分系统，你可以依据该评分系统计算出客观围手术期风险。注意，主要的分值都来自于心脏。如果一例病人在术后 20 天内死亡，一般来讲其罪魁祸首就是心脏。

2. Nygren J，Thacker J，Carli F，et al. Guidelines for perioperative care in elective rectal/pelvic surgery：Enhanced Recovery After Surgery（ERAS（Ⓡ））Society recommendations. *World J Surg*. 2013；37（2）：285-305.

促进术后恢复（Enhanced Recovery After Surgery，ERAS（Ⓡ））学会（www.erassociety.org）的宗旨是改进全球的围手术期医疗。这篇综述罗列了一些重要指南，为人们奉献了直肠和盆腔外科手术最理想的围手术期处理循证医学共识。这篇综述复习了 1966 年至 2012 年年初之间的文献。基于证据的 ERAS 方面的推荐意见包括（但不限于）术前辅导服务、术前优化、术前肠道准备、缩短术前禁食时间、术前口服清亮碳水化合物液体和麻醉前用药。

3. Fleshman J，Branda M，Sargent DJ，et al. Effect of laparoscopic-assisted resection vs open resection of stage Ⅱ or Ⅲ rectal cancer on pathologic outcomes：The ACOSOG Z6051 Randomized Clinical Trial. *JAMA*. 2015；314（13）：1346-1355.

这是一篇新的针对Ⅱ期或Ⅲ期直肠癌（肿瘤已经超出肠壁）病人的多中心随机对照临床研究，目的是比较腹腔镜切除（240例）与开放切除（222例）的效率。主要观察指标由环周切缘＞1 mm、远切缘没有肿瘤残留和全系膜切除标本的完整性三项组成。结论：根据病理结果，本研究不支持对Ⅱ期或Ⅲ期直肠癌病人采用腹腔镜切除。

4. Dellinger RP，Levy MM，Rhodes A，et al. Surviving sepsis campaign：international guidelines for management of severe sepsis and septic shock：2012. *Crit Care Med*. 2013；41（2）：580-637.

凡有可能参与因脓毒症、重症脓毒症和（或）脓毒症休克入院病人医治的医生都必须强制阅读本文。这是一篇长达57页的资料，代表了68位国际专家和30个团体组织的共识，这是对2008版指南的更新。虽然这篇文章中认可的许多推荐意见所基于的证据等级都是微弱支持，但是许多针对严重脓毒症病人最佳医疗的1级推荐意见在这些专家中存在强烈共识。读者应该知道这些推荐意见的含义所在，并设法将这些推荐意见用于临床中。

5. McClave SA，Taylor BE，Martindale RG，et al. Guidelines for the provision and assessment of nutrition support therapy in the adult critically ill patients：Society of Critical Care Medicine（SCCM）and American Society for Parenteral and Enteral Nutrition（ASPEN）. *J Parenter Enteral Nutr*. 2016；40（2）：159-211.

对危重病人的营养支持处理来讲，这些更新版的指南标志着来自在该领域享有盛誉的两大医学组织的、基于权威证据的营养和代谢优化在继续改进。该指南的意向是帮助 ICU 医生为预计在 ICU 内住院超过 2～3 天的成年病人拟定营养支持计划。这篇文章经过了精心的组织准备，涉及营养评估、肠内营养启用、肠内营养的给予量与监测、肠外营养及营养治疗其他方面的关键的和最新的文献。凡负责 ICU 病人营养支持与健康的医生都一定要读一读这篇文章。

6. Veronesi U，Cascinelli N，Mariani L，et al. Twenty-year follow-up of a randomized study comparing breast conserving surgery with radical mastectomy for early breast cancer. *N Engl J Med.* **2002；347（16）：1227-1232.**

将 700 例直径＜2 cm 的乳腺癌女性随机分为根治性乳房切除和区段切除加放疗两组。在 1976 年之后，腋下淋巴结阳性者又接受了 CMF 方案（环磷酰胺+甲氨蝶呤+氟尿嘧啶）辅助化疗。在 20 年后，区段切除加放疗组有 30 例女性发生局部复发，根治性乳房切除组有 8 例女性发生局部复发（$P = 0.01$）。相反，在 20 年时，两组的全因死亡率都是 41%。作者的结论：区段切除加放疗是"较小"乳腺癌女性的首选术式。

7. Fisher B，Jeong JH. Twenty-five-year follow-up of a randomized trial comparing radical maste-ctomy，total mastectomy，and total mastectomy followed by irradiation. *N Engl J Med.* **2002；347（8）：567-575.**

临床研究所受的制约很多。美国乳腺与肠道外科辅助治疗研究组（The National Surgical Adjuvant Breast and Bowel Project，NSABP）的临床研究从 25 年前启动，一直是一流前瞻随机临床研究的参照标准。本研究纳入 1851 例乳房肿瘤切除加淋巴结清扫后的女性。作者的结论：肿块切除加乳房放疗是恰当的治疗。为了能正确解读临床研究中出现的浩瀚问题，你必须细读这篇文章。放疗确实能降低乳腺癌病人的死亡率，但是，这种死亡率的下降被其他原因所致的死亡率增高部分抵消了。

8. Barnett HJ, Taylor DW, Eliasziw M, et al. Benefit of carotid endarterectomy in patients with symptomatic moderate or severe stenosis. North American Symptomatic Carotid Endarterectomy Trial Collaborators. *N Engl J Med*. 1998; 339（20）: 1415-1425.

这是一篇于 1987 年启动的北美症状性颈动脉内膜切除术试验（North American Symptomatic Carotid Endarterectomy Trial，NASCET）。NASCET 把重度颈动脉狭窄（70%～99%）和中度颈动脉狭窄（<70%）随机分为标准药物治疗和颈动脉内膜切除术（carotid endarterectomy，CEA）两组。1991 年，有症状的重度狭窄病人在外科手术组的优势已经十分清楚，这组病人的研究宣布停止。这篇文章报道了中度狭窄（50%～69%）病人 5 年中同侧脑卒中发生率在药物治疗组为 22.2%，在手术治疗组为 15.7%（$P = 0.045$）。颈动脉狭窄一旦出现症状，就是不祥之兆。随着你见到的形形色色的疾病，你会发现许多你不希望看到的疾病，会在不知不觉中对这些疾病的轻重缓急进行排序。在每位医生的排序列表里，大面积烧伤和大面积脑卒中都位居列表的顶端。

9. van de Vijver MJ, He YD, van't Veer LJ, et al. A gene-expression signature as a predictor of survival in breast cancer. *N Engl J Med*. 2002; 347（25）: 1999-2009.

本文作者提出的假说是：我们人类的 35 000 个基因中有 70 个基因决定了乳腺癌的特征。癌症不同于囊性纤维化或镰形细胞病，癌症需要一群基因突变，并非单一基因突变。他们对 295 例病人随访了 12 年，报道了这"70 种基因标签"对生存率的预测比经典指标（病人年龄、肿瘤大小、肿瘤组织学、病理分级、激素受体状态，甚至淋巴结受累情况）更准确。淋巴结的情况更令人震惊。本文作者观察到，远处转移会置病人于死地，但是，淋巴结阳性则不是这样。无论病人的淋巴结是阳性或阴性，决定病人生存率的是基因谱。并非所有癌症都是在生长阶段获得转移能力的，这种能力是在机体出现第一个肿瘤细胞时就确定下来的。

10. Harken AH. Enough is enough. *Arch Surg*. 1999; 134（10）: 1061-1063.

这篇文章是探究外科医生在下列工作方面的责任心: 手术风险评估、权衡手术风险与预期生理心理获益之间的关系、建立个体化评估病人福祉的常识策略（common sense strategies）。如果获益大于预计手术风险, 下决心做手术就轻而易举。如果风险大于获益, 你就会犹豫不决, 但是, 如果当外科医生能敏锐地认识到这一比较常见的问题就能减少病人及其家属的伤感, 避免紧俏资源的浪费, 适当化解家属对外科医生决策方面的不满情绪。

11. Eatock FC, Chong P, Menezes N, et al. A randomized study of early nasogastric versus nasojejunal feeding in severe acute pancreatitis. *Am J Gastroenterol*. 2005; 100（2）: 432-439.

有些急性胰腺炎病人早期进食会出现疼痛, 因此, 传统的观点认为过早刺激胰腺会加重病情。近来的科学证据表明, 胰腺腺泡细胞的过度刺激可能不是急性胰腺炎的病因, 从而导致临床医生对胰腺休息的益处产生了疑问。已经有研究表明, 在重症急性胰腺炎中, 采用远侧小肠的肠内营养对病人有益。这是第一篇这方面的随机前瞻研究, 研究纳入了 50 例成年重症急性胰腺炎病人, 随机将病人分为早期鼻-胃管和鼻-空肠管肠内营养两组。观察点是疾病严重程度（用 APACHE Ⅱ 评分度量）、全身炎症反应程度（C 反应蛋白水平）、临床进展和疼痛情况。观察到的总死亡率为 24.5%, 两组间死亡率无显著性差异, 并发症发生率、CRP 变化、APACHE Ⅱ 变化和疼痛也无显著差异。该研究的意义在于用科学的方法对胰腺休息有助于急性胰腺炎病人的快速康复这一外科偏见提出了质疑。

12. McFalls EO, Ward HB, Moritz TE, et al. Coron-ary-artery revascularization before elective major vascular surgery. *N Engl J Med*. 2004; 351（27）: 2795-2804.

这是一篇退伍军人管理局的前瞻随机临床研究, 目的是评估冠状动脉血运重建在大血管手术病人中的益处。将 510 例病人随机分为血运重建（冠状动脉搭桥术、经皮放置支架）和标准的药物治疗两组。两组病人的特性基本相仿；糖尿病者占40%，吸烟者占45%，有心肌梗死病史者占40%，三支血管冠心病者占30%，脑血管意外或短暂脑缺血发作史者占20%。本研究分别评估了住院结局和远期随访结局。结果表明，两组病人的术后并发症发生率和住院期间死亡率无显著性差异。在随机研究后2.7年，两组的死亡率未发现明显差异。术前血运重建组病人的治疗明显延长（54天 vs 18天）。这些结果表明除非病人出现了急性冠脉综合征表现，常规在大血管手术前行冠状动脉血运重建并不能使病人近期或远期受益。

13. Fitzgibbons RJ Jr, Giobbie-Hurder A, Gibbs JO, et al. Watchful waiting vs repair of inguinal hernia in minimally symptomatic men: a randomized clinical trial. *JAMA*. 2006; 295（3）: 285-292.

是否需要手术和何时手术是作为外科医生需要做出的最重要的决策之一。本临床研究的目的是判断对症状轻微的腹股沟疝男性病人是否需要做疝修补术。Fitzgibbons是全国公认的一位疝外科方面的专家，他在美国胃肠内镜外科医师学会（Society of American Gastrointestinal and Endoscopic Surgeons，SAGES）的大型巡回系列大师演讲（欲观看录像，请登录www.medscape.com/viewarticle/553466）中奉献了这项前瞻随机多中心研究结果。这项临床研究将720例症状轻微的腹股沟疝男性病人随机分为两组：观察组和无张力疝修补组。这些病人的随访时间为2年～4.5年。反映本研究的主要结局的指标包括疼痛、影响活动的不适、与生活质量有关的生理健康评分（physical component score，PCS）与基线相比的变化值，结果发现两组之间都无显著性差异。因此，可以对这部分病人进行观察，因为这些病人嵌顿的风险很小[1.8/（1000例·年）]。

14. Neumayer L, Giobbie-Hurder A, Jonasson O, et al. Open mesh versus laparoscopic mesh repair of inguinal hernia. *N Engl J Med*. 2004; 350（18）: 1819-1827.

自20世纪80年代后期，随着微创外科的兴起，许多手术（包括腹股沟疝修补术）都采用了腹腔镜入路。腹腔镜疝修补术的优点是术后疼痛显著减轻和恢复正常活动早。但是，腹腔镜也有风险。腹股沟疝修补术的最佳入路争议了很长时间，涉及的因素众多，一直未有定论。腹腔镜疝修补术必须在全身麻醉下进行，还存在严重并发症的风险，包括肠穿孔和大血管损伤，其实还不止这些。许多研究表明，总的看来腹腔镜的优势超过开放式无张力疝修补法，但是，这些研究大多数是在疝专科中心进行的。本研究是一项由退伍军人管理局主导的大型多中心前瞻随机临床研究，或许更能代表总人群的情况，其意义自然不同凡响。本研究将 2164 例腹股沟疝病人随机分为腹腔镜组和 Lichtenstein 开放式无张力疝修补组。虽然腹腔镜组病人的疼痛轻，恢复工作时间快，但是，复发率明显多见（10.1% vs 4.9%）。因此，从复发率和安全性两方面来看，开放式无张力疝修补法优于腹腔镜疝修补法。本研究和后继 Jacobs 医生所写的点评引出了关于腹腔镜手术学习曲线、外科医生手术技巧和今后住院医师培养方面的诸多问题。

15. Giger UF, Michel JM, Opitz I, et al. Risk factors for perioperative complications in patients undergoing laparoscopic cholecystectomy: analysis of 22, 953 consecutive cases from the Swiss Association of Laparoscopic and Thoracoscopic Surgery database. *J Am Coll Surg*. 2006; 203（5）: 723-728.

利用一个瑞士的数据库，本文作者找到了腹腔镜胆囊切除病人发生局部和全身并发症的多种风险因素。这项研究的报道谈不上新奇，但是，本研究的发现似乎让我们所有人都认识到我们可以对外科医生相关性风险参数（包括参与复杂病例外科手术的规培医生及其上级医生的技巧水平，以及复杂病例的手术时机）进行调整和控制。

16. Hébert PC, Wells G, Blajchman MA, et al. A multicenter, randomized, controlled clinical trial of transfusion requirements in critical care. Transfusion Requirements in Critical Care Investigators, Canadian Critical Care Trials Group. *N Engl J Med*. 1999; 340（6）: 409-417.

红细胞的作用是为组织输送氧，一般认为增加氧输送对重症病人是有好处的。因此，对重症病人将输血的标准定在血红蛋白 100 g/L 是多数人能接受的。输血的风险和获益都可以很大。由于"放开"输血策略会造成容量过多、免疫抑制及感染性疾病的传播，获益则无从知晓，或许还会使那些本可不必输血的病人暴露于本可避免的风险之中。本文是一项多中心随机对照临床研究，总共纳入 838 例血容量正常的 ICU 病人，随机分为"限制"输血策略和"放开"输血策略两组。限制组的红细胞输入标准是血红蛋白值低于 70 g/L。放开组的红细胞输入标准是血红蛋白值低于 100 g/L。在病情不太紧急（APCHE Ⅱ≤20）和年龄<55 岁的病人，限制组 30 天死亡率比放开组低得多（分别是 8.7% vs 16.1% 和 5.7% vs 13%）。限制组病人接受的输血量也少（平均数是 2.6 U vs 5.6 U），住院死亡率也低（22.2% vs 28.1%；$P = 0.05$）。在 ICU 住院期间，放开组的心脏事件（包括肺水肿和心肌梗死）发生率更高。上述发现提示限制输血策略（将血红蛋白水平定在 70～90 g/L）对大多数这种病人来说可能都是安全可行的，急性冠脉综合征病人除外。对照传统输血指征，本研究要求临床医生输血要有依据，同时评估输血的风险与获益。

17. Clinical Outcomes of Surgical Therapy Study Group. A comparison of laparoscopically assisted and open colectomy for colon cancer. *N Engl J Med.* 2004；350（20）：2050-2059.

一些研究将腹腔镜手术与开腹手术进行了比较，总体显示腹腔镜手术病人的住院时间短、康复快；然而，由于人们担心腹腔镜手术不符合肿瘤学切除的要求及可能对病人的生存有不利影响，因此，在结肠癌的处理中，腹腔镜结肠切除术并未被广泛接受。本文是一篇随机对照临床研究，目的是评估腹腔镜结肠切除术治疗结肠癌的结局。本研究总共纳入 872 例病人，随机分为开放结肠切除术和腹腔镜结肠切除术两组，两组病人的人口统计学指标和肿瘤位置分布相仿。研究发现，并发症发生率、30 天死亡率和外科切缘情况在两组之间无显著性差异。然而，腹腔镜治疗组的围手术期康复更快，住院时间和麻醉镇痛药的使用时间都明显缩短。3 年随访未发现复发率、总生存率和无病生存率在两组之间存在差异。本研究的结果与欧洲临床研究报道结果[Lancet Oncol 2005；6（7）：477-484]相仿，都明白无误地表明腹腔镜结肠切除术是结肠癌的一种可接受的手术方式。欲观看腹腔镜结肠切除术治疗结肠癌的操作演示，请登录 www.websurg.com。

18. Lee TH，Marcantonio ER，Mangione CM，et al. Derivation and prospective validation of a simple index for prediction of cardiac risk of major noncardiac surgery. *Circulation*. 1999；100（10）：1043-1049.

术前评估要权衡手术风险与获益，并与病人讨论。在围手术期，心血管系统会受到挑战，出现严重心脏并发症。因此，对每例病人做心脏并发症风险分层至关重要。过去人们已经发明了一些判断心脏风险的指南，包括 Goldman 标准和心脏风险指数。这些评估系统因系统本身复杂性而限制了其使用。本研究提出了一种简单得多得修正心脏风险指数（Revised Cardiac Risk Index，RCRI）来预测择期非心性大手术病人的心脏并发症风险。本研究是在一所声望绝佳的学术型医院进行的，研究纳入了 4315 例病人，主要观察指标是心脏并发症，找到了 6 项等价的心脏并发症独立预测因子：高风险手术、缺血性心脏病病史、充血性心力衰竭病史、术前胰岛素治疗及术前血肌酐水平＞2.0 mg/dl（166.8 μmol/L）。RCRI 可以通过计算很快得出结果，如今已经成为对择期非心脏大手术病人的心脏并发症进行正确风险分层一种重要工具。

19. Gurm HS，Yadav JS，Fayad P，et al. Long-term results of carotid stenting versus endarterectomy in high-risk patients. *N Engl J Med*. 2008；358（15）：1572-1579.

本文的作者注意到颈动脉狭窄程度与同侧脑卒中之间存在直接相关关系。对经验丰富的血管外科医生和介入科医生来讲，这种疾病是可以处理的，并且可以预期病人会有非常好的结局。即使在很虚弱的病人，外科 CEA 的并发症发生率和死亡率也很低。用血管成形导管对脑血管进行扩张时，细小的碎裂斑块可能会顺着血流漂移，导致失忆。因此，有人发明了一种渔网（本文的前两位作者承认是其发明人，拥有这种脑保护装置的专利权），先在远侧血管放置一张渔网，然后实施血管成形导管扩张和放置内支架，目的就是预防失忆。这是一篇纳入 260 例病人的随机前瞻临床研究，作者得出的结论是：在 1个月、1 年和 3 年颈动脉支架加脑保护装置"不比 CEA 差"。

20. Giuliano AE，Hunt KK，Ballman KV，et al. Axillary dissection vs no axillary dissection in women with invasive breast cancer and sentinel node metastasis：a randomized clinical trial. *JAMA*. 2011；305（6）：569-565.

美国外科医师协会肿瘤组 2011 临床研究（American College of Surgeons Oncology Group 2011 Trial）按要求纳入了1900 例腋下淋巴结未扪及但术中冷冻切片发现有 1 枚或 2 枚哨兵淋巴结转移的临床 T1～T2 期浸润性乳腺癌病人。所有病人都做了乳房肿块切除加全乳切线放疗。将有 1 枚或 2 枚哨兵淋巴结转移的病人随机分为追加腋淋巴结清扫（清扫的淋巴结中位数是 17 枚淋巴结）和不做进一步治疗（切取的淋巴结中位数是 2 枚淋巴结）两组。进一步化疗问题由经治医生决定。总5 年生存率在腋淋巴结清扫组是 91.8%，在单独哨兵淋巴结切除组为 92.5%；两组的 5 年无病生存率分别是 82.2% 和 83.9%。由于两组间没有显著性差异，也就是说，单独哨兵淋巴结切除组"不差"，该项研究被叫停。

21. Shander A，Javidroozi M，Gianatiempo C，et al. Outcomes of protocol-driven care of critically ill severely anemic patients for whom blood transfusion is not an option. *Crit Care Med*. 2016；44（6）：1109-1115.

所有的成分血都有一定程度的相关风险，因此，只要病人没有活动性出血，尽量减少输血是合理的。本研究观察入院不足 24 小时且血红蛋白水平在 80 g/L 以下的重度贫血的重症病人，178 例不输血，441 例输血，对其进行比较分析。输血组病人的年龄较大，APACHE Ⅱ 评分较高。不输血组的医院内死亡率是 24.7%，输血组是 24.5%。ICU 的再入住率和心电图/心肌酶改变也相仿。

22. Rivers E，Nguyen B，Havstad S，et al. Early goal-directed therapy in the treatment of severe sepsis and septic shock. *N Engl J Med*. 2001；345（19）：1368-1377.

本文作者将治疗所有休克的通用序贯策略确定如下。

第 1 步：补充血容量。

第 2 步：给予升血压药物。

第 3 步：提升携氧能力。

然后，研究纳入了抵达他们医院（单中心）急诊室不足 6 小时的 263 例"脓毒症休克"病人。将其中的一半病人随机分配至"我们日常治疗休克的方式"组，另外 130 例病人按早期目标导向治疗（early goal-directed therapy，EGDT）处理。

a. 每 30 分钟输入乳酸林格液 500 ml，直至中心静脉压达 12 cmH$_2$O。

b. 如果平均动脉压依旧＜65 mmHg，开始用左旋去甲肾上腺素或多巴酚丁胺（一种 β$_1$ 受体激动剂，或者去甲肾上腺素，一种纯 α 受体激动剂）。

c. 如果混合静脉血氧饱和度依旧低于 70%，输血至血细胞比容达 30%。

这些病人当时都处于休克状态，休克常规治疗组中的死亡率是 46.5%，而 EGDT 组仅为 30.5%。差异较大（*P*＜0.009）。

23. ProCESS Investigators，Yealy DM，Kellum JA，et al. A randomized trial of protocol-based care for early septic shock. *N Engl J Med*. 2014；370（18）：1683-1693.

读过 Rivers 的那篇临床研究文章（参见**必读文献 22**）的 ICU 医生会质疑：所有休克病人都必须监测中心静脉压吗？他们终究还会读到加拿大输血需求重症医学临床研究（Canadian Transfusion Requirements in Critical Care trial，参见**必读文献 16**），然后产生疑惑：输血至血细胞比容达 0.30 或许并非对所有休克病人都有好处。因此，31 家急诊室联合起来随机将 1341 例脓毒症病人随机分为：6 小时达标的标准早期目标导向治疗

（early goal-directed therapy，EGDT）方案组、"改良"EGDT
组（不插中心静脉导管、不用升压药、不输血），和"根据过
去 13 年里学到的知识决定是否插中心静脉导管及是否输血至
血细胞比容达 0.30"组。主要终点是 60 天住院死亡率，次要
终点是远期死亡率和器官支持需求，这些观察指标在三组间都
没有显著性差异。第 I 组的所有病人都监测中心静脉压，并把
血细胞比容提升至 0.30。第Ⅲ组中只有极少数病人需要插中心
静脉导管，不过，或许令人诧异的是这些病人接受的输液量与
EGDT 组（第 I 组）相同。第Ⅲ组病人接受的输血量少一些，
目标是将血红蛋白水平维持在 70～90 g/L。看来，ICU 医生善
于学习，我们则善于将知识用于病人的治疗之中。

（汤文浩　译）

索　引